名誉主编 —— 谷涌泉　　　主编 —— 李恭驰　李炳辉　王鹏华

糖尿病足及下肢慢性创面修复

中国科学技术出版社

·北 京·

图书在版编目（CIP）数据

糖尿病足及下肢慢性创面修复 / 李恭驰，李炳辉，王鹏华主编 . — 北京 : 中国科学技术出版社，2023.6

ISBN 978-7-5236-0090-0

Ⅰ . ①糖… Ⅱ . ①李… ②李… ③王… Ⅲ . ①糖尿病足—诊疗 Ⅳ . ① R587.2

中国国家版本馆 CIP 数据核字 (2023) 第 040180 号

策划编辑	郭仕薪　孙　超
责任编辑	方金林
装帧设计	佳木水轩
责任印制	徐　飞

出　　版	中国科学技术出版社
发　　行	中国科学技术出版社有限公司发行部
地　　址	北京市海淀区中关村南大街 16 号
邮　　编	100081
发行电话	010-62173865
传　　真	010-62179148
网　　址	http://www.cspbooks.com.cn

开　　本	889mm×1194mm　1/16
字　　数	674 千字
印　　张	31
版　　次	2023 年 6 月第 1 版
印　　次	2023 年 6 月第 1 次印刷
印　　刷	北京盛通印刷股份有限公司
书　　号	ISBN 978-7-5236-0090-0/R · 3028
定　　价	228.00 元

编著者名单

名誉主编　谷涌泉

主　　编　李恭驰　李炳辉　王鹏华

副 主 编　邹利军　冯自波　邹新华　潘云川

学术秘书　杜　烨　王晓蓉

编　　者　（以姓氏汉语拼音为序）

鲍琼林　华中科技大学同济医学院附属梨园医院

陈华德　广东省人民医院

陈家伦　香港养和医院

陈江海　华中科技大学同济医学院附属协和医院

陈　梦　德国陈梦足病诊所

陈　冉　华中科技大学同济医学院附属梨园医院

陈智敏　华中科技大学同济医学院附属梨园医院

楚同彬　大连医科大学附属第二医院

崔世军　首都医科大学宣武医院

丁生珍　华中科技大学同济医学院附属梨园医院

杜　烨　华中科技大学同济医学院附属梨园医院

方　勇　上海交通大学附属宝钢医院

冯书红　天津医科大学朱宪彝纪念医院

冯自波　华中科技大学同济医学院附属梨园医院

付小兵　中国人民解放军总医院

傅秀军　上海交通大学医学院

谷涌泉　首都医科大学宣武医院

郭建明　首都医科大学宣武医院

郭连瑞　首都医科大学宣武医院

韩　冰　中国人民解放军总医院

韩春茂　浙江大学医学院附属第二医院

何敢想　湖北中医药大学附属医院

胡　霁　华中科技大学同济医学院附属梨园医院

黄德珍　华中科技大学同济医学院附属梨园医院

籍胤玺　河南省南阳市中心医院

金　毕　华中科技大学同济医学院附属协和医院

金荣华　浙江大学医学院附属第二医院

金文虎　遵义医科大学附属医院

邝莉雯　华中科技大学同济医学院附属梨园医院

李炳辉　华中科技大学同济医学院附属梨园医院

李春亭　湖北中医药大学附属医院

李繁强　山西省太原市第二人民医院

李恭驰　华中科技大学同济医学院附属协和医院

李　秋　山东省立医院

李孝林　长江大学医学部

刘建勇　华中科技大学同济医学院附属协和医院

罗保平　湖北中医药大学附属医院

马海涛　河南中医药大学第一附属医院

潘南芳　海南省人民医院

潘云川　海南省人民医院

祁少海　中山大学附属第一医院

钱东彬　华中科技大学同济医学院附属梨园医院

冉兴无　四川大学华西医院

孙传伟　广东省人民医院

孙文晓　广东省珠海市中西医结合医院

唐锦明　中山大学附属第一医院

陶贵录　大连医科大学附属第二医院

佟　铸　首都医科大学宣武医院

王爱红　战略支援部队特色医学中心

王达利　遵义医科大学附属医院

王芙蓉　华中科技大学同济医学院附属梨园医院

王鹏华　天津医科大学朱宪彝纪念医院

王晓蓉　华中科技大学同济医学院附属梨园医院

王新刚　浙江大学医学院附属第二医院

隗立兵　首都医科大学宣武医院

吴英锋　首都医科大学宣武医院

吴中俭　首都医科大学宣武医院

夏　印　福建省人民医院

徐　俊　天津医科大学朱宪彝纪念医院

徐　鹏　广东省珠海市中西医结合医院

徐向阳　华中科技大学同济医学院附属梨园医院

许樟荣　战略支援部队特色医学中心

严　励　中山大学孙逸仙纪念医院

杨兵全　东南大学附属中大医院

杨　鸿　华中科技大学同济医学院附属梨园医院

杨　柳　华中科技大学同济医学院附属梨园医院

杨文波　华中科技大学同济医学院附属梨园医院

杨子恒　华中科技大学同济医学院附属梨园医院

殷　汉　东南大学附属中大医院

尹　红　湖北中医药大学附属医院

臧　剑　广东省珠海市中西医结合医院

张　榜　河南中医药大学第一附属医院

张晨晨　华中科技大学同济医学院附属梨园医院

张建东　河北省秦皇岛市人民医院

张　弩　武汉大学人民医院

章莲香　华中科技大学同济医学院附属梨园医院

郑志魁　天津医科大学朱宪彝纪念医院

周　密　首都医科大学宣武医院

邹利军　华中科技大学同济医学院附属梨园医院

邹新华　华中科技大学同济医学院附属梨园医院

内容提要

糖尿病足及下肢慢性创面修复一直是临床工作中的一道难题。随着医疗技术的不断发展，出现了不少有效的治疗方法，使得患者多年不愈的创面得以治愈。本书共分3篇21章，涵盖了糖尿病足和慢性创面修复的基本知识、诊疗方法及新技术新进展，详细阐述了糖尿病足和慢性创面的定义、病因、病理生理、分型和分级、临床表现、各项检查、诊断与鉴别诊断、治疗、相关并发症的处理、护理和预防，反映了临床一线专家的诊治经验与研究成果。本书资料可靠，内容丰富，观点明确，实用性强，适合广大创面修复专业医师及相关专业人员阅读参考。

前　言

随着我国人民生活水平的不断提高和人口老龄化的到来，与代谢和老年衰退相关疾病的发病率日益增高，糖尿病足及下肢慢性创面也越来越受到重视。欧美发达国家早在19世纪就诞生了创面修复的相关专业，并建立了完备的学科教育体系，而我国的创面修复科是近30年来才发展起来的，是外科领域的新兴分支学科。

虽然我国的慢性创面修复起步较晚，但随着国内创面修复领域专家的积极推动，创面修复学科也获得了长足进步。医疗需求的激增与创面修复科事业的快速发展，促使广大医务工作者投入这一新兴领域，发挥自己的专长，获取新的成果。在此基础上，我们特邀请数十位专家撰写本专著，希望能为创面修复学科的普及和推广提供一些帮助。

本书既强调新颖性，又兼顾实用性，根据临床实际要求结合我国疾病谱的特点进行编写，全面介绍了糖尿病足、压力性损伤、血管性溃疡、骨关节感染等常见病，同时也涵盖了对少见病、疑难病的介绍。书中还汇集了近年来国内外糖尿病足及下肢慢性创面修复最新的研究成果，力求达到理论与临床兼顾。

书中所述为各位编著者的经验汇总，可能存在疏漏及偏颇之处，恳请各位专家及同行批评指正，以便再版时修订。

华中科技大学同济医学院附属协和医院　李恭驰

华中科技大学同济医学院附属梨园医院　李炳辉

天津医科大学朱宪彝纪念医院　王鹏华

目　录

中篇　慢性创面修复

下篇　慢性创面诊治新技术新进展

上 篇
糖尿病足创面修复

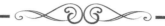

第1章　糖尿病足总论

第一节　糖尿病足的流行病学

国际糖尿病足工作组发布的国际糖尿病足临床诊治指南（2019版）给予糖尿病足（diabetic foot）的定义是初诊糖尿病或已有糖尿病病史的患者，足部出现感染、溃疡或组织的破坏，通常伴有下肢神经病变和（或）周围动脉病变。这里有三层含义：①发生在糖尿病患者的足部；②有局部组织的破坏；③这些患者通常有下肢的神经病变和（或）动脉病变。当然，发生在糖尿病患者足部的组织破坏并不一定都是糖尿病足，如癌症、结核、痛风等病变，因此，需要注意诊断与鉴别诊断。

糖尿病是许多国家截肢的首位原因，在美国每年实施的6万多例非创伤性手术中，50%为糖尿病患者。2010年的调查显示，我国三甲医院非创伤性截肢患者中约有1/3为糖尿病所致。在发展中国家，足溃疡和截肢很常见，发现比较晚，常合并广泛的感染。我国糖尿病足患者中合并感染率高达70%。美国的研究说明，经过20年的努力，美国糖尿病的截肢率下降了51.4%，而我国的调查证实，尽管我国糖尿病患者的大截肢率明显下降，但总的截肢率仍然是上升的。

根据多次多中心的糖尿病足调查，我国糖尿病足患者具有以下特点：老年人居多，平均年龄65岁上下；糖尿病平均病程在10年左右；文化程度较低，约有一半的患者为初中以下文化程度；职业分布以离退休人员为主；经济收入较低；患者对于糖尿病治疗的依从性较差，大多有糖尿病并发症或者心血管病的危险因素；住院患者的足溃疡大多为Wagner 3级以上且合并感染。与南方地区的糖尿病足溃疡患者相比较，北方地区的糖尿病足患者发病年龄小，经济水平低，溃疡重，合并症多，长期血糖、血脂控制差，住院时间长，花费大，截肢率高，治愈率低。影响南北方糖尿病足严重程度的共同因素为下肢动脉缺血。

糖尿病足是多种危险因素共同作用的结果。糖尿病患者并不是自发地出现溃疡，往往都有诱因，这些诱因中的绝大多数是可以避免的，如穿鞋不合适导致皮肤磨破，合并胼胝导致压力性溃疡；皮肤水疱、剪趾甲不当引起甲沟炎、皮肤溃疡乃至合并感染等。了解溃疡的诱因及如何由溃疡发展到坏疽的过程很重要，及早识别足溃疡的危险因素、避免诱因和及时规范化治疗对于预防和治疗足溃疡、降低截肢率至关重要。

糖尿病足溃疡造成的经济负担十分严重。据估计，2001年在美国，足溃疡和截肢花费了109亿美元。采用相类似的方法，英国估计糖尿病足并发症的年花费是2亿5200万英镑。需要注意的是，流行病学中比较费用的数据，不仅要注意方法学的问题，还需要了解这种费用是直接费用还是间接费用。然而，很少有人估算糖尿病足和（或）截肢患者长期随访的费用。

美国的数据说明，2007年，美国花费在足溃疡的费用是189亿美元，花费在下肢截肢上的是117亿美元，估计2007年糖尿病足的总医疗费用是306亿美元。我国2010年调查时，糖尿病患者的平均住院费用为2.4万，平均截肢费用为3.4万。造成糖尿病截肢的最主要原因是足溃疡，而75%～80%的足溃疡是可以预防的。降低糖尿病截肢率的最关键一环是预防和及早科学治疗糖尿病足溃疡。预防糖尿病足溃疡和预防截肢有很高的费效比。

国际糖尿病联盟高度关注糖尿病足，2005年在全球范围内提出"put feet first"的口号，强调在全球范围内，截肢是一个常见的问题。该年在国际著名杂志 *Lancet* 出版了糖尿病足的专刊，指出在世界范围内，每30秒钟就有1例因为糖尿病而失去肢体的患者。然而，据最近的国际组织的报告，全球每20秒就有1例患者因糖尿病足而截肢。

在糖尿病足和截肢方面，以下的信息十分重要：①糖尿病患者发生足溃疡很常见。约有25%的糖尿病患者会在其一生的某个时候发生足溃疡；②超过85%的下肢截肢是由足溃疡引发的，糖尿病足是西方国家非创伤性截肢的最重要的原因；③预防是防止糖尿病足病变和降低截肢率的最重要一步，高达85%的糖尿病截肢是可以预防的；④只有当包括患者及其家属在内的所有的有关方面人员都认识到这点，截肢率方可下降，糖尿病神经病变患者失去痛觉就容易发生足溃疡，这些患者常常在足溃疡合并严重感染时仍在继续行走；⑤预防足溃疡的战略具有很好的费效比，可以节省医疗费用，重点是对那些已经合并危险因素将要发生足病的患者实施教育与管理；⑥糖尿病是西方国家 Charcot 神经关节病（Charcot 足）最常见的原因，我国糖尿病合并 Charcot 足也并非十分罕见。

经过20多年的努力，我国的糖尿病足与周围血管病的临床及其研究都取得了巨大的成就，这些成就具体体现在：①尽管我们还没有流行病学意义上的前瞻性的全国性糖尿病足发病率的数据，但是，我们已经有了部分省市多中心的前瞻性研究，以及不同时期有关医院内糖尿病足溃疡患病率、截肢率的调查；②全国范围内，已经有了多家以多学科协作为基础的糖尿病足中心，这些中心有的以内分泌科为主导，有的以血管外科为主导，有的以创面外科或骨科为主导，但是，都是在多学科密切合作的基础上开展临床及其研究工作；③与之相适应的是，全国范围内已经有了一支糖尿病足或以糖尿病足溃疡为重点的慢性创面处治及其预防的专业队伍，尤其是中华医学会糖尿病足与周围血管病学组和中华医学会创伤学分会和组织修复与再生分会联合和分别培养了一批（迄今为止至少达3000～4000名）糖尿病足和创面专科医生或护士；④加强了国际交流，我国的专家分别参加了糖尿病足和包括糖尿病足溃疡在内的慢性创面方面的国际指南的制订，同时取得了国家和地方的高级别的科技奖项和科研课题，发表了一批高质量的科研论文，并有技术专利和应用推广的技术产品，以及医院和社区一体化分工合作的工作模式，从而节省了社会资源和医疗费用，提高了患者的生活质量，减轻了患者家庭及社会负担。

现在不仅是糖尿病专业关注糖尿病足，创面外科、骨科、血管外科、康复医学科等多个专业都积极开展糖尿病足的防治。通过创面外科专家的积极努力，国家卫生健康委员会办公厅专门下文要求各地卫生主管部门高度重视体表慢性难愈性创面诊疗管理工作、加强创面修复科等相关科室能力建设、提升创面修复诊疗能力和规范化水平，并在附件中提出明确的创面修复科基本标准和临床医师、护士基本技能要求。糖尿病足溃疡中相当一部分就是慢性难愈性创面。付小兵院士多次发文疾呼构建多学科合作的专业化的创面修复专业中心，并已经在全国范围内规范化培训创面修复科专科医师和专科护士。糖尿病足及其相关学科的专家也参与了这类专业培训教材的编写和培训。中华医学会糖尿病学分会、中华医学会感染病学分会、中华医学会组织修复与再生分会联合发布了《中国糖尿病足防治指南（2019版）》，还有一些相关学术团体发布了糖尿病足防治的专家共识与临床指南。国际糖尿病足工作组编写的国际糖尿病足临床指南自1999年的第1版到2019年的第6版，都被及时地翻译成中文并用来指导我们的临床实践。通过多学科专家的共同努力，我国的糖尿病足防治工作一定会越来越规范，早防早治和多学科合作的理念必然越来越深入，所有这些努力都必将造福于广大的糖尿病足患者。

（许樟荣）

参考文献

[1] Van Netten JJ, Bus SA, Apelqvist J, et al. Definitions and criteria for diabetic foot disease. Diabetes Metab Res Rev, 2020, 36(Suppl 1): e3268.

[2] 许樟荣. 糖尿病合并创面难愈的诊断和防治 // 陆树良, 吴敏洁, 谢挺. 创面修复医师培训教程. 上海：上海科学技术出版社，2020：87-97.

[3] 王爱红, 许樟荣, 纪立农. 中国城市医院糖尿病截肢的临床特点及医疗费用分析. 中华医学杂志, 2012, 92（4）：224-227.

[4] 王爱红, 赵湜, 李强, 等. 中国部分省市糖尿病足调查及医学经济学分析. 中华内分泌代谢杂志, 2005, 21（6）：496-499.

[5] 王玉珍, 王爱红, 赵湜, 等. 中国南方与北方地区糖尿病足危险因素分析. 中华医学杂志, 2007, 87（26）：1817-1820.

[6] Boulton AJM. Foot problems in patients with diabetes //Holt RIG, Cockram CS, Flyvbjerg A, et al. Textbook of diabetes.4th edition. Oxford: Blackwell, 2010:727-742.

[7] Driver VR, Fabbi M, Lavery LA, et al. The costs of diabetic foot: the economic case for the limb salvage team. J Am Podiatr Med Assoc, 2010, 100(5):335-341.

[8] 姜鹏, 费军, 姜玉峰, 等. 糖尿病Charcot足临床特点分析. 中国全科医学, 2012, 15（5C）：1741-1743.

[9] Xu Z, Ran X. Diabetic foot care in China: challenges and strategy. Lancet: Diabetes and Metabolism, 2016, 4(4): 297-298.

[10] Apelqvist J. The diabetic foot syndrome today: a pandemic uprise. The diabetic foot syndrome, Basel, Karger, 2018,26: 1-18.

[11] 国家卫生健康委办公厅. 国卫办医函 [2019] 865号.

[12] 付小兵. 不忘初心、牢记使命，努力把创面修复科建设好发展好. 中华烧伤杂志, 2020, 36（1）：1-4.

[13] 中华医学会糖尿病学分会, 中华医学会感染学分会, 中华医学会组织修复与再生分会. 中国糖尿病足防治指南（2019版）（1）. 中华糖尿病杂志, 2019, 11（2）：92-108.

第二节 糖尿病足溃疡的危险因素

糖尿病足溃疡是糖尿病患者临床较常见的下肢并发症之一，也是能引起下肢截肢较常见的前驱病变之一，在所有糖尿病下肢截肢的患者中，85%是由溃疡引起的。糖尿病足溃疡愈合困难，病程长，这给细菌的侵入提供了门户，如果患者存在周围神经病变、血管病变、足部畸形、足部异常压力，将使溃疡的愈合和治疗愈发困难和复杂化。已有很多研究证明糖尿病足溃疡的发生是多种因素交互作用的结果，这也说明了糖尿病足溃疡的发生、发展本质上绝非由单一因素引起。目前已被公认的导致糖尿病足溃疡的危险因素包括两类，即全身危险因素和局部危险因素。

一、全身危险因素

（一）糖尿病控制不良

糖尿病患者长期处于高血糖状态不仅可以导致周围神经病变、周围血管病变及足部关节等组织损伤，还可以使皮肤变薄，抗张力、压力的能力减低，导致皮肤组织更容易受到损伤。如果存在周围感觉神经病变，那么这种损伤更容易发生。

（二）糖尿病病史和年龄

目前的文献报道中还没有具体多长的糖尿病病程和多大的年龄更易发生糖尿病足溃疡，但总体来讲糖尿病病程越长、年龄越大，发生糖尿病足溃疡的概率越大。研究显示，年龄＞65岁，病程超过15年的糖尿病患者，患糖尿病足溃疡机会明显增加。

（三）其他

许多文献也显示了糖尿病患者视力受损或失明、合并糖尿病肾病、糖尿病护理知识缺乏、独居、依从性差，均是糖尿病足溃疡的危险因素。

二、局部危险因素

（一）周围神经病变

周围神经病变包括感觉神经、运动神经和自主神经的病变。一项前瞻性多中心研究结果表明，感觉神经病变在糖尿病足溃疡发生的常见原因中列第一位。45%～60%的糖尿病足溃疡是单纯神经病变，约45%的溃疡同时伴有缺血和神经病变两种因素，习惯上称为神经缺血性溃疡。

当存在周围感觉神经病变时，患者对来自外部的刺激或损伤（如烫伤、冻伤、鞋源性损伤、化学性损伤、锐性刺伤及钝性损伤等）不能感知或对外伤无法察觉，因而成为导致糖尿病足溃疡的首要原因。

运动神经病变可引起下肢胫部肌群和足部肌群萎缩及运动协调功能发生异常，最终导致正常足部结构的畸形，如下垂足、马蹄足、爪样趾、锤状趾和跖骨头突出等。马蹄足可能是胫前肌群发生萎缩导致踝关节背屈活动受限的结果。踝关节活动范围受限可使足跖前部，尤其在第一足跖部位脂肪垫移位，前足跖部压力异常增高，从而在该部位容易形成溃疡。这也被认为是导致溃疡发生、溃疡反复发作和溃疡长期不愈合的原因之一。

自主神经病变常造成无汗，因而出现足部皮肤干燥、裂纹，甚至皲裂，这就为细菌的入侵提供了通道。另外自主神经病变还可导致调节血管舒缩的交感神经功能障碍，引起足部组织的动静脉分流及毛细血管温度调节机制障碍，从而破坏了正常组织的血供和毛细血管对感染的反应。

目前认为糖尿病神经病变，足部生物力学的异常改变，先天性或既往的手术史所导致的足部畸形单独或联合的作用，增加了糖尿病患者发生溃疡的风险。常见的足部畸形包括既往的足部部分截肢术、跖骨头突出、锤状趾、Charcot 关节病及外翻等，虽然大部分畸形会引起足跖高压而导致足跖部的溃疡，但糖尿病患者足部内侧和足背部位的溃疡则可能是来自鞋袜的不合适或外伤。一项前瞻性研究证实了糖尿病患者足底部位压力的异常升高与神经病变性溃疡和截肢显著相关。

（二）周围血管病变

糖尿病患者周围血管病变不是直接引起足部溃疡的重要原因，但它却是糖尿病足溃疡发生后，影响其愈合过程的不可或缺的重要因素。糖尿病足溃疡患者合并动脉功能不全或下肢缺血可导致溃疡迁延不愈，并因此使截肢的风险增加。当糖尿病足溃疡感染伴有下肢缺血时，任何治疗感染的努力都会因为无法向感染灶输送足够的抗生素和抗感染因子而失败。因此，及时发现和积极处理下肢缺血的措施，对于溃疡愈合和避免截肢至关重要。

（三）足部组织结构改变

长期糖尿病状态对足部组织胶原纤维的糖基化作用，也许是造成足部关节囊结构和韧带僵硬、关节活动受限的原因，这也被认为是导致糖尿病足部溃疡的潜在风险因素之一。踝关节、距下关节、第一跖趾关节等关节的活动度减低，可导致糖尿病周围神经病变的患者足跖部局部压力过高，进而增加溃疡发生的风险。糖尿病患者足部软组织改变也能通过改变足底部的压力分布，促进溃疡的产生。这样的变化包括足跖部筋膜增厚致趾背屈受限，足跖部软组织层变薄，皮肤变硬、僵化，以及易于形成胼胝体的倾向。虽然这些改变推测是由胶原纤维糖基化造成的，但这些改变叠加的效果增加了行走中足跖的压力，这种增高的足底压力又促进和导致了溃疡的发生。

总之，糖尿病足溃疡的危险因素是多样的，这些危险因素可能单独或共同通过不同病理生理学途径导致糖尿病足溃疡，这也证明了导致糖尿病足溃疡病因的多源性。许多研究证明，鞋源性创伤与保护性感觉缺失和伴随的足部畸形的共同作用，是导致糖尿病患者发生足部溃疡的首要事件。

（王鹏华）

参考文献

[1] Singh N, Armstrong DG, Lipsky BA. Preventing foot ulcers in patients with diabetes. JAMA, 2005, 293(2):217–228.

[2] Ramsey SD, Nwqron K, Blough D, et al. Incidence outcomes and cost of foot ulcers in patients with diabetes. Diabetes Care, 1999, 22(3):382–387.

[3] Moss SE, Klein R, Klein BE. The 14-year incidence of lowerextremity amputations in a diabetic population: The Wisconsin Epidemiologic Study of Diabetic Retinopathy. Diabetes Care, 1999, 22(6):951–959.

[4] Abbott CA, Vileikyte L, Williamson S, et al. Multicenter study of the incidence of and predictive risk factors for diabetic neuropathic foot ulceration. Diabetes Care, 1998, 21(7):1071–1075.

[5] Reiber GE, Vilerkyte L, Boyko EJ, et al. Causal pathways for incident lower-extremity ulcers in

patients with diabetes with diabetes form settings. Diabetes Care, 1999, 22(1):17–162.

[6] Frykberg RG. Diabetic foot ulcers: pathogenesis and management. Am Fam Physician, 2002, 66(9):1655–1662.

[7] Frykberg RG, Lavery LA, Pham H, et al. Role of

neuropathy and high foot pressures in diabetic foot ulceration. Diabetes Care, 1998, 21(10):1714–1719.

[8] Boyko EJ, Ahroni JH, Stensel V, et al. A prospective study of risk factors for diabetic foot ulcer. Diabetes Care, 1999, 22(7):1036–1102.

第三节　影响糖尿病足溃疡愈合的因素

创伤愈合与组织修复是医学领域中较古老的问题之一。有创伤就有创面愈合，因此皮肤的创面愈合与组织修复成为近年创伤研究中最具潜力和引人注目的部分。痊愈和康复是一个自然的过程，人体在长期的生物进化过程中获得了很强的抵抗疾病和修复创伤能力。发生创伤后，机体会调动一切可能的手段，使损伤组织通过再生或增生的方式而得到修复。然而，这种自然的生理过程常常受到内外环境中各种因素的制约，甚至干扰。人们在研究各种干扰因素时往往从局部因素（如创伤部位、血供、面积、感染、深度等），或全身因素（如年龄、全身疾病、营养状况、药物因素等）来进行较为全面的研究。

糖尿病足是指糖尿病患者发生的与下肢远端神经异常和伴有不同程度的周围血管病变相关的足部感染、溃疡和（或）深层组织破坏（1999 年 WHO）。据国际糖尿病联盟（International Diabetes Federation，IDF）统计，2007 年全球糖尿病患者达到 2.46 亿人，预计到 2025 年，该数字将增长到 3.80 亿。国外研究表明，在糖尿病患者中有 15%～20% 在其病程中会发生足溃疡。非创伤性截肢患者中，约 50% 以上是糖尿病患者，其中 85% 是由足溃疡所引起的。糖尿病足溃疡因其截肢率高，愈合速度慢，严重影响着患者的生活

质量，同时也给患者及社会带来巨大的经济负担。在中国的一项部分省市糖尿病足调查及经济学分析中发现，糖尿病足溃疡患者住院时间长，治疗费用大。

糖尿病足患者溃疡创面愈合困难，而影响糖尿病足溃疡愈合的因素是复杂的、多样的。大多数文献从血糖、血供、感染、足部压力等方面对影响糖尿病足溃疡愈合的因素进行了研究。目前公认的影响糖尿病足溃疡愈合的最重要和最常见的因素是下肢缺血和溃疡感染。

一、创伤愈合的一般过程

目前认为，创伤愈合的一般过程大致可以分为四个阶段。第一阶段，创伤导致基质蛋白暴露，从而引起血小板聚集、血凝块形成，最终导致止血的发生。在此过程中细胞因子和生长因子大量从血小板释放，这些物质可以促进中性粒细胞趋化和促进伤口愈合。第二阶段，中性粒细胞的招募标志着此阶段的开始，即为炎症性阶段。它起始于创伤后几分钟到数小时，此阶段进一步释放化学趋化物质。在这个阶段中，促进单核细胞向组织巨噬细胞转变是比较关键的过程，后者能抑制细菌的生长和清除坏死组织等。第三阶段，来自巨噬细胞进一步释放的细胞因子和

生长因子使成纤维细胞和血管内皮细胞向创面边缘集聚，这标志着增殖阶段的开始。成纤维细胞促进细胞外基质沉积，血管内皮细胞促进血管的生成，使创面组织血流再灌注，促进创面的愈合。最后的第四阶段，成纤维细胞促进胶原纤维的生成，继而胶原纤维成熟，发生交联以至重塑，创面的修复完成。在急性伤口愈合过程中，上述四个阶段往往可比较清楚，而在慢性伤口愈合过程中，往往存在着反复的损伤刺激、感染、炎症，这些将导致金属蛋白酶（如胶原水解酶、弹性蛋白酶等）的过多产生，从而导致胶原纤维生成的减少和生长因子含量的降低，从而影响愈合。在上述创伤愈合的一般过程中，我们可以发现炎症细胞的趋化起着重要作用，由此可以认为免疫功能对于创伤愈合有着重要的作用。

也有学者认为，依据动态的实验观察结果，从病理学角度，将创伤愈合分为既有区别又互有联系、相互交叉、重叠进行的六个阶段，更能准确地反映创伤修复的本质。这六个阶段分别是渗出变质期、渗出物吸收期、肉芽增生和表皮移行期、纤维增生和伤口收缩期、瘢痕形成期和组织改建期。

二、糖尿病足溃疡愈合的过程

糖尿病足溃疡往往是一个慢性伤口。糖尿病足溃疡存在着许多危险因素，这已经提示糖尿病足溃疡愈合与一般过程有所不同。目前认为原因为炎症细胞功能异常和炎症免疫应答受损、周围神经病变、周围血管病变和组织缺氧等。在细胞功能上，尤其是成纤维细胞和中性粒细胞，高血糖对该类细胞有毒性作用，同时也使患者更加容易感染。目前关于高血糖对中性粒细胞、巨噬细胞和成

纤维细胞的影响已经有了一些假设，但未形成结论。大致认为，高糖基化作用及其产物可以抑制细胞外基质的生成，损害细胞功能，抑制细胞因子的产生而阻止创面的愈合。由于存在大血管和微血管病变，30%～40%的糖尿病足患者存在足部组织氧分压低，而后者对成纤维细胞生长、血管生成都会发生影响，延缓足病的愈合。周围神经病变的存在，也使糖尿病足患者在创面愈合的过程中更加容易受到外伤、感染等，促使溃疡创面扩大、加深，从而延缓愈合。

三、影响糖尿病足溃疡愈合的因素

当前对糖尿病足溃疡愈合影响因素的研究主要包括患者一般情况（如年龄、体重、性别、肝肾功能、血糖控制、并发症等）、溃疡相关因素（如血供、神经病变、感染、溃疡部位、面积、深度等）、治疗情况等（主要是清创术、引流、减低局部负重）。

（一）血供

足部血流灌注是影响糖尿病足溃疡愈合的重要因素。在血供方面的研究表明，局部血供的改善对足病愈合有着重要意义。Majin Kalani 等在研究经皮氧分压（$TcPO_2$）对预测足病愈合的敏感性研究中，调查了 50 名糖尿病足溃疡患者，每 4～6 周测量一次经皮氧分压，持续 12 个月后，根据临床结果将病例分为三组，即愈合组、好转组、未愈组。研究结果发现经皮氧分压对溃疡愈合的敏感性和特异性均较高，而且提示当 $TcPO_2$ 低于 25mmHg 时，溃疡往往难于愈合。缺血可以引起氧气和营养物质在体内的运输及组织间交换发生障碍，使白细胞及各种机体防御性因子在足部溃疡组织中含量降低，导致白

细胞（中性粒细胞和巨噬细胞）对溃疡面坏死组织清理能力下降，使溃疡难于愈合。JT Raymakers 等的研究表明，严重足部缺血可以影响感染的控制而使溃疡难于愈合。Jonsson 等对 33 名术后患者的检测结果发现，创面胶原含量和创面强度与创面组织氧张力（即组织灌注）呈正相关。因此，患者入院时对患者下肢血供进行评估是非常重要的。触摸足部动脉搏动，测定踝肱指数，行下肢血管彩超及检测 TcPO$_2$，甚至行下肢血管造影均可作为下肢缺血程度的判定依据，并可作为溃疡愈合及截肢平面的评估依据。积极改善足部血供对溃疡治疗有重要意义。轻、中度缺血患者可行内科非手术治疗（如肢体锻炼和药物治疗等），而对于重度缺血患者，如果有可能应接受介入或血管外科成形手术治疗。患者接受血管外科治疗后，血管再通率和肢体获救率在糖尿病患者和非糖尿病患者之间并无差别，因此糖尿病不能作为拒绝该疗法的理由。

（二）感染

感染被认为是影响溃疡愈合的重要因素，当溃疡存在厌氧菌或每克组织致病菌达到 10^6 cfu 时溃疡将难于愈合。主要原因是由于感染区域内中性粒细胞吞噬细菌后，释放的蛋白酶和氧自由基可破坏组织，使胶原溶解超过沉积，引起创面延迟愈合。感染存在时，细菌和炎症细胞增加了氧和其他养料的消耗，成纤维细胞受损，而且感染后渗出物多，加大了创面局部张力，常致伤口裂开。同时，伤口感染后的大量内毒素、外毒素和蛋白水解酶的综合作用，引起细胞因子的生物学效应及自由基损伤，致使组织水肿出血，脓性分泌物增多及蛋白质水解，使肉芽组织生长充填变慢或因肉芽过度增生严重影响上皮形成，影响创伤修复的速度。糖尿病患者由于在长期的高糖基化产物的作用下，其多形核白细胞、单核细胞和淋巴细胞的黏附、趋化及杀菌能力均下降。当患者足部出现严重缺血时，局部减少的血流引起局部炎症细胞数目减少，炎症反应减弱，从而没有典型的炎症表现，尤其是对于那些存在糖尿病周围神经病变（diabetic peripheral neuropathy，DPN）的患者，由于保护性感觉的缺失，使患者感觉不到局部的疼痛，从而忽略了感染的存在，延误了治疗。由此可见，由于血管病变、免疫功能损伤及 DPN 的存在，糖尿病溃疡感染往往难于控制。因此，我们对糖尿病溃疡是否合并感染不能仅凭临床表现及患者主诉来确定，尤其是那些存在严重缺血和周围神经病变的患者，应该行进一步检查，并及时予以有效的抗感染治疗。

（三）坏疽与骨髓炎

当探针可以触及骨质时常提示骨髓炎。无论患者是急性还是慢性骨髓炎，其坏死的骨组织应被清除。对于急性骨髓炎倾向于保守治疗，而糖尿病患者的骨髓炎往往为慢性病变，常于保守治疗无效后行截趾或切除跖骨头治疗。长期慢性炎症刺激导致周围软组织纤维瘢痕化，局部血供差，在有周围血管病变的患者中这种现象表现得更加明显，抗生素难以达到局部病灶，致使病情难以控制，愈合时间延长。坏疽是指皮肤及皮下组织（肌肉、肌腱、关节或骨）持续性坏死。干性坏疽常由严重肢端缺血导致，治疗上在血供改善、感染控制的前提下行手术清除坏疽。湿性坏疽多由严重感染所致，发生脓毒性血管炎及脓毒性血栓，坏死进展快、威胁肢体甚至患者生命，应积极行外科清创处理。坏疽手术后常导致骨暴露，易致骨髓炎发生，同时存在严重缺血（干性坏疽）和（或）严重感染（湿性坏疽），溃疡愈合时间延长。

（四）溃疡病程

长期不愈合的溃疡增加了创面感染的可能性。在大量关于急性和慢性伤口愈合机制的研究中发现，前者遵循着血小板凝聚、炎症细胞聚集、成纤维细胞迁移增殖同时细胞外基质沉积、金属蛋白酶等介导重塑4个相互影响的阶段；而在对慢性溃疡愈合过程的观察中发现，溃疡局部组织中各种生长因子的含量、成纤维细胞的数量等均减少，组织细胞对生长因子的亲和力下降，组织中血管生发减少，胶原等细胞外基质与金属蛋白酶之间的平衡也遭到破坏，最终导致愈合过程出现紊乱甚至停滞。溃疡病程的长短不是简单的天数变化，而是溃疡周边组织细胞功能结构等损伤破坏的过程。因此糖尿病患者发生溃疡及时就诊，可以降低坏疽或骨髓炎的发生，更大程度地避免截肢的发生，提高溃疡愈合率。

（五）周围神经病变

DPN可以损伤感觉、运动和（或）自主神经。运动神经的损伤可导致足部畸形，足底压力及足底组织结构的改变，容易发生溃疡；保护性感觉的缺失，使患者更加容易发生外伤，同时痛觉减退可能使患者不能及早认识足部的感染；自主神经受累可以导致局部微循环障碍等而影响溃疡的愈合。有文献表明，对那些无下肢缺血的患者，DPN是溃疡复发的重要影响因素，而对溃疡愈合的影响则不明显。

（六）年龄

老年人的创伤较年轻人伤口愈合缓慢，这与许多因素有关。皮肤成纤维细胞的增殖能力随着年龄增大而降低，老年人的成纤维细胞移行能力差，其特点为细胞支架肌动蛋白结构破坏，整合素 α2β1 的功能降低。老年人的胰岛素样生长因子系统功能明显低下，这也是影响创面愈合的重要原因之一。雌激素是伤口修复的主要调节物，它可降低巨噬细胞移动抑制素，而影响伤口愈合。患者年龄越大，其机体 T 细胞产生及分泌 IL-2 的能力越低，细胞免疫功能越差。因此高龄可能会影响感染治疗而使溃疡更难愈合。高龄患者也可能因为眼病等并发症的存在、自理能力受限，以及独居等因素从而无法及时对溃疡进行干预；也可能因为他们觉得自己拥有丰富的人生经历足以应付溃疡，而使病情恶化。

（七）糖尿病肾病及其他

Edouard Ghanassis 等通过对 94 例糖尿病足患者长达 6.5 年的远期预后和功能状况的随访研究，观察了包括溃疡的愈合、复发、截肢（趾）、死亡、残疾等诸多方面。研究发现糖尿病肾病是足病远期预后的重要预测因子，它是溃疡愈合、全因死亡、心血管事件死亡的独立影响因素，蛋白尿是截肢的独立危险因子。这个研究更加确立了糖尿病肾损害可以作为糖尿病足患者微血管病变的重要标志的证据。其他影响糖尿病溃疡愈合的关键因素也应该被考虑，如溃疡创面中是否有坏死骨组织，是否存在未被发现的窦道，局部水肿是否得到了消除，是否需要进一步清创处理，慢性营养不良（慢性贫血、低蛋白血症）、电解质紊乱、心功能不全等是否得到了纠正。

（八）心理社会因素

通过对创伤愈合的一般过程和糖尿病患者创伤的愈合过程的研究不难发现，机体的免疫功能起了重要作用。情绪等心理社会因素对免疫功能的影响目前已经有很多研究。情绪是个体适应生活环境中重要事件和挑战的重要心理反应。负性情绪和行为的发生往往可以产生一系列的生理反应，包括激活下丘脑 - 垂体 - 肾上腺轴促进皮质醇的释放，同时也会激活肾上腺髓质发生反应等。皮质醇的释放使 IGF-1 等减少，抑制淋巴细胞产生等，导致成纤维细胞功能障碍，从而延缓创面的愈合。DA Padgett 等在浅层溃疡愈合速度与情绪关系研究中发现，持续应急不良刺激，溃疡创面的愈合时间明显延长。Jean Philippe Gousin 等在纳入 98 例志愿者的通过制造标准水疱创口愈合的研究中发现，愤怒情绪及其控制与表达方式均对愈合有影响，而愈合慢的患者血液中有着较高浓度的皮质醇。在一项对腹股沟疝手术后切口愈合的研究中，以及在一项对慢性伤口愈合影响因素的研究中，发现情绪依然起到了很重要的作用。

在糖尿病足愈合过程中，感染是一个不可忽视的问题。由于糖尿病本身疾病的作用，导致患者免疫功能降低，并且患者往往年龄偏大，无论是急性伤口，还是术后切口，或是慢性伤口，都容易合并感染。当患者存在负性情绪及行为时，机体免疫功能进一步下降，导致这种感染易感性更加明显。

糖尿病足溃疡愈合是一个复杂的生理病理过程，目前对其生理病理的机制认识远没有达到预期，还需要我们继续共同研究与探索。

（王鹏华）

参考文献

[1] International Diabetes Federation. Diabetes Atlas.3rd ed.2007.

[2] Boulton AJ. The diabetic foot a global view. Diabetmetab Res Rev, 2000, 16 (supp11):S2–S5.

[3] Mayfield JA, Reiber GE, Sanders LJ, et al. Preventive foot care in people with diabetes. Diabetes Care, 1998, 21(12):2161–2177.

[4] 王爱红，赵湜，李强，等 . 中国部分省市糖尿病足调查及医学经济学分析 . 中华内分泌代谢杂志，2005，21(6):496–499.

[5] Clark RAF. Basics of cutaneous wound repair. J Dermatol Surg Oncol, 1993, 19(8):693–706.

[6] 付小兵，王德文 . 现代创伤修复学 . 北京：人民军医出版社，2002：48.

[7] American Diabetes Association. Consensus Development Conference on Diabetic Foot Wound Care 7–8 April 1999, Boston, Massachusetts. Diabetes Care, 1999, 22(8):1354–1360.

[8] William J, Jeffcoate, Susan Y. Assessing the outcome of the management of diabetic foot ulcers using ulcer-related and person-related measures. Diabetes Care, 2006, 29(8):1784–1787.

[9] Graham L. Scottish foot ulcer risk score predicts foot ulcer healing in a regional specialist foot clinic. Diabetes Care, 2007, 30(8):2064–2069.

[10] Prompers L, Schaper N, Apelqvist J, et al. Prediction of outcome in individuals with diabetic foot ulcers:focus on the differences between individuals with and without peripheral arterial disease. The Eurodtale Study. Diabetologia, 2008, 51(5):747–755.

[11] Majid K, Jan O. Transcutaneous oxygen tension and toe blood pressure as predictors for outcome of diabeticfoot ulcers. Diabetes Care, 1999, 22(1): 147–151.

[12] Raymakers JT, Houben AJ, van der Heyden JJ, et al. The effect of diabetes and severe ischaemia on the penetration of ceftazidime into tissues of the limb. Diabet Med, 2001, 18(3):229–234.

[13] Norgren L. Pharmacotherapy for critical limb

ischemia. Diabetes Metab Res Rev, 2000, 16(suppl.1):S37–S41.

[14] Jonsson K, Jensen JA, Goodson WH, et al. Tissue oxygenation, anemia and perfusion in relation to wound healing in surgical patients. Ann Surg, 1991, 214(5):605–613.

[15] Schaper NC. Diabetic foot ulcer classification system for research purposes:a progress report on criteria for including patients in research studies. Diabetes Metab Res Rev, 2004, 20(S1):S90–S95.

[16] Jacqueminet S, Hartemann-Heurtier A, et al. Percutaneous transluminal angioplasty in severe diabetic foot ischemia: outcomes and prognostic factors. Diabetes Metab, 2005, 31(4):370–375.

[17] 李楠，肖桃元，粟永平，等. hBD2 修饰真皮多能干细胞促进感染创面修复的初步实验研究. 第三军医大学学报，2006，28（5）：425–427.

[18] Robson MC. Wound infections: A failure of wound healing caused by an imbalance of bacteria. Surg Clin North Am, 1997, 77(3):637–650.

[19] 黎鳌. 现代创伤学. 北京：人民卫生出版社，1996：149.

[20] Bowler PG, Davies BJ. The microbiologyof acute and chronic wounds. Wounds, 1999, 11(4):72–79.

[21] Danjo Y, Gipson IK. Specific transduction of the leading edge cells of migrating epithelia demonstrates that they are replaced during healing. Exp Eye Res, 2002, 74(2):199–204.

[22] Shobita R. Serious infections in elderly patients with diabetes mellitus. Aging and infection diseases, 2005, 40(1 April):990–996.

[23] Lawrence A L, et al. Risk factors for foot infections in individuals with diabetes. Diabetes Care, 2006, 29(6):1288–1293.

[24] Nirmal J. Infections in patients with diabetes mellitus. The New England Journal of Medicine, 1999, 341(25):1906–1912.

[25] O'Meara S, Nelson EA, Systematic review of methods to diagnose infection in foot ulcers in diabetes. Diabetic Medicine, 2006, 23(4):341–347.

[26] Lipsky BA. A report from the international consensus on diagnosing and treating the infected diabetic foot. Diabetes Metab Res Rev, 2004, 20(suppl1):S68–S77.

[27] Edmonds ME, Foster A. ABC of wound healing Diabetic foot ulcers. BMJ, 2006, 332(7538):407–410.

[28] 王鹏华，于德民，褚月颉，等. 糖尿病足深部感染患者的临床特点及分析. 中华医学杂志，2007，20（26）：1828–1831.

[29] Vincent F. Wound healing and its impairment in the diabetic foot. Lancet, 2005, 366(9498):1736–1743.

[30] Harold B, Marjana T-C. Cellular and molecular basis of wound healing in diabetes. J Clin Invest, 2007, 117:1219–1222.

[31] Adler WH, Song L, Chopra RK, et al. Immune deficiency of aging//Albright JF, Albright JW, eds. Aging, immunity and infection. Totowa, NJ: Humana Press, 2003, 45:563–556.

[32] Pound N, Chipchase S, Treece K, et al. Ulcer free survival following management of foot ulcers in diabetes. Diabet Med, 2005, 22(10):1306–1309.

[33] Reed MJ, Ferara NS, Vernon RB. Impaired migration, integrin function, and actin cytouskeletal organization in dermal fibroblasts from a subset of aged human doners. Mech Ageing Dev, 2001, 122(11):1203–1220.

[34] Wicke C, Wagner S, Trabold O, et al. Age-dependency of insulin-like growth factors, insulin-like growth factor-binding proteins, and acid labile subunit in plasma and wounds of surgical patients. Wound Repair Regen, 2002, 10(6):360–365.

[35] Ashcroft GS, Mills SJ, Lei K, et al. Estrogen modulates cutaneous wound healing by downregulating macrophage migration inhibitory factor. J Clin Invest, 2003, 111(9):1309–1318.

[36] Edouard G. Long-Term outcome and disability of diabetic patients hospitalized for diabetic foot ulcers. Diabetes Care, 2008, 31(7):1288–1292.

[37] Padgett DA, Marucha PT, Sheridan JF. Restraint stress slows cutaneous wound healing in mice. Brain Behav Immun, 1998, 12:(1)64–73.

[38] Gouin JP. The influence of anger expression on wound healing. Brain Behav Immun, 2008,

22(5):699–708.

[39] Broadbent E, Petrek J, Alley PG, et al. Psychological stress impairs early wound repair following surgery. Psychosom Med, 2003, 65(5):865–869.

[40] Cole-King A, Harding KG. Psychological factors and delayed healing in chronic wounds. Psychosomatic medicine, 2001, 63(2):216–220.

[41] Olshansky K. Psychological factors in recurrent pressure sores. Plast Reconstr Surg, 1992, 90(5):930.

第2章　糖尿病足临床病情评估及诊断

第一节　糖尿病足的临床病情评估

糖尿病足的临床病情评估是在整体研究的框架下以一种简单的评估方式，了解糖尿病足病情的严重程度、病变可能的发展趋势和结局，根据评估的结果来指导临床和决定治疗方案，是糖尿病足诊断和治疗过程所必需和不可缺少的重要程序。

糖尿病足患者的临床评估包括三部分，即病史、查体和辅助检查。每一部分的收集与操作的结果都将为医务人员制订与选择正确的治疗方案提供极其重要的依据，并最终对患者的预后产生影响。

在评价患者和评判其糖尿病足危险等级时，筛查工具很有价值。利用筛查工具有利于早期发现足部病变，尤其是高危患者的足部病变，可以指导及早、适当、迅速地进行干预，以防止病变的进展和恶化，并对降低患者住院率及被迫截肢的风险，改善患者预后意义重大。对糖尿病足的潜在病理生理学基础及相关危险因素进行了解，也有助于上述评估工作的开展，可以为临床工作者提供全面的帮助。

一、病史采集

病史采集时应尽量让患者放松，避免隐瞒病情和自我防御的心理存在。病史采集包括以下内容：主诉、既往足病史、糖尿病病史、既往就诊史、家族史、用药史及心理社会学病史。

患者通常主诉感觉皮肤发凉、肿胀、麻木、颜色改变及疼痛，特别需要指出的是有些患者可能由于神经病变而没有疼痛的主诉。对于皮温减退、肿胀、麻木、颜色改变或任何其他主诉，需要重点注意以下问题：病变的位置、何时开始、怎样减轻、怎样加重、曾经如何治疗，这些对诊断和治疗有所帮助。至于疼痛，这可能是患者的唯一主诉或伴随上述情况存在，疼痛可能是局限的或弥漫的。局部的疼痛可能起源于骨、关节，以及包括皮肤在内的软组织及皮下组织。双足的普遍性疼痛提示神经病变，单侧足的弥漫性疼痛提示缺血。然而，缺血足的疼痛并不总是由于动脉灌注减少，因为它也可能是感染引起。对于有神经病变的足，严重感染可引起疼痛，特别是搏动性疼痛。溃疡周围的疼痛提示感染或缺血。关于疼痛需要问以下问题：何时出现、如何出现、损伤部位、疼痛部位、性质如何、如何能使疼痛加剧、如何能使疼痛减轻、是否与时间或活动有关、到目前为止接受过哪些治疗。糖尿病患者下肢或足部的疼痛可以由神经病变引起，也可以由缺血病变引起，或两者兼而有之，对于确定是缺血还是神经病变导致的疼痛可以通过下文描述的内容加以鉴别。

神经性疼痛导致的临床倾向：①双足和下肢远端甚至包括大腿的烧灼样痛并伴有接触后不适；②锐痛（刀绞样）或电击样的轻

微疼痛，持续数秒；③寒冷可以减轻的疼痛；④休息后加剧的疼痛；⑤单侧下肢的烧灼样痛并伴有肌肉萎缩，提示局部的神经病变。

缺血性疼痛导致的临床倾向：①持续性疼痛，上楼时加重或将下肢下垂于床面后减轻，伴有皮肤温度减低、皮肤暗红、变紫或苍白的疼痛；②运动后腓肠肌疼痛，休息后减轻（跛行）。然而，在缺血时由于伴有神经病变和（或）血管侧支循环的建立，动脉疾病可能没有跛行，伴有感觉神经减退病变的严重缺血足可能几乎没有疼痛。如果患者不以疼痛本身而是以其他异常感觉为主诉，则常常提示为神经病变，如针刺感、不舒服的刺痛（感觉障碍）、紧束感（好像脚上有束紧的带子一样）、发凉、沉重感、麻木（我的脚好像不属于我）。在讨论了主诉以后，病史的其他部分有助于收集患者的重要相关信息来协助诊断和治疗。

在既往足病史收集中，既往的溃疡病变情况和治疗情况也应该包括在内。例如，是否有过截肢，截肢的水平；周围血管成形术，外周动脉分流术；糖尿病病史、糖尿病分型、糖尿病病程、糖尿病过去或现在的治疗药物，如胰岛素和（或）口服降糖药。另外糖尿病并发症也应详细记录，如视网膜病变（背景期、增殖期、是否经过激光治疗、玻璃体切除、白内障等）；肾病（蛋白尿、肾损害的程度）、现在或过去是否进行了腹膜透析、血液透析或肾移植；心血管（有无心绞痛、心力衰竭、心肌梗死病史、是否进行过冠状动脉成形术及冠状动脉搭桥术）；脑血管（有无短暂性脑缺血、脑卒中）等病史。

对患者心理社会学病史进行详细的采集也很重要，如职业、每日吸烟量、每日饮酒量、心理疾病、家庭环境、是否独居或与家人居住等，这些均有助于对患者做出正确诊断及对病变的性质、病情的严重程度做出客观、准确的判断。病史的采集也可参考表 2-1 来对患者进行系统性病史的询问及收集。

二、体格检查

糖尿病患者在每次就诊时必须进行全面的足部检查，并且每半年或至少每年应接受完整的下肢检查至少一次。首先对患者进行全身和下肢的整体检查，发现有明显足部病变者可做进一步的检查。检查者要仔细地对患者进行查体。许多患者在首次就诊时可能存在焦虑、恐惧、害怕的情绪。如果他们只有缺血而没有神经病变，或者存在足部的严重感染，则可能担心查体会引起疼痛或截肢。其他患者可能羞于露出他们的足部，或者足部感觉过敏而且怕痒。在查体前应让患者确信这不会引起疼痛。查体时动作要轻，避免捅、戳或使其发痒。足趾要轻轻分开，动作过重会引起皮肤撕裂和疼痛。查体要全面系统、仔细，更要富于爱心（表 2-2）。

（一）一般皮肤检查

足部的检查应以系统的、顺序的方式进行全面检查，先右足后左足，包括足背、足底、内侧、外侧、足后跟、踝部和趾间。对每侧足部的检查重点观察皮肤、胼胝、趾甲、水肿、畸形、关节活动受限情况、颜色、坏死等，并对其进行全面评价。

1. 皮肤　对皮肤的基本特征进行评价，特别要寻找皮肤破损的特征性标志。在有神经病变的足，皮肤是干裂的，并有可能看见继发于自主神经病变的明显的静脉曲张；毛发脱落可能是神经病变和缺血的信号；皮肤变薄、发亮、起皱、伴有皮下组织萎缩可能

表 2-1　系统性病史询问内容项目

科　室	病　史	病史询问内容
全科	• 糖尿病病程 • 血糖控制情况	• 心血管、肾脏及视网膜病变 • 其他并发症 • 治疗经过 • 营养状况 • 生活习惯（饮酒、吸烟、吸毒） • 目前药物治疗情况 • 是否有过敏反应 • 既往住院/外科治疗情况
足病专科	• 一般状况 • 日常生活及工作情况	• 鞋袜 • 化学药品接触史 • 胼胝形成 • 足部畸形 • 既往足部感染及外科手术史 • 神经性病变 • 跛行或静息痛
足病专科	• 创面/溃疡状况 • 部位	• 病程 • 诱因或外伤 • 复发情况 • 感染 • 住院治疗过程 • 创面治疗经过 • 减压治疗 • 创面好转/恶化 • 患者依从性 • 家庭/社会地位对创面愈合影响 • 既往足部外伤/外科手术史 • 是否有水肿，单侧还是双侧 • Charcot足（陈旧性的还是活动性的） • Charcot足的治疗经过

提示缺血。

溃疡是皮肤破损的典型标志，皮肤的磨损、水疱和裂开也提示皮肤的破损。在缺血性足，水疱经常是皮肤破损的首发信号，它也是皮肤真菌感染的特征（足癣）。足跟皮肤干燥将形成较深的裂口，除非规律地使用润肤剂。同样要仔细寻找腿部的其他皮肤损害，包括渐进性糖尿病性脂肪溶解（NLD）和皮肤斑点（糖尿病性皮肤病变）。NLD的特征是边界清楚的红色丘疹，且扩散迅速，伴有蜡样萎缩性毛细血管扩张中心，约1/3的病例可发展为溃疡。糖尿病皮肤病变的圆形或

表 2-2　糖尿病足的系统检查

血管检查	皮肤检查	神经系统检查	肌肉骨骼系统检查	鞋袜检查
• 触诊下肢及足部动脉搏动 • 血管多普勒检查 • 踝肱指数（ABI）测定 • 皮温和皮温梯度的变化（同侧和对侧肢体同时检查）	• 皮肤/肢体外观和颜色：青紫、红斑、苍白、发红、水肿、变薄、变硬、干裂 • 毛发缺如 • 胼胝：胼胝下出血 • 趾甲外观：甲癣、营养不良、变形弯曲 • 溃疡、坏疽、感染（注意部位、大小、深度、感染情况等） • 糖尿病脂性渐进性坏死 • 黑色素瘤 • 黑棘皮症	• 深感觉检查 　- 128Hz 音叉检查（半定量检测） 　- 震动阈值检查（生物震感阈值测量器 - 定量检测） • 浅感觉检查 　- 10g 尼龙单丝（10g Semmes Weinstein）检测 　- 轻触觉：棉签 　- 痛觉：针刺 　- 温度觉：热和冷 • 两点辨别觉 • 神经深反射：膝反射和跟腱反射 • 阵挛检查 • 平衡能力检查：Romberg 征（闭目难立征）	• 足组织结构畸形 　- 锤状趾、趾滑膜囊肿、小趾滑囊炎 　- 趾增生和（或）强直 　- 扁平足或高弓足 　- Charcot 足畸形 　- 术后畸形［截肢（趾）］ • 关节活动受限：大趾强直、外翻 • 步态运动检查 • 肌群检查 • 肌力、肌张力	• 鞋的类型（运动鞋、休闲鞋等） • 鞋的大小、宽度、深度、样式、内部结构 • 是否有异物 • 鞋垫

卵圆形皮肤色素沉着多见于胫前。除了糖尿病足的特征性皮肤病变以外，还要注意其他皮肤病变，如银屑病、湿疹、皮炎，这些类型的皮肤病变也可出现在非糖尿病患者，会使糖尿病足和腿的病变变得复杂。

2. 鸡眼和胼胝　胼胝是角化层的过度增生，多发生在负重和摩擦的部位。鸡眼与周围区域分界清楚，通常直径不超过 1cm，深度可发展到几厘米。必须避免两者的过度发展，因为这可能是溃疡的先兆（通常存在神经病变）。胼胝内出血是溃疡的一个重要的早期病变，也是引起溃疡的重要因素之一。

3. 趾甲　甲床和甲周不仅可以成为溃疡形成的部位，而且在临床上易被忽视，因此，仔细检查趾甲是十分重要的。趾甲的检查要从趾甲结构畸形变厚、甲床颜色、甲下异常、趾甲感染征象等几方面进行评价。

(1) 趾甲结构：糖尿病患者的趾甲增厚是很普遍的，如果鞋对趾甲造成压迫可能引起甲下出血，最终导致溃疡。在有缺血和神经病变的患者中可能有趾甲萎缩。当甲板过宽且薄时会出现趾甲的过度生长或发展为凸起变形，对趾甲边缘组织造成压迫。胼胝会促进对压迫和炎症的反应。趾甲最终通常在不适当的修剪或外伤后穿透肌肉。

(2) 甲床颜色：趾甲颜色变为红色、棕色或黑色提示可能存在甲下血肿。通常由急性或慢性创伤引起，如不合脚的鞋造成的压迫。然而在急性缺血时，甲床的颜色表现为苍白。

(3) 甲下异常：甲下或甲周的深部及甲板

变软和渗出可能提示存在甲下溃疡或感染。

(4) 趾甲感染：趾甲的真菌感染通常侵犯甲板背侧引起脱甲。踇趾最容易受累。感染从一角开始并经过数年扩散至整个趾甲，并可能影响其他趾甲。甲沟炎与甲床凸起有关，且伴有趾甲四角内曲的倾向。在感觉减退的足上反复施压可能导致甲沟的改变。微小创伤使趾甲作为异物引起炎症反应，导致局部感染形成，伴有继发炎症和局部感染的异物性炎症反应。

4. 水肿　足部肿胀是溃疡的一个易患因素，并经常由于穿了过紧的鞋而加重。它也是影响溃疡愈合的常见而容易被忽略的重要因素。肿胀可以是单侧或双侧的，可以是全足或足趾局部的肿胀。双侧肿胀的原因通常包括心力衰竭、继发于糖尿病神经病变的肾损害、慢性静脉功能不全（有时是单侧的），偶尔继发于糖尿病神经病变神经性水肿、动脉血流增加和动静脉短路、原发性淋巴水肿、与下垂有关的严重缺血。单足水肿的原因通常与足或下肢的局部病变有关，包括感染（尤其当有皮肤发红和破损时）、Charcot足（单足红、热、肿，有时肿至膝）、痛风（可能也存在足的红、肿、热、痛，尤其在足的第一跖趾关节部位的红肿热痛）、创伤、骨折、肌肉或肌腱拉伤（经常伴有青肿及外伤史）、深静脉血栓、恶性病变继发的淋巴水肿、足部局限性血肿或脓肿（可能存在波动性）、单侧肢体血管置换。足趾肿胀见于创伤、骨折、软组织感染、骨髓炎、痛风、Charcot足。

5. 畸形　常见的足部畸形包括弓形足、纤维脂肪垫耗损（FFPD）、锤状趾、爪状趾、外翻、Charcot足、与既往的创伤和手术有关的畸形。

① 正常的足背形成内侧的纵向的足弓，在第一跖骨头和跟骨间伸展。当它异常增高时，这种畸形叫弓形足，并导致行走时足部与地面接触面积的减少。由此导致的压力异常分布引起跖骨头下胼胝的过度形成。这种病变是动力学神经病变的标志，但也可以是自发的，它通常与爪状趾的形成有关。② FFPD是糖尿病一种常见的足部并发症。正常情况下，跖骨头上纤维脂肪垫形成缓冲以吸收足底的压力。在糖尿病神经病变时，纤维脂肪垫可前移，或由于以前的溃疡而减少，使得足底的跖趾部分易于形成溃疡。③ 锤状趾是一种易弯曲的或僵硬的畸形，以足趾弯曲为特征，足趾呈现出一种天鹅颈样的结构。在糖尿病神经病变时，锤状趾通常由于足内部的小肌肉的萎缩（骨间肌和蚓状肌）而不能保持足趾在地面的稳定，肌肉失平衡后导致受累的足趾向跖骨头前或后轻度移位。这种畸形导致跖骨头、突起的趾骨间关节及足间周围压力的增高。④ 爪状趾与锤状趾相似，但是变形和弯曲更为严重。在趾骨间关节存在固定的弯曲畸形，伴有趾骨间关节尖端及背侧的胼胝和溃疡。尽管爪状趾可能与神经病变有关，但两者经常是不相关的，特别是当存在于单侧并伴有创伤及前足外科手术时。⑤ 外翻是第1跖趾关节的一种畸形，伴有趾向外侧偏离并在足内侧形成突出。在神经缺血足中，这一部位特别容易受伤，并在紧鞋的压迫下频繁受伤。⑥ 跖跗关节及跗中关节的骨关节损害导致两种典型畸形：一种是rocker-bottom畸形，存在跗骨下的移位和亚脱臼；另一种是内侧凸起，由于距舟关节或跖跗关节移位。两者都伴有一种骨性突出。后者易于形成溃疡且难于愈合。病变累及踝和距跟关节时会导致足后部的不稳定。⑦ 与既往的创伤、手术有关

的畸形和胫腓骨折导致的下肢缩短与步态异常可导致足溃疡倾向。放射状切除术能去除足趾及部分跖骨，这通常是非常成功的，但会破坏足部的生物力学稳定，导致相邻跖骨头的高压，因此在截除了一个足趾后经常会出现截肢术后的畸形。

6. 关节活动受限　关节活动受限（包括姆趾强直）会对足的生物力学稳定造成影响。距跟关节和第 1 跖趾关节活动范围减小可导致足的背曲减弱，并使姆趾承担的压力增加，引起胼胝增生和溃疡形成。

7. 颜色　观察足部，尤其是足趾的颜色十分重要。颜色的改变可能是局限的或广泛的。常见的颜色改变包括红色、蓝色或黑色。足部变红的常见原因包括蜂窝织炎、严重缺血（特别在下垂时）、Charcot 足、痛风、烧伤或烫伤。足趾变红的原因包括足趾的蜂窝织炎、骨髓炎、缺血、痛风、冻疮、皮炎或湿疹。足部变蓝的原因包括心力衰竭、慢性肺部疾病、静脉功能不全（经常伴有褐色色素沉着、含铁血黄素沉着症）。足趾变蓝的原因包括严重感染、缺血。严重缺血时足部可能是苍白的，尤其在足抬高后，然而，在足趾急性缺血时，足趾表现是苍白的，经常呈现暗紫色斑点。

8. 坏死　足部黑色的原因是由于足部组织的坏死。坏死的黑色组织可能是湿性的（通常与感染有关）或干性的。足趾变黑常见于严重慢性血管闭塞、栓子栓塞、挫伤、血疱，也可见于患者鞋上的染料、涂指甲油使皮肤或组织着色，另外少见于黑色素瘤。

（二）神经系统检查

运动神经病变的典型表现是足弓增高，导致跖骨头和前足底受压点突出。对足或下肢运动功能的复杂评价通常不是必需的，但

建议检查足部的背曲以发现有无继发于普通的腓神经瘫痪的足下垂。它通常是单侧的，并可能影响患者的步态。如果通过病史推测有痛性自主神经病变，则应进行更详细的神经检查以除外支配下肢的神经根压缩性病变。自主神经病变的表现包括皮肤干燥而有裂纹，及足背的静脉曲张。皮肤干燥继发于汗液分泌的减少。排汗减少通常呈袜套样分布，可以向上延伸至膝部。感觉神经病变的一个重要表现是，在有严重的足部损伤时患者仍没有痛感。无痛性溃疡是周围神经病变的一个重要证据。对有严重神经病变的患者进行检查是十分重要的，因为感觉神经病变是导致糖尿病足溃疡发生和截肢最重要、最常见的原因之一。感觉神经病变可通过 Semmes Weinstein 尼龙单丝检测（SWME）进行定性或半定量的检查发现。

检查时使尼龙单丝垂直于足部，并使它弯曲产生 10g 的压力。使用尼龙单丝检查开始前，先在患者前臂进行检查。根据不同的规则，检查部位的数量是可变的。检查部位包括姆趾掌面、第 1、2、3 跖骨头、足跟掌侧及足背。存在胼胝的部位必须去除，否则不能在任何部位都用尼龙单丝检查。如果患者在任何部位都不能感觉到尼龙单丝的存在，则保护性痛觉已丧失，提示有发生足溃疡的倾向，如果使用尼龙单丝检查过于频繁，会使尼龙单丝过度紧张并且准确性降低。Semmes Weinstein 尼龙单丝检测的寿命和复原试验提示每个尼龙单丝能连续使用 10 次。在下次使用前需要 24h 的复原时间。

如果没有尼龙单丝，可以用一种简单的临床检查，即用棉线检查轻触觉以及用 128Hz 分度音叉检查振动觉。分度音叉振动觉检查是对深部组织感觉的半定量检查，

当≤4/8时认为患者存在深部组织感觉减退。检查时最好同时对比近端和远端以明确有无神经病变和病变的分布状况。避免用针刺来检查感觉缺失。生物振动觉阈值定量检测（VPT）是通过生物振感阈测量器对深部组织感觉进行定量测定的，根据临床需要可以调节生物振感阈测量器输出不同的电压刺激强度，直到足部能够感觉震动，如果患者不能感觉25W的刺激则有发生足部溃疡的危险。与Semmes Weinstein尼龙单丝检测和128Hz分度音叉检查相比较，生物振动觉阈值定量检查在糖尿病周围神经病变检测的敏感性更高。如果与Semmes Weinstein尼龙单丝联合应用，则能更可靠地诊断糖尿病多发性周围神经病变，对预测发生糖尿病足溃疡的潜在危险的临床应用价值也更高。如果工作人员没有正式的设备，可以采用其他简单实用的检查神经病变的试验，包括跟腱按压及对甲床施加垂直的压力。在临床上，如果患者存在足溃疡或厚的足底胼胝，而走路时又没有感觉，则也可证明存在显著的神经病变。另外，少数患者存在小纤维神经病变，伴有痛觉和温度觉减退，而触觉和振动觉完好。他们易于发生溃疡和烫伤，但纤维导丝及生物振感阈测量器检查正常，且轻触觉和振动觉临床评价正常。目前还没有简单价廉的方法来对小纤维神经病变进行检查和定量。然而，通过将冰凉的音叉放在患者的足和腿上，可以对冷觉进行简单评价。

（三）血管评价

血管评价包括病史采集、体格检查、无创性血管检查。无创性血管检查包括多普勒节段性动脉压力测试和波形分析、踝肱指数、趾端血压、经皮氧分压。最新的无创性血流灌注测定方式有激光多普勒流速测定法、皮肤灌注压测定，此外，还须做进一步的血管外科会诊。下面重点就无创性血管检查进行论述。

1. 触摸足部的搏动 触摸足部的搏动是检查血管的重要方法，既简单又经济，但是这种检查方法的价值经常被医生轻视或低估。检查者用示指、中指（带上指间套）来触摸被检查者的足背动脉搏动（部位在拇长伸肌腱旁边）和胫后动脉的搏动（可以在内踝的后下方），如果以上两条动脉的搏动可以触到，则该足存在严重缺血的可能性很小，如果以上两条动脉的搏动均消失，则应进一步对腘动脉、股动脉进行触诊，以初步判断血管狭窄的部位。

2. 踝肱指数 踝肱指数（ABI）指踝部动脉和肱动脉收缩压的比值，是非常有价值的反映下肢血压与血管状态的指标，因简便、敏感性高而被广泛应用。正常值为1.0～1.4，＜0.9为轻度缺血，0.5～0.7为中度缺血，＜0.5为重度缺血，重度缺血的患者容易发生下肢或趾的坏疽。如果足动脉搏动存在且ABI＞1.0，可除外缺血。应用血压计及多普勒听诊器可以定量检测踝部动脉压和肱动脉压，根据检测数值可以计算压力指数，即踝/肱压力比值。也可以应用踝/肱压力测量仪检查直接显示踝肱指数。ABI检测对判断是否存在缺血及评估临床治疗效果有重要的指导意义。如果足动脉搏动未被扪及，而ABI＞1.0，则有两种可能：①足部存在水肿，足动脉搏动不明显，此时需要行超声波检查，在超声提示的动脉搏动位置重新触诊；②如果这样仍不能扪及动脉搏动，要考虑患者存在动脉中层钙化。可使用其他方法进一步检查，如动脉多普勒成像检查、经皮血氧分压测定、足趾动脉压测定。如果用多普勒超声仍不能测得足趾收缩压，则可采用激光测定足趾血压的方法，也可应用运动踏板试验增加下肢负荷来确诊。如果踝部动脉收缩压过高（如>200mmHg）或 ABI>1.5，则应高度怀疑患者有下肢动脉钙化，存在全身动脉硬化的多种危险因素。足趾血压正常值为>40mmHg，<30mmHg 为异常。当 ABI<0.5 或足趾血压<20mmHg 时预示足部溃疡和截趾的创面愈合不良。此外，足动脉搏动弱是进一步检查腘动脉和股动脉的指征。

3. 经皮（跨皮）氧分压测定　经皮氧分压（transcutaneous oxygen tension，$TcPO_2$）反映了足部的微循环状态，也反映了周围动脉的供血状况。正常人足背皮肤的氧分压>40mmHg。若测定结果<30mmHg，说明局部缺血；而<20mmHg，提示足部溃疡难以愈合，需要进行血管外科手术以改善周围血供。如果吸入 100% 氧气后，$TcPO_2$ 提高 10mmHg，则说明溃疡预后良好。为了提高检查的敏感性，可以用运动负荷试验或者抬高下肢 15° 的方法，如果采用上述方法后，测得的结果低于平卧位 10mmHg，亦提示足部缺血。该技术也可以发现肌肉群（如股四头肌）的缺血。

4. 下肢血管超声多普勒检查　此种方法是检查下肢血管狭窄、斑块病变部位及血流状况的常用手段，然而由于其操作过程复杂，对测试者的操作水平要求也高，临床可以作为判断下肢缺血程度的参考，与 ABI 和 $TcPO_2$ 相比，其对足部缺血判断的敏感性和特异性均较低。

5. 皮肤温度检查　足部皮肤温度的测定也是检查下肢血管供血状态的简单方法，而且可以对足部感染与神经病变进行鉴别。检查者用自己的手背比较双足的皮温，局部皮肤温暖或发热提示可能存在感染、骨折、Charcot 骨关节病或软组织创伤。单足皮温升高，特别在没有溃疡时，应高度怀疑 Charcot 骨关节病。温度觉测定可分为定性测定和定量测定。定性测定可以很简单，如放杯温热水，将音叉或一根细不锈钢小棍置于水中，取出后置于患者皮肤部位让其感觉，同时与测试者的感觉作比较。此外，皮肤温度的梯度变化也可以检测患者的皮温变化，方法是检查者应用手背轻轻地从胫前到足背直至足趾移动，并始终保持与患者的皮肤接触，不对称的梯度变化可能提示发凉一侧的单侧缺血或温暖一侧的单侧炎症反应。定量测定可以应用数字式皮肤温度测定仪，如 infrared dermal thermometry，这种仪器为手持式、体积小，可以直接读取温度值，测试快捷、方便，准确性和重复性均较好，使用时要在左、右足部两侧的相似部位进行对比测量。这种方法（尤其在 Charcot 足的处理中）是特别有用的。

6. 动脉血管造影　动脉血管造影是下肢血管检查和诊断公认的金标准，这种方法可以直接显示和诊断血管的形态与走向，使组织结构及病变部位显示更清晰。血管造影可以准确地显示下肢血管闭塞程度、部位。既可以用于需要截肢的患者决定截肢平面的客观评估，又可为介入治疗和血管旁路手术提供可靠的依据。

（四）肌肉骨骼系统检查

1. 影像学检查　虽然并不是所有的足溃疡都需要进行 X 线检查，但在以下情况下建议进行该项检查：①病史提示患者可能踩到过异物或创面内有异物存在；②当溃疡深及骨质，不管有没有骨髓炎临床症状均应检查；

③溃疡创面或周围组织出现感染的临床症状；④当可能由神经性骨折或 Charcot 骨关节病变、骨髓炎而引起不能解释的疼痛感或水肿时；⑤溃疡不愈合超过 1 个月。

这里需要强调的是，对糖尿病足放射学的研究发现，在神经性病变的患者中，足部骨折很常见，而他们中的大多数在就诊之前并未被诊断出来。

影像学表现常会因临床实际情况的复杂多变而不同，因此，目前认为影像学检查仅仅用于建立或确认一个可疑诊断，或者指导对患者的处理。所有的影像学检查必须结合临床表现才可解读。糖尿病足影像学检查的各种手段（如 X 线片、核素扫描、CT、磁共振成像等）在糖尿病足溃疡的鉴定和评价方面有很重要的作用。X 线片检查的指征基于溃疡的程度和本质，溃疡的临床表现发生改变，或当进行适当的治疗的同时溃疡仍然难以愈合时，需要定期复查 X 线片以监测骨质有无受到侵犯。

糖尿病足骨髓炎早期 X 线检查可表现正常，但此时不能除外骨髓炎。一般情况下，骨组织临床 X 线表现晚于骨组织病理变化 10～14 天，因此，临床上虽然骨髓炎已经存在，但 X 线检查仍可正常。另外，有时临床已经看到骨组织破坏，但 X 线表现仍然正常。所以对于怀疑临床存在骨髓炎的患者必须 1～2 周后重新复查 X 线。

其他进一步的影像学检查，如核医学扫描、MRI 和 CT，将由临床表现决定是否进行。当 X 线检查正常，临床又怀疑存在骨或关节病变时，可考虑采用 CT 检查，CT 可以较好地显示骨组织和关节病变及解剖位置。

MRI 有极强的分辨率，对足部任何组织的病变均有很好的区别能力。因此 MRI 检查可以帮助鉴别皮肤、皮下组织、筋膜、肌肉、骨组织及关节的病变和病变程度。MRI 与 X 线片相比，对测定病变的敏感性和特异性均较高。另外，MRI 也有助于神经性骨关节病变与糖尿病骨髓炎的鉴别。

2. 足部压力的测定 足部压力的测定可用于足底压力分布的分析。光学足底测压器的应用在很大程度上提高了鞋外足底压力测定的精确性。计算机技术的发展使微处理器样的记录装置能对鞋内的压力进行定量测定，通过检测可以判断发生溃疡高危区域，这包括 EMED 系统和 F 扫描系统。这些系统作为筛查工具，使识别发生足底神经性溃疡的高危患者成为可能，为选择合适的鞋袜或进行外科干预治疗提供了基础。对于糖尿病足溃疡患者来讲，休息和（或）避免足部负重是最基本的、最关键的治疗策略。然而，完全脱离负重是很难达到的。对于糖尿病足或足溃疡，总的目的是将足底压力平均地分布开来，从而避免某些区域受到重压而延误愈合。

最有效的分散足底压力的方法是立即应用石膏模具。如果没有石膏模具技术，也可以临时以一些加有软垫的鞋取代。此外，也可以使用减重鞋及毛毡垫等。其他方法还包括使用拐杖、轮椅或助行架。内有鞋垫的特制的鞋也用来治疗溃疡，但是带有鞋垫的鞋子并非治疗溃疡的最佳途径，而是多用于防止复发。以下为一些分散足底压力的方法。

(1) 全接触式石膏模具：是用来分散足底压力最有效的办法。然而，它也有其并发症，而且应该留待患者对其他治疗没有反应时应用。全接触式石膏模具是一个封闭的 PARIS 石膏和玻璃纤维模具。当不能提供石膏模具的时候，也可以给患者穿着一种带有软垫的临时的鞋或减压力鞋。

(2) 踝 – 足矫形器：这种矫形器用来固定足部和脚踝。主要有两种式样，即传统的金属制成品和皮革两脚规，以及新型的热性塑料制成品。热性塑料制成品更加美观，多用于整形。

(3) 各种减压鞋：① ORTHOWEDGE，这种鞋采用了摇杆底部楔形设计，可减轻跖骨头和足趾的压力；②减轻前足压力鞋，这种鞋内部采用 10°背曲，从而将足前部压力转移到足后部，并由一个半刚性的足跟支架保证稳定性；③减轻足跟压力鞋，这种鞋可消除足后部承压，通过将足底部弯曲，促进足跟压力的减轻，重量从足跟传至足中前部；④半鞋，对足前部溃疡者切除前部鞋底以减轻足前部压力，对足后部溃疡者切除后部鞋底以减轻足后部压力，这种鞋一般现货供应，但也可以根据患者需要订制。

(4) 手杖：使用手杖经济方便，患者易于接受，但对减轻患者足底压力的效果因人而异，差别很大。使用的手杖长度必须恰当，而且末端最好有防滑头。

(5) 轮椅：长期使用轮椅是所有器具中效果最佳的。患者可以自行驱使的轮椅要好过只能他人推动的。一部轻便的轮椅可以使患者既达到减少足部负重的目的，又可以最大限度地参加社交活动。然而，也有些患者因为使用轮椅而感到沮丧，并认为使用轮椅很没面子。

三、实验室检查

推荐对患者进行下列实验室检查：空腹血糖或随机血糖、糖化血红蛋白、全血细胞计数（包括或不包括分类计数）、红细胞沉降系数、血生化检查、C 反应蛋白、碱性磷酸酶、伤口取样培养和血液培养、尿常规检查。不过，有文献报道，在某些糖尿病足表现为严重感染时，其白细胞并不升高。持续性感染的一个普遍征象是顽固的高血糖状态，常规降血糖药物及饮食控制通常无效。

四、糖尿病足溃疡风险分级

溃疡、感染和 Charcot 骨关节病是糖尿病足最显著的三大病理变化，在进行了全面的糖尿病足检查之后，依据累计风险度及类别进行风险度分级（表 2-3），有助于医师判断患者是否处于糖尿病足溃疡或被迫截肢的危险之下，并有助于医师制订诊疗计划。

（一）糖尿病足溃疡分级系统

对糖尿病足溃疡的最初步评价必须是综合性、全身性的，应确定可能引起溃疡的参数以及影响溃疡愈合的因素。在这方面最关键的是评估血流灌注（缺血）、感染（或骨髓炎）和神经病变情况。

足溃疡的适当分级是建立在全面检查鉴

表 2-3　糖尿病足溃疡风险分级系统及随访频率

级　别	风险内容	随访频率
0	正常	每年 1 次
1	周围性神经病变，保护性感觉丧失	每年 1 次
2	神经病变，足部畸形，周围动脉病变	每季度 1 次
3	既往溃疡和截肢术史	每月至每季度 1 次

定基础上的。分级是糖尿病足治疗的第一步，有助于治疗并对可能出现的结果进行预判。目前有多种有关糖尿病足的分级系统，如 Wagner 系统、Texas 分级系统、PEDIS 系统、DUSS 系统、S（AD）SAD 分级等，下面简单介绍各种糖尿病足分级的特点。

1. Meggitt/Wagner 分级 此分级首先由 Meggitt 于 1976 年提出的，Wagner 于 1981 年加以推广，是目前最经典的分级方法（表 2-4）。该分级共 6 级，0 级、1 级、2 级只涉及溃疡深度，3 级提到了感染，4 级、5 级有缺血和组织坏死。虽然该分级是最常用的一种，但只在 4 级、5 级提到坏疽这个缺血最严重的表现，仅在 3 级提到了感染，并非基于糖尿病足的自然病程而设计。Rooh 等对 100 名患者做了 1 年的前瞻性研究后发现，分级越低非手术治疗效果越好，分级越高截肢可

能越大。

2. Texas 分级（1996 年） 美国 Texas San Antonio 大学 Lavery 等认为，Wagner 把重点放在了溃疡深度，没有很好地描述感染和缺血，故而提出了 Texas 分类方法（表 2-5）。

Texas 法共有 16 种情况，它从横纵两方面来进行分类，考虑了病因与程度两方面因素，注意到即便是在溃疡前也可出现感染和缺血。Gul 等将之与 Wagner 分级做了对比，发现 Texas 分级在评价伤口的严重性和预测肢体能否保留上比 Wagner 分级更好，Texas 2 级、3 级 D 期患者难以进行非手术治疗。Oyibo 等对 194 名患者也用这两种方法做了对比，发现这两种方法都是随着分级的升高截肢率随之增加，Wagner 分级和 Texas 分级的高低与愈合时间没有相关性，但 Texas 分期可以预测患者的愈合时间。

表 2-4 糖尿病足的 Wagner 分级

分 级	临床表现
0 级	有发生足溃疡的危险因素，目前无溃疡
1 级	表浅溃疡，无感染
2 级	较深溃疡，常合并软组织感染，无脓肿或骨的感染
3 级	深部溃疡，有脓肿或骨髓炎
4 级	局限性坏疽
5 级	全足坏疽

表 2-5 糖尿病足的 Texas 分级

分级（溃疡程度）	分期（溃疡病因）
0 级：足部溃疡史	A 期：无感染和缺血
1 级：表浅溃疡	B 期：有感染
2 级：溃疡累及肌腱	C 期：有缺血
3 级：溃疡累及骨和关节	D 期：感染和缺血并存

3. S（AD）SAD 分级（1999 年）　为适应繁忙的临床工作，Macfarlane 等提出了这种分级。S（AD）SAD 代表几个参数，分别是大小（size）[即面积和深度（area/depth）]、脓毒血症（sepsis）、动脉病变（arteriopathy）、周围神经病变（denervation）。

(1) 面积：无皮肤破损，0 分；<1cm，1 分；1～3cm，2 分；>3cm，3 分。

(2) 深度：无破损，0 分；表浅溃疡，1 分；累及肌腱、关节囊、骨膜，2 分；累及骨或关节，3 分。

(3) 脓毒血症：无，0 分；表面的，1 分；蜂窝织炎，2 分；骨髓炎，3 分。

(4) 动脉病变：足背动脉搏动存在，0 分；足背动脉搏动减弱或一侧消失，1 分；双侧足背动脉搏动消失，2 分；坏疽，3 分。

(5) 周围神经病变：针刺感存在，0 分；针刺感减弱，1 分；针刺感消失，2 分；Charcot 足 3 分。

S（AD）SAD 分级不需专业技术即可进行，最高分 15 分，它同时考虑了缺血、周围神经病变、感染等对足溃疡的影响，而且与 Texas 不同，该分级还将这些参数进行了细分。

4. DEPA 分级（2004 年）　约旦 Jordan 大学医院足科在 2004 年提出了这种分级。DEPA 代表 4 个参数，分别是深度（D）、细菌定植程度（E）、溃疡状态（P）、相关病因（A）。

(1) 深度：皮肤层，1 分；软组织层，2 分；深及骨头，3 分。

(2) 细菌定植程度：污染，1 分；感染，2 分；感染坏死，3 分。

(3) 溃疡状态：肉芽生长，1 分；炎症反应，2 分；不愈合，3 分。

(4) 相关病因：神经病变，1 分；骨畸形，

2 分；缺血，3 分。

将 4 个评分加起来再对溃疡进行分级：<6 分为低级，7～9 分为中级，10～12 分或湿性坏疽为高级。

该分级先对溃疡进行评分，然后对溃疡进行分级，从而预测预后，采取相应的治疗，这是以前所有分级没有的。作者认为 DEPA 比 Texas 能更好地预测患者预后。该分级中，6 分或以下的患者有较好的预后，愈合需 4～6 周；10 分或更高的患者，只有 15% 的患者可能在 20 周内完全愈合，截肢比长时间非手术治疗好；7～10 分的患者可进行非手术治疗，预后相对较好。

5. PEDIS 分级（2004 年）　PEDIS（perfusion，extent，depth，infection，sensation）是国际糖尿病足工作组为实验研究而提出的一种糖尿病足分级方法，P、E、D、I、S 分别代表灌注、大小、深度、感染、感觉。

(1) 血流灌注：1 级，无周围血管病变（PVD）症状和体征（足背动脉搏动可触及或踝肱指数 ABI 在 0.9～1.1 或趾肱指数 TBI>0.6 或经皮氧分压 $TcPO_2$>60mmHg）；2 级，有 PVD 症状，但无严重缺血（ABI<0.9 但踝部收缩压>50mmHg 或 TBI<0.6 但足趾收缩压>30mmHg 或 $TcPO_2$ 为 30～60mmHg）；3 级，严重肢体缺血（踝部收缩压<50mmHg 或足趾收缩压<30mmHg 或 $TcPO_2$<30mmHg）。

(2) 溃疡大小：溃疡大小可通过创面两个最大垂直径的乘积来计算。

(3) 深度：1 级，表浅溃疡；2 级，累及真皮至皮下组织；3 级，累及足的全层，包括骨和（或）关节。

(4) 感染：1 级，无感染；2 级，感染累及皮肤和皮下组织（最少有水肿或硬结、围绕溃疡的红斑在 0.5～2cm、局部压痛、局部皮温

高、脓性分泌物中的2项）；3级，红斑＞2cm加以上感染征象中的任一条或感染比皮肤和皮下组织深；4级，有全身症状的足感染。

(5) 感觉：1级，无感觉缺失；2级，保护性感觉缺失。

PEDIS分级在感染和缺血的描述上客观准确，但该分级过于分散，而且没有对溃疡大小进行分级，如能将5个方面总结起来进行再分级则更利于我们对糖尿病足患者进行对比研究。

6. Strauss分级（2005年） Strauss认为以前的分级没有一种是理想的，故而提出了自己的分级方法。

(1) 伤口外观：发红，2分；苍白、发黄，1分；变黑，0分。

(2) 伤口大小：小于患者拇指大小，2分；拇指到拳头大小，1分；比拳头还大，0分。

(3) 深度：累及皮肤或皮下组织，2分；累及肌肉或肌腱，1分；累及骨或关节，0分。

(4) 微生物：微生物定植，2分；蜂窝织炎，1分；脓毒血症，0分。

(5) 血液灌注：可触及动脉搏动，2分；多普勒三相或双相波形，1分；多普勒单相波形或没有脉搏，0分。

该分级总分10分。作者认为该分级不仅可用于糖尿病足分级，也可用于其他伤口的评分。根据总分将伤口分成3种：8～10分是正常；4～7分是问题伤口，需进行清创、制动、高压氧等治疗，如果进行及时正确的治疗，80%可以取得较好的疗效；0～3分是无效伤口，几乎都需要截肢。

7. DUSS分级（2006年） DUSS（diabetic，ulcer，severity，score）由德国蒂宾根大学Beckert等提出。具体评分如下。

(1) 足背动脉搏动消失为1分，有为0分。

(2) 探测到骨为1分，没有为0分。

(3) 足部溃疡1分，足趾溃疡0分；多发溃疡1分，单发溃疡0分。

DUSS分级最高分为4分。Beckert等对1000例患者做了1年的前瞻性研究，发现随着分数增高，大截肢的概率就从0%（0分）增加到11.2%（3分），每升高1分愈合率就减少35%。该评分第一次把足趾、足部溃疡、单发溃疡和多发溃疡分开来，作者的研究证实，足趾和单发溃疡比足部和多发溃疡更容易愈合。研究的结果提示DUSS分数越高，住院和手术的可能性越大，故该评分也有助于经济花费的估算。

（二）糖尿病足感染

足部感染是糖尿病患者住院治疗的主要原因之一，也是导致患者被迫截肢的重要原因。一种被广泛接受的观点是将感染简单地分为两大类，即有截肢危险的感染和无截肢危险的感染。这种分类反映了感染的严重程度，并可相应指导随后的治疗及评判预后。

1. 糖尿病足感染评估 可通过以下方面进行评估。

(1) 必须获得有针对性的病史及体格检查，这些患者需进行系统的完整评价。

(2) 既往病史的评价必须包括患者神经系统、心血管系统、肾功能、皮肤状态、过去使用的抗生素和目前仍在使用的药物。

(3) 对有周围神经病变的患者，疼痛应被考虑为不可靠的症状。

(4) 询问患者有关目前病灶处或其他位置的既往溃疡、感染、外伤和手术史。

(5) 糖尿病足患者的全身性症状（如恶心、不适、疲乏、呕吐、发热、寒战等）往往是重要的临床线索，不容忽视。

(6) 损伤和感染的病史应包括起病情况、持续时间、感染前该区域的表现。溃疡的深度和大小、引流液的量、肿胀程度、颜色、气味、感染的程度及范围都必须被评价。

(7) 对于尚未发生临床感染的或无炎症性反应的神经病变性溃疡患者，抗生素治疗的应用仍然处于争论中。因此对于这些病例，伤口细菌培养也许是不必要的。

(8) 如果怀疑存在骨髓炎，须进行骨组织培养，以帮助明确最终诊断并分离出真正的病原菌。

(9) 术中冷冻切片检查也是对深部感染评价的有效方法。当每个高倍视野内白细胞多于 5～10 个时，提示存在急性感染。

(10) 糖尿病足感染常有多重感染的可能，葡萄球菌和链球菌仍是引起感染的最主要病原菌。

(11) 影像学检查在对糖尿病足感染的全面评价中也很重要。

2. 糖尿病足感染 IDSA 严重性分级标准
2004 年美国感染协会（IDSA）推荐的糖尿病足感染定义，是指糖尿病患者踝以下任何部位的感染，包括甲沟炎、蜂窝织炎、肌炎、脓肿、坏死性筋膜炎、化脓性关节炎、肌腱炎、骨髓炎。糖尿病足感染 IDSA 严重性分级标准如下。

(1) 轻度指具备 2 个或以上感染症状或体征：化脓、红肿、疼痛、感觉过敏、皮温升高、结节；溃疡周围蜂窝织炎 / 红肿≤2cm；皮肤或浅表皮下组织感染；无其他局部或全身并发症。

(2) 中度指患者一般状况良好，代谢系统功能正常，具备 1 个或以上感染症状或体征：蜂窝织炎＞2cm，有淋巴管炎，广泛的浅筋膜下、深部组织（包括肌肉、肌腱、关节、

骨组织）出现脓肿或坏疽。

(3) 重度指具备全身感染中毒症状或代谢功能紊乱，如发热、寒战、心动过速、低血压、意识模糊、呕吐、白细胞增多、酸中毒、严重高血糖、氮质血症。

（冯书红　郑志魁　王鹏华）

参考文献

[1] Frykberg RG, Zgonis T, Armstrong DG. Diabetic foot disorders. A clinical practice guideline, 2006, 45(5 Suppl):S1–66.

[2] Lipsky BA, Berendt AR, Deery HG, et a1. Diagnosis and treatment of diabetic foot infections. CIin Infect Dis, 2004, 39(1):885–910.

[3] Rooh-Ul-Muqim, Ahmed M, Griffin S. Evaluation and management of diabetic foot according to Wagner's classification. A study of 100 cases. J Ayub Med Coll Abbottabad, 2003, 15(3):39–42.

[4] Gul A, Basit A, Ali SM, et al. Role of wound classification in predicting the outcome of diabetic foot ulcer. J Pak Med Assoc, 2006, 56(10):444–447.

[5] Oyibo SO, Jude EB, Tarawneh I, et al. A comparison of two diabetic foot ulcer classification systems:the Wagner and the University of Texas wound classification systems. Diabetes care, 2001, 24(1):84–88.

[6] Younes NA, Albsoul AM. The DEPA scoring system and its correlation with the healing rate of diabetic foot ulcers. J Foot Ankle Surg, 2004, 43(4):209–213.

[7] Schaper NC. Diabetic foot ulcer classification system for research purposes:a progress report on criteria for including patients in research studies. Diabetes Metab Res Rev, 2004, 20(suppl 1):90–95.

[8] Strauss MB, Aksenov Ⅳ. Evaluation of diabetic wound classification and a new wound score. Clin Orthop Relat Res, 2005, 439:79–86.

[9] Beckert S, Witte M, Wicke C, et al. A new wound-based severity scores for diabetic foot ulcers:A prospective analysis of 1000 patients. Diabetes Care, 2006, 29(5):988–992.

第二节　糖尿病足影像学特点及诊断

一、糖尿病足影像学特点

　　糖尿病足作为糖尿病的晚期并发症之一，具有三高一低的特点。①发病率高：最新研究表明，我国糖尿病患者在成人人口中占12.8%。我国有1亿多糖尿病患者，50岁以上糖尿病患者下肢动脉病变的比例为19.5%，60岁以上糖尿病患者下肢动脉病变的比例为35.4%。而糖尿病下肢缺血的病变特点即是下肢动脉粥样硬化和小动脉的中层钙化。②致残率高：过去对于糖尿病足的治疗主要是截肢处理。近些年来，虽然改善了血管吻合技术，发展了介入技术，以及应用了自体干细胞技术等，但是仍有部分患者最终因为手术失败或疗效不佳而导致截肢；由于糖尿病足知识没有普及，有些患者到医院就诊时，下肢远端已经出现了组织坏疽或巨大溃疡并感染，不得不面临截肢。③致死率高：由于动脉硬化属于全身性疾病，心脑血管也会出现动脉硬化，常常伴有冠心病和（或）脑动脉硬化，严重者可出现心肌梗死和（或）脑梗死。如果在此基础上患者再遭受其他一些刺激，非常容易导致死亡。④治愈率低：由于目前糖尿病是不可治愈的疾病，而动脉硬化也无法根治；因此，治愈糖尿病足只能是空谈。不过经过我们的努力，可以使糖尿病足的溃疡得到愈合，坏疽的组织经过清创处理可以愈合，这种情况我们只能称为创面的临床愈合。

　　有研究表明，糖尿病下肢动脉硬化的最终结局是溃疡、截肢和死亡。糖尿病足在临床上的处理也非常困难，这为我们的治疗提出了极大挑战。

　　与非糖尿病的下肢动脉硬化相比，糖尿病足的动脉硬化有什么特点？为什么糖尿病足的处理更困难？糖尿病足的影像学特点是什么？这些都是糖尿病足患者和医生迫切想了解的问题。

　　在临床工作中，经常发现某些患者一侧肢体出现缺血表现，而不久之后对侧也可出现相同或相似的症状，这种表现甚至也可同时出现。也有患者在一侧肢体手术搭桥后不久，对侧肢体又出现症状。此时，患者难以理解和接受，甚至引发医患纠纷。双下肢动脉硬化病变是否具有对称性，糖尿病和非糖尿病患者的动脉硬化的特点是否有区别，年龄和性别对这种特点是否有影响，这些问题对研究动脉硬化的成因和病理特征具有一定指导意义。

　　为了回答这些问题，有医生曾经设计了一个课题。因为双下肢远端动脉流出道对肢体活动的质量、预后及手术搭桥效果至关重要，有不少作者根据下肢动脉数字减影血管造影（digital subtraction angiography，DSA）中的下肢远端流出道动脉的情况应用一个"分数"系统，预测下肢动脉搭桥术后的疗效。甚至国际心血管外科学会应用这种方法制订了标准，说明这种方法作为一种简单、直观的手段为不少外科医生所认可。然而，上述多个"分数"系统的标准具有以下一个或多个缺点：①不是量化标准；②不能充分地反映下肢远端流出道动脉的实际状况；③部分加入了非量化指标。因此，这些均不适合动脉硬化病变的对称性研究。我们在综合这些

"分数"系统标准的优点的基础上，制订了新的较为全面的标准，并应用这个新的"分数"系统标准在术前预测血管性截肢平面上取得了良好的效果。

应用我们的新标准对一组 286 例患者的研究发现，双下肢动脉硬化的发展的确具有对称性，72.17% 的患者双下肢远端动脉分数是对称的（0～3 分），有 22% 的患者是基本对称，仅有 5.13% 的患者不对称。因此，我们可以得知绝大多数患者双下肢动脉硬化的发展是对称性进行的，造成此种病变的原因应当是全身性因素而不是局部因素，所以不是一条下肢动脉硬化发展到一定程度后再发展到对侧。

从本组结果还可以看出，糖尿病和非糖尿病性动脉硬化的发展均是对称性的，而且两组之间差异无显著意义（$P > 0.105$），尽管糖尿病性动脉硬化的严重程度是非糖尿病患者的 2～6 倍，发病年龄提前，但两者动脉硬化的发生和发展同样是对称性进行的。这也充分说明了动脉硬化的发展是全身性的，而非局部的。

同时，我们应用新的标准对性别和年龄进行了研究，发现双下肢动脉硬化的对称性发展的特点与性别无关（$P > 0.105$），即无论男性或是女性，其双下肢动脉硬化的发展均是对称性进行的。而且年龄对这个特点也没有太大的影响，在我们给予的两个年龄组中，≤70 岁组与 >70 岁组之间差异无显著意义（$P > 0.105$），从而说明了双下肢动脉硬化的对称性发展的特点是不随着年龄的变化而变化。

上述这个研究是建立在国外资料（澳大利亚奥斯汀医学中心）的基础上得出的结论，那么中国人的资料结果如何？为此，我

们后来又进行了另外一项研究。选择非糖尿病患者下肢动脉硬化 49 例，糖尿病患者下肢缺血 76 例，比较两者下肢动脉造影的差异。研究中以动脉管腔狭窄≥20% 为阳性标准，分析两者膝下动脉被累及的概率。结果发现，非糖尿病动脉硬化患者小腿动脉累及率为 42.5%，糖尿病动脉硬化患者小腿动脉累及率为 52.0%（$P < 0.05$）。非糖尿病动脉硬化患者的膝下各小腿动脉（胫前动脉、胫后动脉和腓动脉）的病变累及率相近（$P > 0.05$）。糖尿病动脉硬化患者双下肢同名动受累及率相近（$P > 0.05$）。胫前动脉、胫后动脉和腓动脉病变累及率分别为 64.5%、59.9% 和 31.6%。因此，从本研究中发现，糖尿病下肢动脉硬化患者的小腿动脉病变累及的顺序是胫前动脉、胫后动脉，最后才累及腓动脉。这点与国外相关研究的结果有一点差别，国外多项研究发现，西方糖尿病患者群膝下病变累及最多的是胫后动脉，其次是胫前动脉，最后累及的是腓动脉。

我们认为，目前血管造影仍是诊断血管闭塞性病变的金标准，同时也是决定治疗方法的关键。传统观点认为，糖尿病性动脉硬化更易侵犯膝以下的小动脉，为对称性发展，而动脉粥样硬化则往往只影响一侧肢体。本研究结果与前者吻合，但与后者相反。分析结果显示动脉粥样硬化在患者的双下肢也是对称发展的，且每条动脉的发病率是相近的。但同时我们也观察到，双下肢同名动脉的狭窄程度不一定完全一致，即下肢动脉粥样硬化的对称性发展并非"同步发展"。

下肢动脉粥样硬化一般随着病程的延长呈进行性发展，在行外科搭桥手术选择流出道时，首先应考虑到"对称性、非同步"的特点，选择对侧同名动脉病变较轻的动脉作

为流出道，以期延长流出道的通畅时间。其次，由于下肢各小动脉的发病机会均等，应避免习惯性选择某一条动脉作为流出道的主观倾向，应根据动脉的管径、远端分支情况、对侧动脉病变程度等实际因素综合判断，选择合适的流出道。如果一侧动脉已严重狭窄甚至闭塞，而手术时选择对侧同名动脉作为流出道，则手术预后不宜乐观。

下肢糖尿病性动脉硬化更易侵犯膝以下小动脉，因其管径小、位置深、对手术技巧要求高，且远端流出道欠佳，病变发展较快，使此类病变的血供重建术成为临床上的难题。本研究结果提示，双侧腓动脉在糖尿病性动脉硬化发病过程中较少受累，这无疑为膝以下小动脉搭桥"准备了"良好的流出道，增加了手术成功的可能性。近年来，小动脉搭桥治疗糖尿病性下肢缺血或糖尿病足取得了较为满意的效果，而在多数情况下保持通畅的腓动脉，为手术的实施提供了合理的依据和安全性，也为手术的推广应用奠定了基础。

另外，由于下肢的动脉硬化均为对称性发展，当一侧动脉管腔基本正常，而对侧同名动脉近端闭塞远侧长段不显影时，应考虑到未显影血管可能仍然是通畅的，因为动脉的近端闭塞对远端具有保护作用。此时，应行相应的辅助检查或必要时行术中探查，以利于发现流出道，避免丧失动脉搭桥挽救肢体的机会。

上述的几项研究都是从血管造影（DSA）中得出的结果，这些结论是否符合临床，需要在临床上得到验证。因此，为了探讨糖尿病性动脉硬化的特点，我们回顾性研究了2001年12月—2005年12月我院同期治疗的动脉硬化导致下肢缺血患者的资料，对比性分析了糖尿病组203例患者和非糖尿病组120

例患者的年龄、性别构成比、病变累及的位置及其相关因素等。

研究发现，糖尿病组发病年龄平均为67.9岁，非糖尿病组平均为75.7岁，糖尿病组发病年龄提前7.8年；糖尿病组男女之比为2.2：1，非糖尿病组男女之比为4：1；对于病变累及位置，前者多累及股浅动脉以远的动脉，后者则多累及股浅动脉及其以近的动脉，前者多累及多个节段。Ⅰ型：股浅动脉及其近段的病变以非糖尿病者多发生（$P<0.01$）；Ⅱ型：单纯累及股浅动脉的病变，以非糖尿病者多发生（$P<0.01$）；Ⅲ型：股浅动脉及其远段病变，以糖尿病性患者多发生（$P<0.01$）；Ⅳ型：全程多节段病变，以糖尿病性患者多发生（$P<0.05$）。糖尿病组血管造影显示80.6%为双下肢病变，非糖尿病组为73.1%（$P>0.05$）。糖尿病组和非糖尿病组分别有53.2%和54.2%的患者伴有高血压（$P>0.05$），16.3%和25%的患者同时患有冠心病（$P>0.05$），14.8%和19.2%的患者同时患有脑梗死（$P<0.01$），3.5%和4.7%的患者同时患有冠心病和脑梗死（$P>0.05$）。糖尿病组和非糖尿病组分别有30.5%和17.8%出现下肢远端溃疡或坏疽（$P<0.05$）。糖尿病组中分别有5.45%、3.5%和5.45%的患者出现视网膜病变、白内障和肾病，而非糖尿病组不伴有这样的并发症。因此，我们可以得出这样的结论：糖尿病患者动脉硬化发病年龄比非糖尿病患者要早8年左右，男女比例也明显缩小，下肢动脉病变更易发生在股浅动脉远端，更多累及多个节段动脉，更易出现下肢远端的组织坏疽或溃疡。这些特点中几乎全部得到了国外的验证，有部分也得到了国内其他作者的证实。

综合上述的分析和研究，关于糖尿病足

的影像学特点我们不难得出以下几点结论：①病变多累及下肢远端动脉；②病变累及下肢动脉多个节段；③在小腿动脉中，首先被累及的是胫前动脉，其次是胫后动脉，最后被累及的是腓动脉。此外，我们还应当重视，无论是糖尿病性动脉硬化还是非糖尿病性动脉硬化的双下肢动脉的病变都是对称性发展的，因为，这对我们预测治疗结果有一定的意义。

（谷涌泉　郭连瑞　佟　铸）

二、糖尿病足影像学诊断

1956 年，Oakley 等首先提出糖尿病足的概念。1972 年，Catterall 等将其定义为因糖尿病导致的神经病变而失去感觉和因缺血而失去活力合并感染的一系列足部病变。糖尿病足（diabetic foot）是因糖尿病的多种病理机制引起的复杂病变，组织缺血、周围神经病变和感染是导致糖尿病足的三大病理基础，三者通常合并存在。周围神经病变和组织缺血是发病的始动因素，感染常随之发生。糖尿病足具有发病率高、致残率高、致死率高和治愈率低的特点，严重影响患者的身体健康和生活质量。

在我国，糖尿病发病率呈逐渐上升趋势，12%～25% 的糖尿病患者在病程进展中可并发糖尿病足，因此，早期诊断糖尿病足对其治疗和预后尤为关键。糖尿病足临床诊断不难，影像学检查的目的在于：①了解软组织病变；②了解骨骼、关节病变；③了解血管狭窄或阻塞程度及血流灌注异常情况；④评价治疗疗效。常用于糖尿病足诊断的影像学检查方法包括彩色多普勒成像、X 线摄影、多层螺旋 CT 成像、磁共振成像、数字减影血管造影等，各影像检查方法均有优势和劣势，联合应用可提高诊断准确率。

（一）X 线片

糖尿病足的骨性关节病发病率最高，占91.1%，好发部位是足跖骨和趾骨，尤其是在跖骨和趾骨的着力点处，表现为足跗、跖、趾骨韧带附着处及关节边缘骨皮质破坏。X 线片表现为以下几点：①足部诸骨不同程度的骨质疏松。②趾、跖骨骨端骨质吸收、破坏，边缘模糊不清。早期骨质破坏多发生在跖趾骨相对两端及趾骨骨端关节面附近，最初出现小的骨质稀疏破坏区，继而病变沿关节面皮质下和（或）骨干方向发展，有时可见残留的小碎骨片。骨性关节面常最后破坏是其特点，关节破坏常合并关节脱位或半脱位。③病变区无骨质增生硬化及骨膜反应。④常伴有动脉钙化，以跖间动脉钙化常见。⑤局部软组织肿胀及溃疡，合并蜂窝织炎时可有软组织内积气（图 2-1 和图 2-2）。

X 线检查是较常见且经济的检查方法，常用于评价骨质感染的情况，X 线对已经出现骨质和软组织改变的糖尿病足有一定价值，但糖尿病足骨质的改变通常在感染后 1～2 周

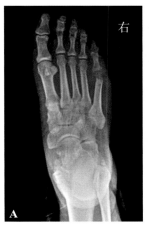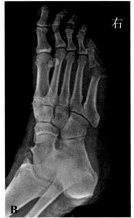

▲ 图 2-1　男，56 岁，糖尿病足合并骨髓炎、软组织感染。X 线正斜位片示右足第 5 跖骨远端、第 5 近节趾骨基底部骨质虫蚀样破坏，邻近软组织肿胀

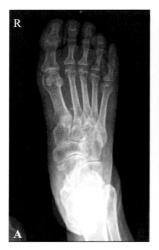
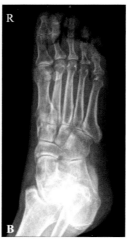

▲ 图 2-2 女，55 岁，糖尿病足合并坏疽。X 线正斜位片示右足各组成骨骨质密度减低，右足第 5 中远节趾骨骨质破坏，第 4～5 趾周围软组织肿胀、积气，跖骨间见钙化血管壁

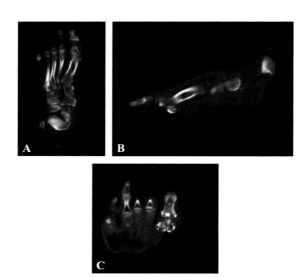

▲ 图 2-3 男，47 岁，糖尿病足合并溃疡、窦道形成。CT 平扫及多平面重组图示右足第 1、2 近节趾骨及第 1 楔骨骨质吸收、破坏，无明显骨膜反应，右足背、足底见广泛软组织肿胀，密度不均，表皮破损

才能在 X 线片上显示，且受影像重叠及软组织分辨率低等影响，难以显示细微的骨质病变及软组织病变。因此，X 线检查对糖尿病足诊断的敏感性和特异性较低。

（二）CT

CT 扫描对糖尿病足的各种改变，如足部骨质疏松、骨质吸收破坏及关节肿胀，比 X 线片显示得更加明确和清楚。CT 在显示细小骨结构破坏、趾间关节面破坏等骨关节改变时，具有更高的诊断价值。尤其当患者出现肢端坏疽后，能清楚地显示骨小梁的吸收情况、残留的小片死骨、骨膜反应及骨质修复情况；能清楚地显示软组织肿胀及其与周围的关系，能够显示血管的钙化等。通过影像后处理技术可获得更加直观的骨与关节的病变（图 2-3）。

1. 下肢动脉 CT 血管成像 下肢动脉 CT 血管成像（computed tomography angiography, CTA）是经外周静脉注入对比剂，在下肢动脉对比剂峰值期行 CT 扫描，经计算机三维重

建，构建出下肢动脉血管影的检查方法。目前常用的后处理重建方法包括最大密度投影、曲面重组、容积再现等，多种重建方式可从任意角度立体直观地观察血管病变范围及狭窄程度、血管变异或血管术后的改变，从而提高血管疾病的诊断率。各种图像后处理技术的应用，极大地丰富了糖尿病足的诊断信息，为糖尿病足治疗方案制订和预后评估提供了更便捷有效的手段。

(1) 最大密度投影：最大密度投影（maximum intensity projection，MIP）是在多平面容积重组技术截取一定厚度的成像容积后，选择层面垂直方向上每一投影轨迹上的多个体素数据中最大密度的值，重组为一幅二维图像的技术。该技术特点是真实反映组织密度的差异，可清晰显示动脉管壁的钙化斑块，但是管壁钙化会影响血管狭窄程度评估的准确性（图 2-4A）。

(2) 曲面重组：曲面重组（curved planar

reformation，CPR）是通过人工描绘或自动跟踪容积数据内管腔的轨迹，将纡曲的管腔结构及邻近组织在一幅二维图像上展现，该技术可将纡曲、缩短、重叠的血管伸展、拉直，使走行纡曲的下肢血管全程清晰地显示，不受周围结构影响。该技术对重点观察部位的血管可任意角度旋转以更加准确地评估管腔内斑块性质，狭窄程度及支架术后通畅性和并发症（图 2-4B）。

(3) 容积重现：容积重现（volume rendering，VR）是根据各种成分的比例进行像素分类并以不同的色彩显示，使容积扫描范围内的所有像素得以利用。VR 技术能直观、立体地显示下肢血管病变的部位、范围及程度，特别是应用去骨软件去除骨骼和肌肉的干扰，或采用伪彩技术显示参照结构的影像，使下肢血管的影像更加清晰，并与 DSA 和手术所见相对应。此外，VR 对直径 2～4mm 的小血管仍然有较高的显示率，为准确的术前评价提供必要帮助（图 2-4 C 和 D）。

2. CT 灌注成像 早在 20 世纪 90 年代初，Miles 等提出 CT 灌注成像（computed tomography perfusion imaging，CTP）概念，即静脉团注对比剂后行同层快速动态扫描，通过计算机软件对采集数据进行处理，对组织器官的血流量、血容量、达峰时间和平均通过时间等参数进行快速成像的方法。CT 灌注扫描对组织缺血程度具有定性、定量的判断能力，为糖尿病足的诊断、分期、预后评估、疗效分析提供了新的可靠的依据；特别是对于高危人群（糖尿病患者）糖尿病足在临床症状出现之前的预防性筛选和早期治疗，可减少和避免糖尿病足严重并发症（截肢）的发生。

糖尿病足在缺血的情况下，足部软组织

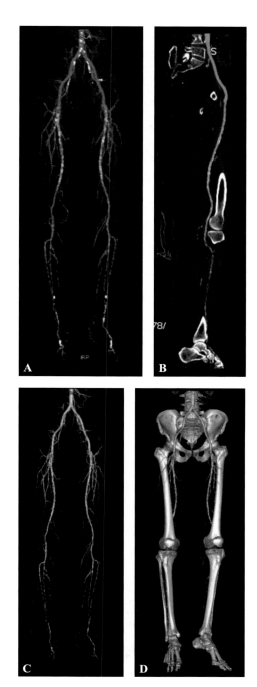

▲ 图 2-4 男，70 岁，糖尿病合并下肢动脉粥样硬化闭塞症 CT 血管成像图

A. 双下肢动脉最大密度投影成像，显示双下肢动脉管壁多发钙化斑块，管壁凹凸不平，双侧胫腓动脉呈节段性显影；B. 右下肢动脉曲面重组，显示右侧髂外动脉、股腘动脉及胫前动脉全程影像，髂外动脉和股腘动脉管壁多发钙斑，管腔轻度狭窄，右侧胫前动脉多发非钙化斑块，管腔节段性闭塞；C. 双下肢动脉容积重现成像，显示双下肢动脉广泛狭窄闭塞，管腔粗细不均，呈串珠样改变；D. 带骨容积再现图像

的灌注量下降。对单侧足溃疡的患者进行双足CT灌注成像，可见患侧足供血明显低于健侧，表现为血流量、血容量减低，达峰时间和平均通过时间延长。对一些尚未出现足部症状的糖尿病患者进行足部CTP检查，可以早期诊断糖尿病足缺血性改变，及时治疗可获得更佳的治疗效果，降低足溃疡的发生率和截肢率。另外，对糖尿病足治疗后的患者进行CTP复查可发现血流灌注情况，以评估对糖尿病足治疗效果。

3. CT窦道造影 糖尿病足的皮肤溃疡及感染易形成足部窦道，表现为皮下软组织到邻近骨下的感染，最终可导致骨髓炎的发生。糖尿病足溃疡的最大特点是肢端常合并不同程度缺血、感染或坏疽，创面难以愈合，容易形成窦道。由于窦道是只开口于皮肤黏膜表面的深在性盲管，常规CT扫描对于窦道的显示较差，仅可显示窦道的大体位置和异物情况，并不能显示窦道的具体走行及细小分支。CT窦道造影（computed tomography fistulography）技术是在窦道内注射对比剂，利用CT成像技术直观、清晰地显示窦道的走行、数目、细小分支及对邻近骨质的侵犯等情况，结合多平面图像后处理技术综合分析，为临床手术方案的制订提供有力的影像支持（图2-5）。

CTA及CTP检查技术也存在不足之处，如CTA扫描范围大，辐射剂量高，碘对比剂的用量较大，对肾功能具有潜在损害。CTP检查时骨质线束硬化伪影易导致血管标记失败，人为绘制感兴趣区易扩大观察者间的变异性，以及存在对比剂肾毒性风险和电离辐射高等危害。CT窦道造影操作方法简易，对比剂为局部应用，无肾毒性风险，且足部窦道造影只需要观察注入碘对比剂后，窦道的大

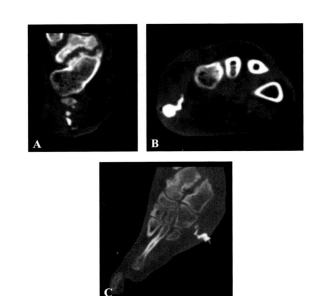

▲ 图2-5 女，49岁，糖尿病足合并溃疡、窦道形成。CT窦道造影显示右足底软组织内走行纤曲的窦道

小、数目、分支以及窦道是否侵犯邻近骨质等情况，不要求图像质量达到诊断足部其他疾病的目的，可以广泛应用低剂量扫描技术。

（三）磁共振成像

磁共振成像（magnetic resonance imaging，MRI）能最佳显示糖尿病足软组织感染。MRI对软组织的分辨率高，且没有骨骼伪影，对软组织和骨骼的水肿非常敏感，能在神经血管性骨关节病的早期显示软组织、关节腔和骨髓水肿。足部软组织化脓感染、水肿、骨质破坏、肉芽组织在T_1加权像呈中低或低信号强度，而化脓病变、水肿在T_2加权像和梯度回波像呈高强度信号。钆喷酸葡胺（GdDTPA）增强后，肉芽组织新生血管明显强化，脓液、水肿不强化，新生骨中有较多的血管，可稍有强化（图2-6）。

随着磁共振梯度场强、梯度切换率的增加及扫描线圈的改进，对比剂增强磁共振血管造影（CE-MRA）在显示周围动脉病变方

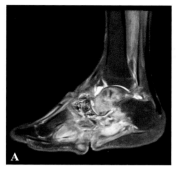 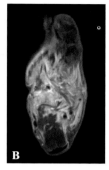

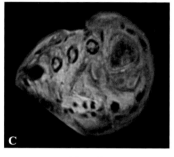

▲ 图 2-6　男，26 岁，糖尿病足合并骨髓炎（MRI 脂肪抑制 T_2 加权图像）

A. 中足区（跗跖关节区）Charcot 关节，右胫距关节囊及跟距关节囊积液，足底内侧窦道形成，累及足底筋膜；B. 足底广泛软组织肿胀，跟骨、舟骨、第 3 跖骨、第 4 跖骨骨髓水肿；C. 足底广泛软组织感染，第 1~4 跖骨骨髓水肿

面具有较高的诊断价值，利用对比剂来缩短血液 T_1 弛豫时间，在很短时间内就可以获取血流信号，在多通道平台的基础上，全身线圈与并行采集技术的应用使其具有高空间分辨率、高时间分辨率、高信噪比。三维增强磁共振血管成像技术（3D CE-MRA）进一步为糖尿病足周围动脉病变的诊断提供了一种准确可靠、方便快捷的影像学新途径，这种技术成像速度快，扫描范围广，成像序列多，空间分辨力高，伪影少，能准确显示血管的狭窄程度和范围，并且能够显示下肢血管的三维血管树像。磁共振血管造影（magnetic resonance angiography，MRA）对于膝以下血管及足部动脉弓的显示准确，临床上可以用于评价因肾功能不全而无法行 DSA 检查

的患者的远端动脉情况。并且无创伤、无 X 线辐射、对比剂过敏的风险小、可重复性好（图 2-7）。

1. 磁共振灌注加权成像　磁共振灌注加权成像（magnetic resonance perfusion weighted imaging，MR-PWI）技术是通过静脉快速推注具有磁敏感性效应的 MRI 对比剂后，应用超高速 MR 成像法（EPI、快速梯度回波等）

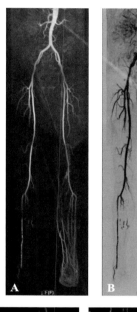

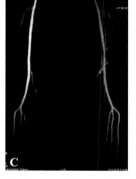 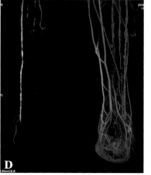

▲ 图 2-7　男，68 岁，糖尿病合并下肢动脉粥样硬化和足溃疡（对比剂增强磁共振血管造影图）

A. 双下肢最大密度投影成像，右侧胫前动脉近段局部管腔闭塞，右侧胫后动脉及腓动脉未见明显显影；B. 双下肢动脉的全程负像，类似于 DSA 的图像，对管壁情况显示欠佳；C. 分段采集的双下肢成像，显示股动脉下段和腘动脉；D. 分段采集的双下肢成像，显示双侧胫腓动脉

来观察依赖于局部组织微循环分布及灌注的信号强度变化幅度，能定量或半定量地反映组织的血管生成。

2. 磁共振波谱分析技术 磁共振波谱（magnetic resonance spectroscopy，MRS）分析技术可了解足部肌肉组织的脂肪含量增高及磷酸肌酸含量下降，它可以提示糖尿病神经病变发生的危险性增高。

总之，常规 MRI 对糖尿病足具有较高的临床应用价值，其诊断敏感性、特异性、阳性预测值、阴性预测值等方面均优于 B 超、CT 等检查，对糖尿病足骨髓炎的敏感性和特异性甚至高于 ^{99m}Tc 骨扫描。下肢血管 MR 成像是 CTA 检查禁忌证患者的有益替代检查；磁共振灌注成像和磁共振波谱分析对糖尿病足的研究并不少见，但相关的临床证据尚需进一步丰富。

（四）数字减影血管造影

数字减影血管造影（digital subtraction angiography，DSA）不仅应用于下肢血管病变的诊断，还可应用于腔内治疗。DSA 能够准确地显示血管的狭窄、闭塞程度和范围等，显示微小血管分辨率高，能反映血管形态改变的动态信息，且能清晰显示动脉的全程。糖尿病足血管改变的特点为：糖尿病下肢血管病变多广泛累及下肢远端动脉，膝下血管最为严重，即胫前动脉、胫后动脉和腓动脉及其分支；血管管腔变窄，病变血管范围广泛，可呈连续性、也可呈间断病变，且多分支显示病变；广泛粥样硬化斑块形成，管腔不规则狭窄，血液通过缓慢或几乎不能通过（图 2-8）。

DSA 的主要缺点在于属有创检查，且 DSA 对血流缓慢的多狭窄血管的远端显影

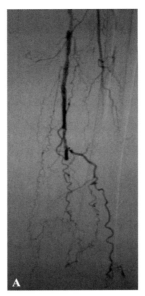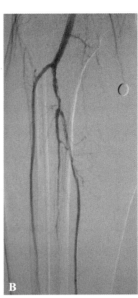

▲ **图 2-8　糖尿病合并下肢动脉粥样硬化闭塞症（DSA 图）**

A. 男，56 岁，糖尿病合并下肢动脉粥样硬化闭塞症，DSA 图示左侧股动脉不同程度狭窄，股动脉下段弥漫性闭塞，周围侧支血管形成；B. 男性，50 岁，糖尿病合并下肢动脉粥样硬化闭塞症和足溃疡，DSA 图示右侧胫腓干及胫后动脉都不同程度狭窄

不良。并可能引起靶血管及穿刺部位导管相关并发症。通常情况下，除非血管超声（vascular ultrasound，VUS）、CTA、MRA 等影像学检查均不能提供充分的血管病变解剖位置、形态等信息，否则，DSA 仅用于腔内治疗前最后确认病变情况并引导腔内治疗。

随着各种影像技术的发展和提高，影像诊断对糖尿病足脓肿、坏死部位的定位越来越精确，可以非常明确地显示糖尿病性足病的病理发展过程和化脓感染的范围，为外科截肢手术提供必备的影像学资料，达到指导临床清创和确定截肢手术范围的要求。

（李恭弛　黄德珍　徐向阳）

（五）彩色多普勒超声

随着我国人民生活水平的不断提高，人口老龄化，糖尿病的发病率在快速增长，并

成为危害健康的主要疾病之一。糖尿病周围血管病变和缺血性糖尿病足是糖尿病患者的主要慢性并发症之一，同时也是导致糖尿病患者截肢的主要原因。据统计，近年来糖尿病动脉硬化患者肢体缺血的发病率更为增高，美国每年因糖尿病坏疽而截肢者超过 4 万人。下肢静脉血栓的形成，除了造成腿肿、皮肤色素沉着、疼痛等静脉瘀滞的表现外，血栓导致的静脉瓣膜功能不全及并发的肺栓塞会危及患者生命安全。

因此，早期诊断糖尿病下肢血管病变，从而指导临床及时进行治疗，评估疗效，对预后和提高患者的生活质量，其意义将是深远的。彩色多普勒超声灵敏度高，具有无创、方便且重复性好等优点，患者容易接受，可早期发现病变。20 世纪 80 年代彩色多普勒血流显像兴起，超声诊断逐渐从形态学向形态 – 血流动力学的特征分析发展，它不仅可以直接显示血管解剖变异、管壁厚度、斑块大小及血流充盈情况，对血流速度和血流量的分析也给临床研究和应用带来了新的思路，对于一些早期无症状的患者，也能提供可靠的诊断参考依据，在血管疾病诊断中具有重要的诊断价值。

1. 多普勒超声诊断技术　多普勒超声检查在医学诊断中有广泛的应用价值，它能够通过非侵入性检查方法评价不同血流状态的生理学特征。Chirstian Johann Doppler 首次发现了多普勒效应，即当观测者与波源呈相对运动时，观测者所接收到的波源频率会发生改变，多普勒超声的基本原理正是根据这一效应而来的，即经超声探头发出一定频率、一定声强的脉冲和连续超声束，这些声波被在血管内流动的红细胞反射回来后，再由探头接收，通过这些信息来反映受检部位的血

流动力学状态。频谱多普勒在观察血流方向和速度上有重要意义，而彩色多普勒检测则能显示出血流的方向、速度、动态及有无反流等多种信息。

(1) 检查目的：①下肢动脉狭窄及阻塞性病变；②下肢血管动脉瘤及动静脉畸形者；③下肢静脉血栓及静脉曲张等；④下肢肿胀病因的鉴别诊断；⑤不明原因的肺动脉栓塞。

(2) 检查方法。①仪器选择：高分辨率的彩色多普勒超声仪，二维常规采用 5～10MHz 线阵探头，血流采用 4～7MHz，部分胫后动脉及小腿肿胀者可用 2～5MHz 凸阵探头。②方法：患者取仰卧位或侧卧位，配合检查的部位，做相应的肢体外展外旋。检查腘动脉及胫后动脉时可取俯卧位。③注意事项：对血管进行多角度连续扫查；探头声束与血管间夹角<60°。取样容积尽可能调至足够小（约为 1.5mm），并置于血管中央，避免靠近血管壁。检查下肢静脉血栓时动作要轻，不要重压，以免静脉血栓脱落，也避免血流信号不显示。下肢溃疡的患者在伤口换药前检查，探头套上一次性薄膜。④观察指标：血管内中膜厚度，血管内壁回声强弱，内膜面是否光滑，血管内径有无局限性狭窄及扩张，管腔中有无异常回声及异常回声的回声水平，记录斑块的部位、大小，斑块处狭窄比，斑块近端及远端峰值血流速度、平均血流速、加速度、减速度、加速度与减速度比值和血流量、阻力指数及搏动指数。

(3) 正常声像图表现。①二维图像：正常静脉壁光滑均匀，较薄，有静脉瓣；正常动脉随心脏搏动而同步跳动，动脉壁三层结构清晰可见；动脉内中膜厚度≤1.0mm，或分叉处内中膜厚度≤1.2mm；血管腔内呈均匀的无回声。②彩色多普勒显像：正常血流呈

层流，血流充盈好。③频谱多普勒：正常下肢动脉血流频谱呈三相，陡直的收缩期正向峰后可见舒张早期负向锋后又有一舒张中期低幅正向锋，频带窄，有频窗。正常下肢深静脉呈单一方向的回心血流信号，挤压远段肢体时血流信号增强。

2. 糖尿病下肢血管病变的影像学特征及血流动力学改变

(1) 动脉：糖尿病下肢动脉病变的病因主要是动脉内膜粥样斑块形成，逐渐向血管腔内发展，使管腔变窄甚至闭塞，末梢循环障碍，如小斑块脱落等造成缺血坏死。

① 二维图像：糖尿病患者下肢动脉管壁搏动减弱或消失，内中膜回声高低不等，内中膜厚度≥1.0mm，或分叉处内中膜厚度≥1.2mm，当内中膜厚度≥1.5mm时可直接诊断为斑块形成，斑块形态可呈扁平、点状及条状等，部分后方伴彗星尾征或声影。动脉狭窄及闭塞多见于腘动脉以下的远端动脉血管，尤其多见于胫前动脉、胫后动脉及足背动脉。

② 彩色多普勒显像：糖尿病下肢动脉狭窄处血流呈"五彩镶嵌状"，斑块处血流充盈缺损，管腔狭窄者血流束变细，节段性狭窄患者血流不连续，血管闭塞者血管腔内无血流信号显示。

③ 频谱多普勒：轻度狭窄频谱为双向，收缩期陡直正向锋和舒张早期负向峰，频带增宽，有频窗；中度以上狭窄段呈单峰波，只有收缩期正向峰，频带明显增宽，频窗消失。收缩期峰值流速及阻力指数增加，狭窄远端血流速减慢且呈低阻力血流，收缩期加速时间延长，加速度减小。血管闭塞患者频谱多普勒检测不到频谱图像。

④ 动脉狭窄程度的判断：下肢动脉直径减少0%～19%时的多普勒表现，与上端正常

动脉比较，收缩期峰值流速增加<30%；频带不增宽或轻度增宽；反向血流峰值减小，呈三相波形；上端及下端频谱波形正常。下肢动脉直径减少20%～49%时的多普勒表现，与上端正常动脉比较，收缩期峰值流速增加30%～100%，频带明显增宽；反向血流峰值减小，呈三相或二相波形；上端及下端频谱波形正常。下肢动脉直径减少50%～74%时的多普勒表现，与上端正常动脉比较，收缩期峰值流速增加100%～300%，收缩期频带下方的频窗消失，反向血流消失，呈单相波形；狭窄或闭塞变为低阻力血流，表现为下游频谱收缩期峰值降低，收缩期加速时间延长，加速度减小。下肢动脉直径减少75%～99%时的多普勒表现，与上端正常动脉比较，峰值流速增加>300%，反向血流消失，呈单相波型；远离狭窄下游频谱收缩期峰值流速明显降低。下肢动脉闭塞时的多普勒表现，血管腔内无多普勒信号；上端血流流速减慢或逆流；下端频谱低平甚至呈现静脉样频谱。

(2) 静脉：随着年龄增长，病程的增加，高血糖、高胆固醇、高甘油三酯多个危险因素相互累积，糖尿病患者容易并发下肢静脉血栓。静脉血栓的形成主要有三个发病机制，即静脉血流缓慢、静脉壁损伤、血液呈高凝状态。

① 二维图像：下肢深静脉内径增宽，加压后不闭，管腔内可见异常回声（回声强弱随血栓形成的时间而改变）。

② 彩色多普勒显像：静脉管腔血栓处可见彩色血流充盈缺损，血流束变细；血栓完全充填时血管管腔内无血流信号显示。

③ 频谱多普勒：部分栓塞的静脉管腔或栓塞后再通血管腔内可见连续性血流信号，

期相性血流信号消失。

3. 常见下肢血管病变与糖尿病下肢血管病变的鉴别诊断　对于下肢血管病变，除充分了解病史、发病年龄及相关实验室检查结果外，影像学诊断也各具特征性改变。

(1) 动脉粥样硬化性血管病变：①老年人多见，病变主要累及大中型动脉中层及内膜，如主动脉、头臂动脉、腹主动脉及远端分叉、髂动脉、股动脉及腘动脉，多处管腔可见钙化斑块。②表现为大动脉管腔内可见多个大小不等的斑块，部分后伴声影，管腔呈不规则偏心性狭窄或节段性闭塞。③局限性狭窄远端可有或无扩张性改变。④严重者可见沿血管壁形成的条索状钙化斑。

(2) 多发性大动脉炎：①青年女性多见，病变主要累及主动脉及主动脉分叉起始部，受累依次为锁骨下动脉、颈动脉、肾动脉、降主动脉、腹主动脉及肺动脉等，很少累及髂动脉、股动脉，早期是动脉周围炎及动脉外膜炎。②以后向动脉中层及内膜发展，因而疾病后期表现为整个管壁弥漫性增厚、向心性狭窄、僵硬甚至闭塞，但很少出现钙化斑块。此外，病变活动期有低热及血沉增高等临床表现。③局限性狭窄远端呈扩张性改变。

(3) 血栓闭塞性脉管炎：①青壮年多见，病变主要累及下肢中小型静脉血管，病变早期或发作过程中，血栓性浅静脉炎常存在，表现为节段性向心性狭窄或闭塞。②血管全层增厚，外膜模糊不清，病变近、远端动脉壁光滑，无扭曲及扩张。

(4) 糖尿病性下肢血管病变：①中老年糖尿病患者多见，以腘动脉以下小动脉受累最为明显，尤其多见于胫前动脉、胫后动脉及足背动脉。②受累动脉常呈对称性改变。③可见动脉粥样硬化性血管改变，但所见斑

块小于粥样硬化斑块，常呈点状或竹节样改变，后方伴彗星尾征。④部分患者仅表现为足背动脉的散在小斑点伴彗尾。

综上所述，彩色多普勒超声可同时提供解剖学和血流动力学方面的信息，方便、价廉、可重复多次检查且无创。随着彩色多普勒技术的不断完善，一种全新的动态三维重建系统也已应用于临床，其不仅能对图像上所有信号进行三维重建，且能对形态结构提供定量的分析指标，已被不少作者认为可替代数字减影血管造影，成为下肢血管检查的金标准，可为早期发现、防治糖尿病下肢血管病变提供客观标准。

（李恭驰　王芙蓉　丁生珍）

参考文献

[1] Li Y, Teng D, Shi X, et al. Prevalence of diabetes recorded in mainland China using 2018 diagnostic criteria from the American Diabetes Association: national cross sectional study. BMJ, 2020, 369: m997.

[2] 管珩, 刘志民, 李光伟, 等. 50 岁以上糖尿病患者群周围动脉闭塞性疾病相关因素分析. 中华医学杂志, 2007, 87（1）: 23-27.

[3] 王爱红, 许樟荣, 王玉珍, 等. 有心血管危险因素的老年糖尿病患者有更高的下肢动脉病变患病率. 老年医学与保健, 2005, 11（3）: 147-149.

[4] Orchard TJ, Strandness DE Jr. Assessment of peripheral vascular disease in diabetes. Report and recommendations of an international workshop sponsored by the American Heart Association and the American Diabetes Association 18-20 September 1992, New Orleans, Louisiana. Diabetes Care, 1993, 16:1199-1209.

[5] Graziani L, Silvestro A, Bertone V, et al. Vascular involvement in diabetic subjects with ischemic foot ulcer: a new morphologic categorization of disease severity. Eur J Vasc Endovasc Surg, 2007, 33(4):453-460.

[6] 谷涌泉，Tong Yi-Sha. 双下肢动脉硬化远端动脉的影像特点的研究. 中国实用外科杂志，2003，23（3）：165-166.

[7] 齐立行，谷涌泉，俞恒锡，等. 糖尿病性和非糖尿病性动脉硬化下肢血管造影特点比较及其临床意义. 中华糖尿病杂志，2005，13（6）：412-416.

[8] 谷涌泉，张建，赵峰，等. 老年人糖尿病下肢动脉粥样硬化临床特点及相关因素的研究. 中华老年多器官疾病杂志，2007，6（5）：325-328.

[9] Oakley W, Catterall RC, Martin MM. Aetiology and management of lesions of the feet in diabetes. British medical journal, 1956, 2(4999):953-957.

[10] Catterall WA, Pedersen PL. Adenosine triphosphatase from rat liver mitochondria. II. Interaction with adenosine diphosphate. The Journal of biological chemistry vol, 1972, 247(24):7969-7976.

[11] 《多学科合作下糖尿病足防治专家共识（2020版）》编写组. 多学科合作下糖尿病足防治专家共识（2020版）全版. 中华烧伤杂志，2020，36（8）：E01-E52.

[12] Weng JP, Bi Y. Epidemiological Status of Chronic Diabetic Complications in China. Chin Med J (Engl), 2015, 24:3267-3269.

[13] 张道彩，唐金韧. 糖尿病足的 X 线表现及临床分析. 基层医学论坛，2012，16（31）：4162-4163.

[14] 张学川，杨启明，王学清.82 例糖尿病足 X 线及 CT 的影像表现对比及分析. 中国临床医学影像杂志，2012，23（2）：140-143.

[15] Napoli A, Anzidei M, Zaccagna F, et al. Peripheral arterial occlusive disease: diagnostic performance and effect on therapeutic management of 64-section CT angiography. Radiology, 2011, 261(3):976-986.

[16] Miles KA. Measurement of tissue perfusion by dynamic computed tomography. Br J Radiol, 1991, 64(761):409-412.

[17] Forsythe RO, Hinchliffe RJ. Assessment of foot perfusion in patients with a diabetic foot ulcer. Diabetes Metab Res Rev, 2016, 32 (Suppl 1):232-238.

[18] 黄仲奎，卢炳丰，龙莉玲. 糖尿病足的病理基础及多层螺旋 CT 诊断 // 中华医学会、中华医学会放射学分会. 中华医学会第十三届全国放射学大会论文汇编（上册）. 2006：100-102.

[19] 黄德珍，徐向阳，李权，等. 探究不同剂量 CT 扫描技术在臀部窦道造影患者中的应用价值. 中国 CT 和 MRI 杂志，2016，14（06）：115-117.

[20] Donovan A, Schweitzer ME. Use of MR imaging in diagnosing diabetes-related pedal osteomyelitis. Radiographics, 2010, 30(3):723-736.

[21] Lauri C, Leone A, Cavallini M, et al. Diabetic Foot Infections: The Diagnostic Challenges. J Clin Med, 2020, 9(6):1779.

[22] Hentsch A, Aschauer MA, Balzer JO, et al. Gadobutrol-enhanced moving-table magnetic resonance angiography in patients th peripheral vascular disease: a prospective, multi-centre blinded comparison with digital subtraction angiography. Eur Radiol, 2003, 13 (9):2103-2114.

[23] 周璠娅. 彩色多普勒超声在 2 型糖尿病下肢动脉粥样硬化血管病变中的诊断价值. 现代中西医结合杂志，2015，24（18）：2027-2029.

[24] 周永昌，郭万学. 超声医学.3 版. 北京：科学技术文献出版社，1998：743-745.

[25] 陆凌林，冯波. 糖尿病患者下肢深静脉血栓形成的原因分析及护理措施. 上海护理，2011，11（7）.

[26] 畅坚，许樟荣，王志强，等. 糖尿病与非糖尿病患者周围动脉病变血管造影对比研究. 中华糖尿病杂志，2004，12（5）：324-327.

[27] 邹积威，刘杰，林明强. 糖尿病性足病的 X 线诊断（附 15 例报告）. 医学影像学杂志，2010（2）：295-296.

[28] 柴萌，张海涛，黄丛春，等. 无创检查在糖尿病足下肢血管病变中的诊断价值与 DSA 对照研究. 医学影像学杂志，2008，18（3）：300-303.

[29] 肖新华，徐泽兰，王海燕. Ⅱ型糖尿病骨关节病的 X 线和 CT 表现. 中国医学影像学杂志，2008，16（1）：39-41.

[30] 吴阶平，裘法祖，黄家驷. 外科学.5 版. 北京：人民卫生出版社，1996：923.

[31] 卢山，白人驹.16 层螺旋 CT 血管造影对评估糖尿病足患者下肢血管病变的应用. 实用医学影像杂志，2010，11（1）：38-40.

[32] 仲海，邵广瑞，徐卓东，等. CT 血管成像在下肢动脉疾病中的应用价值. 实用放射学杂志，

2007，23（2）：157-183.

[33] 陆景，张群霞．成人四肢血管血流动力学的超声研究．中国超声医学杂志，2007，24（8）：739.

[34] 谷涌泉，张建，许樟荣．糖尿病足诊疗新进展．北京：人民卫生出版社，2006：78-91.

[35] Ven der Feen C, Neijens FS, Kanters, et al. Angiographic distribution of lower extremity atherosclerosis in patients with and without diabetes. Diabet Med, 2002, 19(5):366-370.

[36] Edward B. Peripheral arterial arterial diseases in diabetic and nondiabetic patients. Diabetes Care, 2001, 24:1433-1437.

[37] Kreitner KF, Kalden P, Neufang A, et al. Diabetes and peripheral arterial occlusive disease：prospective comparison of contrast-enhanced three-dimensional MR angiography with conventional digital subtraction angiography. AJR, 2000, 174(1):171-179.

[38] Yong Q. GU. Determination of amputation level in ischaemic lower limbs. ANZ J. Surg, 2004, 74 (1-2):31-33.

[39] Steffens JC, Schafer FK, Oberscheid B, et al. Bolus-chasing contrast-enhanced 3D MRA of the lower extremity. Comparison With intraarterial DSA. Acta Radiologica, 2003, 44(2): 185-192.

[40] Marc C. DSA versus Multi Detector row CT angiography in peripheral arterial disease：randomized controlled trial. Radiology, 2005, 237:(2)727-737.

[41] David Smith C, Gavin Bilmen J, Igbal S, et al. Medial artery calcification as an indicator of diabetic peripheral vascular disease. Foot Ankial Int, 2008, 29(2):185-190.

[42] Miraude E, Marc C. Peripheral arterial disease: therapeutic confidence of CT versus digital subtraction angiography and effects on additional imaging recommendations. Radiology, 2004, 233(2):385-391.

[43] Maki DP, Kumar N, Nguyen B, et al. Distribution of thrombi in acute lower extremity deep venous thrombosis: imp lications for sonography and CT and MR venography. AJR, 2000, 175(5): 1299-1301.

[44] Li XB, Tian JM, Wang PJ, et al. Application f multi-slice CT angiography in the macrangiopathypost-surgery. J Clin Radiol, 2001, 20(9):674-677.

[45] Ho CF, Wu MH, Wu WM, et al. Comparison of auto-moving table contrast-enhanced 3D MRA and iodinated contrast-enhanced DSA for evaluating the lower-extremity arteries. J Chin Med Assoc, 2004, 67(10):511-520.

[46] Lapeyre M, Kobeiter H, Desgrange P, et al. Assessment of critical limb ischemia in patients with diabetes:comparison of MR angiography and digital subtraction angiography. Am J Roentgenol, 2005, 185(6):1641-1650.

[47] Suzuki E, Kashiwagi A, Hidaka H, et al.1H-and 31P-magnetic resonance spectroscopy and imaging as a new diagnostic tool to evaluate nuropathic foot ulcers in type II diabetic patients. Diabetologia, 2000, 43(2):165-172.

[48] Kreitner KF, Schmitt R. MultiHance-enhanced MR angiography of the peripheral ruu-off vessels in patients with diabetes. Eur Radiol, 2007, 17(12):63-68.

[49] Chomel S, Douek P, Moulin P, et al. Contrast-enhanced MR Angio-graphy of t he Foot: Anatomy and Clinical Application in Patients with Diabetes. AJ R, 2004, 182(6):1435-1442.

[50] Dorweiler B, NeufangA, Kreitner EF, et al. Magnetic resonance angiography unmasks reliable target vessels for pedal bypass grafting in patients with diabetes mellitus. J Vase Surg, 2002, 35(4):766-772.

[51] Kapoor A, Page S, Lavalley M, et al. Magnetic resonance imaging for diagnosing foot osteomyelitis: a meta-analysis. Arch Intern Med, 2007, 167(2): 152-172.

[52] Sella EJ. Current concepts review:diagnostic imaging of the diabetic foot. Foot Ankle Int, 2009, 30(6):568-576.

[53] Russell JM, Peterson JJ, Bancroft LW. MR imaging of the diabetic foot. Magn Reson Imaging Cline N Am, 2008, 16(1):59-70.

第三节　糖尿病周围神经病变及足底压力测定

一、糖尿病周围神经病变

糖尿病周围神经病变是因慢性高血糖状态及其所致各种病理生理改变而引起的神经系统损伤，可累及神经系统任何部分，是糖尿病较常见、较复杂的并发症之一，多系统的受累严重影响了糖尿病患者的生活质量和寿命。据报道，至少有超过 50% 的糖尿病患者伴神经病变。随着糖尿病周围神经病变临床研究的进展，国际诊治共识及指南也在不断更新，因此，进一步明确其发病机制及完善早期筛查工作并选择有效的诊疗等显得尤为重要。

（一）糖尿病周围神经病变发病机制

糖尿病周围神经病变发病机制非常复杂，可以分为代谢紊乱学说、微循环障碍学说及免疫学说。代谢紊乱学说包括高级糖化终末产物（advanced glycated end product，AGE）的作用、醛糖还原酶通路活跃、肌醇代谢异常等。微循环障碍学说包括糖尿病微血管病变、蛋白激酶 C（protein kinase C，PKC）通路的异常等。

AGE 是体内蛋白质在长期高糖环境下，其部分氨基酸（主要是赖氨酸）的氨基部分与葡萄糖还原的醛基发生非酶促反应，形成稳定的糖基化产物，并可以进一步与其他脂类、蛋白质、核酸等大分子物质形成褐色的交联物，被称为脂褐素。脂褐素在细胞内被溶酶体吞噬后，由于其性质十分稳定，细胞内各种分解酶都无法分解 AGE，而在细胞内堆积。大量的研究证明，AGE 不仅可以直接影响细胞和组织功能，参与疾病的产生，也可以通过与特异受体结合发生反应来改变蛋白质和细胞功能，导致机体的病理变化。当机体长期处于高糖状态时，AGE 的生成增加，并与其受体即晚期糖基化终产物受体（RAGE）结合，使机体处于慢性低度炎症状态，炎症信号或炎症因子水平升高，最终引起神经元、神经胶质细胞、血管内皮细胞等发生不可逆性损伤，促使糖尿病周围神经病变的发生。AGE 沉积在对照组和糖尿病患者的神经中都可以检测到，同时 AGE 的过度沉积与有髓鞘神经纤维的密度降低有关。

醛糖还原酶的活化是糖尿病周围神经病变发生机制中最成熟的一个理论。醛糖还原酶是多元醇通路的关键限速酶。在高血糖状况下，葡萄糖代谢途径中的关键酶磷酸己糖激酶被饱和，此时醛糖还原酶被激活，促使体内的葡萄糖转化为山梨醇。然而，山梨醇脱氢酶（sorbitol dehydrogenase，SDH）的活力并未相应地成比例增加，山梨醇转化为果糖的效率没有提高，使山梨醇大量堆积。山梨醇本身由于极性强不易通过细胞膜，在细胞内会形成蓄积，使细胞膜的通透性发生改变，并使细胞中 Na^+-K^+-ATP 酶活性下降，造成肌醇丧失，从而导致神经元、神经胶质细胞等细胞代谢与功能的损害。

糖尿病微血管病变被认为是糖尿病周围神经病变发生的最重要的病理基础。正常的血管功能依赖于正常的神经调控，但神经结构和功能的完整性则依靠供应神经纤维的血流量。随着糖尿病病情的进展，毛细血管基膜增厚，内皮细胞增生，使供应神经纤维的血流量显著减少而导致缺氧及氧化反应，从而引起神经元等细胞的损伤。

PKC 是一种丝氨酸 / 苏氨酸激酶，参与特异的激素、神经元和生长因子激活的信号转导系统。它通过催化 ATP 上磷酸基团转移到各种底物蛋白上。目前 PKC 在糖尿病周围神经病变中的作用还不是非常清楚，还需要进一步研究。一般认为高血糖可以引起细胞内磷脂酰肌醇酯转换率降低，进而导致可利用的 DAG 的减少，神经元内 PKC 活性的降低。PKC 活性的降低导致 Na^+–K^+–ATP 酶的磷酸化减少、神经传导减慢和神经再生的减少。根据这个理论，应用 PKC 抑制药则加重神经病变，但也有应用 PKC 抑制药可提高神经传导速度的报道。此外，用小剂量 PKC 抑制药 WAY151003 可以改善运动神经元的传导速度，使神经血流减少得到纠正，但只能部分提高 Na^+–K^+–ATP 酶的活性。因此，PKC 在糖尿病周围神经病变发病中的作用还有待深入的研究。

不管发病机制如何，神经纤维出现的病理改变都是相同的，大纤维主要表现为节段性脱髓鞘，出现运动障碍和（或）触摸觉、振动觉、位置觉等感觉功能障碍；纤维可能是轴突变性，主要表现为疼痛、感觉异常和（或）自主神经功能障碍等。

（二）糖尿病周围神经病变分类

根据 2010 年美国糖尿病协会（ADA）对于糖尿病周围神经病变内容的更新：糖尿病周围神经病变主要根据发病机制进行分类，具体可分为糖尿病多发性神经病变（DPN）和局灶性或多发局灶性神经病变。DPN 主要由糖毒性、脂毒性或氧化应激等引起，包括非典型 DPN、远端对称性多发神经病变

（DPSN）、自主神经病变；局灶性或多发局灶性神经病变主要由神经缺血缺氧引起，包括单神经病变，神经根病变，多发病灶如多发性神经炎，卡压性神经病变如累及正中神经、尺神经、腓神经等。

糖尿病周围神经病变的症状繁多，不同种类的神经受损可以有不同的表现。感觉运动神经受损可以表现为感觉和反射迟钝，往往首先出现在足趾，然后向上延伸。它通常表现为手套或袜子分布样麻木，感觉丧失；也可以出现各种疼痛，如刺痛、烧灼感等。感觉运动神经障碍还可以导致患者空间定位感错误，行走时有踏棉花的感觉，甚至不能主动回避足部的损伤。Charcot 关节病的患者可以出现膝关节、踝或足多处骨折而无任何不适。有患者由于足趾背屈肌的挛缩而形成锤状趾。有的患者除有四肢远端感觉障碍外，还同时合并远端肌无力和肌萎缩、腱反射减低或消失。

自主神经病变包括对心脏、肠胃系统和泌尿生殖系统的控制的神经病变。患者可出现体位性低血压，严重时甚至可以发生心搏骤停等。胃肠道症状包括恶心、呕吐、腹胀和腹泻，也可以有胃肠蠕动减慢、胃排空时间延长，即糖尿病胃轻瘫症。泌尿生殖系统自主神经功能异常时表现为性功能低下、阳痿、排尿无力，残余尿多和尿潴留。皮肤自主神经损害的症状有排汗系统功能障碍，即出汗减少，皮肤干燥。

（三）糖尿病周围神经病变常用检查方法

糖尿病周围神经病变常用的检查方法可分为神经系统的体格检查、神经功能量表检查以及对受损神经纤维的客观检查。

1. 神经系统的体格检查　周围神经系统

的体格检查包括针刺痛觉、温度觉、音叉振动觉（使用 128Hz 音叉）、10g 尼龙单丝压力觉以及踝反射。其中音叉振动觉和 10g 尼龙单丝压力觉被推荐为糖尿病复诊的常规检查项目。

自主神经病变检查包括心脏自主神经病变检查、皮肤自主神经病变检查、皮肤交感神经反应、定量促汗神经轴索反射试验等。

2. 神经功能量表检查 常见的包括多伦多临床评分系统、密歇根神经病变筛查评分系统。另外还有糖尿病神经检查、神经病变综合评分、神经症状评分、神经缺陷评分等量表。

3. 受损神经纤维的客观检查 包括定量感觉检查，即评估痛觉过敏和感觉减退，可以用来评估有髓鞘的大神经纤维、有髓鞘或无髓鞘的小神经纤维功能，以及鉴别有无痛觉过敏和感觉减退。神经传导速度的数据客观，可以量化，结果可靠，主要反映大神经纤维或有髓神经纤维活动，但敏感性较差。

糖尿病足的发生发展与糖尿病周围神经病变有十分密切的关系：神经病变是糖尿病足的重要危险因素（占 78%），63% 的溃疡发生在神经病变、畸形、创伤三联征基础上。感觉神经病变使下肢失去自我保护机制，容易损伤；运动神经病变使肌肉萎缩、关节变形，引发足端位置觉异常、足畸形、步态异常、足和踝关节运动受限，使局部压力增高形成胼胝，后者又使局部压力进一步增高；自主神经功能障碍引起皮肤干燥、皲裂、出现小伤口和感染。

所以早期发现和早期处理糖尿病周围神经病变对预防糖尿病足的发生和发展、改善患者的预后和生活质量有重要意义。

二、足底压力测定的发展简史

步行是人类较基本、较简单的运动形式之一，双足起着至关重要的作用。足由 26 块骨、33 个关节、20 多条肌肉和 100 多条韧带组成。美国足部医学会的研究报告显示，一个正常人每天平均大约要行走 8000 步，人一生所走的距离约为地球周长两周半以上，而在步行时足部所承受的地面反作用力达到体重的 1.5 倍，跑步时更达到体重的 3~4 倍。人体足底压力及分布综合反映了足部的结构、功能及整个身体姿势控制等情况。正常人的足底压力参数和分布有一定的规律，疾病状态时足部畸形或功能异常将导致足底压力改变和分布异常。研究显示，人行走时足底的受力包括垂直地面的压力和平行于地面的左右及前后方向的剪切力，正常人无论在站立位还是行走时，左、右足底压力峰值（maximum pressure picture，MPP）和压力分布基本相同，说明正常人站立和行走时步态正常，双足承受压力对称，从而避免了出现异常高足压。

100 多年前，人们已经认识到，通过测量足底和支撑面之间的压力及分布可以为研究足部的结构、功能和体态控制提供大量有用的信息，同时还可以利用这些信息对一些足部疾病做出合理解释。足底压力分析以牛顿第三定律为理论基础来研究足与支持面之间的相互作用力。早在 1882 年，英国人 Beely 即开始了足底压力的测定，随着科学技术的发展，足底压力的测定经历了由粗略（肉眼观察）到精细（计算机精确量化分析）、由静态转为动静结合、由简单（平面图像）到多维（三维仿真模拟）的发展过程，使足底压力的测定结果更适合临床应用。目前计算机量化的三维动态足压力步态分析系统已成为临床研究的首选工具，该系统分为平板式足压测量仪和内置鞋垫式足压测量仪，前者可检查裸足与地面之间的足底压力，后者可测量足与鞋子间的足底压力，还可用于足矫形器疗效的监测，可观察足矫形器能否减轻全足或局部压力负荷及纠正分布异常。目前常用的有德国 Novel 公司的 Emed 平板系统和 Pedar 鞋垫系统、美国 TeKscan 公司 F-scan 系统、比利时 Footscan 公司的分析系统、瑞士 Kistler 测力台等。另外，国内有些机构使用自行设计生产的测力仪。

足底压力是单位面积的足底和地面之间的总体相互作用力。它是足底所承受的压强，分静态和动态足两种，分别代表人在静态站立和动态行走时的足底压强。其测量包括三部分，即垂直压力、前后的剪切力、中间和外部的剪切力。剪切力在足溃疡的发生中起重要作用，行走时各方向的剪切力之间的相互作用导致组织伸展明显大于组织聚集，更易引起组织损伤，导致溃疡发生，但目前所用的测力仪均不能直接反映剪切力。故目前大部分研究仅检测了足底的垂直压力。单位面积的力即为压力。应用足底压力平板系统或鞋内压力分析系统测定分析足底不同部位的压力及分布，可了解患者是否存在压力的异常。国内外研究均采用足底平均峰值压力（MPP）来表示足底压力，大多数以 kPa 为单位，少数以 N/cm^2 表示。

（一）足印技术

足印技术最初是依据人足在石膏、橡胶等易变形物质上留下的足印或痕迹，对足底的压力及分布做出定性判断，之后利用复印技术记录足迹。20 世纪 80 年代初出现了用铝箔取代墨水和纸张作为复印介质的改进技术，这一技术不仅可以得到即时可见的足部印痕，还可以通过光学扫描得到量化结果。

（二）足底压力扫描技术

此技术是随着电影拍摄技术的发展而发展的，应用 Kinetograph 电影摄像机，在一块玻璃的两端安置光源，玻璃上放置橡胶弹性垫，当足踩上弹性垫后，由于光在玻璃内全反射，受压的弹性垫即可在玻璃下产生一个清晰的足印像，由于影像机得到的图像的光强度与压力成正比，通过摄影机记录下即时的压力曲线（barogram），从而获得足底压力分布的图像，据此定性分析足底压力及分布。第二代自动压力计出现在 1950 年前后，它应用的是另一种光学原理，Pedoparograph 系统是这一技术的代表，该系统首次使用了显示器和图像处理技术，可以通过黑白或彩色图像进行局部压力分析。随后，研究人员又利用光弹性作为压力转换方式，研制出 Photoelastopodometry 系统。Cavanagh 和 Michiyosh I 用类似的技术并加以计算机处理得到了准三维压力曲线，曲线上各点的纵向坐标值与足底该点处的压力成比例，直观地反映了足底压力分布状况。近年来，计算机和图像处理技术的不断发展为这一领域的研究开拓了更为广泛的前景，动态压力分布的测量和量化分析已经成为可能。

（三）力板或压力板

力板或压力板是在换能器、传感器基础上发展起来的足底压力测定系统。虽然压力分布测量技术从 1882 年起开始研究，但真正对步态进行系统的动力学研究和临床研究则直到 20 世纪 50 年代才开始，目前已成为生物力学代表性的研究方向。力板可以准确测量足或鞋底压力及分布，由于力板与测力台的面积较小，通常只能测量人体站立或一个单步的压力参数，因此无法评定足－鞋之间的受力情况，尤其是日常生活中足部受力及分布情况。

（四）鞋内垫测量技术

研究人员为了对进行日常活动的足部载荷加以记录，设计了嵌入鞋内垫的压力转换装置。由于鞋或鞋垫与足底贴敷，可以测量足鞋之间压力的连续参数，并进行实时监测和反馈。鞋内垫测量可以对足部与鞋的接触反应做出评价，对设计具有特殊功能的鞋类有重要指导意义。更重要的是，鞋内垫装置可以连续记录行进中的足部压力。

由于足压测定仪价格较贵，足底压力测定在国内多数单位还不能作为糖尿病患者的常规检查项目。国外几项足底压力研究均采用德国 Novel 公司生产的 EMED-SF 平台系统（传感器 0.5/cm²）。高分辨率压力测试平板能准确记录和评估接触表面所承受的动态压力分布。其测量方法是基于标准化电容传感器，平板由多达 6000 个传感器构成，可测量参数包括总足及各区域的压力、力、接触时间、接触面积等。并能够以每秒 150 000 传感器扫描频率，记录动态数据，真实地测出运动时的足部压力，多元化的分析软件可对测量的压力数据进行详细全面地分析，并加以量化。

由于各种测量仪敏感性和特异性不同，重复性也有待改进，故使用不同测量仪所得的检测结果间可能有差异。

三、糖尿病患者足底压力测定及意义

（一）足底压力测定的意义

糖尿病足是糖尿病的常见慢性并发症之

一，是患者致残、致死的重要原因。15% 以上的糖尿病患者将在其生命的某一时期发生足溃疡或坏疽。足生物力学异常是糖尿病周围神经病变的常见结果，并导致足底压力异常。足底压力升高是足溃疡发生的独立危险因素，足底压力最高处往往最早出现神经性溃疡，且大量临床观察证实，两者相关性高达 70%～90%。足底压力异常增高，机械压力直接破坏组织、使足底毛细血管闭塞造成局部组织缺血损伤、并且反复持续的机械压力使组织发生无菌性、酶性自溶，从而导致足溃疡。平时临床上可见的 Charcot 关节病、各种足畸形、胼胝，以及糖尿病患者穿着不合适的鞋袜均可引起足的生物力学异常，保护性感觉丧失及足底压力异常可共同导致糖尿病足。因此应用足底压力平板系统或鞋内压力分析系统检测糖尿病患者的足底压力和分布，可了解患者是否存在压力异常变化，预测足溃疡发生的危险性，早期诊断糖尿病足，筛查发现其高危人群，判断足病的病因及其严重程度，为早期干预及指导治疗提供证据。矫正足底压力异常的基本原则是增加足底与地面的接触面积，尽量减少局部受压点的压力，避免发生压力性溃疡。积极有效的压力缓解措施如全接触石膏、治疗性鞋袜等，可降低足底压力，缩短溃疡愈合的时间。《中国糖尿病足防治指南（2019 版）》指出，使用不可拆卸的及膝或及踝减压装置可有效预防和治疗糖尿病足。保护性鞋、鞋袜、鞋垫已用于足溃疡的预防，可将足部压力降至发生溃疡的阈值之下，据报道，可预防 60%～85% 的患者溃疡复发。

发达国家已开展正常人和病态足底压力检测多年，积累了大量数据。他们发现足底压力升高作为足溃疡的预测因子具有较高敏感性和特异性。我国在此领域的研究起步较晚，近年才开始涉足此研究领域，近 5 年虽然也有相关研究报道，但目前仍处于探索阶段。

（二）常用的足底压力参数

1. 足底最大峰值压力（peak pressure of maximum，MPP）（kPa）。

2. 足底所承受最大力（maximum force）（N）。

3. 足底与地面接触时间（contact time，CT）（ms）。

4. 足底与地面接触面积（contact area，CA）（cm）。

5. 足底压力时间积分（pressure time integral，PTI）（kPa×s）。

（三）影响糖尿病患者足底压力的主要因素

影响糖尿病患者足底压力的因素是多方面的，是解剖结构和功能异常共同作用的结果。主要影响因素有以下几方面。

1. 糖尿病周围神经病变　糖尿病周围神经病变是糖尿病足的主要危险因素。在糖尿病状态下，不但足底压力增高，且足底压力分布不均衡。感觉神经病变使足失去自我保护机制，容易损伤。运动神经病变使足部小肌肉萎缩，足（趾）畸形和跖骨头突出，前足的纤维脂肪垫前移，前足和跖骨头部位局部压力增高，且前足 / 后足压力比增高，这与临床上胼胝和压力性溃疡多发生在前足掌相一致。运动神经病变还可致步态异常、足和踝关节运动受限、胼胝形成，最终致溃疡发生。周围神经病变不但导致糖尿病患者足底压力升高，也是高足底压力发生足溃疡的最重要协同因素。Craig 认为，糖尿病患者合

并周围神经病变并出现足底压力升高时更易于发生足溃疡。然而，单纯高足压本身并不会引起足溃疡的发生，如类风湿关节炎患者足底压力明显升高，但因没有伴神经病变很少发生溃疡；糖尿病患者由于合并周围神经病变，保护性感觉消失，步行时的反复外伤不能被感知与足底压力升高、剪切力等因素共同作用，最终导致溃疡的发生。Caselli 等进行了为期两年半的前瞻性研究，发现糖尿病合并周围神经病变者，前后足压力均增加，而前后足底压力比值（F/R）增高仅见于有严重糖尿病周围神经病变者，F/R 比值大小与糖尿病周围神经病变的严重程度几乎呈线性关系，如果 F/R＞2，对预测发生足部溃疡有较高的特异性。

Armstrong 和 Lavery 等报道，在 Charcot 关节病患者中 MPP 为（1000±85）kPa，合并足溃疡病史的周围神经病变（DPN）患者 MPP 为（900±188）kPa，无足溃疡病史的 DPN 患者 MPP 为（650±256）kPa，无 DPN 变及足溃疡病史的糖尿病患者 MPP 为（450±80）kPa。国内袁刚等亦发现与正常人相比，虽然糖尿病患者的 MPP 分布无差异，无 DPN 的 DM 患者仅表现为第 2 跖骨和足弓压力轻微升高，但当出现明显 DPN 时，第 2 跖骨压力进一步增高。我们研究发现，合并 DPN 的糖尿病患者总足 MPP 比正常人升高，足弓、前足 MPP 也较正常人升高，以第 2、3 跖骨头明显，前足 / 后足压力比值增高。不过，与无合并 DPN 的糖尿病患者比较，合并 DPN 的糖尿病患者总足 MPP、最大力差异均无统计学意义。不同研究结果有差异，可能与研究人群合并周围神经病变严重程度和比例不同有关，也可能与我们一般只以感觉神经病变评价患者是否具有神经病变，而对影响足

底压更大的运动神经病变缺乏敏感和精确的评价方法有关。

2. 关节活动度　关节活动度也是影响足底压力的主要因素之一。糖尿病患者关节软组织及皮肤内蛋白质的糖基化引起关节活动受限,导致足底压力增高。跟矩关节活动受限后不能有效吸收足部的震动,丧失了维持正常足底压力的能力,在行走中引起压力升高。白种人较其他人种的关节活动度差,Frykberg 等利用 Footscan 系统对 251 例不同种族糖尿病患者群体的足底压力进行前瞻性溃疡风险预测研究,发现足底压力增高是发生足溃疡的独立危险因素,但在白人、黑人之间存在一定差异,白人足底压力高于黑人,发生足溃疡风险也相应增大。

3. 骨折和截肢　骨折可导致足承重和承重传递的改变。Cavanaghet 等发现糖尿病合并周围神经病变患者有 12% 发生骨折(多为趾骨柄),8% 发生 Charcot 骨折,这些患者大多数被漏诊。这些未被发现的骨损伤成为足底压力升高和发生足溃疡的危险因素。

截肢(或趾)显著改变了足的结构、功能和压力分布。有研究发现糖尿病患者第 1 趾被截去后,引起同侧第 2、3 趾畸形、跖趾关节活动度降低,足底压力的分布明显改变,截肢足与对侧相比,第 1、4 跖骨头和第 4 趾的压力升高,增加了患者发生新溃疡及再次截肢的风险。

4. 胼胝　反复机械性损伤、足底压力增高使局部角化细胞活性增高,进而导致足部皮肤角化过度、局部增厚,渐形成胼胝,胼胝形成后又反过来使局部压力增高,最终导致足溃疡形成。因此,压力性溃疡伤口周围常可见有较厚胼胝形成。Lawerence 等发现有足底胼胝的糖尿病患者比无胼胝患者足底压力高 2.4 倍,去除胼胝后足底压力降低。我们检测了 1003 例正常人的足底压力,发现有胼胝者的总足底 MPP 高于没有胼胝者,单因素相关分析显示胼胝与总足的最大峰值压力正相关;尤其在前足、第 2 跖骨头、第 3～5 趾等区域的 MPP 增高更明显,这些区域与临床上常形成胼胝的部位较一致。在 1025 例糖尿病患者中发现有或无胼胝者间 MPP 无显著性差异,但进一步分析发现糖尿病患者足底有胼胝的部位压力明显高于正常人,而无胼胝部位压力显著低于正常人,研究中观察到糖尿病患者胼胝好发部位为第 2 趾,第 2 跖骨、第 3 跖骨和第 5 跖骨,与局部 MPP 增高的区域相符合。说明胼胝虽然不一定导致糖尿病患者全足足底压力的改变,但可引起其局部区域压力升高,从而导致局部溃疡的发生。胼胝还显著减少足底除第 1 跖骨头外所有跖骨头软组织厚度,增加相应部位跖骨头的压力。

5. 鞋、袜、鞋垫　糖尿病患者日常穿着的鞋袜在足溃疡的发生和预防中起重要作用。鞋袜以生物力学机制影响足部溃疡的发生,生物力学异常是糖尿病周围神经病变的结果并导致足底压力异常。鸡眼及胼胝是由于摩擦及挤压所致,多因穿着不合脚的鞋袜引起,所以要穿合脚、软底的鞋袜。对具有周围神经病变或足底压力增加证据的糖尿病患者应该给予适当的处理,如穿合脚的步行鞋,以及去除胼胝。

另外,患者平时的穿鞋习惯对足底压力也有影响:有研究发现穿高跟鞋行走时足前掌受力明显增加,足底压力中心前移,支撑时间增加。我们的研究数值也显示,平时习惯穿高跟皮鞋的糖尿病患者裸足 MPP 值高于其他各组,尖头皮鞋组次之,圆头皮鞋组最小。考虑长期穿高跟皮鞋及尖头皮鞋可能使其足部发生了一定的结构改变，故出现了足底压力增高的趋势。考虑到这两种鞋均可使人体足部压力更多地转移至前足，故仍建议糖尿病患者避免穿高跟皮鞋和尖头皮鞋，以免造成前足压力增高而导致足部溃疡的发生。另外，有研究发现，患者穿着糖尿病护足鞋后，高足压可明显减低。Bus 等提出糖尿病患者鞋类设计经验法则：首先鞋子应当有足够的长度和宽度使足趾与鞋子内部之间距离至少 1cm；鞋子的内层中不应有接缝；应有鞋带或尼龙搭扣；具有足够的减震功能并且足够耐用；当患者本体感觉明显减弱时，若需要使用更远的摇杆轴，站立位时应注意有稳定的支撑；鞋垫下层应有一层 1.5cm 厚的平坦材料层。国外已有专为糖尿病患者设计的生物力学鞋垫和糖尿病鞋，通常还配有特殊的鞋垫，支持生理足弓，分散足底压力，提高舒适性和抗疲劳性，有利于治疗和预防糖尿病足溃疡。

6. 体重 国外关于体重对足底压力参数的影响结果各有不同。Gravante G 检测了肥胖者（平均 BMI 37kg/m²）和非肥胖者（平均 BMI 22.2kg/m²）站立时的静态足底压力，发现肥胖者的足底最大压力、接触面积大于非肥胖组，前足最大横径与中足最小横径的比值亦大于非肥胖组，主要是由于足弓的接触面积增大所致。

体重是足底所受最大力的重要决定因素，体重增大，足底各部位所受力均增加。然而，多数研究显示足底峰值压力与体重无明显相关，可能由于体重和身高为正相关，而身高与足的大小即足的接触面积也呈正相关，因此体重较大者的足接触面积也较大，从而将高体重对足的压力分散以不出现明显高足压。

在我们的研究中，糖尿病患者足底最大力随 BMI 增大而升高，由于随着 BMI 增加，足底接触面积也增大，所以不同 BMI 组总足 MPP 无显著性差异，说明体重及 BMI 对糖尿病患者足底无明显影响。

7. 年龄 国外研究显示幼儿、儿童与成人的足底压力特征并不相同。Bertsch C 等研究认为，4 岁幼儿足底压力的大小和分布特征已接近成人。学龄期儿童足底各区域的足底峰值压力均比成人低，这是由于儿童足底接触面积相对其体重比成人大，压力相对分散至较大面积故压强减低。随着年龄增加，人体足弓会发生退行性改变，可能影响足底压力和分布。在老年人，由于足底表面、关节活动度、本体感受器发生改变，肌肉、足底脂肪垫的萎缩，鹰状趾、锤状趾的增多，足与地面接触面积减少，在行走过程中可能促进足底压力升高，但一般认为年龄所致的改变在 70 岁以后才较显著。

我们的研究未发现正常人和糖尿病患者总足 MPP 随年龄增加出现增加或降低的趋势，但前足和足跟的最大压力随年龄增加逐渐降低，足弓和足趾各区最大压力则随年龄增加逐渐上升；前 / 后足底压力比值（F/R）在糖尿病患者不同年龄组已发生变化，老年组、中年组和年轻组分别为 1.97、1.65 和 1.28。这一结论提示由于老年人前足压力增加，F/R 比值增大，即使在总足底压力无增高时，也比年轻人更容易出现足部溃疡。

8. 足溃疡史 有研究将足底分为第 1 趾和前足内侧、中侧、外侧 4 区，发现无并发症的糖尿病对照组、糖尿病合并周围神经病变组和有足溃疡史的糖尿病组 3 组，前足内侧、中侧的最大压力均升高。与其他组相比，有足溃疡史的糖尿病组 4 区的压力均升高；

且与糖尿病对照组相比,前足外侧压力显著升高,这与大多数足溃疡发生在第4、5跖骨头处相符。我们的研究显示既往有足溃疡史的糖尿病患者足底压力与无溃疡史者相比无明显增高,这可能与我们的患者中有/无溃疡史的人数相差较悬殊使结果出现偏性,也可能与溃疡的发生还与其他多种因素有关。有研究发现发生足溃疡的压力阈值为40N/cm^2(鞋内压力);另一研究发现,87.5N/cm^2(平台压)为发生足溃疡的最佳截点,高足底压力的糖尿病患者以后发生足溃疡的可能性是低足底压力患者的2倍。国外研究发现,有足底神经性溃疡病史的糖尿病患者比无溃疡病史及DPN的糖尿病患者关节活动度更差,足底压力更高。

9. 剪切力　剪切力在足溃疡的发生中起重要作用。实际生活中溃疡的发生不仅与足底承受的垂直峰值压力相关,且与组织内部的最大剪切力和最大剪切力发生的深浅度相关。前足部位的皮肤因为最大剪切力大和剪切力发生位置浅,使其比后足部位的皮肤更容易破损而发生溃疡。然而,目前所用的测力仪均不能直接反映剪切力,故有关剪切力与糖尿病足溃疡发生间的关系有待进一步的研究明确。

10. 周围血管病变　糖尿病患者常存在广泛的微循环障碍,其可以导致出汗减少和皮肤干燥,引起足底部位形成胼胝,而胼胝又反过来进一步增加足底压力。但现在一般认为糖尿病周围血管病变与足底压力增高无直接关系。Ayzin Rosoky检测了有间歇性跛行的糖尿病患者的足底压力,发现两者间无明显关系。我们的结果也显示,是否存在周围血管病变及其程度对糖尿病患者MPP及其分布无明显影响。

(四)我国足底压力研究现状和存在问题

国外一些国家开展正常人和病态足底压力检测多年,国内近年才开始涉足,在此领域的研究起步较晚,尽管近5年也有相关研究报道,但目前仍处于探索阶段,主要存在以下问题。①由于足压测量仪价格较贵,足底压力测定在国内多数单位还不能作为糖尿病患者的常规检查项目。目前国内所报道的研究样本量均较小,且多数研究分析欠细致。故急需多中心、多地域、大样本的研究,以建立我国正常人足底压力参数的数据库和探讨糖尿病患者足底压力的变化和影响因素,为进一步建立矫形系统打下基础。②各种测量仪敏感性和特异性不同,重复性也有待改进,故使用不同测量仪所得的检测结果间可能有差异;国内有些学者使用自行设计的压力测量仪,所获得的结果难以与国际资料比较。③由于人体生物力学非常复杂,足底压力受诸多因素影响,在疾病状态下变化更大,以致不同学者报道的结果不统一,甚至出现相反的结果,所以每个研究室应建立各自的正常值。④所测定的结果还不能很好地应用于临床实践。大多数的研究认为足底压力的截点值可帮助临床上判断糖尿病患者发生足溃疡的危险,但各研究报道的截点值有差异。国人发生足溃疡的截点值是多少还不清楚,有待更多的临床资料明确。⑤治疗性鞋或鞋垫可用于预防足溃疡发生、促进溃疡愈合,但各家报道的效果有差异,且由于生产数量少、原材料价格较贵、夏天不适合穿着等限制了其使用,急需研发适合我国国情的糖尿病治疗鞋。

（严　励　李　秋）

参考文献

[1] 国际糖尿病足工作组.糖尿病足国际临床指南.许樟荣,敬华,译.北京:人民军医出版社,2003:5.

[2] 王爱红,李家兰,许樟荣,等.2型糖尿病患者的足底压力研究.中华内分泌代谢杂志,2005,21(6):500–501.

[3] Feldman EL, Nave KA, Jensen TS, et al. New horizons in diabetic neuropathy: mechanisms, bioenergetics, and pain. Neuron, 2017, 93(6): 1296–1313.

[4] Feldman EL, Callaghan BC, PopBusui R, et al. Diabetic neuropathy. Nat Rev Dis Primers, 2019, 5(1): 42.

[5] 袁刚,张木勋,张建华.糖尿病患者足底压力研究.中国糖尿病杂志,2002,10(5):262–264.

[6] 吴俊豪.足踝生物力学与足踝辅具之相关研究.4th 世界生物力学年会,2002.

[7] PopBusui R, Boulton AJ, Feldman EL, et al. Diabetic neuropathy: a position statement by the American Diabetes Association. Diabetes Care, 2017, 40(1): 136–154.

[8] Devigili G, Cazzato D, Lauria G. Clinical diagnosis and management of small fiber neuropathy: an update on best practice. Expert Rev Neurother, 2020, 20(9): 967–980.

[9] Lavery LA, Armstrong DG, Wunderlich RP, et al. Predictive value of foot pressure assessment as part of a population-based diabetes disease management program. Diabetes Care, 2003, 26(4):1069–1073.

[10] Caselli A, Pham H, Giurini JM, et al. The forefoot to rearfoot plantar pressure ratio is increased in severe diabetic neuropathy and can predict foot ulceration. Diabetes Care, 2002, 25(6):1066–1071.

[11] 张春风,谢云,葛焕琦,等.密歇根神经筛查量表在糖尿病神经病变中诊断截点的观察.中国糖尿病杂志,2015,23(7):602–607.

[12] 张逢.糖尿病周围神经病变检测方法的研究进展.疑难病杂志,2013,12(9):736–739.

[13] Frykberg RG, Lavery LA, Pham H, et al. Role of neuropathy and high foot pressures in diabetic foot ulceration. Diabetes Care, 1998, 21(10):1714–1719.

[14] Kemozek TW, Lamott EE. Compressures between the elderly and young adults. Gait and Posture, 1995, 3: 143–148

[15] Boulton AJ. The diabetis foot:a global view. Diabetes Metacb Res Rev, 2000, 16(suppl):2–5.

[16] Inlow S, Kalla TP, Rahman J. Downloading plantar foot pressures in the diabetic patient. Ostomy Wound Manage, 1999, 45(10):28–38.

[17] Pham H, Armstrong DG, Harvey, et al. Screening techniques to identify people at high risk for diabetic foot ulceration. Diabetes Care, 2000, 23(5):606–611.

[18] Antonella C, David GA, Hau R, et al. The forefoot-to-rearfoot plantar pressure ratio is increased in severe diabetic neuropathy and can predict foot ulceration. Diabetes Care, 2002, 25(6):1066–1071.

[19] Armstrong DG. Lavery LA. Elevated peak plantat pressures in patients who have Charcot arthropathy. J Bone Joint Surg, 1998(80A): 105–108.

[20] Armstrong DG, Peters EJG, Athanasiou KA. Is there a critical level of plantar foot pressure to identify patients at risk for neuropathic foot ulceration?. J Foot Ankle Surg, 1998, 37(4):303–307.

[21] Richard EA, Roya M, Jason R, et al. A prospective analysis on dynamic plantar pressure and diabetic ulcers. Disease Management and Clinical Outcomes, 1998, 4:142–146.

[22] Dchard MS, Shayne RJ, Loya M, et al. The role of dynamic plantar pressure in diabetics foot ulcers. Diabetes Care, 1997, 20:855–858.

[23] Lobmann R, Kasten G. Association of increased plantar pressure with peripheral sensorimotor and peripheral autonomic neuropathy in type 2 diabetic patients. The journal of Diabetes, Nutrition & Metabolism, 2002, 15(3):165–168.

[24] Murray MP. Gait as a total pattem of movement. Am J Phys Med, 1967, 46(1):290.

[25] Warren GL, Maher RM. Temporal patterns of

plantar pressures and lower-leg muscle activity during walking: effect of speed. Gait Posture, 2004, 19(1):91–100.

[26] Gross TS, Bunch RP. Discrete normal plantar stress variations with running speed. J Biomech, 1989, 22(6–7):699.

[27] Mohamed O, Cerny K, Jones W, et al. The effect of terrain on foot pressures during walking. Foot Ankle Int, 2005, 26(10):859–869.

[28] Hennig EM, Rosenbaum D. Pressure distribution patterns under the feet of children in comparison with adults. Foot & Ankle, 1991, 11(5):35–40.

[29] Rosenbaum D, Hautmann S, Gold M, et al. Effects of walking speed on plantar pressure patterns and hindfoot angular motion. Gait & Posture, 1994, 2(3):191–197.

[30] Nilsson J, Thorstensson A. Ground reaction forces at different speeds of human walking and running. Acta Physiologica Scandinavica, 1989, 136(2):217–227.

[31] Skinner SR, Barnes LA, Perry J, et al. The relationship of gait velocity to the rate of lower extremity loading and unloading. Transactions of the Orthopaedic Research Society, 1980, 5:273.

[32] Burnfield JM, Few CD. The influence of walking speed and footwear on plantar pressures in older adults. Clinical Biomechanics, 2004, 19(1):78–84.

[33] Unger H, Rosenbaum D. Gender-specific differences of the foot during the first year of walking. Foot Ankle Int, 2004, 25 (8):582–587.

[34] Bertsch C, Unger H. Evaluation of early walking patterns from plantar pressure distribution measurements. First year results of 42 children. Gait Posture, 2004, 19(3):235–242.

[35] Judge JO, Ounpuu S, Davis RB.3rd. Effects of age on the biomechanics and physiology of gait. Clin Geriatr Med, 1996, 12(4):659–678.

[36] Tuna H, Yildiz M, Celtik C, et al. Static and dynamic plantar pressure measurements in adolescents. Acta Orthop Traumatol Turc, 2004, 38(3):200–205.

[37] Gravante G, Russo G. Comparison of ground reaction forces between obese and control young adults during quiet standing on a baropodometric platform. Clinical Biomechanics, 2003, 18(8):780–782.

[38] Delbridge L, Perry R, Man S. Limited joint mobility in the diabetic foot:relationship to neuropathic ulceration. Diabet Med, 1988, 5 (4):333–337.

[39] Bus S A, Zwaferink JB, Dahmen R, et al. State of the art design protocol for custom made footwear for people with diabetes and peripheral neuropathy. Diabetes/Metabolism Research and Reviews, 2020, 36(suppl 1): e3237.

[40] Lawrence AL, David CL, Terri L, et al. Increased foot pressures after great toe amputation in diabetes. Diabetes Care, 1995, 18(11):1460–1462.

[41] Mohamed O, Cerny K, Jones W, et al. The effect of terrain on foot pressures during walking. Foot Ankle Int, 2005, 26(10):859–869.

[42] Delbridge L, Perry R, ManS, et al. Limited joint mobility in the diabetic foot:relationship to neuropathic ulceration. Diabet Med, 1988, 5(4): 333–337.

[43] Craig R, Deborah T, Kathryn M, et al. Determinants of plantar pressures in the diabetic foot. Journal of Diabetes and Complication, 2002, 16(4):277–283.

[44] Hills AP, Hennig EM. Plantar pressure differences between obese and non-obese adults:a biomechanical analysis. Int J Obes Relat Metab Disord, 2001, 25(11):1674–1679.

[45] Birtane M, Tuna H. The evaluation of plantar pressure distribution in obese and non-obese adults. Clin Biomech, 2004, 19(10):1055–1059.

[46] 王永慧，严励，等．不同年龄组健康人足底压力参数的比较．中华老年医学杂志，2005，24（10）：761.

[47] 肖辉盛，严励，陈黎红，等．糖尿病患者足底压力参数的改变及其影响因素．中华医学杂志，2007，87（26）：1825–1827.

第3章 糖尿病足治疗方法

第一节 糖尿病足的内科治疗

国内外降低糖尿病足所致截肢率的成功经验是强调与贯彻糖尿病足治疗中的多学科合作、专业化处理、防治结合、预防为主的理念。另外，从节省和有效利用医疗资源及实际工作出发，对于合并糖尿病足及其高危因素的患者，应实施分级管理。由于糖尿病足是糖尿病周围神经病变、下肢动脉病变、足畸形以及合并的感染共同作用的结果，是糖尿病全身并发症的局部表现，因此内科治疗只是诸多治疗环节中的重要一环。内科治疗包括一般治疗、周围神经病变治疗、减压治疗、下肢动脉病变的治疗及抗感染治疗。

一、一般措施

应尽量使血糖正常，通常需要在加强血糖监测的基础上，采用胰岛素治疗。胰岛素不仅能帮助控制好血糖，而且能够改善患者的一般状况，如增强体质，有利于溃疡的愈合等。对于严重的足病患者，尤其是合并肾病、营养不良、低蛋白血症的患者，需要注意加强支持疗法，纠正低蛋白血症和贫血。肖婷等回顾性分析436例糖尿病足溃疡患者的资料，与未截肢组患者相比，截肢组患者往往合并有低蛋白血症、贫血和低脂血症，需要营养学的支持。血白蛋白水平是预测足溃疡能否愈合的重要指标。水肿影响了局部的血流。只要有水肿，所有的溃疡均不易愈合，这与溃疡的原因无关。可采用利尿药或ACEI类药物治疗。

二、神经性足溃疡的治疗

如果治疗方法适当，90%的神经性溃疡可以通过非手术治疗而愈合。处理的关键是要减轻原发病变造成的压力。可以通过特殊的改变压力的矫形鞋子或足矫形器来改变患者足底压力。根据溃疡的深度、面积大小、渗出多少，以及是否合并感染来决定换药的次数和局部用药。对于一般临床医生而言，重要的是能够识别不同原因所致的不同足溃疡的特点，如神经缺血性溃疡通常没有大量渗出，因此不宜选用吸收性很强的敷料；如合并感染、渗出较多时，敷料选择错误可使创面泡软（maceration），病情恶化，引起严重的后果。对于难以治愈的没有合并感染的足溃疡，可采用一些生物制剂如生长因子类物质治疗，促进溃疡愈合的能力，并进而改善患者生活质量。国外已经应用的Dermagraft含有表皮生长因子、胰岛素样生长因子、角化细胞生长因子、血小板衍生生长因子、血管内皮生长因子、转运生长因子α和转运生长因子β、基质蛋白（如胶原1和胶原2）、纤维连接素，以及其他一些正常皮肤存在的成分。最近几年，还有一些新型敷料可以选择，如含银离子的敷料可应用于感染的创面。国内外新近开展的用患者自身血液制备的富含血小板的凝胶用于难愈性的无感染创面，疗效较好，可以促进溃疡愈合。

需要强调指出的是，糖尿病神经性足溃疡治疗的关键是减压。通过有效的局部减压和清创等治疗，大多数压力性溃疡能够愈合。只有经过规范化的治疗（减压、清创、更换敷料、必要时抗感染和改善缺血等）6～8周而溃疡愈合面积不足50%的患者，才采用一些新的辅助治疗，如局部应用高压氧、血小板凝胶、负压治疗等。

三、缺血性病变的处理

尽管神经病变和感染也起作用，但缺血性溃疡主要是由于动脉闭塞和组织缺血所致，如果患者病变严重，应行血管重建手术，如血管置换、血管成形或血管旁路术。坏疽患者在休息时有疼痛及广泛的病变而不能手术者，要给予有效的截肢，尽可能在膝以下截肢。如有可能，截肢前最好做血管造影，以决定截肢平面。对于血管阻塞不是非常严重或没有手术指征者，可以采取内科非手术治疗，静脉滴注扩血管和改善血液循环的药物，如丹参、川芎嗪、肝素、山莨菪碱等，口服双嘧达莫、阿司匹林等。国内近年来开展的干细胞移植治疗严重的闭塞性动脉病变取得了较好的效果。

静脉滴注前列地尔有较好的改善周围血液循环的作用。王爱红等报道了脂微球包裹的前列地尔治疗糖尿病下肢血管病变的效果，经过3周左右的治疗，患者无痛行走距离和能耐受疼痛的行走距离明显增加，超声检查示下肢动脉血液流速明显增加，血管阻力下降，下肢疼痛积分明显下降。赵通洲等的研究证实，脂微球包裹的前列地尔促使了足溃疡的愈合，增加了神经传导速度，降低了疼痛积分。

盐酸沙格雷酯具有抑制血小板凝集及二次凝集、抑制血管收缩、抑制血管平滑肌细胞增殖、增加侧支循环、改善周围循环障碍、抗血栓等作用。我们以阿司匹林作为对照，证实盐酸沙格雷酯治疗12周后，糖尿病合并周围动脉系统疾病（PAD）患者的无痛行走距离和能够耐受疼痛的最大行走距离都明显改善，踝肱指数（ABI）明显改善。

西洛他唑是磷酸二酯酶抑制药，具有抑制血小板活化和平滑肌增殖、扩张血管、降低血三酰甘油水平的作用。袁戈恒等研究证实，与双嘧达莫对照组比较，用西洛他唑治疗糖尿病合并PAD患者12周，西洛他唑治疗组间歇性跛行改善率和夜间下肢疼痛均减轻了80%以上，明显优于对照药物。对于合并下肢动脉血栓或有形成血栓倾向者，可以应用低分子肝素治疗。

对于因严重动脉闭塞性病变导致的足部缺血来说，药物治疗不能从根本上解决，外科血管重建应当是首先考虑的方法。不过，由于此类患者多为年老体弱者，经常伴有心脑血管病变，无法承受手术搭桥等刺激。另外，此类患者的下肢病变多累及小腿动脉，有部分患者缺乏远端动脉流出道，这些患者由于无法接受动脉搭桥或血管介入治疗而经常面临着截肢的危险。一些新技术的开展为挽救这些患者缺血的下肢提供了机会，如包括放置支架和球囊扩张在内的血管介入治疗。对于膝以下动脉狭窄，比较主张采用球囊扩张治疗。图3-1显示了1例足溃疡患者经过下肢深部球囊扩张治疗后的血管改变，该患者在经过这种治疗后，创面加速愈合。

近些年，干细胞移植治疗下肢闭塞性动脉病变在国内得到了较好的开展，并取得了较好的疗效。黄平平等报道了28例严重下肢

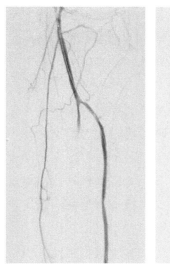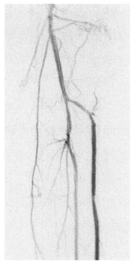

▲ 图 3-1　足溃疡患者下肢深部球囊扩张治疗后的血管改变

动脉闭塞的患者，随机分为移植组和对照组，移植组患者给予基因重组人粒细胞集落刺激因子（rhG-CSF）500μg 皮下注射 5 天，进行外周血干细胞动员，第 5 天采集血干细胞，分离后将干细胞混悬液肌内注射于进行性缺血下肢，观察 3 个月。结果发现，移植组患者包括下肢疼痛、溃疡在内的主要临床表现明显改善，激光多普勒检测示下肢血液灌注明显增加，平均 ABI 从 0.50 ± 0.21 增加到 0.63 ± 0.25，18 处下肢溃疡中有 14 处（77.8%）完全愈合，没有 1 例截肢，动脉血管造影积分明显改善。对照组的下肢溃疡愈合率只有 38.9%，5 例必须截肢。这种治疗无明显的不良反应。谷涌泉和杨晓风等均有类似的较大样本的报道。

北京宣武医院血管外科 2003 年初开展了自体骨髓干细胞移植治疗下肢缺血，他们采用了下肢肌内局部注射和经下肢动脉导管注射的新方法，并用这两种不同自体骨髓干细胞移植的方法治疗严重下肢缺血性疾病，在对两种方法进行了对比后发现，大多数患者

达到了避免截肢或降低截肢平面的目的。

Blmmayya 和 Edmonds 报道了 30 例因为糖尿病足溃疡和（或）坏疽接受下肢血管成形术的病例。手术后的患者被监测，以踝肱指数和足背的经皮氧分压测定结果作为观察指标。在 30 例患者中，26 例适合行介入手术。全组患者接受了 28 次血管成形手术和 10 次血管旁路手术。在接受血管成形手术的患者中，2 例是髂动脉、26 例是腹股沟以下血管，包括 15 例股 - 腘、7 例远端 - 腘和 4 例股 - 腘远端血管。作者强调下肢血管成形术在挽救糖尿病足中的重要性。近些年来，国内下肢动脉血管搭桥技术取得了长足的进步，谷涌泉等报道采用足背动脉搭桥手术治疗缺血的糖尿病足，取得了较好的疗效。

药物洗脱球囊用于股腘动脉病变已经被证明可显著减少再狭窄，重建靶血管病变血供，提高初级通畅率。然而近来有研究显示，在股腘动脉使用紫杉醇包覆球囊和支架、在典型弥漫性膝下动脉病变使用药物洗脱球囊的临床结果模棱两可，同时目前在增加全因死亡风险方面还存在着一些争议。此外，还有一些血管外科的新技术有助于改善下肢动脉闭塞症的治疗效果。

一些小的趾端坏疽偶尔在控制感染后，会自行脱落。对于截肢手术后的患者，要给予康复治疗，要帮助患者尽快利用假肢恢复行走。由于一侧截肢后，另一侧发生溃疡或坏疽的可能性很大，因而必须对患者加强有关足的保护教育。糖尿病足患者多系行走不便、并有多种疾病或并发症的老年，可能发生急性的下肢动脉栓塞，对此应高度重视，及时发现并尽可能给予溶栓治疗。

《2019 版国际糖尿病足临床指南》中《糖尿病足溃疡周围动脉病变诊断、预后与管理

指南》再次强调，任何糖尿病足溃疡治疗中心应该有血管介入技术和血管外科旁路手术的专家，或者有能够很方便地与这两方面的专家进行合作的条件；确保在糖尿病足溃疡患者接受血管重建治疗后，有多学科团队参与全面医疗护理；有下肢动脉病变症状或体征同时又合并足感染的糖尿病患者有非常高的大截肢风险，需要紧急评估和治疗；对于治疗成功率低、风险-收益比高的患者，避免行血管重建治疗；对糖尿病合并缺血性足溃疡的患者应加强心血管危险因素的管理，包括戒烟、治疗高血压、控制血糖和应用他汀类调脂药及低剂量的氯吡格雷或阿司匹林。

四、抗感染治疗

糖尿病合并感染的患者，尤其是有骨髓炎和深部脓肿者，常需住院。应使血糖达到或接近正常，在血糖监测的基础上强化胰岛素治疗。加强抗感染可采用三联抗生素治疗，如静脉用乳酸环丙沙星和氨苄西林，同时直肠内给予甲硝唑。待细菌培养结果出来后，再根据药物敏感试验结果，选用合适的抗生素。此外，还需与外科医生加强联系，以便及时切开引流或必要时截肢（趾）。实践证明，有时及早地实行截趾手术可以避免大截肢，外科医生及早或适时介入糖尿病足的处治有利于避免大截肢和缩短住院时间、减少医疗费用。

表浅组织感染与深部组织感染的处理有所不同。原则上，应在细菌培养的基础上决定用药。有时，感染由少见的不典型的细菌所致，要考虑在早期给予有效抗菌治疗的同时，给予局部清创。对于表浅感染，可以采取口服广谱抗生素，如头孢类加克林霉素。不应单独使用头孢类或喹诺酮类药物，因为

这些药物的抗菌谱并不包括厌氧菌和一些革兰阳性细菌。克林霉素可以很好地进入组织，包括很难透过的糖尿病足。口服治疗可以持续数周。

深部感染可以用上述相同的抗生素，但是应先静脉给药，以后再口服维持用药数周（最长达 12 周）。在临床用药的基础上，结合一系列 X 线片来了解治疗的效果。深部感染可能需要外科引流，包括切除感染的骨组织和截肢。

国际糖尿病足工作组发布的《2019 版糖尿病足感染诊断与治疗指南》强调指出：诊断糖尿病足软组织感染要以临床为准，基于全身或局部的炎症表现，所有重度感染、部分复杂中度感染的糖尿病足患者需要住院治疗。如果糖尿病患者的足部感染临床表现不典型，可以考虑采用血清炎症标志物如 C 反应蛋白、红细胞沉降率及降钙素原来帮助诊断；如果怀疑患者有糖尿病足骨髓炎，推荐联合使用探针探及骨质试验、红细胞沉降率 [或 C 反应蛋白和（或）降钙素原]、X 线片作为一线的诊断方法；如果临床表现、实验室检查结果和 X 线检查结果提示骨髓炎，则不需要再使用更先进的影像学方法确诊；对于怀疑有骨髓炎的糖尿病患者，为明确诊断或明确病原微生物以指导治疗，可以进行骨组织活检（包括经皮穿刺或术中取材）进行细菌培养和组织病理学检查。使用在随机对照研究中证明有效的抗生素治疗糖尿病足感染，这些药物包括青霉素、头孢类抗生素、碳青霉烯类抗生素、甲硝唑（和其他抗生素联合）、克林霉素、利奈唑胺、达托霉素、喹诺酮类抗生素或万古霉素，不包括替加环素。抗生素的选择要依据病原微生物和药敏结果、感染的严重程度、已发表的有效抗生素的证

据、不良反应（包括正常菌群的破坏）、药物间相互作用、可获得的抗生素及费用。严重感染的患者初始使用静脉用抗生素，如果没有禁忌证，可以根据病情改为口服抗生素；所有轻度感染、大部分中度感染初始使用静脉用抗生素治疗好转的患者，都可以使用口服抗生素；伴有皮肤和软组织感染的糖尿病足，抗生素疗程为 1～2 周，如果感染有改善，但感染程度和范围依旧很大，比预期要恢复得慢，或者患者合并有严重的周围动脉病变，抗生素可以使用 3～4 周；如果充分治疗 4 周后感染仍然存在，根据需要对患者进行重新评估或换用其他方法；对于没有临床感染症状和体征的足溃疡，不推荐使用抗生素来降低感染风险或促进溃疡愈合。

该指南再次强调，对于严重感染的糖尿病足，合并有广泛坏死、深部脓腔或腔室筋膜综合征的中度感染，或严重下肢缺血的患者，非外科医生要请外科医生紧急会诊。骨髓炎合并有软组织感染时，需要紧急评估是否需要外科处理，还需要密切的术后内科和外科随访。根据已发表的临床证据选择有效的抗生素治疗糖尿病足骨髓炎。糖尿病足骨髓炎的抗生素疗程不超过 6 周。如果经过 2～4 周的抗感染治疗，临床没有得到改善，需要考虑骨活检进行细菌培养，进行外科干预或换用其他抗生素。如果没有软组织感染，感染的骨组织已经被完全去除，抗生素治疗仅需几天。糖尿病足骨髓炎患者开始需要使用静脉用抗生素，如果病情改善，可以考虑在 5～7 天之后转换为药敏结果敏感、生物利用度高的口服抗生素。对于手术截除感染骨组织的糖尿病足感染患者，建议在骨组织残端取材进行培养（如果可以，同时做病理）了解是否存在感染。如果无菌取材培养结果提示有病原菌，或组织学提示是骨髓炎，那么抗生素要用到 6 周。

五、多学科合作和分级管理

糖尿病足涉及多种发病因素，防治糖尿病足的工作关系到内分泌科、骨科、血管内外科、皮肤科、烧伤科、矫形外科等多门学科。相当一部分糖尿病足患者在糖尿病内分泌专科就诊或住院治疗。内科医生对于创面的处理缺乏经验，往往重视全身的治疗和局部换药，但不敢对创面进行较为彻底的清创。对于合并感染的足溃疡，清创是保证创面愈合的重要环节。外科医生往往重视清创，而对于糖尿病所造成的血管并发症和代谢紊乱的控制不够重视，或者处理上缺乏经验，以致患者在较为彻底的清创或局部截趾后，创面持久不愈，甚至需要再截肢。另外，部分外科医生接诊合并有严重高血糖甚至酮症的严重感染的糖尿病足患者，往往要求内科医生控制好高血糖、纠正酮症，用胰岛素待血糖稳定后再转入外科进一步诊治，如此一来，常常耽误了感染创面、严重缺血创面的及时处治，以至于病情恶化需要截肢，甚至于死亡。实际上，此时应该同时纠正酮症、治疗严重高血糖、使用全身性抗生素、处理局部创面，高血糖和酮症是创面感染恶化的标志，是严重应激的反映。一旦实施有效的局部清创，高血糖和酮症的纠正就相对容易，胰岛素用量可以明显减少。因此，解决这个问题最合适的方法是多学科合作，及时转诊和会诊以选择最合适患者的治疗。

国际糖尿病足工作组和一些发达国家糖尿病及糖尿病足学术团体极力推崇开展多学科合作综合治疗糖尿病足，这在许多国家已经获得了积极的成果，例如英国、荷兰等国的糖尿病足的截肢率下降了50%以上。我国也有越来越多的综合性医院开展了以多学科合作为基础的糖尿病足综合医疗服务。

糖尿病足预后不良与下肢血管病变密切相关。根据研究，足部溃疡无感染和缺血，在1年随访期间内无截肢；溃疡深及骨组织者，截肢率增加11倍；感染和缺血并存时，截肢率增加近90倍。感染和缺血是造成糖尿病截肢的最重要的两个因素。我们的临床实践证明，当患者存在下肢血管病变时，小溃疡也可以导致截肢，而患者即使有严重的感染，如果下肢血液供应良好，经过积极的治疗，也可以保全肢体。预防下肢血管病变要严格控制血压、血脂和戒烟，适当的下肢运动可以改善供血和延缓狭窄，血糖控制差是预后不良的因素，因此足病预防必须把血糖和其他代谢指标的控制放在重要位置。

（许樟荣）

参考文献

[1] 李秀钧 . 糖尿病治疗与心血管危险因素的防治 // 许樟荣，冉兴无 . 糖尿病创面的内科诊治 . 郑州：郑州大学出版社，2019：1–26.

[2] 许樟荣，王玉珍 . 糖尿病足的综合防治和分级管理 . 中国医刊，2017，52（2）：11–14.

[3] 石鸿雁，许樟荣，姜玉峰，等 . 血清白蛋白是良好的预测糖尿病足溃疡截肢风险及医疗费用的临床指标 . 中华老年多器官疾病杂志，2013，12（12）：919–923.

[4] 王爱红，许樟荣，许永杰，等 . 前列腺素 E_1 脂微球载体制剂治疗糖尿病下肢动脉病变的临床观察 . 中华老年多器官疾病杂志，2005，4（1）：22–26.

[5] 顾洪斌 . 糖尿病患者下肢缺血的治疗 . 中华糖尿病杂志，2020，12(8)：589–592.

[6] Hinchliffe RJ, Forsythe RO, Apelqvist J, et al. Guidelines on diagnosis, prognosis, and management of peripheral artery disease in patients with foot ulcers and diabetes (IWGDF 2019 update). Diabetes Metab Res Rev, 2020, 36(S1):e3276.

[7] 杨彩哲、陈莹 . 采用干预性措施促进糖尿病足愈合：2019 年国际糖尿病足工作组指南更新解读 . 中华糖尿病杂志，2020，12(9)：677–684.

[8] 班绎娟、王爱红、许樟荣 . 富血小板凝胶治疗难愈性糖尿病足溃疡的随机对照研究 . 中华糖尿病杂志，2015，7（5）：306–310.

[9] 赵通洲、曾龙、张国超，等 . 前列腺素 E_1 治疗糖尿病足溃疡的初步观察 . 中华内分泌代谢杂志，2001，17（2）：108.

[10] 王玉珍、李翔、许樟荣，等 . 沙格雷酯与阿司匹林治疗糖尿病下肢血管病变的随机对照临床研究 . 中华内分泌代谢杂志，2009，25（6）：595–597.

[11] Pingping Huang, Shangzhu Li, Mingzhe Han, et al. Autologous transplantation of granulocyte colony-stimulating factor-mobilized peripheral blood mononuclear cells improves critical limb ischemia in diabetes. Journal of Vascular Surgery,2006,43(2)–426.

[12] 谷涌泉、吴英峰、张建 . 糖尿病足的干细胞治疗近期及远期疗效 . 中国实用内科杂志，2007，27（7）：499–501.

[13] Bommayya I, Edmonds M. The importance of infra-inguinal angioplasty in salvage of diabetic feet. In:Neurodiab and DFSG of EASD Joint Meeting (Abstrcts Book) Hungary, 2002:P130.

[14] Lipsky BA, Senneville E, Zulfiqarali G, et al. Guidelines on the diagnosis and treatment of foot infection in persons with diabetes (IWGDF 2019 update). Diabetes Metab Res Rev, 2020, 36(S1):e3280.

[15] 中华医学会糖尿病学分会，中华医学会感染病学分会，中华医学会组织修复与再生分会 . 中国糖尿病足防治指南（2019 版）（Ⅱ）. 中华糖尿病杂志，2019，11(3)：161–189.

第二节　糖尿病下肢动脉病变及药物治疗

一、概述

周围动脉病变（peripheral artery disease，PAD）又被称为下肢动脉闭塞性病变，其诊治越来越受到临床医生的重视。这是因为 PAD 作为全身动脉硬化的一个标志，常与其他大血管并发症共存。研究表明，70% 以上的 PAD 的患者合并有心脑血管病变，通过检测患者的 PAD 可以间接了解患者大血管病变的危险性，从而加强心脑血管病变的防治。严重的 PAD 可以引起缺血性下肢溃疡，甚至导致截肢。中度以上的 PAD 影响着患者的生活质量。糖尿病患者是易感 PAD 的高危人群。

PAD 是糖尿病患者截肢的主要危险因素，有别于非糖尿病患者的阻塞性动脉病变，糖尿病患者的周围动脉病变发病时更年轻，发病率在女性与男性中相等，病变更广泛，病变部位发生在更远端，小腿的动脉病变更严重。胫动脉病变更常见，而且常常是长的阻塞，而不仅仅是狭窄。一些临床和病理研究比较了糖尿病患者的动脉与非糖尿病患者的动脉，结果显示，两者有相同的股-腘动脉阻塞的发病率，但糖尿病患者膝以下阻塞的发生率明显更高。在进一步的研究中，连续对 20 条因坏疽而截肢的肢体的血管腔进行了切片，其中一半是糖尿病患者。这些糖尿病患者有更明显的小腿动脉阻塞，但足部血管阻塞则更少。这点似乎与以往所报道的不同，即糖尿病患者踝下动脉反而不发生闭塞性病变。在截肢的糖尿病患者的下肢中，踝以上的阻塞性病变更严重，但在踝部和足部，糖尿病患者则与非糖尿病患者并无不同。然而，

Ferraresi 等分析了 1624 例伴有危重性下肢缺血和 Rutherford 分级为 5 级、6 级患者的阻塞性病变的分布，超过 70% 的患者有足部动脉病变。

目前尚不清楚，糖尿病的缺血性足病表现能由一种疾病即动脉粥样硬化来解释，还是由伴有糖尿病特征性的即累及远端动脉的病变来解释，或是由两种不同的病变来解释。一种是糖尿病大血管病变，即非动脉粥样硬化性病变的糖尿病大血管病变；一种是经典的动脉粥样硬化性病变。

按照 Foutaine 分期方法，PAD 根据临床表现可以划分为 4 个阶段：①无临床症状的阻塞性动脉病变期；②间歇性跛行（intermittent claudication，IC）期，这是 PAD 最早和最常见的临床表现；③缺血性静止性疼痛期，这是 PAD 最严重的临床表现；④溃疡／坏疽期。典型溃疡的发病部位是肢体远端，尤其在创伤后，常不能愈合。糖尿病合并 PAD 是导致糖尿病足部溃疡和下肢截肢的重要因素，特别是高位截肢和再次截肢的主要原因，较非糖尿病的 PAD 患者死亡率高，预后差。

二、诊断方法

各项研究报道的 PAD 患病率差异很大，主要是受检查、评估方法的影响。

依据临床症状，应用 Rose 问卷以间歇性跛行情况调查 PAD 的患病率为 0.4%～14.4%。中华糖尿病学会组织了全国 30 个省、市、自治区，对 1991—2000 年内分泌科住院患者糖尿病相关情况进行回顾性分析，通过症状和

体征诊断糖尿病 PAD 的患病率是 5.0%。通常情况下，使用间歇性跛行症状作为诊断标准，会大大低估 PAD 的患病率，因为 PAD 患者中 70% 没有症状。

下肢动脉触诊是简便的、传统的，也是有临床价值的方法。足背和胫后动脉搏动是最重要的观察指标。如果足部动脉搏动不能触及，就可以推测有动脉阻塞性疾病存在。足背动脉、胫后动脉搏动两者同时缺乏，强烈预示着存在 PAD。Boulton 报道，大约 50% 的糖尿病患者不能触及足部动脉搏动。王爱红等对 4675 例糖尿病患者通过足背动脉触诊进行诊断，PAD 患病率为 24.9%。不过，足背动脉、胫后动脉搏动的缺乏分别可见于 8.1% 和 2.0% 的健康人，因此通过下肢动脉触诊方式往往会高估 PAD 的患病率。

踝肱指数（ankle-brachial index，ABI）即踝部收缩压与前臂收缩压的比值。正常情况下，踝动脉收缩压超过肱动脉收缩压 10～20mmHg，或等于肱动脉收缩压，正常的 ABI≥0.9。以 ABI<0.9 为 PAD 诊断标准，与血管造影比较，其敏感性达到 95%，特异性几乎 100%。以此为标准，北美及欧洲有 2700 万 PAD 患者，其中美国有 800 万～1200 万。美国的研究显示在>40 岁糖尿病患者中，PAD 患病率是 20%，>50 岁是 29%。法国的心脏病专家调查了 100 429 例患者，PAD 患病率为 10%。中国台湾、印度等地的研究显示糖尿病 PAD 的患病率在 6.5%～10%。以此标准，李小鹰等调查北京市万寿路地区老年人 PAD 患病率为 15.9%。

ABI 是一项非常有价值的量化指标，具有可靠、敏感、可重复、无创等特点，用于 PAD 的诊断及其严重程度的评估。但 DM 患者下肢动脉血管中膜钙化较突出，测量 ABI 气袖加压时钙化血管不易关闭，造成下肢血压升高的假象，可出现 ABI 异常增高（ABI>1.3），或在某些 PAD 患者出现 ABI 结果正常。因此，对于糖尿病患者，单独用 ABI 诊断 PAD 不完全可靠。通常认为足趾动脉是不会钙化的，因此，怀疑有动脉钙化者应查趾肱指数（TBI）。Kallio 等采用 ABI 与 TBI 联合诊断，2 型糖尿病患者合并 PAD 的发生率为 16%，随访 11 年新出现 PAD 的发生率为 24%，也有高达 30.6% 的报道。

彩色多普勒超声是一种灵敏度高、重复性好、无禁忌证的早期检测手段，可显示血管壁增厚的程度，观察动脉壁硬化斑块、钙化、血栓形成状态，还可了解血流的性状，以及能对病变定位和病变严重程度进行判断。据 Baur 等报道，与动脉造影比较，彩色多普勒超声检查 PAD 的敏感性为 91%，特异性为 85%，总准确率为 89%～96.6%，尤其对于腘动脉以下病变的检查，优于动脉造影。北京地区 5 所医院随机选择门诊随诊 1 年以上、发病年龄≥40 岁、病程≥5 年的 2 型糖尿病患者 393 例，进行超声检查，发现有 PAD 者占有 90.8%，其中重度以上占 43.3%。

尽管下肢动脉造影是诊断 PAD 金标准，而 MRA 诊断价值与其相等，但受检测条件和经济水平限制，MRA 和下肢动脉造影不能作为常规检测方法，故没有大规模临床研究显示根据这两项检查诊断的 PAD 患病率的报道。

PAD 患病率除受上述检查方法不同而变异很大，还因年龄不同而差异显著，美国研究显示年龄>70 岁、合并吸烟或糖尿病患者年龄>50 岁者的 PAD 患病率约 30%。法国的研究显示 IC 的患病率在年轻患者中很低，随着年龄的增加，患病率显著增加，55—60 岁仅为 1%，80—85 岁为 4.6%。PAD 患病率也有种族差异，在慢性肾衰竭患者中，非洲裔（22%）较西班牙裔（13%）美国人 PAD 患病率明显增高。PAD 患病率还与心血管危险因素相关，吸烟使发生 PAD 的危险性增加 1.7～5.5 倍。UKPDS 报道，收缩压每升高 10mmHg，发生 PAD 的危险性增加 25%；HbA1c 每升高 1%，PAD 的患病危险增加 28%。4S 亚组研究显示降低胆固醇水平能减少 38% 有症状 IC 的新发或恶化。

ChinaDiaLEAD 是迄今为止我国乃至亚洲最大样本量的 2 型糖尿病的有关 PAD（下肢动脉病变即 LEAD）的研究，入组 2 型糖尿病患者 10 681 例。该研究表明，目前我国 50 岁以上合并至少 1 项心血管危险因素的患者或 60 岁以上的 2 型糖尿病患者的 PAD 总患病率为 21.2%，但其中仅约 50.0% 的患者入组前明确 PAD 的诊断，2 型糖尿病患者 PAD 漏诊率高达近 50%。目前对 2 型糖尿病的诊治非常不充分，尤其是门诊患者，分别只有 55.0%、28.2% 和 42.5% 的 2 型糖尿病患者达到指南推荐的血压（<140/90mmHg）、血糖（糖化血红蛋白<7%）及血脂（低密度脂蛋白胆固醇<2.6mmol/L）控制目标。只有 8.1% 的患者血糖、血压及血脂均达标。降压治疗、降脂治疗、抗血小板治疗及扩血管治疗均不充分，治疗率分别为 54.5%（597/1131）、46.4%（502/1131）、42.8%（468/1131）及 39.3%（444/1131）。

三、药物治疗

PAD 的治疗包括控制危险因素、内科药物治疗、外科血管重建、干细胞及基因治疗。以下着重介绍常用药物情况。

1. 己酮可可碱甲基黄嘌呤的衍生物　己酮可可碱甲基黄嘌呤的衍生物是 1982 年第一

个被美国 FDA 认可治疗 IC 的药物，早期研究显示服用己酮可可碱 24 周，能增加 45% 的无痛行走距离，32% 的最大行走距离。然而，近期大量试验的结果显示，己酮可可碱对于 IC 改善效果很小。

2. 西洛他唑　西洛他唑是选择性磷酸二酯酶Ⅲ抑制药，可抑制 cAMP 的降解，从而提高体内 cAMP 的浓度，cAMP 能够抑制血小板的聚集，并有扩张血管的功能。另外，cAMP 增多还可抑制 TXA_2、5-HT 等物质的释放。1999 年被美国 FDA 认可用于治疗 IC，能增加最大行走距离的 41%，而且能改善血脂，增加高密度脂蛋白胆固醇 HDL-C 约 10%，减低 TG 水平约 15%，对于基础 TG 水平高的患者效果更明显。北美的针对 8 项随机、安慰剂对照 Meta 分析研究显示，服用西洛他唑 12～14 周，研究组患者无痛行走距离和最大行走距离分别增加了 50% 和 67%，接受该药的男性或女性、糖尿病或非糖尿病、老年或中年间歇性跛行患者，行走距离均明显增加。袁戈恒等研究证实，用西洛他唑 12 周治疗糖尿病合并 PAD 患者，与双嘧达莫对照组比较，前组间歇性跛行改善率和夜间下肢疼痛均减轻了 80% 以上，明显优于对照药物。

3. 沙格雷酯　沙格雷酯是一种 5-HT$_{2A}$ 受体拮抗药，通过选择性地抑制血小板及血管平滑肌上的 5-HT$_{2A}$ 受体，抑制血小板的聚集及平滑肌收缩。5-HT 为一种单胺类神经递质，可促进 ADP、TXA_2 等物质对血小板的聚集，也可作用于血管平滑肌，引起血管收缩。一项 Meta 分析 4 项对照研究显示，沙格雷酯组最大行走距离增加 71m，而己酮可可碱组最大行走距离增加 43.8m。王玉珍等报道，应用沙格雷酯治疗 12 周，与阿司匹林对照组比较，最大行走距离及无痛行走距离均显著增加。沙格雷酯未被美国 FDA 批准用于治疗 IC，但在欧洲的 IC 治疗指南中推荐使用此药。

4. 前列腺素 E_1 前列腺素 E_1 基本结构是前列烷酸，是目前最强的内源性扩张血管药物。具有强烈扩张血管，使部分僵硬红细胞易于通过毛细血管，抑制血小板凝集及改善末梢血循环作用，但由于一个肺循环灭活80% 的前列腺素 E_1，因此以往该药难以应用于临床。脂微球包裹的前列腺素 E_1 的半衰期明显延长，药物能选择性地聚集在损伤的血管和炎症部位，缓慢地释放而延长药效。日本的研究报道，应用这种脂微球包裹的前列腺素 E_1 治疗 3～4 周，麻木感和无知觉症状改善最为明显，症状改善至少持续 6 个月。国内研究显示，前列地尔使 IC 患者的无痛行走距离及最大行走距离分别增加了 67.7% 和56.7%，改善 PAD 的自觉症状，而且排除调脂药物的作用后，脂微球包裹的前列腺素 E_1 治疗还可降低胆固醇的水平。一项多中心、随机、开放、活性药物对照国产脂微球技术包裹的前列腺素 E_1 制剂与进口的脂微球包裹的前列腺素 E_1 相比较，结果研究显示，两种脂微球包裹的前列腺素 E_1 制剂在改善行走距离上都取得了良好的效果。

前列腺素 E_1 疗效确切，但因为静脉注射限制了其应用。1992 年，日本药学专家改变了前列环素的化学基团，发明了贝前列素钠，成为世界首个口服的前列环素衍生物。贝前列素钠化学性质很稳定，口服进入体内后，其药理作用和前列环素完全相同，而且避免了静脉应用时降低血压的不良反应。一项 519例 IC 患者参加的随机研究证实，服用贝前列素钠组较安慰剂组最大行走距离增加了 30%。

5. 左卡尼汀 左卡尼汀在欧洲研究中显示可以改善 PAD 患者骨骼肌的异常，一项小规模的随机、双盲、安慰剂对照研究显示，左卡尼汀组增加最大行走距离 73%，而对照组仅有 46%。但此药尚未获得美国 FDA 批准应用于 PAD 治疗。

6. 左旋精氨酸 左旋精氨酸诱导 NO 形成，改善内皮依赖性的血管扩张。一项小型（ $n=39$ ）前瞻性、随机、安慰剂对照研究显示，静脉予以左旋精氨酸治疗可使 IC 患者的最大行走距离增加 155%。

7. 抗衣原体治疗 一项随机、双盲、安慰剂对照研究对 40 例 PAD 合并肺炎衣原体阳性的患者应用罗红霉素，每天 300mg，连续应用 30 天，随访 2.7 年发现，罗红霉素组仅 20% 患者进行了血管重建治疗，而对照组高达 45%；PAD 进展度在罗红霉素组为20%，而对照组为 65%；这种感染与动脉硬化间的关系正在进一步研究中。

四、小结

糖尿病患者 PAD 的患病率高，不同糖尿病患者群体采用不同诊断方法检出的 PAD 患病率为 0.4%～90.8%。ABI 法由于方法简单、可靠性高，临床应用较广。PAD 的内科治疗一方面强调危险因素的全面干预，另一方面是针对 IC 症状的药物治疗，一些新型药物正在进一步研究中。我国糖尿病合并 PAD 总体上处于发病率高、致残致死率高与认知率低、规范化治疗率低的现状，迫切需要普及 PAD防治知识，提高总体治疗水平。

（王爱红　许樟荣）

参考文献

[1] Zhang X, Ran X, Xu Z, et al. Epidemiological

characteristics of lower extremity arterial disease in Chinese diabetes patients at high risk: a prospective, multicenter cross-sectional study. J Diabetes Complications, 2018, 32(2):150–156.

[2] 顾洪斌. 糖尿病患者下肢缺血的治疗. 中华糖尿病杂志, 2020, 12（8）: 589–592.

[3] Hinchliffe RJ, Forsythe RO, Apelqvist J, et al. Guidelines on diagnosis, prognosis, and management of peripheral artery disease in patients with foot ulcers and diabetes (IWGDF 2019 update). Diabetes Metab Res Rev, 2020, 36(S1):e3276.

[4] 王爱红, 石鸿雁, 许樟荣. 糖尿病足合并慢性严重肢体缺血的评估与管理. 中华糖尿病杂志, 2020, 12（12）: 954–957.

[5] 王爱红, 石鸿雁, 许樟荣. 基于临床症状和体征评估糖尿病足溃疡肢体缺血严重程度的价值. 中华糖尿病杂志, 2020, 12（8）: 585–588.

[6] 中华医学会糖尿病学分会, 中华医学会感染病学分会, 中华医学会组织修复与再生分会. 中国糖尿病足防治指南（2019 版）（Ⅱ）. 中华糖尿病杂志, 2019, 11（3）: 161–189.

[7] Apelqvist J. The diabetic foot syndrome today: a pandemic uprise. The diabetic foot syndrome. Basel: Karger, 2018,26: 1–18.

[8] 张晓梅, 许樟荣, 冉兴无, 等. 中国 2 型糖尿病下肢动脉病变的筛查研究: China-DiaLEAD 研究临床意义与结果解读. 中华糖尿病杂志, 2020, 12（11）: 870–873.

[9] 中华医学会糖尿病学分会慢性并发症调查组. 1991—2000 年全国住院糖尿病患者慢性并发症及相关大血管病变回顾性分析. 中国医学科学院学报, 2002, 24（5）: 447–451.

[10] Dormandy JA, Rutherford RB. Management of peripheral arterial disease (PAD). TASC Working Group. Trans Atlantic Inter-Society Concensus (TASC). Vasc Surg, 2000, 31(1):1–296.

[11] 王爱红, 许樟荣, 王玉珍, 等. 足背动脉搏动消失的糖尿病患者有更高的大血管病危险性. 第四军医大学学报, 2005, 26（12）: 1137–1139.

[12] American Diabetes Association. Peripheral arterial disease in people with diabetes. Diabetes Care, 2003, 26(12):3333–3341.

[13] Meijer WT, Hoes AW, Rutgers D, et al. Peripheral arterial disease in the elderly:The Rotterdam Study. Arterioscler Thromb Vasc Biol, 1998(2), 18:185–192.

[14] Thomas GN, Critchley JA, Tomlinson B, et al. Peripheral vascular disease in Type 2 diabetic Chinese patients:associations with metabolic indices, concomitant vascular disease and genetic factors. Diabet Med, 2003, 20(2):988–995.

[15] Premalatha G, Shanthirani S, Deepa R, et al. Prevalence and risk factorsof peripheral vascular disease in a selected south indian population the chennai urban population study. Diabetic Care, 2000, 23(9):1295–1299.

[16] Tseng CH. Prevalence and risk factors of peripheral arterial obstructive disease in Taiwanese type 2 diabetic patients. Angiology, 2003, 54(3):331–338.

[17] Kallio M, Forsblom C, Groop PH, et al. Development of new peripheral arterial occlusive disease in patients with type 2 diabetes during a mean follow up of 11 years. DiabetesCare, 2003, 26(4):1241–1245.

[18] CasadeiA, FloreaniM, Fanolla A, et al. Peripheral arterial disease in a population of type 2 diabetic patients:its correlation with diabetic microangiopathy and laboratory parameters. Minerva Cardioangiol, 2003, 51(3):3232–3281.

[19] Baur GM, Zupan TL, Gates KH, et al. Blood flow in the common femoral artery, evaluation in a vascular laboratory. AmJ Surg, 1983, 145(5):585–588.

[20] Hirsch AT, Hiatt WR. PAD awareness, risk, and treatment:new resources for survival! The USA PARTNERS psrogram. Vasc Med, 2001, 6 (Suppl 1): 9–12.

[21] Collins TC, Petersen NJ, Suarez-Almazor M, et al. The prevalence of peripheral arterial disease in a racially diverse population. Arch Intern Med, 2003, 163(12):1469–1474.

[22] Adler AI, Stevens RJ, Neil A, et al. UKPDS 59:hyperglycemia and other potentially modifiable risk factors for peripheral vascular disease in type 2

diabetes. Diabetes Care, 2002, 25(5):894-899.

[23] Schainfeld RM. Management of peripheral arterial disease and intermittent claudication. J Am Board Fam Pract, 2001, 14(6):443-450.

[24] Thompson PD, Zimet R, Forbes WP, et al. Meta-analysis of results from eight ramdomized, placebo-controlled trails on the effect of Cilostazol on patients with intermittent claudication. Am J Cardiol, 2002, 90(2):1314-1319.

[25] 袁戈恒, 高妍, 冯琦, 等. 西洛他唑治疗糖尿病合并下肢血管病变的临床观察. 中国临床药理学杂志, 1999, 15（6）: 421-424.

[26] GirolamiB, BernardiE, PrinsMH, et al. Treatmen to fintermittent claudication with physical training, smokingcessation, pentoxifylline, ornafronyl:a meta-analysis. Arch Intern Med, 1999, 159(4):337-345.

[27] 王玉珍, 李翔, 许樟荣, 等. 沙格雷酯与阿司匹林治疗糖尿病下肢血管病变的随机对照临床研究. 中华内分泌代谢杂志, 2009, 25（6）: 595-597.

[28] Akahori H, Takamura T, Hayakawa T, et al. Prostaglandin E1 in lipid microspheres ameliorates diabetic peripheral neuropathy:clinical usefulness of Semmes Weinstein monofilaments for evaluating diabetic sensory abnormality. Diabetes Research and Clinical practice, 2004, 64(3):153-159.

[29] 王爱红, 许樟荣, 许永杰, 等. 前列腺素 E 脂微球载体制剂治疗糖尿病下肢动脉病变的临床观察. 中华老年多器官疾病杂志, 2005, 4（1）: 22-25.

[30] 王爱红, 姬秋和, 徐向进, 等. 前列地尔注射液治疗 2 型糖尿病并发下肢动脉闭塞症的临床研究——多中心、随机、双盲、阳性药平行对照研究. 中华内分泌代谢杂志, 2009, 25(6): 608-609.

[31] Brevetti G, Perna S, Sabba C, et al. Propionyl-L-carnitine in intermittent claudication:double-blind, placebo-controlled, dosetitration, multicenter study. Jam Coll Cardio, 1995, 26(6):1411-1416.

[32] Boger RH, Bode-Boger SM, Thiele W, et al. Restoring vascular nitric oxide formation by L-arginine improves the symptoms of intermittent claudication in patients with peripheral arterial occlusive disease. Jam Coll Cardio, 1998, 32(5):1336-1344.

[33] Wiesli P, Czerwenka W, Meniconi A, et al. Roxithromycin treatment prevents progression of peripheral arterial occlusive disease in Chlamydia pneumoniae seropositive me:a randomize, double-blind, placebo-controlled trial. Circulation, 2002, 105(22):2646-2652.

第三节　糖尿病足感染的临床特点及治疗

一、流行病学

糖尿病足感染（diabetic foot infection，DFI）是导致糖尿病足患者病情恶化、截肢致残和死亡的最重要原因之一，同时也是糖尿病患者住院和医疗费用支出高的常见原因。有研究显示，15%～25% 的糖尿病患者在其一生中将会发生糖尿病足溃疡（diabetic foot ulcer，DFU），而糖尿病患者足溃疡的感染发生率高达 60%。约 50% 的糖尿病足溃疡患者就医时已经发生了临床感染，糖尿病足轻度浅表感染患者中会有 25% 发展为严重深部感染。

糖尿病患者长期处于高血糖状态，机体免疫应答能力失调，一旦感染，病情发展迅速、创面不易愈合甚至恶化。如果处理不当，往往会增加患者截肢概率，甚至死亡。与非糖尿病患者相比，糖尿病患者住院的风险增加了 56 倍，截肢或截趾的风险增加了 155

倍，截肢后有 1/3 的患者将在 1 年内死亡，5 年的死亡率更高达 67%。糖尿病足感染患者经过恰当的治疗，大多数可以治愈。国外研究显示，经过及时规范恰当的处置，有 80%～90% 的非威胁肢体感染和 60% 的威胁肢体感染是可以治愈的。我国的研究显示，糖尿病患者足溃疡的年发病率为 8.1%，糖尿病足感染患者年截肢率为 5.1%。

糖尿病患者容易发生足部感染。糖尿病足患者感染相关的危险因素包括长期血糖控制不佳、高龄、糖尿病病史长、足溃疡分级级别高、溃疡存在时间长（大于 30 天）、下肢血管病变严重、保护性感觉丧失、肾功能不全、足部卫生不洁、溃疡诊治延误和赤足步行史等。

二、临床表现

（一）糖尿病足感染的诊断依据

糖尿病足感染的诊断是以临床表现为重要依据的，而不是依靠微生物学参数。患者出现典型的全身症状和局部的炎症表现，如足部皮肤出现红、热、肿胀、变硬、疼痛，或触痛，或者创面出现脓性分泌物等感染的症状和体征，严重的感染可有全身症状（如体温升高、寒战）及消化道症状（如厌食、恶心和呕吐）。

约有 50% 的糖尿病足感染患者的临床表现不典型。这些患者大多存在着严重的周围血管病变、周围神经病变（保护性感觉缺失，自主神经病变），以及长期的血糖控制不佳，抑制了机体的免疫功能，使得炎症反应不太明显，尤其是在严重缺血和长病程的老年患者中。对于面积大于 2cm^2，深度大于 3mm 的创面，尽管给予了适当治疗，但创面未见明显好转且出现脓性分泌物、着色异常、臭味、肉芽组织易碎或易出血、伤口边缘变黑和（或）坏死、无明确诱因的伤口疼痛或触痛加剧，均有助于糖尿病足感染的诊断。

所有的皮肤表面都有微生物存在，但它们的存在不能被认为是感染的证据。通常维持大量的细菌数（一般定义为每克组织细菌大于 10^5）才是诊断感染的基础，但这个概念是否可用于糖尿病足，证据仍不足，定量微生物学很少用于实验室以外。

大多数糖尿病足感染初起为涉及浅表组织（如皮肤和皮下组织），由于糖尿病的特殊性和足部解剖结构和功能的特点，感染的微生物易于蔓延至皮下深部组织，如筋膜、肌肉、肌腱及关节和骨组织。足在解剖上存在多个纵行腔隙，有利于感染向近端和深部蔓延。

（二）糖尿病足感染病原菌的分布特点

溃疡的病程长短、严重程度、创面治疗过程、抗生素应用情况、全身状况和地区差异等对糖尿病足感染的细菌谱均有影响。近 10 余年来，我国关于糖尿病足感染病原学研究较多，这些研究结果呈现了我国糖尿病足感染病原学不同地区、不同感染程度的流行趋势。

总体来说，我国糖尿病足感染革兰阳性菌与革兰阴性菌比例大致持平，在南方地区或者较为潮湿的北方地区（如青岛），革兰阴性菌比例高于革兰阳性菌，在北方地区或者较为干旱的南方地区，革兰阳性菌高于革兰阴性菌。最新的一项北京地区的研究显示，肠杆菌属居于首位，占 41%，葡萄球菌属占 25.4%。从单菌种来看，前 5 位分别是金黄色葡萄球菌（17.1%）、铜绿假单胞菌（13.1%）、奇异变形杆菌（9.8%）、大肠埃希菌（9.3%）

及凝固酶阴性的葡萄球菌（8.3%）。概括来说，浅表的足溃疡感染以革兰阳性菌为主，其次为革兰阴性菌和真菌。革兰阳性菌以金黄色葡萄球菌、表皮葡萄球菌为主，其次为溶血性葡萄球菌、其他凝固酶阴性的葡萄球菌等；革兰阴性菌以大肠埃希菌、铜绿假单胞菌为主，其次为肺炎克雷伯菌、阴沟肠杆菌等；真菌以白假丝酵母菌为主。浅表感染多以单一菌感染为主，少数为混合菌感染；深部足溃疡感染以革兰阴性菌为主，其次为革兰阳性菌、真菌，且混合菌感染比例较浅表足溃疡高。Wagner 分级越高、溃疡越深、缺血缺氧越严重，易出现混合感染和条件致病菌感染。我国有学者报道，单纯神经性溃疡以革兰阳性球菌为主，缺血性溃疡和混合型溃疡以革兰阴性菌为主。金黄色葡萄球菌是糖尿病足感染患者最常见的也是重要的革兰阳性菌，往往单独存在或与其他细菌合并感染，容易出现耐药，但随着感染深度加重，金黄色葡萄球菌比例会下降，粪肠球菌比例会上升。肠杆菌属或者铜绿假单胞菌为最常见的革兰阴性杆菌，其中铜绿假单胞菌多见于潮湿气候、经湿润敷料或水疗法治疗的伤口。在经头孢菌素治疗的伤口往往分离出棒状杆菌；在缺血、坏死或深部组织感染的伤口往往存在专性厌氧菌的感染。

近年来，随着广谱抗菌药物尤其是第三代头孢菌素的应用，临床上引起足溃疡感染的细菌谱不断发生改变，表现为革兰阴性菌在细菌谱中所占的比例不断升高，在有些地区甚至超过革兰阳性菌，真菌所占比例亦有升高。重度感染患者多数存在抗菌药物使用前细菌培养结果与抗菌药物使用后再次取样培养结果不同，这是因为重度糖尿病足感染患者全身状况较差，可能存在机体免疫应答能力失调，足部病变严重，病程长，肢端供血、供氧较差等不良状况，为真菌、兼性厌氧的 G⁻ 菌生长创造了条件，在原有感染的基础上易致二重感染；并且，由于抗生素的广泛应用，临床上引起感染的细菌谱发生明显改变，细菌耐药性也愈来愈严重。我国的一项 519 例 754 株病原菌研究中，多重耐药菌占 16.5%，另一项 418 例 718 株病原菌分析中，多重耐药菌占 16.2%。条件致病菌及寄生菌所致的感染也增多，在有些情况下甚至转化为致病菌。不同治疗阶段患足局部感染细菌的种类或者同种细菌对某一种抗生素的敏感性也会发生变化。因此，应根据足部感染情况，及时恰当地进行创面的细菌培养及药敏试验，依据细菌培养及药物敏感试验结果与创面感染对抗生素治疗应答的反应综合分析，进行抗生素的调整。

在我国，常见的多重耐药菌为耐甲氧西林金黄色葡萄球菌（MASA），其比例在糖尿病足感染中占 7.61%～24.5%。在我国的一项研究中，有 6.5% 产超广谱 β- 内酰胺酶（ESBL）的肠杆菌能够分解第 3 代头孢菌素和氨曲南；在另一项研究中，比例高达 52.6%。抗菌药物暴露史、暴露时间、因同一感染伤口住院次数＞2 次 / 年、溃疡的位置、溃疡大小、神经缺血性伤口、骨髓炎、低蛋白血症、高血压为发生多重耐药菌感染最重要的危险因素。多重耐药菌的出现，增加了糖尿病足感染患者截肢的风险。当使用抗菌药物后，原优势菌群与劣势菌群之间逆转，敏感菌群与耐药菌群感染可发生逆转，最终表现出抗菌药物治疗无效。糖尿病足感染的病原体对临床常用的抗菌药物均存在不同程度的多重耐药。粪肠球菌、MRSA 和凝固酶阴性葡萄球菌除万古霉素、利奈唑胺及替加环素外，对其他临床常用抗菌药物均有耐药菌株发现。大肠埃希菌、肺炎克雷伯菌和铜绿假单胞菌的耐药菌株一般对亚胺培南、头孢吡肟敏感，但近期也有部分耐亚胺培南的报道。

三、诊断方法

1. 病史　病史包括糖尿病病史、足部受伤原因、受伤的部位、受伤后的治疗情况和治疗过程、病情的变化等。

2 体格检查　体格检查包括：①患者全身感染情况，如发热、寒战、恶心、呕吐、疼痛、精神神志、糖代谢和电解质紊乱及酸碱失衡症状和体征等；②患者营养情况，有无贫血、低蛋白血症等。

3. 周围血管病变　周围血管病变对于糖尿病足的发生、糖尿病足感染治疗方式的选择及转归有着重要的作用。因此，每一个糖尿病足感染的患者都必须做下肢周围血管检查，对于存在周围血管病变的患者还须进一步进行血管病变严重程度的评估。糖尿病足感染合并下肢严重缺血时，可导致抗生素难以到达溃疡局部，不能形成有效的血药浓度，杀菌效果差，致使患者需要较长时间的抗生素治疗，长期低浓度抗生素治疗易诱导细菌耐药的形成。因此，及时纠正溃疡局部血供状况对于糖尿病足感染的治疗显得尤为重要。对于严重缺血的糖尿病足感染患者，应该首先重建和改善外周血液循环，包括血管介入治疗或外科旁路手术、应用扩血管药物，有利于抗生素到达感染的创面，其后再进行广泛的清创。对于外周血液供应良好的严重的糖尿病足感染患者，则应该积极进行早期的清创处理。

无创性血管检查包括触诊足背动脉和胫后动脉的搏动、踝肱指数测定（ABI）、下肢血管超声多普勒检查和经皮氧分压（TcPO₂）测定。

足背动脉、胫后动脉搏动触诊存在时常提示下肢没有严重的血管病变，当触诊减弱或消失时，则需要进一步检查腘动脉、股动脉搏动情况。踝肱指数和经皮氧分压是多数糖尿病足诊治指南推荐的检查和评估糖尿病足下肢血管病变的常用方法，踝肱指数正常值在＞0.9 及＜1.3，当踝肱指数＜0.9 时，可考虑有下肢血管病变的存在，≤0.5 时，提示有严重缺血，踝肱指数≥1.3 时考虑血管钙化，可选择趾肱指数测定。经皮氧分压≥40mmHg 提示下肢血供良好，经皮氧分压≤20mmHg，预示足溃疡愈合不良，抗感染治疗的效果可能减弱。临床需进一步了解血管病变情况时，还可以进行 CTA、MRI 和（或）DSA 检查。

4. 周围神经病变　周围神经病变不仅是引起糖尿病足溃疡的主要原因，也是诱发感染、低估感染严重性和延误感染治疗的重要原因。糖尿病周围神经病变的测定方法包括 10 克尼龙单丝检查、128Hz 音叉检查、生物振动阈值测定、用针状物进行两点辨别觉、用棉絮检查轻触觉和膝腱及跟腱反射检查。10 克尼龙单丝检查判断患者的足部皮肤的表浅感觉有无异常，是半定量检查。128Hz 音叉检查和生物振动阈值测定用来判断患者的足部深部感觉有无异常，其中 128Hz 音叉检查是半定量检查，生物振动阈值测定是定量检查。

5. 创面　对创面进行评估前，应清除创面内坏死组织或创周的胼胝，然后探测伤口是否存在脓肿、窦道或异物，以及观察骨或关节是否受累。创面检查包括溃疡的位置、面积大小和深度，溃疡周边皮肤的颜色及皮温，同时与对侧正常部位进行比较。观察溃疡内的气味和分泌物的性质和程度等。

四、实验室检查

（一）血清学及炎症标志物的检测

糖尿病足感染患者需常规进行血糖、糖化血红蛋白、肝功能、肾功能、血脂、电解质、血流变、D-二聚体、纤维蛋白原等指标的检测，尤其是炎症标志物的检测。

对于所有糖尿病足感染患者均需行血清炎症标志物的测定，任一炎症标志物均不能单独用于糖尿病足感染的诊断，联合应用炎症标志物并动态观察其变化不仅对感染诊断的敏感性和特异性更好，而且也有助于感染严重程度的评估和治疗效果的评价。目前常用的血清学炎症标志物包括外周血白细胞计数（WBC）及分类、超敏C反应蛋白（HS-CRP）、红细胞沉降率（ESR）及降钙素原（PCT）。

在固有免疫响应中，当机体发生感染时，外周血白细胞的增多，特别是中性粒细胞升高，并快速募集至炎症病灶处清除入侵的病原微生物。高血糖及其他的一些代谢紊乱会损伤机体免疫系统，在糖尿病足感染患者中，白细胞计数的升高可能不明显，足部感染的局部炎症表现不典型（如红、肿、热、痛缺乏或减弱）。一项大型、多中心研究结果显示，在189例糖尿病足感染患者中，56%的患者入院当天白细胞计数处于正常水平，而且84%的患者中性粒细胞计数也处于正常水平。所以白细胞计数及分类不能完全作为排除糖尿病足感染的依据，尤其是在老年糖尿病足感染患者中，或在严重缺血患者中，但是显著升高的白细胞水平往往支持感染的存在。

ESR是一项间接测量急性期反应（感染/炎症）活性的指标，受年龄及性别的影响，一般正常水平不超过15～30mm/h。在糖尿病足感染患者中，ESR均会不同程度地升高，敏感性好，但特异性差。尽管如此，ESR还是对糖尿病足感染，特别是骨髓炎的诊断及预后判断有一定的价值，国外研究报道ESR＞70mm/h多考虑骨髓炎，但该观点是否适合我国还有待进一步研究。

一项针对216例糖尿病足感染患者的临床研究提出，监测hsCRP可以作为感染的敏感指标和评价感染预后的指标，尤其是WBC计数不高，无发热的临床症状不典型的糖尿病足感染患者及临床症状典型的患者。CRP同ESR相似，在糖尿病足感染患者，特别是合并骨髓炎时，均会显著升高，但是在一些慢性骨髓炎的患者中，CRP往往正常而ESR升高。

PCT作为细菌感染的早期标志物，广泛应用于感染性疾病的诊断和鉴别诊断。近些年的临床研究显示，PCT较WBC、ESR及CRP对于糖尿病足感染的诊断具有更高的灵敏度及特异度（当临界值为0.08ng/ml，PCT的灵敏度及特异度高达77%和100%）。

多种炎症标志物的联合应用（如CRP和PCT或ESR和PCT），能更准确地判断糖尿病足感染。然而，这些研究所采用的样本量均较小，因此结果上存在一定的差异，需要更多的相关研究来证实目前的结果。

尽管这些炎症标志物不能单独用于诊断糖尿病足感染，但是在判断糖尿病足感染的严重程度上却具有一定的指导意义，即随着糖尿病足感染严重程度的增加，WBC、CRP、ESR及PCT的水平逐渐增高。

（二）局部溃疡创面细菌培养

1. 标本采集 标本的采集最好在感染创

面清除坏死组织或清创后，抗生素使用之前，标本采集后立即送检。

目前临床上常用的标本采集方法主要有棉拭子蘸取创面分泌物，刮匙、探针、无菌针等深部组织取材、脓液抽吸法等。棉拭子蘸取创面分泌物操作相对简便，对创面组织损伤小，但取样标本量相对较少且易被邻近的正常菌群影响，尤其对于深部组织感染和怀疑厌氧菌感染的患者可靠性较低。深部组织取材是可靠性及灵敏性均较高的取材方法，但有时操作不当可对组织造成一定的损伤，要求专业性高。脓液抽吸法既可用于开放性脓肿也可用于封闭性脓肿，但对于部分无脓性分泌物，或脓液极少的患者不适用。采用何种方法采集培养标本决定于创面的特点、机构条件和对标本的需求。因此，我们建议尽可能从感染的深部组织获取细菌培养标本，必要时采集创面和健康部位过渡段的少量组织进行培养，对于已经使用过抗生素数周、创面抗感染治疗效果不佳的患者而言，深部组织取材敏感性及可靠性更高。对于浅表或轻度感染创面，尤其是条件不允许的医院也可采用棉拭子采集，必要时采取深部组织取材并及时送检至上级医院。有相关报道称，糖尿病足感染患者行浅表无菌棉拭子取样培养与深部组织活检取样的细菌培养结果有较好的一致性，但是这些研究样本量相对较小。基于目前研究证据有限，我们建议浅表的溃疡可以用棉拭子取样代替组织标本，深部的溃疡还是建议取深部的组织。

标本采集时要用无菌盐水拭去表面渗出物，尽可能抽吸或将棉拭子深入创口，紧贴创口"新鲜边缘"或溃疡基底部抽取脓液，或剪取一定的组织送检。非开放性的蜂窝织炎患者的取材最好选择波动明显的部位，抽

取脓液后于注射器内注入少量无菌生理盐水。研究表明，骨组织培养对诊断骨髓炎具有较大的参考价值，故对于骨髓炎患者，我们建议尽可能采集骨组织标本做细菌培养，提高培养的准确性和灵敏性。骨组织病理学检查不仅对骨髓炎有确诊价值，而且可以区别是慢性骨髓炎或是急性骨髓炎。虽然骨组织的病原学和病理学检查对于骨髓炎的确诊价值很高，但骨组织采集操作较复杂，存在着损伤组织的潜在风险。因此，临床上不推荐作为常规检查方法。送检标本采集后最好在 2h 内送到检验科进行培养，培养厌氧菌的标本应储存在密闭容器，置于常温，避免冰箱内冷藏。

创面培养和药敏试验结果的分析需考虑多方面的因素，例如，定植菌与致病菌的区分，抗生素的使用、取材不当、标本送检不及时等对结果的影响。有时由于取材不规范，往往培养出多种细菌，实际上这些细菌并非是引起感染的致病菌，而有一部分为创面正常的定植菌，定植菌的过度生长有时会掩盖致病菌，导致临床医师判断错误。故临床医师应该充分了解不同部位的正常菌群分布，然而，临床上如何区分致病菌与定植菌，目前尚未有确定的鉴别标准。人皮肤表面常见的定植菌为凝固酶阴性的葡萄球菌和棒状杆菌。临床表现具备下列 4 项中的 2 项或 2 项以上，可考虑为定植菌：①创面无感染体征；②如果有可能，可进行细菌计数，一般小于 $10^5/g$；③组织病理学检查可见创面组织结构完好，正常，无炎症细胞浸润；④做革兰染色并推片，发现不存在白细胞吞菌现象。如果创面有感染体征，多次培养仍为定植菌，组织病理学检查可见创面组织结构有破坏，有炎症细胞浸润，革兰染色发现存在白细胞

吞菌现象，要考虑到定植菌产生致病性。此外，采集标本应严格无菌操作，做好病灶部位的消毒，标本采集前应先用无菌生理盐水冲洗病灶表面的污染菌，所使用的器械、盛取标本的培养基应无菌，收集后立即送检。由于以下几种原因，分泌物细菌培养结果可能为阴性：①标本是在患者使用抗生素后送检，抑制了细菌生长；②标本取材不得当，只采集了表面分泌物标本送检，而未按要求获取深部组织或与新鲜组织创面交接部位富含细菌的标本；③标本送检时间过长，导致细菌丧失活性；④有可能致病菌为特殊菌群，如 L 型细菌和厌氧菌等，而现有的细菌培养方法不能进行培养。

2. 基因型分析 基因型分析是一种更加复杂的鉴定病原微生物的方法，不同技术可以帮助确定病原微生物的基因组成，或者根据病原微生物单个或者多个特点去确定其分组。临床实验室最常用的方法就是聚合酶链反应（PCR）和实时聚合酶链反应（RT-PCR）及基因测序技术。这些技术要比细菌培养技术复杂，但是它们的敏感性和特异性高，一般几小时就可以完成。这些技术可以快速可靠地检测并确定病原微生物的基因、毒力测定以及抗药性测定，而且这些技术比细菌培养可以获得更多的病原微生物，特别是厌氧菌和难以培养的菌种，但是它们给临床带来的重要意义还不清楚。

五、影像学检查

影像学检查可以帮助临床医生更好地了解软组织感染的程度，更重要的是有利于骨髓炎的诊断。影像学检查主要包括足部 X 线片、MRI 及放射性核素显像。

在所有糖尿病足感染的患者中，建议常规进行足部 X 线片检查。足部 X 线片简便易行、花费低，常作为评估糖尿病足感染的首选（影像学）检查。X 线片主要用于确定是否存在骨异常（畸形，破坏）以及软组织气体和异物。气体的出现常常提示严重的、威胁肢体的感染的出现，需及时给予外科干预。最近的一项大型 Meta 分析显示，X 线片对于骨髓炎诊断的敏感性为 54%、特异性为 68%。骨髓炎在 X 线片上的表现为骨膜反应、骨组织的破坏、骨皮质受侵袭、死骨的形成、骨硬化，且常伴随软组织的肿胀。然而，这些改变常常会延迟 2 周甚至更长时间出现，所以病变在早期难以做出正确诊断。早期单纯依靠 X 线片可影响对于骨髓炎的早期诊断，连续拍片（每 2 周到 1 个月一次）、动态观察，以及结合足部临床表现来综合判断，可以为（选择）其他影像学检查提供依据和线索。

超声检查可用于检测软组织积液、腱鞘炎、关节积液。

MRI 被认为是评估软组织感染及骨髓炎最有效的成像技术。一项 Meta 分析显示 MRI 对于骨髓炎诊断的敏感性为 77%～100%，特异性为 40%～100%。糖尿病足骨髓炎活动期的 MRI 表现主要包括受累骨 T_1 加权相信号减弱、T_2 加权相信号增强，另外还有一些非特异性及继发性的表现，即骨皮质的破坏、邻近皮肤的溃疡、软组织肿胀、窦道的形成、邻近软组织的炎症及水肿。糖尿病足感染合并深部脓肿的 MRI 常表现为软组织 T_2 加权相信号强度减弱和缺乏边缘影像增强。糖尿病足骨髓炎静止期的 MRI 表现为受累骨 T_1 及 T_2 加权相信号均减弱。由于 MRI 花费较高，因此临床中并未作为糖尿病足感染诊断的一线检查手段，对于怀疑深部脓肿、骨髓炎但足部 X 线片却不能判定或者抗生素治疗失败的糖尿病足感染患者，应该考虑行 MRI 检查。一些疾病如骨折、肿瘤、炎症性关节炎、骨坏死及神经性骨关节病等亦有骨髓信号改变，所以必须考虑到相关的鉴别诊断。MRI 的优点是无电离辐射、软组织结构最佳可视化（包括窦道、深部组织坏死、脓肿和其他炎症性变化探查）、骨髓炎早期阶段的高敏感度（骨水肿征象有利于早期发现感染）；缺点是易受金属制品影响，不适用于装有心脏起搏器者。

放射性核素检查包括骨扫描、白细胞标记（^{99m}Tc 或 ^{111}In）、人类免疫球蛋白 G（HIG）或粒细胞抗 Fab（抗原结合）片段标记（^{99m}Tc 或 ^{111}In）影像。骨扫描常采用 ^{99m}Tc-MDP（亚甲基二膦酸盐）标记的方法，该方法的敏感性高，但却是非特异性的。一项 Meta 分结果显示：对于糖尿病足骨髓炎的诊断，骨扫描的敏感性为 81%，特异性却仅为 28%。由于 ^{99m}Tc 或 ^{111}In 的摄取与血管通透性相关，因此并不特异性的局限在炎症性组织，诊断的特异度低于放射性标记的白细胞检查。放射性核素检查的诊断特异性并不优于 MRI，且放射性药物的高费用及白细胞标记的复杂性限制了其临床的应用。因此，骨髓炎患者常规不推荐使用骨扫描，对于怀疑骨髓炎而又不能行 MRI 检查者，建议结合骨扫描的同时进行白细胞或抗粒细胞扫描。

单光子发射计算机断层扫描（SPECT）和正电子发射断层扫描（PET），可以通过产生三维成像，具有骨扫面和白细胞扫描的作用；但该方法的实用性和成本效益需要进一步研究，目前各个指南都未作常规推荐。

六、诊断及分级

根据患者病史、体格检查、实验室结果及影像学检查进行诊断。诊断确立后，必须进一步评估感染的程度，患者整体、患足或患肢的周围血管病变及周围神经病变，足感染创面状态。

国际上大多数国家和组织均采用国际糖尿病足工作组（IWGDF）和美国感染学会（IDSA）的感染分级方法（表 3-1）。我国关于感染分级分类的循证医学研究证据有限，目前还没有其他分类方法优于或可替代这种方法。因此在临床实践中，建议采用 IWGDF 和 IDSA 对糖尿病足感染患者进行感染分级。

糖尿病足感染临床可出现典型的局部皮肤炎症表现，如红、肿、发热、疼痛，有时皮肤出现硬结或（和）红斑，溃疡创面内可见脓性分泌物和坏死组织，味臭等。由于糖尿病患者免疫应答机制受损，常常合并下肢血管病变和年龄较大等因素，足感染的临床炎症表现不典型。IWGDF 和 IDSA 根据糖尿病足患者的有否感染和感染涉及组织及程度，将糖尿病足感染分为四级（表 3-1）。1 级，未感染。2 级，也称为轻度感染，感染较表浅，仅涉及皮肤和皮下软组织。3 级，也称为中度感染，此级感染范围较深较大，感染可深达肌肉、肌腱、筋膜、关节和骨等组织，但没有全身感染的中毒反应。中度感染包括了很广泛的类型，如骨髓炎、坏死性筋膜炎、脓肿、关节炎等。4 级，也称为重度感染，指在中度感染的基础上出现了感染的全身中毒反应，如高热、寒战、恶心呕吐、心率增快、呼吸频率变快，有时临床可见顽固或反复出现的糖尿病酮症酸中毒，严重时可出现循环系统障碍（如低血压），甚至休克。

根据 IWGDF 和 IDSA 分级系统，准确判断感染的严重程度，以指导临床医生做出及时、正确、有效、合理的诊治，并帮助评估预后结局。如中、重度的糖尿病足感染患者需要住院治疗，使用静脉用抗生素，但预后较差，截肢率高。轻度的糖尿病足感染患者可以门诊治疗，仅需要口服抗生素，预后较好。糖尿病患者由于存在着免疫应答功能的减弱和（或）严重下肢血管闭塞，尤其是老年糖尿病患者，虽然足部感染的症状严重，但发热、寒战或全身炎症反应综合征缺乏或表现不典型，如果按照该《国际糖尿病足工作组糖尿病足感染分类》方法评估，这类患者的感染分级可能被低估。临床医师应予高度关注。

七、治疗

糖尿病足感染的治疗包括全身治疗、局部治疗、内科治疗与外科治疗相结合。对于部分中度感染和重度感染，需要外科干预。

全身治疗包括以下两方面。①血糖控制：感染应激导致血糖增高，而高血糖又不利于感染的控制。对于中、重度感染的糖尿病足患者，建议使用胰岛素强化治疗方案（条件允许，建议使用胰岛素泵），使血糖平稳达标。糖尿病足感染患者血糖达标（FBG<7mmol/L，HbA1c<7%）是否是控制感染的最佳界值，

表 3-1　IDSA 和 IWGDF 糖尿病足感染分级

感染的临床表现	PEDIS 分级	IDSA 感染分级
无感染症状或体征	1	未感染
有感染，至少存在以下 2 项（排除引起皮肤炎症反应的其他原因，如创伤、痛风、急性神经性骨关节病、腓骨骨折、血栓形成、静脉淤血） • 局部红肿或硬结 • 红斑 • 局部触痛或疼痛 • 局部热感 • 脓性分泌物（稠、浑浊不透明或血性分泌） • 局部感染，仅皮肤和皮下组织，没有深层组织累及，溃疡周围皮肤炎症范围≤2cm	2	轻度感染
具备轻度感染的表现，同时感染累及皮肤和皮下深层组织（如脓肿、骨髓炎、化脓性关节炎、筋膜炎），溃疡周围皮肤炎症范围>2cm，不存在感染的全身中毒反应	3	中度感染
具备中度感染的表现，存在全身中毒反应，并且至少存在以下 2 项 • 体温>38℃或<36℃ • 心率>90/min • 呼吸频率>20/min 或 $PaCO_2$<32mmHg • 白细胞计数>12 000/μl 或<4000/μl，或不成熟（团）形式≥10%	4	重度感染 [a]

IDSA. 美国感染学会；IWGDF. 国际糖尿病足工作组；$PaCO_2$. 动脉血二氧化碳分压；PEDIS. 灌注（P）、面积（E）、深度/组织缺失（D）、感染（I）、感觉（S）
a. 缺血可能使感染的严重性被低估，治疗的效果不理想，全身性感染有时可能伴低血压、神志不清、呕吐等其他临床表现或酸中毒、严重高血糖、新发氮质血症等代谢紊乱证据

目前尚无临床研究数据。重症患者需要纠正贫血、低蛋白血症、糖尿病酮症酸中毒和电解质紊乱等。要及时对重要器官如心、脑、肝、肾和肺等进行功能评估，并给予积极的治疗和支持。②抗生素的应用：详见后述。

局部治疗包括：①清除足部溃疡中的坏死组织（失活无生存能力的组织、死骨和异物等）以及去除溃疡周围角化组织（胼胝），存在脓肿的必须切开、彻底引流，消除窦道；②清除生物膜；③负压治疗；④各种抗感染敷料及粒细胞集落刺激因子的应用等，具体内容见糖尿病足清创的相关章节。

（一）全身抗生素的应用

1. 总的原则　全身抗生素治疗的目的是有效控制感染并防止其向全身扩散，抗生素治疗要建立在充分有效的清创之上。对于存在感染的糖尿病足创面，必须应用抗生素；没有感染的糖尿病足创面，则不需要应用抗生素。

糖尿病足感染的抗生素初始治疗的选择，是经验性抗生素治疗。病原菌培养及药敏试验结果是我们合理选择及调整抗生素的重要依据。临床医师应依据病原菌培养及药敏试验的结果选择对病原菌细菌敏感的抗生素治疗。然而，糖尿病足感染患者（尤其中、重度感染）多为混合菌感染，有时由于采集的标本组织位置、操作方法不当、标本采集前创面内使用了抑菌或杀菌制剂和（或）全身使用了抗生素等，均会对培养结果产生影响，导致培养结果的细菌有可能不是主要的致病菌或者是定植菌，或可能无菌落生长或阴性。因此，临床医师最迟应在使用抗生素的第3天，重新评估患者创面感染变化情况及全身情况，并结合经验性抗生素治疗（表3-2）

的临床效果与病原菌培养和药敏结果综合分析和调整治疗方案。如果培养的病原菌对目前所用抗生素敏感，且患者全身感染情况得到改善，如发热消退和局部创面感染好转，红、肿、热、痛减轻或消退，分泌物减少，或有新生肉芽组织生长，则继续使用目前的抗生素；如果药敏试验结果显示对某种抗生素耐药，但临床上应用此种抗生素后，患者全身感染症状及局部创面改善，则不用更换抗生素，继续应用；如果培养结果敏感，但是临床感染控制不佳，提示可能培养的不是主要致病菌，这时要更换抗生素或者需要联合抗生素治疗，必要时再次行分泌物培养+药敏试验；如果培养结果为耐药，临床效果仍不佳，则更换敏感的抗生素，并根据病情再评估。

2. 耐药菌与混合菌对抗生素选用的影响国内外的临床研究提示，革兰阳性葡萄球菌对青霉素、第一代头孢菌素、第二代头孢菌素、大环内酯类及喹诺酮类抗生素逐渐产生耐药，而对万古霉素、利奈唑胺、替考拉宁较敏感。耐甲氧西林金黄色葡萄球菌（MRSA）是目前最常见的耐药革兰阳性球菌，多对青霉素、红霉素、苯唑西林及喹诺酮类耐药，目前最常用也最肯定的抗生素为万古霉素、去万古霉素，如肾功能不允许则可选择利奈唑胺。革兰阳性链球菌、肠球菌对高浓度庆大霉素、链霉素和红霉素多显示耐药，但对替考拉宁、万古霉素较敏感。革兰阴性杆菌对阿莫西林、头孢噻吩和头孢呋辛大多显示耐药，但对亚胺培南及加了β-内酰胺酶抑制药的抗菌药物（头孢哌酮舒巴坦、哌拉西林他巴唑坦）较为敏感。铜绿假单胞菌对大多数药物敏感。一旦发展为多重耐药时，可以选择碳青霉烯类，往往有效。目前逐渐

表 3-2　经验性抗生素使用建议

感染程度	附加因素	常见病原菌	经验性抗生素[a]
轻度	无复杂的情况	GPC	半合成青霉素，第一代头孢菌素
	β- 内酰胺酶敏感或耐药	GPC	克林霉素，氟喹诺酮类，磺胺甲噁唑，大环内酯类，多西环素
	近期使用过抗生素	GPC+GNR	阿莫西林 / 克拉维酸，阿莫西林 / 舒巴坦，氟喹诺酮类，磺胺甲噁唑
	MRSA 高风险	MRSA	利奈唑胺，磺胺甲噁唑，大环内酯类，多西环素，氟喹诺酮类
中至重度[b]	无复杂的情况	GPC±GNR	阿莫西林 / 克拉维酸，阿莫西林 / 舒巴坦，第二代 / 第三代头孢菌素
	近期使用过抗生素	GPC±GNR	哌拉西林 / 三唑巴坦，替卡西林 / 克拉维酸，第三代头孢，厄他培南
	侵蚀性溃疡，温暖的气候	GNR，包括假单胞菌	哌拉西林 / 三唑巴坦和替卡西林 / 克拉维酸，半合成青霉素 + 头孢他啶，半合成青霉素 + 环丙沙星，亚胺培南或美罗培南或多利培南
	缺血性下肢 / 坏死 / 气体形成	GPC±GNR±厌氧菌	阿莫西林 / 克拉维酸，阿莫西林 / 舒巴坦或哌拉西林 / 三唑巴坦，替卡西林 / 克拉维酸，厄他培南或亚胺培南或美罗培南或多利培南，第二代或第三代头孢菌素 + 克林霉素或甲硝唑
	MRSA 高风险	MRSA	考虑 MRSA 的风险因素，糖肽类，利奈唑胺，达托霉素，夫西地酸，磺胺甲噁唑（± 利福平*），多西环素，氟喹诺酮类
	GNR 耐药的高风险	ESBL	碳氢酶烯类，氟喹诺酮类，氨基糖苷类，黏菌素

GPC. 革兰阳性球菌；GNR. 革兰阴性杆菌；MRSA. 耐甲氧西林的金黄色葡萄球菌；ESBL. 产生超广谱 β- 内酰胺酶的细菌

*. 一般目前认为合并骨髓炎时才用；a. 对于严重的感染使用常规推荐剂量，如果存在氮质血症、肝功能不全，则进行剂量的调整；b. 口服抗生素一般不用于严重的感染，除非是经过静脉抗生素治疗好转，出院随访后使用口服抗生素

出现了一些超广谱 β- 内酰胺酶的革兰阴性杆菌（ESBL），对于这类耐药菌，可以选用碳青霉烯类、喹诺酮类和氨基糖苷类抗生素。厌氧菌感染常用的抗菌药物为甲硝唑、头孢西丁、亚胺培南和莫西沙星。真菌感染一般首选静脉滴注两性霉素 B，虽然其对于深部真菌杀菌作用强，但其不良反应较大，应权衡利弊后再决定使用。也还可使用其他抗真菌药物，如伊曲康唑、特比萘芬等。如果创面培养为真菌，但是创面内肉芽组织生长好，也可以不加用抗真菌药物。

3. 抗生素的给药途径、疗程及停药　目

前，糖尿病足感染患者抗生素的应用主要有口服与静脉注射两种方法，静脉给药能够使抗生素迅速地浓集在病灶部位，达到抗感染的效果，是临床医师优先考虑的给药途径。一般对合并有全身疾病、重度感染、口服抗生素不能耐受［如胃肠道不良反应较重和（或）其他原因不能口服者］或者怀疑感染的细菌对口服抗生素不敏感时，可考虑静脉给药，在患者全身情况以及（局部）感染改善后可转换为口服抗生素治疗，如果合并骨髓炎或口服抗生素耐药的感染等，则应延长静脉用药的时间。与静脉用药相比，口服用药更加方便、花费较少以及全身并发症较少，但是要考虑口服抗生素的生物利用度。某些口服抗生素如喹诺酮类、克林霉素等与静脉用抗生素无明显差异，但有些因胃肠道吸收减少了其利用度。在一些合并周围血管病变（尤其是中、重度血管病变）的糖尿病足感染的患者，即使血液中抗生素达到了有效浓度，在感染部位的浓度仍较低，限制或减损了抗生素的抗致病菌作用，临床医师要对此类情况有所了解和关注。因此，在临床上一般建议对轻度、部分中度糖尿病足感染患者给予口服抗生素，大部分中度感染和重度感染患者建议初始治疗需使用静脉抗生素，待感染症状缓解后转换为口服抗生素。

目前，对于不同程度的糖尿病足感染，抗生素使用的最佳疗程仍不确定。临床上糖尿病足患者缺血与感染并存的现象很普遍，下肢缺血的程度、周围神经病变、创面感染的严重程度、创面的大小深浅、全身营养状态、免疫功能等因素均影响抗生素的抗感染效果及抗生素治疗疗程。因此，即便是感染严重程度相同的患者，由于存在着其他可能影响抗生素疗效的因素，抗生素疗程的长短

也会有所差异。抗生素治疗时间过长不仅会增加成本、增加药物的不良反应，耐药的风险也会增加；停用抗生素过早或治疗时间过短又可能会增加溃疡感染复发的概率。因此，糖尿病足感染患者的抗生素治疗的最佳疗程和最佳停用时机是至关重要的。目前一些国外指南建议，糖尿病足轻度感染（的）患者抗生素治疗时间一般为 1～2 周，中、重度感染一般为 2～3 周，但也有研究指出如果患者存在广泛感染、坏疽，或坏死组织区域较大、血供较差，可能需要延长抗生素的治疗时间，可以延至 4 周。我国的一项研究显示，严重缺血的轻度糖尿病足感染和合并缺血的中、重度感染患者需要延长使用抗生素 1～2 周。如果同时给予清创、坏死组织切除或截趾（肢）时，抗生素疗程可以缩短。对于合并有糖尿病足骨髓炎的患者，如果使用抗生素治疗，并进行清创，但不切除骨质，需要使用 4～6 周抗生素，如果进行了广泛的截趾术，术后抗生素疗程一般不超过 1 周。如果单纯使用抗生素，不进行任何清创，那么疗程可能需要大于 3 个月。目前国内外对抗生素的停药时机研究相对较少，一般来说，临床上以感染症状及脓性分泌物消失、足分泌物培养阴性作为停用抗生素的标准。然而，由于糖尿病足感染患者临床表现缺乏特异性，单以临床症状消失作为停药指征并不可靠。对于足部严重缺血而缺血状况又没有得到改善的患者，过早停用抗生素会增加溃疡创面再感染的风险，建议延长 1～2 周。一般不主张创面愈合的整个过程均应用抗生素。

4. 特殊糖尿病足感染患者的抗生素应用

（1）透析合并糖尿病足感染患者抗生素应用：糖尿病肾病患者（尤其是长期血液透析

的患者）由于抵抗力低下，易并发各种感染，其中，皮肤软组织的感染发生率为正常人群的3～5倍，尤其以足部感染最为常见，抗菌药物的使用应以药敏结果为指导，足量足疗程用药，并避免使用肾毒性药物。但是，维持性血液透析患者为细菌感染的高危人群，对抗生素的吸收、分布、代谢与常人不同，导致血液中药物或其代谢产物蓄积，按常规剂量用药，易出现蓄积中毒，当合并感染时，静脉应用根据肌酐清除率酌情减量，但仍可出现神经系统等不良反应。第三代或第四代头孢菌素抗菌谱广，对肝、肾毒性相对较小，但部分尿毒症患者使用此类药物期间可诱发以药物性脑病为主要表现的不良反应。故对于肾衰竭患者，尤其是老年患者，应用抗生素时要避免长疗程、大剂量使用，应严格掌握用药原则和药代动力学变化，根据患者感染情况，结合患者年龄、体重、营养等多种因素选用抗生素，并根据残余肾功能和肌酐清除率，明确药物的起始剂量和维持剂量，有条件者可进行血药浓度监测，用药过程中应密切观察，一旦出现症状及时停药及对症处理。在接受血液透析的患者，透析开始时体内68%抗生素，将在血液透析3h内排出。因此每次透析后应再次用药，剂量与透析前相同。

(2) 心力衰竭合并糖尿病足感染患者抗生素应用：部分糖尿病足感染患者可同时合并心力衰竭，以慢性左心衰最常见。心衰患者肝肾功能较差，多数抗生素经肝肾代谢、排泄，为避免加重病情，选择抗生素时应该选用对肝肾功能损害较小的抗生素，且剂量应适当减少，必要时应检测血药浓度。心力衰竭患者多同时应用心血管药物，选用抗生素时应注意药物配伍，注意药物之间的相互作

用，如β- 内酰胺类抗生素、氨基糖苷类、大环内酯类、四环素类药物可影响地高辛的排泄、吸收、分布，升高地高辛的血药浓度，应用不当会导致地高辛中毒，故临床医师应充分考虑患者全身状况，合理选用抗生素，并适当调整给药剂量，保证用药安全。感染不仅为心衰的一个诱因，心衰患者较其他患者更易致严重感染，对于严重的足部感染，可考虑联合应用抗生素。

（二）糖尿病足感染的局部抗生素使用

目前糖尿病足感染部位局部使用的抗生素主要是1∶5000呋喃西林溶液、庆大霉素或含有庆大霉素的骨水泥或者药珠，还有根据细菌培养及药物敏感试验结果选择敏感抗生素，在局部直接将药粉敷在创面上。局部应用抗生素不经过血循环，在局部即可获得较高的药物浓度，而且还避免了全身长期应用抗生素引起的如伪膜性肠炎等抗生素相关性不良反应。然而局部应用抗生素可能会造成敏感菌对其耐药性增加，另外，也可能会打破创面微环境，不利于组织再生修复。有研究显示，在≥2cm的蜂窝织炎患者，局部应用抗生素（如培西加南）与口服喹诺酮类抗生素比较，可取得相似的效果。但是根据Cochrane局部抗生素的系统评价，由于现有的随机对照研究规模较小，设计不佳，结论的循证价值有限。局部使用抗生素的有效性和安全性的临床研究证据尚显不足，糖尿病足创面局部应用抗生素治疗仍存在争议。因此，进行一些设计良好的随机对照研究（RCT研究），探讨局部抗生素使用的有效性和安全性实属临床必要和亟待之举。最近发表的研究显示，全身抗生素联合局部抗生素与单独全身抗生素治疗中、重度糖尿病足

感染，两组创面的愈合率无差别，但是前者愈合速度快。全身抗生素联合局部抗生素组有良好的耐受性。目前我们认为，糖尿病足溃疡局部应用抗生素的证据不足，原则上不主张创面局部直接应用抗生素，除非有非常明确证据证明该抗生素能覆盖创面的所有细菌谱。

（三）糖尿病足感染的外科治疗

根据感染的严重程度选择治疗策略。当合并轻度感染时，患者可以门诊治疗，采用口服抗生素、减压和适当的伤口护理的方式，手术不是必需的。

当患者合并中度感染，特别是慢性或者既往治疗过的伤口，常合并混合细菌的感染，当出现厌氧菌感染时，适当的清创、引流及减压治疗是很有效的。

当合并致命的重度感染时，深部组织的感染往往对单纯抗生素治疗无效，需要手术治疗，且这种情况多数采用紧急手术处理。

患者需要紧急手术的情况包括：存在足深部组织感染，如骨筋膜室综合征、气性坏疽、坏死性筋膜炎，同时合并脓毒血症；局部的感染伴随有大疱、瘀斑而极度疼痛时。

清创时需要注意的问题包括以下几点：①当伤口存在干性的黑痂时，特别是患者合并缺血的情况下，不推荐手术清除坏死组织，此时应对患者缺血情况进行评估，经适当的药物及手术改善下肢血供后再给予清创；②一般不推荐将大截肢作为首选的治疗方式，除非患侧肢体已没有功能，且合并致命的感染时（如气性坏疽或者坏死性筋膜炎）；③糖尿病足感染合并重度缺血的患者可推荐早期采用血管重建干预治疗；踝肱指数（ABI）是衡量下肢缺血的可靠指标，轻度和中度缺血（ABI 为 0.5～0.9 或 TcPO$_2$＞20mmHg）可不考虑血管外科干预治疗。

（王鹏华）

参考文献

[1] Pham H, Armstrong DG, Harvey C, et al. Screening techniques to identify people at high risk for diabetic foot ulceration:a prospective multicenter trial. Diabetes Care, 2000, 23(5):606-611.

[2] Shah BR, Hux JE. Quantifying the risk of infectious diseases for people with diabetes. Diabetes Care, 2003, 26(2):510-513.

[3] Lavery LA, Armstrong DG, Wnuderlich R, et al. Diabetic foot syndrome:evaluating the prevalence and incidence of foot pathology in Mexican Americans and non-Hispanic whites from a diabetes disease management cohort. Diabetes Care, 2003, 26(5):1435-1438.

[4] Lipsky BA, Berendt AR, Deery HG, et al. Diagnosis and treatment of diabetic foot infections. Clin Infect Dis, 2004, 39(7):885-910.

[5] Goldstein EJ, Citron DM, Nesbit CA. Diabetic foot intfctions. Bacteriology and activity of 10 oral antimicrobial agents against bacteria isolated from consecutive cases. Diabetes Care, 1996, 19:638-641.

[6] JeffcoateW, Lima J, Nobrega L. The Charcot foot. Diabet Med, 2000, 17(4):253-258.

[7] Frykberg RG, Mendeszoon E. Manangement of the diabetic Charcot foot. Diabetes Metab Res Rev, 2000, 16(Suppl 1):S59-S65.

[8] Frykberg RG. Charcot changes in the diabetic foot//A Veves, J Giurini, FW LoGerfo. The Diabetic Foot:Medical and Surgical Management. Totowa:Humana Press Inc, 2002:221-246.

[9] Pakarinen TK, Laine HJ, Honkonen SE, et al. Charcot arthropathy of the diabetic foot. Current concepts and review of 36 cases. Scand J Surg, 2002, 91(2):195-201.

[10] Trepman E, Nihal A, Pinzui MS. Current topics review:Charcot neuroarthropathy of the foot and ankle. Foot Ankle Int, 2005, 26(1):46-63.

[11] Adler AI, Boyko EJ, Ahroni JH, et al. Lower-extremity amputation in diabetes. The independent effects of peripheral vascular disease, sensory neuropathy, andfoot ulcers. Diabetes Care, 1999, 22(7):1029-2035.

[12] Jeffcoate WJ, van Houtum WH. Amputation as a marker of the quality of foot care in diabetes. Diabetologia, 2004, 47(12):2051-2058.

[13] Resnick HE, Carter EA, Sosenko JM, et al. Incidence of lower-extremity amputation in American Indians:the Strong Heart Study. Diabetes Care, 2004, 27(8):1885-1891.

[14] Moulik PK, Mtonga R, Gill GV. Amputation andmortality in new-onset diabetic foot ulcers stratified by etiology. Diabetes Care, 2003, 26(7):491-494.

[15] Hennis AJ, Fraser HS, Jonnalagadda R, et al. Explanations for the high risk of diabetes-related amputation in a Caribbean population of black African descent and potential for prevention. Diabetes Care, 2004, 27(11):2636-2641.

[16] Frykberg RG. An evidence-based approach to diabetic foot infections. Am J Surg, 2003, 186(6A):44S-54S.

[17] Driver VR, Madsen J, Goodman RA. Reducing amputation rates in patients with diabetes at a military medical center: the limb preservation service model. Diabetes Care, 2005, 28(2):248-253.

[18] Boyko EJ, Ahroni JH, Stensel V, et al. Prediction of diabetic foot ulcer using readily available clinical information : the Seattle Diabetic Foot Study. Diabetes, 2002, 51(Suppl 2):A18.

[19] Aulivola B, Hile CN, Hamdan AD, et al. Major lower extremity amputation:outcome of a modern series. Arch Surg, 2004, 139(4):395.

[20] Sumpio BE, Aruny J, Blume PA. The multidisciplinary approach to limb salvage. Acta chir Belg, 2004, 104(6):647-653.

[21] American Diabetes Association. Preventative foot care in people with diabetes. Diabetes Care, 2003, 26(Suppl 1):S78-S79.

[22] Aliabadi P, Nikpoor N, Alparslan L. Imaging of neuropathic arthopathy. Semin Musculoskelet Radio, 2003, 17:217-225.

[23] Boc SF, Brazzo K, Lavian D, et al. Acute Charcot foot changes versus osteomyelitis:does Tc-99m HMPAO labeled leukocytes scan differentiate？. J Am Podiatr Med Assoc, 2001, 9(7):365-368.

[24] Savnik A, Amris K, Rogind H, et al. MRI of the plantar structures of the foot after falanga torture. Eur Radiol, 2000, 10(10):1655-1659.

[25] Lipsky BA, Berendt AR, EmbilJ, et al. Diagnosing andtreating diabtetic foot infections. Diabetes Metab Res Rev, 2004, 20(Suppl 1): S56-S64.

[26] Ledermann HP, Morrison WB. Differential diagnosis of pedal osteomyelitis and diabetic neuroarthropathy: MR imaging. Semin Musculoskelet Radio, 2005, 9(03):272-283.

[27] Berendt AR, Lipsky B. Is this bone infected or not? Differentiating neuro-osteoarthropathy from oseomyelitis in the diabetic foot. Curr Diab Rep, 2004, 4(6):424-429.

[28] Ahmadi ME, Morrison WB, Carrino JA, et al. Neuropathic arthropathy of the foot with and without superimposed osteomyelitis:MR imaging characteristics. Radiology, 2006, 238(2):622-632.

[29] Berendt T, Byren I. Bone and joint infection. Clin Med, 2004, 4(6):510-518.

[30] Schweitzer ME, Morrison WB. MR imaging of the diabetic foot. Radiol Clin North Am, 2004, 42(1): 61-71.

[31] American Diabetes Association. Perpheral arterial disease in people with diabetes. Diabetes Care, 2003, 26(23):3333-3341.

[32] Abularage CJ, Sidawy AN, White PW, et al. Abnormalities ofmicrocirculation in dabetes//AN. Sidawy, Lippincott Williams&Wilkins. Diabetic Foot:Lower Extremity Arterial Disease and Limb Salvage. Philadelphia，2006:145-154.

[33] Andros G. Diagnostic and therapeutic arterial interventions in the ulcerated diabetic foot. Diabetes Metab Res Rev, 2004, 20(Suppl 1):S29-33.

[34] Faglia E, Favales F, Quarantiello A, et al. Angiographic evalutation of peripheral arterial

occlusive disease and its role as a prognostic determinant for major amputation in diabetic subjects with foot ulcers. diabetes Care, 1998, 21:625–630.

[35] Mayfield JA, Sugarman JR. The use of the Semmes-Weinstein monofilament and other threshold tests for preventing foot ulceration and amputation in persons with diabetes. J Fam Pract, 2000, 49(11 Suppl):S17–S29.

[36] Dinh TL, Veves A. A review of the mechanisms implicated in the pathogenesis of the diabetic foot. Int J Low Extrem Wounds, 2005, 4(3):154–159.

[37] Calle-Pascual AL, Duran A, Benedi A, et al. A preventative foot care programme for people with diabetes with different stages of neuropathy. Diabetes Res Clin Pract, 2002, 57(2):111–117.

[38] Ortegon MM, Redekop WK, Niessen LW. Cost-effectiveness of prevention and treatment of the diabetic foot:a Markov analysis. Diabetes Care, 2004, 27(4):901–907.

[39] Singh N, Armstrong DG, Lipsky BA. Preventing foot ulcers in patients with diabetes. JAMA, 2005, 293(2):217–228.

[40] Reiber GE, Raugi GJ. Preventing foot ulcers and amputations in diabetes. Lancet, 2005, 366(9498):1676–1677.

第四节　糖尿病足骨髓炎的诊断与治疗

糖尿病足感染的患者中有 10%～20% 合并骨的感染，同时这也增加了下肢截肢的风险。评估和处理糖尿病足骨髓炎（diabetic foot osteomyelitis），既困难也富有争议。

一、发病机制

发生急性骨髓炎时，首先表现为一个局灶性脓肿，然后沿 3 条途径扩散：①脓肿向长骨端蔓延，因骨髓板抵抗感染的能力较强，脓液不易穿破髓板进入关节腔，多向骨髓腔扩散，致使骨髓腔受累；②髓腔内脓液压力增高，可再沿中央管扩散至骨膜下层，形成骨膜下脓肿，也可沿哈弗管侵入骨髓腔；③穿入关节引起化脓性关节炎。成人骺板无抵御能力，较易并发关节炎。脓肿亦可穿破干骺端骨皮质进入关节，形成化脓性关节炎。

形成骨膜下脓肿后，逐渐将骨膜掀起，与骨干分离，并逐渐扩大而使骨膜进入骨干的滋养血管中断，加上大量的菌栓阻塞局部小血管，从而使骨质失去血供发生坏死。其周围形成的炎性肉芽组织刺激产生破骨细胞和成骨细胞，破骨细胞将死骨边缘吸收，使之与主骨完全分离并脱落。在死骨形成过程中，为使病灶局限化，成骨细胞不断分化形成新的骨组织，从而可使骨干增厚或包绕在死骨周围，形成"包壳"，包壳内有死骨、炎性肉芽组织和脓液，可因引流不畅成为骨性死腔。小的死骨可被肉芽组织吸收，或为吞噬细胞所清除，也可经皮肤窦道排出，大块死骨因难以吸收或排出而长期存留体内，抗生素不易渗入其内，为骨髓炎转为慢性创造条件。骨皮质、骨膜及周围软组织遭受化脓性破坏，甚至波及皮肤，并穿破形成窦道，窦道的存在使内部组织失去皮肤的屏障而遭受多种细菌侵袭，导致混合感染。死骨的存留、窦道不闭、软组织瘢痕使病情缠绵难愈、反复发作，这是慢性骨髓炎的典型特征。

在感染的急性过程中，局部受损组织及

血浆释放出炎性介质，包括组胺、激肽系统及其他血管活性物质，使血管平滑肌发生收缩，致使微静脉及毛细血管内的血流速度减慢并发生扩张，形成局部酸中毒和缺氧，其结果是血管壁通透性升高和血浆蛋白渗出增加，中性粒细胞逸出。通过血浆蛋白中含有的调理素作用，完成吞噬细胞对细菌及坏死组织的清除过程。慢性期病灶多为淋巴细胞和浆细胞浸润。

如致病菌清除彻底，则炎性反应停止，肉芽组织开始生长，坏死的骨组织亦通过爬行替代作用进行修复。

另外，局部组织的缺血缺氧可致使胶原沉积不良，中性粒细胞蛋白分解酶及氧自由基释放，导致细胞破坏、分解，损伤新生组织，并可使胶原分解超过胶原沉积，延迟创面愈合。

二、临床表现

糖尿病骨髓炎的临床表现多样，因感染的部位，感染和坏死骨的程度，软组织脓肿、致病菌的不同和腿部缺血的表现不同而各异。患者有一个不愈合的溃疡，没有其他明显的原因。当一个无菌的探针插入溃疡的底部，穿透到骨时，要考虑到骨髓炎或为骨髓炎的前兆。通常骨髓炎伴有软组织感染的表现，有时探针会在一个完全清洁、无感染的溃疡下探及骨。阴性的结果可以降低它的敏感性，但是阳性结果往往提示骨髓炎的存在。患者创面可见碎骨片的排出。足趾的慢性骨髓炎可表现为肿胀、变红和腊肠样改变。

三、实验室检查

1. 血液检查 包括血常规、血糖、肝肾功能、电解质、红细胞沉降率、C反应蛋白（CRP）、糖化血红蛋白。一般只有50%的感染患者白细胞总数有升高，但是hs CRP在糖尿病足骨髓炎中均升高，它是一个判断感染的有价值的指标和判断疗效的有效地手段。患者有发热和全身中毒症状时应做血培养。必要时针对患者的情况和并发症情况进行其他实验室检查。

2. 病原学检查 骨活检培养和组织学检查是骨髓炎诊断和确定病原体及选用敏感的抗生素的最重要的方法，但是要注意权衡利弊，在软组织明显感染的情况下进行骨活检将增加感染扩散到未受累的骨组织的可能。如果骨组织不能获得，那么可以取周围邻近的坏死软组织，但是这样可能会降低感染的病原体特异性。单纯的溃疡表现不推荐使用拭子培养，因为它被证明是不可靠的，尤其是骨髓炎和窦道并存时。使用棉拭子或刮匙时，首先要清除溃疡周围的胼胝和表面的腐肉，用无菌的生理盐水冲洗，然后在溃疡的底部取样或刮取。如果可能的话，在取培养前的48h不使用抗生素。

四、影像学检查

1. X线片 骨髓炎X线片表现为皮质的缺失和骨的破坏。在骨髓炎的前14天，X线表现可能是正常的。因此，在临床高度怀疑有骨髓炎而初次X线检查结果为阴性时，应对患者进行连续多次的拍片检查。

2. 放射性骨扫描 ^{99}Tc–亚甲基二磷酸盐（^{99}Tc-MDP）骨扫描敏感性高于X线片。但是这种方法在神经病变的糖尿病足缺乏特异性。^{99}Tc-MDP骨扫描阴性结果是排除感染的有力证据。^{111}铟会选择性附着于多形核白细胞上，因此对急性骨髓炎的特异性要好于^{99}Tc-MDP。但是对于以淋巴细胞为主的慢性炎症其不能很好地附着。故联合使用 ⁹⁹Tc-MDP 和 ¹¹¹In 扫描可以增加骨髓炎诊断的特异性，其中 ⁹⁹Tc-MDP 扫描定位感染的解剖位置，¹¹¹In 扫描可以确定鉴别感染的骨块。

为了提高核素扫描的特异性，可以将白细胞用 ⁹⁹Tc- 六甲基丙二基胺肟（⁹⁹Tc HMPAO）、¹¹¹In- 肟化物标记。⁹⁹锝硫胶体扫描对于鉴别骨髓炎和神经性骨关节病是很有效的。这种示踪剂会被骨髓所摄取，因此所有造血活跃的骨髓都会显示阳性，在骨髓炎时，正常骨髓会被感染的骨块所取代，因此会在显像中显示相对的"冷区"。

3. 磁共振检查（MRI） 目前国内外一致同意 MRI 是检查糖尿病足骨髓炎最为有效的方法。可以很好地评估骨和软组织的受累程度，并用来制订手术计划。静脉注射含钆的对比剂可以提高临床诊断的敏感性。钆浓集在炎症的部位并导致 T_1 信号升高。由于脂肪在 T_1 序列是高信号，相位的获得就需要脂肪的抑制技术。正常足部骨髓脂肪是占优势的，因此在脂肪抑制部位是低信号的。任何在用钆脂肪抑制技术后表现为高的信号提示炎症所在。

在骨髓炎 MRI 的主要发现是不正常的骨髓信号，即 T_1 相变暗，在注射了钆后，脂肪抑制部位的 T_1 信号变亮，提示骨髓不正常。进一步的骨髓炎的体征包括皮质的中断和骨膜反应。MRI 阴性可以排除骨髓炎。脓肿的表现是低 T_1 信号，注射钆后在脂肪被抑制的脓肿的中心是低信号。

MRI 可以很好地鉴别骨髓炎和神经性骨关节病变。当骨髓炎时，表现为 T_1 低信号 T_2 高信号，神经性骨关节病非急性期时则 T_1、T_2 都表现为低信号。

然而，MRI 有明显的局限性。腐烂的糖尿病足的 MRI 能有大量的假阳性的诊断。神经性骨关节病的急性期能显示同样的骨髓水肿，难以与骨髓炎区别。肿瘤和缺血性坏死也能表现为 T_2 高信号。

4. 正电子发射断层扫描（PET） PET 对于糖尿病足骨髓炎的诊断很有帮助，同时可以鉴别骨髓炎和神经性骨关节病变，但是由于价格昂贵，设备较少，目前还不能作为常规检查。

五、诊断

目前对于糖尿病足骨髓炎的诊断还没有形成完全一致的标准。大多数学者推荐糖尿病骨髓炎诊断基于临床表现及辅助检查的结果。国际糖尿病足工作组提出了一个较完整、公认的标准，即糖尿病患者有足部溃疡存在，并且下列项目中有 3 项指标阳性即可诊断为糖尿病足骨髓炎：①溃疡创面有蜂窝织炎的存在；②探针可触及骨组织；③溃疡深部组织或骨组织细菌学培养阳性；④放射学和（或）核素扫描图征象提示骨组织炎症表现；⑤骨组织病理学活检诊断提示骨坏死，中性粒细胞及慢性炎症细胞（如淋巴细胞、浆细胞）侵入。

在该糖尿病足骨髓炎诊断标准中，需要强调的是，骨组织活检病理学的诊断是一种有创的诊断方法，操作时可能造成无感染的骨组织发生感染，因此临床上应该权衡利弊。如果必须进行骨组织活检操作或病理学检查，建议在确认感染已被完全控制之后进行较为合理。

表 3-3 中列举了糖尿病足骨髓炎的诊断方法，本方法在备注中强调了医生的操作对诊断的重要性，以及不同症状出现的频度对诊断可能性的推断。这一诊断方法更适合骨

表 3-3　糖尿病足骨髓炎诊断标准建议

骨髓炎发生可能性	治疗建议	标　准	备　注
明确（>90%）	骨髓炎治疗	①骨培养阳性和组织学阳性；②外科发现骨质化脓；③足病师或外科医师在溃疡处发现骨碎片；④MRI发现骨内脓肿 2个很可能标准 [a] 或1个很可能，2个可能标准 [b] 或4个可能标准 [c]	样本的获取由外科医生通过非感染的皮肤取得 由有经验的外科医生确定化脓
很可能（51%~90%）	考虑治疗，但需要进一步确诊	①在溃疡处可见骨质或MRI显示骨水肿；②伴有骨髓炎的其他体征；③骨培养阳性但是组织学阴性；④骨组织学阳性但是骨培养阴性 2个可能标准 [d]	窦道，死骨片，足跟或距骨头受累，骨瘘
可能（10%~50%）	可以治疗，但常需要进一步确诊	①X线片提示骨皮质破坏或MRI显示骨水肿或骨瘘/探及骨质/可见骨皮质；②红细胞沉降率>70mm/h除外其他解释；③充分减压和灌注治疗>6周而创面不愈合；④溃疡>2周伴有临床感染表现	
不可能（<10%）	不需要进一步确诊和治疗	①没有炎症表现；②X线正常；③溃疡不足2周，或无溃疡，或溃疡表浅；④MRI正常或骨扫描正常	

a. 指不具备>90%的诊断标准的前4条中的任一条时，具备51%~90%标准中的2条相当于>90%的诊断标准的前4条中的任一条；b. 指不具备>90%的诊断标准的前4条中的任一条时，具备51%~90%标准中的1条加上10%~50%标准中的2条相当于>90%的诊断标准的前4条任一条；c. 指不具备>90%的诊断标准的前4条中的任一条时，具备10%~50%标准中的4条，相当于>90%的诊断标准的前4条中的任一条；d. 指不具备51%~90%的诊断标准的前4条中的任一条时，具备10%~50%标准中的4条，相当于51%~90%的诊断标准的前4条中的任一条

髓炎的临床动态演变过程和医护人员的思维方式，因此一并介绍给大家。

六、治疗

糖尿病足骨髓炎的治疗是复杂和有争议的。根据国际糖尿病足工作组糖尿病足骨髓炎专门的治疗指南，其治疗原则为应用抗生素，并使其在局部能发挥作用，在创面处理过程中去除坏死的软组织和死骨。有研究报道骨髓炎的最佳治疗方案为切除感染的骨，并进行或不进行局部截肢术，同时给予抗生素治疗。但是最近对于常规手术治疗的必要性出现了争议，在一些病例中，以患者的死亡率和临床表现为指标，证明对骨髓炎单纯使用药物治疗也是可行的，所以对于骨髓炎的治疗应该个体化。

1. 多学科的处理　糖尿病是一个全身性疾病，治疗需要团队的合作。感染往往导致血糖升高，后者又加重感染，所以要很好地控制血糖和感染。糖尿病的其他并发症也需要评估和处理。神经病变、营养不良和吸烟都会降低免疫系统的功能从而导致创面不愈

合，故需要积极处理。基本的足部护理包括足部评估、教育、鞋袜及皮肤和趾甲的护理。

血管的评估对于糖尿病足骨髓炎的患者十分重要，而且能够影响预后。糖尿病足骨髓炎多合并周围血管的闭塞，表现为足背动脉的减弱或消失、间歇性跛行和静息性痛、皮肤的改变和毛细血管充盈不良，可以通过超声多普勒或经皮氧分压评估。糖尿病足骨髓炎的患者进行动脉重建后可以加快创面的愈合和增加 5 倍肢体挽救的可能性。

2. 抗生素治疗 抗生素治疗是骨髓炎治疗的必需部分。通过静脉或高生物利用度的口服抗生素在感染骨达到充分的抗生素水平。对于口服还是静脉用药，取决于病原菌的种类和感染的严重程度。最初是经验性用药，包括克林霉素、喹诺酮类、头孢类、青霉素类 / β- 内酰胺酶抑制药，亚胺培南 / 西司他丁、利奈唑胺，可以单药治疗也可以联合使用，但是哪种联合最为有效目前没有证据。首先考虑覆盖葡萄球菌和链球菌，严重病例要考虑覆盖革兰阴性菌和肠球菌。如果有恶臭要考虑抗厌氧菌。但得到骨培养的结果后，要选用敏感抗生素，对于耐甲氧西林葡萄球菌（MRSA）要选用万古霉素。

抗生素使用的疗程没有充分的证据。一般推荐至少使用 6 周。美国感染学会指出疗程取决于残余组织感染、骨感染和坏死的程度。如果感染的骨被彻底地清除，则感染按照软组织感染处理。创面局部的抗生素治疗目前没有充足有效的证据。

3. 外科治疗 手术目的是为了足部的挽救和最大程度地保护足的功能。去除感染和坏死的骨包括从简单的门诊清创到大截肢。

对于全身状态不好，提示败血症的患者（发热、心动过速、低血压、呕吐），骨髓炎伴有坏死性筋膜炎，深部的软组织脓肿或坏疽的患者要考虑急诊手术。

当出现软组织受累，足的机械功能和完整性丧失，累及骨，威胁到生命或肢体时，或者患者想缩短抗生素使用时间时，可择期进行手术。

糖尿病足骨髓炎在有些轻度感染的患者中，感染骨的清除是没有必要的，单纯抗生素治疗也是可行的，但是不能明确地预测哪些患者单纯使用抗生素治疗将会失败。

4. 辅助治疗 高压氧，重组人粒细胞集落刺激因子（G CSF）在治疗糖尿病足骨髓炎方面尚无证据支持。

总之，评估和处理糖尿病足溃疡的最佳方法依然有争议，并且还需要进一步研究。有感染的溃疡并可探及骨质，可以被判定为有潜在的骨髓炎。尽管 X 线片应在所有病例中应用，MRI 依然是最常用的评估和手术安排的方案。棘手的个案，如一些合并有神经性骨关节病变的患者，可能需要做白细胞标记扫描或骨活检以便诊断。一个跨学科的治疗小组最值得提倡，让糖尿病患者所有并发症都可以获得最佳的治疗。血管评估和干预对血供不足或者缺血的患者来说非常重要。所有治疗方案中几乎都包括应用经验类抗生素，通常是广谱抗生素以及细致的伤口护理。严重的感染、缺血或败血症需要积极的手术治疗。在尽可能地挽救一个有功能的足的目标下，进行足骨切除、畸形矫正，甚至截肢，也常常是必要的。

（徐 俊 王鹏华）

参考文献

[1] Newman LG, Waller J, Palestro CJ, et al. Unsuspectedosteomyelitis in diabetic foot ulcers. Diagnosis

and monitoring by leukocyte scanning with indium in 111 oxyquinoline. JAMA, 1991, 266(9):1246-1251.

[2] Grayson ML, Gibbons GW, Habershaw GM, et al. Use of ampicillin/sulbactam versus imipenem/cilastatin in the treatment of limb-threatening foot infections in diabetic patients. Clin Infect Dis, 1994, 18(5):683-693.

[3] Lavery LA, Armstrong DG, Wunderlich RP, et al. Risk factors for foot infections in individuals with diabetes. Diabetes Care, 2006, 29(6):1288-1293.

[4] William C, Wamerm J. Chronic Osoetmyelitis. Campbell's Operative Orthopaedics, 1998:683.

[5] Grayson ML, Gibbons GW, Balogh K, et al. Probe to bone in infected pedal ulcers:A clinical sign of underlying osteomyelitis in diabetic patients. JAMA, 1995, 273(9):721-723.

[6] Lavery LA, Armstrong DG, Peters EJ, et al. Probe-to-bonetest for diagnosing diabetic foot osteomyelitis:reliable or relic?. Diabetes Care, 2007, 30(2):270-274.

[7] 于德民，王鹏华译.糖尿病足诊治实践彩色图解. 天津：天津科技翻译出版公司，2006：132-133.

[8] Lipsky BA. Osteomyelitis of the foot in diabetic patients. Clin Infect Dis, 1997, 25(6):1318-1326.

[9] Jeffcoate WJ, Lipsky BA. Controversies in diagnosing and managing osteomyelitis of the foot in diabetes. Clin Infect Dis, 2004, 12:115-122.

[10] Zuluaga AF, Galvis W, Saldarriaga JG, et al. Etiologic diagnosis of chronic osteomyelitis:a prospective study. Arch Intern Med, 2006, 166(1):95-100.

[11] Senneville E, Melliez H, Beltrand E, et al. Culture of percutaneous bone biopsy specimens for diagnosis of diabetic foot osteomyelitis:concordance with ulcer swab cultures. Clin Infect Dis, 2006, 42(1):57-62.

[12] Lipsky BA, Berendt AR, Deery HG, et al. Diagnosis and treatment of diatetic foot infections. Clin Infect Dis, 2004, 39:885-910.

[13] Slater RA, Lazarovitch T, Boldur I, et al. Swab cultures accurately identify bacterial pathogens in diabetic foot wounds not involving bone. Diabet Med, 2004, 21(7):705-709.

[14] Slater RA, Lazarovitch T, Boldur I, et al. Swab cultures accurately identify bacterial pathogens in diabetic foot wounds not involving bone. Diabet Med, 2004, 21(7):705-709.

[15] Kessler L, Piemont Y, Ortega F, et al. Comparison of microbiological results of needle puncture vs superficial swab in infected diabetic foot ulcer with osteomyelitis. Diabet Med, 2006, 23(1):99-102.

[16] Armstrong DG, Lipsky BA. Diabetic foot infections：stepwise medical and surgical management. Int Wound Journal, 2004, 1(2):123-132.

[17] Johnson JE, Kennedy EJ, Shereff MJ, et al. Prospective study of bone, indium-111-labeled white blood cell, and gallium-67 scanning for the evaluation of osteomyelitis in the diabetic foot. Foot Ankle Int, 1996, 17(1):10-16.

[18] Termaat MF, Raijmakers PG, Scholten HJ, et al. The accuracy of diagnostic imaging for the assessment of chronic osteomyelitis:a systematic review and meta-analysis. J Bone Joint Surg Am, 2005, 87(11):2464-2471.

[19] Newman LG, Imaging techniques in the diabetic foot. Clin Podiatr Med Surg, 1995, 12(1):75-86.

[20] Sella EJ, Grosser DM. Imaging modalities of the diabetic foot. Clin Podiatr Med Surg, 2003, 20(4):729-740.

[21] Gil HC, Morrison WB. MR imaging of diabetic foot infection. Semin Musculoskelet Radiol, 2004, 8(3):189-198.

[22] Berendt AR, Lipsky BA. Is this bone infected or not? Differentiating neuron-osteoarthropathy from osteomyelitis in the diabetic foot. Curr Diab Rep, 2004, 4(6):424-429.

[23] Berendt AR, Peters, E JG, et al. Diabetic foot osteomyelitis: a progress report on diagnosis and a systematic review of treatment. Diabetes Metab Res Rev, 2008, 24(S1):145-161.

[24] Internation Working Group on the Diabetic Foot Consultative Section of the IDF. Practical guidelines on the management and the prevention of the diabetic foot, 2007:26-27.

[25] Ha VG, Siney H, Danan JP. Treatment of osteomyelitis in the diabetic foot:contribution of conservative surgery. Diabetes Care, 1996, 19(11):1257–1260.

[26] Game F, Jeffcoate W. MRSA and osteomyelitis of the foot in diabetes. Diabet Med, 2004, 21(S1):16–19.

[27] Sella EJ, Grosser DM. Imaging modalities of the diabetic foot. Clin Podiatr Med Surg, 2003, 20(4):729–740.

[28] PittetD, WyssaB, Herter-ClavelC, et al. Outcome of diabetic foot infections treated conservatively:a retrospective cohort study with long-term follow-up. Arch Intern Med, 1999, 159(8):851–856.

[29] Yamaguchi Y, Yoshida S, Sumikawa Y, et al. Rapid healing of intractable diabetic foot ulcers with exposed bones following a novel therapy of exposing bone marrow cells and then grafting epidermal sheets. Br J Dermatol, 2004, 151(5):1019–1028.

[30] Kumagi SG, Mahoney CR, Fitzgibbons TC, et al. Treatment of diabetic (neuropathic) foot ulcers with two-stage debridement and closure. Foot Ankle Int, 1998, 19(3):160–165.

[31] Lavery LA, Sariaya M, Ashry H, et al. Microbiology of osteomyelitis in diabetic foot infections. J Foot Ankle Surg, 1995, 34(1):61–64.

[32] Capriotti G, Chianelli M, Signore A. Nuclear medicine imaging of diabetic foot infection：results of meta-analysis. Nucl Med Commun, 2006, 27(10):757–764.

[33] Eneroth M, Larsson J, Apelqvist J. Deep foot infections inpatients with diabetes and foot ulcer:an entity with different characteristics, treatments, and prognosis. J Diabetes Complicat, 1999, 13(5–6):254–263.

[34] Jeffcoate WJ, Lipsky BA. Controversies in diagnosing andmanaging osteomyelitis of the foot in diabetes. Clin Infect Dis, 2004, 39:S115–S122.

第五节　糖尿病足患者围术期处理

糖尿病是由于胰岛素相对或绝对缺乏以及不同程度的胰岛素抵抗，引起糖类、脂肪及蛋白质代谢紊乱的综合征，表现为以血糖增高和（或）糖尿为特征的慢性全身性疾病。糖尿病晚期患者可出现广泛的微循环及大血管病变，导致双目失明、肾功能损害、肢端坏死、心脑血管病变等。糖尿病患者在接受手术时，麻醉和手术可加重病情，而病情严重或术前控制不满意的患者，可能发生糖尿病酮症酸中毒、循环衰竭，甚至死亡。据统计，糖尿病的发生率占总体人群的 2%～5%，其中约有 50% 的糖尿病患者需要手术和麻醉。因此，熟悉糖尿病的病理生理改变、了解病情特点及患者用药治疗情况，对糖尿病患者手术的麻醉及围术期管理十分必要。

一、麻醉前准备

糖尿病患者手术麻醉的主要危险是由于糖尿病所引起的相关脏器功能的改变造成的，如心血管疾病、肾功能不全等。由糖尿病本身引起的死亡例数已明显减少，而糖尿病的慢性并发症已成为糖尿病患者的主要死亡原因。因此，应重视这些脏器功能的术前评估和治疗，以保证患者处于最佳的术前状态。

（一）术前评估

轻型糖尿病患者或控制良好的糖尿病患者，无糖尿病并发症，这类患者对手术和麻醉的耐受性较好，围术期死亡率与常人无异。

但病情较重或已出现糖尿病并发症的患者，如合并了心血管疾病时，死亡率为常人的 5 倍，手术和麻醉的风险性增加。所以，麻醉医师应通过术前访视患者，充分了解病情。

1. 糖尿病患者围术期危险因素诸多，据报道比较重要的因素有：①手术前空腹血糖增加，平均≥13.3mmol/L；②年龄≥65 岁，病程≥5 年；③糖尿病合并高血压和冠心病；④手术时间≥90min 等。

2. 术前应详细了解患者的糖尿病类型，是否有低血糖、酮症酸中毒和高渗性非酮症昏迷等病史；了解病程的长短、血糖最高水平、现在控制血糖的方法（饮食、口服降糖药、胰岛素）及所用药物剂量。应注意药物作用高峰及其降低血糖的效应，如应用胰岛素后常常出现低血糖反应者，提示患者糖原储备较低，需特别注意血糖变化。

3. 判断有无糖尿病的并发症及对全身脏器的影响，有无水电解质紊乱及酸碱失衡。对伴有脏器（如心、肾）功能损害者，应进一步了解其功能受损情况，了解 ECG 有无异常、BUN 检查结果，必要时应检查肌酐清除率及心脏运动负荷试验。一般来讲，具有全身或重要脏器功能受损的并发症，如心肌受累、肾脏病变、严重感染等，可加重糖尿病病情和代谢紊乱，增加麻醉处理的困难。

4. 合并有高血压的糖尿病患者，常使用 β 受体阻断药，当患者低血糖时可能出现严重的心动过缓，麻醉药物可能增强 β 受体阻断药的作用。使用利尿药特别是排钾利尿药时，应密切监测血钾，因为即使轻微的酸中毒都可导致全身钾的丢失。合并有冠心病、缺血性心脏病和外周动脉粥样硬化的患者，手术和麻醉期间血流动力学波动较大，手术和麻醉的危险性增加。

5. 合并有自主神经病变的患者，在静息状态下即有心动过速表现。因自主神经受累导致直立性低血压，心脏对应激反应能力降低，麻醉和手术的风险性增加。对已有周围神经病变者，应了解感觉神经麻木的程度和范围，以及运动神经障碍的程度。如运动神经病变严重，对肌肉松弛药反应可能异常。

6. 肾功能不良的糖尿病患者，其代谢胰岛素的能力减低，需减少胰岛素的用量。术后伤口感染以及愈合不良是重要的术后并发症，有统计表明目前有 17% 的糖尿病患者发生隐匿性感染。

7. 手术种类对麻醉处理影响不同。甲状腺或腹腔手术、大的骨折创伤、感染脓肿切开引流等手术应激性反应大，应增加胰岛素用量。

（二）术前准备

应积极治疗糖尿病，控制糖尿病并发症，尽量改善全身状况，以提高患者对手术和麻醉的耐受能力，减少术后并发症。术前应尽量使患者血糖控制在正常范围之内，并有正常的血糖储备。根据术前病情、治疗过程以及手术种类选择适当的麻醉方法和药物。

1. 治疗糖尿病，控制血糖和尿糖。围术期血糖的控制可明显降低手术并发症，改善术后效果。高血糖可加重缺血引起的脑损害及伤口愈合不良。因此，应积极治疗糖尿病。

(1) 术前应充分了解病情，进行必要的检查，如测定血糖、血钾、尿糖、尿酮体等。

(2) 术前治疗目的是纠正代谢异常，尽量恢复血糖、尿糖、水电解质正常或接近正常；防止或积极治疗酮症酸中毒；对于同时患有心、脑血管及肾脏病变者，应在控制血糖的同时，积极治疗并发症，改善其功能状态；

增加糖原储备等。

(3) 对糖尿病患者术前血糖应达到多少目前尚无一致的意见，一般不要求控制到完全正常水平，以免发生低血糖。一般认为择期手术患者，术前空腹血糖应控制在 8.30mmol/L 以下，最高不应超过 11.1mmol/L 或餐后血糖不超过 13.9mmol/L；尿糖检查为阴性，24h 尿糖在 0.5g/dl 以下；尿酮体阴性。

2. 术前准备。术前应充分了解病情，进行必要的检查和治疗。通过术前评估了解有无糖尿病并发症以及受累脏器功能状况，同时应了解手术的性质及手术范围。

(1) 对术前口服降糖药的患者，应于术前 1 天改用正规胰岛素控制血糖；术前已使用胰岛素者，接受小手术的患者可继续原治疗方案；对于术前使用长效或中效胰岛素的患者，最好于术前 1～3 天改用正规胰岛素，以免手术中发生低血糖。

(2) 合并酮症酸中毒及高渗性昏迷者，应禁止行择期手术。

(3) 对于急诊手术，应考虑是否有酮症酸中毒，以及酸中毒的程度。在病情允许的情况下，应抓紧时间做必要的术前准备和处理，尽可能在术前纠正酮症酸中毒和高渗性昏迷，血糖控制在 8.3～11.1mmol/L，尿酮体消失，酸中毒纠正后方可手术。如病情需要立即手术，应边控制病情、边施行麻醉和手术。处理措施包括注射胰岛素、补充液体、纠正水电解质和酸碱失衡。但也要注意避免随后出现的低血糖。

(4) 术前应积极治疗糖尿病并发症，对合并有感染的手术患者在术前应积极采取措施控制感染，合理使用抗生素，并处理局部感染病灶。

(5) 对于甲状腺或腹腔手术、感染脓肿切开引流等应激性较大的手术，应增加胰岛素用量，使术后糖尿病症状改善，减少术后并发症。

(6) 手术应安排在早晨第一台进行。术前应给予适当的镇静药，以减轻患者的紧张和焦虑。但术前用药剂量不宜过大，尤其是老年患者。术前禁食期间有必要酌情静脉输入葡萄糖。

(7) 术前检查除血糖、尿糖外，还应包括血常规、尿常规、电解质、肾功能（如肌酐、尿素氮）等，心电图检查也是十分必要的。

3. 择期手术的患者有较充分的时间调整治疗措施。可用膳食控制、口服降糖药或胰岛素治疗。每日分 4 段测尿糖，每 2～4 天测空腹血糖，根据检测值，每 4 天调整用药剂量，力求在 10～14 天使空腹血糖（FPG）降到 8～9mmol/L（140～160mg/dl）以下，餐后不超过 14mmol/L（250mg/dl），也不能低于 6.6mmol/L（120mg/dl），没有酮症及电解质紊乱。如果做大、中型手术或手术时间较长，以及术后需禁食一段时间的精细手术，最适合用短效胰岛素（RI）调整术前剂量，作为术中及术后剂量的参考，再按照术中及术后患者血糖进行调整。

(1) 小型手术的处理：小型手术是指 0.5～1h 完成，术后进食不受影响的手术，如几种内镜、体表层手术或不侵犯骨质的肢端截除手术。如用口服降糖药达到术前准备指标的，半衰期长的格列齐特在术前 1 天晚饭前停服，半衰期较短的格列吡嗪或苯乙双胍在手术当天早晨停服。如果是用 RI 的，则手术当日早晨，皮下注射剂量减少 1/3～2/3，术后进食后恢复原剂量。但因手术或麻醉反应致术后不能进食，或术后血糖波动范围大的患者，虽是小手术，也可以在术中及术后按大中型手术方法用葡萄糖、胰岛素混合静脉滴注方法。

(2) 大中型手术的处理。大中型手术是指持续 1～2h 或以上，影响进食和糖代谢的手术，如胸、腹腔内的手术、开颅手术、截肢、骨折内固定手术等，主张用极化液（葡萄糖、短效胰岛素、氯化钾）静脉滴注方法。理由：①术中和术后身体消耗的能量如果不能用葡萄糖代谢提供，就会使体内脂肪和蛋白质加快分解供能，其结果是血中游离脂肪酸增加。一方面会导致酮症酸中毒，另一方面增加心肌耗氧量，是心律失常的一个危险因素。②胰岛素皮下注入吸收不稳定；静脉滴注 RI 的半衰期只有几分钟，使血糖波动大；持续静脉滴注 RI 途径具有安全、确实、容易调整剂量的优点。手术中每 1～2 小时用血糖仪测手指血糖以调整 RI 剂量。总之，静脉输入 G-I 液的配比为 3～5g 糖配 RI 1U，加上患者特殊情况的调整量。③钾的补充是由于输入糖被利用时细胞外钾向细胞内移动，会引起低钾血症，成为术中心律失常、心脏停搏的原因之一。因此，输入液体中加入氯化钾，但每 100ml 中不宜超过 20mmol（氯化钾 1.5g）。输注葡萄糖要求手术前已达到 FBG 8～9mmol/L 以下，如果手术日 FBG 有所升高，超过 14mmol/L，则用生理盐水与 RI 和氯化钾，血糖控制到此水平以下后再改用如上配方。G-I-K 混合液体静脉滴注方法是 1988 年 Alberti 提出并经实践证实有效的，配方是 5% 葡萄糖加 RI 再加 10mmol（0.75g）氯化钾。每小时滴入 100ml 以保持血容量，加入 RI 量根据空腹血浆糖（手术当日或前 1 天所测值，含量加入。FPG 低于 8mmol/L 者，500ml 液体中加 RI 4U；FPG8～11mmol/L 者加入 RI 8U；EPG＞11mmol/L 者加 RI 12U。

这样，每小时滴入 100ml 时，等于滴入糖 5～7.5g，RI 1～3U，再根据心脏的耐受情况调节入液速度，根据血糖调整进入糖量，根据肝肾功能等情况调节 RI 剂量。术后血糖稍高没有太大危险，对于全麻患者来说，低血糖的危害性更大。

(3) 手术后禁食期的处理：大中型手术后的一个时期，肝、肌肉等主要利用储存糖的器官功能差，胰岛素分泌少，应激激素分泌亢进，糖原异生增加，不能饮水更易引起血浓缩，因此手术后易发生高血糖高渗性脱水或昏迷，或酮症酸中毒。但糖入量不足又会发生低血糖、饥饿性酮症。电解质不足导致的低钠血症可引起食欲缺乏、全身无力、甚至意识模糊，低钾血症可引起心律失常。故术后更应密切观察血和尿糖、血压、心律、心率和血电解质，在经口进食之前，继续用 G-I-K 混合液治疗，每日提供葡萄糖 150～200g（600～800kcal 热量），糖与 RI 的比例是 3～5g 比 1U，使血糖不超过 11.1mmol/L（200mg/dl）。如果禁食期超过 48h，要补充维生素、钠盐、蛋白质或氨基酸。乳化脂肪可补充高能量，但对高脂血症、脂代谢障碍的糖尿病患者会出现酮血症，要慎用。禁食解除后，停用 G-I-K 混合液，改用每日 3 次，餐前皮下注射 RI，剂量参考静脉注射时的日总量。手术前不需胰岛素治疗者，也不应骤停胰岛素，根据血糖测值渐减，到每日所需胰岛素低于 20U，血糖水平仍佳时，可恢复原来的非胰岛素治疗。

术中和术后，尽可能不用吗啡、可待因、普萘洛尔、肾上腺素、乳酸钠和抗风湿药。尿蛋白阳性者不用有肾毒性的氨基糖苷类抗生素。

二、麻醉方式的选择

麻醉及手术刺激可以引起交感神经兴奋，使血糖升高。而患者紧张、疼痛、术中出血等均可加重应激反应。因此，应尽可能选用对糖代谢影响小的麻醉方法及用药。

（一）麻醉方式的选择

手术刺激可引起机体应激反应使血糖增高，而精神紧张、疼痛、出血、缺氧及二氧化碳蓄积等可加重患者的应激反应，从而加重患者高血糖反应。理想的麻醉应有效地减少应激反应，避免影响机体代谢。麻醉方式应根据病情、有无并发症以及并发症的严重程度、手术部位、大小和手术要求等进行选择。一般来说，局麻、神经阻滞、椎管内阻滞麻醉对机体代谢影响小，而全麻对机体的代谢影响大，术中应加强麻醉管理，避免加重已经存在的代谢紊乱。

（二）常用麻醉方法

1. 局部麻醉及神经阻滞对机体生理功能干扰小，并可减少深静脉血栓的发生，对于四肢手术较为适宜。但应注意局麻药量较大时可发生心肌抑制，应严密观察，及时处理。

2. 椎管内阻滞对机体影响较小，对于四肢手术、下腹部及盆腔手术尤为合适。但糖尿病患者对感染的抵抗能力差，应严格无菌操作。椎管内阻滞时，由于患者缺乏有效的压力反射调节功能，易出现明显的血压下降，应注意麻醉平面不宜过广，防止术中血压波动。患者局麻药需要量低，神经损伤的危险性增高，局麻药中加入肾上腺素也增加了缺血和水肿性神经损伤的危险。另外应注意患者是否存在周围神经病变，以便于与某些神经并发症相鉴别。

3. 全身麻醉便于对呼吸及循环系统的管理，可选用安氟醚、异氟醚、氧化亚氮等对血糖影响极小的药物。高达 40% 的糖尿病患者喉镜显露声门困难，可能是由于关节僵硬，寰 - 枕关节活动度减小所致。此类患者对气管插管的心血管反应过强，麻醉诱导期应维持适宜的麻醉深度。

三、麻醉中的监测与管理

（一）麻醉期间管理

手术及麻醉等各种应激性刺激使得临床上难以将血糖控制在一个很窄的范围，通常认为围术期可接受的血糖低限是不引起低血糖发作，高限是不会引起渗透性利尿和高渗性昏迷。

1. 术前需口服降糖药的患者在接受短小手术时，术前可不停用降糖药。手术中及手术后应反复测定血糖水平。如行较大手术，应在术前几天停用口服降糖药改用胰岛素治疗。

2. 对于接受较大手术的患者，术中应采取皮下注射半量的中效或长效胰岛素。同时静脉连续输入含糖液 100ml/h。由于手术和麻醉等因素会影响胰岛素的吸收，故围术期使用胰岛素以静脉给药较好。目前对患者术前是否注射胰岛素仍有争议，赞同者认为此类患者的肝糖原储备少，术前在输糖的同时补充胰岛素有利于肝糖原的生成，而反对者认为术中的血糖一般不会明显升高。目前临床上可采用血糖监测仪术中每隔 2～4 小时测定血糖的水平，酌情输注含糖液或补充胰岛素，肾功能障碍的患者应适当减量。成年患者术中输糖量应为 5～10g/h（5% 葡萄糖100～200ml），输含糖液过多可导致高血糖。

3. 对于术前已使用长效或中效胰岛素的

患者，最好于术前 1～3 天改用正规胰岛素。此类患者术中胰岛素用量应参考术前用量，或先按胰岛素与葡萄糖 1∶4（即 1U 胰岛素加入 4g 葡萄糖液中）应用，然后根据血糖测定结果调整。

4. 术中一般不输含糖液体，以免出现高血糖。可选用复方林格液或生理盐水。如需输葡萄糖液时，应根据患者血糖检测结果按一定比例同时输注胰岛素。

5. 合并严重心脏疾病或自主神经功能异常的患者，对血管有抑制作用的麻醉药、血管扩张药较敏感，容量不足及失血时易出现血压下降，且程度较重。另外，患者对手术操作等刺激敏感性增加，当刺激较强时或应用某些血管活性药物时，易出现较剧烈的心血管反应。因此，应维持适当的麻醉深度，麻醉操作轻柔，尽量避免循环动力学的剧烈波动。

6. 合并有自主神经病变的患者常常胃排空延迟，应注意防止麻醉诱导期间发生胃反流、误吸。

7. 长期使用胰岛素的患者，在体外循环后期采用鱼精蛋白逆转肝素的残余作用时，应非常小心慎重。

（二）麻醉中监测

1. 术中除常规监测血压、心电图、脉搏氧饱和度外，还应加强有创性监测，如有创动脉测压、肺动脉漂浮导管等，及时了解循环动力学变化。

2. 术中应加强呼吸管理，避免缺氧和二氧化碳蓄积。

3. 术中应监测尿量，以了解肾功能状态。

4. 术中应根据病情反复测定血糖、尿糖、尿酮体，依据监测结果给予适当治疗，如静脉输注胰岛素，或输注含葡萄糖液体。

术中应激反应会导致血糖增高，同时应意识到患者术中还可能发生低血糖，两者都会对患者造成危害。目前认为术中血糖应维持在 6.8～11.2mmol/L，一般成人血糖低于 2.8mmol/L，小儿低于 2.2mmol/L 即可诊断为低血糖，而高于 11.2mmol/L 可诊断为高血糖。众所周知，高血糖可引起患者高渗性利尿、脱水、血浆渗透压增高，但低血糖在术中往往容易被忽略，而严重的低血糖甚至会危及生命，应引起重视。

低血糖的严重危害有神经症状和肾上腺素症状，前者包括意识模糊、易怒、疲劳、头痛、轻度嗜睡，进而发展成癫痫，甚至周围神经功能丧失、昏迷，乃至死亡；后者主要表现为焦虑不安、大汗、心动过速、高血压、心律失常、咽痛，主要原因是低血糖导致肾上腺素释放。全麻患者的临床表现可能不会像上述症状那么明显，如果糖尿病患者术中出现不明原因的大汗、血压下降，首先应考虑低血糖，尤其是麻醉中出现肾上腺素症状时可能会被误认为是麻醉深度不够引起的，易被混淆。因此，对糖尿病患者应严密监测血糖，如每 2 小时监测一次血糖，定期做血气分析和渗透压分析。

目前术中血糖监测多应用便携式血糖仪，许多血气分析仪也有血糖分析功能，快速而准确，因此不必术中送检血样到检验室进行生化分析。如果没有快速检测仪器，最简单而直接的方法就是检测尿糖，应根据术前水平调整尿糖，一般应维持在 10g 以下（24h 尿糖定量在 5～10g 以下），但如果尿糖阴性时应注意发生低血糖，因此尿糖检测只是粗略估计，还应结合血糖检测和临床症状，以免延误诊治。

(1) 术中高血糖的处理：术中血糖高于 11.2mmol/L 即应进行处理。处理原则一般是静脉注射胰岛素，在用药的同时应考虑术前用药情况。常规上，高血糖患者每加 1U 胰岛素可降低血糖 1.5mmol/L，只有短效胰岛素可用于最初的降血糖，而且应静脉注射，皮下注射胰岛素可能会因一些术中的突发因素变得吸收不稳定。单次静脉注射胰岛素 0.3U/kg，后持续输注胰岛素 0.15U/（kg·h），但也有报道认为单次注射胰岛素不可取。在输注胰岛素过程中应每 2 小时测一次血糖，根据情况调整用量。

(2) 术中低血糖的处理：术中低血糖的主要原因包括术前口服长效的降糖药或胰岛素的延迟作用以及术前禁食，也有因肾功能不良导致术前应用胰岛素和口服降糖药体内蓄积而引起。诊断低血糖后，成人最初治疗为 50% 的葡萄糖 50ml 静脉注射，例如一个体重 70kg 的成人，每 1ml 50% 的葡萄糖可升高血糖 0.11mmol/L，对严重低血糖患者应再单次输注 50% 葡萄糖或 5%～10% 葡萄糖以防止进展性低血糖，在输注葡萄糖的过程中应反复监测血糖，并尽快找出低血糖的原因并加以治疗。

（三）急诊手术的麻醉处理

一些急诊手术的患者往往患有糖尿病，应在病情允许的情况下进行必要的术前准备，包括了解病情、必要的实验室检查以及必要的治疗。

1. 对于术前已确诊糖尿病的患者，且病情稳定，术中应监测血糖、尿糖，根据测定结果给予胰岛素治疗，胰岛素应从小剂量开始（按 1∶4，即 4～6g 葡萄糖加入 1U 胰岛素）。

2. 对于糖尿病症状控制不满意而又需急诊手术的患者，应在术前准备的同时开始糖尿病治疗，尽量避免出现严重的高血糖和酮症酸中毒，使水电解质紊乱得到纠正。

3. 酮症酸中毒的患者原则上应延缓手术，尽可能在术前纠正酮症酸中毒和高渗性昏迷，或边控制病情、边施行麻醉和手术，容量不足和低血钾得到部分治疗可降低酮症酸中毒引起的心律失常和低血压。

四、糖尿病急性并发症的防治

（一）低血糖

当血糖低于正常低限时可引起相应的症状与体征。低血糖一般是指血糖低于 2.8mmol/L（50mg/dl）。严重低血糖（指血糖低于 1.4～1.7mmol/L 或 25～30mg/dl）时，患者可出现低血糖昏迷。

1. 术前口服降糖药或胰岛素用量过大、应用中长效胰岛素不适当是围术期低血糖的主要原因。低血糖是胰岛素瘤的主要症状，也见于其他疾病，如肝硬化、垂体功能低下、肾上腺功能不全、肝占位性病变以及肉瘤等。

2. 临床一般表现为交感神经兴奋（大汗、颤抖、视物模糊、饥饿、软弱无力、心悸、腹痛）。此外，尚可表现为中枢神经系统抑制的症状，包括意识模糊、头痛头晕、反应迟钝、嗜睡、心动过速、瞳孔散大、癫痫发作，甚至昏迷。患者可能有精神异常的表现。延脑受抑制时，患者可呈现深昏迷，各种反射消失，呼吸浅弱，血压下降，瞳孔缩小等。如在全身麻醉下，患者可出现苏醒延迟。

3. 低血糖对患者的危害较大，应高度警惕。围术期应尽量维持患者血糖在正常或稍高水平，避免出现低血糖症状。如怀疑患者有低血糖症时，应及时测定血糖并根据测定结果迅速处理。其治疗的有效方法是给予葡萄糖，轻者可口服葡萄糖水，严重者可快速输注葡萄糖，先静注 50% 葡萄糖 40～100ml，必要时重复。然后继续输注 5%～10% 葡萄糖 300～400ml/h，直至血糖维持稳定。其他治疗还包括胰高血糖素、糖皮质激素等。

（二）酮症酸中毒

糖尿病酮症酸中毒是指糖尿病患者在各种诱因的作用下，胰岛素不足明显加重，升糖激素不适当升高，造成糖类、蛋白质、脂肪以及水、电解质、酸碱平衡失调而导致的高血糖、高血酮、酮尿、脱水、电解质紊乱、代谢性酸中毒等症候群。感染、手术和外伤等应激反应可能导致机体利用胰岛素障碍，机体不能充分利用糖，而脂肪及蛋白质代谢显著增加，肝脏产生大量酮体，引起酮症酸中毒，尤其以 1 型糖尿病更为常见。

1. 酮症酸中毒可使心肌收缩力下降，外周阻力降低，引起血糖和渗透升高，细胞内脱水和渗透性利尿，甚至出现低血容量。其电解质紊乱包括高血糖（血糖通常在 300～500mg/dl）、高钾血症和低钠血症。此时机体总钾量降低，但是由于促使钾离子向细胞内转移的胰岛素不足，此时往往临床上表现为血钾水平升高。另一方面，血糖每升高 100mg/dl，血浆钠离子浓度降低 1.6mmol/L。

2. 治疗方法如下。①给予胰岛素控制血糖，首次剂量为静脉注射 10U，随后静脉连续输注；②补充液体：给予生理盐水 1～2L 扩容，适当补钾、磷和镁离子；③纠正酸中毒：一般不需要，当 pH 低于 7.1 或出现循环功能不稳定时，应给予 $NaHCO_3$ 等纠酸药物；④应解除各种诱因。

（三）高渗性非酮症高血糖昏迷

高渗性非酮症高血糖昏迷，又称为高渗性非酮症糖尿病昏迷、高血糖脱水综合征等。其临床特征为严重的高血糖、脱水、血浆渗透压升高而无明显的酮症酸中毒，患者常有意识障碍或昏迷。2 型糖尿病患者在遇有创伤、感染等诱因时，常导致高渗性非酮症高血糖昏迷，死亡率高，应予足够的警惕，及时诊断和有效治疗。

1. 常见于感染或脱水的患者，也可见于 2 型糖尿病和非糖尿病患者。其特征包括：血糖＞600mg/dl（33.3mmol/L），渗透性利尿引起的低血容量、电解质紊乱、血液浓缩以及中枢神经系统功能异常（如癫痫发作或昏迷），而无酮症酸中毒的特征。

2. 治疗方法包括输注生理盐水和胰岛素。这类患者对胰岛素可能较为敏感，宜采用小剂量。当血糖低于 300mg/dl 时，应注意观察病情并酌情停用胰岛素，以免发生脑水肿。此外应注意纠正电解质的异常。

五、糖尿病慢性并发症的防治

（一）动脉粥样硬化

中老年糖尿病患者可能并发心血管疾病，包括严重的冠心病、心肌病、高血压，这类患者易发生心肌梗死、脑血管意外及末梢大血管病。糖尿病心脏病除一般冠心病表现外，其特点如下。

1. 静息时心率增快，一般多在 90/min 以上，主要是因心脏自主神经病变引起的。

2. 冠心病症状不典型，患者往往表现为隐性冠心病或无痛性心肌梗死。

3. 心肌梗死的并发症较常见，如合并心力衰竭、休克、心脏破裂等，死亡率高。

4. 可因各种应激、感染、手术麻醉等导致患者猝死，患者易发生室性心律失常，甚至心室颤动。

（二）糖尿病肾病

多见于 1 型糖尿病，此类型患者约有 50% 合并糖尿病肾病，30% 的患者死于肾衰竭。而 2 型糖尿病患者随着年龄增长及病程的延长，发生糖尿病肾病的概率越来越高。临床主要表现为蛋白尿、水肿、高血压、氮质血症等。

（三）神经病变

病理改变主要多见于周围神经和自主神经系统，也可累及中枢神经。周围神经系统病变可引起肢体麻木，伴有感觉异常，部分患者有自发性疼痛。自主神经系统病变可导致潜在性缺血、直立性低血压、无痛性心肌梗死，严重者可出现心搏骤停或猝死；胃肠道系统可表现为胃张力下降、吞咽困难、恶心呕吐等；泌尿系统以自主神经性膀胱炎最为常见。由于心脏自主神经功能异常，中枢对缺氧的通气反应下降，加上麻醉药物对中枢神经系统的抑制，这类患者在围术期发生心搏骤停的危险性大大增加。

（四）感染及伤口愈合不良

糖尿病患者由于巨噬细胞功能下降，免疫力降低，常并发各种感染，而脓毒血症是围术期的主要死亡原因之一。糖尿病控制不满意的患者，由于伤口组织强度不足及感染等原因，常导致术后伤口愈合不良。

六、高龄糖尿病足坏疽患者截肢围术期处理

糖尿病足坏疽是糖尿病晚期血管闭塞的一种严重并发症，大面积坏疽和严重感染时常有致命危险，截肢是挽救患者生命的重要措施。

高龄糖尿病足患者截肢率及病死率较高，高龄糖尿病足坏疽患者脏器和细胞功能处于退化中，体质较弱，常并存多种疾病，围术期并发症的发生率及死亡风险均高于正常人。因此，应加强围术期监测、护理，预防易发生的并发症。

手术处理的目标是为挽救生命，截除危及患者生命的肢体；对已完全丧失生理功能的肢体，截除部分肢体后安装假肢以利于患者的康复，提高患者的生活质量。处理原则有：①应用胰岛素将血糖严格控制在 11.1mmol/L 以下为宜；②有效控制肢体感染坏疽，应选用组织穿透力强、肾毒性小、对革兰阳性及阴性菌均有良好作用的广谱抗生素，同时应用抗厌氧菌药物；③合理选择截肢平面；④积极治疗严重内科疾病。控制血糖和抗感染是围术期治疗的关键。糖尿病感染与血糖值高低呈正相关，空腹血糖值越高，其发生感染的危险性越大。高龄糖尿病患者因患病时间长，可同时并发多部位、多器官感染，高糖环境有利于病原菌生长，糖尿病并发症造成器官供血下降，防御功能减弱，机体的营养状况差，利于病原微生物侵入、繁殖；且具有年龄愈大，感染率愈高的特点。治疗目标是使血糖接近正常水平，纠正代谢紊乱，避免并发症，保证围术期安全。合理使用抗生素是降低糖尿病并发感染的关键。要短程足量，不宜长期用药或预防性用药，以免引起正常菌群失调，诱发真菌感染。

截肢平面血供程度的好坏是创口愈合的又一关键因素，需谨慎选择理想平面。血管造影、CTA 或多普勒彩色超声可为确定截肢

平面提供依据，但最终决定截肢平面需术中结合皮肤温度、颜色、营养状况以及手术时皮瓣出血情况。深筋膜下不分离，以保护皮瓣的血液供应，否则将破坏皮肤的供血，影响皮瓣的存活。缺血变性的肌束应尽量切除，注意动脉闭塞的程度、斑块的性质、静脉内有无血栓。术后安置引流，引流物品于手术后24～48h拔出。

高龄糖尿病足坏疽患者内科并发症的治疗是手术顺利进行的保障。并发冠心病、心力衰竭是高龄糖尿病患者的重要致死原因，围术期应高度重视对本病的治疗，术前、术中使用营养心肌、改善心肌供血的药物及监测心功能。高血压病患者应用降压药物，使血压控制在150/90mmHg以下。

慢性支气管炎、肺气肿者，予以禁烟、止咳祛痰、超声雾化、吸氧及抗生素等处理。糖尿病肾病的治疗包括控制血糖、纠正高血压、改善微循环和限制饮食中蛋白质的量等。

有效地控制了血糖，合理选择截肢平面，故切口甲级愈合率较高。同时有针对性地对并发症进行纠正，只要术前精心准备，术后严格控制血糖和抗感染，正确治疗内科并发症，大部分高龄糖尿病足坏疽患者均可安全度过围术期。

七、老年糖尿病患者围术期处理

随着糖尿病发病率的日渐增加，糖尿病患者接受手术的机会也越来越多。众所周知，2型糖尿病占糖尿病患者中的80%～90%，而发病年龄高峰在60—70岁，即老年阶段，因此老年糖尿病不可避免地成为接受手术的主要糖尿病人群，了解与掌握老年糖尿病围术期的处理原则是十分重要的。

（一）老年糖尿病手术危险性的评估

老年糖尿病患者除在生理上进入衰老阶段、各器官功能衰退、应激能力与免疫功能低下外，各种糖尿病慢性并发症尤其是微血管与大血管病变，如冠心病、脑动脉硬化、肾小动脉硬化及高血压、糖尿病神经病变、糖尿病肾病等常给患者在麻醉及手术时带来严重后果，甚至死亡。由于老年人总体水分含量减少，口渴中枢敏感性降低，主动饮水量不多，脏器储备功能差，加之禁食，故手术易引起水电解质平衡紊乱、酮症酸中毒、乳酸酸中毒及非酮症高渗综合征。感染的发生率也较一般糖尿病患者为高，而且症状多不典型，常无明显发热，易被临床忽略而导致病情迅速恶化，伤口愈合也受影响。此外，老年糖尿病患者多合并其他系统慢性疾病，除心脑血管动脉粥样硬化外，诸如慢性支气管炎、肺气肿、慢性胆囊炎，胆石症、脂肪肝、慢性肠胃病、前列腺及妇科疾病等，这些合并症常给麻醉与手术及血糖控制带来困难，造成治疗中的矛盾，因而影响手术的安全性。由上所见，可以肯定地说：老年糖尿病患者围术期的风险大，死亡率高于一般糖尿病患者，一般糖尿病患者手术死亡率为非糖尿病患者的1.5～2.0倍，而老年糖尿病则远高于此数字。

值得指出的是，为数不少的2型糖尿病患者起病隐匿，在相当长的时间内无临床症状（5～10年），有的已有糖尿病慢性并发症存在，仍不知患有糖尿病，这一特点在老年糖尿病患者尤为突出。当这类糖尿病患者遇有手术时，由于对糖尿病毫无所知，就不可能采取任何控制血糖的治疗措施，甚至给予过量的葡萄糖液，以致在术中及术后导致酮症酸中毒或非酮症高渗性昏迷，等到发现时为期已晚，失去了抢救时机，这种病例临床上并不少见，值得重视。

总之，就内科临床经验而言，决定老年糖尿病患者手术危险性的主要因素有以下几点：①术前糖尿病是否已明确；②有无糖尿病慢性并发症及合并症，脏器功能状态，尤其是心、肺、脑及肾功能状况如何；③手术前后血糖控制是否良好；④手术本身的大小、范围、缓急，术前是否有一定的时间对控制血糖采取充分的治疗措施以及对患者的全身状况（尤其是脏器功能状态与糖尿病慢性并发症）进行全面评估。当然手术者的技术水平也是决定手术是否顺利与成功的关键。

（二）术前检查与处理

所有 60 岁以上进行手术的老年患者，无论既往有无糖尿病病史，均需常规行血糖测定，应包括空腹血糖与餐后血糖 2 项，仅测空腹血糖易漏诊，因为不少老年糖尿病患者空腹血糖正常而餐后血糖升高。单测尿糖不可取。已确立为糖尿病的老年患者，除常规检测血糖及 HbAlc，以了解血糖控制程度外，应重点判断糖尿病慢性并发症及合并症，尤其是冠心病、脑血管病、高血压、糖尿病神经病变、糖尿病肾病、肺疾病及肺功能状况等。

老年糖尿病手术前的处理原则如下。①手术日期的选择：非急症手术者应在术前使血糖控制在理想范围内再择期手术，并要求心血管功能状态基本稳定。术前理想血糖范围并无绝对统一标准，一般认为空腹血糖在 8mmol/L 左右，餐后血糖在 10mmol/L 左右即可。对威胁生命的急症病例应立即手术，利用术前的准备时间给予静滴胰岛素，尽量使

高血糖状态得到改善。②手术前糖尿病治疗方案之变更：如术前血糖控制良好，可维持原有的治疗方案不变。原来注射胰岛素者可按原剂量及原制剂使用。原来使用口服降血糖药者亦可给予服用，但对大、中型手术者宜在术前 1 周将口服降血糖药改为胰岛素注射，以便为术后继续注射胰岛素提供剂量参考，有利于术后顺利康复。③术前麻醉方案的选择：全麻引起应激反应及胰岛素拮抗激素如 ACTH、生长激素、儿茶酚胺、胰高血糖素等分泌均超过硬膜外及局部麻醉，故对血糖影响较大，老年患者尤其如此，且易致乳酸酸中毒。因此，能用局麻及硬膜外麻醉者尽量不采用全麻。

（三）术中处理原则

采用局麻、无须禁食的小型手术（包括门诊小手术）可维持原治疗方案不变，术中监测血糖，如血糖始终保持在 10mmol/L 以下，无须做任何特殊处理。其他各型手术患者在手术当日停止原治疗方案，而采用小剂量静脉滴注胰岛素控制血糖，宜使用短效人胰岛素。其剂量应视术中监测的血糖值而定，一般每小时滴注 1～12U，个别情况下仍可采用大剂量静脉滴注或推注，务必使血糖值保持在 10mmol/L 以内为安全。赖脯胰岛素（lyspro insulin）为短效快速作用的胰岛素类似物，但若静脉注射使用则与一般短效胰岛素并无大区别。老年糖尿病患者合并心脑血管病变较多，肝肾功能多有减退，自身调控能力低下，易发生低血糖，尤其是非感知性低血糖较常见，引起低血糖症状的血糖阈值多呈上调（一般糖尿病患者为 3mmol/L 左右，老年糖尿病患者可达 4～5mmol/L），一旦发生低血糖而未及时纠正，可导致严重后

果，如心力衰竭、心律失常、脑血管意外等，其危害不亚于高血糖，因此在手术过程中，血糖值不宜低于 5.5mmol/L（100mg/dl 左右）。当低于此值时，可暂时停用胰岛素。

手术过程中除常规监测血糖外（每 1～2 小时检查 1 次），尚应监测尿酮、血乳酸、电解质及血渗透压、血气分析等。

术中补充何种液体需视具体病情而定，并无绝对的限制，在通常情况下宜采用生理盐水配用胰岛素滴注，如血糖值不超过 13mmol/L 也可给予葡萄糖溶液，内加适当剂量的胰岛素。

文献中关于糖尿病患者手术过程中应用胰岛素控制血糖的治疗方案有多种，但何种方案为最优越？很难对所有糖尿病患者予以肯定，必须根据每个患者的具体病情，尤其是血糖的连续监测不断调整。就临床实践而言，无论是对老年糖尿病还是一般糖尿病患者，目前仍以小剂量胰岛素静脉滴注或间歇性皮下注射为最常用，也最安全。

（四）术后处理

手术结束后仍应监测血糖、尿酮、电解质等各项指标，并按血糖值决定继续静脉滴注胰岛素的方案，直至能恢复进食，即可改为皮下注射胰岛素，对每日胰岛素用量低于 30U、血糖稳定、病情基本控制者则可改为口服降血糖药治疗。

老年糖尿病患者手术后体质虚弱明显，胃肠功能低下，全身恢复过程及创口愈合比一般糖尿病患者均慢，因此应加强支持治疗，在饮食方面可以放宽，应根据其要求自由选择饮食品种，不要强调高纤维饮食，不要急于恢复手术前的食谱，蛋白质摄入要增加。

所有老年糖尿病患者，无论其手术大小，无论有无感染迹象，在手术后均应常规给予抗生素。一般性小手术可口服抗生素，大、中型手术，特别是已有感染迹象者应静脉给药，抗菌药物以选用高效、广谱抗生素为宜，必要时联合用药，以尽快消灭病原菌，控制感染。在选用抗菌药物的种类、剂量方面应考虑到老年糖尿病患者肝、肾功能状态。老年人肝体积已缩小，肝血流量降低，肝酶活性下降，对药物的代谢与排泄能力减少，故对在肝代谢与排泄的抗菌药物（如大环内酯类）应注意剂量调整与肝功能监测。老年人肾小球滤过率和肾小管分泌功能均较一般成人降低，加之有糖尿病肾病存在，可能导致药物由肾清除能力更为下降，故应根据肾功能来调整抗生素的剂量，尽量避免使用对肾有损伤的抗生素（如氨基糖苷类、磺胺药、万古霉素、多黏菌素等）。

（李恭驰　胡霙）

参考文献

[1] 刘俊杰，赵俊 . 现代麻醉学 . 2 版 . 北京：人民卫生出版社，1997：1425-1444.

[2] 罗爱伦 . 患者自控镇痛 - 镇痛治疗新概念 . 北京：北京医科大学中国协和医科大学联合出版社，1999：36-64.

[3] 黄宇光，罗爱伦 . 21 世纪医师丛书麻醉科分册 . 北京：中国协和医科大学出版社，2000：438-449.

[4] 赵俊，李树人，宋文阁 . 疼痛诊断治疗学 . 郑州：河南医科大学出版社，1999：283-575.

[5] 张立生，刘小立 . 现代疼痛学 . 石家庄：河北科学技术出版社，1999：747-887.

[6] 杨藻宸 . 药理学和药物治疗学 . 北京：人民卫生出版社，2000：655-681.

[7] Wall PD, Melack R. Textbook of pain.4th Ed. 英文影印版 . 北京：科学出版社 . 2001：409-426.

[8] Gennery B, Mather LE, Strichartz G. Levobupivacaine:

new preclinical and clinical data. Seminars in Anesthesia, perioperative. Medicine and pain, 2000, 19(2): 132–148.

[9] Foster RH, Markham A. Levobupivacaine, A review of its pharmacology and use as a local anesthetic. Drugs, 2000, 59(3): 551–579.

第六节　糖尿病足周围血管病变及下肢血管重建

一、糖尿病足周围血管病变概述

糖尿病足作为糖尿病晚期并发症，具有很强的致残性和致死性。糖尿病足的概念是由Oakley 于 1956 年首先提出，1972 年 Catterall 将其定义为：因神经病变而失去感觉和因缺血而失去活力，合并感染的足。随着人们对糖尿病足认识的深入，发现糖尿病足是一组足部的综合征，不是单一症状。它应当具备几个要素：①是糖尿病患者；②应当有足部组织营养障碍（溃疡或坏疽）；③伴有一定下肢神经和（或）血管病变。三者缺一不可，否则就不能称其为糖尿病足。

按照发病的原因不同，糖尿病足在临床上分为三种类型。Ⅰ型：缺血型，足部表现是由于下肢动脉病变造成的缺血所致；Ⅱ型：神经型，足部表现是由于神经病变所引起；Ⅲ型：混合型，足部表现是由于缺血和神经因素共同作用的结果。有研究资料表明我国的糖尿病足类型是以Ⅰ型和Ⅲ型为主，单纯神经型者较少见。与治疗糖尿病神经病变尚缺乏有效治疗措施相比，目前对糖尿病足缺血型的治疗常常可以得到比较理想的结果。最新的研究表明，与缺血相关的糖尿病足占糖尿病足总数的 80% 左右。

（一）病因

糖尿病足周围血管病变主要是患者机体内出现了糖代谢紊乱和脂代谢紊乱，在此基础上发生斑块，在动脉壁上沉积并钙化，导致动脉狭窄或者闭塞，从而引起下肢远端组织的缺血和缺氧，组织营养不良，导致组织缺损。

（二）病理

糖尿病足周围血管病变的病理就是动脉粥样硬化，管腔狭窄或者闭塞。

（三）流行病学

1. 糖尿病足国际临床指南中明确了国外的流行病学资料。国外资料显示，①在所有的非外伤性低位截肢手术中，糖尿病患者占 40%～60%；②在糖尿病相关的低位远端截肢中，有 85% 是发生在足部溃疡后；③在糖尿病患者中，5 个溃疡中有 4 个是因为外伤而诱发或恶化；④糖尿病患者中足部溃疡的患病率为 4%～10%。

2. 美国的流行病学资料表明，糖尿病患者住院的主要原因是糖尿病足，足部溃疡多发于糖尿病发病 10 年以后，病程超过 20 年则糖尿病足的发生率将达到 50%。

3. 国内的资料显示，随着我国经济的飞速发展，广大人民群众物质生活水平得以不断提高，糖尿病发病率逐年呈现上升趋势。目前全国糖尿病患者已经超过 6000 万，而且每年以 120 万的速度增加。而糖尿病患者足坏疽的发生率在 10 年前为 0.9%～1.7%。老年糖尿病患者坏疽者占 2.8%~14.5%。从资料分析 10 年间糖尿病坏疽患者逐年增加，近 10 年总平均坏疽患者占糖尿病门诊人数的 2.42%，比 1980 年增加 6.7 倍；占糖尿病住院人数的 12.4%，比 1980 年增加 5.7 倍。这说明我国糖尿病并发肢端坏疽的发生率逐年增加的趋势，要比非糖尿病患者高 20~30 倍，50 岁以上高达 40 倍。

近年来，我国管珩教授牵头的大样本多中心资料显示，50 岁以上糖尿病患者群下肢动脉病变的比例为 19.47%。而王爱红等对其中心 60 岁以上糖尿病患者群下肢动脉病变及其危险因素进行了调查分析，发现糖尿病患者并发下肢血管病变的比例为 35.36%。解放军总医院潘长玉教授组织的对北京 5 家大医院的内分泌科糖尿病患者的研究发现：2 型糖尿病下肢血管病变发生率高达 90.8%，其中重度以上者占 43.3%。糖尿病足患者数量近年正迅猛增多，应该引起高度重视。

国际糖尿病足临床指南认为，与非糖尿病患者的血管硬化相比，糖尿病患者的动脉硬化具有以下几个特点：①更为常见；②发病年龄更小；③没有性别的差异；④多个节段发生病变；⑤病变发生在更远端（主动脉、髂动脉几乎不累及）。

我们在回顾性研究 2001 年 12 月—2005 年 12 月本院同期治疗的动脉硬化导致下肢缺血患者的资料。对比性分析了糖尿病组 203 例和非糖尿病组 120 例，发现糖尿病组发病年龄平均为 67.9 岁，非糖尿病组平均为 75.7 岁，发病年龄提前 7.8 年；糖尿病组男女之比为 2.2∶1，非糖尿病组男女之比为 4∶1；而且无论是否是糖尿病性动脉硬化和非糖尿病性动脉硬化，均是双下肢病变。从病变累及的位置来看，糖尿病组多累及股浅动脉及

其以远的动脉，而非糖尿病组多累及股浅动脉及其以近的动脉。从累及的多个平面病变来看，糖尿病组多累及全程多节段病变（$P < 0.05$）。在病变多发生的小腿动脉上，其发生概率也不尽相同。研究发现：胫前动脉病变率为 64.5%，胫后动脉病变率为 59.9%，腓动脉病变率为 31.6%；而且糖尿病性下肢动脉硬化的动脉中膜钙化突出，以踝部动脉为多发。关于踝部动脉中膜钙化的问题，由于踝部动脉无法压扁，直接导致了此处动脉压异常增高，出现 ABI 的假阳性，有时 ABI 可高达 1.30 以上；这时的 ABI 是不能反映下肢远端真实的缺血情况的，这时静止状态下的 ABI 是不可靠的，需要平板运动试验来矫正。

（四）预后

意大利一个科研小组对 1107 例糖尿病性下肢缺血患者进行了为期 8 年的前瞻性研究（多中心）表明：最终的结局是溃疡、截肢和死亡。早期有效的治疗决定预后，因此我们必须重视。

（五）临床表现

1. 早期缺血症状　足部麻木，皮肤发凉，仅在活动后有疼痛感，即为间歇性跛行。

2. 中期的代偿期　即足部静息痛。

3. 晚期的组织缺损　主要包括足部溃疡者（甚至溃疡伴感染）、足部部分组织坏疽者（甚至坏疽且伴有感染）。

（六）辅助检查

1. 踝肱指数（ABI）。ABI = 踝部动脉最高血压 / 上肢最高动脉血压。ABI 的意义：ABI＞1.30 为无效加压，ABI=0.91~1.30 为正常，ABI=0.41~0.90 为轻至中度周围动脉

病变，ABI＜0.40 为严重周围动脉病变。一般 ABI＜0.9 时即认为有下肢缺血，然而，对于少数糖尿病患者，即使 ABI＞1.0，有时可能仍然有缺血，这是因为这部分患者的踝部动脉可能有中层硬化，测血压时无法压扁动脉，得出的血压很高，导致 ABI 出现假象。这时需要运动平板试验，如果下肢动脉有病变，活动后的 ABI 必然下降。

2. 如果有下肢缺血，下肢远端的皮肤温度必然下降，可采用皮肤温度计测量。

3. 经皮氧分压（TcPO$_2$）是全球通用的三大评估血管疾病金标准之一。有以下几个用途：①肢体缺血情况的定量评估；②直接反映血管向组织供氧情况；③评估组织存活率。具有无创、低成本和可重复使用的特点。

4. 激光多普勒也是全球通用的三大评估血管疾病金标准之一。激光多普勒主要监测局部组织血流灌注量，包括毛细血管、微动脉、微静脉和动静脉吻合支。激光多普勒是无创性检查，有时也是微创，主要在用于监测肌肉或深部脏器血流灌注量时。

5. 下肢血管彩色多普勒超声具有无创的特点。主要检查血管有无斑块，狭窄或闭塞等情况。

6. 下肢节段性动脉测压，主要通过测定下肢不同节段的动脉血压，判断血管有无闭塞或狭窄，从而判断是否缺血，具有无创的特点。

7. 增强型螺旋 CT（spiral computed tomography）是无创检查。主要通过增强 CT 扫描，可以发现血管有无闭塞或狭窄等病变。

8. 增强磁共振血管成像（magnetic resonance angiography，MRA）也是无创检查。主要通过增强的下肢动脉的磁成像发现有无动脉闭塞或者狭窄等病变。

9. 下肢动脉数字减影血管造影（digital subtraction angiography，DSA）也是三大评估血管疾病金标准之一，具有灵敏度高的特点，属于微创检查。可以直观看到血管有无闭塞或狭窄以及侧支循环建立情况。对治疗方案的选择具有直接的指导作用。

（七）诊断

一般来讲，诊断并不困难，主要要具备以下几个条件。

1. 糖尿病患者，这个是前提。

2. 有下肢缺血的证据：①临床表现；②辅助检查 ABI＜0.9；③ TcPO$_2$、激光多普勒等显示下肢组织缺血、缺氧等；④ CTA、MRA 或 DSA 显示下肢动脉闭塞或者狭窄性病变。这些都可以明确诊断。

二、下肢血供的重建方法

关于糖尿病足周围血管病变的治疗，通过重建下肢血流，大多数患者可以达到一定疗效。在临床实践中我们也发现，即使是混合型病变，如果血流重建成功，其神经病变也可得到部分缓解。当然，在治疗糖尿病足的方法中，我们认为要重视综合治疗。而那些认为糖尿病足仅仅是内科疾病，靠内科保守治疗及能解决问题或是外科疾病仅仅靠外科手术就能够解决问题的想法是一种狭隘的表现。然而无论如何，我们认为，下肢动脉血流的重建在治疗糖尿病下肢缺血的方法中，是最重要和关键的措施。这里谈一下下肢血供重建的几个问题。

综合目前国内外的各种治疗下肢缺血的方法，有如下几种。

（一）下肢动脉腔内介入治疗

具体方法包括：经皮穿刺动脉内成形（主

要指单纯球囊扩张术）、在球囊扩张的基础上支架成形术或直接的动脉腔内支架成形术。作为一种微创手段，值得我们重视，尤其是当患者年老体弱或伴有其他疾病无法耐受动脉搭桥手术者，介入治疗可以作为首选。

1. 下肢动脉腔内介入治疗适应证　①有较好的动脉流入道和流出道；②由于年老体弱，合并其他疾病，无法耐受开放手术打击的患者；③虽然动脉流出道较差，但是近段有局限性病变（狭窄或闭塞）时，也可以考虑。

2. 下肢动脉腔内介入治疗的禁忌证　①心、脑、肺等重要脏器功能衰竭者；②慢性肾功能不全者；③全身感染者；④急性血栓形成者；⑤下肢远端无动脉流出道者；⑥因各种原因导致的无法平卧。

3. 术前准备　①首先要控制好血糖，保持血糖在正常或接近正常的水平，但是并不要求血糖必须控制在正常水平；②可以先口服3d抗血小板药物，这是借鉴冠状动脉或脑动脉支架的经验，对于下肢股动脉支架是否必须，目前仍然存在争议，我们的大多数患者没有采取这项措施，对于远期通畅率也没有影响；③对于肾功能不全的患者，如果必须接受介入治疗，可以于术前先水化；④患者的心理调节；⑤穿刺区的皮肤准备；⑥碘过敏试验；⑦对于足部有感染创面者，可以术前给予广谱抗生素。

4. 手术切口和入路　主要穿刺股动脉，有两种入路，一是顺行穿刺，一是逆行穿刺。顺行穿刺主要治疗股动脉及其以远的动脉病变，穿刺相对困难一些，有时经常穿刺到股深动脉，尤其是股深动脉优势型的患者。股动脉逆行穿刺相对比较容易，主要治疗腹主动脉、髂总动脉、髂外动脉、股总动脉部位

的病变以及对侧下肢的病变。缺点有二，一是对对侧膝下病变无法进行治疗，因为没有足够长度的导管；二是对对侧病变操作时可控性不如顺行穿刺。有时也选择上肢入路，如肱动脉或腋动脉，主要是当髂动脉病变时，双股动脉均无动脉搏动，无法穿刺股动脉时可以选择。缺点同逆行穿刺。

5. 主要手术步骤　穿刺股动脉成功后，根据治疗目的不同，选择并放置6～8F的动脉鞘管。静脉肝素3000～4000U后，用Cobral导管和导丝沿动脉路径向病变部位的远段缓慢前进，使之顺利通过病变部位，交换成交换导丝后，沿导丝将适当尺寸的球囊送到病变部位进行扩张成形，然后根据需要决定是否放置支架。

6. 手术难点与对策　本手术有2个关键点和难点。首先是顺行穿刺股动脉，可以从腹股沟韧带上方穿刺股总动脉，然后通过路径将导丝送到股浅动脉，也可以从腹股沟韧带下方直接穿刺股浅动脉，如果实在困难也可以先逆行穿刺对侧股动脉，导管到达患侧髂动脉，做一个路径，沿此路径穿刺股动脉。另一个难点是通过闭塞病变部位，有时导丝可以顺利通过，有时非常困难，可以在血管内将导丝头端先做成一个襻，然后缓慢向远端通过闭塞部位到达远端正常动脉的真腔内。

（二）下肢动脉旁路移植

作为治疗糖尿病性下肢缺血的传统方法，在国外已经有很长的历史；而在我国，最早提出并开展这项工作的汪忠镐教授，于1986年采用下肢动脉旁路移植治疗糖尿病下肢缺血并取得了成功。

此类治疗包括2种方法，一种是目前最常用的股动脉－膝上或膝下腘动脉旁路移植，

此方法是血管外科最常见的手术之一, 尤其是股动脉 - 膝上腘动脉旁路移植, 目前几乎所有的血管外科医生都能够完成。另外一种是下肢远端小动脉旁路移植, 由于下肢动脉移植最远端的吻合口是吻合在小腿动脉上, 所以手术难度非常大, 效果不理想, 使许多血管外科医生望而却步, 在我国起步较晚。在 1994 年我们曾经也开展了这项技术, 效果差, 没有继续下去, 真正开展这项手术的是 2000 年谷涌泉医生留学回国后, 积极倡导和实践, 目前在国内开展的例数最多, 效果比较理想。目前国内也只有十几家医院能够开展这项技术。

1. 动脉旁路移植的适应证 ①下肢远端有比较好的动脉流出道; ②患者体质较好, 能够耐受手术创伤。

2. 动脉旁路移植的禁忌证 ①下肢远端没有动脉流出道; ②患者体质差, 无法耐受手术创伤; ③同时患有严重心脑血管疾病者; ④肝、肾、肺等重要脏器功能不良者; ⑤全身感染严重者; ⑥机体凝血功能障碍者; ⑦术后不适合抗凝者。

3. 术前准备 ①首先要控制好血糖, 保持血糖在正常或接近正常的水平; 但是并不要求血糖必须控制在正常水平; ②患者的心理调节; ③穿刺区的皮肤准备; ④对于足部有感染创面者, 可以术前给予广谱抗生素, 创面要充分切开引流; ⑤由于患者患病日久, 要全面检查心、肺、肝、肾等重要器官功能, 对功能不全者要进行适当纠正。低蛋白者要补充白蛋白。

4. 手术切口和入路 在相关章节有介绍股动脉、膝上 / 下腘动脉人工血管 / 自体大隐静脉旁路移植, 这里以股动脉、膝下腘动脉人工血管、小腿动脉自体大隐静脉旁路移植

为例介绍。

大腿根部腹股沟韧带下方切口, 可以游离出股总动脉、股深动脉和股浅动脉。膝下腘动脉切口: 以膝关节横纹为起点, 沿胫骨内缘做一弧形切口, 向下可以游离出腘动脉。胫后动脉切口: 在踝关节上方沿胫骨内侧缘后 2cm 行纵向切口, 可以游离出胫后动脉。

5. 主要手术步骤 ①在大腿根部切开皮肤、皮下组织和肌筋膜, 游离出股总动脉、股深动脉和股浅动脉备用。②可根据腘动脉受累部位选择为膝上腘动脉或膝下腘动脉, 一般最常用的是膝下腘动脉。仰卧位, 膝关节轻度屈曲, 大腿外展、外旋。膝下垫软枕。以膝关节横纹为起点, 沿胫骨内缘做一弧形切口, 长短可根据患者具体情况而定, 显露并游离腘动脉 4～5cm, 备用。③显露胫后动脉: 体位仰卧位, 小腿外展, 外旋。在踝关节上方沿胫骨内侧缘后 2cm 行纵向切口。游离胫后动脉 3cm 左右备用。④备取大隐静脉: 于同侧卵圆窝处取一横行切口或纵形切口, 解剖大隐静脉主干, 结扎其主干及属支, 沿大隐静脉行径做几处切口, 显露大隐静脉, 根据所需截取合适的长度。一般大隐静脉要比腘动脉到胫后动脉搭桥的实际距离长 20%～30%。⑤在股动脉和腘动脉之间、腘动脉和胫后动脉之间做一隧道。这一隧道可以在皮下, 也可以在肌筋膜下。⑥静脉肝素 4000～6000U 后, 选用 8mm 直径人工血管, 上端与股总动脉吻合, 下端通过皮下隧道与腘动脉吻合。⑦将上述大隐静脉倒置后通过隧道, 大隐静脉上下两段分别与腘动脉处的人工血管和胫后动脉吻合。缝合完毕后不打结, 开放上述血管桥, 冲出血凝块和空气, 然后再收紧缝线打结。

6. 手术难点与对策 ①腘动脉的游离。

由于这样的切口进入后，首先看到的是腘静脉，而腘动脉位于 2 支腘静脉之间，有时粘连严重，游离腘动脉时，容易损伤腘静脉，导致静脉出血，严重者可以导致手术失败。对策：每一项操作都要细致，不能有侥幸心理。②大隐静脉桥扭转：通过皮下隧道时，如果不小心，容易出现大隐静脉桥扭转，导致手术失败。对策：大隐静脉桥通过皮下隧道时可以放开近端阻断钳，使大隐静脉桥充盈，在搏动情况下，不容易发生扭转。

（三）自体干细胞移植

干细胞移植一般包括骨髓血、外周血、脐血和胚胎干细胞。目前用于临床的主要是骨髓血和外周血干细胞移植。我们主要使用自体干细胞治疗糖尿病下肢缺血。自体干细胞至少有 2 个优点：①不存在免疫排斥；②没有胚胎干细胞的伦理道德问题。

由于将有专门的章节详细讨论这项技术，这里不再赘述。

总而言之，糖尿病足周围血管病变是糖尿病的主要并发症。其发病率越来越高。目前的治疗除了药物外，重建下肢动脉血流是治疗成功和决定预后的关键。

（四）治疗方式的选择

上面谈了最常用的几种治疗糖尿病下肢缺血的方法和疗效评价，在临床上如何选择其治疗方法，这也是我们面临的挑战。因为治疗方法不当，就会影响疗效。我们选择治疗方法总的原则应当是，患者病情需要何种方式就选择何种方式，不是术者会哪种方式就用哪种方式。这里谈一下对糖尿病下肢缺血治疗方法选择的原则。

1. 大动脉（腹主动脉、髂动脉）病变 血管腔内介入或动脉旁路移植或两者同时应用。具体可根据患者身体状况和经济状况选择。例如，患者体质良好，年纪较轻（＜70岁），可选用动脉旁路移植或介入治疗，也可介入和动脉旁路移植同时应用；如果体质弱，年龄大，同时又伴有其他疾病，可以选择介入治疗。

2. 中等动脉（股动脉、腘动脉）病变 介入或动脉旁路移植或两者同时应用，或者自体干细胞移植。

3. 小动脉（小腿动脉或足部动脉）病变 介入或动脉旁路移植或两者同时应用，或者自体干细胞移植。这里与股动脉、腘动脉的不同之处，是可以首选自体干细胞移植，而且一般疗效比较好，尤其是骨髓动脉刺激后的骨髓干细胞移植，疗效更好。

（五）围术期的处理

无论采用哪种治疗方法，均要重视围术期的处理。它不仅对治疗效果有直接的影响，而且也会影响其远期疗效。目前主要有以下几种措施。

1. 抗凝处理 糖尿病下肢缺血患者中，有不少为血液高凝状态，我们可以采用抗凝措施，以防止血栓形成。一般采用普通肝素、低分子肝素、阿加曲班（直接凝血酶抑制药）等。

2. 抗血小板治疗 一般采用肠溶阿司匹林、沙格雷酯、西洛他唑等阻止血小板聚集，预防血栓形成。

3. 扩血管药物 扩血管的目的是降低外周血管阻力，延长移植血管、PTA 和（或）支架的通畅时间，并有利于干细胞的分化。一般选用罂粟碱、前列腺素 E、西洛他唑、沙格雷酯等。

4. 降纤治疗 糖尿病足患者的纤维蛋白

原经常高于正常，因此降纤治疗尤为重要。

（谷涌泉　郭建明　吴中俭）

参考文献

[1] 许樟荣，敬华 . 糖尿病足国际临床指南 . 北京：人民军医出版社，2003：69.

[2] 齐立行，谷涌泉，俞恒锡，等 . 糖尿病与非糖尿病性动脉硬化下肢血管造影特点及其临床意义 . 中华糖尿病杂志，2005，13（6）：412-416.

[3] 汪忠镐 . 动脉重建术与糖尿病性下肢缺血 . 中华医学杂志，1984，1：165-168.

[4] 谷涌泉，张建，俞恒锡，等 . 下肢远端动脉搭桥治疗 46 例糖尿病足 . 中国实用外科杂志，2003，23（8）：487-489.

[5] Gu Yong-quan. Determination of the amputation level in ischaemic lower limbs.ANZ J S, 2004, 74(1-2):31-34.

[6] Wutschert R, Bounameaux H. Determination of amputation level in ischaemic limbs. Diabetes Care, 1997, 20:1315-1318.

[7] 谷涌泉，郭连瑞，张建，等 . 自体骨髓干细胞移植治疗严重下肢缺血 1 例 . 中国实用外科杂志，2003，23（11）：670.

[8] 谷涌泉，郭连瑞，张建，等 . 自体骨髓干细胞移植改善下肢严重缺血致运动功能障碍：15 例报告 . 中国临床康复，2004，8（20）：3917-3919.

[9] Tateishi-Yuyama. E, Matsubara. H, Murohara T, et al. Therapeutic angiogenesis for patients with limb ischaemia by autologous transplantation of bone-marrow cells:a pilot study and a randomized controlled trial. The Lancet, 2002, 360(10):427-435.

[10] 郭连瑞，谷涌泉，张建，等 . 自体骨髓干细胞移植治疗糖尿病足 13 例报告 . 中华糖尿病杂志，2004，12（5）：313-316.

[11] Asahara T, Murohara T, Sullivan A, et al. Isolation of putative progenitor endothelial cells for angiogenesis. Science, 1997, 275(5302):964-966.

[12] 吴英锋，谷涌泉，张建，等 . 犬骨髓源血管内皮祖细胞体外扩增的动态研究 . 中国临床康复杂志，2005，9（10）：63-65.

[13] Isner J, Asahara T. Angiogenesis and vasculaogenesis as therapeutic strategies for posrnatal neovascularization. J Clin Invest,1999,103(9):1231-1236.

[14] Tepper OM, Galiano RD, Capla JM，et al. Human endothelial progenitor cells from type Ⅱ diabetics exhibit impaired proliferation, adhesion, and incorporation into vascular structures. Circulation, 2002, 106:2781-2786.

[15] Shintani S, Murohara T, Ikeda H, et al. Augmentation of postnatal neovascularization with autologous bone marrow transplantation. Circulation, 2001, 103(6):897-903.

[16] 黄平平，李尚珠，韩明哲，等 . 自体外周血干细胞移植治疗下肢动脉硬化性闭塞症 . 中华血液学杂志，2003，24（6）：308-311.

[17] 杨晓凤，吴雁翔，王红梅，等 . 自体外周血干细胞移植治疗 62 例缺血性下肢血管病的临床研究 . 中华内科杂志，2005，44（2）：95-98.

[18] 管珩，刘志民，李光伟，等 .50 岁以上糖尿病患者群周围动脉闭塞性疾病相关因素分析 . 中华医学杂志，2007，87（1）：23-27.

[19] 王爱红，许樟荣 . 老年糖尿病合并下肢动脉病变及其危险因素的调查分析 . 老年医学与保健，2005，11（3）：147-149.

[20] 潘长玉 . Ⅱ型糖尿病下肢血管病变发生率及相关因素调查 . 中国糖尿病杂志，2001，9（6）：323-325.

[21] 谷涌泉，张建，齐立行，等 . 糖尿病下肢动脉粥样硬化特点及相关因素的研究 . 中华老年多器官疾病杂志，2007，6（4）：266-268.

[22] 谷涌泉，张建，齐立行，等 . 远端流出道不良致严重下肢缺血 39 例的旁路移植术分析 . 中华普通外科杂志，2004，19（5）：276-278.

[23] Gu YQ, Zhang J, Qi LX, et al. Surgical treatment of 82 patients with diabetic lower limb ischemia by distal arterial bypass. Chin Med J, 2007, 120(2):106-109.

[24] 谷涌泉，张建，齐立行，等 . 远端流出道不良致严重下肢缺血 39 例的旁路移植术分析 . 中华普通外科杂志，2004，19（5）：276-278.

[25] 谷涌泉，张建，汪忠镐，等 . 糖尿病性下肢缺血的外科治疗 . 中华糖尿病杂志，2004，5（12）：328-331.

[26] 谷涌泉，张建，齐立行，等．远端动脉旁路移植术附加动静脉吻合治疗严重下肢缺血 21 例．中华普通外科杂志，2005，20（9）：578-580.

[27] 谷涌泉，张建，齐立行，等．下肢远端动脉旁路移植治疗糖尿病下肢缺血．中国糖尿病杂志，2007，15（4）：196-199.

[28] 谷涌泉，张建，齐立行，等．糖尿病与非糖尿病患者下肢动脉旁路移植术后移植血管闭塞原因分析．中华普通外科杂志，2008，23（2）：140-142.

[29] 谷涌泉，张建，齐立行，等．下肢小腿动脉球囊成形治疗严重糖尿病下肢缺血．中国糖尿病杂志，2010，18（2）：132-134.

[30] Yongze Li, Di Teng, Xiaoguang Shi, et al. Prevalence of diabetes recorded in mainland China using 2018 diagnostic criteria from the American Diabetes Association:national cross sectional study. BMJ, 2020, 369:m997.

第七节　糖尿病足的截肢

一、概述

糖尿病晚期有一个重要的并发症即糖尿病足。糖尿病足是指由于糖尿病引起的下肢动脉病变造成下肢远端组织缺血所致的足部组织变性坏死。目前血管外科住院患者中大多为糖尿病性动脉硬化闭塞症。目前笔者所在科室为 70%～80%。

意大利一个科研小组对 1107 例患者进行为期 8 年的前瞻性研究表明，糖尿病足的最终结局是：溃疡、截肢和死亡。而 VPT（生物振动觉阈值定量检测）下降、跟腱反射消失、足部破溃史是糖尿病足部溃疡的高危因素，截肢多由于新近出现的溃疡未得到控制，足部破溃史、周围血管病变及多种慢性并发症是导致死亡的主要原因。

（一）普通的下肢截肢

1. 跗部截肢　施行卜爱德（Boyd）截肢术，移除距骨后使跟骨与胫骨下端融合。穿戴假肢后残端末端可承重步行。

2. 悉姆截肢　这是一种踝上截肢，术后残肢远端亦能直接承重步行，缺点是假肢的踝部粗大不美观。

3. 小腿截肢　所有在踝关节与膝关节之间的截肢都丧失了正常的足部运动，通过假脚和人工踝代偿效果一般较好。小腿中 1/3 处截肢比较适当，有足够的杠杆作用，软组织也较多，能够对假肢进行有效的控制；小腿残肢过短（膝间隙以下不足 7cm）时，将出现残肢自接受腔内脱出的倾向，残肢的活塞运动更加明显，由于残肢短，杠杆运动不足，当伸膝肌用力伸膝或阻止屈膝时，压力集中在残肢远侧的前面，造成提物、推、拉，在不平坦平面上行走，越过障碍能力有限，行走距离亦受限制。

4. 膝关节离断　这种手术后股骨内、外侧髁的膨大部分提供了良好的承重面，穿戴膝关节离断假肢后代偿功能较好，缺点是假肢的膝部比健侧粗大，不美观。

5. 大腿截肢　只要手术方法正确，任何部位的大腿截肢都可装配假肢。大腿残肢有较多的肌肉，有一定长度，穿戴假肢后的代偿功能仍可观。这种代偿在很大程度上取决于截肢者控制假肢和控制身体重心向外移位的能力，膝关节的稳定则依靠对线的伸髋肌一方面对抗屈膝，另一方面迫使膝向后进入伸展位的作用来提供。某些情况中也可用膝关节的机械结构来防止假肢承重时无意间的膝关节屈曲。残肢过短的大腿截肢者步行速度一般较慢，易疲劳，维持身体稳定和提高物品都受到影响，在某些特定活动中，短的残肢受压也较长残肢大。

6. 髋关节离断与半侧骨盆切除　髋关节离断后，装配假肢需要骨盆来固定，由坐骨承重；半侧盆骨切除后，由于失去坐骨，可利用躯干或对侧坐骨承重。穿戴假肢后的代偿功能有一定的限度。

7. 双侧下肢截肢　由于来自地面的感觉反馈减弱，双侧下肢截肢者的稳定性受到严重影响，因此增加了对稳定性的要求。双侧小腿截肢影响不是很大，主要是提起物品、运物以及反推、拉等动作受限。双侧大腿截肢者使用一支（或一对）手杖或拐杖，可以在平地上步行，但上下阶梯和斜坡很困难，一般需要配备轮椅交替使用。

（二）糖尿病足的截肢

根据糖尿病足国际临床指南，将截肢定义为一个肢体的远端被切除。几个常见的截肢的概念如下。

1. 重复截肢　先前截肢未治愈而再次从远端开始截肢。

2. 新的截肢　先前截肢的患处治愈后又从远端开始截肢。

3. 截趾　仅仅足趾的截除。

4. 小截肢　在踝关节及其以下水平关节离断。

5. 大截肢　踝关节水平以上的截肢，包括膝下截肢和膝上截肢。

二、术前截肢平面的判断

（一）糖尿病足截肢的流行病学

在过去，大多数医生应用截肢处理糖尿病足。在糖尿病足国际临床指南中明确了国外的流行病学资料。

1. 在所有的非外伤性低位截肢手术中，糖尿病患者占 40%～60%。

2. 在糖尿病相关的低位远端截肢中，有 85% 是发生在足部溃疡后。

3. 在糖尿病患者中，5 个溃疡中有 4 个是因为外伤而诱发或恶化。

4. 糖尿病患者中足部溃疡的患病率为 4%～10%。

在美国，糖尿病患者住院的主要原因是糖尿病足。足部溃疡多发于糖尿病发病 10 年以后，病程超过 20 年则糖尿病足的发生率将达到 50%。1988 年 Levin 报道美国住院患者截肢手术中，50% 是糖尿病足患者，每年因糖尿病足截肢者约有 4 万多人，医疗手术费耗资 12 亿美元。1991 年美国 Lipsky 报道治疗糖尿病足患者 31 例，其中 13 例（41.9%）被截肢。而 1992 年英国 Deerochanawong 报道治疗糖尿病足 93 例，截肢 120 次。国内仅有零星报道。在治疗方法没有改进之前，截肢率为 38.1%～75%。

（二）截肢平面的确定

截肢无疑会使患者的生活质量下降，同时也增加了患者及其家庭的生活和经济负担，同时给社会造成沉重的负担；更何况到目前为止，国际上还没有一种统一的标准，能够在术前准确地预测截肢平面，因此临床上经常出现需要多次修复截肢残端以保证其愈合的情况。如果截肢平面过高，会使患者的残废等级增加；如果截肢平面过低，足部创面难以愈合，则需要反复修复残端。这给临床医生提出了非常高的要求。对于已经发生坏疽的组织，截肢是有效的治疗措施之一；否者，会引起全身毒素的吸收，对患者的心功能、肾功能等重要脏器功能造成严重损害，甚至危及生命。然而，过去在临床工作中，我们经常发现糖尿病下肢缺血患者的截肢残端不愈合，而且严重感染，患者不得不再次接受截肢，使患者本已虚弱的身体面临着生命危险。因此，如何在保证截肢创面一期愈合的前提下，又尽量地保留患者的肢体，使患肢的功能尽量接近正常，或者便于假肢的安装和维护，这是一个世界性难题。

笔者在澳大利亚学习期间，曾对澳大利亚墨尔本大学 Austin 医学中心的 202 例患者 232 条下肢截肢的 DSA 资料进行了研究，发现有 34.9% 患者需要再截肢，再截肢的次数为 1～5 次。如此，不仅增加了患者的经济负担和痛苦，而且不少患者为此失去生命。尽管目前血管外科医生改善了血管的吻合技术，截肢还是难以避免。因此，适当、正确地截肢不仅是一种治疗方法，更重要的是能够挽救患者的生命。

目前国外对于糖尿病足的截肢有 2 种观点。一种是尽可能地最远端化，这种观点要求医生截肢时要先从足趾开始，如果创面不愈合，再行半足截除，如果仍然不愈合，可以行保留足跟截除，然后再从踝上小腿截肢、膝下，最后才从膝上截肢。这种做法的优点是尽可能地保留了肢体残端，有利于患者的功能活动；缺点是经常需要再截肢，如果患者体质差，很可能导致患者无法耐受手术创伤的打击而失去生命。另外一种是直接从大腿截肢。这种做法的优点是一般不需要

再次截肢，患者不会因为再次截肢而失去生命；而最大缺点是患者的残废等级增加，即使安装假肢也会造成生活质量的下降，加重社会和家庭的负担。因此，对截肢目的要明确。一般来讲：对于较年轻的患者要考虑以后尽可能地恢复肢体功能，因此能做膝下截肢就不做膝上截肢，以便将来装配假肢；对年老体弱者，不必考虑将来装配假肢的问题，以去除病灶并保证切口一期愈合为主要目的，可将截肢平面适当提高。

为了规范截肢的平面，1981 年 Malone 等提出确定最佳平面须符合以下几点原则。①使用血管重建方法最大限度地保留肢体；②选择截肢平面的数量化评估；③在保证伤口愈合的前提下实现最远端的截肢；④有利于假肢的安装恢复；⑤在康复的前提下，缩短住院时间；⑥有效地节省资金；⑦匹配的医疗和假肢的护理。

这些原则无疑对糖尿病足截肢平面的预测具有指导意义，然而并没有解决具体患者在术前如何预测截肢平面，从而也使很多医生无所适从。目前临床上仍然有一些医生截肢是依靠物理检查的结果，包括肢体的颜色、皮肤的温度、外周动脉搏动情况和术中伤口处血流情况等。这样做的结果是仍然有多数患者需要再次截肢。有人统计按此标准施行的膝下截肢失败率为 10%～50%，平均为 20%。曾有应用无创技术预测截肢平面的研究尝试，但因结果和价值不确定难以成为预测截肢平面的标准。

为了能够在术前准确地预测截肢平面，笔者在澳大利亚墨尔本大学 Austin 医学中心研究了 202 例患者的 232 条下肢截肢的 DSA 资料的研究之上，制订了一个"分数"标准（表 3-4）。

表 3-4　下肢远端流出道病变动脉评分新标准

病变动脉	分　数	病变动脉	分　数
一处＜50% 狭窄	-1	多处＜50% 狭窄	-5
一处＞50% 狭窄	-2	多处＞50% 狭窄	-6
一处短段闭塞（＜5mm）	-3	多处闭塞	-8
一处长段闭塞（≥5mm）	-5	整条狭窄动脉（＜50% 正常直径）	-6
动脉正常腔到小腿下 1/3 处闭塞	-7	部分通畅的足部动脉弓	-3
动脉正常腔到小腿上 1/3 处闭塞	-9	小腿上有丰富的侧支	+2
整条闭塞动脉	-10	足背部有丰富的侧支	+1

正常动脉：①腘动脉，胫前动脉，胫后动脉，腓动脉各 10 分；②完整的足部动脉弓 5 分，总分为 45 分；在此基础上加 / 减上述的评分标准，最后得出的分数与截肢平面相对应。总分＜12 分为膝上截肢，12～19 分为膝下截肢，20～25 分为半足截肢，＞25 分为截趾。

动脉造影是一种预测下肢缺血预后的最简单和最直观的方法。一般从健侧股动脉穿刺，将造影导管顶端送至腹主动脉下端行双下肢动脉造影，也可将造影导管顶端送至患侧的髂动脉行单侧选择性动脉造影。曾有学者应用动脉造影中远端流出道的"分数"，去预测下肢缺血血管搭桥术后的结果，然而，至今尚无人用此类"分数"预测截肢的平面。我们试图依据术前动脉造影中远端流出道的通畅程度，建立一种新的"分数"评估系统的方法预测截肢平面。应用这个标准可以使预测截肢平面的准确率达到 95% 以上。从而避免了患者的多次反复截肢。

然而这是一个在回顾性分析研究的基础上制订的标准，是否适合临床应用？是否具有普遍的指导意义？必须通过前瞻性研究的检验才能进一步推广。为此，我们设计了前瞻性研究，以证明其实用性。按照指定的"评分"标准指导完成了 35 例患者的截肢，结果截肢残端一期愈合率达到 93.94%。从而证明了该标准是一个可行的标准，值得进一步推广。

从前瞻性研究结果发现，本"评分"标准不能达到 100% 患者实现截肢的最远端化和一期残端愈合的目的，仍然存在一些问题。为此，我们又进行了"评分"标准的修订研究。在原"评分"标准中没有考虑股深动脉的因素。因为在临床上经常发现，如果股深动脉通畅，一般可以保留膝关节，行膝下截肢时大多患者可以实现一期愈合。因此，我们进一步修正，发展了新的"评分"标准。我们总结了本院 5 年来 90 例因下肢缺血而且行大截肢患者的资料和 DSA 资料，应用 Logistic 回归分析原"评分"标准、新"评分"标准和经皮氧分压（$TcPO_2$）对预测截肢平面的贡献度，结果发现，将股深动脉纳入新的"评分"系统中，正确预测截肢平面的百分率提高了 9.6%。

（谷涌泉　吴英锋　李繁强）

参考文献

[1] Anonymous. Suggested standards for reports dealing with lower extremity ischemia. J Vasc Surg, 1986, 4(1):80.

[2] Panayiotopoulos YP, Edmondson RA, Reidy JF, et al. A scoring system to predict the outcome of long femorodistal arterial bypass grafts to single calf or pedal vessels. Eur J Vasc Endovasc Surg, 1998, 15(5):380–386.

[3] Peterkin GA, Manabe S, LaMorte WW, et al. Evaluation of a proposed standard reporting system for preoperative angiograms in infrainguinal bypass procedures:angiographic correlates of measured runoff resistance. J Vasc Surg, 1988, 7(3):379–385.

[4] Lea Thomas M, Tanqueray AB, Burnand KG. Visualization of the plantar arch by aortography: technique and value. Br J Radiol, 1988, 61(726): 469–472.

[5] Malone JM, Moore W, Leal JM, et al. Rehabilitation for lower extremity amputation. Arch Surg, 1981, 116(1):93.

[6] Mars M, Mills RP, Robbs JV. The potential benefit of pre-operative assessment of amputation wound healing potential in peripheral vascular disease. S Afr Med J, 1993, 83(1):16–18.

[7] Wutschert R, Bounameaux H. Determination of amputation level in ischemic limbs-Reappraisal of the measurement of TCPO$_2$. Diabetes Care, 1997, 20(8):1315–1318.

[8] Moore WS. Skin blood flow and healing. Bull Prosthet Res, 1974, 22:105.

[9] Tanzer TL, Horne JG. The assessment of skin viability using fluorescein angiography prior to amputation. J Bone Joint Surg Am, 1982, 64(6):880–882.

[10] Oishi CS, Fronek A, Golbranson FL. The role of non-invasive vascular studies in detemining levels of amputation. J Bone Joint Surg Am, 1988, 70:(10)1520–1530.

第八节　糖尿病足的减负治疗及支具应用

一、概述

人们往往忽略了双足的重要性。它不仅承受了体重，又是身体与地面之间的介面。尤其在不平的地面，它能发挥稳定身体的作用，更能与身体的其他部位协调以执行步态。

糖尿病足的问题是糖尿病并发症中最严重和最昂贵的。随着世界各地糖尿病患者的数量不断上升，糖尿病并发的下肢疾病亦使截肢患者的数量不断增加。文献显示糖尿病患者一生中发展成足部溃疡的风险可高达25%。并相信每30秒在世界某个地方就有一人因糖尿病失去下肢。

大多数的截肢病例是因足部溃疡所导致的。足部溃疡当中只有2/3最终能愈合，其余的可能会导致其他形式的截肢。根据国际糖尿病足工作组（international working group on diabetic foot）对慢性糖尿病足溃疡的护理原则如下：①处理任何相关感染；②如果可能和可行，进行血供重建术；③尽量减少溃疡部位的压力，以尽量避免创伤；④管理伤口及伤口床，以促进愈合。这说明了除药物和手术治疗糖尿病足溃疡外，机械控制是临床治疗中最重要的一环，临床上应把这个理念融合其中。

为了便于读者理解下肢减负设备的功用，本章将从简单介绍步态及足部的生物力学基础开始，去介绍一些临床上常用的糖尿病足减负器具。

二、足和踝关节的生物力学基础

步行时足部关节的动作是相当复杂的，活动同时进行于多个切面上。实际上，足部运动简单来说可分为：非承重和负重两个类别。一个人步行的平均速度约为每分钟 60 步。每一步大约有 60% 的时间双足是在负重的阶段，这段时间称为姿态期（stance phase）。在余下约 40% 的步态便只有一只脚在负重，这段时间便称为摆动期（swing phase）。

姿态期阶段从一边的足跟接触地面开始，直至同一边的大脚趾离开地面止，这为姿态期的完结，其中包含了三个不同的时段：接触期（contact phase）、姿态中期（mid stance phase）和推进期（propulsion phase）（表 3-5）。这个时候双足都是在地面上，把体重承担于双足上。虽然双足都在姿态期阶段，跟地面接触，但各在姿态期的不同时段。

表 3-5　姿态期的三个阶段

阶　段	表　现
接触期	从足跟接触地面开始，到前足掌着地前的阶段。在此期间内，脚转换为柔软的结构，去吸收来自地面反作用力的压力（图 3-2）
姿态中期	从前足掌着地开始，到足跟离开地面前的阶段。在此时段内，脚转化为移动适配器，用于吸收压力，适应崎岖地面和保持平衡（图 3-3）
推进期	从足跟离开地面开始，到足趾离开地面前的阶段。足部保持一个硬杠杆的状态，以便把我们的身体往前推进（图 3-4）

在摆动期内只有一只脚在负重，而另一只脚是在非承重的阶段。在这段时间内，一

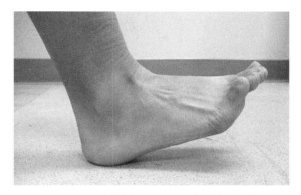

▲ 图 3-2　接触期：从足跟接触地面开始

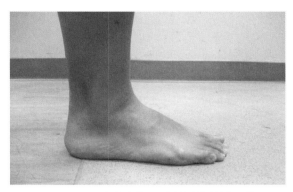

▲ 图 3-3　姿态中期：从前足掌着地开始

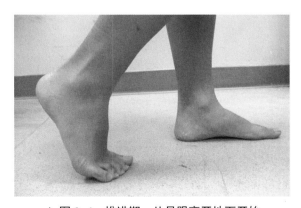

▲ 图 3-4　推进期：从足跟离开地面开始

只脚是正在姿态中期承受整个身体的重量。虽然另一只脚是在非承重阶段，它亦正为下一个步态周期准备下肢的正确位置，足跟便能够再一次承受身重及接收地面的应力。这样便完成了一整个步态周期。

在解剖学上足部可分为 3 个部分。①足后部（hindfoot）：由距骨和跟骨所组成；②足中部（midfoot）：由足舟骨、楔骨、骰骨所组成；③足前部（forefoot）：包括跖骨和趾骨。

虽然解剖上将足部划分成三个部分，但在步态周期中，三部分的活动会作为一个整体。在这些结构内，任何一部分的改动会影响整个足部和足踝的正常步态。一个关节的运动的改变将影响足和踝部其他关节的运动。因此当足和足踝的功能或活动有改变时，可以影响整个下肢的步态。事实上，认识足及踝关节的生物力学功能，对治疗下肢的疾病非常重要。有兴趣的读者可在这一领域再作进一步的阅读。

第 1 跖趾关节的背伸功能，在步行期间是必需的，特别是在足跟离地和在足趾离开地面之间的这段时间。如果第 1 跖趾关节背屈活动＜50°，就被称为活动受限（hallux limitius）。这与糖尿病周围神经病变患者的趾溃疡有重要关联。Biker 等的研究发现，有第 1 跖趾关节溃疡病史的患者，第 1 跖趾关节的背伸活动比无溃疡病史者显著减少。

图 3-5 是一名 50 岁的男性患者，足关节活动受限及足底压力异常。患者为 2 型糖尿病伴有周围神经病变。第 1 跖趾关节底有胼胝增生及血斑。在临床评估时发现第 1 跖趾关节及踝关节活动受限。足底压力垫测试（Harris mat）发现第 1 跖趾关节内侧、第 1 趾间关节内侧及脚趾尖出现压力点，表示该区局部压力偏高。

三、组织应力

双足在日常活动中长期承受大量的压力，而这些力量从四面八方而来。根据牛顿定律，我们的身体亦会向外来的应力做出相等、但

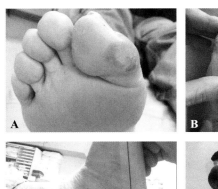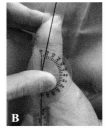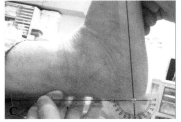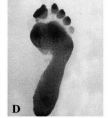

▲ 图 3-5　A. 第 1 跖趾关节底有胼胝增生及血斑；B. 第 1 跖趾关节活动受限；C. 踝关节活动受限；D. 足底压力垫测试

相反方向的力量去抗衡。临床上经常看到糖尿病患者足溃疡的病例，皮肤不能承受步行或鞋子的反复应力，造成伤害、破损或溃疡。特别是有糖尿病周围神经病变的患者，因保护性感觉的功能减退，未能在皮肤破损前远离压力（图 3-6）。研究发现 40%～60% 的下肢截肢都与糖尿病周围神经病变有关。

根据外部应力导致的结构变形，可将它们进行分类。一般来说，足部反复地承受拉应力、压应力和剪应力。足部所承受压力的大小取决于负载面的面积及应力的大小。在生物力学压力测量中使用的单位是帕斯卡（Pascal 或 N/m^2）。应力的单位是牛顿（N）。通过公式可以更容易说明压力、应力与负载面面积的关系。压力＝应力／面积。利用该方程的理论，足部的压力就可通过减少应力或增加负重面积的方法去降低。以下是一些设计减负器时常用的方法：①用有减震功能的材料做鞋垫，减少从足底撞击地面时的应力；②使用羊毛垫（felt）、PPT 等增加负重面积，将重量均匀地分配（图 3-7）；③可使

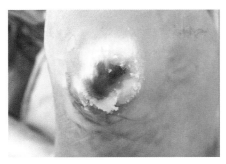

▲ 图 3-6　第 1 跖趾关节受反复应力的影响，导致老皮增生，皮肤无法承受压力而破裂及皮下出血

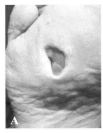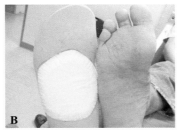

▲ 图 3-7　49 岁，男性，2 型糖尿病患者
A. 右足底第 4 跖趾关节区患有神经性溃疡；B. 使用羊毛垫作为填充垫协助伤口愈合

用助行器或休息来减少应力；④减少小面积的负重力量。例如在患有爪状趾的患者所穿着的鞋头部位进行额外的深度调整，以减少压力集中于指间关节的背侧部皮肤。

在我国香港广华医院足病门诊，会将糖尿病患者进行甄别，并按照糖尿病足风险因素划分到不同的类别。这里我们采用了笔者尊敬的英国国皇大学的足病师 Ali Foster 及内分泌科主任医师 Michael Edmond 所建议的糖尿病足的管理方针进行甄别。按糖尿病足的危险因素在临床上把患者分为四个不同阶段（表 3-6）。在每个阶段的患者将参与不同的治疗计划，包括足部护理教育、评估、治疗、审查、足的减负控制和多学科协作等。

本章所论述的是一般临床常用的减负方法及器具。有一些设备和方法在使用时需要一定的技能和知识，读者应在熟练掌握后方

表 3-6　糖尿病足的不同阶段

阶　段	表　现
正常足	临床上未发现有糖尿病足的并发症
高风险足	患者已有一种或以上的足溃疡风险因素
溃烂足	足部已有皮肤破裂或溃疡
截肢足	已接受足趾或足部分截肢术

做临床应用。此外，除减负控制外，治疗糖尿病足还有很多方面需要考虑，如伤口处理、感染控制等便不在此解释，而这里我们只集中讨论关于在不同阶段糖尿病足的减负控制。

四、正常足

虽然这组患者临床上未发现有糖尿病足的并发症，在这个阶段的足部护理方面，应注重对患者的教育及提升患者对足部护理的自我意识，包括皮肤、足趾甲、小伤口的处理，更重要的是教导如何选择妥善合适的袜子及鞋子。袜子方面应穿着棉质袜子，以控制脚汗所造成的鞋内的潮湿环境，这一点在南方潮湿气候尤为重要。鞋子方面应选购可保护足跟、趾部和足底部的鞋子，特别在足趾部位应有足够空间，不可过大或过小，物料亦应选择柔软、透气及吸汗的。

以下是在选择鞋子时应注意的事项：①应选择有鞋带、鞋扣或尼龙搭扣带的；②不应根据鞋的号码去判定是否适合，应该试穿；③用你最大的脚去适合新鞋，大部分人都有一只脚比另一只大，应该从你最长的足趾预留约 2cm 的空间；④鞋跟高度不应 > 2cm，因为这会增加前脚掌的压力和软组织的负荷；⑤应选择可拆式有缓冲作用的鞋垫；⑥可穿鞋子在店内走动，以确保它们感觉舒适，你应该能够自由地扭动足趾，如果觉得

鞋太紧，不要购买，没有适应期这样的事；⑦避免狭隘的鞋及尖鞋头；⑧每天穿着前应检查您的鞋。

五、高风险足

根据目前的指南，我们将高风险足患者定义为：没有活跃足部溃疡但至少患有保护性感觉丧失（LOPS）或周围动脉病变（PAD）的糖尿病患者。这个阶段的糖尿病患者已发现有一种或一种以上的糖尿病足部溃疡的风险因素。对糖尿病患者筛查相关足部溃疡风险，筛查项目应包括详细的足部溃疡病史、下肢截肢和确定终末期肾病的诊断，检查足部是否有畸形或进展，是否有大量老茧和溃疡前体征，如水疱、裂隙和出血，是否关节活动受限。足畸形、大量痂、溃疡前体征和关节活动受限可能增加足部溃疡的风险，也是 LOPS 或 PAD 患者治疗的重要决定因素。依据 IWGDF 风险分层系统（表 3-7）将患者分类。当在糖尿病患者中发现 LOPS 或 PAD 患者时，需要更广泛和更频繁的足部检查筛查上述风险因素，以预防首次或复发的糖尿病足溃疡（DFU），因为其患溃疡的风险更高。糖尿病并发症在足部有多方面的影响，其机制将在其他章节讨论。

预防足溃疡的各种措施或已在临床实践中使用，或已在科学实验中进行了研究。IWGDF 指南确定了预防的五个关键要素：①确定风险足；②定期检查和检查危险足；③对患者、家庭和保健提供者进行教育；④确保日常穿着合适的鞋；⑤治疗溃疡危险因素。指导、鼓励和提醒有足部溃疡风险的糖尿病患者（IWGDF 风险 1~3）：每天检查双脚的整个表面和将要穿的鞋的内部；每天洗脚（小心擦干，特别是脚趾之间）；使用润肤剂润滑干燥的皮肤；把脚趾甲剪直；避免使用化学药剂或膏药或任何其他技术来去除老茧或鸡眼。同时国际糖尿病足工作组建议了多个糖尿病足减负的手术方法，例如跟腱延长术、硅酮注射、足部胼胝清创、跖骨切除术、关节置换术等。但并非所有患者都是手术治疗的合适人选。事实上，在临床工作中，大部分糖尿病足的减负治疗都是依赖临床或工作室内制造的器具去完成的。

神经病变所导致的足溃疡是糖尿病患者截肢最常见的前兆之一。而临床上机械控制在本阶段有重要的预防及保护效果。文献指出，导致糖尿病神经病变足溃疡和影响其愈

表 3-7 IWGDF 风险分层系统

类　别	溃疡风险	特　征	筛查频率*
0	很低	没有 LOPS 或者 PAD	每年 1 次
1	低	LOPS 或者 PAD	每 6~12 个月 1 次
2	中危	LOPS 合并 PAD；LOPS 合并足部畸形；PAD 合并足部畸形	每 3~6 个月 1 次
3	高危	LOPS 或者 PAD，并存在下列任何 1 项：①足部溃疡史；②下肢截肢（轻微或严重）；③终末期肾病	每 1~3 个月 1 次

LOPS. 保护性感觉丧失；PAD. 周围动脉病变

*. 筛查频率基于专家意见，因为没有证据支持，当筛查间隔接近常规糖尿病检查时，考虑在检查时筛查足部

合的三个主要因素有：足部畸形、关节活动受限和重复的压力。为了防止这些因素导致足部组织损伤，足溃疡部位的减压治疗是必要的。为了改善足溃疡的可变危险因素，如足底压力分布、神经病变症状、足感觉缺陷、足踝关节活动和力量，可以进行各种形式的足相关运动。这些练习包括伸展和加强足部及踝关节肌肉组织的练习，以及功能练习，如平衡和步态练习，由物理治疗师或类似训练的专业人员提供或监督。多项随机对照试验和非对照研究表明，这些锻炼对足溃疡的一系列可改变的危险因素有一定的益处，包括足底压力、足和踝关节活动度以及神经病变的症状。IWGDF 指南建议患者在开始锻炼前接受足部评估和由受过充分培训的专业保健人员提供的锻炼处方。建议定期评估培训进度，并与专业人员合作修改项目。而有溃疡前症状或有活跃足部溃疡的人不应参加与足部有关的机械负荷运动。当然，完全脱离负重可能是最好的方法，但事实上很难达到。表 3-8 列举了一些常用作减轻足部负荷的治疗方式。

要在机器控制及减负治疗上获得良好的效果，医师需运用一定的下肢生物力学知识为高风险人群进行足部评估和检查。①检查损伤组织、压点、溃疡、鸡眼和胼胝的位置；②足部的畸形或异常（图 3-8）；③关节的灵活性；④步态分析；⑤态势评估；⑥压力分析；⑦鞋底及皮革损耗的情况（图 3-9）；⑧患者的活动水平。

在这里，我们将展示一些高风险足的足部减负常用设备，包括跖骨底垫、趾垫、鞋垫。这些设备及方法在应用上大部分是可以同使用的。

表 3-8　减轻足部负荷的治疗方式

方　式	例　子
缓冲	运用不同密度及具有缓冲作用的软胶，制造模性或非铸模性的鞋垫
减少负荷	减少活动、休息或卧床，使用拐杖、助行器等辅助装置
重新分配压力	运用跖底垫、填充垫或特制鞋垫重整足底压力，减轻局部压力过大的影响
鞋和鞋类的处方	调整鞋子的宽度和（或）深度，以减少前足畸形的影响
改变步态	运用全接触石膏、半鞋等改变步态，从而减轻足部的负重

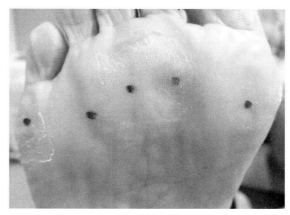

▲ 图 3-8　跖趾关节部位对齐异常

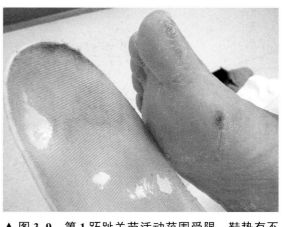

▲ 图 3-9　第 1 跖趾关节活动范围受限，鞋垫有不正常损耗情况

（一）跖骨底垫

这种垫是为长期固定或半脱位的跖趾关节而设计，通过重新分配前足底部过多的负荷，从而减轻局部压力过度的影响。该垫放置的部位应在前足底部，覆盖至跖骨头下方，边缘应是斜面的，以确保站立或步行时不会因边缘过厚而导致不适。

跖骨底垫可用不同的材料制造，包括羊毛垫（poron）。用羊毛垫或泡沫垫（foam pad）所制成的跖骨垫可贴在溃疡部的皮肤上，每3～4天更换一次。它可以有效地减少溃疡部的压力负荷。不过，笔者建议该垫的更换次数不应一概而论，应根据患者所在地区的气候而定。温暖的环境下容易加剧糖尿病足溃疡的严重程度，甚至增加截肢的机会。在我国香港，夏季有较高的湿度和温度，我们会倾向增加更换的次数。为节省资源，亦可使用其他可清洗的材料去制造可循环再用的跖骨底垫（图3-10）。

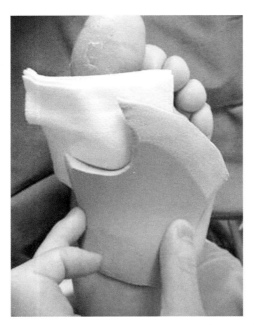

▲ 图 3-10　使用 PPT 材料所制成的跖骨垫。可于第 1 跖趾关节部位剪出空腔，以减轻该部位的足底压力

有时，跖骨底垫亦可以加在全长的鞋垫上，加强功效。图3-11是一位50岁男性2型糖尿病神经病变患者使用跖骨底垫的病例。患者随访时发现足底第1跖趾关节部发现胼胝增生、血斑及皮肤破损。在原有的全长鞋垫上加上plastazote制成的跖骨垫，加强减负功效。使用数星期后，足底部的溃疡已愈合，胼胝增生亦减少了。

Jackson的研究发现圆顶或长方体形设计的跖骨底垫，可以减少足底中央跖骨部位的平均峰值压力。Armstrong的研究发现，在垫上用剪出空腔的方式来减轻溃疡区体重的应力，可能会增加溃疡部周边皮肤的垂直压力。不过Petre的研究报道指出在全接触石膏支具内，用剪去部分泡沫垫、创建空腔的方法隔离伤口，未发现伤口周边有任何压力的增高。笔者建议，腔孔类型的跖骨底垫应覆盖前足至中足，运用较大面积去分配压力，并且运用斜面的边缘去减少垂直压力的影响。

（二）鞋

根据国际糖尿病足工作组在2007年进行的文献回顾，他们亦建议使用有治疗作用的鞋类去预防糖尿病足溃疡的复发。但目前仍未有一种鞋类的设计得到证实，可防止溃疡复发。鞋的种类繁多，选择时应按照个体需要提出建议，请参阅正常足选择鞋子时应注意的事项。图3-12是一名60岁女性2型糖尿病患者穿鞋的案例。患者虽然已选穿运动鞋，但为了可以容纳足趾部的爪状畸形而自行剪去在鞋头的皮革。

（三）鸡眼和胼胝

鸡眼和胼胝是皮肤细胞受到机械刺激后所增生的角化细胞的产物。它形成皮肤对应

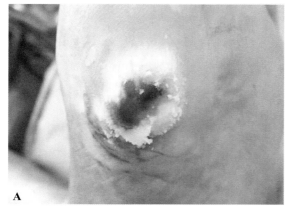

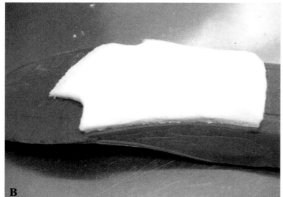

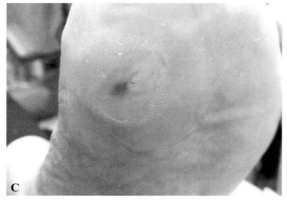

▲ 图 3-11　A. 足底第 1 跖趾关节部发现胼胝增生、血斑及皮肤破损；B. 加上 plastazote 制成的跖骨垫；C. 使用数周后，足底的溃疡已愈合，胼胝增生亦减少

力的额外保护层。鸡眼和胼胝同是有角化细胞增生，但鸡眼有硬的"核心"，往往错误地称为是"根"。

研究发现，足底部有鸡眼和胼胝增生的部位峰值压力明显增大。Murray 研究结果发

现，胼胝如增生在压力部位，能预测到该区有机会最终发展成糖尿病足溃疡。这些局部增长的硬皮肤使该部位的压力异常，皮肤容易受伤害，最后发展成溃疡。图 3-13 是一位 55 岁男性 2 型糖尿病神经病变患者的病例。患者患有糖尿病神经病变，在足底压力区有厚厚的胼胝增生，最后发展成足溃疡。

形成鸡眼和胼胝的常见原因有反复摩擦、足部异常压力或局灶性压力、不适当的鞋类、足部结构对齐异常和畸形、关节活动受限、异常步态等。尤其在足底部曾有溃疡或清创术愈后部位的瘢痕组织，更需重视。

鸡眼和胼胝的管理方法如下：①经常使用浮石或砂锉去除老皮；②经常涂润肤膏

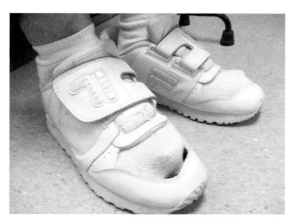

▲ 图 3-12　自行设计的鞋子

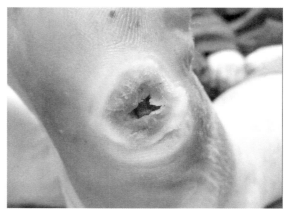

▲ 图 3-13　胼胝增生最后发展成足溃疡

保湿；③穿着合适的鞋子及定期检查鞋子；④使用软鞋垫或硅胶鞋垫；⑤及早、定期清创，这可以减少足底峰值压力。

（四）趾垫

趾垫的设计是为了减少因趾畸形所致的影响。糖尿病患者因并发运动神经病变，易致足部肌肉萎缩，出现爪状或锤状趾。趾垫的作用在于增加负重表面的面积，从而重新分配趾底压力。它能为脚趾顶点部提供缓冲作用，减少趾尖部因局灶性压力而形成的伤害，亦减少鸡眼和胼胝形成的机会，减轻高风险足发展成足溃疡的风险。这类趾垫大多是可更换的，有的亦可清洗。设计上可用松紧带固定于足趾位置（图3-14）。

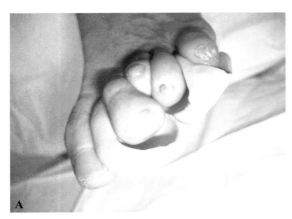

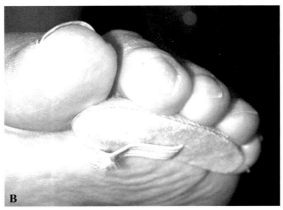

▲ 图3-14　A. 用硅胶特制的可更换性趾垫；B. 泡沫类软胶制作的可更换性趾垫

（五）鞋垫

几乎所有影响足底部的病理问题都可以通过鞋垫提供机械控制。在使用上有一点要注意的，就是要确保鞋内有足够的深度及空间去容纳鞋垫。最好的方法是买鞋时选择可拆式的鞋垫类。鞋垫可以减少局部峰值压力和压力/时间积分等，亦可增加负重的接触面积。因此，鞋垫可以应用于不同阶段的糖尿病足，包括正常足、高风险足、溃烂足，甚至Charcot骨关节病。

鞋垫有许多不同的类型，包括平面类鞋垫、轮廓类鞋垫和在不同条件下铸造脚模的鞋垫。铸造型鞋垫多取自足部模型，设计上一般可以提供支持和保护的作用。订制鞋垫在减负功效上比平面鞋垫更有效。它能大大降低峰值压力、足跟和第1跖骨头处的应力。图3-15是一位60岁的2型糖尿病患者使用轮廓类鞋垫的病例。患者有周围神经病变，在第1趾跖关节部曾有溃疡及骨髓炎，6年前接受清创术后，第1跖趾关节活动受限，趾固定跖屈畸形，导致远端因活动而至反复溃疡，渐渐趾甲萎缩畸形。随访又再次发现趾远端部有胼胝增生及血肿，清创后发现皮肤破损溃疡。根据患者的生物力学检查的结果，为患者订制了由PPT及低温热塑胶材料制成的轮廓型鞋垫。数周后再度随访，未见再有血肿形成。

鞋垫的制造方法亦有多种，在制作上需要一定的技能和经验，才可成为适当和有效用的减负器具。它可以通过简单地使用低温热塑胶材料，直接从脚上铸造轮廓鞋垫，或用石膏绷带铸造脚模，然后从脚模再铸造成鞋垫。

脚模铸造的方式亦各有不同，包括非承

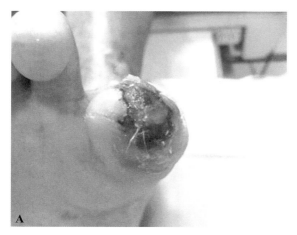

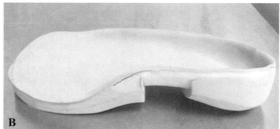

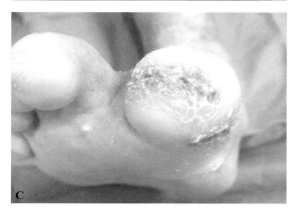

▲ 图 3-15　A. 胼胝增生及血肿，清创后发现皮肤破损；B. 由 PPT 及低温热塑胶材料制成的轮廓类鞋垫；C. 随访时未见再有血肿形成

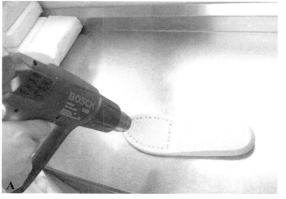

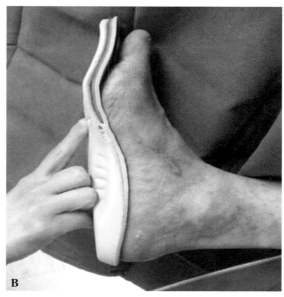

▲ 图 3-16　A. 半成品的轮廓类鞋垫正进行加热；B. 加热后可按照需要铸造足模

重、半负重和全负重。研究报告发现，从非负重的脚上所铸造的脚模是最具减负功效，因为这样才可做出最适当的鞋垫去配合脚的灵活度。

市面上亦有多种成品或半成品的轮廓类鞋垫。这类鞋垫需临床上加工或添加其他配件（图 3-16）。它们所需要的制造时间相对较少，但成本比较高。

六、溃烂足

在治疗糖尿病足溃疡的过程中，除抗感染治疗、糖尿病控制、伤口护理和血管重建外，机械控制是另一个促进愈合的关键因素。由于足底部压力高峰值过高会延长溃疡愈合的时间，因此，足部的降压治疗被认为是在治疗糖尿病足溃疡过程中最重要的方面。由于大多数的溃疡都发生在前足区，所以前足区的减负工作尤为重要。

溃烂足的机械控制目标：①卸下压力的同时保持溃疡患者可做轻度的走动；②加

强软组织的可生性；③促进伤口愈合；④减轻压力、摩擦和剪切应力，同时保持皮肤的滋润和温度在适当水平，以支持组织的健康成长。

在这里，我们将展示一些足部减负常用的设备，包括助行器具、治疗鞋类、全接触石膏支具（total contact cast）、可拆性步行器具（removable cast walker）等。趾垫、鞋垫、跖底垫也可以在足溃疡的治疗中一起使用。

（一）轮椅和拐杖

轮椅是有效的足部减压装置，患者可在非负重下走动，既有利于足部溃疡愈合，也使患者借助于轮椅参与社会活动。在选用轮椅时，我们应注意座位宽窄、深浅与靠背的高度以及脚托的高度问题，脚托过高，则屈髋角度过大，坐骨结节就会承受过多的压力，易引起该部位压疮。此外，还应考虑患者的安全性、操作能力、轮椅的重量等问题。

拐杖也是有效的减压设备。但使用拐杖前需要培训患者使用的方法，以确保患者有足够的上身力量及耐力去使用这些设备。此外，拐杖也可能会导致对侧肢体受到额外的压力，从而增加足溃疡的风险。

（二）可拆卸齐踝高减压装置

糖尿病足减压装置通常是根据患者溃疡的位置及足压力情况设计的，具有保护或减负作用。其中可拆卸齐踝高减压装置由于可以拆卸，患者容易穿卸，更容易被患者接受。它通常包括各种齐踝高减压鞋具。齐踝高减压鞋具不会向上延伸至腿部以上，而是在齐踝水平，包括前足减压鞋、半鞋、愈合凉鞋等。这些鞋大都是成品鞋，比某些减负支具，如全接触石膏支具等容易穿戴，患者更容易接受。但亦因为容易穿戴，患者的顺从率亦

相应降低。

前足减压鞋是专为缓解前足压力而设计的预制鞋。鞋具有特定的形状，具有楔形设计，并且鞋底的前足部分缺失。这种鞋通常是单侧穿。

半鞋是专门为减轻前脚部局部的压力负荷而设计的。半鞋原本是设计来保护手术后的前足区。该鞋有近10°背屈的鞋底，旨在消除前足区在推进步态中前脚底部的压力（图3-17）。这种特性能用于大部分的糖尿病足溃疡，它比单独用手术鞋或在手术鞋上加上泡沫敷料的减负方法效果更好。国际糖尿病足工作组建议一些不能适用全接触石膏支具或可拆性步行器具的神经病变性糖尿病足溃疡患者，可改选用半鞋作为减负器具。但我们应当注意，半鞋是仅仅靠中足和后跟支撑，对于有中足骨折风险的患者应禁忌使用。

处方的特制鞋是专为一些足部畸形的患者设计的。此类鞋除了设计上保护双足外，有需要时可改善患者在下肢生物力学上的缺陷，亦可增加减负的功效。但这类鞋需要配合制鞋技术人员的特殊技能。图3-17和图3-18是一名患有小儿麻痹症和2型糖尿病的男患者使用特制鞋的病例。患者右足底部患

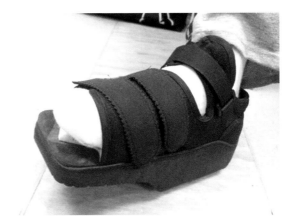

▲ 图3-17 前半鞋有摇杆底部的设计

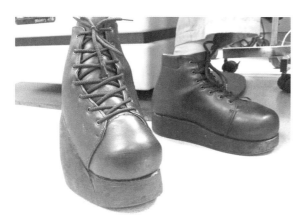

▲ 图 3-18　处方的特制鞋

有神经病变性足溃疡。处方的特制鞋除保护足部外，亦可改善下肢长短不平衡的生物力学上的缺陷。鞋内亦加安了轮廓类鞋垫，以减少足底的局部负荷。

愈合凉鞋有特别的摇杆底部设计，跟半鞋一样，有限制跖趾关节背屈的作用，以减轻步行时推进阶段在跖骨头底部的压力。

（三）不可拆卸齐膝高减压装置

不可拆卸齐膝高减压装置通常包括全接触石膏支具和不可拆卸的助行器。

全接触石膏支具：它是一种齐膝高度的、订制的、不可拆卸的石膏支具，可保持与整个足底表面和小腿的完全接触，它能减少足底溃疡部位的局部压力和糖尿病神经病变足的高峰压力点，在治疗糖尿病足溃疡或 Charcot 骨关节病方面是一种非常有效的支具。它被认为是减少糖尿病足足底压力的黄金标准。此外，它可以固定皮肤溃疡边缘，保护足底，避免再受创伤，控制和减少下肢水肿等。

全接触石膏支具的设计可消除跖骨头和足趾表面的负荷，减少前足足底部的压力。它可把应力转移到患者的小腿和足后部。另外，亦改变了的步行速度和步幅，但这些因素是否有助于减少压力现在还不太清楚。

一般的全接触石膏支具是没有窗口用来进行伤口清洗或检查用的。不过，可在伤口部位剪去部分的全接触石膏，来实现窗口的功能。研究报道指出，这种有窗口的全接触石膏支具比前半鞋或后半鞋更能有效地治疗糖尿病足底溃疡，降低继发性骨髓炎的风险。但是，这种窗口式设计也有自己潜在的问题：如果窗口过小，会限制其作用；如果过大，易影响溃烂区的减负作用，也会妨碍窗口位置开关或导致塌陷。图 3-19 是一位 48 岁男性患者使用窗口式全接触石膏支具的病例。患者患有 2 型糖尿病，并发肾功能受损、周围神经病变、Charcot 骨关节病及足底成反弧形畸形，右足底部患有神经病变性慢性溃疡 2 个多月。因伤口感染，患者需住院治疗。这名患者在住院期间使用窗口式的全接触石

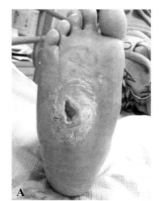
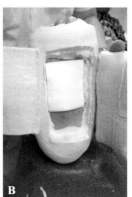
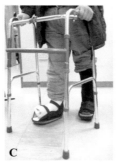
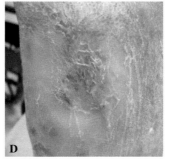

▲ 图 3-19　A. Charcot 骨关节病合并慢性溃疡；B. 使用窗口式全接触石膏支具；C. 使用助行架和全接触石膏支具；D. 患者 11 周后随访，伤口已愈合

膏支具，用作检查、清洗和清创伤口之用。患者病情稳定后出院，医嘱建议使用助行架、全接触石膏支具，常规伤口治疗，在家中休息。患者 11 周后随访，伤口已愈合。

研究还比较了全接触石膏支具与包围足趾的标准腿高度的固定石膏支具，并未发现两者之间有显著性的差异。

Armstrong 等比较了全接触石膏支具、可拆性步行器具（removable cast walker）和半鞋患者的康复比例，报告结果分别是 89.5%、65.0% 和 58.3%。发现全接触石膏支具组与其他两组相比，能在 12 周内使糖尿病足溃疡愈合，效果显著。

但全接触石膏支具在使用过程中也可能产生一些不良影响，包括肌肉无力、因装置与肢体不适合引起的新溃疡，以及由于佩戴装置时产生的肢长差异引起膝关节或髋关节不适，特别是对于行动不稳定的老年人，容易使其绊倒，增加患者二次伤害的风险，并且不利于局部创面的观察。因此，许多患者对不可自行拆除的器具感到不能接受。笔者认为在糖尿病足溃疡治疗过程中，临床医师与患者充分沟通，让患者明白伤口成因之一是因步行时的重复压力造成的，以及全接触石膏支具在治疗中的重要性，提高患者的依从性，是成功使用全接触石膏支具的关键。此外，应当注意，对于需要经常进行局部伤口护理或观察的中度至重度感染或重度渗出性溃疡，可能对伤口愈合造成影响的中度至重度局部缺血或轻度感染及轻度缺血同时存在的患者，不适合使用全接触石膏支具。

在笔者工作的诊所，每一名使用全接触石膏支具的患者都给予一张使用全接触石膏支具必须注意的重要事项和须知（表 3-9 和表 3-10）。患者亦在诊所中得到口头解释。

表 3-9　使用全接触石膏支具的重要事项

如发现下列情况，请立刻向足病师或医师查询及诊治
请在办公时间内，致电 xxxxxxx 或直接到足病诊疗部求诊 非办公时间内，可到急诊室求诊 1. 患肢疼痛加剧 2. 患肢感到麻痹、肿胀、皮色变得苍白或紫蓝色 3. 患肢被石膏边缘磨损 4. 石膏变得太紧 5. 石膏有裂痕或破裂 6. 有臭味或有液体渗出

表 3-10　下肢纤维石膏固定器具患者须知

1. 不要将器具弄湿。洗澡时，可用胶袋或保鲜纸暂时包裹
2. 不要将硬物伸进石膏内搔抓
3. 不要将清洁液及消毒水倒进器具
4. 若石膏内外不小心被轻微沾湿，可用电吹风冷风吹干
5. 尽可能把伤肢抬高于心脏水平，以助血液回流，预防或减少下肢肿胀
6. 要经常运动未受固定的关节，以保持灵活及消肿
7. 按时复诊，切勿自行更改或拆除石膏

（四）可拆性步行器具

对于无法使用或不能耐受不可拆卸减压支具的糖尿病神经病变性足溃疡患者，可使用可拆卸减压装置。目前有多款设计上可用作治疗糖尿病神经病变性足溃疡的成品可拆卸减压装置，如空气石膏支具（aircast）（图 3-20）、高筒或短筒的装甲靴，亦有特制的可拆性步行器具（图 3-21）。它们跟一般的全接触石膏支具在减少溃疡部位的足底峰值压力似乎是一样的。

可拆性步行器具大多数都是随时可以使用的，患者可以相对容易地拆开或重新佩戴。特别是患者如不能耐受全接触石膏支具，便可选择这类器具。但研究发现全接触石膏支具比可拆性步行器具在促进糖尿病神经病变

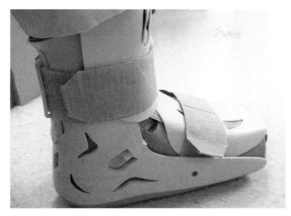

▲ 图 3-20　空气石膏支具

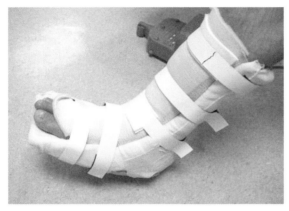

▲ 图 3-21　特制的可拆性步行器具

性的足溃疡愈合方面更具优势。然而，只有 10%～28% 的患者会顺从医嘱使用这类可拆性的设备。这可能是由于患者对这种设备的耐受性比较低的原因。

全接触石膏支具是为了提高患者的依从度而设计的。它是在可拆性步行器具上包裹纤维石膏绷带形成的。这样，只有在随访时患者才可拆开支具。这种方法除了可节省经费外，还使安装及拆卸工作更容易。临床上，可拆性步行器具比全接触石膏支具更能被患者接纳。

（五）糖尿病足患者减压装置的选择

结合国际糖尿病足工作组《糖尿病足防治国际指南（2019）》推荐意见，笔者建议：①对于糖尿病伴有神经性足底前中部溃疡的患者，可先选择带有合适的足部接口的不可拆卸齐膝高减压装置，以减压及促进溃疡愈合；②对于无法使用或不能耐受不可拆卸齐膝高减压装置的患者，可选用可拆卸齐踝高减压装置来减压及促进溃疡愈合；③对于伴有中度感染合并中度缺血，或伴有重度感染或重度缺血的患者，应先解决感染和（或）缺血，再根据患者机体功能、活动状态及运动水平等考虑使用可拆卸减压装置；④对于糖尿病伴有神经性足底前中部溃疡的患者，目前没有研究证实，传统或标准治疗鞋作为主要干预措施治疗神经压力性足底溃疡的效果，建议患者尽可能不要使用常规或标准治疗鞋作为促进溃疡愈合的减压治疗方法。

七、截肢足

在过去一个世纪，人们对步态中脚底压力及负荷进行了深入的探讨。大约 50% 的负荷是由足跟去承受，而余下的 50% 就由跖骨头去承受。其中第 1 跖骨头的负荷是每个小跖骨头的 2 倍。当大足趾被截肢后，余下的第 1 跖骨头，小的跖骨头和足趾的峰值压力亦会明显高于患者的对侧足。

在这一阶段的减负器具，与高危足或溃疡足基本上是一样的，可穿用术后愈合鞋。术后应特别注意截肢后余下部位的生物力学上的改变，如防止足趾畸形（图 3-22），预防大足趾被切除后余下的第 1、2 跖骨头发展成溃疡（图 3-23）等方面的工作。

八、材料的选择

能否成功地治疗下肢结构或生物力学不

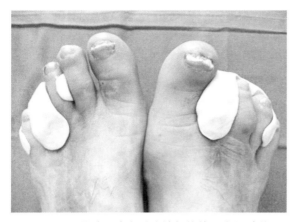

▲ 图 3-22 足趾切除术后残端部位使用有机硅装置

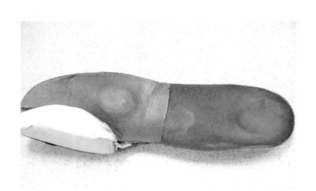

▲ 图 3-23 大足趾切除手术后，为预防再度溃疡而用特定的低密度塑料材料定制的鞋垫

足的因素，除了良好的医患合作外，主要依赖于是否认真进行了临床下肢生物力学应用评估，在机械控制上是否应用其知识，是否了解不同矫形材料的性能、性质和特点等。

用于足部减压的矫形材料种类繁多（图

3-24），一般可分为软性或弹性，半刚性或半灵活及硬性材料；也可从其密度上分为低、中或高密度。材料的性能特点主要是以供应商所做的材料力学行为测试而确定的。在表 3-11 中概述了常用的矫形材料。

九、结论

在临床工作中，为有效地治疗糖尿病足溃疡，临床医师不仅要重视伤口本身的药物及手术治疗，也需要考虑纠正或填补下肢结构或功能上的不足。在临床工作中，应通过应用下肢生物力学的知识，仔细进行临床评估，充分认识矫正材料的属性，并与患者充分沟通，建立良好的医患关系，对患者进行教育指导，共同防治糖尿病足。在临床中，对于不同患者，应给予个性化的治疗方案，

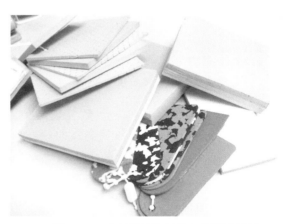

▲ 图 3-24 减负器具使用的多种矫形材料

表 3-11 矫形材料

种 类	作 用	例 子
高密度性、硬刚性	主要用作矫形器的外壳，承受重量	Cork 聚丙烯
中密度性、半刚性或半灵活性	主要用作外壳和重新分配重量	乙烯醋酸乙烯酯共聚物（ethylene vinyl acetate）aquaplast
低密度性、软性或弹性	主要用作组织缓冲、减震和调节	PPT spencoplastazoteporon

支具的选用需要结合患者的足部感染情况、下肢血供情况以及患者本身的意愿，并尽可能提高患者的配合程度。

（陈家伦　李　秋　李恭驰）

参考文献

[1] Armstrong DG, Boulton AJ, Bus SA. Diabetic foot ulcers and their recurrence. N Engl J Med, 2017, 376(24):2367-2375.

[2] Monteiro-Soares M, Boyko EJ, Ribeiro J, et al. Predictive factors for diabetic foot ulceration: a systematic review. Diabetes Metab Res Rev, 2012, 28(7):574-600.

[3] Crawford F, Cezard G, Chappell FM, et al. A systematic review and individual patient data meta-analysis of prognostic factors for foot ulceration in people with diabetes: the international research collaboration for the prediction of diabetic foot ulcerations (PODUS). Health Technol Assess, 2015, 19(57):1-210.

[4] Van Netten JJ, Price PE, Lavery LA, et al. Prevention of foot ulcers in the at-risk patient with diabetes: a systematic review. Diabetes Metab Res Rev, 2016, 32(Suppl 1):84-98.

[5] Waaijman R, de Haart M, Arts ML, et al. Risk factors for plantar foot ulcer recurrence in neuropathic diabetic patients. Diabetes Care, 2014, 37(6):1697-1705.

[6] Sartor CD, Hasue RH, Cacciari LP, et al. Effects of strengthening, stretching and functional training on foot function in patients with diabetic neuropathy: results of a randomized controlled trial. BMC Musculoskelet Disord, 2014, 15(1):137.

[7] Melai T, Schaper NC, Ijzerman TH, et al. Lower leg muscle strengthening does not redistribute plantar load in diabetic polyneuropathy: a randomised controlled trial. J Foot Ankle Res, 2013, 6(1):41.

[8] Pataky Z, de Leon Rodriguez D, Allet L, et al. Biofeedback for foot offloading in diabetic patients with peripheral neuropathy. Diabet Med, 2010, 27(1):61-64.

[9] York RM, Perell-Gerson KL, Barr M, et al. Motor learning of a gait pattern to reduce forefoot plantar pressures in individuals with diabetic peripheral neuropathy. PM & R, 2009 1(5):434-441.

[10] De Leon Rodriguez D, Allet L, Golay A, et al. Biofeedback can reduce foot pressure to a safe level and without causing new at-risk zones in patients with diabetes and peripheral neuropathy. Diabetes Metab Res Rev, 2013, 29(2):139-144.

[11] Cerrahoglu L, Kosan U, Sirin TC, et al. Range of Motion and Plantar Pressure Evaluation for the Effects of Self-Care Foot Exercises on Diabetic Patients with and Without Neuropathy. J Am Podiatr Med Assoc, 2016, 106(3):189-200.

[12] Goldsmith JR, Lidtke RH, Shott S. The effects of range-of-motion therapy on the plantar pressures of patients with diabetes mellitus. J Am Podiatr Med Assoc, 2002, 92(9):483-490.

[13] Kanchanasamut W, Pensri P. Effects of weight-bearing exercise on a mini-trampoline on foot mobility, plantar pressure and sensation of diabetic neuropathic feet; a preliminary study. Diabet Foot Ankle, 2017,6:1.

[14] Iunes DH, Rocha CB, Borges NC, et al. Self-care associated with home exercises in patients with type 2 diabetes mellitus. PLoS One, 2014,9(12).

[15] Fayed EE, Badr NM, Mahmoud S, et al. Exercise therapy improves plantar pressure distribution in patients with diabetic peripheral neuropathy. International Journal of Pharm Tech Research, 2016, 9(5):151-159.

第九节　糖尿病足的中医中药治疗

中医认为人体有 6 条经脉通向双足，并与其他经脉交会，加上足部有涌泉等 40 个穴位，双足可与肌体上下、内外、五脏六腑相通，发挥着调节内分泌、新陈代谢和阴阳平衡的作用，也有人称之为人体的第二心脏。糖尿病足为消渴的一个变证，多由消渴日久，气血生化乏源，久则伤及脾肾之阳，最终肾阳虚衰所致，属中医学阴疽、脱疽范畴。根据其主要损害在足部筋脉的特点，命名其为"脱筋疽"，与血栓闭塞性脉管炎引起的"脱骨疽"相区别。

中医对糖尿病足的治疗以"保肢护腿"为核心观念，强调全身治疗与局部治疗相结合，内科治疗与外科治疗相结合的多方位、多手段的综合治疗原则，具有一定的疗效和独到之处，其中最有特色的要数外治法，对提高"糖尿病足"患者的生活质量起了很大的作用，在降低截肢率方面也取得了长足进展。简述如下。

一、发病机制

中医学认为糖尿病足属"本虚标实"，其"本虚"在肝肾阴虚、营卫不足或气阴两虚，其"标实"为血瘀、热毒、痰湿。邓铁涛认为糖尿病足是在心、脾、肾功能虚衰的基础上，因不同外来伤害致气滞、血瘀、痰阻、热毒积聚而形成。唐汉钧强调脾虚失运、湿热内生是糖尿病足的重要病机。脾失运化，水湿不化，湿浊内蕴，久而酿生热浊，阻于肌腠，发为溃疡；湿性趋下、黏滞重浊，溃疡多发于下肢，缠绵难愈。

二、中医内科治疗

内治法以控制血糖、控制感染、改善微循环为主。

（一）辨证要点

1. 详细辨证，审证求因，先别阴阳　综合分析，如肢端坏疽、发凉、麻木、疼痛、皮肤苍白、皮温降低，多属寒凝血瘀；如肢端溃烂、疼痛剧烈、皮肤发红灼热、溃烂日久、愈合迟缓、新肉不生、肌肉萎缩、皮肤干燥，多为气阴两伤，精亏血瘀。

2. 了解邪正消长，把握疾病的预后　若局部疼痛缓和、肉芽新鲜、渗出物减少，提示正气转盛，预后良好。若局部疼痛由轻转重、局部肉芽不新鲜、渗出物多、明显恶臭味，提示正气转衰，正气无力抗邪，预后不良。

（二）辨证分型

1. 寒凝血瘀　间歇性跛行，肢端凉麻痛，坏疽溃疡，皮肤颜色苍白或发绀、发黑，创面渗出物较少，面色苍白，自汗气短，神疲倦怠，感觉迟钝，舌苔薄白，舌质淡嫩或紫暗，脉沉细弱。治宜温阳益气，活血通络，方用阳和汤、当归四逆汤、黄芪桂枝五物汤加减。药用生黄芪、桂枝、细辛、赤芍、白芍、当归、丹参、甘草、大枣、生姜等。

2. 湿热下注　见于坏疽合并感染的患者。肢端坏疽，溃烂肉腐，颜色紫红，创面渗出物较多，肢体肿胀，疼痛剧烈，皮肤发红，小便黄赤，舌暗红，苔黄腻，脉濡数。治宜清利湿毒，化瘀通络，方用四妙勇安汤（当归、金银花、玄参、甘草）或四妙散（黄柏、苍术、牛膝、薏苡仁）加味。

3. 热毒炽盛　肢端坏疽，肉腐糜烂，灼热肿痛，疮面有脓性渗出，明显紫黑，伴有高热，神昏，口渴多饮。舌紫暗，苔黄燥，脉细数。治宜清热解毒，凉血和营，用五味消毒饮和犀角地黄汤加减。药用金银花、蒲公英、野菊花、紫花地丁、黄柏、水牛角、牡丹皮、玄参、赤芍、生地黄、栀子、天花粉、牛膝等。

4. 气阴两虚　肢端溃烂，新肉不生，愈合迟缓，患者皮肤干燥，肌肉萎缩，或头晕，乏力，口干，目涩，舌暗淡，脉细弱或细涩。治宜益气养阴，活血通络，方用顾步保脱汤加减。药用党参、黄芪、石斛、白术、当归、茯苓、薏苡仁、陈皮、山药、熟地黄、玄参、山茱萸、红花等。

（三）糖尿病足分级与辨证

一般糖尿病足分级可分为 0～5 级，分级辨证如下。

0 级：即在益气养阴的基础上，予调和营卫、活血通络，常用生脉饮或六味地黄汤；益气养阴，可合用黄芪桂枝五物汤、当归四逆汤、桃红四物汤等方剂加减。

1 级：即在气阴不足、络脉瘀阻的基础上，视外来邪毒性质不同而辨证治疗。如寒凝经脉较甚，证见患肢冷痛，夜间尤甚，趺阳脉搏动减弱或消失，局部皮肤苍白，触之冰凉，舌质淡胖苔薄白，脉沉迟而细。治疗方剂可予补阳还五汤、阳和汤等加减。下肢逆冷，皮肤青紫可加制附子、川牛膝；下肢紫暗则选用鸡血藤、水蛭；痛重加全蝎、蜈蚣、穿山甲（代）；气虚重者加党参或人参；寒凝痛甚加用制川乌、细辛等。

2～3 级：即营卫郁滞日久化热，热胜肉腐成脓，另多有湿热、热毒等外来邪毒侵袭合而为病。以益气养阴、清热利湿解毒为主，常以五味消毒饮、四妙散、四妙勇安汤合养阴益气方药治疗。其应用基本方为黄芪、黄精、山药、天冬、麦冬、田基黄、垂盆草各30g，怀牛膝、蚤休各 15g，甘草 6g。如脓性分泌物多，气秽，加虎杖 15g，连翘、蒲公英、地丁草、车前子各 30g；足部潮红热，加生地黄 20g，牡丹皮 15g，紫草 30g，生石膏 45～100g；肢体缺血明显，加豨莶草、生牡蛎各 30g，海藻 15g。

4～5 级：即多以气血阴阳不足为主。此期多为病久，热毒或湿毒浸淫，已伤筋噬骨，气血阴阳均已不足，血脉瘀阻不通，筋骨失养，而成脱疽之证。若气血不足、络脉瘀阻而挟热毒，则以益气养阴、活血通脉、清热解毒为法，方用顾步汤。方用牛膝 30g，金钗石斛 30g，金银花 90g，人参 9g，黄芪 30g，当归 30g。水煎服。若热毒较盛，则宜清热解毒，予六丁饮，此方治足趾生疽。方用紫花地丁 30g，甘菊花 30g，生甘草 15g，牛膝 30g，花粉 90g。水煎服。若患者以气血阴阳不足为主，疮疡久不收口，则以补虚为主，常用八珍汤等托里生肌之剂。

（四）仝小林院士诊疗模式

仝小林院士诊疗模式，即汇通中西医的诊疗模式——态靶辨治。分清糖尿病的郁-热-虚-损阶段，应用传统经方加降糖靶药，如黄连、赤芍、肉桂等。

（五）内治中药制剂

如葛根素、脉络宁、灯盏花、血栓通注射液、川芎嗪、红花注射液、复方丹参、疏血通等中药制剂等，都能活血化瘀通络，降低血小板聚集和血液黏稠度，防止微血栓形成，改善微循环，对糖尿病足均有一定疗效，与其他药物联合应用可获得更好的效果。中药口服制剂还有消渴丸等。

三、中医外科治疗

《医学源流》有"外科之法，最重外治"之说。由于创面不能愈合或用药不当，可能造成病情加重，感染及坏疽蔓延，甚至被迫截肢，而中医在治疗慢性创面方面却有独特之处。治疗方法大致分为：手术清创、中药化腐清疮术、中药泡洗、中药敷贴等。外治法所采用的剂型，有外洗剂、熏洗剂、湿敷剂、膏剂、散剂及酊剂等，分泌物多时可用洗剂、散剂，分泌物少则用膏剂。一般感染期多采用清热解毒或提脓祛腐法，依病情的好转，脓液的减少，炎症的减轻，渐次改用活血化瘀、生肌敛创法。

（一）辨证选药

根据局部情况选择药物。热毒炽盛，局部红肿，以金黄膏箍围，以利炎症局限，脓液形成；湿热症明显，可以二妙散调敷；未破溃肿胀明显者亦可以生大黄粉30g，玄明粉30g，醋调外敷；创面干燥时，可用生肌玉红膏外敷疮面。

（二）中药泡洗

由于足部的生理特点，清创不易彻底，引流不易通畅。中药泡洗一方面可用化腐生肌中药，帮助创面清除腐肉，使肉芽生长，达到充分引流的作用；另一方面可使中药直接作用到创面各组织间隙，改善创面的外环境，使其尽快达到适宜创面生长的条件，促进创面愈合。如用血竭6g，胡黄连、紫苏叶、白芷、艾叶、当归各15g，菝葜、败酱草、金

银花、芒硝各30g等，煎汤泡洗。或用苏木、防风、黄柏、当归、川芎、红花各15g，桂枝10g，鸡血藤30g，煎汤泡洗。一般以浸没踝关节上1cm为准。

（三）熏洗疗法

将中药煎好后，先熏后洗，注意浸浴时水温不要太高。可局部浸泡，也可做全身药浴。常用药有黄芪、附子、川草乌、桂枝、细辛、艾叶、赤芍、威灵仙、徐长卿、防风、通草、当归、丹参、乳香、没药、生姜、秦艽、苏木等。

（四）局部清创换药及处理

对于湿性坏疽，可分为红肿热痛期、成脓期、溃后期，在红肿热痛范围较大、没有明显波动感的时候，可以用清热解毒利湿的中药，如黄连、黄柏、蒲公英、紫花地丁、金银花、野菊花、鱼腥草、虎杖等中药或者如意金黄散大范围外敷箍围，使感染范围局限，减轻疼痛。成脓的时候要切开引流，可以放置中药纱条引流，如复方黄柏液等，可以避免局部外用抗生素引起的细菌耐药现象。创口已破溃或坏疽形成，要结合全身情况及创面情况采取分期分批的蚕食处理方法，切忌盲目大面积清创，以避免感染坏死向深部蔓延，加重病情，甚至引起败血症。

干性坏疽未并发感染者，采用清洁换药的方法，忌用油膏外敷。溃疡或并发感染者，中药泡洗后创面油纱条外敷，外用如意金黄膏或黄连膏箍围，以清热解毒消肿。创面腐肉难脱者，用九一丹或五五丹化腐清创。创口脓液已尽，腐肉已脱，用生肌玉红膏等换药，促进组织修复、创面愈合。

（五）外治法

1. 清热解毒法　为外治的主要方法，多用于急性感染期，常用的清热解毒药物为金银花、连翘、紫花地丁、野菊花、蒲公英、黄连、黄柏、虎杖、鱼腥草、白芷、大黄、苦参、玄明粉、茵陈、泽兰叶等，可制成膏剂、散剂，外敷于创面周围红肿处，使感染局限，也称"箍围"。洗剂或浸泡剂也常用，可清热解毒，防止和治疗感染，使药力直达病所，促使坏死疮面愈合。

2. 活血通络法　多用于糖尿病足的感染控制期及创面愈合期，代表药物有毛冬青、苏木、乳香、没药、血竭、紫草、红花、赤芍、地龙、鸡血藤等。验方为荆芥、防风、透骨草、红花、鸡血藤、苏木、大黄、黄柏等各等份，水煎后熏洗。

3. 温通经脉法　适用于肾阳亏虚、寒邪阻络的糖尿病足患者，此类患者多表现为足部逆冷、皮色青紫、感觉不良等。常用药物主要有附子、桂枝、羌活、独活、细辛、花椒等药物，具有温经散寒、通经活络作用。组方为生附子、桂枝各 50g，生黄芪、紫丹参、忍冬藤各 100g，乳香、没药各 20g。将患足用温开水洗净后，浸泡在盛有药液的木桶里，浸至膝部，药液温度 48～50℃，每次浸泡 30min。温经喷雾剂，将生草乌、川芎、紫草各 30g，用 60% 乙醇 500ml 浸泡 20d 后过滤，100ml 滤液加 10ml 甘油，装入喷雾瓶内备用。每日数次喷涂创面，或将药液浸湿后的无菌纱布外敷创面。

4. 祛腐生肌法　早期多以"祛腐"为主，后期则以"收敛生肌"为主。祛腐生肌多用膏剂及油纱湿敷剂等，使组织保持较长时间的湿度，利于药物的持续作用，可加速坏死组织液化腐脱，腐去肌生。"祛腐"药多用清热解毒和活血化瘀药物，"收敛生肌"药多选用黄芪、五倍子、苦参、白及、炉甘石、珍珠粉、滑石、冰片、明矾等。其中炉甘石有消肿毒、生肌、收湿除烂作用；冰片清热祛湿、防腐止痒，使外敷疮面形成被膜；珍珠粉有保护疮面和吸收分泌物作用。祛腐生肌散为冰片、珍珠、麝香、轻粉各等份，经炮制后过细筛，装入容器，密封备用。患肢熏洗后外敷祛腐生肌散。

5. 邓铁涛外治法　运用王清任《医林改错》砂糖做药的方剂，方名木耳散。木耳 50g（焙干研末），白砂糖 50g，和匀，以温水浸如糊，敷之绷之。木耳散治慢性溃疡局部虚损之证。抗生素治疗是攻伐之治。砂糖不仅可高渗杀菌，更重要在于给溃疡面有一个营养环境，这符合中医扶正祛邪治则。

6. 冰雄散　取冰雄散（冰片：雄黄：炉甘石 =1：1：1 共为细末）适量外敷溃疡局部，覆盖无菌纱块，绷带包裹，每日换药 1～2 次。冰雄散方中冰片清热解毒，消肿止痛；雄黄外用解毒疗疮，燥湿止痒；炉甘石收湿除烂，消肿止痛。三种药物合用则有抗炎、收敛、祛腐、生肌之功效，故能抑制创面炎症反应，促进渗液吸收。

7. 双黄膏　黄连、黄柏、当归各 30g，白芷 20g，血竭 5g，冰片 3g，樟丹 5g，蜂蜡（黄蜡）50g，麻油 500ml。制作：先将前四味药浸泡在麻油中 3 昼夜，然后用文火将药物炸至黄褐色，过滤去渣，然后放入蜂蜡；待此油稍温后放入冰片、血竭、樟丹细粉拌匀，即成膏状；装入瓶内消毒备用。药膏中的黄连、黄柏、当归、血竭具有活血化瘀，清热解毒，消肿止痛，祛腐生肌的作用；白芷能散瘀祛湿；樟丹拔毒生肌；冰片通窍散火；麻油、蜂蜡具有使局部湿润，保持皮肤生长环境，参与局部营养的作用。诸药合一，具有良好的止痛、抗感染、化腐生肌、促进创面愈合的作用。

8. 五黄油纱条 黄芩、黄连、黄柏、大黄、黄芪。先煎煮5味药，后过滤去渣浓缩，放入蜂蜡、麻油泡浸纱条备用。外敷治疗糖尿病足溃疡处。五黄油纱条具有消炎、止痛、收敛、生肌和促进上皮生长的作用。

9. 夏氏丹药 丹药的临床使用，在传统医学著作中有较多记载，如《千金方》《神农本草经》《医宗金鉴》《外科正宗》《道藏》等。至明清时期，在外科的临床应用达到鼎盛，即红升白降，是外科家当，丹药逐渐成为中医外科至关重要的药物，亦是祖国传统医学几千年来的医疗实践结晶。夏氏丹药，由湖北夏氏家族秘传，已历百余年，以中华传统丹药为宗，精选数十种天然物质烧炼而成，是我国仅存的为数不多的丹药医家。2011年5月夏氏炼丹制作技艺，被国务院批准为国家级非物质文化遗产。夏氏丹药包括：升丹、降丹、烧丹、兑丹4大类，可以衍变出百余种针对内、外、妇、儿不同病种的有效药物。具有用量微、见效快的特点，直至今日，还有其他药物难以替代的优势。如糖尿病足、骨与关节感染（骨髓炎、骨结核）、疮疡（压疮、臁疮等）、周围血管疾病等。可以降低截肢率，减少患者治疗过程中所承受的痛苦与经济压力。

四、奚九一诊治糖尿病足独特之处

奚九一为著名血管外科专家，全国名老中医，创立了糖尿病中医新分类法，其核心为辨别脱疽（血管闭塞缺血性坏死型）与筋疽（肌腱筋膜变性坏死型），曾列为"十一五"国家科技支撑计划重大项目——"重大疑难疾病中医防治研究"课题，即"糖尿病足中医药综合治疗方案的临床研究"。由上海、湖北、广东、江苏、贵州等地13家大医院承担，观察200多例糖尿病足溃疡住院患者。目的是评价中医药综合干预后对糖尿病足溃疡愈合、截肢及相关事件的影响，探索中药及清筋术的效应指标，以期延缓或防止截肢等严重不良事件的发生和发展，体现和发挥中医药内服外治的整体优势。该项研究课题，通过多中心、大样本、完全随机设计的临床研究，进一步验证防治方案，形成一套规范化的糖尿病足溃疡中医药防治方案，以缩短住院时间，降低治疗费用，减少截肢，造福广大糖尿病患者。

（一）筋疽

筋疽，即肌腱筋膜变性坏死型糖尿病足。临床见局部肿胀，潮红灼热，渐至湿性坏死，伴明显秽臭。患足血供良好，肢端无明显缺血征象，大多足背动脉及胫后动脉搏动良好，如有肢端动脉闭塞，但抬高苍白试验阴性；皮温较健侧高，且无明显静息痛。临床多伴有"三高"，即持续高血糖、高血沉、高白细胞；"三低"，即低蛋白血症、低红细胞、低血红蛋白血症。

筋疽（非缺血性足、神经性足、神经足）诊断标准：符合糖尿病足溃疡诊断标准并且满足如下条件。

1. 基本条件 ①患肢无间歇性跛行史，无静息痛等；②患足无苍白、发绀，皮温正常或接近正常（与健侧比较温差<1℃）甚至较健侧升高者；③患足胫后动脉、胫前

动脉、足背动脉搏动存在，或有减弱、消失者，但抬高苍白试验呈阴性；④踝肱指数（ABI）＞0.9。

2. 临床条件 即兼有下列两项以上者，可以确诊。

(1) 坏疽特点：湿性坏疽和（或）混合性坏疽特征，穿透窦道性，在足掌、足背、足趾或踝部形成单腔性溃疡或多个穿通性溃疡。

(2) 肌腱失活性：深部肌腱失去光泽呈苍灰色，弹性减退，水肿增粗。

(3) 肿胀特点：局限肿胀，如趾体、足背、趾掌、跟踝等处伸屈肌腱出现单个或多个局限性肿。

(4) 超常肿胀：呈巨趾、巨跖状，肿胀为实性，张力较高。

(5) 肿胀后期：呈炎性反应，潮红、灼热，中心部分出现皮损，渗出血性分泌物，多伴腐败性秽臭气，全身可有高热、恶心呕吐等全身中毒症状。

（二）脱疽

脱疽（缺血性足、神经缺血性足、血管足）诊断标准，符合糖尿病足溃疡诊断标准并且满足如下条件。

1. 基本条件 即患肢有间歇性跛行史，有静息痛等，患足苍白、发绀，皮温降低，患足胫前动脉、胫后动脉、足背动脉搏动减弱，甚至消失，且抬高苍白试验呈阳性者，踝肱指数（ABI）＜0.5。

2. 临床条件 兼有下列两项以上者，可以确诊。

(1) 干性坏疽特征。

(2) 疼痛多从趾端开始。

(3) 坏死皮肤与正常组织分界清楚。

3. 治疗

(1) 筋疽治疗：本病乃久消气阴两虚，气虚生湿，阴虚损筋；湿郁筋肿，郁而化热，筋腐成疽。属中医学"阳证""热证"，不属于一般缺血性脱疽的"阴证""寒证"。采用中西医结合的"清法"。基本方为茵陈蒿、苦参、栀子、黄芩、黄连、制大黄等。外洗方为中药一枝黄花、半边莲、黄精等；西药用0.5%甲硝唑湿敷。急性期，要控制发展，单用"活血化瘀法"难以控制。

(2) 脱疽治疗：多属痰湿瘀阻之阴证。①趾端浅瘀症：中医证属肾阳虚证，治宜益气温阳。方用黄芪、桂枝、细辛、鹿角片、熟地黄、益母草等。②肢体血管闭塞坏死症：治宜清脉软坚化痰。方用制首乌、海藻、豨莶草、牡蛎、蒲黄等。患足前半跖坏死，治疗后分界较快者，可做前半跖切除缝合，如高龄伴有心、脑、肾疾病，静息痛难以忍受者，可考虑早做膝下截肢术。

五、中医特色饮食

肉汤、骨头汤里选加一些党参、黄芪、山药、枸杞子、薏苡仁、当归、陈皮、百合等中药，一些患者食欲不好，营养状况差，可以选一些健脾和胃的中药增进食欲，如生姜、藿香、茯苓、紫苏、白扁豆、陈皮等，以改善全身状况。目前，已有多家医院开展黄芪猪蹄汤等膳食疗法，作为糖尿病足的辅助治疗。

综上所述，糖尿病足慢性创面的中医中药治疗，可以在患者肢端未完全坏死的情况下，免除截肢致残的不良后果，而且治疗费用相对比较低廉，成功率较高，治愈后不易复发，远期疗效较好，值得进一步推广。

（何敢想）

参考文献

[1] 奚九一．奚九一谈脉管病．上海：上海科技教育出版社，2004：57-63.

[2] 谷涌泉，张建，许樟荣．糖尿病足诊疗新进展．北京：人民卫生出版社，2006：248-260.

[3] 阙华发，唐汉钧，向寰宇，等．益气化淤法治疗糖尿病皮肤溃疡38例临床观察．中西医结合学报，2004，2（1）：63-64.

[4] 尚德俊，王嘉桔，张伯根．中西医结合周围血管疾病学．北京：人民卫生出版社，2004：311-325.

[5] 尚德俊，王嘉桔，张伯根．中西医结合周围血管疾病学．北京：人民卫生出版社，2004：653-661.

[6] 廉德胜．中药煎药浸泡辅助治疗糖尿病足临床观察．中国中西医结合杂志，2008，28（12）：1089.

第十节　足科诊所及足病工作室建设

从广义上讲，踝关节以下称为足。足病包括皮肤、皮下组织、肌肉、血管、骨骼各组织的解剖异常和生理障碍。根据病理特点，足病可归纳为：足部末梢循环障碍、足部周围神经病变、炎症、水肿、肿瘤及遗传性足病。临床表现多以胼胝、干裂、甲沟炎、嵌甲、鸡眼、甲与皮肤的真菌感染和足部的各种畸形等出现。很多人认为这是足部的小毛病，属于保健问题，先想到的是大街上的沐足屋、修脚店，而不是医院。那些场所没有专门的行业标准和准入制度，里面的修脚师、足部护理人员水平良莠不齐，大多数没有基本的医学专业知识，没有或者很少经过医学专业培训，从而使一部分下肢周围血管病变、兼有下肢周围神经病变的患者，因贸然修脚、挖鸡眼等而导致足部创面感染，甚至截肢。一些治愈后的残疾足，由于缺乏医疗监管，长期处于分散失控状态。目前，糖尿病、糖尿病足，这种先前的少见病已呈现流行病的发病趋势，糖尿病足创面的处理、糖尿病足的医疗护理工作量亦随之大幅增加。我们感到，培养医学专业的足病医护人员，建立健全符合我国具体医疗实际的足病诊疗机构，已成为补缺短板的当务之急。

他山之石，可以攻玉。本章节内容主要以我们获得的有关德国在足病职业设置方面的资料和相关经验为背景，试图通过比较借鉴，为我国设立自己的足科专业做一些初步探索，提出一些粗浅之见。

一、糖尿病足的瓦格纳分级管理模式

糖尿病足是糖尿病的并发症，是内科疾病的外科表征。糖尿病足在糖尿病的诸多并发症中，具有危害大、复发率高、治疗费用高、死亡率高的特点。糖尿病足的及时防治，时间就是肢体，时间就是生命。需要强调指出的是，糖尿病足的预防工作与创面治疗工作具有同等重要的意义。世界卫生组织甚至把预防工作提到了更加重要的地步，口号是：糖尿病足重在预防！

在这里，我们不得不提及创面的瓦格纳与安斯通联合分级（Kombinierte Wagner-Amstrong Klassifikation）（表3-12）。在这个分级里，0至5级A的所有描述如下。

0级：指的是创面发生之前以及愈合之

后，直至下一个创面发生前的时段。

1 级：创面涉及表皮。

2 级：创面深及皮下组织。

3 级：创面累及骨、骨髓和骨关节。

4 级：发生半足坏死。

5 级：发生全足坏死。

还有 B、C、D 的相关描述，分别是：B 是否感染，C 是否缺血，D 是否为感染合并缺血。

图 3-25 展示了德国的糖尿病足预防与治疗的分级管理模式。被收录在由中国工程院院士付小兵为名誉主编，姜玉峰教授、贾黎静教授为主编的《实用糖尿病足诊疗学》一书中关于糖尿病足预防的篇章里。

该图分为左右两边，分别代表了糖尿病足的治疗与预防阶段；左边代表了创面治疗阶段，右边代表了非创面阶段（单纯的瓦格纳 0 级阶段）。左边是瓦格纳分级的直线分级垒高，在 3 级之处，特别标示了红色，以强调这是一个分界线，也是警戒线。这个分界线，既是创面的分级，也是治疗工作的分类等级。

3 级以下的创面由社区医生、家庭医生和专科医生负责主理。根据病情，医生可以转送患者去医院相关科室做专项检查和治疗。除了创面的治疗，还须有相匹配的矫形鞋业

表 3-12 瓦格纳与安斯通联合分级

描　　述	0	1	2	3	4	5
A	创面前、后的阶段	创面涉及表皮	创面深及皮下组织	创面累及骨、骨髓和骨关节	发生半足坏死	发生全足坏死
B	感染	感染	感染	感染	感染	感染
C	缺血	缺血	缺血	缺血	缺血	缺血
D	感染合并缺血	感染合并缺血	感染合并缺血	感染合并缺血	感染合并缺血	感染合并缺血

糖尿病足的分级管理

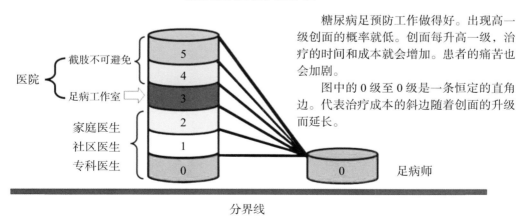

糖尿病足预防工作做得好。出现高一级创面的概率就低。创面每升高一级，治疗的时间和成本就会增加。患者的痛苦也会加剧。

图中的 0 级至 0 级是一条恒定的直角边。代表治疗成本的斜边随着创面的升级而延长。

▲ 图 3-25 德国的糖尿病足预防与治疗的分级管理模式（德国足病师、足部治疗师陈梦制作）

以及足科诊所的共同工作。左边的瓦格纳分级垒高部分的工作，以创面的愈合为工作目标，最终的目的是重新回到0级。

3级以上的创面，需要相应的临床检查和多学科、跨学科的协作医疗，将由内分泌科领导，或由与内分泌科关系密切的足病工作室来协调运作。这一阶段表明截肢将难以避免，患者大多需要住院治疗，进行抗感染、疏通血管、植皮等，医院各个专业科室合作成为必须。进一步的减压、减磨等支具辅具的使用，成为重要的医疗辅助手段。

该图画了两个绿色的0级，两者间直线连接。左边的垒高瓦格纳分级逐级升高，分别有5条连线，从1级到5级，连接右边的0级。可以看作是5个直角三角形。5个直角三角形共有一个底边，那就是二个0级间的直线。左边每升高一个等级，从每一个升高的直角边发出的连接右边0级的线段自动延长，可以看作是每个直角三角形的斜边。这个斜边代表着患者所受的痛苦、治疗所花费的时间和医疗费用。在直角边与斜边的关系中，瓦格纳分级的升高是主变量，斜边的被动延长是因变量。瓦格纳分级的等级越低，斜边的长度越短。这预示着，创面发现越早，其所处的分级越低，再次回到0级的斜边就越短，这也同时预示着患者的痛苦越轻，医保费用越少，治疗时间越短。二点间直线最短。最短的是两个0级之间的直线相连。这条直线就是诸多个直角三角形的恒定的底边。此图试图演示糖尿病足治疗与预防之间的关系。总体而言，最理想的糖尿病足治疗与预防的状态就是保持住0级。

在全世界范围内，糖尿病没有被根治，糖尿病足会很无奈地重复出现。那么，这个图3-24所展示的预防与治疗的工作就一直有意义。糖尿病足患者一生中可能几次往返于分级的高级与0级之间。0级足的预防工作的常态化，要伴随患者终生。

图3-24最下方的红线，是医疗工作与普通修脚师的严格分界线。在德国，修脚师不能处理糖尿病足，视同为触犯法律。对这个分界线，德国有相应的法规。德国的修脚师也要学习足部检查，确保自己的工作不越界。在我国，这条红线事实上是一条看不见的、几近失守的战线。这个界限不清造成的混乱状况，也是我国频频发生修脚师误打误撞处理糖尿病足，而导致糖尿病足恶化截肢的重要原因。国家应对此引起足够重视，加强科普教育和悉心指导，制订行业规范，开启正规的培训，严格区分收治界限，从而在亚健康人群得到关注的同时，规避修脚师的从业风险。

对于已经确诊糖尿病或尚未达到瓦格纳0级足的患者，会通过糖尿病健康教育，引导他们到足病师诊所或在家中自我进行足部保健。其费用是自理的。

关于瓦格纳0级足的说明如下。

1. 瓦格纳0级足是高危足。因为造成创面的致病因素（下肢缺血、多种神经病变以及足部的畸形）业已形成，创面的发生是随时的可能；历经的创面或由于截肢的发生，使得0级足已有的致病因素和所面临的预防工作较之前更为复杂。以足大趾截肢为例，愈合之后面临的是：本应由足大趾在足部运动中所承担的体重并没有减少，而必须由其他四个趾头来分担。而大趾的缺失，也影响了应该由大趾来完成的运动。这样，整个足型以及运动状态就发生了变化。如果没有及时跟进支具辅具和相应的护理措施，创面不但还会发生，而且程度会日益加重。

2. 创面的愈合不是糖尿病足的治愈，而是重新回到 0 级状态，重新进入糖尿病足的预防阶段。创面治疗阶段以愈合为目的；预防阶段则以各种手段防止创面发生为目的，而 0 级则是两个相向工作的契合点。0 级足的保持不是自然状态，而是医疗干预性工作的结果。0 级足保持的时间越长久，表明预防工作越有成效。现实中，0 级足的保持不得不是"抱残守缺"的。以保持 0 级足状态的工作，同时也要求工作过程的 "0 级" 的工作状态。这是对于操作技术的要求。

在很多医生们看来，瓦格纳分级仅仅是创面的分级。在德国，这个典型的分级实际已成为糖尿病足预防和创面治疗工作分级管理的坐标系。

二、生物力学、病理力学在糖尿病足防治中的应用

在糖尿病足的治疗和预防中，要关注糖尿病足的致病因素：①下肢供血不足；②多种神经病变；③足部的畸形。

在这三个因素中，下肢的供血问题属于显性的因素。医生或者是相关人员，只要肯弯下腰，摸一下足部的脉搏、测一下踝肱指数，再做相关进一步检查，就不难发现血管的供血问题。创面治疗阶段，血管的疏通非常重要。与之相比，神经病变与足部畸形，特别是两者相伴交织而行，则需要花费更多的精力来做处理。

足，是人体非常诚实的器官，没有一克体重可以逃离足部的知晓。足，在站立时要保持人体的静态平衡，运动时要实现人体重心的移动。足型可以看作是人体重力通过解剖结构在足部的分配。正常的步态应该是协调、高效、不费力的。具有关节活动的自由

性、肌肉活动在时间和强度上的选择性。当不同的病理类型导致的剪切力、致畸力，改变了肌肉效能和足部运动时，就会引起邻近的身体节段的代偿性反应，所呈现的步态就是带有正常和异常的混合运动。无论是治疗还是预防工作，都要了解足部的正常运动规律。例如步态周期。足跟部的着地的位置，影响着足部的滚动边，影响着前掌如何承力，决定着足趾如何蹬离地面。足趾蹬地的瞬间（卷扬机效应），对于足型的保持，以及对于趾型和甲型的成型具有非常重要的影响。足型、趾型与甲型的正常与异常，分别与足部的生物力学、病理力学的运动正相关。分析这些变异的足型、趾型、甲型、皮肤类型及相应运动之中的"一足之规"，可以清楚地看到其作为创面引发的原因。

步态分为支撑相和摆动相（图 3-26 和图 3-27），分别占这个周期的 60% 和 40%。支撑相从左至右依次为初接地、承重反应、支撑中期、支撑末期和摆动前。摆动相从左至右依次为摆动的前期、中期和末期。此处的一些观点引自 *Gait Analy sis-Normal and Patological Function.*（Jacquelin Perry、Judith M. Burnfied）。

图 3-28 是德国在对超过 10 000 例糖尿病足大数据分析后，总结出了 20 多个创面易发处，对其均做了生物力学方面的分析，指出了引发的原因并给出了治疗和预防的建议。

足部的生物力学与病理力学的分析，对于人们透过糖尿病足的多种神经性病变交织以足型变异所造成的表象，真切地认识和理解患者的所处境遇，有着至关重要的意义。

患有感觉神经病变的患者，几乎没有痛感。因为失去了由感觉神经维系的对于足部的自我保护，即便脚踩到钉子也不知道疼痛，

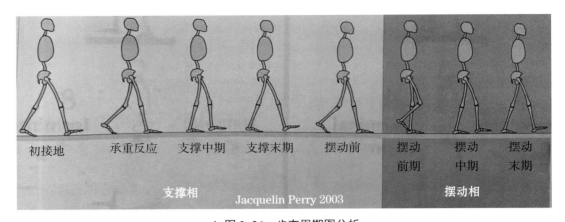

初接地　　承重反应　　支撑中期　　支撑末期　　摆动前　　摆动前期　　摆动中期　　摆动末期

支撑相　　　　Jacquelin Perry 2003　　　　摆动相

▲ 图 3-26　步态周期图分析

图片引自德国《Ganganalyse in der Praxis》，作者 Oliver Ludwig

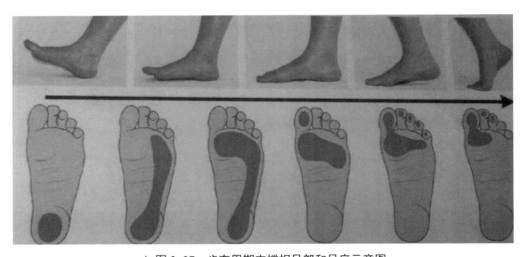

▲ 图 3-27　步态周期支撑相足部和足底示意图

图片引自 *Diabetishes Fußsyndrom*，著者 Dr. Dirk Hochlenert

不知道避开。由于感觉神经的病变，上传给大脑错误的信息，导致大脑发出错误的指令给运动神经，造成足部某个部位停滞在步态周期的某一个段上，出现局部压力过大而形成胼胝，造成畸形，进而加剧足部运动的异常。这一系列的异常，造成了特定的部位压力和摩擦力过大，导致创面形成。在这一状况得不到纠正的时候，还会在同一个部位重复发生创面。自主神经的病变，导致足部的汗腺和皮脂腺的分泌异常。过多的汗腺分泌，如果不注意足部的卫生，就会造成皮肤的细

菌感染、真菌感染。如遇创面发生，这些微生物就趁机而入，兴风作浪。过少的皮脂腺和汗腺分泌，造成皮肤干燥、干裂，在压力异常区域形成深层的断裂，创面不易愈合。

由于多种神经病变的缘故，患者对于自己肢体的主观反应也发生改变，对于自己所处的境地无法得出符合实际的判断，因而不能在就医时如实告知病情。德国著名的内分泌专家 Alexander Risse 医生（被尊称为医学哲学家）指出：糖尿病足患者不是用足来感知世界，而是足部与外界的碰撞提醒着足的

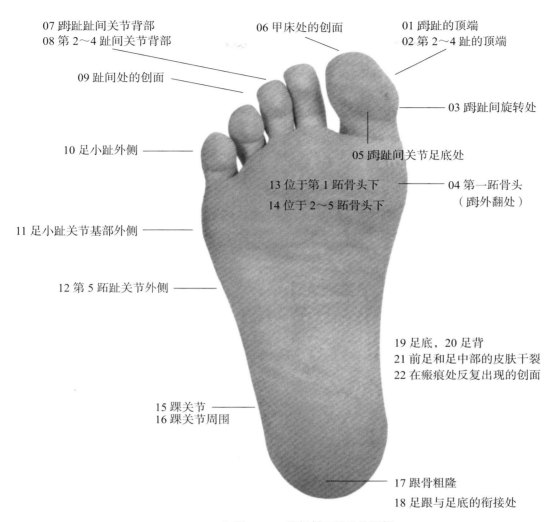

07 蹈趾趾间关节背部　　　　　　06 甲床处的创面　　　　01 蹈趾的顶端
08 第 2～4 趾间关节背部　　　　　　　　　　　　　　　　02 第 2～4 趾的顶端

09 趾间处的创面

03 蹈趾间旋转处

10 足小趾外侧

05 蹈趾间关节足底处

13 位于第 1 跖骨头下　　　　　　　04 第一跖骨头
14 位于 2～5 跖骨头下　　　　　　　（蹈外翻处）

11 足小趾关节基部外侧

12 第 5 跖趾关节外侧

19 足底，20 足背
21 前足和足中部的皮肤干裂
22 在瘢痕处反复出现的创面

15 踝关节
16 踝关节周围

17 跟骨粗隆
18 足跟与足底的衔接处

▲ 图 3-28　足部创面易发处图解

图片引自 *Diabetishes Fußsyndrom*，著者 Dr. Dirk Hochlenert

存在。如果接诊者不弯下腰做神经方面的检查（10g 尼龙绳、温差棒和音叉），不去做足部的生物力学方面的检查，仅凭患者的自述，则会影响到接诊医生做出准确诊断，直接后果就是医疗手段的滞后。这也是糖尿病足截肢率居高不下的另外一个重要的原因。医学的确诊应该是医患双方的主观事实与客观事实的统一。仅仅注重实证科学的检查而不与人的主观反应联系起来对待，就如同将患者看作是机器。医学哲学观点关心的是生命的方向和道路，引导人们更贴近实际地去关注患者的自身处境。在检查到神经病变的时候，患者的切身处境则是基于接诊者对足部进行生物力学、病理力学的检查分析，以"专业的神经"，替代患者感受已经失去的神经感应。这种医学哲学的指导作用，直接影响了糖尿病足预防工作的具体实施。

基于这样的对于足部的理解，催生了突破传统修脚师的工作理念。异常足部运动过程之中产生的压力和摩擦，作用在一个点上，形成鸡眼；作用在一个面上，形成胼胝。胼胝的生成是皮肤对于压力的应激代偿。医疗干预性的工作不仅仅限于"去除"，而是将之视为做出进一步分析解读的信号，去透视局部代偿性的反应，找到作用于该处的作为致病原因的"致畸力""剪切力"。在做局部处理的同时，要考虑到为这一"代偿"做出代偿——即行保护性的措施（对此有规范性的方法和耗材）。另外，在皮肤科的范畴之外，还要考虑到深层次的因素。例如，在发生于前掌部的胼胝下面，很大可能隐藏着跖趾关节的脱位和半脱位，可能存在着籽骨的位移造成局部病理性的摩擦和压力，进而会造成与之相对应的趾型和甲体的随应性改变。

嵌甲，属于传统修脚师的处理范畴。但是，在生物力学理论的框架分析之后，这一引起甲型变异、导致甲体与甲周边组织关系不和谐的病症，还可溯源到人体的总体失衡上。可能的原因包括：脊椎侧弯，骨盆不对称，下肢真性和假性长短腿，髋关节、膝关节、踝关节的状态，以及表现出的足型的特点。正是带有这些特点的运动，不断影响着甲体与周边的和谐关系。例如：高弓足。临床表现为足部的内收、内翻和跖屈。这使得内长弓抬高，足部变窄变短，足底压力集中在足底外侧，会造成足外侧骨骼与鞋边的摩擦。膝关节呈现内翻趋势，即俗称的 O 形腿。这使得踇长伸肌相对于踇长屈肌发生对比关系失衡，可能造成足大趾在蹬地的瞬间不能完全沉降，不能通过足大趾的卷曲运动向对侧足部移交体重。具体的体现就是足大趾的上翘。足大趾上翘还以足底的大趾跖趾关节或大趾趾间关节处的异常支点（压力处）胼胝为表现。足大趾上翘的角度可能造成甲体与鞋面的接触，产生摩擦。作用力等于反作用力，反作用力又由于重力的方向回落到甲沟处，于是就形成了所谓的卷曲甲。拱形可

以最大限度地承接来自上部的力，卷曲甲的形成正是这一规律的再现。卷曲甲对于甲床形成钳夹之势，甲体不断承受来自上方的压力，甲沟处就没有和谐的关系可言，于是就形成甲沟炎。如果感觉神经病变，甲沟处兼有炎症的红、肿、热，尽管非常危险却没有丝毫痛感。

在足部的生物力学与病理力学分析的理论框架之下，使得人们对于足部传统足病的认知有了层次提升，从整体上去把握足病，进而采取多角度的治疗。例如：嵌甲的治疗。有以下几种互为补充的方法：修剪，非手术的局部微静力矫正，甲床与甲根的手术治疗、鞋垫的全身整体调整。配合全身的调整，还应有脊椎矫正的治疗参与。特别值得注意的是，甲板修剪不是传统修脚师简单地仅仅修剪掉嵌入的部分，而是符合病理力学运动的修剪，最大限度地保有甲体对甲床的保护功能。这样的治疗方法，具备多学科、跨学科的特点，而这一特点正好符合世界卫生组织提出的"糖尿病足治疗与预防的多学科携手"的指导性意见。

糖尿病足的创面治疗，被认为是糖尿病足治疗的主战场，为广大医者所关注。在这个方向上，仍然不能忽视生物力学的观点。创面的愈合要考虑减压减磨，要为愈合创造一个利于组织修复的环境。愈合以后的继续减压减磨，是为了避免再次出现创面。这是回到和再次回到 0 级阶段的工作任务。两者工作的界面几乎同一，必须采用的措施效果同一。

如果说初诊即为创面治疗是被动仓促的遭遇战，那么作为未雨绸缪的创面预防则是主动的积极防御战。特别在研究足部生物力学与病理力学的运动之后，掌握了那些隐藏在足型、趾型、甲型及其相应运动之中的"一

定之规"，就会使得预防工作成为有感而知，从而变得从容不迫，有条不紊。

三、足病诊所、足病工作室的人员要求和任务

足病诊所和足病工作室（有的医院也称之为足病中心），是两个不同的足病治疗机构，分别处理不同等级的糖尿病足。院内的足病工作室主要以处理创面为主。这两个机构各自独立并相互呼应。

（一）足病师的诞生和工作任务

1983 年德国建立了第一个糖尿病足诊室。把经过特殊培训的修脚师、普通护士、矫形鞋业师傅，同作为诊室的成员。这样的做法，就是看到了单一地处理糖尿病足创面的弊端，而且深刻认识到了当年仅有的处理足部的修脚师已不能满足医疗工作的需求。

1989 年 10 月，在意大利的圣文森特召开了世界卫生组织的欧洲分会。这个会议密切关注到了糖尿病足患者的严峻现实，明确提出与会各国政府有义务改善糖尿病患者的生存质量，并强调要把降低截肢率 50% 作为各国的工作目标。德国有过很多研究糖尿病足创面引发原因和影响创面愈合因素的课题，引导人们通过分析糖尿病足的创面阶段，从中认识到 0 级阶段工作的重要性。

为了落实世界卫生组织欧洲分会的会议精神，德国政府经过长期的酝酿之后，国家议会于 2002 年 1 月 2 日通过立法的形式，诞生了一个新的非医生性的医疗辅助职业。这个职业就是 PODOLOGIE，意为"关于脚的学问"，我们把这个职业翻译为"足病师"。足病师至少需要完成 2000h 的理论学习和 1000h 的专业实习。这 3000h 的教学与实践

时数，相当于我国医疗专业本科的教学时数。职业培训大纲也同时以法律形式颁布。德国将足病师的职业作了相应的法规定义：足病师要严格按照卫生消毒的准则和要求，独立地实施对足部特别的护理性操作；能够识别疾病的病理性改变和病症在足部的反应，并就此请医生做出进一步解释；能够遵照医嘱在相应的医疗性、预防性、康复性的足部治疗中发挥不可或缺的作用。详见德国关于足病师职业的法规［Gesetz über den Beruf der Podologin und des podologen（Podologengesetz-PodG）］。

法规开宗明义地严格区分了足病师与普通修脚工作，明确规定后者属于手工行业的管理范畴，不能参与足部疾病的治疗。前者在完成学习时数后，才有资格参加德国的国家专业考试。考试合格后，获得国家卫生管理部门颁发的职业从业资格证书，同时获得专业职业头衔。这个头衔受到法律的保护，没有通过国家考试者、非法滥用头衔的，有专门的法律惩治条款，甚至罚款 2500 欧元。具有从业资格的足病师，可以作为雇员参与其他诊所工作，但不具备独立的医保结算资格；诊所在满足国家规定的最低要求（诊所设施的硬件要求和必备的各种保险要求）的情况下，获批国家的医疗编号，再经过医保与当地卫生管理部门的联合验收后，才许可开业。诊所作为核算实体，具有经济收支的权利和纳税义务，但不具有私人加盟的商业模式。这就确保了诊所始终处于国家卫生管理部门和医保公司的共同监控之中。值得一提的是，足病诊所必须开设在社区而非医院内，才有资格与医疗保险结算医疗工作的费用。这个举措与糖尿病足预防任务要植根于民间的理念完全相符，被称为国家的政策

导向。

足病诊所的任务是承担足部疾病预防性、康复性阶段的工作。足病师的培训就是为了承担足病诊所的任务而量身定制的。预防性和康复性阶段的工作的起点就是瓦格纳0级。足病诊所的工作，要围绕0级足的发现和保持为内容。全德国所有被发现确诊的瓦格纳0级患者都被纳入这个足病诊所的预防监控体系里。只有病情达到瓦格纳0级，其针对性的治疗工作才可以获得医保的费用结算。足病师的工作有很具体的工作规范，在医保体系里有自己工作的结算代码。医保结算以诊所为基本单位。

足病诊所接纳的足病患者来源有以下几个途径。①医院转来的，创面趋向于愈合的、已经可以开始实施预防、康复阶段工作的患者；②医生诊所转送来的各类患者，（包括非糖尿病足患者，如痛风足、类风湿足，外科、骨科的足部畸形患者，皮肤科医生转来的甲和皮肤疾病）；③修脚师通过在亚健康人群里普查转送来的患者；④足病诊所自己通过系列检查发现的患者；⑤主动找上门来的患者。

现实中所面对的宽泛的患者群体，要求足病师的工作不能局限于仅仅针对糖尿病足一种疾病。足病师工作具有多边性和独立性。即要有能够主动链接现行各科医疗部门的职能，使得其发挥着足疾的分拣、分诊功能。这就使得位于基层的足科诊所，会自下而上地牵动整个医疗体系。例如，接诊一个创面经久不愈的患者，推荐做进一步检查，有可能会发现本应确诊、却尚未得到确诊的糖尿病。再如，患者有夜间足部静息痛，经过针对性的检查，发现下肢动脉的栓塞，在血管外科做针对性的治疗，及时疏通血管，从而避免了进一步恶化。有的患者足部疼痛类似

周围神经病变的症状，病因却是属于骨科范畴的椎管狭窄患者，而不是患者自认为的嵌甲疼痛，那么转送患者去骨科、神经专科进行检查、治疗，才是最正确的选择。这样既给患者指明了继续就医的途径，又为疾病的治疗赢得时间。倘若见到病情而没有及时转送患者，贻误治疗，造成后果，要承担法律责任。这个可视为足病师工作的多边性。足病师工作的多边性还体现在继续教育的分支化。有的人根据自己的特点可以更多与皮肤科深入合作，有的人还可以成为创面治疗师，可以与医生诊所或者足病中心合作，兼成为家访病床换药创面师。现代的家庭病床网络管理，也为这一工作提供了很便利的条件。

在这里，还要求足病师和足科诊所具有相对的独立性。诊所作为基本单位，独自面对创面发生前后的既有规律性、又有不确定性的灰色地带，需要做出相对独立的判断，比如：通过足部检查预判着重观察部位，制订治疗方案，转送患者的决定、衔接其他科别的治疗。这里所说的独立完成工作任务，主要是在这一阶段没有现成的医嘱，相反是要主动衔接各科医生的工作，是在打前哨战。

诊所必须要承担社区医疗的任务。比如，对周边卧床患者和养老机构以及护理机构里的患者有家访的义务。诊所以条款的方式与卫生管理部门、医疗保险公司签订任务书。这是政府管控医疗的强制要求，类似责任状。

足病师正是以这样的工作，在国家的卫生保健体系之中，发挥着战线前置的重要作用。

足病师的工作任务，具体概括为四个重点，即专业操作 Behandlung、动态观察 Beobachtung、专业咨询 Beratung 和终生陪伴 Begleitung。

专业操作，指的是足病师在足部的操作技能。它远远突破了传统修脚师的简单工作技能，在医疗系统中具有不可替代性。在这里还要提一下，专业操作依靠专业工具。德国的修脚师和足病师按照法规使用相同的、类似牙医的器械作为操作工具。足病师的消毒等级要符合无菌操作的要求。专业工具分为手工和电动两个部分。手工工具，以钳子、剪子、探针、手术刀等为主。电动工具以微电机配以多种用途的打磨头。这些工具，既可以达到高温、高压的灭菌水准，还能够完成对工作的精细要求。与纯手工的工具相比，具有快速、无痛、省力的特点。

动态观察，指的是对 0 级足的动态的跟踪护理，贯穿在多次重新回到 0 级的过程里。每个糖尿病足创面的发生都有自己的引发原因。创面发生之前，表明致畸力尚未达到引发创面的程度。每一次创面发生、截肢的发生、创面愈合，都开启更深一层对病态足的跟踪观察，治疗计划也都要随之相应变化。导致创面引发的因素没有随着创面的愈合而消失，而是程度加重了。有的放矢地防止创面在原处、在转移处的发生就是更深一层的预防工作。

专业咨询，体现了足病师工作的多边性，既增强了现有医疗体系的活力，也担当了令患者足以信赖的医疗向导。

终生陪伴，陪伴是医疗工作的重要内容，特别是面对发生截肢后的患者。终生是一个最大限的时间段，也是 0 级阶段预防工作的最大限度。

糖尿病足的预防工作水平高低、质量是否达标，也就是根据这四项任务的具体完成情况来进行综合考评的。

针对糖尿病足的预防工作，和针对患有

神经疾病（脑中风后遗症引起的偏瘫或者外伤引起的截瘫等）者的足部护理，目前也可以获得国家医保的费用支付。现在的医保结算水平，来诊所就诊的费用，相比 2002 年的 26.2 欧元，已经提升为 44 欧元。目前家访病床的费用，为单点单个患者每次 58.5 欧元，单点多位患者每次 51.5 欧元。每次治疗性工作也有最低的时间要求。做足部检查也有专门的收费项目。足部治疗的周期以甲体和皮肤的生理周期和病理周期为限，以 2 周或者 4～6 周为要求。诊所的收入体现为诊所服务患者的频率和质量。由于有了医保，患者不必因为自费而缺席，特别是对经济状况欠佳的人群具有尤为显著的保障作用；足病师的工作收入也由此有了基本保证。就医保支付糖尿病足预防的费用而言，与完全没有预防就直接落入创面治疗相比，以预防阶段前瞻性有限的金额投入，达到了有效避免创面治疗阶段巨大支出的目的。这完全符合卫生经济学的效益观点。

整体看德国的糖尿病足预防体系，我们认为他们有以下特点：

1. 政府带头落实世界卫生组织的号召。世界上所有内分泌的医生都在呼吁：糖尿病足重在预防。德国的实践则是表明，预防工作重在落实，并且走在了世界的前列。

2. 相关的法规确立是最有力的法律保障。

3. 医务工作者的科研成果起了先锋作用。让人认识到糖尿病足患者群体的特点，抓住了预防工作结合创面治疗工作的节点，催生了新的足部护理技术。

4. 完美理念的落实有赖于社会的组织形式。职业设立、职业培训、医保支持都是落实的保障。

在这里我们要侧重介绍一下职业设立。

在德国，职业的观念大于学历。德国的高等医学教育水平不低，规模不小，却设立了一个崭新的非手术方向的职业，值得我们做深入的研究。学历解决的是知，而职业解决的是知和行。职业化本身就是政府全方位地对医疗工作实施管理。这个管理不仅体现在行业协会的专业活动上，还有每年对足病师的进修分数的要求上；既可以保证政府相关政策及管理规定的及时传达，还可以做到知识的及时更新。政府与社会合力建立了轨道和平台，让一个新职业得以顺畅运作，既确立了这个职业功能的不可替代性，同时也强调了与其他现行医疗科别的密切关系。我们应该在其与整个系统的运作之中重点考量这个职业的不可替代的作用。德国有这样的说法：糖尿病足总体的截肢率呈现下降的趋势。有多少在足病诊所被救治的患者，其被救治的次数，也是被阻止的截肢的次数。这应该是德国人对足病师及其诊所参与糖尿病足预防工作比较贴近实际的评价。

（二）足病工作室的工作人员

与足病诊所的足病师相比，位于医院的足病工作室的工作人员，在人员的组成上有自己的特色。理想的足病工作室应由下列人员组成：糖尿病专科医生、外科医生、足医、矫形外科医生、专科护士、教育护士、矫形技术员，并与骨科、足科和（或）血管外科、皮肤科医师、相关内科医师之间保持着密切协作关系。

特别是在针对糖尿病足的诊治上，内分泌（糖尿病）科医生，应该是这个队伍中的核心人物，作用是糖尿病及其并发症的诊断、治疗以及感染的控制，组织所有人员进行讨论；足医对足病溃疡进行特殊的处理，包括清创、制作减压鞋和装置、承担足病诊室的常规工作；专科护士检查是否存在缺血性病变，应用多普勒超声仪检查 ABI，经皮氧分压测定，进行感觉神经和震动觉检查，协助足医进行溃疡伤口包扎；外科医生是不可或缺的人物，决定患者的溃疡是否需要清创、小截肢、甚至大截肢；血管外科医生则与导管室人员合作，决定是否进行介入治疗或者血管搭桥手术，并与矫形外科对患者进行必要的足矫形手术；鞋具专家在伤口愈合后制作特殊鞋具和石膏；教育护士需要教育患者和相关人员；心脏、肾脏专科人员协助处理高血压、心脏功能异常和肾功能异常。

目前，我国没有专业的足病师这个职业。根据我国的医疗体制，医疗机构如果要开设足病室，那么足病室的足病师必须是要有医疗专业技术资格的医务人员。至少要有一名专业的足病医师，足病医师所具备的专业知识和技能不能仅限于足部疾病，他需要有内分泌、骨科、矫形外科、血管外科、皮肤科、烧伤科等多个学科的相关专业知识，能够对足病的病因有明确的判断，能够指引患者到正确的科室去做正确的治疗。足病医师需要外科医师的基本技能，能够对足部创面、溃疡进行有效处理。

举例说明。一名 67 岁的男性患者，因"右足第 1 趾烫伤后疼痛，溃疡形成 2 个月"来足病诊室就诊。查体：体温 37.5℃，脉搏 85/min，呼吸 20/min，血压 130/88mmHg，右足第 1 趾红肿，溃疡面约 1cm×1cm，有黄色脓性分泌物，足背动脉搏动未扪及。足病师这个时候需要判断这个溃疡长期不愈的主要原因，给医生的第一印象应该是下肢动脉缺血性疾病所致，这个时候医生需要进一步询问病史，了解到患者在烫伤之前就有间歇性跛行的症状，跛行距离约为 500m，烫伤后约为 200m，患者烫伤前晚能安静入睡，现在夜间常出现疼痛，这时足病医师可以进一步确诊该患者为动脉缺血性疾病；继续追问病史，得知患者有 10 年的糖尿病病史，但是血糖控制较差，这样我们能基本确定患者为缺血性糖尿病足，足病医师应考虑建议患者去血管外科专科进行针对下肢缺血的诊治，同时，足病医师这时要进一步了解烫伤后溃疡的程度（面积、深度、有无分泌物），溃疡有无疼痛、疼痛的性质，有无静息痛。了解完以后，足病医师可以有针对性地进行初步实验室检查，如血常规、尿常规、血糖、足部 X 线片等。这样，足病医师可以对创面先进行初步处理，同时建议患者到血管外科进行诊治，并与患者的血管外科医师保持联系。

从本病例可以看出，这个足病医师诊治患者涉及多个学科，包括血管外科、内分泌科、骨科。如果本病例成功地改善了缺血症状，足趾的感染也得到控制，这时足病医师需要进一步采取措施，针对足部溃疡进行伤口处理，给患者订制专业的足部护理用品，足部护具等。这时足病医师需要皮肤科、矫形外科等学科的知识。而从这个病例我们也可以得到一些启示，现阶段，足病医师可以由有经验的内分泌医师承担，也可以由血管外科医师、骨科医师承担，当然这也需要一些足病相关的技能培训。足病医师是足病诊室的核心，如果足病室未成规模，足病诊室可能有 1 名足病医师和 1 名足病护理师就足够。当患者就诊后，足病医师开出医嘱，足病护理师就按医嘱进行治疗。足病护理师的职能是独立地实施针对足部的护理性操作，能够遵照医嘱进行有针对性的、医疗性的、康复性的足部治疗，能够识别疾病的病理性

改变和病症在足部的反应。国外的经验证明，护士通过专业培训，完全可以胜任足病护理师的工作。足病护理师的工作烦琐，需要较强的责任心，需要心细、手巧、耐心。这些恰恰是护士的特质，故足病师的工作以女性更能胜任。当然，足病室的模式不是一成不变的。在不同的发展阶段，可以根据诊室的需要，配备相应的专业队伍。当前，国外不同国情足病室模式不一样，我国现有医疗体制下在足病诊治方面没有固定的模式，需要我们医务工作者在实践中积累经验，不断探索。当然，我们也要积极进行学科建设，在各位同道的共同努力下，争取早日能将足病师和足病护理师的职业发展成为独立于医师、护士的新的医疗专业技术职业，成为我国医疗队伍中的新成员。

四、足病诊所与足病工作室的建设

足病室根据各地的医疗条件有所不同，一般来说，较为理想的足病室应该由足病诊室、足病检查室、足病教育室、足病准备室和足病治疗室五部分组成。足病诊室是足病医师接待患者就诊的场所，足病医生看完患者后，开出医嘱，由足病护理师负责执行。需要进行检查的，由足病护理师将患者带至足病检查室进行相应检查（包括各类实验室检查和各类足部检查）；需要其他学科医生会诊时，由足病护理师负责联系。待检查、会诊完毕后，将检查结果呈递给足病医师，足病医师根据结果再次开出医嘱，需要相应足病治疗的，由足病护理师在准备室准备足病相应的器械、材料等物品后，按医嘱由足病护理师进行相应处理；而需要足病医师参与进行创面处理的，则由足病医师完成。需要

说明的是，当足病医师在进行治疗前，必须要有相应治疗前的治疗知情同意书，因为可能会在治疗后出现各种各样的情况，需要在治疗前跟患者说明，特别是对于那些病情复杂，病情重的患者。这既是对患者知情权的尊重，也是对医护人员自身的保护。在治疗前或治疗后，教育护士应对患者进行相应的足病专科教育，既要使患者重视自己的足病，也要使患者消除自身对足病的恐惧感。

（一）足病诊室

足病诊室与其他门诊诊室无太大差别，需要强调的是，足病医师需要在诊室建立一个数据库，对患者病情评估、跟踪、建立预警机制、分级管理以及临床科研都有着极大益处。

（二）足病教育室

足病教育室是对患者进行健康宣教的场所。系统、规范的教育在预防足部病变方面起着重要的作用，其目的在于增加患者足部保护意识和技巧。患者应该学会如何识别可能存在的足问题和如何来处理这些问题，特别是糖尿病患者尤其需要掌握这些方法。教育者应该进行示教，例如如何正确地修剪趾甲，培养患者的健康生活意识。还应对患者应用多种方法和技术进行多次教育。评估患者是否明白所教内容，是否有意识地行动起来，是否具有足够的自我保护技巧等都是非常重要的。足病教育室需要有各类足病健康宣教资料、图片、足部模型及视频设备等。教育护士根据患者具体情况指导患者如何在日常生活中护理足部。

（三）足病检查室

足病室的检查包括：神经系统检查、皮肤温度检查、足部压力测定、周围血管检查。其他检查，如 X 线片、CT、MRA，实验室检查等在其他相关科室进行。

根据各地医疗条件和需求，可以有不同的选择。主要的检查室设备包括：糖尿病并发症检查箱、表皮温度测试仪、糖尿病足周围神经病变筛查系统、数字震动感觉阈值检查仪、冷、温觉检查器、神经病变半定量音叉、血管彩色多普勒超声仪、经皮氧分压测定仪、足底压力分布步态分析系统、伤口面积测量系统等。

（四）足病工作室与诊所的治疗间

足病治疗间应具有一定的条件和设备，如保暖、照明和清洁消毒等。尽管各地物质条件有一定差别，但仍可从实际出发，因地制宜，建立既实用，又符合要求的足病治疗间。具体条件如下。

1. 室内要清洁、整齐、安静、舒适、明亮。

2. 光线充足，尽量采用自然光线。日光内的紫外线有杀菌作用，但紫外线不能透过普通玻璃，因此，天暖时开窗使阳光射入室内，门窗应有纱门、纱窗，防止昆虫飞入。

3. 室内温度以 18～20℃为宜。冬天应有保暖设施，有条件者可安装空调机。若用煤炉取暖，在修复时应离煤炉距离远些，避免煤灰落入工作区域。

4. 地面必须采用湿法清扫，以免尘埃飞扬。

5. 工作室每日用紫外线灯照射消毒 1 次，一般 30m² 的房间用 1 只功率为 30W 紫外线灯照射，距离光源 60cm 范围内灭菌效果好，照射时间为 1h。紫外线可致电光性眼炎，因此，照射时工作人员应离开工作室。使用超过 4000h 的紫外线灯管基本失效，因此，一定要注意在每次使用后记录使用时间。

6. 工作间亦可用过氧乙酸进行消毒。将门窗关闭，喷洒过氧乙酸，喷雾量为 20ml/m³，浓度为 0.5%～1%，喷雾后作用 1h，可达到空气与表面消毒效果。

7. 足病室需要有相应的足病治疗设备：需要有足病治疗椅、足病放大检查灯、足病脚托、装有各种治疗所需材料、器械的治疗车、负压吸引器等。

（五）足病准备室

在足病准备室内进行治疗物品、器械、设备等的准备，并有物品器械消毒设备等。

1. 物品的准备　根据足部治疗操作时的需要，在操作前应准备以下物品。

(1) 不锈钢或搪瓷类物品：①有盖方盘，用于放消毒液、浸泡手术刀及辅助工具；②有盖杯（罐），用于放碘酒棉球、乙醇棉球、生理盐水棉球、消毒纱布块等；③镊子罐，用于放消毒液，浸泡持物钳；④治疗所需的其他物品。

(2) 一次性物品：①医用橡胶手套，每次手足修复操作前，用滑石粉轻扑双手，使之滑润，再戴手套；②塑料袋，约 60cm×60cm 的塑料袋，泡脚前套在泡脚池（盆）上，再倒热水或药液泡脚，以防足癣、甲癣、跖疣等交叉感染；约 30cm×20cm 的塑料袋，用于手足癣等封包；③消毒垫或消毒纸，用于每次操作前，垫患手或患足；④毛巾，一次性毛巾或消毒毛巾，在泡脚后使用。

(3) 敷料：一般指用纱布、脱脂棉制成的物品。还包括各类新型敷料，如银离子敷料、泡沫敷料、水胶体敷料、水凝胶敷料、含生长因子及中药敷料等。

(4) 各类足部护具鞋垫、糖尿病鞋等。

2. 治疗工具的准备　治疗工具即足病医师或足病师在处理足部病患时所需的器械。每个足病医师和护理师都必须要掌握手工工具、机器以及配件的使用。主要包括手术刀、血管钳、蚊嘴钳、组织镊、无齿镊、刮勺、组织剪等。

以上器械是足病治疗室最基本的配置，基层医院均很容易就能备齐，在专业的足病室需要有专业的足病治疗器械。目前已有专业的足病器械包上市，其中配备了各类的足病治疗器械，非常齐全，可以应对各类足病疾病。还有价格较贵的足病治疗钻、超声清创仪、激光治疗仪等。

所有的器械，包括机器的配件，每次使用过后，都要经过高温、高压、密封消毒。

（六）工作人员的卫生要求

建立卫生制度并在工作中严格执行，是控制和防范传染病传播、流行的重要措施。其卫生要求如下。

1. 工作人员要养成良好的卫生习惯，保持勤洗澡、勤换衣、勤剪指甲。

2. 严格遵守操作规则，在修复工作前，穿好工作服，戴好口罩和帽子，洗净双手（洗手最好用流动水，滴上洗手液，搓揉指尖、手掌、手背、指间隔及腕部，搓洗时间不应少于 15s）。

3. 治疗时，最好戴一次性手套握手握脚。

4. 在操作中，用持物钳取敷料时，钳子前端不可碰到容器口，手不得触到钳子的浸泡部分（消毒液泡至持物钳的 2/3 以上，要保持其中段和前端无菌），用后即放回，以防污染。

5. 不要在操作区上方说话、咳嗽、打

喷嚏、擦汗，不得已时，应将头转向操作区以外。

6. 足的治疗一般在泡脚后进行，先在泡脚池（盆）里套好一次性塑料袋，内装低于 38℃ 的热水或其他泡脚的药液至踝部，浸泡不超过 10 分钟。用一次性拭物擦干。若双足都需治疗时，把一只脚用消毒毛巾包好后，再行治疗另一只脚。德国的足病处理不需要泡脚作为软化条件。有专门的特殊软化剂，而且各种器械完全可以应对足部的情况。

7. 治疗前，应进行常规消毒。用消毒棉棒蘸 2.5% 碘酊或无菌钳夹着浸有碘酊的棉球，从病灶的中心向外划圈涂擦，逐步扩展，待碘酊干燥后，再用 75% 乙醇溶液擦 2 次，将碘脱净，或用安尔碘皮肤消毒液消毒后，再进行修复。

8. 对于污染的小敷料，或一次性使用物品，尤其对于治疗后的物品，应送焚烧炉焚化处理。

（李恭驰　李炳辉　李春亭　陈　梦）

参考文献

[1] 牛德英. 手足修复. 北京：中国劳动社会保障出版社，2005：29–33.

[2] Boulton AJ. The global burden of diabeic foot disease. Lancet, 2005, 366(9498):1719–1724.

[3] Ashry HR. Cost of diabetes-related amputations in minorities. J Foot Ankle Surg, 1998, 37(3):186–190.

[4] Singn N, Lipsky BA. Preventing foot ulcers in patients with diabetes. JANA, 2005, 293(2):217–228.

[5] Berry Ru, Roueigh ED. Diabetic foot care in a long-term facility. J Gerontol Nurs, 2004, 30:4.

第4章　糖尿病足及足部其他病变的预防及护理

一、糖尿病足的预防及护理

（一）定义

糖尿病患者因周围神经病变和（或）血管病变及细菌感染等多种因素导致下肢疼痛、踝关节以下皮肤溃疡、肢端坏疽等称糖尿病足，其主要临床表现为足溃疡与坏疽。

（二）诱因

趾间或足部皮肤瘙痒而搔抓皮肤、溃破、水疱破裂、烫伤、碰撞伤、修脚、损伤及新鞋磨破伤、足畸形、忽视和漠不关心是导致糖尿病足的最重要诱因。

（三）临床表现

1. 神经病变表现　患肢皮肤干而无汗，肢端刺痛、灼痛、麻木、感觉减退或缺失，呈袜套样改变，行走时脚踩棉絮感。

2. 下肢缺血表现　皮肤营养不良、肌肉萎缩、皮肤干燥弹性差、皮温下降、色素沉着、肢端动脉搏动减弱或消失，患者可合并有下肢间歇性跛行症状。随着病变进展，可出现静息痛，趾端出现坏疽，足跟或跖趾关节受压部位出现溃疡，部分患者可出现肢体感染。

（四）分类

糖尿病足的临床表现为感染、溃疡和坏疽。溃疡依据病因可分为神经性、缺血性和混合性溃疡；坏疽按性质可分为湿性坏疽、干性坏疽和混合性坏疽。

（五）分级

依据不同的病变程度需要对糖尿病足进行分级，目前国内推荐的分级方法主要有 Wagner 分级，Texas 分级，WIFI 分级，SINBAD 评分系统（2019 IWGDF 推荐），但因为糖尿病足病情复杂，血管病变、神经病变、感染的程度、软组织及骨质破坏情况等差异大，所以任何一种分级方法都不可能做到十全十美。

（六）处理原则

积极控制血糖、控制感染、改善微循环、改善神经功能、手术治疗（介入治疗、干细胞移植、血管重建、局部外科处理）、中医中药治疗等。

在全身状况许可的前提下，应尽早进行清创术去除创面坏死组织；当创面肉芽组织增生已覆盖骨骼、肌腱等深部组织，具备条件时应及时进行植皮术以避免创面肉芽组织水肿老化、疗程过长等问题；对于缺血性糖尿病足应及早进行血管重建，改善血供，促进创面早日愈合。

（七）护理

1. 心理护理　糖尿病足治疗疗程长，治疗费用高，给家庭和社会带来沉重的经济负担。其次，足部感染进展很快，糖尿病足坏疽发出腐臭气味，甚至有截肢的可能，患者极易产生自卑、焦虑或悲哀的心理，表现为脾气暴躁或冷漠，不配合治疗，患者依从性差。护理人员要耐心细致做好心理护理。向患者介绍治疗成功的病例，及时告知患者伤口创面好转情况，让患者树立战胜疾病的信心，做好患者家属和亲友的工作，帮助患者建立良好的社会支持系统，让患者体会到关心和他人的需要。

2. 饮食护理 合理饮食有利于控制血糖，指导患者选择粗制米、面和杂粮，忌食含糖类食物，忌食动物脂肪，少食胆固醇含量高的食物，饮食中适当增加纤维含量高的食物；三餐定时、定量、定餐，热量合理分配依次为 1/5、2/5、2/5。对于糖尿病足合并低蛋白血症的患者，指导患者多食含蛋白丰富的食物，如无糖型牛奶、瘦肉等。

3. 血糖的管理 包括以下 5 方面的内容。

(1) 正确指导患者服用降糖药：护士除了解降糖药物的作用、剂量、用法外，还应掌握药物的不良反应和注意事项，指导患者正确服用，及时纠正不良反应。

(2) 教育患者按时按剂量服药，不可随意增量或减量。

(3) 遵医嘱使用胰岛素，做到制剂种类正确，剂量准确，规范注射。掌握胰岛素注射时间、部位和方法，注射胰岛素时应严格无菌操作，防止注射部位感染。

(4) 做好血糖的监测。新入院患者血糖的监测：空腹及三餐后 2h，术前、术中、术后随时血糖监测。

(5) 低血糖的症状及处理：低血糖表现有头晕、心悸、多汗、饥饿，甚至昏迷；及时检测血糖，根据病情进食糖果、含糖饮料或静脉滴注 50% 葡萄糖 20~30ml。必要时，5%~10% 葡萄糖静脉维持。

4. 疼痛护理 糖尿病足的疼痛可分为神经性疼痛和缺血性疼痛。神经性疼痛表现为锐痛或电击样的轻微疼痛，持续数秒；双足的烧灼样疼痛；寒冷可以减轻的疼痛；休息后加剧的疼痛；单侧下肢的烧灼样疼痛并伴有肌肉萎缩。缺血性疼痛表现为持续性疼痛，上楼时加重或下肢抬离床面后减轻；运动后的小腿疼痛，休息后缓解。

(1) 为患者创造安静舒适的环境，患肢疼痛剧烈时，遵医嘱给予止痛药物。

(2) 指导患者戒烟，因为烟草中含有尼古丁，可使血管收缩，加重患肢疼痛；适当抬高患肢，注意患肢保暖，全身肌肉放松、转移注意力等方法，可减轻疼痛。

(3) 遵医嘱给予改善循环、营养神经、抗感染的药物以及适宜的创面局部处理，减轻肢端缺血、周围神经病变或坏疽症状，使疼痛症状减轻。

5. 手术前护理 包括以下各方面的内容。

(1) 常规检查：完善术前检查，了解机体的功能状态，如心血管功能的检测、输血前全套、肝肾功能的检测、凝血功能的检测，其他常规化验（如血、尿、便常规、血糖、尿糖）等。必要时备血。

(2) 饮食护理：合理饮食，尽量补充足够的蛋白质及必要的热量以改善患者的营养状况。手术前 8h 禁食，6h 禁饮。

(3) 监测三餐前后末梢血糖情况，使用胰岛素调节血糖，一般患者空腹血糖要控制在 6.6~8.3mmol/L。

(4) 术前戒烟并指导患者正确有效地卧床咳嗽、咳痰。

(5) 指导患者进行床上排便功能锻炼以适应术后床上生活。

(6) 心理准备：多数患者对手术存在不同心理障碍，会产生焦虑、畏惧、悲哀心理，护理人员要适时地做好心理护理，告知患者手术的必要性，提前告知患者对术后的注意事项。以增加患者对医护人员的信任及战胜疾病的信心，使手术取得良好的预期效果。

(7) 皮肤准备：对于坏疽感染的部位要经常换药，手术区的皮肤术前日备皮，将皮肤上的污垢彻底清洁。

6. 术后护理　包括以下各方面的内容。

(1) 执行硬膜外麻醉术后护理常规。

(2) 严密监测生命体征及血糖的变化，发现异常及时处理。

(3) 体位：术后绝对卧床，患肢抬高 15°～30°，促进静脉回流，减轻患肢肿胀，注意观察肢体远端血供情况，以防术后血栓形成。

(4) 饮食护理：术后鼓励患者加强营养，适当补充蛋白质，纠正低蛋白血症，促进伤口早日愈合。

(5) 引流管护理：术后常规放置伤口引流管或负压引流管，护理人员要注意观察引流液颜色、性状及引流量，负压引流是否通畅。

(6) 观察伤口渗血情况：观察伤口渗血、渗液情况，要及时换药，保持伤口敷料的干燥清洁。

(7) 血管重建术后，患者绝对卧床 24h，术后 6h 逐渐松开压迫器，观察穿刺部位皮下有无血肿或渗血，观察肢体远端皮温及血供情况。

(8) 药物护理：用药期间护理人员应注意凝血机制的监测，同时注意观察皮肤、黏膜有无出血。

(9) 做好基础护理，保持床单清洁干燥，及时更换污染床单、被套，病房定时通风，保持空气流通，减少病房异味。

（八）预防

最重要的是向糖尿病足患者宣教足部护理的重要性，提高患者的自我防护意识，减少糖尿病足的发生概率。

1. 严格控制血糖，遵医嘱使用降糖药物，定期检测血糖，防止各种并发症。

2. 选择合适的鞋袜，一般选择透气性好的平底布鞋，不宜穿高跟及尖头鞋，避免因局部受压、摩擦而造成皮肤受损，穿鞋前检查鞋内有无异物，防止损伤足部皮肤。

3. 适当的小腿及足部运动，可以改善下肢血液循环预防足病发生，不宜赤足步行，以免受伤。

4. 保持足部干爽清洁，每天用温水（不超过 38℃）和中性香皂洗脚，使用润滑乳液或营养霜以保持足部皮肤的柔软。防止皮肤干燥、皲裂。趾间不需涂擦。

5. 避免足部冻伤和烫伤，冬天要注意足部保暖，禁止使用热水袋，防止烫伤。

6. 正确修剪脚指甲，洗脚后，使用专门的趾甲刀，修剪趾甲注意不要剪得太短，太接近皮肤，尽量平剪，不要将趾甲的边缘修成圆形或有角度，否则容易损伤甲沟皮肤，造成感染。

7. 定期检查双足，是否有鸡眼、胼胝、足癣、皮肤裂伤、擦伤、水疱、红肿、蚊虫叮咬伤，如有需及时进行处理。

（李恭弛　章莲香　杨　柳　陈智敏）

二、踇外翻的预防及护理

踇外翻（hallux valgus）是指第 1 跖骨内翻、踇指斜向外侧，踇趾骨和第 1 跖骨之关节倾斜超过 15°，是一种常见的向足外侧过度倾斜、第 1 趾骨骼内收的前足畸形，又名"大脚骨"或"大瓶拐"。踇外翻畸形是足的一种常见病，始于青年，其发病率很高，文献报道达 20%～50%。男女比例 1 :（9～15）。早期除了外观不佳、选鞋困难及容易损坏鞋形，还没有给人们带来太多的不适症状。但是随着年龄增长，跗外翻畸形程度的加重，会产生很多严重的并发症，如跗囊炎肿、足底筋膜炎、爪形趾、鸡眼、脚垫、扁平足、横弓塌陷等，这些并发症的发生不仅影响足部功能，产生疼痛，还严重影响生活和工作，甚至因双脚受力不平衡引发人体负重力线的改变，导致膝关节，骨盆移位，引起腰酸、背痛、颈椎不适等一系列疾病。穿高跟尖头鞋是跗外翻形成的主要因素之一。一些全身性疾病如类风湿关节炎、痛风性关节炎等，特别是老年性骨关节炎也是引起跗外翻的因素。此外，跗外翻还与遗传、足结构异常相关。

（一）病因

跗外翻病因主要包括：①遗传因素；②长久站立或行走过久、负重过度；③经常穿尖头鞋或高跟鞋。

跗外翻的发病与遗传有关，女性患病率高，何时开始穿高跟鞋对女性跗外翻患病有重要影响。父母有跗外翻，子女患跗外翻的概率明显增大。此外，女性足部韧带较男性弱，在同等遗传条件下，更易发生跗外翻。若站立过久，行走过多，经常穿高跟或尖头鞋时，第1楔骨和跖骨承受压力超过25%，促使第1跖骨向内移位，引起足纵弓和横弓塌陷，跗趾因跗收肌和跗长伸肌牵拉向外移，第1、2跖骨间的夹角加大。第1跖骨头在足内侧形成一骨赘，跗外翻逐渐加重，第2趾被跗趾挤向背侧，趾间关节屈曲，形成锤状趾。青少年期是身体骨骼结构形成的关键时期，此时儿童的软组织相对较松弛，骨骼迅速发育，身高增长，身体结构尚未定型。如此时过早穿高跟鞋，则高跟尖头鞋将前足紧紧地包裹着，使足趾处于一种病理状态，并触发一系列的跗外翻发生机制，导致最终形成跗外翻。第1跖骨内移后，使得该处极为隆起，容易与鞋形成摩擦，天长日久，该处皮肤和皮下相关组织增厚、红肿，滑囊形成，而产生跗囊炎，引起疼痛，局部溃烂后可造成感染，跗外翻畸形患者因为前足生物力学发生异常，很多合并有足底部胼胝。

（二）病理

正常足楔骨间和跖骨间有坚强的韧带连接，但第1楔骨与第1跖骨比其他楔骨与跖骨的连接较弱。跗外翻其病理有以下几方面。

1. 第1跖骨内收，第1、2跖骨间角增大，这些是大多数患者最重要的病理改变；跖骨头内侧与鞋帮摩擦而形成骨赘、跗囊炎。

2. 第1跖趾关节结构的异常，近端关节面固定或远端关节面固定角增大，其中近端关节面固定角的异常增大是一部分患者主要的病理改变。

3. 跗指外翻、部分患者伴有旋前。

4. 胫侧子骨向腓侧移位。

5. 第1趾内侧关节囊松弛，外侧关节囊挛缩，跗内收肌与长屈肌腱外侧头挛缩，弓形的形成。

6. 第1跖骨头抬高，第2、3跖骨头楔骨下沉形成的前足横弓减弱或消失，前足增宽。

7. 跖楔关节松弛、不稳定等。

（三）临床表现和诊断

跗外翻常呈对称性，跗趾的跖趾关节轻度半脱位，内侧关节囊附着处因受牵拉，可有骨赘形成。第1跖骨头的突出部分，因长期受鞋帮的摩擦，局部皮肤增厚，并可在该处皮下产生滑囊，如红肿发炎，则成为跗滑囊炎，局部可溃烂、感染。严重者跗指的跖

趾关节可产生骨关节炎，引起疼痛。甚至是
踇趾外翻、旋转畸形，第 2 趾朝背面挤出，
形成锤状趾。第 2、3 跖骨头跖面皮肤因负担
加重，形成胼胝。第 2 趾近侧趾骨肩关节处
背侧皮肤因与鞋帮摩擦可形成胼胝或鸡眼。
可以根据典型的临床表现、足踇趾外侧畸形、
疼痛、足踇囊炎、足底胼胝形成来诊断。

1. 患者常合并有平足症，部分有家族史
或长久站立工作或经常穿尖头鞋史。

2. 足踇趾外翻、旋转畸形，局部疼痛，
行走困难。

3. 第 2 趾锤状趾，第 2、3 跖骨头跖面形
成胼胝，第 1 跖趾关节突出部形成足踇囊炎。

4. X 线片显示：①第 1、2 跖骨夹角＞
10° 以上；②各跖骨头张开，第 1 跖骨头跖面
的子骨向外移位；③第 1 跖趾关节内侧关节
附近处可有骨赘形成，严重者可产生骨性关
节炎；④足踇趾的跖趾关节轻度脱位。

（四）治疗

以往治疗踇外翻的目的主要是解除痛苦，
对于无痛性或疼痛不剧烈的畸形不主张矫正。
而随着人们生活水平的提高，一些患者，主要
是年轻女性患者，就诊目的主要是由于外形不
美观，不能穿着时髦的鞋；或者由于某些场合
需要穿高跟鞋，但又痛得不能穿。手术方式分
为骨性手术和软组织手术，以矫正骨骼的畸形
和引起畸形或畸形导致的软组织问题。

1. 非手术疗法　对于轻度外翻、疼痛较
轻者，可通过按摩，搬动足趾向足内侧，理
疗，穿合适的鞋等方法改善，亦可在第 1、2
足踇趾间用棉卷垫起或夜间在足的内侧缚一
直夹板，使足踇趾变直。也可以在沙土上赤
足行走，锻炼足部肌肉或穿矫形鞋、平足鞋
垫矫正平足。

2. 传统的手术疗法　适用于疼痛严重或畸
形严重者。踇外翻手术方式主要包括软组织修
复手术、截骨术、关节成形术及关节融合术。

一般而言：踇外翻角（hallux valgus angle）
HVA＜30°，跖骨间角（inter metatarsal angle）
IMA＜13° 为轻度畸形；30＜HVA＜40°，13＜
IMA＜20° 为中度畸形；HVA＞40°，IMA＞
20° 为重度畸形。对于轻度的畸形，远端软
组织手术，如改良的 McBride 手术有时可以
解决问题。中度的踇外翻可根据畸形的类型
选择不同的截骨手术。严重的畸形，合并骨
关节炎，关节稳定性差，可以考虑行关节成
形术或关节融合术。一般的原则是对活动要
求高的年轻体力劳动者可以选择关节融合；
而对活动没有太多要求的老年患者可以选择
Keller 手术。微创手术具有损伤小、不需要
内固定、术后即可下地负重等优点。但需要
严格掌握适应证，严重的畸形还是开放手术
效果更理想，而王正义教授也指出微创手术
一定要有开放手术的经验才可以实施。根据
术前诊断及 X 线片显示，确定踇外翻的类型，
再来制订适合的手术方案。具体分类如下。

(1) 单纯 HVA（踇趾外翻角）：可用软组
织手术矫正，调整软组织平衡，如 Silver 手
术和 McBride 手术，或用远端截骨术如 Akin
手术。

(2) DASA（远端关节固定角）：此为单
纯趾骨外翻，不累及跖趾关节，可用 Akin 手
术矫正。

(3) PASA（近端关节固定角）：远端截骨
术可矫正此类畸形如 Reverdin 手术、Austin
手术或 Mitchell 手术。

(4) IMA（跖骨间角）：此类手术方法较
多，基本手术是跖骨基底截骨术，又可分为
如下 3 类。①第 1 跖骨远端截骨，如 Mitchell

手术、Austin 与 Chevron 截骨术式、Scarf 手术等；②第 1 跖骨干部截骨，有改良 Ludloff 术式和 Glickman 跖骨干部 Z 形截骨；③第 1 跖骨基底截骨，以往施行 Loison Balacescu 手术，当前临床中最常用的是 Juvara 手术。

（5）混合型：软组织手术、联合远端或基底截骨术。

（6）关节炎型：关节成形术，如 Keller 手术。

3. 足蹬外翻的微创手术治疗 局部麻醉许可后，首先行第 1 跖趾关节囊外侧组织松解，取第 1 跖趾关节背外侧切口，长约 0.3cm，直达关节囊，用小骨膜剥离器松解关节囊及外侧组织，用手法将蹬趾矫正至内翻 10°，无张力，可伴有蹬收肌止点处的撕脱骨折，不需特殊处理。随后行第 1 跖骨头内侧骨赘切除、跖骨头颈斜形截骨术，取蹬趾近节趾骨近端内侧横切口，长约 1cm，直达骨质，用小骨膜剥离器自远端向近端分离骨赘表面蹬囊，用削磨钻磨去骨赘，用骨挫挫平。取第 1 跖骨头颈处内侧切口，长约 0.3cm，直达骨质，用削磨钻自远端向近端斜形截骨，角度 <30°，用手法将跖骨头向外侧推开约 1 个皮质，冲洗切口，用直径 1～2cm 纱布卷置于 1、2 趾蹼间，用绷带自 1、2 趾间绕踝关节做 "8" 字包扎固定，将蹬趾固定于轻度跖屈内翻 5°～10° 位，术后第 1、2、4 周换药，第 1、6 周拍摄 X 线片复查，必要时再行手法整复，至第 6 周去除包扎，术后可下床，生活可自理，以床上功能锻炼为主。

（五）预防

本病重在预防，非手术疗法和手术疗法均可取得较好的疗效。因此，做好预防工作十分重要。防止平足症，穿合适的鞋子，可防止蹬外翻的发生和发展。轻度蹬外翻可在第 1、2 趾间夹棉垫，夜间在趾内侧绑一直夹板，使趾逐渐变直。同时应用矫形鞋或平足鞋垫矫正平足症。畸形严重且已并发滑囊炎者，可行滑囊骨赘切除，重叠缝合跖趾关节内侧关节囊，蹬内收肌腱切断术和第 1 跖骨截骨术。具体防治措施如下。

1. 避免穿着尖头高跟鞋，走路时可穿有足弓支撑的专业健康鞋，当睡觉时可配合蹬外翻矫正带或矫正器。选择一双合适的鞋子，如鞋跟不要太高、鞋头要宽松一些，使足趾在里面有一定的活动空间，使其感受不到任何压力，尤其不能穿尖而瘦的高跟鞋。对于轻度患者，可以用负跟鞋进行前足减压。这种负跟鞋的特征是鞋底前高后低，常用于平足症的非手术治疗，减轻足弓压力，前高后低的负跟鞋更有利于减轻前足蹬趾指关节的压力，可防止病情加重和恶化，有利于囊肿的回纳。适用于没有手术指征的患者。

2. 做赤足运动，加强足底肌肉力量，防止蹬外翻恶化。

3. 每日用手指将蹬趾向内侧掰动，也可以有效地防止蹬外翻病情加剧。

4. 借助矫形器械，如蹬外翻矫正带（分日用、夜用矫正带），长期配戴蹬外翻矫正带，对蹬外翻有很好的治疗效果。

5. 蹬外翻严重，无法矫正时，应采取手术治疗。

6. 术后需穿健康鞋，但要间歇性配戴蹬外翻矫正带，预防蹬外翻复发，负跟鞋较为适宜。

（李恭弛 李炳辉 杨文波）

三、胼胝的预防及护理

（一）病因

胼胝为非穿透性、局限性表皮角化过度

的增厚物，发生原因主要是由于足部结构及功能异常，如跖、趾骨高低不平，反常距下关节后转，使骨隆突部位的皮肤长期受到挤压、摩擦等机械损伤，不合脚的鞋袜及年龄老化致足部变形更加重了局部的压迫，该处皮肤角质层逐渐增生变厚。其病理变化主要是病变部位围绕致密的角质层所形成，无穿透性角质中心核，常有弥漫性肥厚表现，去除压力后，可自行消失。

胼胝被认为是糖尿病足溃疡的早期重要预测指标，胼胝感染、破溃已成为导致糖尿病足溃疡，甚至肢端坏疽最常见、最严重的诱发因素。有报道发现，82.4% 的糖尿病足溃疡患者在溃疡出现前有胼胝形成；糖尿病合并神经病变及缺血患者胼胝部出现溃疡的相对危险度可增加 11 倍；而另一项横断面调查则发现有胼胝形成的感觉异常患者发生足溃疡风险增加近 77 倍，对这些患者进行随访后发现溃疡仅出现在胼胝部位。因此，正确认识、预防并处理胼胝成为预防足部坏疽的重要措施。

（二）临床表现

胼胝常见于受压部位，尤其好发于掌跖和距下关节的骨性隆起部位，外观为扁平或隆起的局限性片状角化增厚板，呈黄白色，质坚硬，可清楚观察到表面皮纹；胼胝增大或足的畸形如平足症、弓形足、锤状趾等致足压力点改变造成胼胝增大加深时可发生疼痛，尤其行走时疼痛加重；部分患者甚至出现表皮裂缝合并胼胝形成。

胼胝是重要的溃疡前病变。神经性足诱发的胼胝通常坚硬、干燥，其可导致胼胝下组织压力性坏死并形成溃疡；神经缺血性足也会形成胼胝，但比较薄且光滑。胼胝变厚、

胼胝内出现小的血斑点，清除胼胝表层后发现其深层呈白色且被泡软，或上皮内出现水疱，常为胼胝转为溃疡的征象，提示即将出现溃疡。

（三）诊断与鉴别诊断

根据病史、临床表现及胼胝病理特征常可诊断。对于胼胝合并炎症者，既往由于存在很厚的角质层，加上糖尿病足患者存在感觉异常，故难以通过皮肤红斑、肿胀、皮温及疼痛等指标衡量炎症情况。近年随着物理成像方法的发展，温度记录及超声成像法均已用来显示胼胝炎症及其下方组织破坏程度，以评估足溃疡风险。

一般需与以下疾病相鉴别。

1. 鸡眼　鸡眼的病因及病理改变与胼胝相似，其有穿透性中心核，基底部位于表面，形成圆锥的角质栓尖端朝内，压迫邻近的结构。硬性鸡眼多发生在第 5 趾近端，趾间关节的背外侧；软性鸡眼可发生在任何二趾间，但以第 4、5 趾间最多，因汗液浸渍而变软发白。

2. 跖疣　跖疣去除表面角质后，有延伸性真皮乳头，其中有血管存在，但无角质核心。

（四）预防和处理

定期教育患者每天进行足部检查，培养正确而健康的足部护理及穿鞋习惯；对高危足患者建议根据测压系统使用订制标准鞋及鞋垫，以有效减轻足部（跖肌）高压，预防足溃疡。

常规足部护理：每日洗浴时要洗脚，保持趾间干燥；用中性肥皂，洗完后仔细漂净双脚；脚不要泡太长时间，否则会导致皮肤更加干燥；对于干性皮肤，可适当涂抹润肤

膏（护手霜、花生油、橄榄油等），趾间避开；同时鼓励穿合适的鞋袜；而对于湿性皮肤，使用收敛剂或止汗剂（如氯化铝）可能会有效；此外应避免赤足行走。

出现前述溃疡前期警惕征象，应尽快至足病专科就诊，由足科医师清创，切除过度角化的胼胝，并配合订制鞋、鞋垫或矫形器等减压设备，使足部压力从胼胝等部位分散，有效减轻或重新分布足部高压，进而降低溃疡发生率。患者不应自行切除胼胝，也不宜购买所谓鸡眼或胼胝去除剂，否则可能损伤皮肤导致足部感染。对不能去足病专科就诊的糖尿病足患者，可通过温盐水浸泡，用浮石或尼龙清洁垫摩擦胼胝区域以减少厚度；48h 内尽可能少走路；如足部出现渗液或组织损伤，应及时去专科就诊。

积极治疗糖尿病性神经病变。支配皮肤、汗腺及周围组织的神经损害可导致皮肤干燥、龟裂、萎缩等，从而诱发足部的畸形及局部压力的改变，从而导致胼胝的发生。因此，积极治疗糖尿病性神经病变有助预防足部胼胝的发生，缓解其进展。

对于皮肤裂缝合并胼胝，应清除深裂缝边缘的胼胝，用免缝胶带将裂缝绑在一起以加速愈合；足后跟部裂缝的患者应避免穿无后根鞋；胼胝增大、较深、疼痛影响行走和工作者，或由足部畸形或趾骨突出引起者，必要时可采取手术切除治疗。

（李恭弛　杨兵全　殷　汉）

四、甲癣的预防及护理

（一）病因

甲癣（甲真菌病）是趾（指）甲感染的最常见原因（超过 50%），占皮肤癣菌病的 30%，在正常人群中的发病率达 3%～13%，并与年龄增加相关。据统计超过 30% 的患者年龄在 60 岁以上，而且易复发。甲癣的发病与穿潮湿、不透气鞋，多汗、反复趾（指）甲损伤、遗传基因缺陷、皮肤真菌感染、周围血管病变、免疫缺陷及糖尿病等有关。一项研究显示，糖尿病患者发生甲癣感染的风险是正常人的 2.77 倍，相比糖尿病无甲癣者，合并甲癣者有更高的二次感染率（16% 对 6%）、坏疽和（或）溃疡发生率（12.2% 对 3.8%）。

（二）临床表现

甲癣 90% 致病菌为皮肤癣菌属，如发癣菌属、小孢子菌及表皮癣菌属；仅 10% 由非皮肤癣性真菌引起。不同皮肤癣菌属常可引起不同的临床症状，据此可分为以下几种典型甲真菌病。

1. 远端指（趾）甲下甲癣　其感染一般由周围皮肤的皮癣菌病启动，最主要形式为远侧甲下甲癣，发病率较指（趾）癣高 2 倍，最初累及远端甲床使受累趾甲和甲床逐渐发生分离，病变甲可变脆、易折断，继而累及甲板下方；指（趾）甲颜色由黄白色到棕褐色不等，趾或足底皮肤也可受累，有特征性的糠麸样、鳞屑性、红斑性、界线清楚的斑片。主要致病菌为红色癣菌。另有一种甲内型甲真菌病，仅仅侵及指（趾）甲板，而无甲分离及过度角化现象。

2. 白色浅表型甲真菌病　常为甲板表面受累，呈白垩样表现，有时指（趾）甲会出现白色孤岛样损害，由须毛癣菌、头孢菌属、曲霉等感染引起。毛癣菌性白甲是浅表性甲感染的一种类型，该真菌可引起甲板上或甲板内小粉笔样白点，要想除掉滋生真菌的甲板，不仅要刮掉其表面，而且要去除其下方的正常甲板。

3. 近端甲下型甲真菌病　从近端甲床沟侵犯，引起指（趾）甲发白，由红色毛癣菌和玫瑰色毛癣菌引起，可以是人类免疫缺陷病毒（HIV）感染或其他免疫抑制性疾病的病征，需加以排除；此外亦可继发于趾间念珠菌病引起的甲沟炎。

4. 念珠菌性甲真菌病　常侵犯整个甲板，见于患慢性皮肤黏膜念珠菌病的患者，由白色念珠菌引起；常有甲沟炎，开始于甲侧面或近侧甲，并可挤出少量脓液，邻近甲小皮（甲床表面）呈现粉红色、肿胀，并有压痛。甲的邻近部分变黑，有嵴，并与甲床分离，以后整个甲板可分离。指甲感染较多见于趾甲，合并甲沟炎是其特征。

以上 4 种甲真菌病最终可导致整个趾甲破坏引起全营养不良性甲癣。

（三）诊断与鉴别诊断

甲癣可通过典型临床症状（如甲床角化过度、甲板增厚、KOH 染色后镜检观察到具隔膜的菌丝和芽孢）来帮助诊断；一些病例尚需通过指（趾）甲碎屑培养（标本从感染甲的近端获得）来确诊；近年来随着分子基因分析方法的开展，亦可通过 RFLP 分析真菌 DNA 以协助诊断。有以下症状常提示持续甲癣存在：如甲板内或下方出现白色 / 黄色 / 橙色 / 褐色条纹或斑；侧甲板松离，伴甲下碎屑。

甲真菌病与慢性甲损害、银屑病及过敏性接触性皮炎的鉴别比较困难，必须依赖病史、反复的真菌检查来确定。过敏源接触性皮炎、荨麻疹的表现类似慢性念珠菌性甲沟炎，但常有明确过敏史，有复发性。银屑病可累及单个甲，仅有轻微凹点，也可出现甲

分离，或为甲下角质的堆积，但常有全身皮肤特别是伸侧鳞屑样皮损，去除鳞屑后可见毛细血管点状出血（Auspitz 征）。

（四）预防与治疗

保持环境清洁干燥，预防潮湿，教育患者注意甲的生长速度；对病变指（趾）甲进行局部治疗；注意预防手足癣、体癣及股癣，出现症状时及时治疗；治疗糖尿病等基础疾病；每天在鞋内使用抗真菌喷雾剂或粉剂；对与患者紧密接触者进行检查，并及时处理；保持足部凉爽和干洁，在泳池或更衣室内穿自带的或经消毒后的拖鞋；鼓励正确的穿鞋习惯：选择宽松鞋，限制使用高跟鞋或窄底鞋，以避免对正常甲的保护屏障造成损伤，破坏甲板和甲床间的紧密性；规律修剪指（趾）甲，平直剪甲，避免游离缘呈圆形或 V 形；日常生活中，注意个人卫生用品应专人专用，避免在患者与正常人之间共用指（趾）甲钳或锉刀等设备；一般对症治疗包括定期减小或削薄增厚角化的趾甲（由专科医师用手术刀片完成），不可自行处理，否则可引起局部皮肤损伤、感染，甚至引起骨髓炎，导致截肢；或者使用40% 尿素乳膏封包法软化、去除病甲；局部直接应用抗真菌药，如局部 5% 阿莫罗芬搽剂和强碘；治疗应坚持到新甲形成，需要 6～12 个月（指甲形成周期为 4～6 个月，趾甲为 12～18 个月）。

只有当感染引起全身不适症状或痛苦时，才考虑积极的全身治疗。在治疗前还要考虑到如下因素：如致病病原体对抗真菌药物的敏感性，患者合并的其他疾病，药物相互作用及不良反应，患者的年龄，依从性及费用等。

全身治疗。有研究显示依曲康唑 200mg，

1/ 天，连续 6 周，联合 5% 盐酸阿莫罗芬甲搽剂，1/ 周，连续 6 个月，可达到 84% 的真菌学和临床治愈率；12 周后，治愈率可达到 94%。另一项 7 年的随访研究则显示特比萘芬 250mg，1/ 天，连续 6 个月；比伊曲康唑 400mg，每月使用 1 周，连续 3 个月，具有更低的复发率（11.9% vs. 35.7%）。对于难治性甲病或易复发者，可考虑在 3 个月全身治疗结束后，在 6 个月和 9 个月时，给予全身药物临时冲击治疗，以减少复发率。新兴的电离子透入法、激光打孔法等可促进药物有效渗入病变部位，发挥更持久的作用。甲癣常合并甲沟炎：急性者由细菌感染引起，疼痛，有脓液分泌，需引流脓液，并适当应用抗生素；慢性甲沟炎通常由白色念珠菌引起，治疗上亦可使用上述药物。趾间真菌感染（脚癣）引起的皮肤潮湿、发白糜烂，可予克霉唑喷剂（含 1% 克霉唑的异丙醇）局部应用，效果较好。

对于药物治疗失败或因药物不良反应无法继续服用者，可以采用光动力学疗法，有报道显示，用准分子激光或波长为 630nm 的宽带红光照射，配合局部使用 40% 尿酸和 5- 氨基乙酰丙酸，可发挥较好的疗效。

治愈标准。100% 甲癣临床症状消失（不需要真菌学检查结果）；真菌实验室检查阴性，伴下列一条或几条临床症状：遗留远侧甲床角化过度或甲松离低于病变甲板的 10%。对于反复发作的患者需保证真菌学检查阴性。

总之，随着人们对甲癣认识的加深、卫生习惯的改进、现代医疗水平的发展及新型药物、治疗方法的出现，甲真菌病必然在不远的将来得到很好的控制。

（李恭弛　杨兵全　殷　汉）

五、足部大疱的预防及护理

糖尿病性大疱（diabetic bullae）是糖尿病患者特有的皮肤病变。自发性大疱是糖尿病患者皮肤损害特征之一，糖尿病性大疱比较罕见。自从 1930 年文献首次报道以来，仅有 100 例病例的报道。近期文献报道，在糖尿病患者中，糖尿病性大疱的发病率为 0.5%，多发生在老年患者，且男性多于女性。

糖尿病性大疱多为自发的、无创伤的，常见于肢体的末端。其典型病变位于足趾和足跟，在小腿胫侧或其他部位也偶有出现，直径数毫米至 3～5cm，常常复发。糖尿病大疱有一定的张力，疱壁菲薄透明，内含透明浆液，无炎性红晕。大多数患者无症状，仅有少数患者诉有轻微的烧灼感，通常可在 2～6 周自愈，不留痂皮。

（一）发病机制

病变的原因尚不清楚，目前认为与糖尿病合并微循环障碍，周围神经病变等因素有关。

1. 微血管病变　Basarab 认为糖尿病性大疱发病的机制可能是由于糖尿病患者皮肤静脉压的增加和供血不足，导致水疱形成。Koivukangas 等研究发现糖尿病患者水疱处皮肤血流较非糖尿病患者的慢。Derighetti 等发现糖尿病性大疱组织病理学特征为微血管壁透明变性。

2. 糖代谢障碍、周围神经病变　Jensen 发现糖尿病性大疱中葡萄糖浓度与静脉血中的葡萄糖浓度相近，如果疱中葡萄糖浓度低于血浆中葡萄糖浓度，则水疱形成速度较慢。姜凤梅认为糖尿病性大疱的发生与糖尿病患者神经组织中山梨醇和肌醇代谢异常有关，山梨醇代谢途径活跃引起血管通透性增强，神经营养障碍导致皮肤组织代谢障碍而形成水疱。

3. 电解质紊乱　王丽英认为糖尿病患者体内镁离子减少可能引起表皮基底细胞液化变性而形成大疱，姜凤梅认为糖尿病肾损害导致钙镁离子代谢失调与大疱形成有关。金定贤认为糖尿病性肾损害引起钙镁离子的负平衡，造成皮肤结构脆弱、分离，形成大疱。

4. 摩擦　部分糖尿病患者的皮肤对摩擦的耐受力下降，因此大疱的形成可能与局部皮肤持续受压有关。

（二）诱发因素

糖尿病患者足部的大疱多为自发，病变迅速遍及足部其他区域，大部分没有创伤，摩擦或感染等是糖尿病性大疱的诱发因素，但是这些因素往往使紧张的水疱逐步发展，变得越来越松弛。

（三）诊断及治疗

1. 诊断及鉴别诊断　糖尿病或糖尿病前期的患者，无创伤史，在正常的皮肤表面出现有张力的水疱就要考虑糖尿病性大疱。目前没有糖尿病性大疱的特异诊断试验，其诊断基于临床表现和排除其他原因引起的水疱。

糖尿病性大疱主要见于糖尿病病程较长的老年 2 型糖尿病患者，发病部位多位于下肢肢端，特别是下肢多发或单发紧张性清亮的大疱，偶见于上肢和面部，有时可见血疱，疱壁较薄，发病突然，形态为圆形、椭圆形或不规则形，数目可多可少，分批出现，多数大疱周围无炎症改变。

摩擦、昆虫叮咬、水肿、烧伤后、迟发性皮肤卟啉症和假卟啉症也可以引起有张力的水疱，往往通过详细询问病史及查体可帮助排除。

大疱性类天疱疮也可见于老年患者的下肢，尤其在小腿，其诊断往往需要取活检免疫荧光明确，但也有少数病例为阴性。大疱性表皮松解症也可以通过组织学和免疫荧光明确诊断。

服用某些药物也可以导致出现药疹性水疱。如普奈生，呋塞米、四环素及萘啶酸。如果水疱发生在同一部位，愈合伴有色素沉着，则要怀疑为混合性药疹，最为常见的是磺胺类药物、四环素类、非甾体类消炎药及果导片。

2. 治疗　糖尿病性大疱多在糖尿病控制不良时发生，血糖和尿糖水平较高，首要的任务是控制血糖。临床上，这种病变预防有其困难，因为大多数为自发。如果大疱是完整的，不必刺破，用抗菌软膏或保护性敷料覆盖是必要的。有人认为直径较小、张力低的大疱能够吸收自愈，直径超过 1cm 的、较大的、张力性水疱应该用手术刀在水疱表面做"+"字切开引流，并用抗菌或无菌敷料外敷，以预防大疱及周围组织感染。笔者用自制的玉红膏中药制剂外敷也取得了很好的疗效。

如果大疱即将自行破损，或已经破裂，则应在无菌条件下抽去液体并和其他溃疡病变同样处理，如使用磺胺嘧啶银、氯己定软膏、水凝胶或藻酸盐辅料。并注意愈后处理，检查是否有继发感染迹象。

国内张德宪等用生大黄研成细末，以适量的粉末直接撒布于创面，每日换药 1 次，7d 为 1 个疗程。上述方法治疗 13 例糖尿病性大疱，全部治愈。其治疗作用可能与其中含蒽醌衍生物的抗菌作用有关。

（李恭弛　徐　俊　王鹏华）

六、平足症的预防及护理

平足症（flat foot）是指先天性或姿态性足内侧纵弓平坦，负重力线异常，足部软组织松弛，导致疲乏或疼痛症状的足扁平畸形。在中国，平足症的发生率为0.8%～3.7%，国外报道为2.7%～16.4%。平足症患者由于足弓塌陷或消失使足底扁平贴于地面，足部丧失了应有的弹性，无法将人体的重量均匀分配到足底各区，使得在行走或跑步过程对于地面的反作用力无法达到良好吸收、减震的效果，进而失去适度的稳定性、弹力及扭力。这样就容易使足底的血管和神经受到压迫，足部容易产生疲劳，导致足部韧带长期承受过度张力的牵拉，所以经常会感到足痛、小腿痛及膝关节疼痛。

（一）足弓的解剖结构及功能

足弓是由跗骨与跖骨间韧带、关节及辅助结构按一定的空间布阵排列，形成的凸向上的弓。正常足由两条纵弓和一条横弓构成。内侧纵弓由跟骨、距骨、足舟骨、3块楔骨和内侧3个跖骨构成；外侧纵弓由跟骨、骰骨和第4、5跖骨构成；足横弓由5个跖骨基底、骰骨和3块楔骨构成。除骨性结构外，还有跖腱膜、跖长短韧带、弹簧韧带、内侧距跟韧带、距跟骨间韧带和三角韧带的胫舟部分6条韧带和胫骨后肌、胫骨前肌、腓骨长短肌、跟腱等足外在肌一起共同维持足弓的稳定性。其中弹簧韧带、三角韧带胫舟部分和距跟骨间韧带对足弓的维持最重要，这些韧带坚韧但相对缺乏弹性，一旦被延长或断裂损伤，足弓将塌陷导致扁平足的发生。

内侧纵弓顶部位于距下关节，较长较高，活动性大，富有弹性，为足弓的主要运动部分，使足可适应不同的路面条件，并将来自胫骨的负荷传至足的前、中、后部。外侧纵弓较低较短，整个外侧纵弓常接触地面，与地面的接触面积较内侧纵弓大，为足弓的负重部分，活动度较小，比较稳定，并支持内侧纵弓。足纵弓和横弓使足呈半弯窿形，保护足底的神经、血管免受压迫；足弓存在一定活动，具有柔性，使足在着地时能适应不同的路面；它又具有坚韧性和弹性，使足在离开地面时具有一定的弹推力，利于跑、弹跳等各种运动；它可使载荷由弓顶分散到足的前、后部，缓冲地面对身体的反作用力，保护脑和内脏器官免受震荡。

（二）病因

较常见的平足症病因包括足部骨与韧带发育异常、胫骨后肌腱功能不全、足部骨韧带结构创伤及神经肌肉病变等。

1. 先天性致病因素

(1) 足副舟骨、足舟骨结节过大，胫后肌附着处软弱。

(2) 足跗骨间软骨性或纤维性联合，常见有跟距、跟骨及跗骨间等联合均可导致平足症。

(3) 第2跖骨较短，其他跖骨承受重力过多，导致足弓扁平。

2. 后天性致病因素

(1) 双足长期负重站立，体重增加，长途跋涉过度疲劳，维持足弓肌肉、韧带、关节囊及腱膜等软组织逐渐衰弱，足弓逐渐低平。

(2) 长期因病卧床，缺乏锻炼导致肌萎缩及肌张力减弱，负重时足弓下陷。

(3) 急性创伤导致足部骨及软组织损伤，足纵弓遭到破坏出现平足。

(4) 足部骨病，如类风湿关节炎、骨关节结核、糖尿病足等。

（5）脊髓灰质炎后遗症性平足症。

（三）病理生理及分类

病理改变涉及骨、韧带和肌腱 3 个方面，不仅存在胫骨后肌腱功能不全，还存在弹簧韧带、三角韧带等损伤，骨关节对位或解剖异常等。

根据病理改变不同，平足症可分为结构性或僵硬性平足症，生理性或功能性平足症。

1. 结构性或僵硬性平足症　是由于先天性跗骨黏合、韧带松弛、感染性关节炎及神经系统病变等使足底功能降低，造成不稳定、变形，多半为严重性平足症，单纯手法不易矫正。可表现为足跗关节间跖面突出，足弓消失，跟骨外翻，双侧跟腱呈"八"字形改变，距骨头内移，距骨内侧突出呈半脱位改变，有时合并腓骨长短肌及第 3 腓骨肌痉挛。严重的先天性平足症，距骨极度下垂，纵轴几乎与胫骨纵轴平行，足舟骨位于距骨头上。足前部背伸，跟骰关节外侧皮肤松弛，形成皱褶悬挂足外侧。

2. 生理性或功能性平足症　一般指足在无重量负荷时，足弓可明显看出来，但在有重量负荷时，足弓发生塌陷，原因多为足底韧带松弛、足底筋膜或肌肉张力不良。有研究表明，过早使用学步车练习走路的幼儿比一般较晚并自然学步的幼儿更容易造成平足症。这是因为幼儿若过早学走路，足部韧带的强度不足以支撑体重，以致足部韧带过度拉扯而松弛，造成足部扁平跟骨外翻畸形。

（四）临床表现及诊断

平足症早期症状为踝关节前内侧疼痛，长时站立或步行加重，休息减轻，疼痛关节外面肿胀，以足舟骨结节处为甚，步履艰难，

踝关节扭力由外向内旋转，后足跟会呈现外翻的现象。儿童发育时期多半没有症状，容易被家长忽略，多注意常有"内八"或"外八"的步态，走路容易绊倒，足弓扁平，足弓发育不良，随着生长发育及活动量增大，产生慢性足部肌肉拉伤、肌腱炎、足底筋膜炎、跖痛、膝痛、舟骨突出等并发症。站立时容易产生构造性长短脚，因而形成骨盆不正，导致斜肩，进一步恶化成脊椎侧弯，同时膝关节两侧压力不平均，较易形成"X"形腿。白粉染纸及足印检查证明，足印纵弓空缺部分消失，跖中部变宽，有时是跟部亦变宽，X线检查足弓消失，跟骨纵轴与距骨纵轴角大，12 岁以后显示骨桥形成。

（五）治疗

平足症的处理，主要在于早期发现及早治疗，3—12 岁是矫正平足症的黄金时期。尤其平足症的患儿，需穿着足弓垫做有效矫正。即使错过了矫正时机，仍须穿着矫正鞋垫，改正其异常的结构，减少其对软组织及其他关节的伤害。

1. 手术治疗　主要是针对症状明显的重度患者。手术治疗结果可明显改善症状，术后可以提高生活质量。治疗不再针对某单一的因素，如进行单一肌腱修复、转移手术或单一骨性手术，而转向骨性手术和软组织手术相结合的联合手术，旨在恢复 3 种足弓维持因素的作用。骨性手术提供足弓的静态维持因素，并为软组织发挥正常作用提供力学和解剖学环境。软组织手术则为骨性手术提供动力支持，并维持骨性结构的正常对位。因此，它们之间能够相互弥补和支持，临床实践也证明这种联合手术可取得持久稳定的疗效。

2. 平足矫形鞋 平足矫形鞋的作用是矫正重力线的位置，是使重力线偏离足弓，减小对足弓的压力。要求是鞋底厚度内侧稍高于外侧，使足外侧受力多一些，降低内纵弓的压力。近年出现的负跟鞋，鞋底是前高后低的，在此基础上又将重力线后移，使重力线移动到承重能力最强的足跟，可以最大限度地减轻足弓压力，负跟鞋是目前最广泛使用的鞋具。

3. 足弓垫 对于将足弓垫放在普通的鞋内使用的方案，目前有较大的争议，质疑方认为足弓垫会增加跖腱膜的受力，而跖腱膜是足弓的重要组成部分（相当于弓弦的作用），很多人用了足弓垫感到足底疼痛，就是跖腱膜受到了不合理牵拉，跖腱膜的松弛会使平足加剧，因此，此类方案的使用需要谨慎选择。

（六）注意事项

平足患者不宜穿较高跟的鞋，包括中跟鞋和坡跟鞋。鞋跟具有力学功能，可以使重力线由脚跟向前移动，增加足弓和前足的压力，高跟鞋所造成的足病多发就是这个原因，而中跟鞋的作用也是一样的，平足患者应特别注意。

（七）疾病预防

对尚未发育完全的儿童，注意营养，避免长时间站立。

1. 本病重在预防，而治疗目的则是针对站立和行走的改善。有遗传倾向或经常站立的工作者，要常用足底外缘着地练习行走，避免足部长期处于一种姿势，防止疲劳。

2. 早期也可采用足趾行走及进行屈趾运动来达到一定的预防效果。

3. 对于有家族史的患者，或者处于疾病早期阶段的患者，可使用平足矫形鞋，将鞋跟内侧增高，使负重线向外移，以此预防和减轻脚的疲劳。常用的方法是在足跟内侧楔形垫高（0.3～0.5cm），目的是使后足内翻。

4. 同时，对于易感因素较明显的患者，可以采用理疗，按摩，加强足内、外肌锻炼，以减少症状加剧的机会。

（李恭弛　陈江海　李炳辉　张　弩）

七、跟痛症的预防及护理

跟痛症是以足跟周围疼痛为主要特点的一群症候的总称，是指跟骨结节周围由慢性劳损所引起的、以疼痛及行走困难为主的病症，常伴有跟骨结节部骨刺形成。本病多见于40—60岁的中老年人及肥胖者，约占足部疾病的15%。

（一）解剖生理

跟骨近似长方形，是人体负重的主要部分。在人体站立时，至少有50%的体重需要跟骨与距骨来负担。为了行走和吸收震荡，足部形成了内、外2个纵弓和1个横弓，内纵弓较高，由跟骨、距骨、舟骨、楔骨和第1、2、3跖骨组成，外纵弓较低，由跟骨、骰骨和第4、5跖骨组成。在足的前部，3个楔骨和5个跖骨基底部背宽阳窄呈拱桥式排列，组成所谓横弓。足弓能起弹簧作用，以缓冲在行走、跳跃及跑步时所产生的震荡。

跟骨与距骨组成纵弓的后臂，以负重为主。通过跟距关节可使足有内翻、外翻或外展、外旋的作用，以适应在凸凹不平的道路上行走，跟骨结节为跟腱附着处，其上缘与跟距关节面成30°～45°的结节关节角（贝累角），为跟距关系的一个重要标志。此角常因跟骨骨折而减小、消失或成负角，从而减弱腓肠肌的力量及足的弹簧作用。

足底是三点负重，足跟部负重约 50%，趾和小趾球部联合负重约 50%。由于第 1 跖骨一般比其他跖骨长，而且还有 2 个子骨垫在它的头下，因而趾球部的负重比小趾球部为多。

跟骨体的后面呈卵圆形隆起，分上、中、下三部分。上部光滑；中部为跟腱起止部，跟腱止点上方的前方与后方均有小的滑囊；下部移行于跟骨结节，有展肌、趾短屈肌及距腱膜附着，起维持足弓的作用。跟骨结节的下方亦有滑囊存在。足跟部皮肤是人体中最厚的部位，其皮下组织由弹力纤维和致密而发达的脂肪构成，又称脂肪垫。

跖筋膜呈三角形，后端狭窄，厚约 2mm。起自跟骨结节内侧突的前方，其深面与趾短屈肌密切结合，向前逐渐增宽、变薄，于跖骨头处分成五束，分别伸向 1～5 趾，止于足底前端皮肤和移行于各趾腱鞘。跖腱膜有保护足底肌肉、肌腱、支持足弓等作用。

到目前为止，对于跟痛症的解剖关系，不同学者之间还是存在争议。

（二）病因

引起足跟部疼痛的原因很多，常见的有跟骨骨骺炎、类风湿或 Reiter 病的跟骨炎、跖筋膜炎、跟骨结节滑囊炎等。其中以后两者较常见。临床上可根据不同年龄不同原因分为：①青少年或儿童跟骨痛，主要原因是跟骨骨骺缺血性坏死，亦称跟骨骨骺炎。好发于幼年跟骨的两次骨化中心，即跟骨的骨骺。发病原因可能为外伤后局部缺血，骨骺继发坏死所致，物理或化学刺激也可诱发本病；②青年或中年人跟骨痛，主要原因是类风湿跟骨炎或 Relter 病；③老年人跟骨痛，

多因跖筋膜炎、跟骨结节滑囊炎及跟部脂肪垫变性所引起。

1. 跟腱止点滑囊炎　主要因穿鞋摩擦所致，尤其是女性经常穿高跟鞋，鞋的后面与跟骨结节之间反复摩擦，导致跟骨结节处滑囊发生慢性无菌性炎症，使滑囊增大，囊壁增厚，从而造成本病。

2. 跟骨下脂肪垫炎　一般患者有外伤史，多因走路时不小心，足跟部被高低不平的路面或小石子硌伤，引起跟骨负重点下方脂肪组织损伤，局部充血、水肿、增生。

3. 跟骨骨骺炎　本症只发生于跟骨骨骺出现到闭合这段时间内，跟骨第二骨化中心从 6—7 岁出现，13—14 岁逐渐闭合，所以本病多发生在少年发育生长期。

4. 跖筋膜炎　本病因长期的职业关系站立在硬地面工作，或因扁平足，使距腱膜长期处于紧张状态，在其起点处因反复牵拉发生充血、渗出，日久则骨质增生，形成骨刺。

5. 肾虚性跟痛症　年老体弱或久病卧床，肾气虚衰，则骨萎筋弛。现代医学认为久病卧床，足跟部因不经常负重而发生退行性变，皮肤变薄，跟骨下脂肪垫部分萎缩，骨骼发生脱钙变化而致。

（三）临床表现

1. 跟腱止点滑囊炎　在跟腱附着处肿胀、压痛。走路多时可因鞋的摩擦而产生疼痛。冬天比夏天严重，疼痛与天气变化有关。检查：在跟骨后上方有软骨样隆起。表面皮肤增厚，皮色略红，肿块触之有囊性感及压痛。

2. 跟骨下脂肪垫炎　站立或行走时跟骨下方疼痛，有僵硬肿胀及压痛，但无囊性感。

3. 跟骨骨骺炎　多见于 6—14 岁的儿童。主诉足跟部疼痛，走路可出现跛行，运动后

疼痛加剧，跟骨结节后下部疼痛，有轻微肿胀。X线片显示跟骨骺变扁平，密度呈不均匀增高，外形不规则，呈波浪状或虫蚀状，骺后线增宽。

4. 跖筋膜炎 站立或走路时，跟骨下疼痛，疼痛可沿跟骨内侧向前扩展到足底，尤其在早晨起床以后或休息后刚开始走路时疼痛明显，行走一段时间后疼痛反而减轻。

5. 肾虚性跟痛症 站立或行走时双侧足跟部酸痛乏力，但局部无明显压痛。X线片显示跟骨本身稍有脱钙外无明显异常。

（四）诊断与鉴别诊断

本病根据病史、症状及相关检查可做诊断。但应注意与以下疾病进行鉴别。

1. 跟骨骨髓炎 跟骨骨髓炎虽有跟痛症状，但局部可有明显的红肿热痛等急性感染的征象，严重者伴有高热等全身症状。化验和X线片检查可确诊。

2. 跟骨结核 本病多发于青少年，局部症状明显，肿痛范围较大，全身情况差，并有低热盗汗、疲乏无力、食欲缺乏等。化验及X线片检查可鉴别。

（五）治疗

治疗原则：舒筋通络，活血止痛。跟痛症的患者很少需要手术来缓解症状，首先选择非手术治疗。

1. 减轻负重 尽量减少足部负重让足跟部充分休息，少走路，为损伤愈合创造条件。必须行走时足跟部要垫厚软垫，减轻对足跟的冲击力。有一种市场出售的足跟垫，对跟痛症有很好的效果。足跟垫有一定的缓冲作用，其形状与足跟底部的形状密切契合，可以增加足底的负重面积，减小对足跟的压强，减小对足跟的刺激。

穿着硬底、软垫的鞋子，鞋的后跟要宽大、稳定，3cm左右最为合适。并且不要在不平整的路面上行走，如鹅卵石路面的健身路径，这样对足底的损伤是很大的。

目前，国际上流行订制的矫形鞋垫，可以明显缓解跖腱膜的张力，减轻劳损，减轻局部炎症，而使疼痛缓解。

2. 热水泡足、局部理疗、热敷等 患者应坚持每天晚上临睡前用热水泡足半小时左右，或将足部置于有加热作用的电暖气、电手炉、红外线灯、家用理疗仪等设备上，温热作用可以改善局部的微循环，对于缓解疼痛很有帮助。根据自身条件也可以到医院进行有针对性的理疗，效果可能更好，但费用较高。

3. 外用药物 对中老年人来说，是一种方便的治疗方法。常用的疗效较好的外用搽剂有正红花油、双氯芬酸（扶他林）乳胶剂等。使用外用药物要注意使用方法。用药之前，应先用温水泡足，然后使用搽剂或膏药。搽剂涂药范围应大于疼痛范围。用药后要轻轻按摩一段时间，一是便于药物渗透，同时也可以增加局部微循环。

4. 口服非甾体消炎药 疼痛重的跟痛症患者可口服消炎止痛药。这类药物的作用是抑制局部炎症反应，促进组织愈合，缓解疼痛。常用的药物有布洛芬、芬必得、吲哚美辛、双氯芬酸等。吲哚美辛及布洛芬价格便宜，疗效好。部分患者用药后感到上腹部不适，但饭后服药可避免或减轻对胃的刺激。

5. 封闭治疗 经上述治疗无效的患者可用封闭法治疗。用氢化可的松等激素局部痛点注射，一般止痛效果较好。足跟皮肤质韧，注射时本身疼痛较重，并有感染的可能。因此，跟痛症患者应先用其他方法治疗，无效时再封闭治疗。但是局部封闭的原则是不要超过 3 次，因为封闭可以减少局部组织的血供，虽然开始使用时疼痛减轻是很明显的，但是次数多了，反而会使局部脂肪组织萎缩，降低了脂肪垫的保护作用。

目前国外还有激光和超声波、冲击波等治疗手段，但是都还没有足够的证据证明其广泛有效。

（六）预防

跟痛症在中老年人群较为常见，给他们增添了很多痛苦。现在由于高跟鞋的广泛流行，女性患者也有年轻化的趋势。

预防跟痛症的发生，首先要注意选择一双合适的鞋子。平时注意锻炼身体，尽可能地做非负重锻炼，如骑自行车和游泳，足部疾病时尤其是不能在鹅卵石建成的"健身路径"上行走，这样对足的损伤是非常大的。锻炼要坚持，但要掌握科学的方法，这样才能使双足得到锻炼，而不是加重损伤。

不经常锻炼身体的人，偶然一次长时间行走或站立劳动容易患跟痛症。因此，除了平时注意锻炼身体外，要避免足部持续负重。需要长途行走或长时间站立时，要注意间断休息，防止足部过度疲劳。

每天用温水泡足，保持足部卫生和良好的血液循环，有助于足的健康。穿鞋要宽松，鞋底要有弹性、柔软，也可以预防性地在鞋中放置足跟垫。鞋底过薄不能对足起到足够的保护作用，容易损伤足部。

（李恭弛　李炳辉　邹新华　鲍琼林）

八、高弓足症的预防及护理

高弓足（pesarcuatus）是常见的足部畸形，多继发于神经肌肉性疾病引起的前足固定性跖屈，从而使足纵弓增高，伴前足或后足异常的复合畸形，有时合并后足内翻畸形。偶见原因不明者，可称为特发性或先天性高弓足，其发病率非常少见。足畸形在儿童较为常见。足弓增高通常伴有一系列畸形，包括跖趾关节过伸及趾间关节过屈、前足旋前并内收、中足背侧"骨性"且足底内侧皮肤出现皱褶、足外侧缘延长而内侧缘短缩、跖骨头下胼胝、不同程度的距下关节僵直或强直、固定或柔性足跟内翻和伴或不伴有马蹄足挛缩畸形的跟腱绷紧。

（一）病因

发病原因非常复杂，其中约 80% 为神经肌肉性疾病，通过详细的体检，并依靠肌电图和神经病学研究、磁共振成像、脊髓造影术、动脉造影术甚至基因学研究，80% 患者的病因可以确定。足部骨骼发育成熟的高弓足患者，常见的神经肌肉疾病有进行性神经性腓骨肌萎缩（Charcot-Marie-Tooth 病）和脊髓灰质炎。脊柱闭合不全、脑瘫、原发性小脑疾病、关节弯曲或严重畸形足（clubfeet）的患者也可能发展为高弓足畸形。

1. 神经肌肉性疾病　高足弓约 80% 的病例是神经肌肉性疾病所致，其动力性因素如胫前肌和（或）小腿三头肌肌力减弱，以及足跖侧内在肌挛缩，从而造成足纵弓增高。这些神经肌肉性疾病可发生在大脑锥体系、脊髓皮质束、脊髓前角细胞、周围神经和肌肉等不同水平。常见的疾病包括脊髓皮质炎、大脑性瘫痪、脑脊髓脊膜膨出、神经管闭合不全。少见疾病如脊髓纵裂、脊髓栓系综合征、Charcot-Marie-Tooth 病等。

2. 遗传因素　通常有家族史。

3. 特发性　某些病例有明确的家庭史，

又无神经肌肉病变的证据，可能是先天性病变，或称为特发性高弓足，系出生不久即发现，无明显创伤史，经检查无明确的神经肌肉或其他疾病。

（二）病理

高弓足常见的类型有高弓仰趾足、高弓爪状足、高弓内翻足、高翻足和高弓跟行足五类。主要是由于腓肠肌和比目鱼肌瘫痪，而足的部分背伸肌有力，同时跖腱膜挛缩，两者常合并存在。高弓爪形足为足内在肌或足外在肌一组或几组肌力不平衡所致，兼跖腱膜挛缩。若足的内外肌力不平衡，也常伴有足内、外翻畸形。主要病理变化是足纵弓升高，足长度变短，某些肌肉发生挛缩纤维化。

（三）临床表现

根据足弓增高的程度，是否伴发足的其他畸形，通常将高弓足分成四个类型。

1. 单纯性高弓足 主要是前足有固定性跖屈畸形，第1和第5跖骨均匀负重。足内外侧纵弓呈一致性增高，足跟仍保持中立位，或者有轻度的外翻。

2. 内翻型高弓足 此型只有前足内侧列即第1、2跖骨的跖屈畸形，使足内纵弓增高，而外纵弓仍正常。在不负重时第5跖骨很容易被抬高至中立位，而第1跖骨因固定性跖屈，则不能被动背伸至中立位，并有20°～30°的内旋畸形。初期后足多正常。站立和行走时，第1跖骨头所承受的压力明显增加。为减轻第1跖骨头的压力，患者往往采取足内翻姿势负重，晚期出现后足固定性内翻畸形。患者多有爪形趾，第1跖骨头向足底突出，足底负重区软组织增厚，胼胝形成和疼痛。

3. 跟行型高弓足 常见于脊髓灰质炎、脊膜脊髓膨出。主要是小腿三头肌麻痹所致，其特点是跟骨处于背伸状态，前足固定在跖屈位。

4. 跖屈型高弓足 多继发于先天性马蹄内翻足手术治疗之后。此型除前足呈固定性跖屈畸形外，其后足、踝关节也有明显的跖屈畸形。各型高弓足的临床表现不尽一致，但前足均有固定性跖屈畸形。足趾早期多正常，随着病程的发展，则逐渐出现足趾向后退缩，趾间关节跖屈，跖趾关节过度背伸，呈爪状趾畸形，严重者足趾不能触及地面。由于跖趾关节背伸畸形引起跖趾关节半脱位，使近节趾骨基底压在跖骨头的背侧，将加重跖骨的跖屈畸形，导致负重处皮肤增厚，胼胝形成，严重时则形成溃疡。

（四）实验室及其他检查

1. 足顶角测定 把第1跖骨头、内踝、跟骨结节三点连成一个三角形，顶角95°为正常，高弓足顶角为60°左右，扁平足顶角达105°～120°。靠跟骨侧的底角正常为60°，扁平足为50°～55°，高弓足为65°～70°。

2. Hibbs角测量 测量跟骨中轴线与第一跖骨中轴线所形成的夹角，正常值为150°～175°，而高弓足畸形此角度减小。此外，正位片测量跟距角，若<20°表明有后足内翻畸形。

3. X线检查 应拍摄负重条件下的足正侧位X线片，了解踝关节位置、跟骨角情况和中、前足位置，尤其是第1跖骨的跖屈程度，这对术前计划有重要意义。前足马蹄畸形可能只需松解跖腱膜和足内在肌，行或不行第1跖骨截骨术，或者在跗跖关节或跗骨间关节行多个闭合楔形截骨术。站立位侧位

X线片还可以评价后足（距、跟骨）、中足（舟状骨和骰楔关节）和前足（Lisfranc）在高弓足畸形形成过程中的作用。负重时可以依据跖趾关节的过伸情况来确定畸形是否固定及其严重程度。正常足第 1 楔骨远、近端关节面相互平行，而高弓足者因前足有跖屈畸形，多发生在第 1 楔跖关节，使远近端关节面的两条线在跖侧会聚。

4. M'eary 角测量　测量距骨中轴线与第 1 跖骨中轴线的夹角，足弓正常时两条线相连续。若可测量出角度，表明足弓增高。

5. 足内肌　足内肌在高弓足尤其是创伤性高弓足畸形形成过程中的确切作用尚不清楚。如果触摸和针刺一个或多个趾端时其感觉缺失，或者在屈肌支持带下方胫神经通路和支配第 2、3 趾蹼的趾间神经通路上有压痛时，行肌电图或神经传导速度测定有助于诊断足内肌神经性异常。

（五）诊断和鉴别诊断

根据步态异常、足纵弓增高伴爪状趾畸形，以及足顶角减小、Hibbs 角减小、X 线检查 M'eary 角增大，可做出高弓足的诊断。但是，高弓足多系神经肌肉性疾病所引起的畸形，应该进一步检查，寻找原发性疾病或潜在的发病因素，如做肌电图、头颅或脊髓 CT 或 MRI 检查。明确病因对判断预后有着重要意义。

（六）治疗

高弓足的治疗：有保守治疗和手术治疗两种。

1. 保守治疗　早期轻型高弓足可采取被动牵拉足底挛缩的跖筋膜、短缩的足底内在肌的方法。为缓解跖骨头受压，使体重呈均匀性分布，在鞋内相当跖骨头处加一厚 1cm 毡垫，并在鞋底后外侧加厚 0.3cm～0.5cm，以减轻走路时后足出现的内翻倾向。但是，这些措施只能减轻症状，既不能矫正高弓足畸形，也不能防止畸形加重。

2. 手术治疗　当高弓足已妨碍负重行走、穿鞋，或进行性加重时，则应手术治疗。关于高弓足的手术治疗，文献介绍了很多手术方法，一般根据患者年龄、畸形类型及严重程度、原发性疾病所处的状态等因素，选择手术方法。原则上先作软组织手术，例如，足跖侧软组织松解、胫前胫后肌腱移位及趾长伸肌后移等。若软组织手术仍未能矫正畸形，抑或年长儿童有固定性高弓足畸形，可选择骨性矫形手术。一般可概括为单纯性软组织松解和截骨矫形两类，前者主要包括以跖筋膜切断为主的跖侧软组织松解，而后者则有中跗骨截骨、跟骨截骨或跖骨基底楔形截骨，有时还需要采用 Jones 足踇长伸肌腱后移和趾间关节融合治疗爪状趾。单纯软组织松解往往不能彻底矫正高弓足，且术后复发率高。Sher-man 等采取足跖侧软组织松解和肌腱移位治疗 237 只高弓足，发现年龄大于 6 岁者矫形效果均不好，并在 2 年内复发。因此，多数学者主张采取软组织松解和截骨矫形联合手术治疗儿童复杂性高弓足。Gould 在进行性神经性腓骨肌萎缩患者的高弓足畸形中，描述了跖骨近侧截骨和跖腱膜切断术，它也适用于足部骨骼发育成熟的特发性、创伤后或者神经性高弓足畸形患者（如 Friedreich 共济失调、Rousse-Levy 综合征或脑瘫）。另外，尚需根据情况行肌腱切断或肌腱转位术。跗骨前侧楔形截骨和跖筋膜松解、Japas 跗骨 V 形截骨和跖筋膜松解以及跟骨新月形截骨术，都是治疗儿童高弓足的常用方法。桂鉴超等应用等离子刀内镜下跖筋膜松解术治疗先天性高弓足仰趾畸形也取得了较好的效果。Tullis 等采取 Cole 跗骨前楔形截骨治疗 8 例 11 个中足高弓足，截骨愈合平均时间为 2.3 个月，平均随访 23 个月。术前距骨 – 第 1 跖骨角为 8.6°，术后降低至 3.3°（$P=0.03$）。因为要去除楔形骨块，术后足的形态变短、变宽而不美观。Sammarco 等应用跟骨和第一跖骨或多个跖骨截骨，治疗 17 例 21 个后足高弓内翻足，平均随访时间为 20.8 个月。其中 17 足有负重位的 X 线测量资料，显示前足内收平均减少 9.6°，平均减少足纵弓高度的 13%，包括前足 9.1° 和后足 10.6°。对 6 岁左右的非进展型高弓足患者，伍江雁等认为采取 Japas 手术治疗，即跟骨侧方升高滑移截骨和第一跖骨或多个跖骨基底闭合楔形截骨治疗有症状的后足高弓内翻足，不仅能够有效减少足纵弓，改善踝关节稳定而不牺牲其功能活动，还能解除患足疼痛和跖侧完全负重。对于合并跟骨内翻者，应同时进行 Dwyer 外侧闭合性跟骨截骨术或跟骨外移截骨，能获得更为满意的治疗结果。

（七）预后

一般高弓足，整体足部结构失去应有的弹性，不能适当地吸震，站立或步行时可能感到足部疲倦不适。另外，高弓足患者只有前足和后足接触地面，令足底平均承受的压力较正常人为大，所以容易疲劳或痛楚，有部分人更容易溃疡。经适当治疗可以减轻症状、矫正畸形及防止复发。

（八）预防

预防的方法是伸展大腿前肌的运动，舒缓因高弓足引起的大腿前肌的过分紧张。其方法是：右手扶墙，左手把右脚拉向后，直至感到大腿前肌拉紧，维持 10s，重复 10 次。

（李恭弛　邹利军　李炳辉　李孝林）

九、甲沟炎与嵌甲的预防及护理

甲沟炎、嵌甲是足部常见多发疾病。嵌甲，也称内生甲，为趾甲（指甲）刺入甲周围软组织（甲皱襞）中，从而使局部软组织发生异物性炎症反应并引起疼痛、肿胀、化脓等症状的一种疾病；一般有趾甲力学改变，甲异常，增厚改变，需较长时间治疗。甲沟炎，是指发生在甲皱襞的炎症反应并引起疼痛、肿胀、化脓等症状的一种疾病。患有嵌甲，往往易引起甲沟炎；反复出现甲沟炎，会引起甲异常，形成嵌甲，两种病相辅相成，可互相转变。两种病的不同点在于，甲沟炎为趾甲周围组织的病变，而嵌甲由趾甲病变导致。两种疾病都是临床上的常见病和多发病，长期不愈的慢性甲沟炎多见于第 1 趾的内外侧。临床上趾甲沟炎较指甲沟炎多见，本章节以前者为主。

（一）指（趾）甲的解剖

指（趾）甲为皮肤的附属器官，由甲板、甲床和甲周皱襞 3 部分组成。

1. 甲板　甲板是甲基质、近端甲皱襞和甲床上皮细胞角化代谢的产物，形成致密坚硬的角质蛋白板块，即甲板，无神经末梢。前面暴露部分称甲体，甲体的远端称游离缘，甲体近端被皮肤覆盖的部分为甲根，靠近甲根处有一个白色的月牙状弧影，称为半月状弧影或甲半月。弧影后方的角质皮称甲小皮。甲板生长无休止期，一直不断地向趾甲远端生长。平均生长速度每日为 0.1～0.12mm。新甲从甲根部生长到完全正常形成约需 100 天，足部第 1 趾甲则需 180 天。然而不同病因引起的甲病，往往可以使趾甲变浑浊、增厚或菲薄、蛀空等，均能影响甲板正常生长，往往需较长时间治疗。

2. 甲床　一般看不到，位于甲板下面；甲床上聚集着丰富的毛细血管，与趾骨间没有皮下组织，但神经末梢非常丰富，过度修剪趾甲会感到疼痛。

3. 甲皱襞　甲周甲板两侧的皮肤隆起处为甲皱襞，甲皱襞与甲床之间为甲沟；甲周的表皮有其自身特征，从远端趾节到甲板远端皮肤缺乏毛囊，偶尔可见汗腺，皮肤较薄，是炎症、变态反应刺激的入口。

（二）病因

甲沟炎多是由于甲皱襞受到微小创伤后继发细菌感染引起的；主要是金黄色葡萄球菌和化脓链球菌所致局部感染；亦有白色念珠菌、铜绿假单胞菌、普通变形杆菌等引起的急性感染，也可呈慢性感染。

嵌甲是甲异常增生变形引起的甲局部感染，甲外伤或引起甲板变化的甲病，如甲癣、甲营养不良、厚甲症等因素均可造成甲床与甲沟的正常连续性破坏，使趾甲的生长发生力学改变。

（三）分类及临床表现

国内外对两种疾病分类较多，较复杂，没有统一标准，目前大多数学者按病程分为以下几类。

1. 单纯性甲沟炎　又分为急性和慢性甲沟炎。急性甲沟炎主要表现为红、肿、热、痛急性发作，其近端及侧端甲皱襞疼痛、鲜红、肿胀，以及出现化脓；当感染扩散至对侧甲皱襞和趾腹时，会造成广泛的肿胀，疼痛明显，影响休息。慢性甲沟炎并非细菌、真菌或其他病原体感染，而是近端甲皱襞的慢性炎症；最初在近端及侧端甲皱襞有压痛及稍微肿胀，肿胀逐渐加重，最后甲床受损伤易发展成嵌甲或飞指甲。

2. 单纯性嵌甲　易被忽视，大多数位于足部第 1 趾，趾甲前端的一角或两角刺入甲沟深处，长不出来，反复发作，足趾有胀痛感，不小心碰到疼痛剧烈。临床上分为轻、中、重度 3 种类型。轻度为炎症期，趾甲嵌入甲沟软组织，导致局部软组织轻度水肿，甲缘轻度红肿，伴轻度压痛；中度为脓肿期，甲沟呈炎症反应，红肿明显，甲缘组织胀痛加剧，有渗出，尚无化脓及肉芽，局部触痛明显；重度肉芽期，出现化脓，伴或不伴肉芽增生，甲缘组织肿痛。

3. 嵌甲性甲沟炎　临床上很难区分，病史较长，有多次拔甲史，一般有趾甲变形或甲床损伤，甲沟周边有炎性增生肉芽组织，足趾胀痛不适。反复治疗效果差。

（四）实验室检查

1. 血液分析，白细胞计数增加或正常，中性粒细胞比例增加或正常。

2. 取分泌物细菌培养及药敏，针对性用药；或直接涂片检查找真菌。

（五）诊断及鉴别诊断

临床上较易区分。两种疾病都可由细菌或真菌引起，甲沟炎主要是表现在甲沟及皱襞处，甲床损伤较少；而嵌甲主要表现在甲床损伤，影响趾甲的生长，反复发作；两种疾病互为因果，相互转变。

（六）治疗

国内外学者及专家对该种疾病治疗方法有很多，但总体分为非手术治疗及手术治疗两种方法，各有优缺点。

1. 一般治疗　急性炎症时，可以外敷 10% 鱼石脂软膏或 25%～50% 硫酸镁溶液局部湿敷；如单侧积脓或局部脓肿形成，可在局麻下切开引流，必要时可使用抗生素；手术时要避免损伤甲床。

2.拔甲术 合并甲下脓肿时，应行拔甲术，以保持引流通畅。常规消毒，用0.1%～0.2%利多卡因注射液做趾神经阻滞麻醉，用细橡皮管扎紧患趾根部止血。用刀分离甲根部和两侧甲缘皮肤，将刀插入甲板与甲床间（紧贴甲下，以免损伤甲床），向两侧切割，直至甲板完全分离。用血管钳夹紧甲板，稍加摇动后用力拔除。

3.嵌甲切除术 适用于嵌甲伴有肉芽组织增生或甲沟化脓时。常规消毒、局麻后，用刀分离增生的肉芽组织并紧贴甲下插入，使与甲床分离，同时把患侧1/3趾甲劈开，直至甲根部切离，并楔状切除甲旁肉芽组织，用凡石林纱布覆盖甲床、包扎。术后3d更换敷料，检查创面。

4.中医中药治疗 局部外用化毒散软膏，内服清热解毒汤。取黄连、乳香、没药、贝母各60g，大黄、赤芍各120g，雄黄50g，甘草45g，牛黄12g，冰片15g，共研成末，过筛后取20g，加凡士林80g，调成20%软膏，直接外用或外敷。

5.传统修治 在一般修脚的地方常见，由于医疗知识缺乏，治疗水平不等，对甲床保护不够，往往形成一些难治疾病。

6.微力矫正治疗嵌甲 最早在欧美开展，目前以德国发展较成熟。近几年我国逐渐开展，以李炳辉团队推广的足病治疗师治疗较为成熟。是通过杠杆原理采用微力改善趾甲受力，逐渐修复。这种方法疗效确切，患者痛苦少，满意度高。国内还有其他较好的治疗方法，但推广较少。

（七）预防

平时选择相对宽松的鞋，使足趾不受其他压力，保护趾甲（指甲）周围的皮肤，不使其受到任何损伤。趾甲（指甲）不宜剪得过短，更不能手拔"倒刺"，受伤要及时处理，必要时找足病医生治疗处理。糖尿病患者要注意足部养护，洗脚后、睡觉前涂擦凡士林或护肤膏，可增强甲沟周围皮肤的抗病能力。临床接诊中较多青少年好发，由于青春期生长较快，足部趾甲易受外力影响，发生嵌甲和甲沟炎。尤其是穿鞋不要过松，也不要过紧，勤换鞋袜，注意足部卫生。

（李恭驰 李炳辉 杨 鸿 杨子恒）

参考文献

[1] 中国医疗保健国际交流促进会糖尿病足分会.中国糖尿病足诊治指南.中华医学杂志，2017，97（04）：251-258.

[2] 胡德英，田莳.血管外科护理学.北京：中国协和医科大学出版社，2008：399-403.

[3] 谷涌泉，张建，许樟荣.糖尿病足诊疗新进展.北京：人民卫生出版社，2006：172-180.

[4] Roddy E, Zhang W, Doherty M. Prevalence and associations of hallux valgus in a primary care population. Arthritis Rheum, 2008, 59(6):857-862.

[5] Coughlin MJ, Jones CP. Hallux valgus:emographics, etiology, and radiographic assessment. Foot Ankle Int, 2007, 28(7):759-777.

[6] 顾湘杰，桂鉴超，马昕，等.跖趾关系与拇外翻.中国矫形科杂志，1999，6（5）：325-327.

[7] 王正义.拇外翻术式的选择.中华骨科杂志，2007，27（6）：471-476.

[8] 赵延勇，周光，王艳梅，等.小切口第一跖骨远端截骨术矫正拇外翻畸形.中国美容医学，2008，17（9）：1270-1272.

[9] Roukis TS, Schade VL. Minimum-incision metatarsal osteotomies. Clin Podiatr Med Surg, 2008, 25(4):587-607.

[10] 史思峰，董扬.拇外翻主要病理改变及组织修复方法的选择.中国组织工程与临床康复杂志，2009，13（50）：9958-9961.

[11] 盛锟琨 . 踇外翻的手术治疗 . 中国矫形外科杂志，2009，17（21）：1636–1638.

[12] 王正义 . 踇外翻的分型与术式选择 . 美中国际创伤杂志，2009，8（3）：1–8.

[13] 胥少汀，葛宝丰，徐印坎 . 实用骨科学 .3 版 . 北京：人民军医出版社，2005：1868.

[14] 王跃臣 . 微创手术治疗踇外翻 23 例（42 足）. 中国医疗前沿，2010，5（2）：44.

[15] Akino F. The treatment of hallux valgus: a new operative procedure and its results. Med Sentinel, 1925, 33:678–679.

[16] Gerjert J, Melillo T. A modified akin procedure for the correction of hallux valgus. J Am Podiatry Assoc, 1971, 61:132–136.

[17] Clark JR. Akin type pmcedures//Gerhert J. Textbook 0f Bunion surgery. NY:Futura, 1981：103–122.

[18] Mitchell CL, Fleming J L, Allen R, et al. Osteotomy-bunionectomy for hal1ux valgus. J Bone Joint Surg, 1958, 49A: 41–60.

[19] Austin DW, Leventen ED. A new Osteotomy hallux valgus. Clin Orthop, 1981, 157:25–30.

[20] Gerbert J, Massad R, Wilson F, et a1. Bicorrectional horizontal Vosteotomy(Austion—type) of the first metatarsal head. J Am Podiatry Assoc, 1979, 69(2):119–126.

[21] Wilson JN. Oblique Displacement ositeotomy for hallus Valgus. J Bone Joint Surg, 1963, 45B:552–556.

[22] 李仕明 . 糖尿病足与相关并发症的诊治 . 北京：人民卫生出版社，2002：298–300

[23] RB Odom, WD James, TG Berger. 安德鲁斯临床皮肤病学 . 徐世正，译 .9 版 . 北京：科学出版社，2004：39–40.

[24] Andrew JM, Boulton MD. Pressure and the diabetic foot:clinical science and offloading techniques. The American Journal of Surgery, 2004,187(5A):17–24.

[25] George Grouios. Footedness as a potential factor that contributes to the causation of corn and callus formation in lower extremities of physically active individuals. The Foot, 2005, 15(3):154–162.

[26] ME Edmonds. 糖尿病足诊治实践彩色图谱 . 于德民，王鹏华，译 . 天津：天津科技翻译出版公司出版，2006：49–52.

[27] RA Slater, I Hershkowitz, Y Ramot, et al. Reduction of digital plantar pressure by debridement and silicone orthosis. Diabetes Research and Clinical Practice, 2006, 74(3):263–266.

[28] Z Pataky, U Vischer. Diabetic foot disease in the elderly. Diabetes & Metabolism, 2007, 33: S56–S65.

[29] TA Bacarin, CS Pereira, ICN Sacco. Effect of usual versus therapeutic shoes in the decrease of plantar pressure in diabetic neuropathic subjects. Abstracts / Clinical Biomechanics, 2008, 23(5):662–720.

[30] Kaoru Nishide, Takashi Nagase, Miho oba, et al. Ultrasonographic and thermographic screening for latent inflammation in diabetic foot callus. Diabetes Research and Clinical Practice, 2009, 85(3):304–309.

[31] Joanne Patona, Graham Bruceb, Ray Jones, et al. Effectiveness of insoles used for the prevention of ulceration in the neuropathic diabetic foot:a systematic review. Journal of Diabetes and Its Complications, 2011,25(1):52–62.

[32] JM Robbins. Treatment of onychomycosis in the diabetic patient population. Journal of Diabetes and Its Complications, 2003, 17(2):98–104.

[33] A. Zalacain, L. Ruiz, G. Ramis, et al. Podiatry care and amorolfine:An effective treatment of foot distal onychomycosis. The Foot, 2006, 16(3):149–152.

[34] RK Scher, Amir Tavakkol. Onychomycosis：Diagnosis and definition of cure. Journal of the American Academy of Dermatology, 2007, 56（6）:939–944.

[35] Bianca Maria Piraccini, Giulia Rech, Antonella Tosti. Photodynamic therapy of onychomycosis caused by Trichophyton rubrum. Journal of the American Academy of Dermatology, 2008, 59(5):75–76.

[36] B. Aranegui，I García-Doval，M Cruces. Dermatologists' Approach to Lesions Suggestive of Onychomycosis of the Toenails. Actas Dermo-Sifiliográficas (English Edition), 2009, 100(4):

342-343.

[37] Oliverio Welsh，Lucio Vera-Cabrera. Onychomycosis. Clinics in Dermatology, 2010, 28(2):151-159.

[38] Bianca Maria Piraccini, Andrea Sisti, Antonella Tosti. Long-term follow-up of toenail onychomycosis caused by dermatophytes after successful treatment with systemic antifungal agents. Journal of the American Academy of Dermatology, 2010, 62(3):411-414.

[39] CR Daniel, NJ Jellinek. Commentary：The illusory tinea unguium cure. J Am Acad Dermatol, 2010, 62:415-417.

[40] ME Edmonds. 糖尿病足诊治实践彩色图谱. 于德民，王鹏华，译. 天津：天津科技翻译出版公司出版，2006：31.

[41] Aye M, Masson EA. Dermatological care of the diabetic foot. Am J ClinDermatol, 2002, 3(7): 463-474.

[42] Basarab T, Munn S E, McGrath J, et al. Bullosis diabeticorum. A casereport and literature review. Clin Exp Dermatol, 1995, 20 (3):218-220.

[43] Derighetti M, Hohl D, Krayenbuhl BH, et al. Bullosis diabeticorumin a newly discovered type 2 diabetes mellitus. Dermatology, 2000, 200 (4): 366-367.

[44] Koivukangas V, Annala AP, Salmela PI, et al. Delayed restorationof epidermal barrier function after suction blister injury in patientswith diabetes mellitus. Diabet Med, 1999, 16 (7):563-567.

[45] 金定贤. 糖尿病性大疱 7 例. 浙江医学，1994，16（1）：20.

[46] 姜凤梅. 糖尿病性大疱 5 例分析. 江苏医药，1997，23（11）：818.

[47] 王丽英. 糖尿病性大疱 7 例. 重庆医学，1996，25 (1):60.

[48] Lipsky BA, Baker PD, Ahroni JH. Diabetic bullae:12 cases of apurportedly rare cutaneous disorder. Int J Dermatol, 2000, 39(3):196-200.

[49] Pablo R. Lopez, Stuart Leicht, JR Sigmon, et al. Bullosis Diabeticorum Associated with a Prediabetic State. Southern Medical Journal, 2009, 102(6):643-644.

[50] P Phillips. Diabetes and the skin(part 4). Diabetic bullae, 2006, 35(1-2):48.

[51] 张德宪，迟蕾，林君丽. 生大黄治疗糖尿病性大疱 7 例. 新中医，1999，31（3）：39.

[52] Ridola C, Palma A. Functional anatomy and imaging of the foot. Ital J Anat Embryol, 2001, 106 (2):85-98.

[53] Kanatli U, Yetkin H, Bolukbasi S. Evaluation of the transverse metatarsal arch of the foot with gait analysis. Arch Orthop Trauma Surg, 2003, 123(4):148-150.

[54] 燕晓宇. 正常足弓的维持及临床意义. 中国临床解剖学杂志，2005，23（2）：219-221;

[55] Kitaoka HB, Ahn TK, Luo ZP, et al. Stability of the arch of the foot. Foot Ankle Int, 1997, 18(10):644-648.

[56] 饶赟，方婷，刘福水，等. 针刀与封闭治疗跟痛症临床疗效比较的 Meta 分析. 中国中医基础医学杂志，2019，25（9）：1280-1284.

[57] Waclawski ER, Beach J, Milne A, et al. Systematic review: plantar fasciitis and prolonged weight bearing. Occupational Medicine, 2015, 65(2):97-106.

[58] Tun Hing, Lui. Endoscopic Decompression of the First Branch of the Lateral Plantar Nerve and Release of the Plantar Aponeurosis for Chronic Heel Pain. Arthroscopy techniques, 2016, 5(3): e589-594.

[59] 冯成安，孙俊，李明. 跟痛症的病因及相关应用解剖研究进展. 四川解剖学杂志，2009，17（4）：33-34.

[60] Johal KS, Milner SA. Plantar fasciitis and the calcaneal spur:Fact or fiction?. Foot Ankle Surg, 2012, 18(1):40-41.

[61] Japas LM. Surgical treatment of pes cavus by tarsal V-osteotomy. J Bone Joint Surg (Am), 1968, 50:927.

[62] Dwyer FC. The present status of the problem of pescavus. Clin Orthop, 1975, 106:254.

[63] Sherman FC, Westin GW. Planter release in thecorrection of deformity of foot in children. J BoneJoint Surg(Am), 1981, 63:1382.

[64] Watannabe R. Metatarsal osteotomy for cavus foot. Clin Orthop, 1990, 252:217-230.

[65] Tachdjian MO. Pediatric Orthopedics. Philadephia: WB Saunders Company, 1990:2691.

[66] Mcluskey WP. The cavovarus foot deformity. Clin Orthop, 1989, 247:27.

[67] Vincent S, Mosca. The cavus foot. J Pediatr Orthop, 2001, 21:423.

[68] IJ Alexander, KA Johnson. Assessment and management ofpes cavus in Charcot-Marie-Tooth disease. Clin Orthop, 1989, 246:273-281.

[69] Jones R. An operations for paralytic calcaneocavus. Am J Orthop Surg, 1998, 5:731.

[70] 桂鉴超，王黎明，王旭，等 . 应用等离子刀生物学特征完成内窥镜下跖筋膜松解术 . 中国组织工程研究与临床康复杂志，2007，11(13)：2478-2481.

[71] Tullis BL, Mendicino RW, Catanzariti AR, et al. The cole midfoot osteotomy:a retrospective review of 11procedures in 8 patients. J Foot Ankle Surg, 2004, 43(3):160-165.

[72] Sammarco GJ, Taylor R. Cavovarus foot treated with combined calcaneus and metatarsal osteotomies. Foot Ankle Int, 2001, 22(1):19-30.

[73] 吉士俊，潘少川，王继孟 . 小儿骨科学 . 济南：山东科技出版社，1999：184.

[74] 李正，王慧贞，吉士俊 . 实用小儿外科学 . 北京：人民卫生出版社，2001：1412-1413.

[75] 赫荣国，顾章平，王燕 . 跖侧软组织松解和跗骨 V 形截骨治疗高弓足 . 中华小儿外科杂志，2002，23（5）：534.

[76] 伍江雁，梅海波，刘昆，等 . Japas 手术治疗儿童特发性高弓足的疗效观察 . 临床小儿外科杂志，2008，7（2）：11-14.

[77] 牛德英 . 足病鉴别与防治 . 北京：金盾出版社，2006.

[78] 杨建强，沈鄂 . 嵌甲治疗的相关问题 . 黑龙江医学，2005，29（2）：2.

[79] 刘华云 . 嵌甲症手术治疗的改进 . 河北医药，2006，12，28（12）：1225.

[80] 侯永芹 . 糖尿病足 471 例护理 . 齐鲁护理杂志，2007，13（7）：17.

[81] 崔凯 . 足踇趾嵌甲症 68 例治疗体会 . 吉林医学，2009，30（19）：2375.

[82] 陈兆军，王正义，于益民，等 . 改良 Bartlett 手术治疗顽固性足趾嵌甲症 . 中华骨科杂志，2005，25（4）：248.

[83] 刘安毅，陈卫红，邱玖玲 . 微创治疗新兵嵌甲性甲沟炎 123 例 . 西北国防医学杂志，2006，27（5）：384.

中 篇
慢性创面修复

第 5 章　慢性创面修复总论

一、创面修复学科的建立

慢性创面由于种类繁多、发病机制复杂、治疗难度大、治疗费用高和占用大量医疗资源等原因，成为近年来研究的重点。根据报道，在世界范围内，慢性创面已经达到了流行病的程度。与心脏病、肾病等慢性病一样，深刻地影响着人们的生活质量。目前，慢性创面所导致的患者死亡率甚至与癌症的死亡率相接近。其中，老龄化、肥胖、糖尿病、感觉神经病变、自身免疫性疾病或心血管疾病等是导致慢性创面形成的主要原因，给医疗保健系统造成了巨大的经济负担。然而许多患者无法获得具有创面治疗专业知识的临床医生的相应治疗。同时，临床医护人员也面临着处理各种原因复杂的创面和如何选择合适治疗方案的挑战。

为了应对这一重大需求，经过以付小兵院士为代表的广大医务工作者的不懈努力，我国最终建立了创面修复学这一专业学科。并于 2019 年由国家卫生健康委员会办公厅发布了《关于加强体表慢性难愈合创面（溃疡）诊疗管理工作的通知》（国卫办医函〔2019〕865 号）。该通知不仅明确了要在相应医疗机构建立创面修复科，更提出加速推动创面修复科建设的政策性要求，还确定了创面修复科的建设标准。付小兵院士提出的建设中国特色创面修复学科体系将对我国慢性创面诊疗水平的提高起到重要的促进作用。

二、慢性创面的定义

在目前的学术专著和文献中，"慢性创面"是一个广泛使用的术语，最早出现在 20 世纪 50 年代的文献中，指的是难以愈合或没有遵循正常愈合过程的创面。回顾文献，对于慢性创面的持续时间的定义从 3 周到 3 个月不等，还未形成统一的共识。对定义缺乏共识一直是对慢性创面有效管理的制约因素，同时也妨碍了相应的临床研究，因此笔者主张在该领域需要进行进一步的研究。从临床治疗的角度而言，我们建议把各种原因形成的溃疡，经 1 个月治疗未能愈合，也无愈合倾向者归入慢性创面的范畴。

慢性创面的称谓突出了创面的时间特性，即经历较长时间不愈合且没有愈合倾向，同时更强调这些不同原因引起的创面具有某些共同的病理生理过程，即当创面迁延不愈时，它们具有细胞衰老、细胞外基质合成与降解失衡、生长因子的生物活性下降等类似的病理改变，当然，这并不意味着这种共同的病理过程的启动、维持和发展在这些创面中都是一样的，需要对不同类型的慢性创面做进一步的细分。反过来，我们对慢性创面的理解又不应过多拘泥于时间，很多时候，在远不到 1 个月的时候，有经验的医生就可以预测一些创面有可能难以愈合，因此学术界还常常使用"难愈性创面"等名词指代类似的创面，而在美国医学图书馆编写的医学主题词表中也没有将 chronic wound（s）列为医学主题词。在本章所提到的"慢性创面"这一名词，除了时间要素外，更强调的是这些创面的修复过程与经典的组织修复过程有着明显的差别，以及这些创面没能进入正常的组织修复生理过程的病理生理基础。

慢性创面的称谓还强调了组织缺损的深度，即组织完整性和连续性缺失的层次包括了表皮层和至少真皮浅层，因此学术界也常常使用"慢性（皮肤）溃疡"来描述类似的疾病。相应地，如果缺损只限于表皮层，则称为糜烂（erosion）。

三、慢性创面的分类和分期

慢性创面的分类同样还没有最终统一。从指导临床治疗的角度来讲，一个比较合理的分类和（或）分期方法应当反映创面形成的病因、存在的病理生理问题、创面的病程和严重程度。

（一）依据病因分类

最常见的类型包括：血管溃疡（包括静脉溃疡和动脉溃疡）、糖尿病溃疡、压力溃疡。以上 3 种是临床中最为常见的慢性创面类型，尽管这些无法愈合的创面之间有相似之处，但它们在无法愈合的机制方面是不同的。当然，临床中还包括许多影响创面愈合的因素，以下仅列举相对常见的病因。

1. 创伤性　如机械损伤、烧伤、冻伤、虫咬伤、蜇伤等，很多时候创伤只是一个诱发因素，患者本身存在的病理生理异常使得一些轻微的创伤迁延不愈，甚至迅速恶化。

2. 感染性　包括细菌、真菌、病毒、钩端螺旋体（如梅毒）等多种微生物感染。

3. 营养代谢性　如糖尿病性溃疡、痛风性溃疡、营养不良所致溃疡等。注意，糖尿病足与糖尿病足溃疡所指不完全一致，前者

按照世界卫生组织（WHO）的定义，指的是糖尿病患者由于合并神经病变及各种不同程度末梢血管病变而导致下肢感染、溃疡形成和（或）深部组织的破坏。

4. 脉管性　常见的包括静脉性溃疡、动脉性溃疡、血管炎性溃疡、淋巴管性溃疡等。

5. 肿瘤 / 癌性　常见的包括鳞状细胞癌、基底细胞癌、恶性黑色素瘤、皮肤附件肿瘤（如汗管瘤）等。

6. 医源性　如放射性溃疡（这里所说的放射性溃疡不是放射性损伤继发的癌性溃疡），注射部位药液外渗、腐蚀，以及服用激素等影响伤口愈合的药物等。

7. 神经源性　如糖尿病性溃疡。

8. 压疮

9. 其他　如伴有自身免疫性疾病、免疫缺陷性疾病、肾衰竭等基础疾病的患者出现的慢性创面，也具有其自身的病理生理特点。

多数患者通过病史、体格检查和常规化验检查就可以明确分类，这种命名方法为临床上医务人员解除或者缓解产生溃疡的病因，干预溃疡发生发展的病理生理过程提供了明确的指导，具有很强的实用性。但我们也发现，随着疾病谱的演变，临床上遇到的溃疡越来越复杂，有时需要医生具有内分泌、心血管、风湿免疫、感染或传染病和皮肤病等相关学科的广阔知识背景才能准确找到病因；另外，很多患者并非单一疾病，而是有多种基础疾病共存，或者先后受到多种因素的影响，需要医生对每种疾病及可能的相互影响有全面的考虑，鉴别创面在最终转归为慢性的过程中，哪些只是诱发因素，哪些起了决定性作用。以上的变化对目前内外科分开的医学培养模式提出了新的挑战，虽然临床上可以通过相关科室会诊解决一部分问题，但

需要避免被各种意见左右的情况,最终的决策者应当能够在汇总各方面意见的基础上,做出轻重缓急的准确判断,给出合理的治疗方案。因此,建立中国特色创面修复学科体系是未来的趋势。

对于分类不明确的创面,必要时要进一步检查。比如放射部位出现的溃疡,有时需要借助活检病理来鉴别慢性放射性损伤继发的溃疡和放射所致癌变。又比如同样是血供障碍引起的慢性创面,有时要检查中性粒细胞胞质抗体(antineutrophil cytoplasmic antibody,ANCA)等免疫学指标来鉴别血管炎和动脉硬化闭塞性疾病等不同类型的血管病变。

(二)依据创面局部表现分类和分期

另一类比较常用的分类和分期方法更多地着眼于创面局部。

1. 依据创面深度进行分类和分期 如美国全国压疮顾问小组(national pressure ulcer advisory panel,NPUAP)在 1987 年提出按深度将压疮划分为 4 期。Ⅰ期:皮肤完整且出现发红区,在受压发红区以手指下压,颜色不会变白;Ⅱ期:皮肤损伤在表皮或真皮,溃疡呈浅表性,临床上可见表皮擦伤、水疱、浅的火山口状伤口;Ⅲ期:伤口侵入皮下组织,但尚未侵犯筋膜,临床上可见深的火山口状伤口,且已侵蚀周围邻近组织;Ⅳ期:皮下组织完全被破坏或坏死至肌肉层、骨骼及支持性结构(如肌腱、关节囊等)。在 2007 年 NPUAP 又进行了修改,分为可疑的深部组织损伤、Ⅰ期、Ⅱ期、Ⅲ期、Ⅳ期、不明确分期等。

类似的,其他溃疡也有相应的深度分级系统,如糖尿病性足溃疡的 Wagner 分级。0级:无开放性溃疡,可能伴有蜂窝织炎;1级:溃疡局限于皮肤层;2级:溃疡深及韧带、肌腱、关节囊、深筋膜,但没有脓肿、骨髓炎;3级:深部溃疡,伴有脓肿、骨髓炎;4级:有干性或湿性坏疽,位于足前掌或足跟;5级:广泛坏疽累及全足。

通过创面深度来划分分期可以较好地判断创面的预后,选择干预的措施,比如在压疮Ⅰ期的时候为可逆性改变,如及时去除致病原因,则可阻止压疮的发展,而到了Ⅱ期,如不积极干预,压疮会继续发展。

2. 依据创面颜色进行分类 该方法是在近年来"创面床准备"(wound bed preparation,WBP)理论的基础上发展而来,而 WBP 理论又是基于对慢性创面的病理性愈合过程的新认识而提出的。目前广泛采用的是将创面分为"黄色""黑色"和"红色",不同颜色对应不同的病理状态,比如"黄色"对应的是存在较多脓性分泌物或血清样渗出的湿性创面,"黑色"对应的是表面覆盖坏死痂壳或失活组织的干燥创面,"红色"则指的是干净、肉芽新鲜的创面。有的学者还进一步提出"晦色"(sloughy)和"粉色"创面,前者指的是介于"黑色"和"红色"之间的一种病理状态,表现为创面表面覆盖较薄的一层坏死组织、失活胶原和纤维蛋白,因为该层较薄,所以表现为浅黄色(干燥,渗出少)、绿色、灰色或白色,但也足以阻碍创面的生长;粉色指的是开始上皮化的"健康"创面。此方法直观地描述了慢性创面愈合过程的不同病理状态、存在的主要问题,从而能够很好地指导医生在不同时期选择不同的创面处理方法,特别是在敷料选择问题上有很好的指导意义。比如,"黄色"创面应当使用具有较好引流、干燥性能或抗感染的敷料,不适宜使用油性或密封性敷料以避免浸渍、感染加重，而"黑色"创面则相反，可以使用油性或密封性的敷料促使痂皮软化，便于清创。而随着对慢性创面病理性愈合的进一步了解和"湿性愈合"理论的提出，前面提到的"晦色"创面的处理已不建议采用手术清创，以避免同时损伤紧邻的健康组织，而是采用酶学清创等温和而又选择性高的清创手段。颜色分类和处理方法的具体对应关系在"创面床准备"部分将更详细地介绍。

3. 依据影响创面愈合的主要局部因素进行分期　与 Wagner 分级重点关注创面深度不同，近年来，由于意识到糖尿病足溃疡的发生发展与局部血供、神经病变及感染关系最为密切，为反映这些影响因素及其严重程度而发展了更多的分类和分期方法，如 Liverpool 分类和 Brodsky 分类。Liverpool 分类将糖尿病足溃疡分为原发性和继发性，前者又分为神经性、缺血性和神经 - 缺血性，后者又分为无并发症和有并发症（如蜂窝织炎、脓肿或骨髓炎）等。由于血供常常是决定糖尿病足溃疡是否截肢的最重要因素，所以 Brodsky 分类将糖尿病足溃疡血供情况又进行了细分：A 级无缺血；B 级有缺血，无坏疽；C 级前足部分坏疽；D 级全足坏疽。

4. 创面床评分（wound bed score）　综合评分法是 Falanga 在 WBP 理论的基础上，将创面深度、颜色等多个影响创面床的因素整合后发展的一套创面床评分体系，以便更全面地进行评估。该评分包括黑痂、创面周围的皮肤湿疹和皮炎、深度、创周皮肤纤维化和硬结形成、创面床颜色、创周水肿和肿胀、创面上皮化、渗出量等 8 个方面。该研究通过对 177 例静脉性溃疡的评分来预测其预后，发现评分与预后的相关性良好。但评分与其

他创面病程转归的相关性还有待进一步检验，而且应用的便利性和评估的准确性总是一对相互制约的矛盾。

以上列举的分类和分期只是目前应用的各种分类和分期方法的一小部分，不同的分类方法的最终目的是更好地为临床决策服务，因此，如何选择分类方法应首先考虑治疗的需要，包括治疗提供者的需要，比如，NPUAP 的压疮分期对护理人员管理高危患者有很好的指导意义，但对手术医生选择手术方案的参考价值则不够。

应当注意的是，很多研究由于缺乏连贯和系统的分类，导致在研究中难以明确得出人群中慢性创面的可靠数据，由此阻碍了研究工作。因此，需要一个更好的分类系统，可以对患者进行全面的评估，有助于客观监测创面的状态和进展。

该分类系统应该包含便于对患者进行分诊的适当信息，以确保医师对患者进行及时的检查评估，并且评估手段应当快速且便于实施，不需要专业设备。所以我们建议可以使用国际糖尿病足工作组 2019 年指南中推荐的 SINBAD 系统对慢性创面进行评估。虽然该系统针对的是糖尿病溃疡，但对其他的慢性创面也具有良好的指导意义。

四、慢性创面的流行病学

随着信息技术的发展，以往主要依赖医务人员个人经验进行诊治决策的模式，正越来越多地转变为基于群体经验进行诊治决策，这种医学决策模式的转变使得医务人员有必要掌握基本的流行病学概念，关注相关临床流行病学研究的进展。作为一本主要面向一线医生的临床专著，这里并不打算过多地展开，而是基于临床医生的视角来讨论实际工

作中经常遇到的几个重要的流行病学概念及其应用，以及近年来临床流行病学与循证医学的发展对慢性创面治疗临床实践的影响。关于具体的各种慢性创面的流行病学情况，则在相应章节分别介绍。

（一）慢性创面的发病率、患病率和构成比

发病率是指特定人群在一定时间内（一般是 1 年）发生某病新病例的频率。对于很多慢性疾病，可使用患病率来描述，它是指某特定时间内总人口中某病新旧病例所占的比值。虽然我们在日常工作中可以感觉到各种慢性创面病例出现频率在增加，但慢性创面的定义和病原学的分类的异质性导致了慢性创面的全球流行病学数据缺乏统一性和准确性。据估计，在世界范围内，慢性创面的患病率为 1.67‰。根据世界伤口愈合学会联盟会议的报道，全球约有 5.7 亿人被诊断患有慢性创面。在高收入国家，慢性创面的流行率为 1%～2%，由于肥胖、糖尿病和自身免疫疾病的增加，这一患病率预计还将上升。在我国，根据付小兵院士的报道，中国每年复杂难治性创面治疗需求在 3000 万人次以上，而整个创面治疗（包括手术切口等）则在 1 亿人次左右。

构成比是指观察的所有病例中各种疾病各自的病例数与病例总数之比，以百分数表示，说明各种疾病所占的比重或分布，各部分构成比合计为 100% 或 1。以中山大学附属第一医院烧伤外科为例，2009 年收治的住院病例中，烧伤患者占约 40%，瘢痕等整形患者占约 30%，各种慢性创面患者已占到约 30%，较 2008 年所占的比重又有提高。

虽然上述概念十分简单，但常常有误用

的情况。需要注意的是，目前很多流行病学研究得到的结果是某一地区，某一医院，乃至某一科室的慢性创面的构成比，而不是该地区的某一种慢性创面的发病率和（或）患病率。这两个概念需要区分，以便我们在借鉴相关研究结果时能够更为客观地评价该研究结果的适用性。典型的例子就是关于创面细菌流行病学研究的应用。对创面细菌流行病学变化的监测是指导临床抗感染治疗的重要参考，但很多研究是对某一科室的各种致病菌构成比变化的监测，在参考该研究结果时就要有选择地借鉴。例如，同样在我们医院，普通外科和烧伤外科都收治社区获得性的蜂窝织炎患者，经由普通外科统计得到的溶血性链球菌感染引起的蜂窝织炎所占的比例最高，而由烧伤外科统计得到的金黄色葡萄球菌感染引起的蜂窝织炎所占的比例最高，这其中的区别主要是因为金黄色葡萄球菌感染引起的蜂窝织炎常常合并有坏死性表现（比如脓肿、表皮溶解、缺损），需要换药、植皮等技术支持而被急诊外科更多地分诊到了烧伤外科，在分诊这一环节其实存在着一定的选择，因此其他人借鉴这两个科室的研究结果时应注意到构成比的特殊性，结论可外推的界限。如果按照发病率进行调查，这两个科室所在的这一地区的金黄色葡萄球菌感染所致的蜂窝织炎发病率应当是一致的。

获得一些基本的流行病学数据，除了对某一疾病的概貌有一总体了解外，更重要的是转变过去主要依赖个人经验的决策模式，从而更注重借鉴群体经验来思考各种治疗手段的优劣。比如，对于毁损严重的糖尿病足溃疡，到底是保肢还是截肢常常成为争论焦点，因为随着创面处理技术的提高，很多严重的糖尿病足溃疡通过治疗仍然能够暂时修

复，但仅基于单个患者短期情况的决策不一定是最优的，因为临床上也常常看到这些溃疡像定时炸弹一样易于复发，而一旦复发，由于患者年龄更大，重要脏器状况较第一次发病时更差，更不易于耐受这样的溃疡，甚至失去手术截肢的机会。在这里，糖尿病足溃疡的复发率就是评估保肢远期风险的关键性指标，但这方面的大规模研究还不多。

（二）临床流行病学与循证医学的发展

随着临床流行病学研究的开展，我们能够更多地从群体的水平来认识慢性创面，也很大程度地改变了医学实践的模式，这其中的一个重要趋势就是循证医学（evidence based medicine，EBM）的兴起。

循证医学是指临床医生在获得了患者准确的临床依据的前提下，根据自己纯熟的临床经验和知识技能，分析并找出患者的主要临床问题（诊断、治疗、预后、康复……），应用最佳、最新的科学证据做出对患者的诊治决策。

循证医学与传统临床医学最重要的区别在于，它所应用的临床实践证据，都是采用科学的标准进行了严格的分析和评价，从而被确认是真实的、有临床重要意义的、并适用于临床实践的、当代最佳的科学证据。

循证医学的两大任务是生产高质量的临床证据和合理应用临床证据，对于大多数医务人员而言，重点是后者，而掌握临床流行病学的基本理论和临床研究的方法学又是实践循证医学的关键，因为循证医学应用证据的核心理念是批判性接收。比如，要想筛选最佳的证据，就必须看其研究的设计是否科学合理；要严格地评价文献的质量，务必要掌握临床流行病学对研究质量的严格评价学

术标准；要分析医学文献所报道的研究结果的真实性，就务必要分析在研究中和文献里是否存在有关偏倚和混杂因素的影响及其可被接受的程度；要想评价医学文献的临床重要意义，也必然会涉及其终点指标的意义，定量测试指标的准确程度及其临床价值，对研究中所涉及的各种类型的资料做科学分析、整理和评价，还必须掌握统计学方法的正确使用，最后还要正确理解各种研究的推广的适用性。

基于不同临床研究的论证强度，循证医学对当前的临床证据进行了分级，并在随机对照试验（randomized controlled trial，RCT）的基础上引入了系统评价和 Meta 分析，RCT 和系统评价、Meta 分析作为高级别的证据在循证医学的决策中占据了重要地位，而传统的缺乏严格评价或仅依据生理学、基础研究、初始概念提出的专家意见在循证医学的体系中仅作为低级别的证据在决策中起参考作用。

循证医学的兴起和推广给医学实践带来了变革性的影响，近些年来的各种治疗指南和诊治规范已广泛使用上面提到的证据分级。而通过系统评价和 Meta 分析，可以使得人们能基于更大样本量的数据来进行决策，减少了单个研究的偏倚。近年来，循证医学方面最著名的 Cochrane 图书馆数据库相继发表了多篇慢性创面方面的系统评价和 Meta 分析，这些研究对慢性创面诊治的规范提供了重要参考，应当成为临床决策的重要指导。

在这里需要指出的是，循证医学并不意味着所有的研究都必须是 RCT 或系统评价和 Meta 分析，传统的病例系列报告、单个病例报告仍然没有过时，特别是在一些少见、罕见的慢性创面的研究中，这些研究起到启发、先导的作用，是进一步研究设计的基础，而且

对于一些疾病来讲，也不适合进行 RCT。另外，循证医学也不意味着对 RCT 或系统评价和 Meta 分析结论的生搬硬套，而是要结合患者的具体情况进行分析，因为循证医学从本质上来讲是一种归纳法，归纳法得到的是不同水平可能性的结论，这也正如"白天鹅与黑天鹅"这一古老哲学命题所体现的一样，只要遇到一只黑天鹅，"所有天鹅都是白的"这一命题就是错的。但不管怎样，将循证医学的理念贯彻于临床实践中已经成一种趋势，这种理念也暗合了当前西方哲学思潮中的"理性经验主义"思想，即与传统经验主义对经验绝对依赖信任不同，理性经验主义认为经验是我们获得真相的重要途径，经验并不绝对可靠，但通过大量经验的积累（比如循证医学中的单个大样本 RCT 或多个 RCT 的 Meta 分析），我们可以尽可能地减少误差或错误从而尽可能地接近真相。在当下的临床实践中我们应尽可能地把循证医学的理念贯彻其中。

五、创面愈合的生理过程

关于创面愈合方面的知识正在迅速增加，特别是由于分子生物学和细胞生物学技术的发展，使得我们对于分子层面和细胞层面的细节有了更多的了解，也影响了我们创面治疗的理念。目前的研究结果表明创面愈合的正常生理过程是由一系列有序发生的复杂事件组成，有多种细胞、蛋白分子、酶、生长因子和基质成分参与其中，并且通过多种调控机制使这些成分各司其职、协同作用，推动愈合过程的正常进行，最终达到解剖和功能的修复。

（一）创面愈合的分期和主要生物学事件

在传统的关于创面愈合过程的描述中

将其按照病理学表现大致划分为三个阶段。①炎症期：即从损伤即刻开始，持续 4～6 天；②增生期/组织形成期：即从伤后 4～5 天开始至创面愈合；③组织重塑期：是从伤后 7 天开始延续 1 至数年时间，直至愈合的瘢痕组织稳定不变。

这种划分还是比较准确地描述了大致时间点上的主要病理学变化，但不应该机械地认为各期是截然分开的。目前的研究发现，各期的生物学事件其实是有重叠的，比如炎症细胞和炎症介质其实在增生期仍然存在，而修复细胞在炎症期也已经参与进来，胶原的降解与重排在增生期也已发生。

由于这方面的研究正在迅速增加，要梳理出整个事件的来龙去脉，并充分了解其中细节，往往是一件令人厌烦而又不易实现的任务。为方便记忆，可以把整个创面愈合过程看作一场戏剧，那么这三个分期也就可以看作其中的三幕戏，参与到这个修复过程的各种成分便是粉墨登场的各个角色，而这些成分间的相互影响，信号的传导和调控便是各个角色间的对话。到目前为止，这场戏的主体结构已基本确定，主要角色也多已明确，但角色间对话的细节还不是十分明确，只是了解了其中的只言片语，所以情节是如何推进的，相互间的关联也还不够明了。

下面按照各个分期概要地描述相应时间段内创面愈合所发生的主要生物学事件。

1. 炎症期 炎症期在损伤即刻就启动了炎症反应。损伤先是触发了止血的系列反应，包括受伤的血管和淋巴管的快速收缩，血小板聚集于损伤的血管内，各种凝血酶的依次级联激活，纤维蛋白原聚集成纤维蛋白并包裹血小板、红细胞等成分构成血凝块。稍后，开始出现纤维蛋白降解和血管扩张、血管通透性增高，并因为血小板脱颗粒释放出血小板衍化生长因子（platelet derived growth factor，PDGF）、胰岛素样生长因子（insulin like growth factor，IGF）、表皮细胞生长因子（epidermal growth factor，EGF）、转化生长因子 β（transforming growth factor β，TGF-β）等炎性细胞的强力趋化因子，使得循环中的白细胞从血管中移行至损伤部位，循环中的单核细胞也从血管中移行至损伤部位并转化为巨噬细胞，这些细胞在损伤部位发挥对抗病原微生物、清除坏死组织等重要作用，而巨噬细胞进一步分泌 TGF-β、TGF-α、碱性成纤维细胞生长因子（basic fibroblast growth factor，bFGF）、巨噬细胞源性生长因子（macrophage derived growth factor，MDGF）、肝素结合 EGF（heparin binding epidermal growth factor，HB-EGF）等各种生物活性分子趋化成纤维细胞、表皮细胞和血管内皮细胞向创伤部位移动，推动修复进程进入增生期。

2. 增生期　这一期的主要生物学事件包括血管生成、肉芽组织形成、上皮化和细胞外基质形成，最主要的现象是肉芽组织的形成。肉芽组织的主要成分包括新生的血管、成纤维细胞、细胞外基质，它们的关系类似于建筑物的框架（血管）、砖（细胞）和泥浆（细胞外基质）的关系。

bFGF、EGF、TGF-β、TGF-α、血管内皮细胞生长因子（vascular endothelial growth factor，VEGF）等多种细胞因子在损伤部位的释放可以诱导内皮细胞的迁移和增生，并在损伤部位构筑新的血管，这个过程被称为血管生成（angiogenesis）。新生的毛细血管长入损伤部位的血凝块中，并向四周"出芽"，然后联结成毛细血管网，血细胞、成纤维细胞等修复细胞随之进入并在血管周围合成分泌基质成分，从而形成肉芽组织。

成纤维细胞是在伤后第 2 天或者第 3 天迁移到创面的，在第 5 天左右开始大量合成和分泌胶原，早期主要是Ⅲ型胶原，同时也合成其他细胞外基质成分。细胞外基质除了起到支撑细胞、填充间隙、修复组织的连续性和完整性作用外，还是重要的信号传导介质，它通过与细胞膜上的细胞连接或配体分子将信号传递到细胞内，参与多种细胞活动的调控。在这一期，成纤维细胞分泌 IGF-1、TGF-β、TGF-α、bFGF、PDGF 和 KGF 等多种生长因子。

在形成肉芽组织的同时，创面周边或残存皮肤附件中表皮层的角质细胞也开始向创面移行、增生、分化，以封闭创面，达到完整修复。角质细胞的移行方式是从原来黏附部位脱离，伸出伪足沿创面基质表面爬行，然后重新锚定，也有研究观察到角质细胞可以成片地移动，但不管怎样，这种移动速度都是比较慢的，距离也不超过其自身直径的 2～3 倍。另一种上皮化的方式是角质细胞的增生，在上皮细胞移行到新的位置后几小时内就可以转入增生状态，从而使修复速度加快。角质细胞的以上活动都需要适当的环境和生长因子的参与。

创面在通过增生的方法来进行修复的同时，也通过周边组织向创面中心收缩来减少需要修复的面积，加快修复的进程。目前认为肌成纤维细胞（myofibroblast）与细胞外基质的相互作用在创面收缩中起重要作用。肌成纤维细胞内具有微丝束，使得肌成纤维细胞可以像肌细胞那样收缩，而肌成纤维细胞又和周围的细胞或细胞外基质形成细胞间连接或细胞 - 细胞外基质连接，从而将收缩传递，把周边的组织拉向创面。

3. 组织重塑期 创面愈合的最后阶段是组织重塑，主要指的是通过胶原的合成和降解，使得胶原的成分和强度发生变化，同时还可以观察到细胞和血管成分的逐渐减少、成纤维细胞向肌成纤维细胞转化和瘢痕组织的收缩等现象。

前面提到，在创面愈合的早期主要是Ⅲ型胶原的合成和沉积，而且胶原聚合的方向是平行的、也比较纤细，因此早期的瘢痕组织强度比较弱。而在重塑期，通过胶原酶的降解，原有的胶原组织逐步吸收，而被新的胶原替代，新的胶原以Ⅰ型胶原为主，交错排列，并且更为粗大，因此瘢痕组织的强度得到增强。据研究，通过重塑，瘢痕组织可以恢复到原组织约 80% 的强度。

（二）创面愈合中所涉及的重要分子和细胞

前面以事件为主线描述了创面愈合的完整过程和期间发生的各种事件，而在这整个创面愈合的过程中涉及许多的生物分子和细胞，它们在不同的事件中出现，扮演着不同的角色，成为影响事件进程的力量。下面将以"角色"为主线概要介绍创面愈合中涉及的重要分子和细胞，以及它们在不同事件中起到的作用。

1. 生长因子 生长因子是主要具有促有丝分裂活性的特殊细胞因子亚群，本质上是一些可溶性的蛋白分子或多肽。在创面愈合中主要由巨噬细胞、成纤维细胞、内皮细胞和血小板等分泌。

目前研究发现，在创面愈合中发挥重要作用的生长因子包括 PDGF、FGF、IGF-1、EGF、TGF-α 和 TGF-β、肿瘤坏死因子（tumor necrosis factor，TNF）、粒 - 巨噬细胞集落刺激因子（granulocyte macrophage colony stimulating factor，GM-CSF）等。

需要注意的是当前的命名方法带有历史的标记，多数是以最初发现该因子的"来源细胞"命名的，并没有充分地反映各种因子的来源或其作用，比如 FGF 既不能理解为只来源于成纤维细胞，也不能理解为只作用于成纤维细胞，或者理解为对成纤维细胞起作用的生长因子只有 FGF。实际上，现在发现每种生长因子可以由多种细胞合成和分泌，可以针对多种靶细胞，发挥多种生物学效应，它们所针对的靶细胞、所产生的生物学效应不少是重叠的，因此是一种"多对多"的关系，但另一方面，每种生长因子还是有其主要的来源细胞、主要的靶细胞和主要的生物效应，因此具有相对的选择性和特异性。

和绝大多数细胞因子一样，生长因子是由组织中的细胞合成后以自分泌或旁分泌的形式释放到组织间隙中，然后与自身或周围的靶细胞表面的特异性膜受体结合，激活受体后信号通路（如酪氨酸激酶信号通路）发挥效应的。生长因子的调控作用贯穿创面修复的各个阶段，包括炎症细胞的趋化移动、修复细胞的分裂激活、新生血管形成和细胞间质的合成，而生长因子本身的调控又是受到创伤、病原体、缺氧等刺激调控的，当这些刺激因素纠正后，在正常创面愈合组织中可以看到生长因子及其受体表达的下降。

(1) PDGF 家族包括 PDGF 和 VEGF 两个主要成员，两者结构相似，但结合不同的受体。PDGF 主要来源于血小板、内皮细胞、活化的单核细胞和巨噬细胞、血管平滑肌细胞等，主要作用于成纤维细胞、神经胶质细胞等间质细胞。PDGF 具有很强的炎性细胞趋化活性，但不是其生长刺激因子，而是间质细胞（如成纤维细胞）的生长刺激因子，PDGF

还能通过激活巨噬细胞合成 bFGF 和 TGF-β 再作用于内皮细胞而诱导血管生成。目前已有商品化的重组人 PDGF 制剂并表现出促进慢性创面修复的作用。VEGF 来源于巨噬细胞、成纤维细胞和许多正常组织细胞（如心肌、骨骼肌、肺、肾脏、肾上腺等），缺氧 - 缺氧诱导因子信号通路是促使其表达的主要调控机制。VEGF 能够相对特异性地作用于内皮细胞，具有维持血管正常状态、提高血管通透性、促进血管生成的作用。

(2) EGF　人们最早发现 EGF 能促使小鼠表皮成熟和生长，因此而命名。目前发现在许多组织中都存在 EGF，而且除了造血系统外，所有细胞膜都有 EGF 受体存在，因此 EGF 的作用细胞其实十分广泛。主要的生物学效应是促细胞生长，同时还对表皮细胞和成纤维细胞具有趋化作用，使其向受损部位迁移，并促使成纤维细胞产生胶原蛋白。

(3) FGF　包括酸性 FGF（aFGF）和碱性 FGF（bFGF）两大类，而且作用广泛。aFGF 和 bFGF 都能促进来源于中胚层和神经外胚层的正常二倍体哺乳类动物细胞 DNA 合成和细胞分裂，这些细胞包括内皮细胞、成纤维细胞、平滑肌细胞、少突神经胶质细胞、星形细胞等。bFGF 可以促进血管生成，参与了从内皮细胞的原有血管基膜消融，到内皮细胞迁延和分裂，再到新的毛细血管构筑的整个过程，也可以促进血管平滑肌的增殖。aFGF 和 bFGF 都是成纤维细胞的趋化剂和强大的生长刺激剂，但它们又减少胶原蛋白的合成，并且 bFGF 还可以拮抗 TGF-β 诱导的弹性蛋白和 Ⅰ 型胶原蛋白的产生。

(4) IGF　包括 IGF-1 和 IGF-2。和一般的生长因子有所不同的是，IGF 除了通过旁分泌和自分泌作用于邻近细胞和自身外，还可以与胰岛素样生长因子结合蛋白相结合，通过循环运输作用于远位的靶细胞。IGF 具有和生长激素类似的促生长作用。在创面修复中，血小板和成纤维细胞释放的 IGF-1 可以趋化血管内皮细胞迁移到创伤部位；IGF-1 还可以促进成纤维细胞增殖；IGF 与 PDGF 协同可以促进表皮和内皮的再生。

2. 酶类　酶类研究最多的是基质金属蛋白酶和组织金属蛋白酶抑制药。组织金属蛋白酶抑制药（tissue inhibitors of metaloproteinases，TIMP）是基质金属蛋白酶（matrix metaloproteases，MMP）的抑制药，两者的比例关系调控着细胞外基质的降解速度。这种对细胞外基质降解的调控贯穿整个创面修复的各个阶段，包括血管生成中的血管基底膜的降解；去除损伤的细胞外基质；表皮细胞、成纤维细胞、血管内皮细胞解除锚定，发生迁移；在肌成纤维细胞引起的创面收缩中发挥作用；在重塑期调节胶原成分的比例等。

近年来研究的另一个重要发现是，各种酶类除了催化各种生物化学反应外，这些酶本身也具有信号分子的特性，从而像各种信号分子一样传递生物信息，典型者如凝血酶，它可以和血小板、巨噬细胞、成纤维细胞等多种细胞表面的蛋白酶活化受体相结合，从而活化相应细胞，而这也是炎症期各事件得以推进的重要机制。

3. 成纤维细胞　成纤维细胞的广泛作用在前面已分散提及，总结起来它既是重要的修复细胞，分泌细胞外基质，本身也是构成肉芽和瘢痕组织的主要成分；还是重要的调控细胞，分泌多种生长因子和酶；并且可以转化为肌成纤维细胞，参与创面收缩。

4. 巨噬细胞　巨噬细胞的重要作用已被普遍认识，包括清除坏死组织、细菌、异物，分泌 TGF-β、TGF-α、bFGF、MDGF、HB-EGF、IL-1、PDGF、EGF、WAF 等多种细胞因子，从而在创面愈合的炎症阶段和增生阶段起到关键作用；不仅如此，现在的研究还发现在已愈合创面中仍有巨噬细胞存在，它除可以促进胶原合成外，还可以促使胶原降解，因此还参与了重塑期的调控作用，故而有人称之为创面愈合的"调控细胞"。

正如前面所言，由于创面愈合所涉及的整个事件的复杂性，要去记住每一个细节显然是不可能的，了解创面愈合的生理过程更重要的是要认识到它是一个整体性、有序性、可控性的复杂过程。也为更好地认识导致慢性创面难以愈合的病理生理改变作一铺垫。

（三）认识创面愈合的复杂性对临床实践的指导意义

深入认识创面愈合的正常生理过程的复杂性（整体性、有序性、交叉性、可控性等），对我们的临床实践具有重要的指导意义。

比如，汇总现有的研究提示目前起促进创面愈合的生长因子有多种，每种生长因子其实并非仅针对一种靶细胞，而是针对多种靶细胞，具有多种生物学效应，它们所针对的靶细胞、所产生的生物学效应不少是重叠的，这就改变了临床上原来在早期重点使用 FGF 促进肉芽生长，后期使用 EGF 促进创面上皮化的观念，而是促使我们考虑是否要在整个愈合过程中使用多种生长因子的"复合配方"。

又比如，我们在临床上经常需要回答患者一个问题，就是"为了尽快促使创面愈合，是否需要持续地将高浓度的各种生长因子制剂喷到甚至'泡到'创面上？"这个问题似乎是肯定的，因为直觉告诉我们，生长因子浓度越高、作用时间越长，效应应该更明显。但如果我们认识到创面愈合的复杂性、有序性，我们就不会简单机械地看待这个问题，因为效应的产生是涉及多个环节的，除生长因子的浓度外，靶细胞上的生长因子受体数量和活性、受体后信号通路的活化也是重要的限速环节，当生长因子与其受体的结合饱和后，再多的生长因子也不会增加新的效应，而且研究表明，当生长因子与其受体持续结合后，受体会暂时失活；此外，除了恶性肿瘤呈失控性生长外，机体内的各个环节普遍存在着各种调控机制，精细地控制着机体内环境，使之处于稳态（homeostasis）。有体外研究表明当 FGF 的浓度上升到一定程度后，成纤维细胞的增殖反倒开始下降，这可能是因为当生长因子的效应增加到一定程度后，启动了相应的负反馈调控机制，体内研究也发现了 FGF 浓度的升高导致成纤维细胞凋亡的增多。

再有，当我们将创面作为整个机体的一部分来看待的时候，我们对各种研究结果的解读也将更为客观。比如，当前的体外研究多数是把各种信号通路、各种效应细胞分解开来研究，得到的结果可能并没有反映出整体环境下的实际情况，而体内动物研究就会更接近实际情况，临床研究则是最能够反映干预措施在创面愈合的整体环境中的实际作用的。

因此，当我们不断地深入探索创面愈合的各个细节的时候，也应当保持对宏观图景的整体把握。目前将各种因素独立出来分别研究的方法正遇到瓶颈，而当前有关"复杂系统"的研究方法有可能为此提供新的解决手段。

六、慢性创面的病理改变

前面提到慢性创面的称谓，除了突出其愈合时间长之外，也暗含着这一类创面具有与正常创面修复不同的病理生理过程，即偏离了前面所描述的按时的、有序的生理过程，或停滞于上述的某个阶段，没能达到最终的解剖和功能修复。最典型的表现是创面停滞于持续的炎症期而不能进入增生期，或者炎症改变迟迟不退，与增生性改变相并行。炎症的持续存在往往与感染或异物存留等因素有关。

病理学上的改变主要包括以下几个方面。

（一）基质蛋白酶活性增高

慢性创面中的基质蛋白酶（如 MMP）的活性增高，而与此同时 MMP 的抑制剂 TIMP 活性降低，导致 MMP 对细胞外基质，特别是新形成的细胞外基质的降解增加，合成和降解失衡，导致创面不能够形成足够的细胞外基质"框架"，则细胞成分的附着、迁移也受到影响。此外，一些生长因子也受到基质中蛋白酶的降解，这些蛋白酶除了由炎性细胞释放外，也可以来源于创面的微生物。

（二）生长因子的生物活性或靶细胞对生长因子的反应性下降

研究表明，在慢性创面，很多时候生长因子的浓度并不低于正常愈合时创面的水平，甚至更高，但更易于受到各种酶类或活性氧的破坏而使得功能基团或构象发生改变，从而失去或是降低了生物活性。另外，研究还发现，在慢性创面，生长因子受体的表达下降，而这也像上一小节中提及的那样，限制了整个反应的速度。

（三）细胞衰老

近年来的研究认为，除了一些特殊的细胞（如干细胞）外，绝大多数组织细胞经过有限次数的分裂后最终以凋亡（又叫程序性死亡）的方式死亡。在这个过程中，细胞的增殖能力逐渐减弱，呈现为衰老的状态。衰老的细胞对生长因子等的刺激反应性下降。研究发现，慢性创面基底和边缘的成纤维细胞较正常创面的成纤维细胞更早进入衰老状态，这些衰老的细胞有可能阻碍了创面的修复。

（四）其他的病理改变

其他病理改变还包括炎症细胞浸润、促炎症因子的过度释放、活性氧的损害等。

需要指出的是这些事件在正常生理性愈合过程中也同样存在，但在慢性创面中所存在的问题是调控失衡，出现了过度或者不足，并且这些不利因素环环相扣，形成恶性循环，最终导致质的变化。

近年来，依据对慢性创面的独特病理改变的认识，在实践中引入了"创面床准备"的理念。

七、创面床准备

针对慢性创面的病理生理改变，需要采取一系列的措施来纠正上述的分子和细胞异常，以促使创面修复进程重新回到正常的生理途径上来。目前，关于创面床准备（WBP）的措施强调四个方面的综合治疗，即坏死组织清创（tissue debridement，T）、炎症和（或）感染的控制（inflammation/infection，I）、水分平衡（moisture balance，M）和新鲜的创面边缘（edge of the wound，E），简称为创面床准备的 TIME 原则。通过 WBP，一部分较小的创面有可能通过创面收缩和上皮化愈合，而较大的或复杂的创面则改善了局部条件，为手术修复创造了良好的基础。

（一）清创

清创是一种由来已久的促进创面修复的手段，特别是在急性创面，通过清创可以创造一个新鲜的、相对干净的创面环境，从而启动正常的生理性愈合。在慢性创面，人们曾设想通过清创来使慢性创面转变为急性创面，从而使创面重新启动正常的生理性愈合过程，但后来发现，单纯清创并不能将这种生理性进程维持下去，需要采取一种综合性的方案来全面纠正慢性创面中影响愈合的病理生理改变，并且要同时纠正影响愈合的全身因素。虽然如此，清创的重要性仍然是不言而喻的。对于一些坏死性病变或严重感染病变，传统的手术清创可以迅速去除坏死组织、降低细菌负荷、阻止炎症因子或感染扩散，从而避免病变进一步扩大甚至危及生命，但是，对于一些"稳定的"慢性创面，采用更为精细的、温和的清创方法，如机械清创、化学清创、生物清创，可以在去除衰老的细胞、遭受破坏的细胞外基质、破坏性的酶类、感染或定植的微生物等不利因素的同时，尽量保留有活性的组织。

1. 手术清创和（或）锐性清创　这种清创是传统意义上的清创。在急性创面，清创要求达到彻底清除坏死和变性组织，有新鲜的肉芽和良好的血供。但在慢性创面，虽然手术清创可以快速清除"坏死性"负荷，但同时也面临着选择性差的问题，因此，这种清创方法面临的最大问题是"度"的问题。另外，慢性创面不愈的病理机制是多方面的，手术清创仅纠正了创面不愈的一部分病理改变，并不能使所有慢性创面都必然地启动正常的生理性愈合。手术清创的另一个缺点是疼痛明显，多需要麻醉下进行，因此不便于连续多次地进行。

2. 机械和（或）物理清创　机械和（或）物理清创，如清洗、水疗、敷料的吸收、黏附和剥离作用等。物理清创与手术清创有类似的地方，例如去除坏死组织速度较快，但缺乏选择性，疼痛明显；不过，相对而言，物理清创较手术清创要更温和，有活性的组织损失更少。

3. 化学性清创　化学性清创是指使用各种蛋白溶解酶来溶解坏死组织，临床上使用最多的是外源性的胶原酶。胶原酶的溶解作用很温和，对有活性的组织损伤很小，患者比较舒服，但起到明显效果所需要的时间较长，更适合在去除了明显的坏死组织后，对剩余的少量坏死组织的清创。

4. 自溶性清创　自溶性清创是利用患者自身的蛋白溶解酶和吞噬细胞来清除坏死组织，要实现自溶性清创，很重要的一个条件就是在创面制造一个湿润的环境，并维持一定水平的炎症反应。目前的很多密封性、保湿性的敷料可以达到这样的效果。

5. 生物性清创　生物性清创，比如用特殊的医用蛆虫进行清创，该方法除了蛆虫对坏死组织的吞食外，还包括蛆虫分泌各种溶解酶对坏死组织的溶解和分泌抑菌成分对细菌的抑制作用等。该方法同样具有较好的选择性，且比化学清创要快，国内外都有报道，但需要帮助患者克服恐惧感和不适感。

慢性创面的清创需要掌握好"轻重缓急"的节奏。鉴于慢性创面多较脆弱，而且生长能力弱，过于频繁或激进的手术清创有时反倒会导致创面恶化，而连续的"保留性"清创则可以积少成多，很好地平衡创面的"得"与"失"，也让机体有足够的时间建立新的屏障或平衡。临床上经常可以见到一些糖尿病足溃疡或坏疽患者清创后，溃疡或坏死范围反而更大，甚至一个足趾截除后，邻近的足趾也相继坏死，最终不得不扩大到截肢；或者原本炎症或感染仅局限于局部，在激进的清创后炎症因子或病原微生物入血，扩散至全身，出现全身炎症反应综合征或脓毒症等严重并发症。因此，比较合理的方案是充分评估患者的全身和局部情况，争取在去除"坏死性负荷"的同时保留有活性的组织，通常情况下，要多种清创手段相结合。当然，在慢性创面急性恶化，比如严重感染时，仍然需要把它作为急症处理，这时手术清创是首选。

（二）细菌定植、感染与炎症

首先需要明确以下概念上的区别。

区别感染性炎症和非感染性炎症。炎症指的是各种原因引起的一种共同的病理反应，炎症并不等于感染。因此，在创面出现典型的发热、局部红、肿、热、痛、功能障碍等急性炎症表现时，并不能想当然地认为是感染所致。在慢性创面患者，特别需要鉴别像痛风、类风湿关节炎等无菌性炎症，因为这些患者的炎症的控制和感染性炎症是截然不同的。

区别细菌定植和感染。临床上，在慢性创面培养出致病菌或条件致病菌的情况并不少，但需要鉴别是细菌定植还是感染。所谓细菌定植是指创面有细菌黏附和繁殖，但没有组织破坏，这是细菌和慢性创面在较长时间后达到的一种微妙平衡；所谓临床感染是指创面有细菌存在并且通过释放毒素造成损害，竞争养料，排泄代谢废物，诱发炎症反应而导致明显的细胞和组织损害。最近还将两者过渡的部分单独命名一个新的概念叫作"严重的细菌定植"（critical colonization），是指细菌的量和毒性虽然还没有导致典型的感染，但影响了伤口的愈合。目前认为，这种状况虽然没有直接损伤细胞和组织，但可能抑制了各种促进创面修复的生理性机制，特别是生物膜（biofilm）的形成增强了细菌的黏附能力和耐药性。生物膜是由细菌分泌黏附性基质将自身包被后以细菌群的形式黏附于组织或异物表面，一旦形成生物膜，细菌要比其浮游形式更难清除，其表面的基质也成为一种保护层，阻碍了药物的渗透。不仅如此，在生物膜内，细菌之间可以通过各种水通道相互联系，协同发挥抵抗作用。有鉴于此，近年来对生物膜的研究也越来越多。临床上要鉴别慢性创面到底是细菌定植、严重的细菌定植还是感染，要注意，如果创面有明显的红、肿、热、痛、功能障碍等炎症表现，又有细菌学证据或脓液等表现，感染易于诊断；如果没有典型的炎症表现，但出现溃疡面积增大、渗出增多、纤维化、肉芽水肿等征象，仍要考虑感染或严重的细菌定植，因为一些慢性创面患者的免疫反应会比较弱，或迁移转变为慢性炎症。

在明确以上概念的基础上，需要结合慢性创面的以下几个特点制订相应的对策。

1. 因为慢性创面几乎不可能做到完全无菌，所以对于慢性创面而言，更重要的是降低其细菌负荷。大多数研究证实，当创面每克组织内的细菌含量超过 10^6 集落形成单位时，创面感染将难以避免。

2. 慢性创面耐药菌、多种细菌、真菌定植和（或）感染常见。在诸多慢性创面细菌流行病学调查研究中，金黄色葡萄球菌和铜绿假单胞菌几乎都是排在第一或者第二位的，然而以往人们往往先将感染大致划分为社区获得性感染和院内感染以区别两者耐药菌感染概率的不同。最新的一些研究提示，这种策略将慢慢变得不再实用，因为社区获得性耐甲氧西林金黄色葡萄球菌（MRSA）感染的概率正在升高。美国感染性疾病协会（Infectious Disease Society of America，IDSA）在 2005 年的皮肤软组织感染治疗指南中建议，在社区获得性 MRSA 感染率高的地区，如果考虑金葡菌感染且感染严重，有必要一开始就使用针对 MRSA 的药物。多种细菌定植和（或）感染也很常见，有研究认为，如果创面床有 4 种及以上的细菌定植和（或）感染，不管是什么类型的细菌，都预示着创面难愈，因为不同细菌间可以产生整合效应。此外，真菌、厌氧菌的感染也不像通常印象中那么少见，只是常常因为培养技术的关系，没能检测出来。

3. 应尽量在使用抗菌药物（局部和全身）之前进行细菌和真菌培养，之后也要动态监测。采用组织活检进行细菌培养是最准确的方法，但不方便采用；有研究表明，如果能够注意采集的方法，采集后及时送检，送检过程保持适当的温度等环节，创面拭子细菌培养同样能够很好地检测创面细菌。

4. 局部抗感染治疗方面。局部应用抗感染药物，特别是将静脉或口服剂型的抗感染药物直接应用于创面表面需要慎重考虑，因为药物所能穿透的深度，有效浓度所能维持的时间都是不确定的，这样反而容易诱导耐药。相反，清创、机械冲洗、增加换药频率、改变创面渗透压、酸碱度等简单有效的物理方法不应该被忽视。如果局部应用抗感染药物，应当考虑使用和全身抗感染药物无重叠的药物，以保护全身抗感染药物的敏感性，现在临床上使用比较广泛的是碘制剂和银制剂，此外还有锌制剂、苯制剂、溴和氯制剂

等。碘制剂和银制剂应用在临床中已有很长的历史，抗菌效应也很确切。近些年的发展主要在于研究如何使释放的有抗菌效应的碘单质和银离子浓度更高，维持时间更长，释放更平稳，刺激性更小，典型的如聚乙烯吡咯烷酮碘和纳米银。从研究结果看，两者都是广谱杀菌药，但从临床应用的经验看，聚乙烯吡咯烷酮碘对 G^+ 球菌效果好，纳米银对 G^- 杆菌效果好，这种区别可能和细菌的特性有关，因为 G^- 杆菌感染的创面往往渗出更多，而国内的聚乙烯吡咯烷酮碘制剂比较容易被冲刷掉，因而维持时间短，纳米银等相反，在潮湿的环境下更有利于银离子的释放，可以达到较高的浓度。

5. 如果考虑使用静脉或口服抗感染治疗，在初始的经验性治疗选择抗感染药物时，应当结合当前和本地区的细菌流行病学数据和患者本人的具体情况选择需要覆盖的范围。和其他部位感染十分依赖细菌流行病学资料进行间接推测不同，皮肤软组织感染可以直观地考察脓液的颜色、黏稠还是稀薄、有无臭味；感染病灶红肿是否明显、边界是否清楚、组织坏死是否明显、创面是否潮湿，有无特征性的表现等。通过上述观察，有经验的医生应当能够大体判断是 G^+ 球菌还是 G^- 杆菌或者是真菌感染，然后结合流行病学资料，患者是社区获得性还是院内感染以及患者之前抗感染治疗的反应，推测有无 MRSA、ESBL、多重耐药菌等特殊情况感染，从而比较准确地选择抗感染药物，避免抗感染治疗"过度"或"不足"，特别是滥用和过度治疗。

6. 在关注如何有效杀灭病原菌的同时，增强患者自身的免疫力，纠正易感因素是同等重要的。这些措施包括纠正营养不良、控制血糖、补充免疫球蛋白等。

（三）湿性平衡与敷料选择

对于创面的愈合湿度，历史上经历了湿性愈合－干性愈合－湿性愈合，这样一个否定之否定的认识过程。对于大多数常见细菌而言，适宜细胞生长的潮湿环境也是这些细菌生长的适宜环境，因此在早期抗感染措施缺乏的时候，人们常常让创面变干，以避免细菌的大量繁殖，但这也同样使得创面细胞的生长条件变差，创面愈合减慢。Winter 在 1962 年发表的一项研究发现，在猪的背部制作的创面模型中，使用透明薄膜封闭的创面要比暴露在空气中的创面的上皮化速度快 2 倍，因此再次提出了湿性愈合的理论。进一步的研究提示，在湿性环境下，一方面有利于创面的自溶性清创，另一方面有利于成纤维细胞增殖、表皮细胞迁移爬行、血管生成、生长因子发挥作用和基质合成沉积。此外，湿性环境下创面换药的痛苦要比干性环境明显要小。因此近年来，湿性愈合的理念获得了普遍认同。但研究也提示，在渗出过多的创面，不利于创面愈合的因素增加，包括各种破坏性的酶类增加，生长因子会被稀释，细胞外基质降解破坏增多，修复细胞会受到影响，创面边缘的正常皮肤受到浸渍而变得脆弱。因此，新的湿性愈合理念强调合适的湿度和（或）湿性平衡，而原来困扰湿性愈合的感染问题，因为抗感染技术的进步而逐步获得解决，两者的配合产生了大量的新型敷料或者敷料组合。下面简单介绍敷料中与湿性平衡相关的性能指标。

1. 敷料的保湿性能　敷料的保湿性能多以蒸发水分透过率（moisture vapor transmission rate，MVTR）来衡量。目前认为，如果一种敷料的 MVTR＜840g/（m² · 24h），则具有保湿功能，纱布的 MVTR 是 1200g/（m² · 24h）。

2. 敷料的黏性和密封性　理想的敷料应该是与创面接触的部分不会黏附创面，减轻换药时的疼痛并减少对创面组织的损伤，而与创面周围皮肤接触的部分则有良好的密封性，以形成良好的保湿环境，同时在更换时又不会黏附过紧，避免对周边皮肤的损伤。现在的各种带有黏性的或有边型的敷料多是遵循这样一个理念设计的。

3. 敷料的吸收功能　敷料的吸收功能差别很大，而且采取的方法也不尽相同。有的是将渗液吸收后蒸发掉，有的是转至周围，有的则可以将渗液吸收后"锁定"，有的仅是将渗液的渗透压改变，也起到某种"吸收"的效果，如高渗盐敷料。

对于敷料的选择是基于湿性平衡的理念，"过湿"和"过干"都不是理想的状态，同时要考虑其他的相关因素，比如当创面的感染比较严重而抗感染措施效果又不是十分明显时，保持创面相对干燥更重要。近年来的封闭式负压引流技术是一种很好的综合解决方案，该技术通过密封薄膜保持了创面的湿润环境，同时通过持续负压引流可以较好地控制创面感染，吸去过多的创面渗液，大量的临床应用也印证了该技术的突出效果。

（四）新鲜的创面边缘和上皮化

创面边缘的处理通常容易被忽视，而且在 TIME 的框架中，"E"这一项也是最后确立的。但研究发现慢性创面边缘的病理改变在阻止创面收缩和上皮化方面具有重要影响。新鲜的创面边缘表现为不断前进的上皮边缘，刚上皮化的部位呈粉红色，而在慢性创面边缘的改变常见的有两种：一种情况是创面边缘的上皮化处于停滞不前甚至倒退的状态，这种状态源于创面边缘的修复细胞（如角质形成细胞和成纤维细胞）呈衰老状态，对促有丝分裂信号刺激反应性降低，推测可能的原因是由于创面边缘反复的不成功修复，耗竭了细胞的分裂潜能；另一种情况是创面边缘呈过度增生状态，即人们常说的"过长"状态，这也是一种病理性修复，反映了创面边缘的角质形成细胞不能有效迁移前进和创面边缘不能有效收缩，从而停滞和"堆积"于原地，可能的原因与创面边缘过度的细胞外基质降解有关。

要促使创面边缘上皮化，注意创面边缘的清创、控制创面感染和保持适当的湿度，同时避免边缘皮肤的浸渍都是重要的手段。如果这些手段不能奏效，则可以考虑尝试皮片移植、封闭式负压引流、应用生长因子、组织基质金属蛋白酶抑制药等手段。随着进一步研究的深入，对创面上皮化过程的了解增多将有助于更有针对性地纠正相应的不利因素。

（五）细胞和分子水平的调控

除了 TIME 理论提到的 4 个方面外，现在的 WBP 还包括其他方面的措施，特别是深入到细胞和分子水平来进行调控，主要包括应用外源性生长因子、基质金属蛋白酶/组织基质金属蛋白酶抑制物、体外培养修复细胞或干细胞等方面。这些内容在前面已有讲述，这里重点介绍它们如何整合来达到更好的效应。

研究发现，并非所有的慢性创面生长因子的浓度都是降低的，有的甚至是增高的，但从生长因子到其发挥效应有多个环节可受影响，包括创面的理化环境可以影响其活性，创面中的细胞外基质可以与生长因子结合而"束缚"住它们，创面的蛋白酶可以降解生长因子的某些基团使其失去活性，衰老的修复细胞对生长因子的反应性降低等。因此近些年的研究着眼于通过多环节的干预来全面纠正这些不利因素。比如通过基因工程和组织工程的方法来增强重组生长因子的活性、稳定性，激活创面中的干细胞潜能或向创面提供较强修复能力的体外培养细胞等。不过，很多方法仍处于临床试验阶段，真正应用于临床还有待进一步验证。

总结起来，通过 WBP 要达到的目标是尽可能清除坏死性负担，将细菌负荷降到可控的水平，维持适度的炎症，并随创面愈合进程而改变、调控修复细胞的生物学行为，使之形成期望的组织。这些方面的改善将极大地改善慢性创面的病理状态，从而促使创面向生理性愈合转变或为进一步治疗打下基础。当然，仅有局部处理是不够的，全身状况的评估和改善、基础疾病的控制同样重要；而且，对于像糖尿病足患者这一类慢性疾病患者，治疗的终点不应仅限于创面的暂时修复，而是要将预防再次复发作为同样重要的目标，因此，内科治疗、随访和患者教育也是整个治疗的重要组成部分。

八、小结

本章阐述了慢性创面的命名、分类、流行病学，并重点讨论了正常创伤生理愈合过程，慢性创面不愈合或延迟愈合的病理改变，以及基于这种病理生理异常所采取的一系列针对性纠正措施——创面床准备。应当说，这几十年来，对慢性创面的研究已初步勾勒出其大致的图景，特别是近些年来在细胞和分子生物学方面的进展，使得我们的触角达到了细胞和分子水平，而正是这种不断深入的探索使得我们对慢性创面的独特性有了更深的理解，从而构建了与传统急性创面处理不同的独立体系。另外，慢性创面包含内容很广，每种疾病都具有相应的特性，而除了糖尿病性溃疡、放射性溃疡、压疮等少数几种创面研究相对较多外，其他创面（如自身免疫病性溃疡、代谢性溃疡等创面）的研究还很缺乏，这些创面其实并不少见，但需要诊治的医生有相应的广阔的知识背景和敏锐的意识，并能够和相关学科人员合作，提供更个体化的治疗方案，即便是像糖尿病性溃疡的处理，内科医生和外科医生之间的鸿沟也没有完全跨越。因此，中国特色创面修复学科体系的建立还有待多学科的进一步整合。

（祁少海　唐锦明）

参考文献

[1] Martinengo Laura, Olsson Maja, Bajpai Ram, et al. Prevalence of chronic wounds in the general population: Systematic review and meta-analysis of observational studies. Ann Epidemiol, 2019, 29: 8–15.

[2] Weller Carolina D, Team Victoria, Sussman Geoffrey. First-Line interactive wound dressing update: A comprehensive review of the evidence. Front Pharmacol, 2020, 11:155.

[3] Alberto P, Severin L, Franco B, et al. Advanced therapies in wound management: cell and tissue based therapies, physical and bio-physical therapies smart and IT based technologies. Journal of Wound Care, 2018, 27(Sup6a):S1–S137.

[4] Shai A, Maibach HI. Wound healing and Ulcers of the skin: diagnosis and therapy-the practical approach. Berlin: Springer, 2005.

[5] Jones V, Harding K, Stechmiller J, et al. Acute and chronic wound healing//Baranoski S, Ayello EA eds. Wound care essentials:practice principles. 2nd ed. Philadelphia: Lippincott Williams & Wilkins, 2008:64–76.

[6] Falanga V, Saap LJ, Ozonoff A. Wound bed score and its correlation with healing of chronic wounds. Dermatol Ther, 2006, 19(6):383–390.

[7] Alberti KG, Zimmet PZ. Definition, diagnosis and classification of diabetes mellitus and its complications. Part 1: diagnosis and classification of diabetes mellitus provisional report of a WHO consultation. Diabet Med, 1998, 15(7):539–553.

[8] Jr, Wagner FW. The diabetic foot. Orthopedics, 1987, 10(1):163–172.

[9] Brodsky JW. The diabetic foot//Coughlin MJ, Mann RA eds. Surgery of the foot and ankle. 7th ed. St Louis: Mosby, 1999:911.

[10] M Monteiro-Soares, Russell D, Boyko EJ, et al. Guidelines on the classification of diabetic foot ulcers (IWGDF 2019). Diabetes Metab Res Rev, 2020, 36(S1):e3273.

[11] Yang W, Lu J, Weng J, et al. Prevalence of diabetes among men and women in China. N Engl J Med, 2010, 362(12):1090–1101.

[12] Queen D, Harding K. World Union of Wound Healing Societies Meeting, 2020. International Wound Journal, 2020, 17(2):241–241.

[13] 付小兵. 以创建研究型医院的总体思路指导创面治疗学科建设与创面治疗专科人才的培养. 中国研究型医院, 2016（1）: 4.

[14] 王家良. 循证医学. 北京：人民卫生出版社, 2005：1–7.

[15] May AK. Skin and soft tissue infections. Surg Clin N Am, 2009, 89(2):403–420.

[16] Dubay DA, Franz MG. Acute wound healing:the biology of acute wound failure. Surg Clin N Am, 2003, 83(3):463–481.

[17] Teller P, White TK. The physiology of wound healing:injury through maturation. Surg Clin N Am, 2009, 89(3):599–610.

[18] 付小兵. 生长因子与烧创伤创面修复和再生 // 杨宗城. 中华烧伤医学. 北京：人民卫生出版社, 2008：428–448.

[19] Hollenberg MD. Proteinase-mediated signaling:

proteinase-activated receptors (PARs) and much more. Life Sci, 2003, 74(2–3):237–246.

[20] 王小兵，王晓健，张宝林. 不同浓度的重组人碱性成纤维细胞生长因子对离体人表皮细胞增殖的影响. 中国药物与临床，2008，8（12）：969–970.

[21] Akasaka Y, Ono I, Yamashita T, et al. Basic fibroblast growth factor promotes apoptosis and suppresses granulation tissue formation in acute incisional wounds. J Pathol, 2004, 203(2):710–720.

[22] Medina A, Scott PG, Ghahary AG, et al. Pathophysiology of chronic nonhealing wounds. J Burn Care Rehab, 2005, 26:306–319.

[23] Schultz GS, Barillo DJ, Mozingo DW, et al. Wound bed preparation and a brief history of TIME. International Wound Journal, 2004, 1(1):19–32.

[24] Panuncialman J, Falanga V. The science of wound bed preparation. Surg Clin N Am, 2009, 89(3):611–626.

[25] James GA, Swogger E, Wolcott R, et al. Biofilms in chronic wounds. Wound Rep Reg, 2008, 16(1):37–44.

[26] Stevens DL, Bisno AL, Chambers HF, et al. Practice guidelines for the diagnosis and management of skin and soft-tissue infections. Clin Infect Dis, 2005, 41(10):1373–1406.

[27] Kollef MH, Micek ST. Methicillin-resistant Staphylococcus aureus:a new community-acquired pathogen? Curr Opin Infect Dis, 2006, 19(2):161–168.

[28] Lionelli GT, Lawrence WT. Wound dressing. Surg Clin N Am, 2003, 83(3):617–638.

第6章　皮肤性疾病

第一节　皮肤概述

皮肤是人体最大的器官，位于人体表面，在口、鼻、尿道口、阴道口、肛门等处与体内各种管腔表面的黏膜相移行，与外界环境直接接触，是人体的第一道防线，对维持人体内环境稳定极其重要。皮肤由表皮、真皮和皮下组织构成，其中含有血管、淋巴管、神经、肌肉及各种皮肤附属器（如毛发、皮脂腺、汗腺和甲）等。总重量约占个体体重的 16%，成人皮肤总面积约为 1.5m²，新生儿约为 0.21m²。皮肤的厚度在不同的个体、年龄和部位存在较大的差异，如眼睑、外阴、乳房的皮肤最薄，厚度约为 0.5mm，而掌跖部位皮肤最厚，可达 3～4mm。

皮肤附着于深部组织并受纤维束牵引形成致密的不同走向沟纹，称为皮沟，将皮肤划分为大小不等的细长隆起称为皮嵴，较深的皮沟将皮肤表面划分成菱形或多角形微小区域，称为皮野。皮嵴上的凹点即为汗腺开口。掌跖及指（趾）屈侧的皮沟、皮嵴平行排列并构成特殊的涡纹状图样，称为指（趾）纹，其样式由遗传因素决定，个体之间均存在差异。

根据皮肤的结构特点，可将其大致分为有毛皮肤和无毛皮肤两种类型，前者被覆身体大部分区域，后者分布于掌跖和指（趾）屈侧面，具有较深厚的皮嵴，能耐受较强的机械性摩擦。皮肤的颜色因种族、年龄、性别、营养及部位不同而有所差异。

一、表皮

表皮位于皮肤最外层，由角质形成细胞、树突状细胞（黑素细胞、朗格汉斯细胞）和麦克尔细胞等多种细胞构成。表皮借基膜带与真皮相连接。

（一）角质形成细胞

角质形成细胞是表皮的主要构成细胞，由外胚层分化而来。数量占表皮细胞的 80%以上，在分化过程中可产生角蛋白。角质形成细胞之间及与下层结构之间由桥粒和半桥粒连接。可分为五层，由内至外，分为基底层、棘层、颗粒层、透明层和角质层。

1. 基底层　位于表皮底层，是表皮的生发层，由一层立方形或圆柱状细胞构成，细胞长轴与真皮－表皮交界线垂直。基底层细胞分裂、逐渐分化成熟为角质层细胞并最终由皮肤表面脱落。正常情况下由基底层移行至颗粒层约需 14 天，再移行至角质层表面并脱落又需 14 天，共约 28 天，称为表皮通过时间或更替时间。

2. 棘层　由多层多角形细胞构成，细胞轮廓渐趋扁平。细胞表面有许多细小突起，相邻细胞的突起互相连接，形成桥粒。

3. 颗粒层　由多层梭形或扁平细胞构成，掌跖等部位细胞较厚，可达十余层，细胞长轴与皮面平行。胞质中可见大量形态不规则的透明角质颗粒，细胞核和细胞器溶解。

4. 透明层　位于颗粒层与角质层之间，仅见于掌跖等摩擦部位，由2～3层较扁平的细胞构成。

5. 角质层　位于表皮最外层，由多层已经死亡的角化细胞构成，并不断脱落。细胞正常结构消失，胞质中充满角蛋白，可吸收大量水分。角质层为人体提供了一个主要的保护屏障。正常的口腔黏膜不含有角质层和颗粒层。

（二）黑素细胞

黑素细胞起源于外胚层的神经嵴，散在分布于基底层细胞间，数量约占基底层细胞总数的10%，主要合成黑素。其数量与部位、年龄有关，而与肤色、人种、性别等无关。几乎所有组织内均有黑素细胞，但以表皮、毛囊、黏膜、视网膜色素上皮等处为多。细胞表面有较多树枝状突起。1个黑素细胞可通过其树枝状突起向周围10～36个角质形成细胞提供黑素，形成1个表皮黑素单元。黑素能遮挡和反射紫外线，保护真皮及深部组织免受辐射损伤。

（三）朗格汉斯细胞

在表皮内分布均匀，是由骨髓分化而来的单核细胞，是一种免疫活性细胞。朗格汉斯细胞有多种表面标记，包括IgG和IgE的FcR、C3b受体、MHC Ⅱ类抗原（HLA-DR、HLA-DP、HLA-DQ）及CD4、CD45、S100等抗原。参与细胞介导的超敏反应、抗原呈递与识别、免疫细胞的活化和移植物排斥。

（四）麦克尔细胞

多分布于基底层细胞之间，细胞有短指状突起，胞质中含致密的神经分泌颗粒。麦克尔细胞借桥粒与角质形成细胞相连，常固定于基膜而不跟随角质形成细胞向上迁移。麦克尔细胞在感觉敏锐部位（如指尖和鼻尖）密度较大，这些部位的神经纤维在邻近表皮时失去髓鞘，扁盘状的轴突末端与麦克尔细胞基底面形成接触，构成麦克尔细胞—轴突复合体，可能具有非神经末梢介导的感觉作用。

（五）角质形成细胞间及其与真皮间的连接

1. 桥粒　桥粒是角质形成细胞间连接的主要结构。具有很强的抗牵张力，加上相邻细胞间由张力细丝构成的连续结构网，使得细胞间连接更为牢固。在角质形成细胞的分化过程中，桥粒可以分离，也可重新形成，使表皮细胞逐渐到达角质层而有规律的脱落。桥粒结构的破坏可引起角质形成细胞之间相互分离，形成表皮内水疱或大疱。

2. 半桥粒　半桥粒是基底层细胞与下方基膜带之间的主要连接结构，系由角质形成细胞真皮侧胞膜的不规则突起与基膜带相互嵌合而成，其结构类似于半个桥粒。

3. 基膜带　基膜带位于表皮与真皮之间。基膜带使真皮与表皮紧密连接，此外还具有渗透和屏障等作用。表皮无血管，血液中的营养物质通过基膜带进入表皮，而表皮的细胞代谢产物又可通过基膜带进入真皮。一般情况下，基膜带限制分子量>40 000的大分子通过，但当其发生损伤时，炎症细胞、肿瘤细胞及其他大分子物质均可通过基膜带进入表皮。基膜带结构的异常可导致真皮与表皮分离，形成表皮下水疱或大疱。

二、真皮

真皮由中胚层分化而来。全身各部位厚薄不一，一般为 1～3mm。真皮内有各种皮肤附属器及血管、淋巴管、神经和肌肉。

真皮属于不规则的致密结缔组织，以纤维成分为主，纤维之间有少量基质和细胞成分。由浅至深可分为乳头层和网状层。乳头层凸向表皮底部形成乳头状隆起，与表皮突呈犬牙交错样连接，内含丰富的毛细血管和毛细淋巴管，还有游离神经末梢和囊状神经小体；网状层较厚，位于乳头层下方，较大的血管、淋巴管、神经穿行其中。

1. 胶原纤维　含量最丰富，在真皮中下部形成几乎与皮面平行的粗大纤维束，相互交织成网，在不同水平面上各自延伸。主要成分为 I 型胶原，少数为 III 型胶原。胶原纤维韧性大，抗拉力强，但缺乏弹性。

2. 弹力纤维　弹力纤维较胶原纤维细，呈波浪状，相互交织成网，缠绕在胶原纤维束之间。弹力纤维具有较强的弹性。

3. 网状纤维　网状纤维是幼稚的、纤细的未成熟胶原纤维。主要分布在乳头层及皮肤附属器、血管和神经周围。网状纤维主要成分为 III 型胶原。

4. 基质　基质是无定形物质，主要成分为蛋白多糖，填充于纤维、纤维束间隙和细胞间以形成具有许多微孔隙的分子筛构型。小于这些孔隙的物质如水、电解质、营养物质和代谢产物等小分子物质可自由通过，进行交换；大于孔隙者（如某些病原微生物等）则不能通过，被限制于局部，有利于吞噬细胞吞噬。

5. 细胞　主要有成纤维细胞、内皮细胞、肥大细胞和其他细胞，如平滑肌细胞、神经细胞和造血细胞。造血细胞包括淋巴细胞、巨噬细胞等，还有少量淋巴细胞和白细胞，其中成纤维细胞和肥大细胞是真皮结缔组织中主要的常驻细胞。

三、皮下组织

皮下组织又称皮下脂肪层，位于真皮下方，脂肪的厚度随部位、性别及营养状况的不同而有所差异。其下与肌膜等组织相连，由疏松结缔组织及脂肪小叶组成。含有血管、淋巴管、神经、小汗腺和顶泌汗腺等。皮下组织不仅是脂肪储藏的场所，而且也是脂类代谢的重要场所。皮下组织还能使机体免受外界的物理性损伤，维护机体体温恒定。

四、皮肤附属器

皮肤附属器包括毛发、甲、皮脂腺、汗腺等，由外胚层分化而来。

（一）毛发

全身皮肤除掌跖、指趾屈面及其末节伸面、唇红、乳头、龟头、包皮内侧、小阴唇、大阴唇内侧、阴蒂等部位以外均有长短不一的毛。头发、胡须、阴毛及腋毛为长毛；眉毛、鼻毛、睫毛、外耳道毛为短毛；面、颈、躯干及四肢的毛发细软、色淡，为毳毛。毛发位于皮肤以外的部分称毛干，位于皮肤以内的部分称毛根，毛根末端膨大部分称毛球，包含在由上皮细胞和结缔组织形成的毛囊内，毛球下端的凹入部分称毛乳头，包含结缔组织、神经末梢和毛细血管，为毛球提供营养。毛囊位于真皮和皮下组织中，由内毛根鞘、外毛根鞘和结缔组织鞘组成。

毛发的生长周期可分为生长期（约 3 年）、退行期（约 3 周）和休止期（约 3 个月），其中80%毛发处于生长期。各部位毛发并非同时或按季节生长或脱落，而是在不同时间分散地脱落和再生。正常人每日可脱落100根左右头发，同时也有等量的头发再生。头发生长速度为每天0.35~0.37mm。毛发的性状与遗传、健康、激素水平、药物和气候等因素有关。

（二）皮脂腺

一种泡状腺体，由腺泡和短的导管构成，产生脂质。腺泡无腺腔，腺体细胞破裂后脂滴释出并经导管排出。导管开口于毛囊上部，位于立毛肌和毛囊的夹角之间，立毛肌收缩可促进皮脂排泄。在颊黏膜、唇红部、女性乳晕、大小阴唇、眼睑、包皮内侧等区域，皮脂腺导管直接开口于皮肤表面。头、面及胸背上部等处皮脂腺较多，称为皮脂溢出部位。皮脂腺分布广泛，存在于除掌跖和指（趾）屈侧以外的全身皮肤。皮脂腺的生长周期与毛囊生长周期无关，一般一生只发生两次（青春期和老年期），主要受雄激素水平控制。

（三）汗腺

根据结构与功能不同可分为小汗腺和顶泌汗腺。

1. 小汗腺 为单曲管状腺，由分泌部和导管构成。分泌部位于真皮深部和皮下组织；导管部管径较细，穿过表皮并开口于汗孔。小汗腺主要分泌汗液。除唇红、鼓膜、甲床、乳头、包皮内侧、龟头、小阴唇及阴蒂外，小汗腺遍布全身，以掌跖、腋、额部较多，背部较少。小汗腺受交感神经系统支配。

2. 顶泌汗腺 属大管状腺体，由分泌部和导管组成。分泌部位于皮下脂肪层；导管的结构与小汗腺相似，但其直径约为小汗腺的10倍，通常开口于毛囊上部皮脂腺开口的上方，少数直接开口于表皮。顶泌汗腺主要分布在腋窝、乳晕、脐周、肛周、包皮、阴阜和小阴唇，偶见于面部、头皮和躯干。此外，外耳道的耵聍腺、眼睑的睫腺以及乳晕的乳轮腺也属于变形的顶泌汗腺。顶泌汗腺的分泌主要受性激素影响，青春期分泌旺盛。

（四）甲

覆盖在指（趾）末端伸面的坚硬角质，由多层紧密的角化细胞构成。甲的外露部分称为甲板，近甲根处的新月状淡色区称为甲半月，甲板周围的皮肤称为甲廓，伸入近端皮肤中的部分称为甲根，甲板下的皮肤称为甲床，其中位于甲根下者称为甲母质，是甲的生长区，甲下真皮富含血管。指甲生长速度约每3个月1cm，趾甲生长速度约每9个月1cm。疾病、营养状况、环境和生活习惯的改变可影响甲的性状和生长速度。

五、皮肤的神经、血管和肌肉

（一）神经

皮肤中有丰富的神经分布，可分为感觉神经和运动神经，通过与中枢神经系统之间的联系感受各种刺激、支配靶器官活动及完成各种神经反射。皮肤的神经支配呈节段性，但相邻节段间有部分重叠。神经纤维多分布在真皮和皮下组织中。

1. 感觉神经 可分为神经小体和游离神经末梢，后者呈细小树枝状分支，主要分布在表皮下和毛囊周围。

2. 运动神经 来自交感神经节后纤维，其中肾上腺素能神经纤维支配立毛肌、血管、血管球、顶泌汗腺和小汗腺的肌上皮细胞，胆碱能神经纤维支配小汗腺的分泌细胞；面部横纹肌由面神经支配。

（二）血管

皮肤血管具有营养皮肤组织和调节体温等作用。真皮中有由微动脉和微静脉构成的乳头下血管丛（浅丛）和真皮下血管丛（深丛），这些血管丛大致呈层状分布，与皮肤表面平行，浅丛与深丛之间有垂直走向的血管相连通，形成丰富的吻合支。皮肤的毛细血管大多为连续型，由连续的内皮构成管壁，相邻的内皮细胞间有细胞连接。皮肤血管的这种结构不仅有利于给皮肤提供充足的营养，而且可以有效地进行体温调节。

（三）淋巴管

皮肤的淋巴管网与几个主要的血管丛平行，皮肤毛细淋巴管盲端起始于真皮乳头层的毛细淋巴管，逐渐汇合为管壁较厚的具有瓣膜的淋巴管，形成乳头下浅淋巴网和真皮淋巴网，再通连到皮肤深层和皮下组织的更大淋巴管。毛细淋巴管管壁很薄，仅由一层内皮细胞及稀疏的网状纤维构成，内皮细胞之间通透性较大，且毛细淋巴管内的压力低于毛细血管及周围组织间隙的渗透压，故皮肤中的组织液、游走细胞、细菌、肿瘤细胞等均易通过淋巴管到达淋巴结，最后被吞噬处理或引起免疫反应。

（四）肌肉

立毛肌是皮肤内最常见的肌肉类型，由纤细的平滑肌纤维束构成，其一端起自真皮乳头层，另一端插入毛囊中部的结缔组织鞘内，当精神紧张及寒冷时，立毛肌收缩引起毛发直立，即所谓的"鸡皮疙瘩"。此外尚有阴囊肌膜、乳晕平滑肌、血管壁平滑肌等，汗腺周围的肌上皮细胞也具有某些平滑肌功能。面部表情肌和颈部的颈阔肌属于横纹肌。

六、皮肤的功能

皮肤覆盖体表，具有屏障、吸收、感觉、分泌和排泄、体温调节、物质代谢、免疫等功能。

（一）皮肤的屏障功能

一方面保护体内各种器官和组织免受外界有害因素的损伤，另一方面防止体内水分、电解质及营养物质的丢失。

1. 表皮角质层致密而柔韧，在防护中起重要作用，经常受摩擦和压迫部位（如掌跖）的角质层可增厚，甚至形成胼胝。真皮内的胶原纤维、弹力纤维和网状纤维交织成网状，使皮肤具有一定的弹性和伸展性。皮下脂肪层对外力具有缓冲作用。以上组织结构使皮肤具有一定的抗挤压、牵拉及冲撞的能力。

皮肤对电损伤的隔绝作用主要由角质层完成。皮肤对光线的防护主要通过吸收作用实现，如角质层主要吸收短波紫外线（波长 180~280nm），而棘层和基底层主要吸收长波紫外线（波长 320~400nm）；黑素细胞生成的黑素颗粒有吸收紫外线的作用，黑素细胞在紫外线照射后可产生更多的黑素颗粒，并输送到角质形成细胞中，使皮肤对紫外线的屏障作用显著增强。

2. 角质层细胞具有完整的脂质膜、丰富的胞质角蛋白及细胞间的酸性糖胺聚糖，有抗弱酸弱碱作用。正常皮肤表面一般偏酸性（pH 为 5.5~7.0），对碱性物质可起到一定的缓冲作用。另外皮肤对 pH 为 4.2~6.0 的酸性物质也具有一定的缓冲作用。

3. 皮肤直接与外界环境接触，经常会接触各种病原微生物。致密的角质层和角质形成细胞间通过桥粒结构相互镶嵌排列，能机械地防止一些微生物的侵入。角质层含水量较少以及皮肤表面弱酸性环境不利于某些微生物生长繁殖。角质层生理性脱落，也可清除一些寄居于体表的微生物。一些正常皮肤表面寄居菌（如痤疮杆菌和马拉色菌等）能产生脂酶，可将皮脂中的三酰甘油分解成游离脂肪酸，后者对葡萄球菌、链球菌和白色念珠菌等有一定的抑制作用。

4. 正常皮肤的角质层具有半透膜性质，体内的营养物质、电解质不会透过角质层丢失；同时角质层及其表面的皮脂膜也使通过皮肤丢失的水分大大减少。正常情况下，成人经皮肤丢失的水分每天为240～480ml（不显性出汗），但如果角质层全部丧失，每天通过皮肤丢失的水分将增加10倍以上。

（二）皮肤的吸收功能

皮肤具有吸收外界物质的能力，经皮吸收也是皮肤局部药物治疗的理论基础。皮肤主要通过三种途径进行吸收：①角质层（主要途径）；②毛囊、皮脂腺；③汗管。皮肤的吸收功能可受很多因素的影响。

1. 皮肤的吸收能力与角质层的厚薄、完整性及其通透性有关。不同部位皮肤的角质层厚薄不同，因而吸收能力存在差异，一般而言，阴囊＞前额＞大腿屈侧＞上臂屈侧＞前臂＞掌跖。角质层破坏可使损伤部位皮肤的吸收功能大大增强，会导致局部药物治疗时因大量吸收引发不良反应。

2. 皮肤角质层的水合程度越高，皮肤的吸收能力就越强。局部用药后用塑料薄膜封包阻止局部汗液和水分的蒸发，角质层含水增高，使得吸收系数会增高100倍。

3. 完整皮肤只能吸收少量水分和微量气体，水溶性物质不易被吸收，而脂溶性物质吸收良好，油脂类物质也吸收良好，主要吸收途径为毛囊和皮脂腺，吸收强弱顺序为羊毛脂＞凡士林＞植物油＞液状石蜡。皮肤不仅吸收少量阴离子，还可吸收一些阳离子。此外皮肤尚能吸收多种重金属（如汞、铅、砷、铜等）及其盐类。

物质的分子量与皮肤的吸收率之间无明显关系，而与物质浓度成正比，但某些物质（如苯酚）在高浓度时可引起角蛋白凝固，反而使皮肤通透性降低，导致吸收不良。剂型对物质吸收亦有明显影响，如粉剂和水溶液中的药物很难吸收，霜剂可被少量吸收，软膏和硬膏可促进吸收，加入有机溶媒可显著提高脂溶性和水溶性药物的吸收。

4. 环境温度升高可使皮肤血管扩张、血流速度增加，加快已透入组织内的物质弥散，从而使皮肤吸收能力提高。环境湿度也可影响皮肤对水分的吸收，当环境湿度增大时，角质层水合程度增加，使皮肤对水分的吸收增强，反之则减弱。

（三）皮肤的感觉功能

皮肤的感觉可以分为两类。一类是单一感觉，皮肤内感觉神经末梢和特殊感受器感受体内外单一性刺激，转换成一定的动作电位并沿相应的神经纤维传入中枢，产生不同性质的感觉，如触觉、痛觉、压觉、冷觉和温觉；另一类是复合感觉，皮肤中不同类型的感觉神经末梢或感受器共同感受的刺激传入中枢后，由大脑综合分析形成的感觉，如湿、糙、硬、软、光滑等；此外皮肤还有形体觉、两点辨别觉和定位觉等。

痒觉又称瘙痒，是一种引起搔抓欲望的不愉快的感觉，属于皮肤黏膜的一种特有感觉。一般认为痒觉与痛觉关系密切，很可能是由同一神经传导；中枢神经系统的功能状态对痒觉也有一定的影响，如精神安定或转移注意力可使痒觉减轻，而焦虑、烦躁或过度关注时痒觉可加剧。

（四）皮肤的分泌和排泄功能

皮肤的分泌和排泄功能主要通过皮脂腺和汗腺完成。

1. 小汗腺几乎遍布全身，总数160万～400万个，分布与部位有关，掌跖最多而背部最少。小汗腺的分泌受到体内外温度、精神因素和饮食的影响。外界温度高于31℃时全身皮肤均可见出汗，称为显性出汗；温度低于31℃时虽有出汗但无感觉，称为不显性出汗；精神紧张、情绪激动等大脑皮质兴奋时，可引起掌跖、前额等部位出汗，称为精神性出汗；口腔黏膜、舌背等处分布有丰富的神经末梢和味觉感受器，进食（尤其是辛辣、热烫食物）可使口周、鼻、面、颈、背等处出汗，称为味觉性出汗。正常情况下，小汗腺分泌的汗液无色透明，呈酸性（pH 4.5～5.5），大量出汗时汗液碱性增强（pH 7.0左右）。汗液中水分占99%，固体成分仅占1.0%，后者包括无机离子、乳酸、尿素等。小汗腺的分泌对维持体内电解质平衡非常重要；另外出汗时可带走大量的热量，对于人体适应高温环境极为重要。

2. 顶泌汗腺的分泌在青春期后增强，并受情绪影响，感情冲动时其分泌和排泄增加。局部或系统应用肾上腺素能类药物也可使顶泌汗腺的分泌和排泄增加。新分泌的顶泌汗腺液是一种黏稠的奶样无味液体，细菌酵解可使之产生臭味，如腋臭；有些人的顶泌汗腺可分泌一些有色物质，呈黄、绿、红或黑色，使部分皮肤或衣服染色，称为色汗症。

3. 皮脂腺是全浆分泌，即皮脂腺细胞破裂，将胞内容物全部排入管腔，进而分布于皮肤表面，形成皮脂膜。皮脂腺的分泌受各种激素（如雄激素、孕激素、雌激素、肾上腺皮质激素、垂体激素等）的调节，其中雄激素可加快皮脂腺细胞的分裂，使其体积增大，皮脂合成增加；雌激素可抑制内源性雄激素产生或直接作用于皮脂腺，减少皮脂分泌。禁食可使皮脂分泌减少及皮脂成分改变。表皮损伤可使损伤处的皮脂腺停止分泌。

（五）皮肤的体温调节功能

皮肤对体温保持恒定具有重要的调节作用，一方面它作为外周感受器，向体温调节中枢提供外界环境温度的信息，另一方面又可作为效应器，通过物理性体温调节的方式保持体温恒定。皮肤中的温度感受器呈点状分布于全身，当环境温度发生变化时，这些温度感受器就向下丘脑发送信息，引起血管扩张或收缩，出现寒战或出汗等反应。

正常成人皮肤体表面积可达 $1.5m^2$，为吸收环境热量及散热创造了有利条件。皮肤动脉和静脉之间吻合支丰富，其活动受交感神经支配，这种血管结构有利于机体对热量的支配，冷应激时交感神经兴奋，血管收缩，动静脉吻合关闭，皮肤血流量减少，皮肤散热减少；热应激时动静脉吻合开启，皮肤血流量增加，皮肤散热增加。四肢大动脉也可通过调节浅静脉和深静脉的回流量进行体温调节，体温升高时，血液主要通过浅静脉回流使散热量增加；体温降低时，主要通过深静脉回流以减少散热。

体表散热主要通过热辐射、空气对流、热传导和汗液蒸发，其中汗液蒸发是环境温度过高时主要的散热方式，每蒸发 1g 水可带走 2.43kJ 的热量，热应激情况下汗液分泌速度可达 3~4L/h，散热率为基础条件下的 10 倍。

（六）皮肤的代谢功能

1. 糖代谢 皮肤中的糖类物质主要为糖原、葡萄糖和黏多糖等。葡萄糖浓度约为血糖的 2/3，表皮中的含量高于真皮和皮下组织。有氧条件下，表皮中 50%~75% 的葡萄糖通过糖酵解途径分解提供能量，而缺氧时则有 70%~80% 通过无氧酵解途径分解提供能量。患糖尿病时，皮肤葡萄糖含量增高，容易发生真菌和细菌感染。人体皮肤糖原含量在胎儿期最高，至成人期时含量明显降低。糖原的合成主要由表皮细胞的滑面内质网完成；糖原的降解是一个复杂的过程，主要受环磷腺苷（cAMP）系统的控制，凡能使细胞内 cAMP 水平增加的因素均能促使糖原分解。真皮中的黏多糖含量丰富，主要包括透明质酸、硫酸软骨素等，多与蛋白质形成蛋白多糖（或称黏蛋白），后者与胶原纤维结合形成网状结构，对真皮及皮下组织起支持、固定作用。黏多糖的合成及降解主要通过酶促反应完成，但某些非酶类物质（如氢醌、维生素 B_2、抗坏血酸等）也可降解透明质酸。此外，内分泌因素亦可影响黏多糖的代谢，如甲状腺功能亢进可使局部皮肤的透明质酸和硫酸软骨素含量增加，形成胫前黏液性水肿。

2. 蛋白质代谢 皮肤蛋白质包括纤维性和非纤维性蛋白质，前者包括角蛋白、胶原蛋白和弹性蛋白等，后者包括细胞内的核蛋白以及调节细胞代谢的各种酶类。角蛋白是角质形成细胞和毛发上皮细胞的代谢产物及主要成分；胶原蛋白有 Ⅰ、Ⅲ、Ⅳ、Ⅶ型，

胶原纤维主要成分为 Ⅰ 型和 Ⅲ 型，网状纤维主要为 Ⅲ 型，基底膜带主要为 Ⅳ 和 Ⅶ 型；弹性蛋白是真皮内弹力纤维的主要成分。

3. 脂类代谢 皮肤中的脂类包括脂肪和类脂质，人体皮肤的脂类总量（包括皮脂腺、皮脂及表皮脂质）占皮肤总重量的 3.5%~6%，最低为 0.3%，最高可达 10%。脂肪的主要功能是储存能量和氧化供能，类脂质是细胞膜结构的主要成分和某些生物活性物质合成的原料。表皮细胞在分化的各阶段，其类脂质的组成有显著差异，如由基底层到角质层，胆固醇、脂肪酸、神经酰胺含量逐渐增多，而磷脂则逐渐减少。表皮中最丰富的必需脂肪酸为亚油酸和花生四烯酸，后者在日光作用下可合成维生素 D，有利于预防佝偻病。血液脂类代谢异常也可影响皮肤脂类代谢，如高脂血症可使脂质在真皮局限性沉积，形成皮肤黄瘤。真皮和皮下组织中含有丰富的脂肪，可通过 β- 氧化途径提供能量。脂肪合成主要在表皮细胞中进行。

4. 水和电解质代谢 皮肤是人体重要的贮水库，儿童皮肤含水量高于成人，成人中女性略高于男性。皮肤中的水分主要分布于真皮内，后者不仅为皮肤的各种生理功能提供了重要的内环境，并且对整个机体的水分调节起到一定的作用，当机体脱水时，皮肤可提供其水分的 5%~7% 以维持循环血容量的稳定。

皮肤中含有各种电解质，主要贮存于皮下组织中，其中 Na^+、Cl^- 在细胞间液中含量较高，K^+、Ca^{2+}、Mg^{2+} 主要分布于细胞内，它们对维持细胞间的晶体渗透压和细胞内外的酸碱平衡起着重要的作用；K^+ 还可激活某些酶，Ca^{2+} 可维持细胞膜的通透性和细胞间

的黏着，Zn^{2+} 缺乏可引起肠病性肢端皮炎等疾病。

（七）皮肤的免疫功能

皮肤既是免疫反应的效应器官，又具有主动参与启动和调节皮肤相关免疫反应的作用。皮肤免疫系统包括免疫细胞和免疫分子两部分。

1. 皮肤免疫系统的细胞成分　角质形成细胞具有合成和分泌白介素、干扰素等细胞因子的作用，同时还可通过表达抗原、吞噬并粗加工抗原物质等方式参与外来抗原的呈递。

皮肤内的淋巴细胞主要为 T 淋巴细胞，其具有亲表皮特性，能够在血液循环和皮肤之间进行再循环，传递各种信息，介导免疫反应。

朗格汉斯细胞是表皮中重要的抗原呈递细胞，此外还可调控 T 淋巴细胞的增殖和迁移并参与免疫调节、免疫监视、免疫耐受、皮肤移植物排斥反应和接触性变态反应等。

2. 皮肤免疫系统的分子成分

(1) 细胞因子：表皮内多种细胞均可在适宜刺激下（如抗原、紫外线、细菌产物以及物理创伤等）合成和分泌细胞因子，后者不仅在细胞分化、增殖、活化等方面有重要作用，而且还参与免疫自稳机制和病理生理过程。细胞因子不仅可在局部发挥作用，而且可通过循环系统在全身发挥作用。

(2) 黏附分子：是介导细胞与细胞间或细胞与基质间相互接触或结合的一类分子，而这种接触或结合是完成许多生物学过程的先决条件。黏附分子大多为糖蛋白，少数为糖脂，按其结构特点可分为四类：整合素家族、免疫球蛋白超家族、选择素家族和钙黏素家族。在某些病理状态下，黏附分子表达增加，能够使血清中可溶性黏附分子水平显著升高，可作为监测某些疾病的指标。

(3) 其他分子：皮肤表面存在分泌型免疫球蛋白 A（sIgA），其在皮肤局部免疫中通过阻碍黏附、溶解、调理吞噬、中和等方式参与抗感染和抗过敏；补体可通过溶解细胞、免疫吸附、杀菌和过敏毒素及促进介质释放等参与特异性和非特异性免疫反应；皮肤神经末梢受外界刺激后可释放感觉神经肽〔如降钙素基因相关肽（CGRP）、P 物质（SP）、神经激酶 A 等〕，对中性粒细胞、巨噬细胞等具有趋化作用，导致损伤局部产生风团和红斑反应。

总之，皮肤是人体免疫系统的重要组成部分，皮肤免疫反应的启动阶段（致敏期）及效应阶段（激发期）均需要多种细胞和细胞因子的参与。皮肤的各种免疫分子和免疫细胞共同形成一个复杂的网络系统，并与体内其他免疫系统相互作用，共同维持着皮肤微环境和机体内环境的稳定。

七、皮肤病的治疗

（一）内用药物治疗

药物治疗是皮肤病和性病的主要治疗手段，其中许多皮肤病和性病需通过口服或注射等方式进行治疗。抗过敏药物、糖皮质激素及抗感染药物等在皮肤性病科应用较多。

1. 抗组胺药　多有与组胺相同的乙基胺结构，能与组胺争夺受体，根据其竞争受体的不同，可分为 H_1 受体拮抗药和 H_2 受体拮抗药两大类。H_1 受体主要分布在皮肤、黏膜、血管及脑组织；H_2 受体则主要分布于消化道黏膜。它能消除组胺引起的毛细血管扩张、血管通透性增高、平滑肌收缩、呼吸道分泌增加、血压下降、胃液分泌增多等作用，此外还有不同程度的抗胆碱及抗 5- 羟色胺作用。H₁ 受体拮抗药根据其对中枢神经系统的镇静作用不同可分为第一代和第二代。

常用的第一代 H₁ 受体拮抗药多易透过血 - 脑脊液屏障，导致乏力、困倦、头晕、注意力不集中等；部分还有抗胆碱作用，导致黏膜干燥、排尿困难、瞳孔散大。高空作业、精细工作者和驾驶员须禁用或慎用，青光眼和前列腺肥大者也需慎用。

常用的第二代 H₁ 受体拮抗药一般口服吸收很快，最大的优点是不易透过血 - 脑脊液屏障，对中枢神经系统影响较小，不产生或仅有轻微困倦作用，故也称非镇静抗组胺药；同时抗胆碱能作用较小，作用时间较长，一般每天口服 1 次即可。因此，目前在临床上应用较广，尤其适用于驾驶员、高空作业者及需长期使用者。

H₂ 受体拮抗药在皮肤科主要用于慢性荨麻疹、皮肤划痕症等。不良反应有头痛、眩晕，长期应用可引起血清转氨酶升高、阳痿和精子减少等，孕妇及哺乳妇女慎用。主要药物有西咪替丁、雷尼替丁和法莫替丁等。

2. 糖皮质激素 具有免疫抑制、抗炎、抗细胞毒、抗休克和抗增生等多种作用。常用于药疹、多形红斑、严重的急性荨麻疹、过敏性休克、接触性皮炎、系统性红斑狼疮、皮肌炎、天疱疮、类天疱疮和变应性皮肤血管炎等。使用激素应根据不同疾病及个体情况决定剂量和疗程（即激素使用的个体化）。糖皮质激素剂量可分为小剂量、中等剂量和大剂量。一般成人用量，泼尼松 30mg/d 以下为小剂量，用于较轻病症如接触性皮炎、多形红斑、急性荨麻疹等；泼尼松 30～60mg/d 为中等剂量，多用于自身免疫性皮肤病，如

系统性红斑狼疮、皮肌炎、天疱疮、大疱性类天疱疮等的治疗；泼尼松 60mg/d 以上为大剂量，一般用于较严重患者，如严重系统性红斑狼疮、重症天疱疮、重症药疹、中毒性大疱性表皮松解症等。冲击疗法为一种超大剂量疗法，主要用于危重患者，如过敏性休克、红斑狼疮脑病等，方法为甲泼尼龙 0.5～1.0g/d，加入 5% 或 10% 葡萄糖液中静滴，连用 3～5 天后用原口服剂量维持治疗。

自身免疫性疾病如系统性红斑狼疮、天疱疮等，糖皮质激素的使用往往需要数年甚至更长时间，由于剂量较大、疗程较长，应当特别注意激素不良反应，递减到维持量时可采用每日或隔日早晨顿服，以减轻对下视丘 - 垂体 - 肾上腺（HPA）轴的抑制。

糖皮质激素皮损内注射适用于瘢痕疙瘩、斑秃等，常用 1% 曲安奈德或泼尼龙混悬液 0.3～1.0ml 加等量 2% 利多卡因注射液进行皮损内注射，可根据病情重复治疗，但不宜长期反复使用，以免出现不良反应。

长期大量系统应用糖皮质激素的不良反应较多，主要有感染（病毒、细菌、结核、真菌等）、消化道溃疡或穿孔、皮质功能亢进或减退、电解质紊乱、骨质疏松或缺血性骨坏死以及对神经精神的影响等，还可加重原有的糖尿病、高血压病等，不适当的停药或减量过快还可引起病情反跳。长期外用本组药物可引起局部皮肤萎缩、毛细血管扩张、痤疮及毛囊炎等，故慎用于面部、外生殖器部位及婴儿，长期大面积外用还可导致系统吸收而引起全身性不良反应。

3. 抗菌药物 主要包括青霉素类、头孢菌素类、氨基糖苷类、四环素类、大环内酯类、喹诺酮类、磺胺类、抗结核药、抗麻风药等，主要用于细菌感染（如疖、痈、丹毒、

蜂窝织炎等）。某些药物使用前需询问有无过敏史并进行常规皮试，以防过敏性休克等严重反应。

4. 抗病毒药物　主要有阿昔洛韦及同类药物。通过干扰病毒核酸合成而阻止病毒复制，对多种 DNA 病毒或 RNA 病毒有效。可用于疱疹病毒等的治疗。不良反应为静脉炎、暂时性血清肌酐升高、口渴、白细胞减少等。

5. 抗真菌药物　通过干扰真菌 DNA 合成，阻止真菌细胞分裂，或与真菌胞膜上的麦角固醇结合，使膜上形成微孔，改变细胞膜的通透性，引起细胞内物质外渗，导致真菌死亡。主要包括多烯类药物（两性霉素 B 及制霉菌素等）、5- 氟胞嘧啶、唑类(克霉唑、咪康唑、益康唑、联苯苄唑、伊曲康唑等)、丙烯胺类（特比萘芬）等。主要不良反应为胃肠道反应。

6. 维 A 酸类药物　是一组与天然维生素 A 结构类似的化合物，可调节上皮细胞和其他细胞的生长和分化，还可调节免疫和炎症过程等。主要不良反应有致畸、高三酰甘油血症、高血钙、骨骼早期闭合、皮肤黏膜干燥、肝功能异常等。根据分子结构的不同可分为 3 代。

第一代维 A 酸，即维 A 酸的天然代谢产物，主要包括全反式维 A 酸、异维 A 酸和维胺脂。全反式维 A 酸外用可治疗痤疮，后两者口服对寻常型痤疮、掌跖角化病等有良好疗效。

第二代维 A 酸，即单芳香族维 A 酸，主要包括阿维 A 酯、阿维 A 酸及维 A 酸乙酰胺的芳香族衍生物。主要用于重症银屑病、各型鱼鳞病、掌跖角化病等，与糖皮质激素、PUVA 联用可用于治疗皮肤肿瘤。本组药物不良反应比第一代维 A 酸轻。

第三代维 A 酸，即多芳香族维 A 酸，包括芳香维 A 酸乙酯、阿达帕林和他扎罗汀，可用于银屑病、鱼鳞病、毛囊角化病和痤疮。

7. 免疫抑制药　主要包括环磷酰胺（CTX）、硫唑嘌呤（AZP）、甲氨蝶呤（MTX）、环孢素（CSA）、他克莫司、霉酚酸酯等。本组药物不良反应较大，包括胃肠道反应、骨髓抑制、肝损害、诱发感染、致畸等，故应慎用，用药期间应定期监测。既可单独应用，也可与糖皮质激素联用以增强疗效、减少不良反应。

8. 免疫调节药　主要包括干扰素（IFN）、卡介菌（BCG）、左旋咪唑、转移因子及胸腺素等。能增强机体的非特异性和特异性免疫反应，使不平衡的免疫反应趋于正常。主要用于病毒性皮肤病、自身免疫性疾病和皮肤肿瘤等的辅助治疗。

9. 维生素类药物　主要有维生素 A、β- 胡萝卜素、维生素 C、维生素 E、烟酸和烟酰胺、维生素 K 以及 B 族维生素等。主要用于皮肤病的辅助治疗。

10. 其他药物　氯喹和羟氯喹能降低皮肤对紫外线的敏感性、稳定溶酶体膜、抑制中性粒细胞趋化、吞噬功能及免疫活性，主要用于红斑狼疮、多形性日光疹、扁平苔藓等。雷公藤总苷为中药雷公藤提取物，有抗炎、抗过敏和免疫抑制作用，主要用于痒疹、红斑狼疮、皮肌炎、变应性皮肤血管炎、关节病型银屑病、天疱疮等。静脉免疫球蛋白（IVIg）大剂量可治疗皮肌炎等自身免疫性疾病。钙剂可增加毛细血管致密度、降低通透性，有消炎、消肿、抗过敏作用，主要用于急性湿疹、过敏性紫癜等。硫代硫酸钠具有非特异性抗过敏作用，主要用于花斑癣、湿疹等的治疗。

（二）外用药物治疗

外用药物治疗是治疗皮肤病的重要手段，局部用药时，皮损局部药物浓度高、系统吸收少，因而具有疗效高和不良反应少的特点。

药物经皮吸收是外用药物治疗的理论基础。

1. 外用药物的种类

外用药物的种类见表 6-1 和表 6-2。

表 6-1　外用药物的种类及代表药物

种　类	作　用	代表药物
清洁药	清除渗出物、鳞屑、痂皮和残留药物	生理盐水、3% 硼酸溶液、1∶1000 呋喃西林溶液、植物油和液状石蜡等
保护药	保护皮肤、减少摩擦和缓解刺激	滑石粉、氧化锌粉、炉甘石、淀粉等
止痒药	减轻局部痒感	5% 苯唑卡因、1% 麝香草酚、1% 苯酚、焦油制剂、糖皮质激素等
角质促成药	促进表皮角质层正常化，收缩血管、减轻渗出和浸润	2%～5% 煤焦油或糠馏油、5%～10% 黑豆馏油、3% 水杨酸、3%～5% 硫黄、0.1%～0.5% 蒽林、钙泊三醇软膏等
角质剥脱药	使过度角化的角质层细胞松解脱落	5%～10% 水杨酸、10% 间苯二酚、10% 硫黄、20%～40% 尿素、5%～10% 乳酸、0.01%～0.1% 维 A 酸等
收敛药	凝固蛋白质、减少渗出、抑制分泌、促进炎症消退	0.2%～0.5% 硝酸银、2% 明矾液和 5% 甲醛等
腐蚀药	破坏和去除增生的肉芽组织或赘生物	30%～50% 三氯醋酸、纯苯酚、硝酸银棒、5%～20% 乳酸等
抗菌药	杀灭或抑制细菌	3% 硼酸溶液、0.1% 雷夫奴尔、5%～10% 过氧化苯甲酰、0.5%～3% 红霉素、1% 克林霉素、0.1% 小檗碱、1% 四环素、2% 莫匹罗星等
抗真菌药	杀灭和抑制真菌	2%～3% 克霉唑、1% 益康唑、2% 咪康唑、2% 酮康唑、1% 联苯苄唑、1% 特比萘芬等，10% 十一烯酸、5%～10% 水杨酸、6%～12% 苯甲酸、10%～30% 冰醋酸、5%～10% 硫黄等也具有抗真菌作用
抗病毒药	抗病毒	3%～5% 阿昔洛韦、5%～10% 碘苷、10%～40% 足叶草酯、0.5% 足叶草酯毒素等
杀虫药	杀灭疥螨、虱、蠕形螨	5%～10% 硫黄、1% γ 666、2% 甲硝唑、25% 苯甲酸苄酯、20%～30% 百部酊、5% 过氧化苯甲酰等
遮光药	吸收或阻止紫外线穿透皮肤	5% 二氧化钛、10% 氧化锌、5%～10% 对氨基苯甲酸、5% 奎宁等
脱色药	减轻色素沉着	3% 氢醌（Hydroquinone）、20% 壬二酸（Azelaicacid）等
维 A 酸类	调节表皮角化、抑制表皮增生和调节黑素代谢等作用	0.025%～0.05% 全反式维 A 酸霜、0.1% 他扎罗汀凝胶
糖皮质激素	抗炎、止痒、抗增生	见表 6-2

表 6-2 常用糖皮质激素外用制剂

分 级	药 物	常用浓度
弱效	醋酸氢化可的松 醋酸甲泼尼龙	1% 0.25%
中效	醋酸地塞米松 醋酸泼尼松龙 丁氯倍他松 曲安奈德 氟轻松 醋酸氟氢可的松 去氯地塞米松 强效丁酸氢化可的松 双丙酸倍氯美松 双丙酸倍他米松 双丙酸地塞米松 戊酸倍他米松 哈西奈德 丙酸氯倍他索 卤米他松	0.05% 0.5% 0.05% 0.025%～0.1% 0.01% 或 0.025% 0.25% 0.05% 0.1% 0.025% 0.05% 0.1% 0.05% 或 0.1% 0.025% 或 0.1% 0.02%～0.05% 0.05%

2. 外用药物的剂型

(1) 溶液：药物的水溶液，具有清洁、收敛作用，主要用于湿敷。常用的有 3% 硼酸溶液、0.05%～0.1% 小檗碱溶液、1:8000 高锰酸钾溶液、0.2%～0.5% 醋酸铝溶液、0.1% 硫酸铜溶液等。

(2) 酊剂和醑剂：药物的乙醇溶液或浸液，酊剂是非挥发性药物的乙醇溶液，醑剂是挥发性药物的乙醇溶液。酊剂和醑剂外用于皮肤后，酒精迅速挥发，将其中所溶解的药物均匀地分布于皮肤表面，发挥其作用。常用的有 2.5% 碘酊、复方樟脑醑等。

(3) 粉剂：有干燥、保护和散热作用。主要用于急性皮炎无糜烂和渗出的皮损、特别适用于间擦部位。常用的有滑石粉、氧化锌粉、炉甘石粉等。

(4) 洗剂：也称振荡剂，是粉剂与水的混合物，两者互不相溶。有止痒、散热、干燥及保护作用。常用的有炉甘石洗剂、复方硫黄洗剂等。

(5) 油剂：用植物油溶解药物或与药物混合。有清洁、保护和润滑作用，主要用于亚急性皮炎和湿疹。常用的有 25%～40% 氧化锌油、10% 樟脑油等。

(6) 乳剂：油和水经乳化而成的剂型。有两种类型，一种为油包水（W/O），有轻度油腻感，主要用于干燥皮肤或在寒冷季节的冬季使用；另一种为水包油（O/W），也称为霜剂，容易洗去，适用于油性皮肤。水溶性和脂溶性药物均可配成乳剂，具有保护、润泽作用，渗透性较好，主要用于亚急性、慢性皮炎。

(7) 软膏：用凡士林、单软膏或动物脂肪等作为基质的剂型。具有保护创面、防止干裂的作用，软膏渗透性较乳剂更好，其中加入不同药物可发挥不同治疗作用，主要用于慢性湿疹、慢性单纯性苔藓等疾病，由于软膏可阻止水分蒸发，不利于散热，因此不宜用于急性皮炎、湿疹的渗出期等。

(8) 糊剂：含有 25%～50% 固体粉末成分的软膏。作用与软膏类似，但其含有较多粉剂，具有一定吸水和收敛作用，多用于有轻度渗出的亚急性皮炎湿疹等。

(9) 硬膏：脂肪酸盐、橡胶、树脂等组成的半固体基质贴附于布料、纸料或有孔塑料薄膜上，可牢固地黏着于皮肤表面，作用持久，可阻止水分散失、软化皮肤和增强药物的渗透性。常用的有氧化锌硬膏、肤疾宁硬膏、剥甲硬膏等。

(10) 涂膜剂：将药物和成膜材料溶于挥发性溶剂中制成。外用后溶剂迅速蒸发，在皮肤上形成一均匀薄膜，常用于治疗慢性皮炎。

(11) 凝胶：以高分子化合物和有机溶剂

如丙二醇、聚乙二醇为基质配成的外用药物。凝胶外用后可形成一薄层，凉爽润滑，无刺激性，急、慢性皮炎均可使用。常用的有过氧化苯甲酰凝胶、阿达帕林凝胶等。

(12) 气雾剂：又称为喷雾剂，由药物与高分子成膜材料和液化气体混合制成。喷涂后药物均匀分布于皮肤表面，可用于治疗急、慢性皮炎或感染性皮肤病。

3. 外用药物的治疗原则

(1) 正确选用外用药物的种类：应根据皮肤病的病因与发病机制等进行选择。如细菌性皮肤病宜选抗菌药物，真菌性皮肤病可选抗真菌药物，变态反应性疾病选择糖皮质激素或抗组胺药，瘙痒者选用止痒药，角化不全者选用角质促成剂，角化过度者选用角质剥脱剂等。

(2) 正确选用外用药物的剂型：应根据皮肤病的皮损特点进行选择。①急性皮炎仅有红斑、丘疹而无渗液时可选用粉剂或洗剂，炎症较重、糜烂、渗出较多时宜用溶液湿敷，有糜烂但渗出不多时则用糊剂；②亚急性皮炎渗出不多者宜用糊剂或油剂，如无糜烂宜用乳剂或糊剂；③慢性皮炎可选用乳剂、软膏、硬膏、酊剂、涂膜剂等；④单纯瘙痒无皮损者可选用乳剂、酊剂等。

(3) 详细向患者解释用法和注意事项：处方外用药后，应当给患者详细解释使用方法、使用时间、部位、次数和可能出现的不良反应及其处理方法等。

（三）物理治疗

1. 电干燥术 电干燥术也称为电灼术，一般用较高电压、较小电流强度的高频电源对病变组织进行烧灼破坏。适用于较小的寻常疣、化脓性肉芽肿等。

2. 光疗法 光疗法包括红外线、紫外线等。适用于皮肤感染、慢性皮肤溃疡、冻疮和多形红斑等。分为短波紫外线（UVC，波长 180～280nm）、中波紫外线（UVB，波长 280～320nm）和长波紫外线（UVA，波长 320～400nm），UVB 和 UVA 应用较多；其效应有加速血液循环、促进合成维生素 D、抑制细胞过度生长、镇痛、止痒、促进色素生成、促进上皮再生，此外还有免疫抑制作用。适用于玫瑰糠疹、银屑病、斑秃、慢性溃疡、痤疮、毛囊炎、疖病等。

3. 光化学疗法 光化学疗法（photochemotherapy）是内服或外用光敏剂后照射 UVA 的疗法，原理为光敏剂在 UVA 的照射下与 DNA 中的胸腺嘧啶形成光化合物，抑制 DNA 的复制，从而抑制细胞增生和炎症。适用于银屑病、白癜风、原发性皮肤 T 细胞淋巴瘤、斑秃、特应性皮炎等。不良反应包括白内障、光毒性反应、皮肤光老化、光敏性皮损等，长期应用有致皮肤癌的可能，禁忌证包括白内障、肝病、卟啉病、着色干皮病、红斑狼疮、恶性黑素瘤、儿童及孕妇等；治疗期间禁食酸橙、香菜、芥末、胡萝卜、芹菜、无花果等，忌用其他光敏性药物或与吩噻嗪类药物同服。

4. 激光 激光的特点是单色性好、相干性强和功率高。用于治疗太田痣、文身、去除皮肤皱纹和嫩肤等。

(1) 激光手术：用二氧化碳激光器等发生高功率激光破坏组织。适用于寻常疣、尖锐湿疣、跖疣、鸡眼、化脓性肉芽肿及良性肿瘤等。

(2) 激光理疗：氦氖激光和砷化镓半导体激光可促进炎症吸收和创伤修复。适用于毛囊炎、疖肿、甲沟炎、带状疱疹、斑秃、皮肤溃疡等。

(3) 选择性激光：与二氧化碳激光不同，根据"选择性光热"理论，激光治疗的选择作用得到明显提高。如果脉冲时间短于靶组织的释放时间，即靶组织吸收光能后所产生的热能释放 50% 所需要的时间，可使热能仅作用于靶组织，而不致引起相邻组织的损伤，从而提高治疗的选择作用。常用选择性激光见表 6-3。

(4) 光动力疗法（PDT）：光敏剂进入体内并在肿瘤组织中聚集，在特定波长激光的照射下被激发，产生单态氧或其他自由基，造成肿瘤组织坏死，而对正常组织损伤降至最低。皮肤科应用最多的光敏剂是氨基乙酰丙酸，是一种卟啉前体，一般外用后 4～6h

照射；常用光源有氩离子染料激光（630nm）、非连续性激光（卟啉可用 505nm、580nm、630nm）、脉冲激光（金蒸气激光）等。适应证有基底细胞上皮瘤、Bowen 病、鳞状细胞癌等皮肤肿瘤。不良反应为局部灼热感、红斑、疼痛。

5. 强光治疗　是一种使用连续的强脉冲光子技术的非剥脱性疗法，可消除细小皱纹、去除毛细血管扩张、色素斑。适应证可分为 I 型和 II 型：I 型光嫩肤术适用于治疗光损伤（如日光损伤、色素沉着、雀斑）、良性血管性病变、皮肤异色症、毛细血管扩张及其他治疗术产生的红斑等；II 型光嫩肤术适合于治疗涉及胶原组织变化的皮肤损伤（如毛孔、弹性组织变性和皱纹）。

表 6-3　皮肤科常用选择性激光

激光类型	波长（nm）	颜　色	适应证
氩离子激光	488/514	蓝、绿色	血管性损害
Photoderm	515～1000	绿 - 红色、红外线	血管性损害、色素性损害、脱毛
Q 开关 Nd：YAG 激光（倍频）	532	绿色	血管性损害、色素性损害、红色文身
铜蒸汽激光	578/511	黄 - 绿色	血管性损害、色素性损害
闪光灯泵脉冲燃料激光	585～600	黄色	血管性损害
Q 开关红宝石激光	694	红色	深在或浅在性色素性损害，如太田痣、文身（黑、蓝、绿）
长脉冲红宝石激光	694	红色	脱毛
Q 开关翠绿宝石激光	755	红外线	文身（黑、蓝、绿）
长脉冲绿宝石激光	755	红外线	脱毛
二极管（半导体）激光	810	红外线	脱毛
Q 开关 Nd：YAG 激光	1064	不可见	深在性真皮色素、文身（黑、蓝）
铒：YAG 激光	2940	不可见	皮肤磨削去皱、浅表瘢痕、浅表肿物
CO_2 激光	10 600	不可见	去除疣、各种肿物

6. 冷冻疗法 冷冻疗法（cryotherapy）是利用制冷剂产生低温使病变组织坏死达到治疗的目的，细胞内冰晶形成、细胞脱水、脂蛋白复合物变性及局部血液循环障碍等是冷冻的效应机制。冷冻剂主要有液氮（-196℃）、二氧化碳雪（-70℃）等，以前者最为常用；可选择不同形状、大小的冷冻头进行接触式冷冻，亦可用喷射式冷冻；冻后可见局部组织发白、肿胀，1~2天可发生水疱，然后干燥结痂，1~2周脱痂。适用于各种疣、化脓性肉芽肿、结节性痒疹、瘢痕疙瘩、浅表良性肿瘤等。不良反应有疼痛、继发感染、色素变化等。

7. 水疗法 水疗法也称浴疗，是利用水的温热作用和清洁作用，结合加入药物的药效治疗皮肤病。常见的有淀粉浴、温泉浴、人工海水浴、高锰酸钾浴、中药浴等。适用于银屑病、慢性湿疹、瘙痒病、红皮病等。

8. 放射疗法 射线照射治疗疾病的方法，皮肤科常用的放射源有浅层X线、核素，常用核素主要为^{32}磷和^{90}锶等。适应证包括各种增殖性皮肤病，如血管瘤（特别是草莓状和海绵状血管瘤）、瘢痕疙瘩，恶性肿瘤如基底细胞上皮瘤、鳞状细胞癌、原发性皮肤T细胞淋巴瘤等，也可用于脱毛、止汗等。在阴囊、胸腺、甲状腺、乳腺等部位进行治疗时，一定要注意对腺体的保护。

（四）外科治疗

外科治疗通常用于皮肤肿瘤切除、皮肤创伤清理、活体组织取材、改善或恢复皮肤异常功能及美容整形。常用的皮肤外科手术如下。

1. 切割术 以特制的五锋刀做局部切割，可破坏局部增生的毛细血管及结缔组织。适

用于酒渣鼻，尤其是毛细血管扩张期和鼻赘期更佳。

2. 皮肤移植术 包括游离皮片移植术、皮瓣移植术和表皮移植术。游离皮片有表层皮片（厚度约0.2mm，含少许真皮乳头）、中厚皮片（约为皮肤厚度的1/2，含表皮和部分真皮）和全厚皮片（含真皮全层）；适用于烧伤后的皮肤修复、浅表性皮肤溃疡、皮肤瘢痕切除后的修复等。皮瓣移植是将相邻部位的皮肤和皮下脂肪同时转移至缺失部位，因有血液供应，故易于成活；适用于创伤修复、较大皮肤肿瘤切除后的修复等。自体表皮移植为用负压吸引法在供皮区和受皮区吸引形成水疱（表皮下水疱），再将供皮区疱壁移至受皮区并加压包扎；适用于白癜风、无色素性痣的治疗。

3. 毛发移植术 包括钻孔法、自体移植法、头皮缩减术、条状头皮片、带蒂皮瓣和组织扩张术与头皮缩减术的联用等。适用于修复雄激素源性脱发等。

4. 体表外科手术 体表外科手术常用于活检、皮肤肿瘤、囊肿的切除、脓肿切开引流、拔甲等。

5. 腋臭手术疗法 腋臭手术疗法适用于较严重腋臭。有三种手术方法：①全切术，切除全部腋毛区的皮肤，适用于腋毛范围较小者；②部分切除加剥离术，切除大部分腋毛区皮肤，周围剩余腋毛区用刀沿真皮下分离，破坏顶泌汗腺导管和腺体，然后缝合皮肤；③剥离术，沿腋窝的皮纹切开皮肤3~4cm，用刀将腋毛区真皮与皮下组织分离，破坏所有的顶泌汗腺导管和腺体，然后缝合。此术后瘢痕小，对特殊工种患者较合适。

6. 皮肤磨削术 皮肤磨削术利用电动磨削器或微晶体磨削皮肤，达到消除皮肤凹凸

性病变的目的。适用于痤疮和其他炎症性皮肤病遗留的小瘢痕、雀斑、粉尘爆炸着色等。瘢痕体质者禁用。

7. Mohs 外科切除技术　Mohs 外科切除技术将切除组织立即冷冻切片进行病理检查，以决定进一步切除的范围。适用于体表恶性肿瘤，如基底细胞上皮瘤、鳞状细胞癌，此法治疗皮肤肿瘤的根治率可达 98% 以上。

第二节　皮肤性疾病类别

一、疖和痈

疖和痈等是一组累及毛囊及其周围组织的细菌感染性皮肤病。高温、多汗、搔抓、卫生习惯不良、全身性疾病（如糖尿病）、器官移植术后、长期应用糖皮质激素常为诱发因素。

（一）病因

本组皮肤病多为凝固酶阳性金黄色葡萄球菌感染引起，偶可为表皮葡萄球菌、链球菌、假单胞菌属、大肠埃希菌等单独或混合感染。

（二）临床表现

1. 疖　好发于头、面、颈、臂及臀部等处。皮疹初起为毛囊性炎性丘疹，逐渐增大后形成红色硬性结节。结节中心化脓形成脓栓，脓栓脱去后可排出血性脓液。一般为单发，少数为多发。自觉疼痛及压痛。严重者有发热等全身不适，附近淋巴结增大。因面部有丰富的淋巴管及血管网，且与颅内相连，故发生于面部的疖如受挤压可引起海绵窦血栓性静脉炎，甚至脑脓肿。疖多为单发，若数目较多且反复发生、经久不愈，则称为疖病，多见于免疫力低下患者。

2. 痈　好发于颈、肩、背及臀部，成人多见。初起为弥漫性浸润性炎性硬块，紧张发亮，境界清楚，自觉灼痛。皮损迅速向周围组织及深部发展，继而化脓坏死，其上出现多个脓点，脓液由多个毛囊口排出，形成蜂窝状。有时坏死组织脱落而形成深在性溃疡。全身症状有发热、畏寒、头痛、食欲缺乏等，局部淋巴结常增大。

（三）实验室检查

可取脓液直接涂片染色镜检，也可取标本做细菌培养和鉴定，并做药敏试验。

（四）诊断

疖根据深在性毛囊性硬结、中央有脓栓，伴红肿热痛进行诊断。痈根据炎症更加广泛，表面有数个脓栓，脱落后形成蜂窝状深在性溃疡进行诊断。

（五）预防和治疗

应注意皮肤清洁卫生、防止外伤及增强机体免疫力等。本病以外用药物治疗为主，多发性毛囊炎及较严重的疖、痈应进行内用药物治疗。

1. 外用药物　早期疖未化脓者可热敷或外用 20% 鱼石脂软膏，3% 碘酊，亦可外用莫匹罗星软膏或 5% 新霉素软膏。

2. 内用药物　可选用青霉素、头孢类、大环内酯类或喹诺酮类抗生素，也可根据药敏试验选择抗生素。疖病患者应积极寻找基础疾病或诱因，可同时使用免疫调节药（如转移因子）。

3. 物理治疗 疾病早期可用超短波、远红外线和紫外线理疗。

4. 手术治疗 晚期已化脓破溃的疖和痈应及时切开引流，并要行十字切开，切忌挤捏和早期切开，尤其是发生在鼻孔及上唇"危险三角区"者。

二、丹毒

（一）病因

丹毒多由乙型溶血性链球菌感染引起。细菌可通过皮肤或黏膜细微损伤侵入，足癣、趾甲真菌病、小腿溃疡、鼻炎、慢性湿疹等均可诱发本病；机体抵抗力低下，如糖尿病、慢性肝病、营养不良等，均可成为促发因素。

（二）临床表现

发病急，通常先有畏寒发热、头痛、恶心等前驱症状。皮损好发于小腿或颜面，多为一侧性。皮疹表现为略高出皮面的水肿性鲜红色斑，表面紧张发亮，境界清楚，有时可发生水疱或大疱。自觉灼热疼痛，触痛明显。有近卫淋巴结增大。

（三）实验室检查

白细胞总数升高，以中性粒细胞为主，可出现核左移和中毒颗粒。

（四）诊断和鉴别诊断

本病根据典型临床表现，结合全身中毒症状和白细胞计数即可确诊。本病需与接触性皮炎、类丹毒和癣菌疹等进行鉴别。

（五）预防和治疗

反复发作的患者应注意寻找附近有无慢性病灶，有足癣等丹毒诱发因素应积极处理。本病以内用药物治疗为主，同时辅以外用药物治疗。

1. 内用药物治疗 早期、足量、高效的抗生素治疗可减缓全身症状、控制炎症蔓延并防止复发。丹毒治疗首选青霉素，一般于2～3天体温恢复正常，但应持续用药2周左右以防止复发；青霉素过敏者可选用红霉素或喹诺酮类药物。蜂窝织炎发展较为迅速者宜选用抗菌谱较广的二代或三代头孢类抗生素，亦可选用喹诺酮类或新一代大环内酯类药物，必要时依据药敏试验选择抗生素。

2. 外用治疗 可用25%～50%硫酸镁或0.5%呋喃西林液湿敷，并外用抗生素软膏（如莫匹罗星软膏、诺氟沙星软膏等）。

3. 物理治疗 采用紫外线照射、音频电疗、超短波、红外线等有一定疗效。

4. 手术治疗 已化脓者应行手术切开排脓。

三、急性蜂窝织炎

（一）病因

蜂窝织炎多由溶血性链球菌和金黄色葡萄球菌感染引起，少数可由流感杆菌、大肠埃希菌、肺炎链球菌和厌氧菌等引起。本病常继发于外伤、溃疡、其他局限性化脓性感染，也可由细菌直接通过皮肤小的创伤而侵入。

（二）临床表现

初起为局部弥漫性浸润性红肿，可为凹陷性，境界不清，局部有发热疼痛。重者皮疹表面可起水疱、大疱，亦可组织软化破溃形成溃疡。常伴有局部淋巴管炎和淋巴结炎，甚至发生败血症。急性期常伴有高热、寒战和全身不适。皮疹好发于四肢、颜面，发生于指（趾）的蜂窝织炎称瘭疽，局部常有明显的搏动痛及压痛。

（三）鉴别诊断

有时要与丹毒鉴别，后者多发生于颜面及小腿，病变部位较浅，损害边缘较明显，不化脓，局部水肿较轻。

（四）治疗

1. 全身应用抗生素，如青霉素等。
2. 局部用莫匹罗星等抗生素软膏，或用0.08% 庆大霉素生理盐水湿敷。

四、类丹毒

（一）病因

由猪丹毒杆菌经皮肤伤口侵入皮肤引起类似丹毒样损害。

（二）临床表现

多见于从事畜牧业，屠宰业和炊事业，常有外伤史。潜伏期一般为 1～5 天。常发于手部，初起为红点，逐渐扩大为紫红色肿胀斑，境界清楚，类似丹毒样，不化脓和破溃。胀痛、灼痛或瘙痒。可伴发骨膜炎或关节炎。一般无畏寒发热。但弥漫型和败血症型则伴发热、关节痛、甚至心肾损害。

（三）鉴别诊断

应与丹毒和蜂窝织炎鉴别。

1. 丹毒好发于小腿及面部，常有全身不适的前驱症状。局部为红色水肿性斑片，表面光滑，边缘清楚，可有水疱。
2. 蜂窝织炎常有寒战、高热等全身症状，患处呈弥漫性红肿痛，境界不清，可化脓、

破溃和坏死，白细胞计数升高。

（四）治疗

有自限性，一般病程 2～3 周。猪丹毒杆菌对青霉素极敏感，每次 80 万 U，每日 2 次肌内注射，连用 5～7 天；对青霉素过敏者，可选用红霉素 250～500mg，每天 4 次，连用5～7 天。热敷或 10% 鱼石脂软膏外敷。

（五）预后

本病原菌对青霉素极度敏感。病程 2～3 周。

五、急性淋巴管炎

淋巴管炎多数是由于溶血性链球菌通过皮肤破损处或其他感染源蔓延到邻近淋巴管所引起。

（一）病因

多数是由于溶血性链球菌引起，可能来源于口咽炎症、足部真菌感染、皮肤损伤以及前述的各种皮肤、皮下化脓性感染。其主要病理变化为淋巴管壁和周围组织充血、水肿、增厚，淋巴管腔内充满细菌、凝固的淋巴液及脱落的内皮细胞。

（二）临床表现

本病多见于四肢，往往有一条或数条红色的线向近侧延伸，沿行程有压痛，所属淋巴结可增大、疼痛。严重者常伴有发热、头痛、全身不适、食欲缺乏及白细胞计数增多。

（三）预防和治疗

1. 积极治疗原发病源。
2. 局部热敷、理疗。
3. 有全身症状时，可用抗生素治疗。

六、皮肤结核病

（一）病因和发病机制

本病可为人型结核杆菌或牛型结核杆菌所致。主要由自身结核灶通过血行、淋巴系统或邻近结核灶传布，或因皮肤黏膜轻微外伤感染而来。组织病理变化以典型的结核结构为主。

结核杆菌的致病性与细菌在组织细胞内大量繁殖引起的炎症反应、菌体成分的毒性作用及机体对某些菌体成分产生的超敏反应有关。

（二）临床表现

1. 分类 由于感染结核杆菌的数量、毒力、传播途径的不同及机体抵抗力的差异，临床表现较为复杂，通常分为以下四类。

(1) 外源性接种所致，如原发性皮肤结核综合征、疣状皮肤结核。

(2) 内源性扩散或自身接种所致，如瘰疬性皮肤结核、腔口部皮肤结核等。

(3) 血行播散至皮肤，如寻常狼疮、急性粟粒性皮肤结核等。

(4) 结核疹，如硬红斑、丘疹坏死性结核疹、瘰疬性苔藓等。

2. 主要临床类型及其表现

(1) 寻常狼疮最常见，多见于儿童和青年。好发于面部，特别是鼻和颊部，其次为臀和四肢暴露处。基本损害为米粒至黄豆大小之鲜红或暗红色软性结节或斑块，境界清楚，可互相融合成片。愈合形成萎缩性瘢痕，在瘢痕上又可出现新结节，玻片压之见淡黄或苹果酱色。本病呈慢性进行性发展，部分伴内脏结核，无痒痛感。

(2) 疣状皮肤结核少见，多见成人男性，好发于手、足、臀等暴露部位。多系外伤感染所致。皮疹多为单个暗红色的丘疹或疣状结节，质硬，逐渐扩张成片状，呈乳头瘤样增殖，覆以黏着性痂或浅溃疡。损害中心可见光滑柔软的萎缩性瘢痕。

(3) 瘰疬性皮肤结核常由骨或淋巴结核蔓延而来。多见儿童。好发颈侧，其次为腋下、腹股沟及胸部等。皮疹初起为黄豆至白果大的可移动的皮下结节，无痛、质硬、并与皮肤粘连，呈红色或暗红色，中心发生干酪样坏死，破溃，形成口小底大的瘘管，愈后遗留不规则的萎缩性瘢痕。邻近可陆续新发皮下结节，并相互连接呈带状分布。

(4) 丘疹性坏死性结核疹少见。一般系由血行播散所致，多见于青年女性。多见于四肢伸侧，尤其是肘膝关节伸侧，也见于躯干或臀部。皮疹为高粱至黄豆大的硬性丘疹，呈暗红色或紫红色，对称散在分布，有群集倾向，中央坏死干涸结黑色痂，愈后留有色素性萎缩性瘢痕。可成批出现，尤以春秋为甚。

(5) 颜面粟粒性狼疮较少见。中青年多见。好发于眼睑周围、眉间、鼻唇沟、口周。原发疹为鲜红色、褐红或黄红色丘疹，顶端略呈扁平，境界清楚，覆白色屑，呈散在或簇集分布，玻片压视呈苹果酱色。愈后留有小瘢痕。

(6) 硬红斑少见。是否为结核尚有争议。多见于年轻女性。好发于小腿后外侧下 1/3 处。皮疹基本损害为暗红色或紫红色的皮下硬结，常对称分布，数目不多，与皮肤粘连，可逐渐软化破溃，分泌稀薄淡黄色带干酪样小块脓液。经久不愈，愈后留有萎缩性瘢痕或色沉斑。

（三）实验室检查

1. 组织病理检查 各型皮肤结核的共同特征是聚积成群的上皮样细胞和数量不等的多核巨细胞，形成典型的结核结节，中心可有干酪样坏死。

2. 结核菌纯蛋白衍生物（PPD）试验 阳性仅说明过去曾感染过结核杆菌或接种过卡介苗，强阳性反应说明体内可能存在活动性结核病灶。

3. 胸部 X 线检查 可发现活动性或陈旧性结核病灶征象。

4. 细菌学检查 直接涂片或组织切片行抗酸染色，可发现结核杆菌，有助于诊断。必要时可做细菌培养和 PCR 检测结核杆菌 DNA。

（四）诊断和鉴别诊断

根据皮肤结核的临床特点，结合组织病理检查一般不难诊断。

1. 寻常狼疮 寻常狼疮应与盘状红斑狼疮、结节性梅毒疹、结核样型麻风鉴别。①盘状红斑狼疮：为红色斑块，表面附有黏着性鳞屑，毛囊口扩大，含有角质栓。无狼疮结节。病理无结核样改变。②结节性梅毒疹：多发于感染后 3～4 年，为 0.3～1.0cm 大小的浸润性结节，呈铜红色，质硬，常破溃，溃疡呈凿孔状，新旧皮疹此起彼伏，梅毒血清反应阳性。③结核样型麻风：结节较硬，患处感觉和痛觉障碍，周围神经粗大及肢体畸形。

2. 疣状皮肤结核 疣状皮肤结核应与疣状痣、着色真菌病鉴别。①疣状痣：皮损为条状排列，表面角化明显，无炎症反应，自幼发病。②着色真菌病：好发于小腿，有外伤史，炎症明显，真菌培养阳性。

3. 瘰疬性皮肤结核 瘰疬性皮肤结核应与放线菌病、孢子丝菌病鉴别。①放线菌病：患部坚硬，为大片浸润块，溃破后有"硫黄样颗粒"分泌物。真菌培养阳性。②孢子丝菌病：有外伤史，为孤立的结节或溃疡，可沿淋巴管成串状排列。真菌培养阳性。

4. 丘疹坏死性结核疹 丘疹坏死性结核疹应与毛囊炎、痤疮样痤疮鉴别。①毛囊炎：表现为毛囊性炎性脓疱，无中心坏死，好发于头皮，后颈和背部。②痤疮样痤疮：为无痛性毛囊性丘疹或脓疱，为毛囊性损害。

5. 硬红斑 硬红斑应与结节性红斑、变应性血管炎鉴别。①结节性红斑：参见麻风。②变应性血管炎：好发小腿和足背，为多形性损害，可伴发热、肌肉和关节疼痛等症状，可累及内脏器官，肾损害较常见。

（五）预防和治疗

积极治疗患者其他部位结核病灶，同时对易感人群普遍接种卡介苗是预防皮肤结核的关键。

本病需内用药物治疗，应以"早期、足量、规则、联合及全程应用抗结核药"为原则。常用药物及成人剂量为：①异烟肼，与其他抗结核药合用时，5mg/(kg·d)，最高 300mg，或每次 15mg/kg，最高 900mg，每周 2～3 次。②乙胺丁醇 15mg/(kg·d)，顿服或分 3 次口服，或 25～30mg/(kg·d)，最高 2500mg，每周 3 次，或 50mg/(kg·d)，最高 2500mg，每周 2 次；③链霉素，1000mg/d，分 2 次肌内注射，或 750mg/(kg·d)，本药需做皮试，用药后应注意听神经损害；④利福平 450～600mg/d，顿服，疗程 6 个月。通常采用 2～3 种药物联合治疗，疗程一般不少于 6 个月。

七、硬红斑

（一）病因

硬红斑是一种原因尚不清楚好发于女性的疾病。也有学者认为本病是结核性皮肤病的一种类型，分为 Bazin 硬红斑和 Wlitfield 硬红斑。

（二）临床表现

1. Bazin 硬红斑 多见于青年女性，冬季发病较多。好发于小腿屈侧，有时可侵及小腿前、足及踝关节，对称分布。损害初期常在小腿屈侧发豆大至指头大的硬结，炎症累及皮肤而高起皮面，呈暗灰色或紫蓝色的斑块，境界不清，固定且硬。自觉痛胀，可破溃，溢出脓性物，难于愈合，愈后遗留萎缩性瘢痕。

2. Wlitfield 硬红斑 多发于中年女性的疼痛性结节或斑块，不对称。皮疹成批出现，不破溃，可因寒冷或感染促发。

（三）病理

Bazin 硬红斑可为一般炎性浸润或结核样改变，但血管炎和脂膜炎样改变较常见。而 Wlitfield 硬红斑呈血管炎改变，无特殊性。

（四）鉴别诊断

1. 结节性红斑发病较急，皮损见于小腿伸侧，较多的浅在性结节，可伴发热、关节痛等症状，但不破溃。

2. 皮肤变应性结节性血管炎多见于中青年女性，小腿多见。为散在分布、大小不一的皮下结节，季节性反复发作，无破溃。组织病变以血管病变为主，伴以肉芽肿和组织坏死。

（五）治疗

1. 寻找及处理体内结核病灶，多种抗结核药物联合应用。

2. 皮质类固醇制剂内服和外用可有缓解作用。

3. 可试用 10% 碘化钾、非甾体抗炎药和四环素等药。

4. 局部可敷鱼石脂软膏。

八、孢子丝菌病

孢子丝菌病是由申克孢子丝菌及其卢里变种引起的皮肤、皮下组织、黏膜和局部淋巴系统的慢性感染，偶可播散至全身，引起多系统损害。

（一）病因

孢子丝菌一般在土壤和植物上生存（我国主要是申克孢子丝菌），人的皮肤接触带菌植物或土壤后可引起感染。

（二）临床表现

本病遍布世界，我国南方多见，在黑龙江省、吉林省的沼泽和芦苇生长区有小范围流行，多累及矿工和造纸工人。本病一般可分为四型。

1. 局限性皮肤型 亦称固定型。好发于面、颈、躯干和手背，常局限于初发部位。皮损呈多形性，可见丘疹、脓疱、疣状结节、浸润性斑块、脓肿、溃疡、肉芽肿、痤疮样、脓皮病样或呈坏疽性皮损。

2. 皮肤淋巴管型 较常见。原发皮损常在四肢远端，孢子由外伤处植入，经数日或数月后局部出现一皮下结节，进而表面皮肤呈紫红色，中心坏死形成溃疡，有稀薄脓液或覆有厚痂（孢子丝菌性初疮），数天乃至数周后，沿淋巴管向心性出现新的结节，排列成串，可延伸至腋下或腹股沟淋巴结，但引起淋巴结炎者甚少。旧皮损愈合的同时新皮损不断出现，病程迁延数月乃至数年。

3. 皮肤播散型　可继发于皮肤淋巴管型或由自身接种所致，于远隔部位出现多发性实质性皮下结节，继而软化形成脓肿，日久可溃破，皮损也可表现为多形性。

4. 皮肤外型　又称内脏型或系统性孢子丝菌病，多累及免疫力低下者，多由血行播散引起，吸入孢子可发生肺孢子丝菌病，还可侵犯骨骼、眼、中枢神经系统、心、肝、脾、胰、肾、睾丸及甲状腺等器官。

（三）组织病理

早期病变表现为真皮非特异性肉芽肿；成熟皮损中央为化脓区，周围由组织细胞、上皮细胞和多核巨细胞组成的结核样结构，外层呈梅毒树胶肿样，为浆细胞、淋巴细胞浸润。PAS 染色可见圆形、雪茄形孢子和星状体。

（四）实验室检查

病灶组织液、脓液或坏死组织涂片，革兰染色或 PAS 染色，高倍镜下可见 G+ 或 PAS 阳性的卵圆形或梭形小体；真菌培养可见初为乳白色酵母样菌落，以后成为咖啡色丝状菌落。

（五）诊断和鉴别诊断

根据临床表现、真菌培养和组织病理检查可明确诊断。

本病需与皮肤结核、着色芽生菌病、梅毒树胶肿、脓皮病及皮肤肿瘤等进行鉴别。

（六）预防和治疗

流行区应对污染的腐物、杂草焚烧清除，尽量消除传染源；从事造纸、农牧业的人员应做好个人防护，切断传染途径；一旦发生皮肤外伤，要及时处理，以免感染。

1. 内用治疗　碘化钾是治疗孢子丝菌病的首选药，常用 10% 碘化钾溶液 30ml/d，分 3 次口服，若无不良反应可逐渐增加至 60～90ml/d，儿童用量酌减，疗程一般为 2～3 个月，皮损消退后需继续服药 3～4 周以防复发。碘过敏者可用特比萘芬、伊曲康唑、氟康唑等药物口服，病情严重者可用两性霉素 B 静滴。

2. 外用治疗　局部温热疗法可控制组织内真菌生长，温度应达 40～43℃，早、晚各 1 次，每次 30min，部分患者可在 1～4 个月治愈。

九、接触性皮炎

（一）病因

接触性皮炎是由于皮肤或黏膜接触致敏物后，在接触部位所发生的急性或慢性皮炎。其病因有动物性，如毒毛、动物的毒素等；植物性，如生漆、荨麻、补骨脂等；化学性，如镍、铬、塑料、香料、杀虫剂、染料等。

（二）临床表现

发病前有刺激物或致敏物接触史。经一定潜伏期发病。接触致敏物后数分钟至数小时内发病，亦可达几天或几周。损害限于接触部位，境界明显。损害为红斑、丘疹、水疱、大疱，严重时出现坏死溃疡，边缘鲜明。发生在组织疏松处如眼睑、包皮等水肿明显。有明显瘙痒或灼痛感。病程有自限性，去除接触物并经积极处理后，一般于 1～2 周痊愈。斑贴试验阳性。

（三）鉴别诊断

本病需与湿疹相鉴别（表 6-4）。

表 6-4　接触性皮炎与急性湿疹的鉴别

鉴别要点	接触性皮炎	急性湿疹
病因	常发现明显致病外因、原发性刺激或变应原	不明确,以内因为主
起病	常突然急性发作	急性发作,但不骤然
接触史	常明确	常不明确
损害表现	从红斑到大疱,损害较单一,境界清楚	原发性多形性疹,境界不清
发病部位	局限于接触部位	任何部位,对称,泛发
病程	去除病因后较快痊愈	常较长,易变为慢性
复发	不再接触则不复发	有复发倾向
斑贴试验	常阳性	不易发现致敏原

（四）治疗

1. 寻找并去除病因,避免再接触。

2. 内用疗法:一般用抗组胺药（如赛庚啶片、氯苯那敏片等）口服。钙剂、硫代硫酸钠、维生素 C 等也可应用。

3. 外用疗法:根据皮损情况,选择适当剂型和药物。轻度红肿、丘疹、水疱而无渗液时,用炉甘石洗剂或粉剂;有明显渗液时可用溶液湿敷,如 3% 硼酸溶液、生理盐水等;损害干燥,无明显渗液,可用糊剂或软膏。

4. 中医疗法:治则为清热、凉血、祛风、除湿。方用龙胆泻肝汤或化瘀解毒汤加减。

（五）预后

去除病因后,常数日左右痊愈,偶变慢性。

十、系统性红斑狼疮

系统性红斑狼疮（SLE）是一种累及全身多脏器,自身免疫性、非器官特异的炎症和病谱性结缔组织病。

（一）病因

其病因尚不明了。与遗传、日晒、病毒感染、某些药物、雌激素、环境、妊娠等多种因素有关。

（二）临床表现

青年女性多见。多见长期不规则低热,为疾病活动的重要标志,可有各种热型。皮疹形态多样,面部蝶形红斑是其特征性皮损,此外,还可有盘状红斑、多形红斑样、荨麻疹样和红斑肢痛症、紫癜、水疱、血疱、结节、溃疡、网状青斑、指（趾）或足背坏疽、雷诺现象、光敏、脱发等。口腔黏膜可有红斑、出血点、糜烂、水疱和溃疡等。常伴有关节疼痛及肌肉疼痛,甚至出现缺血性无菌性骨坏死,最常累及股骨头。常有多系统受累表现:狼疮性肾炎,表现为肾炎和肾病综合征,后期出现尿毒症,是本病引起死亡的首要原因;心血管系统病变,以心包炎、心包积液最多见,还可有心肌炎、心内膜炎等;胸膜炎、胸腔积液、间质性肺炎、肺不张,甚至呼吸衰竭;精神系统症状,如抑郁、躁动、幻觉、妄想、失眠、脑血管意外、偏瘫等。部分患者可见眼底出血、视盘水肿、视网膜渗出物。还可伴有恶心、呕吐、腹痛、腹泻、便血、肝区不适等。局部或全身淋巴结增大以及肝大、脾大。

（三）实验室检查

血常规三系减少。ESR 增快,血清白蛋白降低,α_1 和 γ 球蛋白增高,IgG、IgA、IgM 活动期增高。LE 细胞、ANA 阳性。抗 ds-DNA 抗体、抗 Sm 抗体阳性。直接免疫荧光检查无论皮损区或正常皮肤的曝光与非曝光区均有免疫物沉积。

（四）病理

皮肤的病理变化为表皮角化过度，毛囊口、汗孔有角栓，粒层增厚，棘层萎缩，基底细胞液化变性，胶原纤维水肿并有纤维蛋白样变性，血管扩张及轻度红细胞外渗。并可见淋巴细胞为主的灶性浸润。

（五）诊断标准

根据美国风湿病协会（ARA）1982 年修订的 SLE 诊断标准，具有以下条件 4 项以上者，可诊断为 SLE。

①颧部蝶形红斑。②盘状红斑。③光敏感。④口腔溃疡或鼻咽部溃疡。⑤非侵蚀性关节炎，累及两个或更多周围关节。⑥浆膜炎、胸膜炎或心包炎或心包摩擦音或证实有心包积液。⑦肾损害：蛋白尿>0.5g/d 或管型尿。⑧神经系统异常，抽搐或精神症状。⑨血液学异常：溶血性贫血伴网织细胞增生；或 WBC<$4×10^9$/L 二次或多次；或淋巴细胞<$1.5×10^9$/L，2～3 次；或血小板<$1×10^{11}$/L，排除药物所致。⑩免疫学异常：LE 细胞阳性；或抗 ds-DNA 抗体阳性；或抗 Sm 抗体阳性；或梅毒血清学反应阳性，至少持续 6 个月，而梅毒的确诊试验证实不是梅毒。荧光抗核抗体阳性，但要排除药物因素。倘若结合皮肤直接免疫荧光带试验或活组织检查，更可提高诊断率。

1982 年 3 月我国中华医学会风湿病学专题学术会议结合我国情况制订出的标准如下。

1. 标准项目

(1) 临床方面：①蝶形红斑或盘状红斑；②无畸形的关节炎或关节痛；③脱发；④雷诺现象和（或）血管炎；⑤口腔黏膜溃疡；⑥浆膜炎；⑦光过敏；⑧神经精神症状。

(2) 实验室检查：①血沉增快（魏氏法>20mm/h）；②白细胞降低（<$4×10^9$/L）和（或）血小板降低（<$8×10^{10}$/L）和（或）溶血性贫血；③蛋白尿［持续（+）或（+）以上者］和（或）管型尿；④狼疮细胞阳性（每片至少 2 个或至少两次阳性）；⑤高丙球蛋白血症；⑥抗核抗体阳性。

2. 判断　凡符合以上临床和实验室检查 6 项者，可以确诊。确诊前应注意排除其他结缔组织病、药物性狼疮症候群、结核病以及慢性活动性肝炎等。不足以上标准者为疑似病例，应进一步做以下实验室检查，满 6 项者可以确诊：①抗 DNA 抗体阳性（核素标记 DNA 放射免疫测定法，马疫锥虫涂片或短膜虫涂片免疫荧光测定法）；②低补体血症和（或）循环免疫复合物测定阳性（如 PEG 沉淀法、冷球蛋白测定法、抗补体活性测定等物理及其他免疫化学、生物学方法）；③狼疮带试验阳性；④肾活检阳性；⑤ Sm 抗体阳性。

临床表现不明显，但实验室检查足以诊断系统性红斑狼疮者，可暂称为亚临床型系统性红斑狼疮。

（六）鉴别诊断

SLE 应与下列疾病鉴别。

1. 多形性日光疹　暴露部位发皮疹，春末夏初发作，秋冬消退，与日晒关系明显，无其他系统多器官损害，ANA 和狼疮细胞阴性。

2. 脂溢性皮炎　除两颊红斑外，在其他皮脂分泌较多部位亦可见有红斑，覆有脂溢性痂皮，无萎缩、角质栓以及全身系统性损害。

3. 红斑性天疱疮 面部红斑与 SLE 皮疹可相同，但其躯干有松弛大疱，尼氏征阳性，LE 细胞、ANA 阴性，无其他系统器官损害。

4. 皮肌炎 紫红色斑的色泽较暗，较弥漫，没有典型的蝶形分布，最具诊断的特点是上眼睑有水肿性红斑，SLE 则极少见。此外，还有肌肉受损症状，常有吞咽困难、声音嘶哑等情况，尿肌酸、GPT、GOT、醛缩酶和肌酸磷酸激酶增高。白细胞亦常增高，血清补体正常或增高，肾损害不明显。

5. 系统性硬皮病 具有特征性的皮肤发硬，尤以肢端明显，胃肠道钡剂检查可见食管下端扩张，移动收缩功能减弱。

6. 红斑狼疮综合症候群 发病前有服药的历史，无中枢神经系统和肾损害，停药后临床症状和实验室检查的变化恢复正常。

（七）治疗

1. 皮质类固醇激素剂量视病情轻重而异。

2. 免疫抑制药常与皮质类固醇激素联合应用，以提高疗效和减少药物的不良反应。

如硫唑嘌呤 50mg，每日 2 次。

3. 其他疗法包括雷公藤、复方丹参片、吲哚美辛、刺五加黄芪片以及血浆置换疗法等。

（八）预后

SLE 预后较差。近年来由于诊疗技术的进步，预后大有好转，死亡率显著降低。其严重威胁常来自肺部感染、系统性感染及激素治疗的不良反应等。

（钱东彬　李恭驰　李炳辉）

参考文献

[1] 赵辨 . 临床皮肤病学 . 3 版 . 南京：江苏科学技术出版社，2001：3-666.

[2] 张学军 . 皮肤性病学 . 5 版 . 北京：人民卫生出版社，2001：1-89.

[3] 杨国亮，王侠生 . 现代皮肤病学 . 上海：上海医科大学出版社，1996：3-605.

[4] 刘辅仁 . 实用皮肤病学 . 2 版 . 北京：人民卫生出版社，2000：1-112.

[5] John C. hall. 索尔皮肤病手册 . 9 版 . 范卫新，译 . 北京：科学出版社，2008：1-265.

第7章 骨与关节感染

第一节 骨髓炎与化脓性关节炎

一、骨髓炎

（一）病因

骨髓炎是一种古老的疾病，最早是由古希腊 Hippocrates 提出。William Bromfield 曾于 1773 年提出急性血源性骨髓炎的诊断，当时是用"骨髓脓肿"来描述骨髓炎。随着抗生素的问世，以及对骨髓炎的了解和深入研究，已经明确骨髓炎致病菌为需氧或厌氧菌、分枝杆菌、真菌，表现为骨的破坏。骨髓炎可以发生在身体任何骨质上，但是好发于椎骨、糖尿病患者的足部、由于外伤或手术引起的穿透性骨损伤部位。儿童最常见部位为血供良好的长骨（如胫骨或股骨的干骺端）。根据其发病原因，一般可以分为三种：血源性骨髓炎、外伤性骨髓炎、邻近组织的感染蔓延至骨骼而发生的骨髓炎。

（二）发病机制

感染由血源性微生物引起（血源性骨髓炎）；从感染组织扩散而来（包括置换关节的感染、污染性骨折及骨手术）。最常见的病原体是革兰阳性菌。革兰阴性菌引起的骨髓炎可见于吸毒者、镰状细胞血症患者、严重的糖尿病患者或外伤患者。真菌和分枝杆菌感染者病变往往局限于骨，并引起无痛性的慢性感染。危险因素包括消耗性疾病、放射治疗、恶性肿瘤、糖尿病、血液透析及静脉用药。对于儿童，任何引起菌血症的过程都

可能诱发骨髓炎。骨的感染伴发血管阻塞时，会引起骨坏死和局部感染扩散。感染可穿过骨皮质播散至骨膜下，形成骨膜下脓肿，穿破骨膜形成软组织脓肿，最后可穿破皮肤，排出体外成为窦道。

骨髓炎的感染主要途径有以下三种。①血源性感染：发病前大都有一个未曾正确处理的化脓性感染病灶，如脓肿、疖痈、扁桃体炎等。细菌通过血液循环被带到骨组织而发生骨髓炎，这是最常见的、最主要的感染途径。在临床上，由血源性感染途径而发生的骨髓炎称为血源性骨髓炎。据笔者治疗中观察，这种类型的骨髓炎约占 51%。②创伤性感染：如刀伤、弹伤、开放性骨折或闭合性骨折，或关节手术时无菌操作不严格等情况，病原菌直接由伤口侵入骨组织，引起骨髓炎。临床上称为创伤性骨髓炎，约占33.3%。③蔓延发生感染：即直接由邻近的化脓病灶蔓延到骨组织而引起骨髓炎，如指（趾）端感染引起的指（趾）骨髓炎。临床上称为外来性骨髓炎，约占 15%。

（三）病理

根据病理形态，骨髓炎分为破坏性和增殖性两种。破坏性骨髓炎多发生在颅骨。由于骨膜在病变早期即被破坏，故颅骨化脓性骨髓炎的骨膜下新骨形成较少。此外，不像在长骨那样容易产生死骨，即使形成死骨也

往往较小，这与颅骨及其附着的头皮具有充沛的血液供应等因素有关。增殖性骨髓炎以局部骨质增生为主，是由于慢性炎症刺激骨膜所致。在感染的急性期，病变区有渗出性改变，骨髓腔内有渗出液和炎性细胞浸润。进入慢性期后，渗出性改变逐渐由修复性改变所替代，病变区出现成纤维细胞和成骨细胞，形成肉芽肿和致密的新骨。

在临床上，可将骨髓炎分为五大类。①急性血源性骨髓炎：急性血源性骨髓炎是化脓菌由身体其他部位的感染灶进入血流传播，并定位于骨组织而引起的炎症。它的病理特点是骨质破坏、坏死和反应性骨质增生同时存在。80%以上是由金黄色葡萄球菌引起的。②慢性化脓性骨髓炎：慢性化脓性骨髓炎一般是由于急性血源性骨髓炎治疗不当或延误治疗而发生的结果。它有典型的急性血源性骨髓炎的病史，死骨、死腔、窦道的形成。③硬化性骨髓炎：硬化性骨髓炎表现为一段骨干或整个骨干的进行性、广泛性增生和硬化的炎性改变。因炎性反应的刺激，导致骨髓腔内发生广泛纤维化，甚至骨髓腔消失，血液循环发生障碍，有窦道形成等。④外伤性化脓性骨髓炎：外伤性化脓性骨髓炎常继发于开发性骨折，随着交通事故和大型建筑的工伤事件的发生，呈上升趋势，属于高能量骨折后的常见并发症。其特点是，感染的病灶始终以骨折部位为中心，向两端发展蔓延，同时多在骨折部位形成死腔，而在其骨与软组织形成脓肿，常反复破溃，成为长期不愈的窦道。这也是慢性骨髓炎开始的标志。⑤医源性骨髓炎：医源性骨髓炎大多发生于手术中，由于医务人员过分依赖抗生素而放松无菌操作，使患者的抵抗能力低下，导致了细菌的侵入。复杂大手术的实施，使患部有机会接触细菌，而抗生素的不正确使用和未进行及时有效的治疗所造成的骨内感染，就是医源性骨髓炎。

目前临床应用较为广泛的分类系统为Cierny Mader分类系统。它是一个长骨骨髓炎的分类系统，结合患者的解剖类型、生理类型，同时有助于临床的治疗策略。Ⅰ型为髓内骨髓炎，病灶局限于骨髓腔；Ⅱ型为表浅型骨髓炎，病灶局限于骨的外表面，伴有难愈合的创面；Ⅲ型为局限性骨髓炎，有存在明显边界的附着或者浮动的骨片，兼有Ⅰ型和Ⅱ型骨髓炎特点；Ⅳ型为弥漫性骨髓炎，病灶累及一整段骨或者一整个关节，常伴有上诉三型的特点。

（四）临床表现

骨髓炎临床表现可分为全身症状及局部症状。全身症状主要出现在急性骨髓炎，表现为发热、食欲减退、消瘦和疲乏，严重的可导致脓毒血症甚至昏迷。局部症状表现为病灶部位的疼痛，局部红肿，皮肤窦道反复流脓渗液导致伤口经久不愈合。累及脊柱的骨髓炎可导致脊髓休克，引起该节段束以下感觉及运动丧失。累及病灶部位功能减退或丧失，有时也会出现病理性骨折。

（五）诊断

患者出现局限性骨痛、发热和不适则提示骨髓炎的可能。全血白细胞计数可以正常，但ESR和C反应蛋白几乎总是增高。组织培养、病理检查也有一定意义。X线变化在感染后3～4周出现，可见骨破坏，软组织肿胀，软骨下骨板侵蚀，椎间盘间隙变窄和骨质破坏伴椎骨变扁。若X线表现不明确，可行CT检查以确定病变骨及显示椎旁脓肿的形成。放射骨扫描在病变早期即有反映，但无法区别感染、骨折和肿瘤。通过椎间盘间隙或感染骨的穿刺活检和手术活检，可行细菌培养和药敏试验。从窦道取到的标本培养结果对诊断骨髓炎是不可靠的。

慢性化脓性骨髓炎并无时间限定，在儿童，大都由急性化脓性骨髓炎演变而来；在成人，多为创伤后继发感染而形成。通常发生于胫腓骨、下颌骨或者脊椎、骨盆等处，其临床症状是非特异性的，以局部红肿疼痛、窦道的形成、骨组织的坏死以及持续的溃烂流脓等为主要临床症状，长期不愈者可能还会导致患肢变形甚至病理性骨折或骨缺损、骨坏死。有的病例因细菌毒力低，一开始便呈慢性骨髓炎表现。慢性化脓性骨髓炎根据其临床表现和 X 线征象，一般不难诊断。

骨髓炎的早期阶段是无法通过 X 线诊断的，等到 X 线有病变显示的时候已经发展到了晚期，并且这时候骨髓炎的临床症状都具备了，X 线片已经失去了意义，也错过了治疗的最佳时期。CT 的敏感性高，但缺乏特异性，可以看到低密度缺损区域或死骨，可用于观察骨破坏的程度。MRI 在骨髓炎发生的 3～5 天便可以检测到，能够为早期发现骨髓炎提供更加完善的信息，MRI 具有较好的敏感性和精确性，不仅可以检测到坏死的骨组织、窦道或脓肿，还可用作脊髓感染的首选检查方法。骨髓炎的早期诊断主要是以临床症状为主，因为这个时候在 X 线片上并没有显示，需要结合 MRI。骨髓炎的早期症状主要有寒战高热、肿痛、局部组织血供障碍、有炎性脓肿、伤口流脓流水、长期不愈合等，主要是伤口不愈合、发炎深至骨骼就可以诊断为骨髓炎。

（六）治疗

骨髓炎的治疗建议中西医结合综合治疗。

1. 中医治疗　中医认为骨髓炎是附着于骨的深部脓肿。急性骨髓炎叫附骨痈，慢性骨髓炎叫附骨疽。发病原因有内因和外因两种因素。内因是身体虚弱、抵抗力下降；外因或为热病后热毒未尽，深蕴入内流注于骨繁衍聚毒为病；或为金刃所伤、邪毒侵延注骨为病；或为筋伤后淤血化热、深蕴入里、留于筋骨、经络阻隔、气凝血滞、腐筋蚀骨、蕴郁成脓、破溃而出。治疗要充分体现内外兼治的原则。内应扶养正气、提高机体抵抗力，增强机体对外来邪毒的抗病能力。主要采用养阴益气、温肾健脾、托里排毒等方法，这是治疗的关键。它不仅可以促进脓液、死骨的排出，窦道的早日愈合，还可以防止窦道的反复发作。

外治要从三步进行。一要排毒，用具有排脓、腐蚀作用的中药，自内而外破坏窦道和死骨，促进脓液、死骨和无活力组织排出，使肉芽鲜红形成新鲜创面。二要生肌，采用具有祛腐生肌、长肉敛疮作用的中药，自内向外促进骨髓、骨质、肌肉及皮肤组织再生和修复，最后使窦口愈合。三对大块死骨及病灶无法排出时，可采用手术方法进行病灶清理、死骨清除、连续灌洗术。对皮肤、软组织缺损严重，创面深陷呈漏斗状者应行带蒂肌瓣填充术，方能消灭死腔。

2. 外科治疗　①穿刺吸引术：为减轻骨髓腔压力，防止炎症在骨髓腔上下扩散，对病灶处可进行穿刺吸引，同时还可向腔内注入抗生素作为治疗的一部分。②开窗引流术：在 X 线片显示骨质局部已有破坏及骨髓腔阴影增宽者，可在骨髓腔内积脓的部位进行骨皮质钻孔或开窗，防止炎症扩散，以利分泌物及脓肿引流。或进行创腔的上下给抗生素闭式灌洗治疗。③死骨取出术：对死骨较大，并已具备手术时机的，可将死骨取出，这是治疗慢性骨髓炎最常见和最基本的手术方法。④消灭骨空洞术：因骨腔大，窦道久治不愈，将较近的正常肌肉组织做带蒂肌瓣充填法等。⑤截肢术：适用于一肢多处骨髓炎，合并多个窦道，久治不愈或因慢性炎症长期刺激，局部皮肤发生恶变者。⑥大块病骨切除术：一般适用于慢性血源性骨髓炎，病骨已明显硬化，或局部瘢痕多，久治不愈，某些不负重也无重要功能的慢性骨髓炎患者。⑦病灶内留置药物链法：将抗生素预制成小球，用细不锈钢丝连起来，手术置于病灶内，每日将抗菌药物球拉入腔内一颗，不断释放药物治疗。⑧应用显微外科技术治疗慢性化脓性骨髓炎的方法，目的是改善病灶局部的血液循环。⑨ Masquelet 技术，即置入骨水泥产生诱导膜后植骨，用于治疗慢性骨髓炎。⑩ Ilizarov 技术，即纵向骨搬运手术，用于病灶骨清除后骨的重建。

（七）预防

主要是预防感染。

1. 一般感染性疾病的预防 疖疔疮痈及上呼吸道感染都是最常见的感染性疾病，且最易继发感染而致血源性骨髓炎的发生，因此，预防疖疔疮痈及上呼吸道感染的发生，对预防骨髓炎的发生是十分重要的。

2. 预防外伤感染 外伤感染包括组织损伤后感染和骨骼损伤后感染，也是引起骨髓炎的常见原因，因此在日常生活中也应注意积极预防。

3. 及早发现和及时治疗感染 无论何种

原因引起的感染，其严重程度、影响范围的大小与全身和局部的条件都有着密切的关系。而且与发现的迟早，处理的及时与否也有很大的关系。因此，对于感染性疾病，应及早发现、及时治疗。浅表的感染，局部表现明显，容易发现。深部感染常难以诊断。除体温和血象异常以及患处疼痛较重外，局部皮肤并不一定表现为炎症的浸润，但却有明显肿胀。临床必须认真检查综合分析，以便及时发现和处理。

4. 开放性骨折的处理 开放性骨折首先要防止感染。因骨折后局部软组织损伤，充血水肿，若再施内固定所采用的钢针等异物继续刺激，局部可能成为继发感染的重要因素。可用小夹板固定以减少感染的机会。已行髓内针内固定的开放性骨折，一旦发生感染并蔓延到髓腔后，炎性感染常沿髓内针向两端扩散，在髓内针穿入或穿出部位的皮下也可能形成感染，一旦发生应特别注意，首先取出内固定物以控制感染。

二、急性化脓性骨髓炎

化脓性骨髓炎（pyogenic osteomyelitis）为化脓菌引起的骨组织的炎症。病原菌主要为金黄色葡萄球菌，其次为乙型链球菌、白色葡萄球菌，偶尔为大肠埃希菌、肺炎球菌、铜绿假单胞菌、流感嗜血杆菌等。感染途径有血源性、蔓延性及外伤性。血源性者病菌自远处病灶经血行感染于骨，好发于长管状骨的干骺端，形成脓肿，经骨皮质扩散形成骨膜下脓肿，又经哈弗管进入髓腔，阻断血供，形成死骨。该病好发于儿童，男性较多。病变发展快，破坏性大。

化脓性骨髓炎是指因各种感染因素造成的骨髓炎症，以病程长短分为急性和慢性两种。急性骨髓炎以骨质吸收、破坏为主。慢性骨髓炎以死骨形成和新生骨形成为主。

（一）病因

急性化脓性骨髓炎的病因包括以下三种。①血源性：化脓性细菌通过血液循环在局部骨质发生病变，即为血源性骨髓炎。感染病灶常为扁桃体炎、中耳炎、疖、痈等。②外伤性：系直接感染，由火器伤或其他外伤引起的开放性骨折，伤口污染，未经及时彻底清创而发生感染，即为外伤性骨髓炎。骨与关节手术时，无菌操作不严格，也可引起化脓性感染。③骨骼附近软组织感染扩散引起，如脓性指头炎，若不及时治疗可以引起指骨骨髓炎。

（二）临床表现

早期表现为高热、骨痛及压痛；晚期为患区炎性反应、肿胀及脓肿形成。核素检查在发病 24h 即可见到病区药物浓聚。

1. 全身症状 外伤后引起的急性骨髓炎，除非有严重并发症或大量软组织损伤及感染等，一般全身症状较轻，感染多较局限而较少发生败血症，但应注意并发厌氧菌感染的危险。

2. 局部症状 血源性骨髓炎早期有局部剧烈疼痛和跳痛，肌肉有保护性痉挛，肢体不敢活动。患部肿胀及压痛明显。如病灶接近关节，则关节亦可肿胀，但压痛不显著。当脓肿穿破骨质、骨膜至皮下时，即有波动，穿破皮肤后，形成窦道，经久不愈。

在外伤性骨髓炎，有开放性骨折及软组织损伤等，根据局部损伤程度、感染范围而有不同表现。

3. X 线检查 急性血源性骨髓炎早期无明显变化，发病后 3 周左右可有骨质脱钙、破坏、少量骨膜增生以及软组织肿胀阴影等。

4. MRI 表现 在早期（3～5 天）可见软组织肿胀，界限模糊，骨髓内呈现异常信号，与邻近正常骨髓信号相比，T_1WI 信号稍减低，T_2WI 信号稍高，在 STIR 上信号改变明显。

5. 化验检查 在急性血源性骨髓炎，早期血培养阳性率较高，局部脓液培养有化脓性细菌，应进一步做细菌培养及药物敏感试验，以便及时选用有效药物。血化验中白细胞及中性粒细胞均增高，一般有贫血。

（三）诊断

早期诊断主要根据临床表现和血培养。必要时，局部穿刺抽取脓液做细菌培养。外伤所引起骨髓炎，根据外伤病史及局部症状即可诊断。

化脓性骨髓炎诊断依据如下。①起病急，全身中毒症状明显，有身体其他部位或既往有化脓性感染病灶，有急性骨髓炎病史或开放性骨折史。②病程长，局部可反复急性发作和溃破流脓，可有 1 个或数个窦道或瘢痕存在。注意有无病理性骨折。③ X 线片显示骨质破坏及骨质增生并存，有病灶和死骨形成。④ MRI 早期的骨髓内信号改变。

（四）治疗

早期治疗包括休息、制动、输血、输液、增加营养及足量有效的抗生素，一般可以控制感染。晚期应切开引流、钻孔减压及行死骨清除术。

1. 急性化脓性骨髓炎的治疗

(1) 全身支持疗法：包括充分休息与良好护理，注意水、电解质平衡，少量多次输血，预防发生压疮及口腔感染等，给予易消化的富含蛋白质和维生素的饮食，使用镇痛药。

(2) 药物治疗：及时应用足量有效的抗菌

药物，开始可选用广谱抗生素，常为两种以上联合应用，以后再依据细菌培养和药敏试验的结果及治疗效果进行调整。如经治疗后体温不退，或已形成脓肿，则药物应用需与手术治疗配合进行。

(3) 局部治疗：用适当夹板或石膏托限制活动，抬高患肢，以防止畸形，减少疼痛和避免病理性骨折。如脓肿明显，症状严重，药物在 24～48h 不能控制，患骨局部明显压痛，应及早切开引流，以免脓液自行扩散，造成广泛的骨质破坏。

(4) 手术治疗：任何手术治疗都不是主要的治疗办法，只是辅助的治疗，主要是清除死骨，去除坏死组织。

2. 化脓性骨髓炎的治疗　治愈标准为症状消失，伤口愈合，功能恢复，X 线片显示骨密度均匀，无死骨。

（五）预防

外伤后化脓性骨髓炎要注意预防感染。

1. 外伤后早期应用抗生素　全身应用抗生素的主要目的是预防感染的扩散及败血症。而早期局部用药，对防止伤口感染有肯定的作用。

2. 清创术的注意事项　应争取早期彻底清创。如果早期应用了抗生素 24～48h，即使无明显的感染征象也应进行清创。已感染的伤口则只宜引流，用简单的方法清除明显的异物及坏死组织。手术时应在可能的情况下尽量取出异物，骨折应尽可能复位，大的骨片不宜取出。骨折不宜做一期内固定，要彻底止血，修复大的血管损伤，肌腱神经损伤可行二期修复。

三、慢性化脓性骨髓炎

慢性化脓性骨髓炎是急性化脓性骨髓炎

的延续，往往全身症状大多消失，只有在局部引流不畅时，才有全身症状表现，一般症状限于局部，因其病程漫长，易并发慢性窦道、皮肤瘢痕、骨缺损和病理性骨折，而且清创手术失败率及复发率高，是临床上一个难题，随着诊疗技术的提高有望成为偶发。但是，植入材料的相关感染，虽无症状，但有松动和疼痛，也越来越被重视。

（一）病因

形成慢性骨髓炎常见的原因如下。①在急性期未能及时和适当治疗，有大量死骨形成；②有死骨或弹片等异物和死腔的存在；③局部广泛瘢痕组织及窦道形成，循环不佳，利于细菌生长，而抗菌药物又不能达到；④也可能起病伊始为亚急性或慢性，并无明显急性期症状；⑤金属物植入骨内，如人工关节置换术等引起的骨内感染，则较多见；⑥其他诱因包括糖尿病、服用激素、免疫缺陷及营养不良等。

（二）发病机制

本病无论是由急性骨髓炎转变而来还是病变开始即呈慢性过程，其病理变化都是相似的，病变呈局限性。急性期的症状消失后，一般情况好转，但病变持续，转为慢性期。由于死骨形成，较大死骨不能被吸收，成为异物及细菌的病灶，引起周围炎性反应及新骨增生，形成包壳，故骨质增厚粗糙。如形成窦道，常经年不愈。如引流不畅，可引起全身症状。如细菌毒力较小，或机体抵抗力较强，脓肿被包围在骨质内，呈局限性骨内脓肿，称布劳德脓肿（Brodie's abscess）。常发生在胫骨上下端，起病时一般无明显症状，仅于数月或数年后第一次发作时才有局部红肿和疼痛。如病变部骨质有较广泛增生，髓腔消失，循环较差，则发生了坚实性弥散性骨髓炎，称加利骨髓炎（sclerosing osteomgelitis of Garre）。最常发生在股骨和胫骨，以间歇疼痛为主。

（三）临床表现

临床上进入慢性炎症期时，有局部肿胀、骨质增厚、表面粗糙、压痛；或有窦道口，长期不愈合，偶有小块死骨排出。有时窦道口暂时愈合，但由于存在感染病灶，炎症扩散，可引起急性发作，有全身畏冷发热，局部红肿的症状，经切开引流或自行穿破，或药物控制后，全身症状消失，局部炎症也逐渐消退，伤口愈合，如此反复发作。全身健康状况较差时，也易引起发作。

由于炎症反复发作，可出现多处窦道，对肢体功能影响较大，有肌肉萎缩；如发生病理性骨折，可有肢体短缩或成角畸形；如发病部位接近关节，多有关节挛缩或僵硬。

X 线片可显示死骨及大量较致密的新骨形成，有时有空腔，如果为战创伤，可有弹片存在。布劳德脓肿 X 线片显示长骨干骺端有圆形稀疏区，脓肿周围骨质致密。加利骨髓炎骨质一般较粗大致密，无明显死骨，骨髓腔消失。

皮肤反复出现愈合破溃甚至会导致恶变。死骨的存留、窦道不闭、软组织瘢痕使病情缠绵难愈、反复发作，这是慢性骨髓炎的典型特征。另外，低毒性细菌的血行性感染，或由于外伤、手术等致局部少量细菌残留以及机体抵抗力强，使骨髓炎发病缓慢、隐匿，伊始即为慢性，但以上情况仍有骨坏死、包壳骨及瘘管、窦道的形成等演变。

（四）诊断

诊断标准如下。①有急性骨髓炎病史或

开放性骨折史；②病程长，局部创口可反复急性发作和溃破流脓，碎骨片从窦道排出，可有 1 个或数个窦道或瘢痕存在；③体检发现肢体畸形、关节挛缩及功能障碍；④ X 线片显示骨质破坏及骨质增生并存，有病灶和死骨形成；⑤伴有贫血、低蛋白血症。慢性化脓性骨髓炎病程迁延，反复急性发作、低热和窦道内脓性分泌物的排出，对全身将产生慢性消耗性损害。贫血和低蛋白血症是慢性化脓性骨髓炎的常见并发症。

（五）鉴别诊断

慢性骨髓炎根据既往的急性骨髓炎或开放性骨折病史、局部病灶检查及 X 线片表现不难确诊，但仍需与下列病变鉴别。①结核性骨髓炎：一般多侵入关节，病史较缓慢，有结核病或结核病接触史等，X 线片显示以骨质破坏为主而少有新骨形成。②骨样骨瘤：常易诊断为局限性脓肿，但其特征为经常性隐痛，夜间疼痛较重，局部压痛明显，但无红肿，少有全身症状，X 线片可进一步提供鉴别依据。③骨肉瘤：局部及 X 线片表现偶可与骨髓炎混淆，但根据发病部位、年龄、临床表现及 X 线片特征可资鉴别。

（六）治疗

慢性化脓性骨髓炎的治疗，一般采用手术、药物的综合疗法，即改善全身情况，控制感染与手术处理。由于重病长期卧床，尤其在血源性急性发作后，极需改善全身情况。除用抗菌药物控制感染外，应增进营养，必要时输血、手术引流及采取其他治疗。

药物的选择宜根据细菌培养及药物敏感试验，采用有效的抗菌药物。如有急性发作，宜先按急性骨髓炎处理，加强支持疗法与抗菌药物的应用，必要时切开引流，使急性炎症得以控制。

无明显死骨，症状只是偶然发作，局部无脓肿或窦道者，宜用药物治疗及热敷理疗，充分休息，一般1～2周后症状可消失，不需要手术治疗。

如有死骨、窦道及空洞、异物等，则除药物治疗外，应手术根治。手术应在全身及局部情况好转，死骨分离，包壳已形成，有足够的新骨，能起负重作用时进行。手术原则是彻底清除病灶，包括死骨、异物、窦道、感染肉芽组织、瘢痕等，术后适当引流，才能完全治愈骨髓炎。骨髓炎手术一般渗血多，要求尽量在止血带下进行，做好输血准备。

贫血和低蛋白血症是慢性化脓性骨髓炎的常见并发症。这些并发症的存在，进一步降低了全身及局部的抗病能力，给慢性化脓性骨髓炎的治疗更增添了不利因素，从而形成恶性循环。因此，在慢性化脓性骨髓炎的治疗中，纠正贫血及治疗低蛋白血症甚为重要。

1. 病灶清除、开放引流法 开放手术目的在于清除病灶，消灭死腔，充分引流，以利愈合。即彻底去除窦道、瘢痕组织、死骨、异物，刮除死腔中的肉芽组织，切除不健康的骨质及空腔边缘。但不可去除过多骨质，以免发生骨折。并注意尽可能少地剥离骨周围软组织（如骨膜等），以免进一步影响血供，妨碍愈合。伤口不予缝合，用油纱布填充，外用石膏固定。2周后更换敷料，以后每4～6周更换一次，直至愈合。此法有一定缺点，即伤口长期不愈者需多次更换石膏，臭味较大，邻近关节被固定过久，引起僵硬，肌肉萎缩，瘢痕也较大。但本法对于小部分患者，如软组织缺损过大，或不能缝合皮肤时，仍有使用价值。

2. 清除病灶、滴注引流法 在彻底清除病灶、死腔后，洗净伤口，定点缝合皮肤。伤口内放两根塑料管，其中一根为灌注管，另一根为吸引管。术后经灌注管滴入抗生素溶液（7～10天）。

3. 消灭死腔的手术 股骨、胫骨慢性化脓性骨髓炎，在病灶清除术后，如死腔很大，可用带蒂肌瓣充填死腔。勿损伤该肌瓣的血管神经，肌瓣不宜太大，避免蒂部扭转。

4. 病骨切除 有些部位的慢性骨髓炎，如肋骨、腓骨上端、髂骨等，可考虑手术切除病变部分。

5. 截肢 在感染不能控制，患肢功能完全丧失，甚至危及患者生命时，经慎重考虑后方可采用。

抗感染药物给药方式创新。①局部载药缓释系统：慢性骨髓炎病灶局部给药，病灶抗生素浓度较全身给药高数倍至数百倍。血清浓度低，可避免全身不良反应。自固化磷酸钙骨水泥颗粒有直径200～300μm的微孔，吸水性好，对加入的抗生素不敏感，可任意加入抗生素，并可使用较高浓度，可降解，组织相容性好，其细小颗粒可填至病灶盲端而使杀菌作用更为有效，是一种良好的抗生素局部缓释载体。②介入治疗：在CT引导下，将抗生素用微量注射泵持续给药引流，提高局部病灶给药浓度。③局部持续灌洗：封闭式强负压持续引流，可有效解决以往局部持续灌洗的弊端。本法应用Coldex材料封闭引流，使病灶与外界隔绝，杜绝了创口再感染的可能；其海绵状结构持续强负压引流，不易堵孔，即时引流出病灶渗出物，消灭死腔，清除血肿；在强负压作用下，病灶区血供明显增加，肉芽组织生长明显。④关节镜治疗：对合并化脓性膝关节炎的股骨下端慢性骨髓炎，采用关节镜下治疗，可引流脓性关节液，彻底切除病变滑膜，直视下摘除死骨，清除窦道，并置管持续灌洗。此法具有创伤小，术后关节粘连少，可多次手术的优势。

6. 缺损修复　慢性骨髓炎病灶清除后，遗留的骨及皮肤软组织缺损，以往采用皮瓣、肌皮瓣、骨肌瓣填充、移植，但存在死腔残留、供区损伤、手术复杂、取材有限、需分次手术等问题。重组合人工骨是一种具有良好临床应用前景的新型生物材料，如含有硫酸妥布霉素的磷酸钙骨水泥，除有局部抗生素缓释作用外，其自固化性能可充填及修补病灶清除后的死腔和缺损，其微孔结构可诱导新骨生成，并可加强骨的力学性能，耐压，防止病理性骨折。负载妥布霉素的硫酸钙，是一种结构一致的晶体，在植入体内 30～60 天可被完全吸收，其降解率与局部血管长入、新骨形成的速度一致，具有良好的生物相容性、生物降解性和骨传导作用。若骨缺损修复后仍有皮肤缺损者，再行皮瓣覆盖，特别是肌皮瓣覆盖，可改善局部血液循环，增加局部抗感染能力，在炎症消退后还可以促进骨组织愈合。运用重组合人工骨治疗慢性骨髓炎合并骨缺损者，可在病灶清除后一期植骨，有效恢复患肢功能，减少感染复发，避免二次或多次手术。

(1) 肌瓣或肌皮瓣填塞术：适用于病灶清除后残留较大死腔者。应尽量选择邻近肌肉，但应避免采用肢体的主要屈伸肌，所用肌瓣不应过长，张力不宜过大。邻近无肌瓣可取时，可行吻合血管的游离肌瓣或肌皮瓣移植。

(2) 松质骨填塞术：在彻底清除病灶后，用髂骨片或其他松质骨填充死腔。此法易导致感染而失败，须慎重采用。一般多使用于局限性骨脓肿病灶清除后，或在病灶清除后局部骨质缺损多，不植骨难以支持体重时。

(3) 含抗生素骨水泥充填术：清除病灶后用含抗生素的骨水泥珠充填，水泥珠可逐个拔出，也可在数月后一并取出后再进行植骨。

7. 病灶切除显微重建术　骨髓炎病灶完全清除，感染控制，常伴有骨质缺损或同时伴有皮肤软组织的缺损，需要显微重建缺损组织，常用游离的嵌合组织瓣立体一次性修复所缺组织。

(1) 游离髂腹股沟处嵌合组织瓣：对于小面积的骨及皮肤软组织缺损，可以采用游离旋髂浅或旋髂深穿支皮瓣嵌合髂骨瓣重建，因髂骨是松质骨而且携带血供，对于一些局部的骨质缺损效果较好，但是该组织瓣血管变化较大，可以采用以旋髂浅动脉为血管蒂，切取皮瓣同时保证皮瓣远端皮下和髂骨瓣骨膜相连完成皮瓣切取，或者直接以旋髂深动脉为血管蒂，切取旋髂深动脉终末支供应髂骨的骨瓣及旋髂深穿支皮瓣。但是该组织瓣血管变化较大，血管口径较细，对显微外科技术要求较高是其缺点。

(2) 游离腓动脉穿支皮瓣嵌合腓骨瓣：对于长段的骨缺损及皮肤软组织缺损，可以采用健侧小腿的腓动脉穿支皮瓣嵌合腓骨瓣。该嵌合组织瓣血供来源恒定，腓动静脉主干粗大，可以按照骨缺损长度设计，最多可以切取近 20cm 腓骨，而且切取的腓骨瓣可以打断（但是要保证骨膜相连）重新塑形，可以重建长段胫骨缺损，打断重组后可以重建跟骨，重新塑形后可以重建下颌骨等。但是该法缺点是对健侧小腿创伤较大。

8. Ilizarov 技术　20 世纪 50 年代，苏联骨科医生加·阿·伊里扎洛夫（Ilizarov）经过长期试验与临床实践发现，人的骨骼就像人体内的结缔组织、上皮组织一样，具有很大的再生性和极大的可塑形，医生只要掌握其发育与生长规律，运用一定医疗手段，可以在一定程度上使骨骼按照医生的意愿生长或缩短，从而使因外伤失去的手指、脚趾等"失而复得"，使人体某些先天性缺如和后天性畸形获得矫正和修复。他用十余年的时间对该技术与理论进行了深入研究，最终形成了牵拉性组织再生的张力 - 应力法则。国内目前也叫纵向骨搬运技术，主要用于下肢胫骨缺损。

骨髓炎病灶切除后造成的长段骨缺损，可以采用纵向骨搬运技术，于骨缺损近端或者远端截骨，安装环形外固定支架后，每天少量向骨缺损方向牵引，在牵引过程中正常截骨处会形成新的骨质，牵引结束即完成骨重建过程。该术式不需要切取其他部位的骨来重建，创伤小，但是治疗周期漫长，每日最多牵引 1mm，牵引结束后最少还需要半年时间保证骨折愈合，而且在牵引过程中因牵引力线问题可能会出现牵引角度偏移，尤其在长距离牵引过程中，往往牵引结束后需要切开植骨。

9. Masquelet 技术 Masquelet 技术是通过在骨缺损部位诱导形成一层生物膜，然后在诱导膜内进行自体骨移植治疗骨缺损。该技术分为两个阶段。第一阶段：需要对创面的骨和软组织进行彻底清创，将抗生素骨水泥填充于骨缺损区，连接两断端，必要时行肌皮瓣转移覆盖修复缺损的软组织，然后用外固定支架稳定固定患肢。置入的骨水泥主要有 2 个作用：首先起到力学支撑的作用，防止纤维组织长入骨缺损区，为后期植骨的生长提供良好的生物微环境；其次，骨水泥周围形成的诱导膜起到生物保护作用，既可

以促进植入骨的重建和再血管化，又避免了植入骨被吸收。第二阶段：置入骨水泥后 6~8 周，在不损伤诱导膜的前提下，取出骨水泥，将足量的颗粒状自体松质骨填充在骨缺损部位，再用钢板、髓内钉或外固定支架稳定固定患肢。

四、化脓性关节炎

化脓性关节炎（pyogenic arthritis）是一种由化脓性细菌直接感染，并引起关节破坏及功能丧失的关节炎，又称细菌性关节炎或败血症性关节炎。任何年龄均可发病，但好发于儿童、老年体弱和慢性关节病患者，男性居多，男女之比为（2~3）:1。

急性化脓性关节炎为化脓性细菌引起的关节急性炎症。血源性化脓性关节炎在儿童发生较多，受累的多为单一的肢体大关节，如髋关节、膝关节及肘关节等。如为火器损伤，则根据受伤部位而定，一般来说，膝、肘关节发生率较高。

（一）病因

化脓性关节炎是指关节部位由化脓性细菌引起的感染，85% 以上是金黄色葡萄球菌。细菌侵入关节的途径可为血源性、外伤性或由邻近的感染病灶蔓延。血源性感染亦可为急性发热的并发症，如麻疹、猩红热、肺炎等，多见于儿童。外伤性引起者，多属开放性损伤，尤其是在伤口没有获得适当处理的情况下容易发生。邻近感染病灶，如急性化脓性骨髓炎，可直接蔓延至关节。本病常见于 10 岁左右儿童。最常发生在髋关节和膝关节，以单发关节为主。髋关节由于部位深或被全身其他部位感染症状所掩盖、经常被漏诊或延误诊断，关节丧失功能常有发生。所

以，早诊断、早治疗是确保关节功能不致发生障碍和丧失的关键。

（二）发病机制

细菌侵入关节后，一般先出现滑膜炎，关节渗液，关节有肿胀及疼痛。病情发展后，积液由浆液性转为浆液纤维蛋白性，最后则为脓性。当关节受累后，病变逐渐侵入软骨及骨质，最后发生关节僵硬。关节化脓后，可穿破关节囊及皮肤流出，形成窦道，或蔓延至邻近骨质，引起化脓性骨髓炎。此外，由于关节囊的松弛及肌肉痉挛，亦可引起病理性脱臼，关节呈畸形，丧失功能。根据细菌毒性、机体防御能力及感染的时限，有下述三种不同时期的改变。

1. 浆液性渗出液　滑膜肿胀，充血、白细胞浸润，渗出液增多，关节液呈清晰的浆液状。如果患者抵抗力强，细菌毒性小并得到及时治疗，渗出液逐渐减少而获痊愈，关节功能可恢复正常。如果治疗不当，虽有时表现出暂时性的好转，而后再复发，或进一步恶化，则形成浆液纤维蛋白性或脓性渗出液。

2. 浆液纤维蛋白性渗出液　此时，滑膜炎程度加剧，滑膜不仅充血，且有更明显的炎症，滑膜面上形成若干纤维蛋白，但关节软骨面仍不受累。关节液呈絮状，含有大量中性粒细胞及少量单核细胞，细菌培养多呈阳性。关节周围亦有炎症。在此期虽能得以控制，但容易引起关节粘连，使关节功能有一定程度的损失。

3. 脓性渗出液　这是急性关节炎中最严重的类型和阶段。感染很快就波及整个关节及周围组织，关节内有大量脓液。关节囊及滑膜肿胀、肥厚、白细胞浸润、并有局部坏

死。关节软骨不久即被溶解，这是由于脓液内由死亡的白细胞所释放出的蛋白分解酶的作用，将关节软骨面溶解所致。关节内积脓而压力增加，可以破坏韧带及关节囊，引起穿孔，使关节周围软组织发生蜂窝织炎或形成脓肿，甚至穿破皮肤、形成窦道。治疗困难，可经久不愈，即使愈合，关节常发生纤维性成骨性强直。

（三）临床表现

化脓性关节炎急性期主要症状为中毒的表现，患者有寒战高热，全身症状严重，小儿患者则因高热可引起抽搐。局部有红肿疼痛及明显压痛等急性炎症表现。关节液增加，有波动，这在表浅关节如膝关节更为明显，有髌骨漂浮征。患者常将膝关节置于半弯曲位，使关节囊松弛，以减轻张力。如长期屈曲，将发生关节屈曲挛缩，关节稍动即有疼痛，有保护性肌肉痉挛。如早期进行适当的治疗，全身症状及局部症状逐渐消失，关节面若未被破坏，则可恢复关节全部或部分功能。

（四）诊断

主要根据病史、临床症状及体征进行诊断。对怀疑有血源性化脓性关节炎的患者，应做血液及关节液细菌培养及药物敏感试验，X 线检查。

1. 询问身体有无感染灶及外伤史。

2. 全身表现包括起病急、食欲差、全身不适、畏寒及高热等。

3. 局部表现包括关节疼痛、肿胀、积液、皮肤温度增高、关节拒动及呈半屈曲位。可发生病理性脱位。

4. 关节穿刺液呈浑浊样或脓性。应送常规检查，革兰染色查细菌、细菌培养及药物

敏感检验。

5. 白细胞总数及中性粒细胞数明显增加、血沉增快，血培养可为阳性。

6. X线片显示早期关节间隙变宽，后期间隙变窄，晚期关节破坏，关节间隙消失等，早期应与对侧关节对比。

7. 有条件者，早期可行 ECT 检查。

（五）鉴别诊断

急性化脓性关节炎应与风湿性关节炎、结核性关节炎以及类风湿关节炎相鉴别。①类风湿关节炎多侵犯四肢小关节，为对称性多发性关节炎，类风湿因子为阳性。②风湿性关节炎为游走性大关节炎，伴有风湿热的其他表现，如心肌炎、皮下结节、环形红斑等，抗链球菌溶血素"O"增高，水杨酸制剂疗效好，炎症消退后关节不留畸形。③结核性关节炎病程长，反复发作，滑液呈渗出性为淡黄色，结核菌素化验呈强阳性，抗结核治疗有效。

（六）辅助检查

1. 实验室检查

(1) 血常规：白细胞总数升高，中性粒细胞增多。

(2) 红细胞沉降率增快。

(3) 血培养可阳性。

(4) 关节滑液检查：是诊断的关键，宜尽早进行。①滑液为浆液性或脓性，白细胞总数常 $>50 \times 10^9/L$，甚至高达（$100\sim200$）$\times 10^9/L$，中性粒细胞 $>80\%$。②革兰染色可找到细菌。细菌培养阳性，如为阴性，应重做并行厌氧菌培养，同时做药敏试验。

(5) 关节镜检查：可直接观察关节腔结构，采取关节滑液或组织检查。

2. X 线检查 可见关节周围软组织肿胀

影，骨质疏松，以后关节间隙变窄，骨质破坏，早期可有骨质增生表现。晚期关节呈纤维性或骨性融合，死骨形成，关节脱位或半脱位。X 线检查时，在早期由于关节液增加，关节囊肿胀，间隙增宽，骨端逐渐有脱钙现象。如关节面软骨有破坏，则关节间隙变窄。有时可引发骨骺滑脱或病理性脱位。较晚期，关节面下骨质呈反应性增生，骨质硬化，密度增加。最后关节软骨完全溶解，关节间隙消失，呈骨性或纤维性强直，或并发病理性脱位。其 X 线表现如下。

(1) 早期关节内有化脓性炎症时，关节周围软组织常有充血及水肿，表现为软组织厚于健侧，层次不清。关节囊因关节内积液而膨胀，脂肪层被推移呈弧形。偶尔可见关节间隙轻微增宽，应与健侧对照，才不会漏诊。

(2) 关节间隙狭窄。化脓性细菌进入关节后，首先引起滑膜炎。渗出液内含有大量白细胞。白细胞死亡后释放出大量溶蛋白酶、很快将关节软骨溶解。根据关节软骨被破坏的程度，常于发病后短期内出现关节间隙狭窄，甚至完全消失。

(3) 关节面改变。关节软骨被破坏后，即可进一步破坏软骨下骨质。最早出现在关节面的相互接触部分，即负重部分，表现为关节面模糊和不规则，继而形成较大的破坏区，形成死骨。由于机体的修复作用，破坏区周围因骨质增生而密度增大，关节边缘有唇样骨质增生。当骨小梁贯穿关节间隙以连接两侧骨关节面时，称之为骨性强直。

(4) 关节软骨及骨质破坏严重时，可引起脱位或半脱位。一般青少年和成人，常因关节软骨破坏形成骨性强直，而儿童多发生骨端的破坏、吸收，引起病理性脱位。

（七）治疗

1. 一般治疗

(1) 补液，纠正水、电解质紊乱，必要时少量多次输新鲜血液。增加高蛋白质、高维生素饮食。高热时行物理降温。

(2) 抬高患肢与制动，以减小关节面压力，解除肌肉痉挛，减轻疼痛。常采用皮肤牵引或石膏托板将患肢固定于功能位。

(3) 急性炎症消退后 2～3 周，应鼓励患者加强功能锻炼。可配合理疗。

(4) 关节引流：可减少关节腔的压力和破坏，减轻毒血症反应。①关节穿刺引流，用生理盐水冲洗，每天 1 次。②关节切开引流术：若关节穿刺不能控制症状，或关节位置难做穿刺术，应及时手术切开引流。③关节镜灌洗术：创伤较手术切开引流小，可最大限度反复灌洗关节腔。

2. 药物治疗

(1) 使用有效抗生素，根据治疗效果及细菌培养和药物敏感试验结果调整抗生素。应尽早足量、长期应用对致病菌敏感的抗生素。急性期需静脉给药，感染控制后改为口服，至少用至体温下降、症状消失后 2 周。

(2) 关节穿刺抽液、冲洗、注入有效抗生素，一般 1～2 天穿刺 1 次，至关节无渗液为止。

3. 手术治疗　全身治疗与急性化脓性骨髓炎相同，如为火器伤，应做好初期外科处理，预防关节感染。

局部治疗包括关节穿刺、患肢固定及手术切开引流等。如为闭合性者，应尽量抽出关节液，如为渗出液或浑浊液，即用温热盐水冲洗清亮后，再注入抗生素，每日进行 1 次。如为脓汁或伤后感染，应及早切开引流，将滑膜缝于皮肤边缘，关节腔内不放引流物，伤口亦可用抗菌药物滴注引流法处理，或局部湿敷，尽快控制感染。患肢应予适当固定或牵引，以减轻疼痛，避免感染扩散，并保持功能位置。防止挛缩畸形，或纠正已有的畸形，一旦急性炎症消退或伤口愈合，即开始关节的自动及轻度的被动活动，以恢复关节的活动度。但亦不可活动过早或过多，以免症状复发。

(1) 经全身及关节穿刺冲洗治疗效果不好，或髋关节化脓性炎症一旦确诊，应立即切开引流、冲洗，以免关节破坏，或向周围扩散造成骨髓炎。

(2) 当关节强直于非功能位或有陈旧性病理性脱位影响功能时，应行矫形术。如截骨、关节融合及关节成形术等。患者恢复期应该注意的是：①注意休息，适量劳动，劳逸结合。②保持皮肤清洁卫生，防止感染。③遵照医嘱，按时服药。④定期门诊随访。

(3) 如有红肿等感染现象应立即就诊。

（王达利　金文虎）

参考文献

[1] 赵定麟. 临床骨科学. 北京：人民军医出版社，2003：9.

[2] 韦以宗. 现代中医骨科学. 北京：中国中医药出版社，2003：12.

[3] 吴在德，吴肇汉，郑树，等. 外科学. 北京：人民卫生出版社，2004：2.

[4] 田伟. 骨科学. 北京：人民卫生出版社，2009：6.

第二节　骨与关节结核

一、概述

（一）病因

骨与关节结核是一种常见的慢性感染性疾病，为结核分枝杆菌所致。结核分枝杆菌复合群（mycobacterium tuberculosis complex）包括结核分枝杆菌、牛分枝杆菌、非洲分枝杆菌和田鼠分枝杆菌。结核分枝杆菌（mycobacterium tuberculosis）是导致人类结核病（tuberculosis，TB）最重要和最常见的病原体，可侵犯全身各器官系统，以肺部感染最多见。牛分枝杆菌的形态、染色、菌体结构及毒力等与结核分枝杆菌相似，可引起牛、人及其他动物的结核病，其所致人类结核病占总病例数的 6%～11%。非洲分枝杆菌是一种在非洲热带国家引起人类结核病的病原。田鼠分枝杆菌可引起野鼠的全身性结核以及豚鼠、兔子和牛的局部病变。

结核病是目前全球尤其是发展中国家危害最为严重的慢性传染病之一。据 WHO 报道，2016 年全球约有 1040 万新发病例，病死人数约 167 万；是全球前 10 位致死病因之一，也是细菌性疾病致死的首位原因。中国是全球 30 个结核病高负担国家之一。

结核分枝杆菌为专性需氧菌，营养要求高。在含有蛋黄马铃薯甘油、无机盐、孔雀绿和天门冬酰胺等改良罗氏培养基上生长良好。最适 pH 为 6.5～6.8，最适温度为 37℃，低于 30℃ 或高于 42℃ 不生长。该菌生长缓慢，12～24h 繁殖一代，接种后培养 3～4 周才出现肉眼可见的菌落，菌落干燥坚硬，表面呈颗粒状乳酪色或黄色形似菜花样。在液体培养基中呈菌膜束状或团块状生长，若在液体培养基内加入水溶性脂肪酸，可降低结核分枝杆菌表面的疏水性，细菌呈均匀分散生长，有利于进行药物敏感试验等。

结核分枝杆菌的脂类含量高，对某些理化因素的抵抗力较强。在干痰中可存活 6～8 个月。若黏附于尘埃上，可保持传染性 8～10 天。在 3%HCl、6%H_2SO_4 或 4%NaOH 溶液中能耐受 30min，因而临床上常以酸碱处理严重污染的样本，杀死杂菌和消化黏稠物质，以提高检出率。但是其对湿热、紫外线、乙醇的抵抗力弱。在液体中加热 62～63℃ 15min 或煮沸，日光下直射 2～3h、75% 乙醇内数分钟即死亡。

结核杆菌一般不能直接侵犯骨与关节，因此骨关节结核几乎都是继发的，主要继发于肺结核，虽然各种年龄均可发病，但好发于儿童与青少年，尤以 10 岁以下儿童最多。脊柱是其好发部位，约占 50%，其中腰椎比胸椎多，其次是膝关节、髋关节和肘关节。好发部位都是一些负重大、活动多、肌肉附着少、易于发生慢性劳损的部位。

（二）发病机制

骨与关节结核是由结核分枝杆菌侵入骨或关节而引起的一种继发性感染性疾病。中医称"骨痨"。骨与关节结核在生活贫困时期比较常见，随着生活水平的提高，抗结核药物的出现以及科学技术的进步，骨与关节结核的发病率明显下降。但是近年来，由于人口数量的快速增长，流动人口的大量增加以及耐药菌的出现，骨与关节结核的发病率有回升的趋势。结核病是世界范围内成人因传染病而死亡的主要疾病之一。我国是全球结核病高发国家之一。

骨与关节结核是最常见的肺外继发性结核，其原发灶绝大多数源于肺结核，占结核患者总数的 5%～10%。其中脊柱结核最多见，约占 50%，膝关节结核和髋关节结核各占约 15%。发病的高危人群包括：既往感染过结核者、高发区移民、糖尿病或慢性肾功不全者、营养不良者、长期使用免疫抑制药者。艾滋病（AIDS）患者也易感染骨及关节结核。80% 以上的原发病灶在肺和胸膜，其余在消化道和淋巴结。原发病灶中的结核杆菌一般是通过血流到达骨和关节，少数是由邻近病灶蔓延而至。

（三）病理

病原菌主要是人型分枝杆菌。结核杆菌一般不能直接侵入骨或关节的滑膜引起骨关节结核，主要是继发于原发肺结核或胃肠道结核，通过血液传播引起。骨与关节结核的最初病理变化是单纯性滑膜结核或单纯性骨结核，以后者多见。在发病初期，病灶局限于长骨干骺端，关节软骨面完好，如果在此阶段结核便被很好地控制，则关节功能不受影响。如果病变进一步发展，结核病灶侵及关节腔，破坏关节软骨面，称为全关节结核。全关节结核若不能控制便会出现破溃，产生瘘管或窦道（sinustract）并引起继发感染，此时关节已完全毁损，必定会遗留各种关节功能障碍。

1. 组织病理分期 骨关节结核的组织病理分期可分为三期：渗出期、增殖期和干酪样变性期。

（1）渗出期有三种不同的组织反应：①巨噬细胞炎性反应，可见病变区内有大量巨噬细胞浸润，细胞间有少量纤维蛋白凝集，巨噬细胞吞噬结核杆菌。②纤维蛋白渗出炎性反应，可见组织间隙扩大，为纤维蛋白所占据，可以看到完整的胶原纤维结构，只有极少数单核细胞浸润，不易找到结核杆菌。③多核细胞炎性反应，可见大量的多核细胞聚集，纤维蛋白渗出不显著，巨噬细胞也很少，在多核细胞内外可找到大量的结核杆菌。

（2）增殖期阶段：吞噬结核杆菌的巨噬细胞变为上皮样细胞，再经过分裂或融合变为朗格汉斯细胞，大小不一，呈环状或马蹄铁样排列，位于巨噬细胞的边缘。此外，还可看到细胞核排列零乱的异物巨细胞和淋巴球，周围有成纤维细胞包围。

（3）干酪样变性期：成片的组织（包括骨组织）失去原有的细胞结构，胶原纤维模糊消失，受累区是一致性无结构的坏死。坏死周围不发生组织反应，也无浸润细胞进入坏死区。

以后的病理变化可向三个方向发展：①局部纤维组织增生，侵入干酪样物质中，最后干酪样物质完全为纤维组织所代替，巨细胞消失，病灶呈纤维化、钙化或骨化而治愈。②有的干酪样物质和多核巨细胞仍部分存在，但被纤维组织紧密包围，病灶呈静止状态。③干酪样物质液化，大量多核粒细胞浸润，形成脓肿，结核杆菌在脓液中迅速繁殖增多，使脓液的感染性增强，与脓肿接触的骨关节或其他脏器都可能受其感染或腐蚀。

2. 病变发展分期 关节主要由骨端骨松质、关节软骨面和滑膜组成。结核杆菌多首先侵犯关节内滑膜或骨端骨松质，软骨本身几乎无血供，故血源性软骨结核极为罕见。骨与滑膜同时发生结核病变的也少见。根据病变的演变过程可分为以下不同阶段。

(1) 单纯结核期：结核病变开始发生在骨组织或滑膜组织，多为单纯骨结核或单纯滑膜结核，以前者多见。

① 单纯骨结核：一般发生于长骨的关节端、干骺端和椎体部位，多为骨松质结核，分为中心型和边缘型两种。因为该处多系终末小血管，结核菌栓子容易停留发病，形成病灶。其病理变化为炎性浸润、干酪样坏死及死骨形成，死骨吸收或流出后便成为空洞。病灶内坏死组织和干酪样坏死物质液化变成脓液，当病变进展加重，脓液增多，压力增大，穿破关节软骨，进入关节腔或椎间隙，发展成全关节结核。或向侧方发展，穿破骨膜而在软组织中形成脓肿，最后可向体外或空腔脏器内穿破，形成窦道或内瘘。如病灶向骨髓腔发展，便成为骨干结核，为骨皮质结核，以炎性浸润与大量脓液形成为特征，一般很少形成死骨。

儿童的骨膜受到刺激会有反应性新骨生成，在成人这种现象少见。如病灶位于干骺端，则结核病变具有骨松质结核和骨皮质结核的特点，局部既可能有死骨形成又有骨膜新骨增生。

② 单纯滑膜结核：关节囊、滑膜和腱鞘的内层为滑膜组织。结核杆菌首先侵犯滑膜，滑膜出现炎症反应，充血水肿，由红色变成暗红色，表面粗糙，绒毛增生。关节腔内有大量渗出性液体，早期渗液清亮，随着纤维蛋白的增多而逐渐变浑浊。病变继续发展，关节液脓性变，肉芽组织从滑膜附着的关节软骨边缘开始向软骨下方扩展，使软骨逐渐坏死和脱落，关节间隙变窄模糊，发展成为全关节结核。

(2) 全关节结核期：全关节结核是由单纯骨结核或单纯滑膜结核发展而来。这种演变过程短则数月，长则数年或十几年。根据关节软骨面破坏的程度、范围及病程长短，又可分为早期和晚期全关节结核，可用以指导临床治疗。

① 早期全关节结核：软骨面的破坏范围在 1/3 以下，而病变不再继续发展，关节软骨的破坏区为纤维蛋白组织所修复，经过积极的功能锻炼、关节活动的塑形作用而变为纤维软骨，一般关节功能可以恢复到正常的 2/3。患者的年龄越小，软骨修复和塑型的能力也越强。这种小部分软骨面破坏阶段称为早期全关节结核，可采取保留关节功能的各种治疗措施，如单纯病灶清除术、滑膜切除术等。

② 晚期全关节结核：如病变继续发展，大部分关节软骨破坏，即使病变已停止，关节功能将大部分丧失，甚至发生纤维性强直或骨性强直。此时已发展成为晚期全关节结核，其治疗措施包括关节融合术或关节成形术。对于儿童，因骨骺尚未闭合，上述手术有可能伤及骨骺而影响肢体发育，可暂不做此类手术，而行病灶清除后将患肢用支架保护，防止畸形发生，待成年后再做进一步处理。

（四）临床表现

1. 全身症状　本病起病缓慢，患者有低热、盗汗、周身不适、倦怠无力、食欲缺乏、消瘦、贫血、失眠及月经失调等症状。也可起病急骤，有高热及毒血症状，一般多见于儿童患者。

2. 局部症状

(1) 一般特点：病变部分大多为单发性，少数为多发性，但对称性十分罕见。青少年患者起病前往往有关节外伤史。

(2) 疼痛：初期疼痛不明显，待病变发展到全关节结核时期疼痛较重，活动时加剧，不敢负重。患部周围肌肉常处于保护性痉挛紧张状态，夜间熟睡以后，肌肉放松，关节的不自主运动会引起突然剧痛而痛醒，因此患儿常有夜间啼哭现象。部分患者因病灶内脓液突然向关节腔破溃而产生急性症状，此时疼痛剧烈。髋关节与膝关节的关节神经支配有重叠现象，髋关节结核患儿可以指认膝关节部位疼痛。

(3) 压痛：骨关节结核的局部压痛和叩击痛比急性化脓性炎症轻微得多，压痛点及疼痛程度因病变部位不同，骨关节破坏程度不同而各不相同，位置表浅者则压痛明显。

(4) 肿胀：四肢关节结核均有局部肿胀及积液，但皮肤颜色正常，无热感。肿胀常见于关节周围，而不局限于一侧，这是鉴别关节内病变和关节外病变的重要根据之一。肿胀逐渐增大，肌肉逐渐萎缩致肢体变细，肿胀常呈纺锤状。

(5) 脓肿形成：全关节结核发展的结果是病灶部位积聚了大量脓液、结核性肉芽组织、死骨和干酪样坏死物质。局部皮肤和软组织一般没有红、热等急性炎性反应，因而称之为冷脓肿或寒性脓肿。当脓肿向表层发展，进而侵犯局部皮肤时，局部皮肤也可发红，合并其他化脓性细菌感染时也可发热，这是脓肿即将破溃的先兆。脓肿可经过组织间隙流动，也可向体表破溃形成窦道，还可与空腔内脏器官沟通成为内瘘。

(6) 窦道：窦道往往是寒性脓肿自行破溃或因切开引流而形成，其管道曲折迂回，病变活跃时，窦道内分泌物较多，窦道内肉芽水肿，脓液稀薄，可有干酪样碎块或死骨碎

片流出。当病变趋于静止治愈时，窦道分泌物减少，窦道口肉芽比较健康，表明窦道可能愈合。如病灶中仍有死骨存在，窦道仍可复发，患者的体温将升高，全身不适，然后原窦道及其附近的皮肤红肿，窦道瘢痕起水疱，表明窦道即将破口。对病灶位置很深，死骨不明显，窦道又长期不愈者，应做窦道造影，明确窦道的通路及源头，以供手术参考。

(7) 混合感染：冷脓肿溃破后必然会有混合性感染，引流不畅时会有高热，局部急性炎性反应也会加重。

(8) 关节功能：关节活动的受限程度与病变阶段有关。早期主要是由骨质破坏和疼痛引起，如为关节内病变，各方向的活动都有不同程度的受限，而关节旁的病变只能使关节某一方向的运动受限较多，而其他方向的活动受限则较轻微。晚期主要因关节腔纤维性强直或骨性强直而产生严重的关节功能障碍。

(9) 畸形：晚期由于骨与关节的正常结构破坏，关节挛缩于非功能位而往往出现畸形。最常见的畸形为四肢关节屈曲挛缩与脊柱后凸畸形。儿童会由于骨骼破坏而产生肢体长度不等。

(10) 其他：常见病理性骨折与病理性脱位。脊柱结核的冷脓肿会压迫脊髓而产生肢体瘫痪。

（五）影像学检查

1. X 线检查 X 线检查对诊断骨与关节结核十分重要，但不能做出早期诊断，一般在起病 2~3 个月后才有 X 线改变。如病变位于骨松质，其 X 线表现为坏死型和溶骨型两种。坏死型多发生在骨松质的中心，受累的

骨小梁模糊，密度增加，呈磨砂玻璃样改变，随后可出现死骨，死骨吸收后形成骨空洞，空洞边缘致密增厚。当病变发生在骨松质边缘时，主要表现为溶骨性改变，死骨形成较少。当病变侵犯骨干时，如患者比较年轻，则骨干周围有广泛新骨增生，有的呈洋葱皮样，骨干中有大小不一的破坏性空洞，死骨很少见。干骺部结核则兼有骨松质与骨干结核的特点。脊柱结核除椎体和椎间隙改变外，还可以看到脓肿阴影。

单纯滑膜结核的早期 X 线表现无特征性，仅能显示关节腔积液，软组织肿胀，关节间隙增宽及邻近骨质疏松。

2. CT 检查　CT 检查可以发现普通 X 线片不能发现的问题，特别是在显示病灶周围的冷脓肿方面有独特的优势，死骨与病骨都可以清晰地显露出来。

3. MRI 检查　MRI 以其良好的软组织分辨率和对骨与软组织感染的高度敏感性，可早期发现病变，准确判断病变的位置和范围，准确显示病灶周围骨髓水肿、骨膜反应和软组织肿胀，并可清晰地显示滑膜增厚的范围、形态，判断滑膜积液的部位、程度，且可根据其信号特点发现其间散布的干酪样坏死区，以及结核病变穿破关节囊后在周围组织间隙内形成的寒性脓肿。MRI 的多方位扫描，可清晰显示关节区除钙化、死骨以外的所有结构，对于显示关节周围软组织、滑膜、软骨病变的范围、程度及细节较 CT 更为敏感清晰，对骨髓信号改变的敏感性也高于 CT，早期即发现骨的炎性反应或骨髓水肿，在滑膜结核的诊断方面意义重大，具有早期诊断的价值。脊柱结核的 MRI 还可以观察脊髓有无受压与变性。

4. B 超检查　B 超声像图能确定脓肿的有无、大小、位置、数目和脓液的性质，它能弥补 X 线诊断的不足，并对确定手术指征、切口和方式有参考价值。

（六）实验室检查

1. 红细胞沉降率（血沉）　骨与关节结核活动期，红细胞沉降率一般都增快，因此定期检查，可随时判断病变的活动程度。但红细胞沉降率不是结核病所特有的，其他炎症或恶性肿瘤红细胞沉降率也可加快。

2. 结核菌素试验　对于 5 岁以下尚未接种过卡介苗的患者可以试用，如由阴性转为阳性，表明刚感染结核菌不久。

3. 聚合酶链反应（PCR）　PCR 技术是根据 DNA 的复制原理而设计的 DNA 体外扩增技术，可使很微量的靶 DNA 在短时间内扩增至 10^6 倍以上，具有高度的敏感性及特异性。PCR 技术检测关节结核具有快速、简便、特异、敏感等优点，对关节结核的早期快速诊断与鉴别诊断具有重要价值。

4. 病理检查　对于早期和不易诊断的滑膜结核和骨结核可以取活体组织做病理检查，阳性率一般为 70%～80%，若同时做抗酸染色，其特异性则会更高。

（七）鉴别诊断

1. 急性化脓性关节炎　急性化脓性关节炎与关节结核一般不易混淆，但当结核呈急性发作，或化脓性关节炎表现为亚急性或慢性病变时，两者常不易区别，病史及关节腔穿刺液的细菌学检查将有助于鉴别。

2. 化脓性骨髓炎　急性化脓性骨髓炎发病急剧，全身和局部症状明显，可在 X 线片上见到骨质广泛破坏、大块死骨及大量骨膜新骨形成，所以与骨结核相鉴别比较容易。骨结核与慢性化脓性骨髓炎相鉴别，多数病例从 X 线片检查即可确诊。骨结核以破坏为主，很少发生骨质硬化现象。而慢性化脓性骨髓炎则破坏与增生同时进行，或某些类型以增生为主。骨结核很少形成较大的骨膜下脓肿，因而也就不会将骨膜大范围推开，破坏骨质血供，所以很少有像慢性化脓性骨髓炎那样的大块死骨形成及骨包壳发生。骨结核即使有死骨形成也多数为小块，如砂粒状。此外，从病史、脓液性质、细菌培养及病理学检查不难做出鉴别。

3. 色素绒毛结节性滑膜炎 色素绒毛结节性滑膜炎多见于膝、踝等关节。主要症状为关节肿胀、疼痛和积液，无全身反应。病程长，但从不破溃，关节功能受限较少。早期 X 线片仅见软组织肿胀，晚期可见关节附近边缘性骨质破坏。血沉不快，关节穿刺液多为咖啡色，病理检查可以确诊。

4. 类风湿关节炎 类风湿关节炎多为关节对称性发病，以腕、手足小关节和膝关节常见。受累关节肿胀积液，但不发生浑浊和脓性变，而且从不破溃。X 线片见骨质疏松，关节间隙狭窄乃至消失，但关节面不出现较深的骨质破坏。类风湿因子在 70% 左右的病例中为阳性。与初期单关节的类风湿关节炎鉴别困难时可做病理学检查。

5. 骨肿瘤 尤文瘤须与骨干结核相鉴别。网织细胞瘤须与盆骨或椎体结核相鉴别。椎体转移瘤须与椎体中心型结核相鉴别，掌指骨内生软骨瘤须与掌指骨干结核相鉴别。寒性脓肿有的也会被误认为肿瘤，前者有波动感，穿刺为脓液；后者一般质地坚韧，呈实体感，穿刺为肿瘤组织或血液。除根据患者年龄、病史、临床特点、X 线片和实验室检查外，最后确诊仍依靠病理学检查。

（八）治疗

骨与关节结核是结核杆菌全身感染的局部表现，整体与局部互为因果，所以在治疗时应贯彻整体与局部相结合的原则，发挥综合治疗的作用。

1. 全身治疗

(1) 支持治疗。注意休息、营养，每日应摄入足够的蛋白质和维生素。平时多卧床休息，必要时严格卧床休息。

(2) 抗结核药物治疗。

① 治疗原则：包括早期、规律、全程、适量、联用、顿服。早期即早期发现，早期治疗。规律即坚持规律用药是化疗成功的关键。全程即完成方案规定的疗程是确保疗效的前提。适量即指每种抗结核药物发挥最佳效果，又不发生或少发生不良反应的剂量。联用即采用 2 种或 2 种以上药物同时应用，可增加药物的协同作用，以增强疗效，并可减少继发性耐药菌的发生。顿服即一次服用抗结核药物可以提高血液中的高峰药物浓度，疗效优于分服法，不良反应并不多于分服法。

② 抗结核药物：目前以异烟肼、利福平、乙胺丁醇和链霉素为一线药物，尤以异烟肼与利福平为首选药物。一般主张异烟肼＋利福平，或异烟肼＋乙胺丁醇。严重者可以三种药物同时应用，也可换用链霉素。长期使用时需注意药物反应和毒性作用。

③ 停药标准：膝、肘、腕、踝、手、足等中小关节结核可用药 1 年左右，而髋、骶髂、脊柱等大关节结核则需用药 2 年左右。依据以下标准决定是否停药。

全身状态：全身情况良好，体温正常，食欲良好。局部状态：症状消失，无疼痛，窦道闭合。X线平片所见：脓肿缩小至消失，或已经钙化，无死骨，病灶边缘轮廓清晰。血沉：3次检测都正常。随访观察：起床活动1年仍能保持上述4项指标。

符合上述标准的患者可以停止抗结核药物治疗，但仍需定期复查。

2. 局部治疗

(1) 局部制动可保证病变部位的休息，减轻疼痛，利于组织修复，有石膏固定和牵引等方法。一般小关节结核的固定期为1个月，大关节结核的固定期为3个月。

(2) 脓肿穿刺不仅是一种重要的诊断手段，也是治疗措施之一。大的脓肿并有压迫症状而又不宜立即进行病灶清除术者，可先行穿刺吸脓减压，并做细菌学检查，但应注意避免反复穿刺形成窦道和混合感染。

(3) 局部注射药物。注射抗结核药物具有药物浓度高和全身反应少等优点，常用于单纯滑膜结核早期和手足短骨结核。常用药物为异烟肼，有时与链霉素合用。每次穿刺时如发现积液逐渐减少，液体转清，说明有效果，可以继续实施，如果未见好转，应及时更换治疗方法。

(4) 病灶清除术。采用合适的手术切口途径，直接进入骨与关节结核病灶部位，将脓液、死骨、结核性肉芽组织与干酪样坏死物质清除，并放入抗结核药物。可以缩短疗程，提高治愈率。一般术前要应用抗结核药物2~4周。①适应证。包括：骨与关节结核有明显的死骨或较大脓肿不易自行吸收；窦道经久不愈；单纯滑膜结核或单纯骨结核经非手术治疗无效，有破入关节的可能；早期全关节结核；脊柱结核有脊髓受压表现。②禁忌证。包括：患者有其他脏器结核性病变，尚处于活动期；有混合性感染，体温高，

中毒症状明显者；患者合并有其他重要疾病难以耐受手术者。③注意事项。麻醉必须充分有效，否则既影响病灶的显露，又妨碍病灶的清除；切口要选择准确，在关节病灶清除术时，应选择易于进入关节和软组织剥离较少的手术入路；病灶定位必须准确，定位错误往往导致手术失败，影响手术效果；防止大血管、重要脏器及主要神经的损伤；手术时一定要耐心、细致，除X线片所显示的死骨外，对一些未能显示的继发性小的腐蚀病灶及位于较隐蔽处的小脓肿或多房性脓肿，都应耐心查找，进行清除，以免遗漏；潜在病灶的一般局部表现：所在处的关节软骨面光泽消失，软骨变薄、变软、囊样和可被压缩，其下面可能为潜在病灶，应切开关节软骨，彻底清除其下面的病灶；应尽量切除窦道壁及其周围的瘢痕组织，直至达到正常健康组织，但对重要血管和神经周围的瘢痕组织可予以保留以免损伤，应尽量凿除硬化骨，残余骨空腔可用带蒂肌瓣填塞，消灭死腔；病灶清除完毕后，用生理盐水加压冲洗，以便将未能刮到的角落内的游离病变组织冲出；彻底止血，这对防止血肿、关节粘连和减少感染均有实际意义，对较大的脓肿，应先刮除脓肿壁内的结核性物质，然后立即用纱布压迫止血，再清除骨病灶，待病灶清除完毕，脓肿壁渗血也可停止，为了避免术后腔内积液，可缝合脓腔，使之闭合；病灶清除术后，将链霉素1g和异烟肼200mg放入伤口内，一般不做引流，死腔较大而不能闭合者，可用橡皮管引流或负压吸引，对混合感染严重的伤口，应引流或用药液持续灌洗，直至伤口愈合为止。

(5) 人工关节置换术。关节结核晚期常见关节软骨及骨的广泛破坏、关节变形、间隙

狭窄或强直，从而造成疼痛和关节功能障碍，临床上多采用关节融合术和关节成形术，前者虽能解决疼痛问题，但患者完全丧失关节的正常功能而造成病残；而后者不能较好地解决疼痛和跛行，均影响患者的日常生活及生活质量。

随着人工关节的发展和患者对生活质量要求的提高，国内外不少学者尝试对此类患者采用关节置换治疗，术后保存或恢复关节的大部分功能，临床上取得了较为满意的疗效。但关节置换术后的假体松动及感染处理非常困难，其中感染是灾难性的，诊断和治疗十分困难。

目前关节结核造成的关节功能障碍应严格掌握关节置换治疗的指征，预防术后并发症的发生。适应证的选择为结核病变静止 10 年以上，血沉正常，关节培养和核素扫描正常的患者可考虑人工关节置换。对于病程虽不很长，但经有效病灶清除及正规抗结核治疗后病情稳定，停药 1 年以上无复发，因继发骨关节炎、关节疼痛、僵直而严重影响生活质量者，可考虑行关节置换术。

(6) 窦道的治疗。骨与关节结核合并久治不愈的慢性窦道是目前骨科领域中的一大顽症，为至今没有解决的疑难杂症。合并窦道的常见原因大体可分为以下几种：首先是误诊误治，早期不能及时确诊，延误了治疗时间，以至于出现寒性脓肿，破溃后窦道形成；其次是病灶清除手术不彻底，造成手术后切口不愈合，形成窦道；最后是抗结核治疗不正规，患者不配合或抵抗力较差，导致窦道形成。

对骨与关节结核窦道的治疗，需要根据窦道造影并结合 X 线、CT、MRI 等检查情况而采取相应的治疗措施。对浅表性窦道，病灶面积较小者，可切除窦道内周围瘢痕组织，用刮匙将干酪样组织彻底刮除，直至露出新鲜肉芽组织后，缝合皮肤加压包扎。也可用祛腐生肌的中药换药治疗，具体方法是将中药粉剂均匀撒在油纱布上或特制的纸捻上，直接用于窦道，通过祛腐拔脓生肌作用，使窦道创面组织新鲜，刺激创面肉芽生长，逐步闭合窦道。对无脓肿、死骨的复杂性深部窦道可用"窦愈灵"中药制剂行灌注治疗。"窦愈灵"是以大蒜素、芝麻油为主要成分，大蒜素具有较强的杀菌抑菌作用，经特殊加工使"窦愈灵"制剂为油包水剂型，注射时压力大，可流注到窦道的各个部位，是治疗慢性结核性窦道的一个新途径。对发现有脓肿、死骨的复杂性深部窦道需行病灶清除手术，术前由窦道口加压注入亚甲蓝染色，在染色剂的引导下彻底清除窦道内的脓肿、干酪样组织、炎性肉芽及死骨，彻底切除窦道及周围瘢痕组织。在清除病灶时勿损伤深部血管、神经及器官，注意寻找潜在的及隐藏在深部组织的病灶。清除后须用 1‰ 苯扎溴铵或过氧化氢溶液冲洗，并放置链霉素。如周围皮肤软组织条件良好，可选择一期缝合，如有缺损，可用自体肌皮瓣进行充填缝合。如周围皮肤软组织条件差，不能一期缝合，可用凡士林纱条填塞继续换药治疗。

3. 耐药结核病的治疗　抗结核药物联合的不合理、不恰当，用药剂量不足，服药方法不当，疗程不足或间断用药，以及 HIV 感染及艾滋病的流行与传播均可导致耐药结核病的产生，是结核病化疗失败的主要原因。目前对该类患者的治疗包括：①首先制订合理的化疗方案，除应用常规化疗药物外，同时使用一些抗结核新药，如利福喷汀、左氧氟沙星、力克肺疾、卫非特、卫非宁等，并辅以中药治疗（骨痨片、骨痨汤）；②在联合抗结核治疗的基础上，尽快手术治疗，彻底清除病灶，是治疗耐药性骨、关节结核最有效的方法；③加强营养支持，辅以中药扶正治疗，努力提高机体免疫力。

（九）中医对骨与关节结核的认识

骨与关节结核，中医学称之为"骨痨""流痰"。所谓"骨痨"，是病发于骨，消耗气血津液，导致形体消瘦，缠绵难愈而得名。可在关节及其附近，或在邻近的筋肉间隙处形成脓肿，破溃后脓液稀薄如痰，流窜他处形成寒性脓肿，故又名"流痰"。

其病因病机不外乎四方面：一是寒邪客于经络之中，日久毒气内陷，附着于骨；二是七情郁结，内蕴脏腑，肾脏亏虚，骨骼柔嫩脆弱；三是负担重物，跌仆损伤，致使气血失和，再复感风寒痰浊凝聚，留于骨骼；四是饮食不节，气滞痰凝。总之，正气虚弱是本病发病的根本原因，外邪和损伤是常见诱因。先天不足、后天失调、肝肾亏虚是本病之本，风寒侵袭、气血不和、痰浊凝聚是本病之标。

随着现代医学引入我国，中医对骨与关节结核有了新的认识，认为骨关节结核的致病因素，由内因和外因两个方面组成：外因是痨虫（结核杆菌）传染，内因是正气虚弱。骨关节结核致病因素虽然主要在于痨虫传染，但是正气虚弱却是人体能否发病的关键，先天禀赋不足，肾气不充，骨骼柔嫩脆弱；后天失调，如酒色过度，忧思劳倦，或带下多产，以致肾亏髓空；饮食失调，脾失健运，痰浊凝聚，或大病久病之后失于调治，耗伤气血津液，所有这些致正气亏虚，抗病力弱，体虚不复，痨虫乘虚而入，循经入骨髓，气

血凝滞，而成本病。病久化热，肉腐成脓，腐蚀筋骨肌肉而成窦道。感染痨虫，既是耗伤人体气血筋骨的最直接原因，同时又决定发病后病变发展的规律。正气旺盛，虽然感染痨虫但也不一定发病，正气不强则感染后容易致病。正气虚弱虽然是发病的关键，但不是发病的根本原因，其根本原因是痨虫的传染。一个人，就算其正气衰弱，但如果没有感染痨虫，也是不会发病的。因此，痨虫传染和正气虚弱两种因素应该是辩证统一，同时具备才能致病。施治应以抗痨杀虫为主，补虚扶正为次，主次不能颠倒，如果两者颠倒，就会影响疗效，延误病情，甚至使病情恶化。

二、脊柱结核

脊柱结核发病率占骨与关节结核的首位，约占50%，绝大多数发生于椎体，附件结核仅有1%~2%。椎体以松质骨为主，它的滋养动脉为终末动脉，结核杆菌容易停留在椎体部位。腰椎结核发生率最高，其次是胸椎颈椎。儿童、成人均可发生。

（一）病理

椎体结核可分为两种：中心型和边缘型。

1. 中心型椎体结核 多见于10岁以下的儿童，好发于胸椎。病变进展快，整个椎体被压缩成楔形。一般只侵犯一个椎体，也可穿透椎间盘而累及邻近椎体。

2. 边缘型椎体结核 多见于成年人，腰椎为好发部位。病变局限于椎体的上下缘，很快侵犯至椎间盘及相邻的椎体。椎间盘破坏是本病的特征，导致椎间隙变窄。椎体破坏后形成的寒性脓肿可以有两种表现。

(1) 椎旁脓肿：脓液汇集在椎体旁，可在

前方、后方或两侧。以积聚在两侧和前方比较多见。脓液将骨膜掀起，还可以沿着韧带间隙向上下蔓延，使数个椎体的边缘都出现骨侵蚀。它还可以向后方进入椎管内压迫脊髓和神经根。

(2) 流注脓肿：椎旁脓肿积聚至一定数量后，压力增高会穿破骨膜，沿着肌肉筋膜间隙向下方流动，在远离病灶的部位出现脓肿。例如，下胸椎及腰椎的椎旁脓肿穿破骨膜后，积聚在腰大肌鞘内，形成腰大肌脓肿。浅层腰大肌脓肿位于腰大肌前方的筋膜下，它向下流动积聚在髂窝内，成为髂窝脓肿。深层的腰大肌脓肿可以穿越腰筋膜到腰三角成为腰三角脓肿。腰三角是一个潜在的间隙，它的边缘是髂嵴后缘、竖脊肌的外缘与腹内斜肌的后缘。腰大肌脓肿还可沿腰大肌流注至股骨小转子处。成为腹股沟处深部脓肿。它还能绕过股骨上端的后方，流注至大腿外侧，甚至沿阔筋膜向下流至膝上部位。

（二）临床表现

1. 全身症状　起病缓慢，有午后低热、疲倦、消瘦、盗汗、食欲缺乏与贫血等全身症状。儿童常有夜啼、呆滞或性情急躁等。

2. 局部表现　主要有疼痛、肌肉痉挛、脊柱或活动受限、神经功能障碍等。疼痛是最先出现的症状。初期疼痛多较轻，痛点也不局限。随病变进展，痛点多固定于脊柱病变平面的棘突或棘突旁。有时可伴有相应神经节段支配区的放射性疼痛。因疼痛和病变椎体的不稳定，造成肌肉痉挛，使脊柱处于某种固定的被动体位，活动明显受限。可伴有脊柱畸形和神经系统异常。有时以截瘫后凸畸形、窦道为主诉。

颈椎结核除有颈部疼痛外，还有上肢麻木等神经根受刺激的表现，咳嗽、喷嚏时会使疼痛与麻木加重。神经根受压时则疼痛剧烈。有咽后壁脓肿者影响呼吸与吞咽，睡眠时有鼾声。后期可在颈侧摸到冷脓肿所致的颈部肿块。

胸椎结核有背痛症状，必须注意，下胸椎病变的疼痛有时表现为腰骶部疼痛。脊柱后凸十分常见。

腰椎结核患者在站立与行走时，往往双手扶住腰部，头及躯干向后倾，使重心后移，尽量减轻体重对病变椎体的压力。后期患者有腰大肌脓肿形成，可在腰三角髂窝或腹股沟处看到或摸到脓肿（寒性脓肿），为少数患者就诊原因。腰椎结核患者脊柱后凸通常不严重，须仔细检查。

3. 拾物试验　患者从地上拾物时，不能弯腰，需挺腰屈膝屈髋下蹲才能取物，称拾物试验阳性。检查病儿的方法：病儿俯卧，检查者用双手提起病儿双足，将两下肢及骨盆轻轻上提，如有腰椎病变，由于肌痉挛，腰部保持僵直，生理前凸消失。

（三）影像学检查

X线片表现以骨质破坏和椎间隙狭窄为主。中心型结核的骨质破坏集中在椎体中央，侧位片比较清楚。很快出现椎体压缩成楔状，前窄后宽。边缘型结核的骨质破坏集中在椎体的上下缘，表现为进行性椎间隙狭窄并累及邻近两个椎体。可见脊柱侧弯或后凸畸形。椎旁软组织阴影（腰大肌）增宽。

CT检查可以清晰地显示病灶部位骨质破坏的程度，有无空洞和死骨形成。对腰大肌脓肿有独特的诊断价值。

MRI在结核炎性浸润阶段即可显示异常信号，能清楚显示脊柱结核椎体骨炎，椎间盘破坏，椎旁脓肿及脊髓神经有无受压和变性。对脊柱结核具有早期诊断价值，是脊柱结核必不可少的检查方法。

（四）诊断及鉴别诊断

根据病史、症状、体征、实验室与影像学检查，典型病例诊断不难，但必须与下列疾病作鉴别。

1. 强直性脊柱炎 强直性脊柱炎多数有骶髂关节炎症状，以后背疼痛为主。X线检查无骨质破坏与死骨，脊柱呈"竹节"样改变，胸椎受累后会出现胸廓扩张受限等临床表现。血清 HLA-B27 检查多为阳性

2. 化脓性脊柱炎 化脓性脊柱炎发病急，有高热及明显疼痛，进展很快，早期血培养可检出致病菌。X线表现进展快，其特征性X线表现可作鉴别。

3. 腰椎间盘突出症 腰椎间盘突出症无全身症状，有下肢神经根受压症状。X线片上无骨质破坏，CT、MRI 检查可发现突出的椎间盘压迫硬膜囊或神经根。

4. 脊柱肿瘤 脊柱肿瘤多见于老年人，疼痛逐日加重，X线片可见椎体骨质破坏，可累及椎弓根，椎间隙高度正常，一般无椎旁软组织块影。

5. 嗜酸性肉芽肿 嗜酸性肉芽肿多见于胸椎，12 岁以下儿童多见。整个椎体均匀性变扁，成线条状，上下椎间隙正常，无发热等全身症状。

6. 退行性脊柱骨关节病 退行性脊柱骨关节病为老年性疾病，椎间隙变窄，邻近的上下关节突增生，硬化，无骨质破坏与全身症状。

（五）治疗

脊柱结核治疗的目的是：彻底清除病灶、解除神经压迫、重建脊柱稳定性、矫正脊柱畸形。

1. 全身治疗

(1) 支持治疗：注意休息，避免劳累，合理加强营养。

(2) 抗结核药物治疗：有效的药物治疗是杀灭结核杆菌、治愈脊柱结核的根本措施。绝大多数脊柱结核采用全身营养支持和合理的抗结核药物治疗可治愈。具体药物的应用原则及方案见本章概述。

2. 局部治疗

(1) 矫形治疗：躯干支具、石膏背心、石膏床等，限制脊柱活动，减轻疼痛，预防矫正畸形以利病灶修复。

(2) 脓肿穿刺或引流：适用于脓肿较大者，可局部注入抗结核药物，加强局部治疗。

(3) 窦道换药。

(4) 手术治疗。手术适应证主要包括：①经保守治疗效果不佳，病变仍有进展；②病灶内有较大的死骨及寒性脓肿；③窦道经久不愈；④骨质破坏严重，脊柱不稳定；⑤出现脊髓和马尾神经受压迫症状或截瘫；⑥严重后凸畸形。手术治疗原则包括：①术前 4～6 周规范抗结核化疗，控制混合感染；②术中彻底清除病灶，解除神经及脊髓压迫，重建脊柱稳定性；③术后继续完成规范化疗全疗程。

目前脊柱结核的手术治疗主要由病灶清除和脊柱功能重建两部分组成。结核病灶的彻底清除是控制感染的关键。由于脊柱结核大多位于椎体及椎间隙，所以前路手术更容易彻底地清除病灶，脊柱附件结核则从后路更容易清除病灶。脊柱功能的重建是通过植骨或结合使用内固定实现。由于人体 80% 的重力负荷通过脊柱的前柱和中柱，所以前方

支撑植骨对矫正和预防后凸畸形的发生更可靠，并且植骨融合率高。脊柱结核的手术治疗应综合分析患者病变部位、病变程度、体质、年龄、经济能力等因素，根据个体化原则选择最佳手术方案。

（六）并发症

脊柱结核中，截瘫的发生率约在 10% 左右，以胸椎结核发生截瘫最多见，其次为颈椎颈胸段和胸腰段，腰椎最为少见。脊柱附件结核少见，因其三面环绕椎管，一旦发病，容易发生截瘫。可分为早期瘫痪和迟发性瘫痪两种。早期瘫痪是由于病灶处于活动期，随着脓液结核性肉芽组织、干酪样坏死物质和死骨进入椎管内直接压迫脊髓所致，也称为病变活动型截瘫。及时手术清除致压物减压效果良好。迟发性瘫痪发生于病变已静止的后期，甚至已愈合后多年。致瘫的原因主要是瘢痕组织形成对脊髓产生环形压迫，或由椎体破坏引起脊柱后凸畸形，以及椎体病理性脱位造成椎管前方骨嵴压迫脊髓导致截瘫，可称为骨病变静止型截瘫。迟发性瘫痪也可源于脊髓血管的栓塞，导致脊髓变性、软化，此时虽无外部压迫因素，也可发生截瘫。

（七）临床表现和诊断

除了有脊柱结核的全身症状和局部表现外，还有脊髓受压迫的临床表现。初始表现为背部疼痛和病变节段束带感，是神经根受刺激的结果，然后出现瘫痪。瘫痪最早出现运动障碍，接着出现感觉障碍，大小便功能障碍最迟出现。脊柱结核并发截瘫患者出现大小便功能障碍的早期表现为排尿困难，逐渐发展为完全尿闭。当膀胱的反射功能恢复后可出现小便失禁。大便功能障碍的最初表现为便秘和腹胀，也可出现失控现象。自主神经功能障碍则表现为截瘫平面以下的皮肤干燥无汗。

CT 和 MRI 检查可以显示病灶部位、破坏程度、脊髓受压情况，有助于诊断和预后判断。

（八）治疗

脊柱结核出现神经症状而影像学检查有脊髓受压者，且受压节段与临床症状、体征检查平面相一致时，原则上都应该手术治疗。部分不能耐受手术者可先进行非手术治疗，待情况好转时再争取手术。通常主张手术彻底清除病灶、减压、支撑植骨。在彻底清创和充分化疗的前提下，为维持脊柱的稳定性，也可以考虑一期行病灶清除、植骨融合内固定治疗。

一般不采用单纯椎板减压术，因其破坏了脊柱的稳定性，会加重脊柱后凸，使脊髓受压更明显。

三、髋关节结核

（一）病因及发病机制

髋关节结核较常见，好发于 10 岁以下的儿童，通常是继发于身体其他部位的结核病灶，大多数继发于肺结核。原发病灶的结核杆菌经血行播散至髋关节，可在股骨颈、股骨头、髋臼或髋关节滑膜组织形成新的结核病灶，初期一般为单纯滑膜结核或单纯骨结核，以单纯滑膜结核多见。如果没有及时治疗控制病情，则结核病灶进一步扩大侵入关节腔，破坏关节软骨，发展成为全髋关节结核，后期产生寒性脓肿及病理性脱位。儿童由于骺板受损，影响骨生长，则出现患肢畸形及短缩。

（二）临床表现

1. 一般特点 起病缓慢，多表现为低热、盗汗、食欲缺乏、乏力倦怠和消瘦等。患髋有疼痛，初期疼痛不剧烈，休息后缓解。患儿常有夜啼，常诉膝部疼痛。随着疼痛加剧，出现跛行及髋关节活动受限。后期可见患髋肿胀并有压痛及纵向叩痛，常在腹股沟内侧与臀部出现寒性脓肿，破溃后成为慢性窦道。化验检查一般有贫血、红细胞沉降率增快等。

2. 特殊检查

(1) 托马斯（Thomas）试验：又称髋关节屈曲挛缩试验。患者仰卧，尽量屈曲健侧髋膝关节，使大腿贴近腹壁，腰部紧贴于床面，克服腰椎前凸代偿作用。再让患者伸直患肢，如患肢不能伸直平放于床面，即为阳性。说明该髋关节有屈曲挛缩畸形，根据大腿与床面所形成的角度确定屈曲畸形为多少。髋关节结核患者此试验可为阳性。

(2) 髋关节过伸试验：又称腰大肌挛缩试验。患者俯卧位，患肢屈膝90°，检查者握住踝部将患肢提起，使髋关节过伸，若骨盆随之抬起为阳性，说明髋关节后伸活动受限。腰大肌脓肿及早期髋关节结核，此试验可为阳性。

(3) "4"字试验：又称髋外展外旋试验。患者仰卧，健肢伸直，患肢屈髋屈膝，把患肢外踝放于对侧膝上大腿前侧，检查者一手扶住对侧髂嵴，另一手下压其患侧膝部，若患髋出现疼痛而使膝部不能接触床面即为阳性。髋关节结核患者此试验可为阳性。

（三）影像学检查

1. X 线检查

(1) 应拍摄骨盆正位片以便对比两侧髋关节。

(2) 单纯滑膜结核的变化包括：①患侧髋臼与股骨头骨质疏松，骨小梁变细，骨皮质变薄；②由于骨盆前倾，患侧闭孔变小；③患侧的滑膜与关节囊肿胀；④患侧髋关节间隙稍宽或稍窄。

(3) 早期与晚期全关节结核的区别主要依据软骨面破坏的程度而定。可是软骨面不能直接显影，一般认为软骨面破坏的程度和软骨下骨板的破坏范围相一致。若股骨头无明显破坏，但软骨下骨板完全模糊，表示软骨面已游离，属于晚期全关节结核，否则为早期全关节结核。

2. CT 与 MRI 检查 可获得早期诊断。能清楚显示髋关节内积液多少，能揭示普通X线片不能显示的微小骨破坏病灶。MRI还能显示骨内的炎性浸润。

（四）鉴别诊断

1. 化脓性髋关节炎 化脓性髋关节炎一般为急性发病，患者有高热、寒战、白细胞增多。下肢呈外展外旋畸形。

2. 强直性脊柱炎 强直性脊柱炎好发于男性青壮年。常首先侵犯两侧骶髂关节和髋关节，往往自一侧髋关节或骶髂关节开始，以后病变发展侵犯脊椎。早期可有全身不适、乏力、消瘦、低热等症状。患病关节疼痛、僵硬，以晨起明显。早期关节活动明显受限，各方向运动均可引起疼痛，Thomas征阳性。白细胞计数正常或降低，红细胞沉降率加快，类风湿因子阳性，人类白细胞抗原B27（HLA-B27）阳性。X线表现，早期可见软组织阴影增宽，骨质疏松，正常骨小梁排列消失，以后关节软骨下囊样变，骨组织呈磨砂玻璃样改变。因关节软骨被破坏致使关节间隙狭窄。晚期，关节间隙逐渐消失，出现骨性强直。

3. 儿童股骨头无菌性坏死　儿童股骨头无菌性坏死多见于 3—5 岁儿童。患儿一般情况良好，无消瘦、盗汗及夜啼，体温不高，红细胞沉降率不快。Thomas 征阴性。X 线片可见股骨头骨骺密度不均、致密、变扁、关节间隙增宽，以后股骨头骨骺呈碎裂状，有时髋关节呈半脱位。

4. 成人股骨头无菌性坏死　成人股骨头无菌性坏死多见于外伤性髋关节脱位及股骨颈骨折之后，也见于因大量应用皮质激素而引起者。个别人可因过多接触放射线或酒精中毒而发病。X 线片可见股骨头上部致密、变扁以致碎裂。临床表现为患髋酸困、疼痛及跛行，一般无全身症状和体征。患者红细胞沉降率不快，亦无流注性脓肿和破坏现象，可与髋关节结核鉴别。

5. 暂时性滑膜炎　暂时性滑膜炎多见于 8 岁以下的儿童。诉髋部或膝关节疼痛，不敢走路，髋关节活动受限，髋前方稍饱满。很少有全身症状。

6. 髋部肿瘤　要注意发生于髋臼和股骨粗隆部的软骨肉瘤钙化影，应与寒性脓肿的钙化相区别。骨髓瘤、纤维肉瘤、巨细胞瘤、转移癌及股骨颈骨囊肿等均应与没有死骨形成的中心型骨结核或囊肿型骨结核相鉴别。生长在髋关节后侧的神经纤维瘤，可致髋关节屈曲、内旋受限及髋后侧饱满，X 线片阴性而又无全身性症状，亦不同于髋关节结核。

（五）治疗

1. 治疗原则

(1) 早期治疗：最大限度保持骨关节功能，预防畸形，减少残疾。

(2) 全身治疗和局部治疗相结合。

(3) 酌情采用手术疗法。

2. 治疗措施　全身治疗，必须重视休息、营养和抗结核药物治疗。局部治疗应注意以下方面。

(1) 固定：①患肢皮肤牵引或胫骨结节牵引可解除肌肉痉挛和疼痛，也可以纠正某些畸形。既可用于非手术治疗时制动，也可用来进行术前准备。②髋"人"字形石膏可根据需要选择使用，并决定时间长短。

(2) 局部病灶的处理应根据情况而定：①单纯骨结核如有破溃进入关节可能或有较明显死骨者，应早期施行病灶清除术。由于病变未侵入关节内，故手术时不可将关节囊切开，若误切，应立即缝合。手术清除脓肿和骨病灶后，如骨病灶范围小，可不必植骨；若范围较大，无混合感染者，可自同侧髂骨取骨松质进行植骨。术后卧床 3～4 周开始下地活动。对植骨者，术后卧床时间延长至 2～3 个月，待植骨愈合后才能下地活动。继续抗结核药物治疗。②单纯滑膜结核原则上应非手术治疗，无效者可行滑膜切除术。手术取前方径路，术中脱出股骨头，以便尽可能彻底地切除滑膜组织，同时注意保护股骨头的血供。术后固定 3～4 周，早期活动关节，并继续抗结核药物治疗。③早期全关节结核应及早行病灶清除术，以挽救关节功能。病灶清除范围包括清除寒性脓肿、切除全部肥厚水肿的滑膜组织、切除残留的圆韧带、刮除一切骨病灶、切除游离坏死的软骨面，直至正常的骨质。术后固定 4～6 周后活动关节，并继续抗结核药物治疗。④晚期全关节结核活动期可试行非手术治疗，但仍以病灶清除及关节融合术治疗为好。术后外固定 3～6 个月，待骨性融合后去除外固定下床活动。对 15 岁以下儿童不宜做关节融合术，可于病灶清除术后固定 2～3 个月开始活动关节。由于髋关节融合后给生活及工作带来不便，因此在病灶彻底清除后，在抗结核药物充分应用及全身支持疗法下也可行全髋关节置换术。对髋关节有明显屈曲、内收或外展畸形者，可做转子下矫形截骨术。

四、膝关节结核

（一）病因及发病机制

膝关节结核多见于儿童，为继发病变。原发病灶中的结核杆菌一般是经过血行播散至膝关节滑膜组织或股骨下端、胫骨上端，继而在膝关节发生单纯滑膜结核或单纯骨结核。因膝关节滑膜丰富，结核菌栓经血流到达膝关节后，在滑膜组织停留机会最多，故膝关节单纯滑膜结核的发病率较高，占膝关节结核 80% 左右。如未得到及时正确的治疗，病变继续发展可致全膝关节结核，软骨面和软骨下骨板大部分被破坏。如病变进入晚期全关节结核阶段，半月板和前交叉韧带也可被累及。脓肿破溃后长期流脓，合并严重混合感染，窦道经久不愈。膝关节可形成纤维性强直或骨性强直，膝关节常有屈曲或内外翻畸形。

（二）临床表现

起病缓慢，患者有低热、盗汗、食欲缺乏、乏力倦怠和消瘦等全身症状。儿童有夜啼表现。早期膝关节轻微疼痛，活动后加重，休息后减轻。随病变发展疼痛加重，出现跛行，甚至不能负重。检查时可发现膝眼饱满，髌上囊肿大，浮髌试验阳性。关节持续的积液和失用性肌肉萎缩，使膝关节呈梭形肿胀。关节部位有压痛。有时可见寒性脓肿，破溃后形成慢性窦道，经久不愈。病变后期，膝

关节呈纤维性强直，活动障碍。化验检查一般有贫血、红细胞沉降率增快等。

（三）影像学检查

1. X 线检查　早期滑膜结核阶段，X 线片上仅见髌上囊肿胀与局限性骨质疏松。随病程发展，可见到进行性关节间隙变窄和边缘性骨腐蚀。早期骨结核阶段，可在骨端中心见到磨砂玻璃样改变，以后有死骨及空洞形成，或在骨端边缘可见溶骨性改变。至后期，骨质破坏加重，关节间隙消失，甚至可发生脱位、畸形、强直或硬化性变。

2. CT 与 MRI 检查　通过 CT 与 MRI 检查可以看到普通 X 线片上不能显示的病灶，特别是 MRI 检查，具有早期诊断价值。

3. 膝关节镜检查　膝关节镜检查对早期诊断膝关节结核具有独特价值，在检查的同时可取活检组织及行镜下滑膜切除术。

（四）鉴别诊断

1. 化脓性关节炎　化脓性关节炎起病急骤，病程多急剧，临床表现高热、白细胞升高、患膝剧烈疼痛、关节肿胀等。而结核则起病缓慢，早期临床表现轻微，通常易与膝关节结核相区别。但如骨结核病灶向关节内破溃时，或关节腔继发感染时，病情经过同样可急剧恶化，关节腔穿刺液的细菌学检查将有助于鉴别。

2. 类风湿关节炎　类风湿关节炎不易与单纯滑膜结核区别，常需做滑膜切取活检、关节液结核菌培养来确定诊断。关节液培养阳性率较低，一般约为 40%，病理诊断可靠性较高。在类风湿关节炎时，类风湿因子阳性率约为 80%，可与滑膜结核鉴别。

3. 色素绒毛结节性滑膜炎　色素绒毛结节性滑膜炎多见于膝、踝等关节。主要症状

为关节肿胀、疼痛和积液，无全身反应。病程长，但从不破溃，关节功能受限较少。早期 X 线片仅见软组织肿胀，晚期可见关节附近边缘性骨质破坏。红细胞沉降率不快，关节穿刺液多为咖啡色，病理检查可以确诊。

4. 夏科（Charcot）关节病　夏科关节病又称神经性关节病，是继发于中枢神经及周围神经损害而引起的慢性进行性无痛性破坏的关节病变。下肢病变多继发于脊髓结核或脑脊膜膨出症。受累关节明显肿胀，但无疼痛且活动受限不明显。关节穿刺液为血性。仔细检查可发现知觉和腱反射减退或消失。X 线片所见关节骨质破碎严重，伴有不规则反应性致密骨、骨增生或大量骨质吸收。

5. 局限性骨脓肿（Brodie 骨脓肿）　局限性骨脓肿是一种低毒性、局限性骨髓炎，多见于股骨下端或胫骨上端干骺部。发病多隐匿，可反复发作。X 线片可见局部有溶骨性破坏，骨空洞形成，一般没有死骨，空洞壁稍硬化，周围可见骨膜新骨形成。鉴别需靠病理学和细菌学检查。

（五）治疗

1. 治疗原则

(1) 早期治疗：最大限度保持骨关节功能，预防畸形，减少残疾。

(2) 全身治疗和局部治疗相结合。

(3) 酌情采用手术疗法。

2. 治疗措施　全身治疗必须重视休息、营养和抗结核药物治疗。局部治疗包括以下内容。

(1) 局部固定：确诊的膝关节结核应避免负重，并应用皮肤牵引或石膏等方法，适当地限制患肢活动。

(2) 局部病灶处理应根据情况而定：①单

纯滑膜结核，一般采用非手术治疗。膝关节穿刺抽液，并注入异烟肼，成人 200mg，儿童减半，每周 1～2 次，3 个月为 1 个疗程。经过局部药物治疗后，如果积液减少，色泽转清，可以继续以同样方法治疗。如果症状无明显好转，滑膜肿胀肥厚，则可行滑膜切除术。采用膝前正中皮肤切口经关节内侧髌旁进入关节，一般仅做滑膜大部分切除，保留半月板和前交叉韧带。术后继续关节腔内注射异烟肼。膝关节固定 2～3 周开始伸屈功能锻炼。②单纯骨结核，远离关节无明显死骨或脓肿者，可采取非手术治疗。病灶有破入关节危险者或有明显脓肿与死骨者，行病灶清除术，术后固定 3～4 周。③早期全关节结核，应及早实行病灶清除术，术后固定 3～5 周开始关节功能锻炼。尚有活动病变的晚期全关节结核应采取关节切除，加压融合术。术后 6 周拆去加压固定器，再用大腿石膏固定至术后 3 个月，在此期间可带石膏负重行走。15 岁以下的儿童不宜行关节融合术。

五、踝关节结核

（一）病因及发病机制

踝关节结核多在 30 岁以前发病，10 岁以下的儿童发病率最高。为继发病变，原发病灶中的结核杆菌一般经过血行播散至踝关节，引起滑膜结核比较多见，且易转变为全关节结核。踝关节周围软组织较少，踝部脓肿极易穿破皮肤形成窦道，窦道可以多发并发生混合感染，长期存在可使局部皮肤萎缩、瘢痕累累及色素沉着。踝关节病变较久，破坏严重的，患足常下垂、内翻或强直。

（二）临床表现

起病缓慢，患者有低热、盗汗、食欲缺

乏、乏力倦怠和消瘦等全身症状。早期疼痛不剧烈，仅在步行后患踝出现轻微疼痛，休息后减轻或消失。随着病变的进展，疼痛也逐渐加重，休息时仍然出现疼痛，患踝不能负重，否则可诱发严重的疼痛。至后期，寒性脓肿穿破皮肤形成慢性窦道，或进展为关节纤维性强直，但此时疼痛反而减轻，毒血症状亦逐渐消失。通常踝关节会强直于跖屈位，足成马蹄状，需扶拐行走，踝关节各个方向的活动范围明显减小。

（三）影像学检查

1. X 线检查 单纯性滑膜结核在 X 线片上表现为骨质疏松与软组织肿胀阴影，单纯性骨结核则表现为囊性溶骨性改变或毛玻璃样改变，其间死骨并不多见。全关节结核可见到关节边缘骨质破坏，关节间隙模糊。晚期关节破坏增加、关节畸形或僵直。长期混合感染可见骨质硬化。

2. CT 检查 在单纯性滑膜结核可以看到关节腔内积液，积液大多在踝关节的前方与后方跟腱的两侧。单纯性骨结核可以在相应部位有溶骨性改变、死骨形成及病灶附近的寒性脓肿。

3. MRI 检查 可早期发现病变，表现为骨松质炎性浸润异常阴影，通常在关节的两侧骨端均有相似的变化。

（四）鉴别诊断

1. 踝关节扭伤 不少单纯性骨结核患者平时并无症状，扭伤后出现疼痛、肿胀，容易误诊为踝关节扭伤而长期得不到正确的治疗。此外，重复扭伤所引起的创伤性滑膜炎也容易误诊为滑膜结核而给予抗结核治疗。前者行 X 线片检查可以帮助鉴别，后者需依靠滑膜切取活检或关节液细菌培养。

2. 类风湿关节炎 类风湿关节炎常同时侵犯许多关节，单发于踝关节者少见。检查类风湿因子多为阳性。不易与滑膜结核鉴别的可做滑膜切取活检或细菌学检查。

3. 色素绒毛结节性滑膜炎 色素绒毛结节性滑膜炎病期一般较长，患踝肿胀明显，但关节活动受限却不显著，血沉不快。穿刺可见血性或咖啡色液体。病理检查可以确诊。

（五）治疗

1. 治疗原则

(1) 早期治疗最大限度保持骨关节功能，预防畸形，减少残疾。

(2) 全身治疗和局部治疗相结合。

(3) 酌情采用手术疗法。

2. 治疗措施 全身治疗必须重视休息、营养和抗结核药物治疗。局部治疗包括以下方面。

(1) 局部固定：避免负重或卧床休息，有时也可采用石膏托固定。

(2) 局部病灶处理应根据情况而定：①单纯滑膜结核，一般采用非手术治疗。踝关节穿刺抽液，并注入异烟肼，成人 100mg，儿童减半，每周 1～2 次，3 个月为 1 个疗程。如果积液减少，色泽转清，可以继续以同样方法治疗，石膏固定时间应不少于 3 个月。如积液不减少或滑膜肥厚应行滑膜切除术。采用踝关节外侧入路，以便同时切除前方和后方的滑膜组织。术后用小腿石膏托固定 3 周后进行功能锻炼。②单纯骨结核，距离关节较远，且无明显死骨及病灶范围小，短期内无穿破关节面可能的单纯骨结核可采用非手术治疗。若经保守治疗无效，或局部有明显死骨，病灶有侵犯关节可能者应及时采用手术治疗。手术可根据病灶部位不同采用不同的切口，暴露病灶后予以彻底清除，因病变尚未侵入关节，故病灶清除时应避免进入关节。病灶清除后，如骨空洞较大，且无混合感染，可将松质骨碎块与链霉素 1g，异烟肼 200mg，充填骨空洞。③早期全关节结核，及时做病灶清除，保留关节的功能。显露关节后，先切除水肿肥厚的滑膜，再刮除所有隐匿的骨病灶。应彻底刮除软骨关节面边缘的肉芽和被破坏的软骨面。术后处理同滑膜切除术。④晚期全关节结核，多需做病灶清除，对 15 岁以上的患者同时做踝关节融合，将踝关节融合于 90°～95° 位。

（李恭驰　张　弩　邹新华
李炳辉　邝莉雯）

参考文献

[1] 赵定麟 . 现代骨科学 . 北京：科学出版社，2004：1477-1491.

[2] 赵炬才，张铁良 . 骨与关节感染外科学 . 北京：中国医药科技出版社，1991：272-348.

[3] 王少山，张世华，邱红明，等 . 骨病中西医诊疗学 . 北京：中国中医药出版社，2001：448-460.

[4] 宁志杰 . 骨科临床新进展 . 北京：人民军医出版社，2003：338-343.

[5] 周庆庆，林梓凌，甄杰武 . 骨关节结核中医病因病机探讨 . 国医论坛，2007，22（6）：15.

[6] 徐宏光 . 关节结核的人工关节置换治疗 . 中国骨肿瘤骨病，2005，4（4）：193.

[7] 孙永生，温建民，吕卫新，等 . 聚合酶链反应与分离培养技术检测结核分枝杆菌诊断关节结核的对照研究 . 中国骨伤，2009，22（7）：504.

[8] 孙晓海，王睿，陈其义，等 . 难治性骨与关节结核的治疗问题探讨 . 颈肩痛杂志，2009，30（3）：262.

[9] 黄迅悟，李超 . 关节结核与耐药诊断专家共识 . 中国矫形外科杂志，2020，28（12）：1057-1062.

[10] 范俊，董伟杰，兰汀隆，等 . 脊柱结核病灶清除术中局部应用凝血酶冻干粉的疗效分析 . 中国防痨杂志，2021，43（05）：437-440.

[11] 鄢志辉，孙立，简月奎 . 结核 IgG 抗体检测、T-SPOT 及痰结核分枝杆菌核酸检测对骨关节结核的诊断价值 . 医学信息，2021，34（07）：85-87.

[12] 嵇辉，杨增敏，芮敏劼，等 . 基于"清""消""补"探析骨痨汤治疗骨结核的组方特点 . 中医药临床杂志，2021，33（03）：399-402.

[13] 曹昱婷 . 超声对骨关节结核治疗疗效评价及预后预测价值研究 . 当代医学，2020，26（28）：70-72.

[14] 韦林华，李志强 . 脊柱结核诊疗进展 . 中华医学会结核病学分会 2019 年全国结核病学术大会论文汇编 . 中华医学会、中华医学会结核病学分会、中华医学会结核病学分会，2019：1.

[15] 范猛，姜文学 . 髋关节结核临床诊疗进展 . 实用骨科杂志，2014，20(02)：142-144.

第8章 开放性骨折感染

一、概述

开放性骨折是创伤骨科的常见病、多发病。凡骨折时，合并有覆盖骨折部位的皮肤及皮下软组织损伤破裂，使骨折断端和外界相通者，称为开放性骨折（open fraction）。开放性骨折合并感染时称为开放性骨折感染（infection of open fraction），具有预防困难、治疗棘手、危害严重的特点，成为临床工作中亟待解决的问题。

人们对开放性骨折的认识从古代就开始了，古希腊医生认为伤口范围、骨折的稳定性和邻近神经血管结构损伤情况都会影响这些严重损伤的最终结果，当时用火治疗似乎成为挽救生命的一个有效手段。

随着社会的发展，现代化高速工具的使用，所造成的开放性骨折日趋严重，病情也越发复杂，治疗更加困难。

开放性骨折感染有两种情形，一是开放性骨折由于初期清创不彻底或未清创而发生感染，骨折未固定；二是开放性骨折内固定术后发生的感染。感染一旦发生往往造成骨髓炎、骨缺损和骨不覆盖，即使是污染较轻，

创面细菌培养细菌量较少，其创面治疗也相当困难，彻底清除感染灶往往会造成功能性障碍和外观上的缺失（functional and cosmetic deficits.）。因此，骨折感染的预防和治疗在临床工作中具有重大意义。

二、病因

由暴力所致的皮肤及皮下组织崩裂是开放骨折最明显的特征，这种暴力潜在的损伤与在损伤过程中能量的消散有关。根据公式 $KE=1/2mv^2$，动能（KE）与质量（m）和速度（v）的平方成正比。今天，在创伤中心所见到的超过 2/3 的开放性骨折的原因与 20 世纪相同（表 8-1）。

在军事战斗和打猎的不幸事件中，致伤物体虽质量小，但移动速度快。虽然伤情是致命的，但伤口比较局限，多局限于身体某一部位。在现代交通伤中，司机或乘客身体成为一个高质量、高速度的抛射体，承受多种碰撞，这就造成患者在躯干和四肢处多部位损伤，后果是严重的。

由直接暴力所致的开放性损伤通常是最严重的，因为它们破坏了局部软组织，污染

表 8-1 导致开放性骨折的常见原因

原　因	（%）	原　因	（%）
摩托车事故	28	机动车事故	24
坠落伤	13	行人被汽车撞伤	12
挤压伤	8	火器伤	2
其他类损伤	13		

引自 Dellinger PE. Risk of infection after open fracture of the arm or leg. *Arch Surg*, 1988, 123(11): 1320-1327.

了伤口。而间接暴力所致的损伤常被严重地低估了。这种损伤多由动力带动的机械或其他装备所致，这种高能量扭伤会引起长骨爆裂为尖利骨折片，它们会飞快地穿破深部的神经血管束结构和周围的软组织。

典型的高能量损伤导致伴有严重软组织损伤的骨折，它与简单的闭合损伤有着本质的区别。40%～70% 的病例有其他部位损伤，特别是头部损伤、心胸和腹部损伤及其他肢体骨折或韧带损伤。在损伤局部，通常开放骨折比闭合伤害可引起更多损伤；因此，它们更常伴有严重软组织丢失、筋膜室综合征、神经血管损伤以及相邻关节韧带损伤。除了可能有骨质缺失，开放性骨折的骨折块移位程度比闭合损伤更大，骨质粉碎也更严重。

临床感染是微生物侵入和宿主防御博弈的过程。细菌可以通过创伤直接侵入体内，也可借助血液循环或外科手术将感染自邻近部位向远处播散。免疫功能低下、伤口、人工植入物或异体材料植入物均可增加骨骼系统感染的可能性。引起骨关节感染的细菌中，葡萄球菌最常见，其中金黄色葡萄球菌占58%。

三、病理

开放性骨折共同的病理特点是以创口为中心，向外出现不同的三个创伤反应区。第一区为创口中心区：组织直接遭受损伤，可有多种异物或污物存留，也必然有大量细菌进入创口内；第二区为损伤组织的边缘区：各种组织如肌肉、肌腱被挫伤，可发生缺血甚至坏死，有利于细菌的存留、繁殖和扩散；第三区为创口周围组织的震荡反应区：此区内的受累组织可出现水肿、渗出、变性以及血管痉挛缺血，因此活力降低，容易发生感染或感染扩散。细菌繁殖的潜伏期是6～8h，若超过了细菌繁殖的潜伏期，创口内就有大量细菌增长，创口感染的可能性增大，并出现组织水肿、渗出、变性甚至化脓坏死等改变，进一步发展可出现感染扩散而导致菌血症、败血症、骨髓炎等。

暴力对肌肉骨骼系统的损伤可导致软组织和骨组织的广泛破裂。它们可带来外来物质和细菌，可产生局部软组织缺血和代谢改变，以及明显的组织坏死和死腔形成。继而含有外界污染物质的血肿侵入损伤局部，沿破裂组织层面流动，填充空隙，这为细菌的繁殖提供了理想培养基。在最初几小时内，中性粒细胞和巨噬细胞进入伤口内，但以后单核细胞在伤口内多见。同时，补体和凝血系统被激活。血小板和凝血反应所释放的 5- 羟色胺、前列腺素和激肽可导致血管扩张，再加上嗜碱性粒细胞和肥大细胞所释放的组胺，使血管的通透性增加。然后，血浆中的蛋白质和白细胞大量渗出。补体系统中的 C3b 成分增强了细菌和外来物质的调理素作用，而 C5a 成分和组胺是最强力的趋化因子。这些过程标志着机体进入由中性粒细胞和巨噬细胞对细菌和坏死物质进行吞噬作用的阶段。

如果损伤比较小，或彻底清创并应用抗菌药物将大部分坏死和外来物质移除，这种炎症反应可得到控制，接着组织修复开始。然而，若严重损伤、严重污染或治疗不彻底，就会看到不同的治疗结果。巨噬细胞不能阻止细菌增殖时，它们会死亡，并释放溶酶体酶或其他蛋白水解酶，进而可导致周围组织的进一步坏死。随着组织压力的增高，这种坏死过程会加重恶性循环，导致进行性炎症反应、肌肉组织缺血、筋膜室综合征、组织缺失和感染播散（图 8-1）。这种进行性炎症反应多出现在严重污染的开放性骨折，但也可以出现在闭合骨折、关节脱位以及较轻的肌肉间室挤压伤。

四、分类及临床表现

开放性骨折感染的临床表现主要是：早期典型临床症状，如疼痛、发红、发热、肿胀、出血甚至休克，后期的窦道形成和死骨。对开放的骨骼、肌肉系统损伤的多数分类都遵循 Caucboix 等的最初标准，他们主要关注皮肤缺失程度、皮肤挫伤和软组织破坏程度以及骨质损伤的复杂程度。Rittmann 等

也将损伤分三个级别，但其注重于直接和非直接损伤模式、伤口内坏死物质和外来污染物的数量以及所涉及的神经血管结构损伤情况。Gustilo 和 Anderson 依据软组织损伤的程度将开放性骨折分为 3 型：Ⅰ 型，伤口不超过 1cm，伤缘清洁；Ⅱ 型，撕裂伤长度超过 1cm，但无广泛软组织损伤或皮肤撕脱；Ⅲ 型，有广泛软组织损伤包括皮肤或皮瓣的撕裂伤，多段骨折，创伤性截肢以及任何需要修复血管的损伤。1984 年 Gustlio 等在临床应用中发现此种分类的不足，将其第Ⅲ型损伤又分为三个亚型：即ⅢA，骨折处仍有充分的软组织覆盖，骨折为多段或为粉碎性，

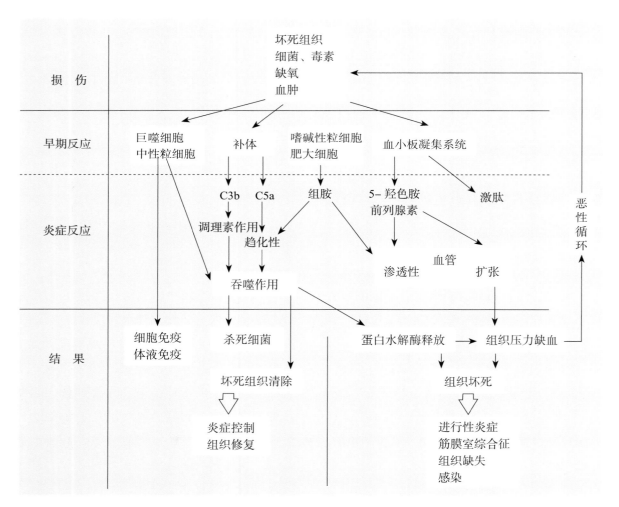

▲ 图 8-1　坏死过程的结果：细胞、血液和免疫系统对损伤的反应，可导致组织修复或进一步组织破坏

ⅢB，软组织广泛缺损，骨膜剥脱，骨折严重粉碎，广泛感染；ⅢC，包括并发的动脉损伤或关节开放脱位（表 8-2）。这个修改的分类法更精练，现被大多数学者所采用，是目前国际上最常用的分类方法之一。

表 8-2 开放性骨折的分类

骨折分型	骨折分型描述
Ⅰ型	皮肤开放伤口≤1cm，非常清洁。多为骨折块由内向外损伤所致。肌肉挫伤轻。骨折为简单横行或短斜形
Ⅱ型	伤口撕裂超过 1cm，无广泛软组织损伤、皮瓣形成或撕脱。小或中等范围挤压伤。骨折为简单横向或短斜向，但有小粉碎块
ⅢA 型	广泛软组织损伤，包括肌肉、皮肤和血管结构，多为高能量损伤伴有严重挤压成分
ⅢB 型	广泛软组织撕裂伤，但骨表面有软组织覆盖。节段性骨折，枪弹伤
ⅢC 型	广泛软组织损伤，伴骨膜剥离和骨质外露。通常伴有严重感染，血管损伤需要修补

引自 Gustilo R. Problem in the management of type 3 (severe) open fractures. A new classification of type 3 open fractures. *J Trauma*, 1984, 24:742.

我国学者王亦璁认为这种分类方法参照因素太多，不同观察者之间的一致性不超过 60%，容易造成误导。他推荐根据创伤机制分类，按开放伤口形成的原因将开放性骨折分为：①自内而外的开放性骨折；②自外而内的开放性骨折；③潜在性开放性骨折。

朱通伯则按创口大小、软组织损伤的轻重、污染程度和骨折端外露情况，将开放性骨折分为 3 度。Ⅰ度：皮肤被自内向外的骨折端刺破，创口在 3cm 以下，软组织挫伤轻微，无明显污染和骨折端外露；Ⅱ度：创口长 3～15cm，骨折端外露，有中等程度的软组织损伤，污染明显；Ⅲ度：创口在 15cm 以上，骨折端外露，软组织毁损，常合并神经、血管损伤，污染严重。

王建等将新鲜开放性骨折按骨折局部伤情特点进行 3 级分类，以 3 级分类制订了四肢开放性骨折的程序疗法。Ⅰ级开放性骨折：骨折处伤口<3cm，伤口污染轻；Ⅱ级开放性骨折：骨折处伤口>3cm，伤口污染重，或有骨折端外露，或有皮肤撕脱、皮肤缺损；Ⅲ级开放性骨折：开放性骨折合并有血管、神经损伤。

总之，无论如何分类，都是为了更好地指导临床治疗。因此，只有准确地掌握开放性骨折临床上的不同特点，才能做出合理的治疗方法选择。

五、检查和诊断

（一）询问伤情

包括受伤原因、时间、地点、受伤时身体姿势及何部先着地，如有创口或出血，还应询问创口处理经过，是否用过止血带及上止血带时间。

（二）全面体检

注意有无休克、软组织伤、出血。检查创口大小、形状、深度及污染情况。检查有无骨端外露，有无神经、血管、颅脑、内脏损伤及其他部位的骨折。对严重伤员必须快速进行。为及早发现患者的感染征象，应注意以下几点：①重视局部症状，由于抗生素的使用，骨科患者感染后全身炎症反应不明显，局部炎症常被掩盖，有时疼痛成为唯一的症状。感染性疼痛的特点是较为剧烈，主动或被动活动均感疼痛；②重视感染指标的监控，包括体温、白细胞计数、中性粒细胞百分比、血清尿素氮、磷酸肌酸等综合性指标，术后 24h 体温高于 38.6 ℃、白细胞计数 $>10 \times 10^9$/L、血清尿素氮≥5mmol/L，以上三项指标同时存在提示有细菌感染；③诊断感染的准确指标是细菌培养结果，但所需时间较长且不够敏感。目前最新的方法是利用 PCR 技术扩增血中细菌 DNA 的某个基因片段，既有很高的特异性，又大大提高了敏感度，尤其对发现、证实患者发生了肠道细菌移位具有特别重要的意义。按照 Gustilo 分型方法进行分型，根据病史不难做出诊断。

（三）X 线检查

除正、侧位 X 线片外，尚应根据伤情拍摄特殊体位相，如开口位（上颈椎损伤）、动力性侧位（颈椎）、轴位（舟状骨、跟骨等）和切线位（髌骨）等。复杂的骨盆骨折或疑有椎管内骨折者，尚应酌情行体层片或 CT 检查。

六、治疗

开放性骨折感染的治疗既要清除伤口感染，又要保证骨折愈合，还要尽快地恢复肢体功能。治疗要从早期急救时期到重建阶段，再到康复阶段。

急救阶段治疗包括：①早期复苏和损伤部位的固定；②对患者行全面伤情评估，包括开放性骨折，同时注意致命性损伤；③适当抗微生物治疗；④对伤口行广泛清创，然后伤口覆盖；⑤骨折部位固定；⑥采用自体骨或其他方法来促进骨折愈合；⑦早期关节运动和患者活动。重建阶段是指治疗后期出现的创伤后并发症，如骨不连、骨折对位不佳和迟发性感染。康复阶段注重患者的心理

和专业康复。

开放性骨折管理的原则是管理整体损伤，特别是防止原发性污染成为明显的感染。这些复杂损伤的手术处理包括清创和灌洗开放伤口，结合骨和软组织重建。良好的结果取决于早期高质量的手术，通常伴有早期稳定的内固定和相关的活性皮肤软组织修复。虽然手术原则的所有要素都非常重要，并相互依赖于整体成功，但最关键的因素似乎是实现早期的健康的软组织覆盖。随着损伤变得越来越复杂，这涉及越来越复杂的软组织重建，甚至可能需要紧急的皮瓣转移修复，需要骨科和整形外科医生之间的密切合作。数据表明，整个手术重建在 48～72h 内完成，效果最好。

感染及其可能性将随着接种量的大小和接种量的毒力以及宿主的敏感性而增加。更有可能发展为感染的因素包括存在休克、局部血肿、死区、骨折不稳定、无活组织和糖尿病、免疫耐药性降低和缺血等主要共病。细菌因素包括初始接种物的大小和性质，以及在某些特定情况下，任何细菌污染的性质都是关键的。然而，在大多数情况下，初始接种物的重要性已经大大降低。

开放性骨折必须及时正确地处理伤口，防止感染，力争创口迅速愈合，从而将开放性骨折转化为闭合性骨折。其治疗原则是：①正确辨认开放性骨折的皮肤损伤情况；②及时彻底清创；③采取可靠的手段稳定骨折断端；④采取有效的方法闭合创口，消灭创面；⑤合理地使用抗生素。

（一）急救处理

开放性骨折早期处理：全面的伤口评估、及时地清创术和灌洗。良好的组织评估和充

分的清创术是开放性骨折护理中最关键和最困难的部分。

做好开放性骨折伤员的急救处理非常重要，是保证伤员安全，防止再损伤与再污染，为进一步治疗创造条件的重要前提。

1. 整体观念 首先要有整体观念，不能只关注骨折局部及软组织伤口，而忽视身体其他部位可能合并发生的脏器损伤。因此，应首先尽快地对伤员进行全面检查，注意可能合并的颅脑、胸腹腔内脏及盆腔损伤。对神志不清的伤员，更应提高警惕，以免漏诊误诊，优先处理致命伤，遇有休克要及时防治。

2. 止血 如有伤口出血，应迅速判断出血性质，选择有效的暂时止血方法。较常用的为加压包扎。一般开放伤口可用无菌棉垫或干洁的布单局部加压包扎，既可止血，又可防止伤口再被污染。如有大血管活动性出血时，可用止血带止血。但必须严格按照要求正确使用，不然将给伤员带来更严重的危害。使用止血带时一定要记录时间，一般不可持续至1h以上，超过1h者应每0.5~1小时松解1~2min，同时在伤口处加压止血，以免肢体坏死。止血带松紧要适中，否则静脉血被止住，而动脉血却未止住，不但起不到止血作用，反而增加出血。

3. 包扎伤口 伤口用无菌敷料包扎。如现场无法获得无菌敷料，亦可用干洁的布单包扎。如骨断端外露，应在其原位用无菌敷料包扎，不应立即将其复位，以免被污染的骨端再污染深部组织，待清创后再将骨折端还纳。急救处理时，伤口内不要涂放任何药膏或药粉，以免给观察伤口和清创带来困难，不应在清创前缝合伤口，以免增加感染的机会。

4. 临时固定 为减小伤员痛苦、防止骨折断端活动增加周围软组织、血管、神经损伤以及诱发休克的发生，患肢需给予有效的临时固定。一般可使用夹板等固定。固定范围应超过骨折部位上、下各一个关节。原则上骨折未经固定不应随意搬动伤员或移动伤肢，如必须搬动而当时又缺少适当的外固定物，应利用躯干或对侧肢体固定。

5. 转运 经上述必要处理后，应及时转运，转运力求迅速、舒适、安全。转运途中应继续注意伤员全身情况，必要时可行静脉输注，并适当应用抗生素。

（二）治疗

1. 彻底清创 开放性骨折随着损伤程度及伤口污染程度的增加，感染率在逐渐升高。因此，在处理损伤程度较高且伤口污染严重和多发骨折患者时，首先要严格清创，彻底有效地清除污染严重的坏死组织，注意无创操作，尽量避免对有望复活组织的再创伤，有效止血，妥善固定骨折，适时闭合伤口，是控制开放性骨折感染的基本措施。对污染的新鲜开放性骨折，在细菌繁殖和侵入组织的潜伏期内（伤后6~8h）施行清创术，彻底切除染菌的创面、失活的组织和异物，清洗干净后将创口闭合，可以避免发生感染。遗留少数细菌通常能被健康组织消灭。对于开放性骨折的软组织处理，建议骨科医生和整形外科医生共同参与，开展多学科的研究。

任何开放性骨折，均应尽早进行清创术。通常伤后4~8h，细菌尚未侵入深部组织，是清创术的黄金时间。此时经过彻底清创后，绝大多数伤口可一期愈合。因此，朱通伯提出清创术时限问题。他指出，在6~8h的新鲜伤口经过彻底清创闭合术后，绝大多数可以一期愈合；8~10h以后，感染的可能性增大；24h 后感染就难以避免了。因此必须努力争取在 6~8h 施行清创闭合术；伤后 8~24h 的创口仍可做清创术，但早期是否闭合应根据创口情况而定；超过 24h 的创口通常不宜做清创术。因为这时细菌已大量繁殖，创口已感染，清创可摧毁已形成的肉芽组织屏障使感染更加扩散，有害无益，可敞开创口换药，清除明显坏死组织和异物，使引流通畅，严密观察，留待二期处理，伤口延伸一般是纵向的，以最大限度地提高皮肤活力，避免巨大的皮瓣。任何皮瓣都应短而宽。

在清创的同时，应进行大量的伤口灌洗。在"动力学"研究中考虑了应该使用的方法和特定的流体。现在已经确定，应该使用大量的低压等渗液，而不需要高压的脉动冲洗或特殊的液体。

现代清创术特别强调应用喷射生理盐水或喷射脉冲冲洗法冲洗创面，它可使异物和污染物松动，容易清除，清创效果要比其他方法高出数倍。冲洗后创口还应先后使用氯己定，过氧化氢浸泡，以利进一步杀灭致病菌。预防性深筋膜纵行切开，也是现代清创术要求之一，它可以防止术后可能发生的骨筋膜室综合征。

2. 骨折的处理

(1) 骨折创面的处理：许多研究表明创伤伤口的污染细菌主要来自人体体表的正常菌群和自然环境中的细菌，创伤后伤口各类组织中以创面失活坏死组织的细菌含量最高，多的可达 10^7/g 组织以上，细菌的种类可多达 1~7 种，而且清创时切除污染组织后，创面组织细菌含量明显低于清创时仅有清洗消毒液冲洗而未切除的组织，Ⅲ度开放性骨折创面清创后细菌检出率明显高于Ⅰ度、Ⅱ度开放性骨折，因此认为，清创应以

大量清洗消毒液冲洗与切除创面组织并用为原则，含抗生素溶液冲洗（如氯己定，庆大霉素等）可降低感染发生率，又要有一定的冲击力才能取得良好的效果，但是以往的基础研究表明即使使用高压脉冲冲洗器和大量抗生素溶液冲洗，也不能完全清除接种于创面仅 20~30min 的细菌，因此在清创时不仅要彻底切除创面坏死组织，而且除血管、神经、肌腱、骨组织应尽量保护外，创面的皮缘、浅筋膜、污染严重的肌组织断端即使没有坏死，也应切除一定厚度的组织。

有研究表明，Ⅱ度以上创面伤口闭合前创面组织内细菌数量＞10^4cfu/g，而开放性骨折病例闭合创面前组织内的细菌数大于该数值者，即使进行彻底清创采用大量含抗生素溶液进行反复脉冲冲洗，其感染的发生率仍然可达 36.5%，明显高于术前伤口细菌数小于该数值者，因此大多数学者主张对于Ⅰ度、Ⅱ度及ⅢA度的创面可以早期闭合创面，对于ⅢB度以上的创面最好敞开引流等待二期闭合。骨创面可以用邻近的肌皮瓣转移闭合，也可以选用远位肌皮瓣吻合血管蒂而闭合。

Harley 等分析了 227 例长骨开放性骨折后认为：感染和骨不连的发生同伤后处理间隔时间的长短无明显相关，骨不连的发生同感染和损伤严重程度有关，而深部感染与骨折分型紧密相关。

(2) 骨折固定物的选择：对于新鲜的开放性骨折，采用何种固定长期以来一直有不同的观点。

开放性骨折的固定在 20 世纪 60 年代以前基本上是以外固定为主，主要是石膏固定；20 世纪 60 年代初以后，开始逐渐使用内固定，但当时被视为违反原则。由于内固定所

取得的良好疗效，使人们信服，到 20 世纪 70 年代，内固定治疗开放性骨折已被人们接受。但内固定治疗开放性骨折同时也出现了不少难以解决的问题。20 世纪 70 年代中期以后，金属架外固定器治疗开放性骨折如雨后春笋迅速发展起来，它大大地充实了治疗开放性骨折的手段，明显地提高了开放性骨折的治愈率。

近年来随着各种高效广谱抗生素的诞生和清创技术的完善，对开放性骨折尤其是 Gustilo ⅢB 度以下的粉碎性骨折，采用髓内针内固定有逐渐增多的趋势，国内外已有不少成功的报道，ⅢB 度以上的开放性骨折由于软组织损伤严重，骨折端外露、骨膜剥离，清创后骨折端往往缺乏软组织覆盖，即使是污染较轻，创面细菌培养细菌量较少，其创面亦有很高的感染率，同时，内固定又占据一定的容积，亦可能加重固定处骨膜的剥离，或使用髓内针时可破坏内骨膜而增加感染的发生率，因此，新鲜开放性骨折ⅢB 以上的创面，不少作者仍主张采用外固定为好，以预防骨折感染的发生。对于已发生感染的开放性骨折，由于有明显感染灶的存在，而进行内固定时，内固定物需占据一定的组织空间，异物的刺激不利于炎症的消退，如为髓内固定，还可导致感染的扩散，因此不主张用髓内固定。而外固定架由于在感染灶外或新鲜开放创面穿针，不加重软组织的损伤，对局部干扰少，同时便于伤口观察和引流，手术后还可根据 X 线片的表现，对骨折的对位、对线及加压随时进行调整。由于固定一般不超过关节，可早期进行关节功能练习，因此，外固定架已广泛用于ⅢB 度以上骨折的固定及骨折感染的固定。但 Bhandari 等总结了 799 例开放性胫骨干骨折治疗后提出，外固定架固定较钢板内固定为优，而非扩髓髓内钉固定和外固定架固定相比较，能降低浅表感染、畸形愈合和再次手术的风险。髓内钉扩髓与否尚有争议。

对于儿童的开放性骨折，Faraj 等主张用支具固定孤立型骨折，用外固定架支撑整体不稳定或者广泛软组织伤需行皮瓣手术的骨折。

最大限度地保存骨的生物力学决定了固定的方法。当对感染情况不明确或外科医生没有足够的经验来判断是否能使用内固定方式时，外固定能够提供良好的临时解决方案。但固定架的使用对于术后的护理、整形重建手术增加困难，可能导致软组织重建无法顺利进行。目前的数据表明，严重的开放性骨折外固定架的使用，对于肢体重建没有实质性的帮助甚至产生了不良后果。在某种层面上外固定架的使用对于骨折的稳定，软组织重建提供了必要的条件，但是对于严重骨折创伤来说，漫长的软组织重建，漫长的抗感染治疗，外固定架的使用并没有表现相应的优势，外固定架的使用与否视伤情而定，对于严重开放性骨折伴不可逆血管神经损伤，可能截肢，快速康复后，佩戴义肢不失为一种更好的选择。

王建等学者对新鲜开放性骨折进行了 3 级分类。以 3 级分类为标准制订了开放性骨折的程序法。

Ⅰ级开放性骨折：①稳定型，彻底清创后手法整复伤口一期闭合，小夹板或石膏外固定。②不稳定型，彻底清创后内固定，伤口一期闭合。

Ⅱ级开放性骨折：采用金属架外固定器治疗。

Ⅲ级开放性骨折：因合并血管、神经、

肌腱损伤，一般采用髓内针内固定或金属架外固定器治疗。

(3) 开放植骨治疗感染性骨缺损：开放性骨折感染性骨缺损传统的治疗方法包括扩创、固定、软组织覆盖创面和植骨，植骨术必须在感染症状消失，局部皮肤条件好的前提下进行，需要时间长，患者需接受多次手术，往往造成邻近关节的僵硬。

扩创开放植骨法相对于传统的方法，大大缩短了治疗时间。此法特异之处在于植骨区不需要一期闭合创面。它分为三期：一期行扩创术，待创面被肉芽组织覆盖后，于第二期以游离皮片闭合伤口，待伤口稳定后，于第三期剥离皮片植入松质骨并不闭合创面，目前大多采用两期的方法即二期扩创，待肉芽长满后二期植骨，其目的就是要彻底消除感染，促进骨折愈合。

近年来，我国学者黄雷等在扩创同时，一期开放植骨治疗开放性骨折感染和骨缺损取得较好的疗效，认为一期扩创开放植骨是治疗骨感染和骨不愈合的积极方法，缩短了疗程，简化了治疗方法。

Govender 等把浓度为 1.5mg/ml（总量 12mg）的重组人体骨形成蛋白 –2（rhBMP-2）吸附在可吸收胶原海绵上，置于骨折端，发现可以促进开放性骨折的愈合，减少感染的发生。骨折固定是治疗开放性骨折的中心环节，究竟采用何种固定，是否使用内固定，意见尚不一致。

在早期彻底清创和合理使用抗生素的条件下，伤情和技术条件可能时，可以对骨折施行复位和给予牢固的内固定。骨折固定除具有维持骨折复位，保障骨折愈合，实现肢体早期锻炼，促进功能恢复的一般目的外，对开放性骨折来说，更具有消除骨折端对皮肤的威胁、减少污染扩散、便于重要软组织（血管、神经、肌腱）修复、利于伤口闭合的特殊意义。

3. 伤口的处理 从受伤到开始手术，间隔时间越长，感染率越高。手术时间过长，创口长时间暴露也将增加感染机会。多发骨折和创伤严重的患者，其手术时间较长，双重因素导致该类患者感染率高。因此，对于开放性骨折，在医疗条件许可的情况下，应该就近、尽快、尽早地行手术治疗，避免长途跋涉耽误病情，增加感染机会。

患者入院后应尽量缩短术前准备时间，常规给予足量、广谱、高效抗菌药物。此外，要特别注意术前患者基本情况，通过补液、输血等措施预防休克发生，保持受伤肢体良好血供，增强受损组织的抗感染能力。将伤口闭合，争取一期愈合，使开放性骨折转化为闭合性骨折是清创术的主要目的。

伤口一期处理是否得当，与感染的发生有着密切关系。经过彻底清创后的伤口，原则上应一期闭合。伤口的闭合也应以最简单有效的方法为基础：直接缝合、减张缝合、游离皮片移植、转移皮瓣等都是常用的伤口闭合方法。对脱套伤及潜在剥离的皮肤，不可直接原位缝合，应将其切下做"反取皮"处理后再植。应该强调指出的是，一期闭合伤口必须在无张力下进行，绝对不可勉强直接缝合，否则创口内部张力增大，血液供应受阻会造成皮肤边缘及深部组织缺血坏死，使发生感染的危险增加。

对来院较晚，污染严重的病例，笔者主张清创后用邻近组织覆盖裸露的血管、神经、肌腱及骨骼，敞开伤口以无菌湿敷料覆盖创面，严密观察，必要时 2 天后在严格无菌条件下再次清创，1 周内如无坏死感染发生，则以游离植皮、转移邻近带蒂皮瓣、筋膜皮瓣、肌皮瓣等闭合伤口。这种延期一期闭合伤口的方法，实践证明它安全性强，手术时间快，避免了皮肤坏死和感染，效果好。

尽管现代显微外科的发展大大丰富了闭合伤口的手段，但由于开放性骨折创口周围组织都有不同程度的创伤反应，软组织缺损时吻合血管的游离组织瓣移植易于失败，因此不宜选用。

4. 抗生素的应用　文献报道，开放性骨折患者来院时，72% 创面有细菌生长。感染创面细菌学分析表明，20 世纪 50 年代以前，外科感染病原菌首推金黄色葡萄球菌和化脓性链球菌；20 世纪 70 年代以后，革兰阳性（G^+）球菌逐渐被革兰阴性（G^-）杆菌所替代，表现为致病菌菌种上的变化。目前，这一趋势无明显改变，甚至逐渐加强。开放性骨折感染创面细菌以 G^- 杆菌为主，与 Gustilo 等及张伯松等报道的开放性骨折创面污染细菌主要为革兰阴性菌的结论一致。在检出的 G^- 菌中，铜绿假单胞菌检出率最高，为 14.46%，其后依次为大肠埃希菌（12.05%）、醋酸钙鲍曼复合不动杆菌（11.45%）、阴沟肠杆菌（9.04%），均高于 G^+ 球菌中的金黄色葡萄球菌（8.73%）、粪肠球菌（5.42%）、表皮葡萄球菌（4.52%）的检出率。其中与其他学者报道明显不同的是，醋酸钙鲍曼复合不动杆菌的致病率明显上升，超过了阴沟肠杆菌，为第三位 G^- 致病菌，真菌感染率为 2.71%。

术后创面感染防治策略与污染细菌的数量和种类有关。细菌主要通过与创面组织的直接黏附和带菌空气流动的方式污染创口。医院急诊室、病房、手术室、清创间及其内放置的器具以及医务人员手、呼出气体、病房及换药室地面、床单、水池及拖把、抢救车及清创车均含有除肠杆菌科的肠炎沙门菌及志贺菌之外的各类 G^+、G^- 细菌，尤其以床单、医务人员手、空气、换药室地面含菌量最高，而且它们与患者接触机会最多。多数学者认为，开放性骨折的创面污染是医院获得性感染，细菌种类主要是 G^- 菌。开放性骨折及早合理使用抗生素以降低感染的发生率已形成共识，在药敏结果报告前，抗生素的应用应避免单一小剂量长期应用干扰细菌细胞壁合成的抗生素，多主张广谱、联合、大剂量用药，在不造成肝肾功能损害的前提下选用干扰细菌蛋白质、RNA 合成的抗生素。

研究证实，用药时机以术前 2h 内及术中给药，效果优于术后给药。给药途径以静脉最适宜。局部给药创口抗生素浓度可以达到全身给药的 100~200 倍。由于局部浓度高，即使某些在全身用药时对细菌不敏感的抗生素，在局部高浓度药物作用下仍可达到杀菌或抑菌的效果。同时，除维持局部高浓度具有较强杀菌作用外，由于静脉给药时，抗生素液是在一定压力下由健康组织向污染组织流动，这样就有可能将创缘组织中小静脉内可能存在的污染和菌栓冲出。这种冲洗方法显然要比从创口直接冲洗的效果要好，由于抗生素液的这一冲洗作用，使清创时难以达到的一些无效腔内也有足量的抗生素，而这部位又常是感染的发源地。为准确选用抗生素，现代清创术要求清创前后必须采样进行细菌培养及药敏试验。这对预防和治疗感染有着重要意义。近年来，国内外学者均提倡在清创术后，创口内各层中放置抗生素缓释药，如庆大霉素明胶微珠，庆大霉素胶原海绵，作为常规用药。

也有学者采用磷酸三钙承载广谱抗生素

环丙沙星制成磷酸三钙缓释药丸，植入兔股骨大转子处，30 天内骨组织及附近的肌肉组织都有较高浓度的环丙沙星，而血中药物浓度极低，第 12 天后血中基本检测不到药物浓度。栗向东等则采用含有高效骨诱导活性因子的重组合异种骨的复合体（G-RBX-C），植入体内后局部肌肉组织中初始药物浓度较高，12h 药物浓度高达 144.5mg/ml，第 10 天局部药物浓度仍达 4.3μg/ml，高于金黄色葡萄球菌的最小抑菌浓度（2μg/ml），认为庆大霉素重组异种骨复合体有望成为防治开放性骨折骨感染的一种良好方法。国外学者在髓内针上涂上带抗生素的复合涂层，该髓内针固定骨折后能持续缓慢释放有效抑菌浓度的抗生素，从而降低骨感染的发生率。Valenziano 等认为开放性骨折时早期细菌培养对以后的治疗并没有价值。手术干预前的细菌培养多以革兰阳性菌为主，而术后的细菌培养则以革兰阴性菌为主。预防感染使用的抗生素为先锋或头孢呋辛，于术前开始应用，剂量与间隔时间符合抗生素使用要求。抗生素的使用极大地降低了开放性骨折的感染率。过去的观点认为开放性骨折患者的抗生素使用疗程，取决于全身和伤口情况，患者伤口未感染，抗生素宜使用 5 天，如伤口感染，则使用到伤口延迟缝合完成、感染表现消失。目前有些学者主张短期使用（24～48h）抗生素，对伤口感染者，在扩创手术前 20min 加用一次，认为延长抗生素使用疗程并不能降低伤口的感染率。治疗用药以联合用药为主，预防用药根据药敏试验结果选用抗菌药物，单一用药为主。应用品种以 β- 内酰胺类、氨基糖苷类和硝基咪唑类等为主。

（孙文晓　臧　剑　徐　鹏　李恭驰）

参考文献

[1] Anglen J, Aleto T. Temporary transarticular external fixation of the Knee anu ankle. J Orthop Trauma, 1998, 12(6):431–434.

[2] Gregory G, Chapman M, Hansen S. Open fractures// Rockwood C, Green D. Fractures in Adults. Philadelphia:JB Lippincottl, 1984:169.

[3] Chapman M. Role of stability in open fractures. Instr Course Lect, 1982, 31:7.

[4] Dellinger E, Miller S, Wetz M, et al. Risk of infection after open fractures of the arm or leg. Arch Surg, 1988, 123(11):1320–1327.

[5] Chapman M. Open fractures.//Chaptmani M. Operative orthopaedics. Philadelphia:JB Lippincott, 1988:173.

[6] Gustilo R. Management of open fractures and complications. Instrcourse Lect, 1982, 31:64.

[7] Rittmann W, Matter P. Die Offene Fraktur. Bern: Hans Huber, 1997.

[8] Rothenberger D, Velasco R, Strate R, et al. Open pelvic fracture: A lethal, injury. Trauma, 1978, 18(3):184.

[9] 王亦璁，孟继懋，郭子恒 . 骨与关节损伤 . 北京：人民卫生出版社，1990：175.

[10] 朱通伯 . 处理开放性骨折及关节创伤的新观点 . 中华骨科杂志，骨科教程 1，1996：241.

[11] 王建 . 四肢开放性骨折的程序疗法 . 中 – 新国际骨伤学术研讨会论文汇编，1994：1271.

[12] Bioxma H, Broekhuizen T, Pataka P. Randomised controlled trial of single-dose antibotic prophylsxis in surgical trentment of close frature: the Duch Trauma Trial. Lancet, 1996, 347(9009):1133.

[13] Gustilo RB, MerKow RL, Templeman D. The management of open fracture. J Bone Joint Surg (Am), 1990, 72:299.

[14] 朱通伯 . 处理开放性骨折及关节创伤的新观点 . 中华骨科杂志，1995，15（6）：393–396.

[15] Gross A, Cutright DE, Bhaslkar SN. Effectiveness of pulsating water jet lavage in treatment of contaminated crushed wounds. Am J Surg, 1972, 124(3):373.

[16] Roseustein BD, Wilson FC, Funderburk CH. The use of bacitracin irrigation to prevent infection in postoperative skeletal wounds. J Bone Joint Surg (A1m), 1989, 71(3):427–430.

[17] 张伯松，翟桂华，张亚莲，等. 开放性骨折创面细菌数量判断及意义和临床研究. 中华创伤杂志，1998，14（5）：314.

[18] Harley BJ, Beaupre LA, Jones CA, et al. The effect of time to definitive treatment on the rate of nonunion and infection in open fractures. J Orthop Trauma, 2002, 16 (7):484.

[19] 王建. 金属架外固定器的发展与应用. 河北医药，1989，11（5）：287–288.

[20] 林斌，郭延杰，郭林新，等. 一期髓内针内固定治疗多发伤的肢体骨折. 中国矫形外科杂志，2000，7（1）：40–41.

[21] Keating JF, B1achut PA, O'Brein PJ, et al. Reamed nailing of open tibial fractures: does the antibiotic bead pouch reduce the deep infection rate?J Orthop Trauma, 1996, 10(5):298.

[22] Shepherd LE, Costigan WM, Gardock RJ, et al. Local or free muscle flaps and undreamed interlocked nails for tibial fractures. Clin Orthop, 1998, 5 (350):90.

[23] Keating JF, Brien PI, B1achut PA, et al. Reamed interlocking in tramedullary nailing of open fractures of the tibia. Clin Orthop, 1997, 338:182.

[24] 张双占，付志新，刘秀芳，等. 感染性骨不愈合的治疗. 中华骨科杂志，1999，19（8）：474.

[25] Marsh JL, Prokuski L, Biennann JS. Chronic infected tibial nonunions with bone loss: coventinal techniques vernus bone transport. Clin Orthop, 1994(301):139.

[26] 许建中，李起鸿，杨柳，等. 创伤后感染性胫骨骨不连的骨外固定治疗. 中华骨科杂志，1997，17(9)：577.

[27] 栗向东，胡蕴玉. 庆大霉素重组合异种骨复合体防治开放性骨折骨缺损感染的实验研究. 中华骨科杂志，1999，19(12)：730.

[28] Darouiche RO, Farmer J, Chaput C, et al. Anti-infective efficacy of antiseptic-coated intramedullar nails. J Bone Joint Surg (Am), 1998, 80 (9):1336.

[29] Bhandari M, Guyatt GH, Swiontlowslki MF. Treatment of open fracturesof the shaft of the shaft of the tibia. J Bone Joint Surg (Br), 2001, 83(1):62.

[30] Faraj AA, Watters AT, Zhonghua Yi, et al. Study of twenty-seven paediatric patients with open tibial fracture: the role of definitive skeletal stabilization. Zhonghua Yi Xue Za Zhi (Taipei), 2002, 65(10):453.

[31] 王建，潘子翔. 开放性骨折分类与治疗进展. 中国矫形外科杂志，1999，6（3）：225–226.

[32] 黄雷，刘沂，李海瑞，等. 一期开放植骨治疗感染性骨折和骨不愈合. 中华外科杂志，1998，36（9）：32.

[33] Govender S, Csimma C, Genant HK, et al. Recombinant human bone morphogenetic protein-2 for treatment of open tibial fractures：a prospective. controlled. randomized study of four hundred and fifty patients. J Bone Joint Surg (Am), 2002, 84(12):2123,

[34] Robbins S, Cotran D, Kumar V. Pathologic Basis of Disease.3rd ed. Philadelphia:WB Saunders, 1984:132–140.

[35] Gustilo R, Anderson J. Prevention of infection in the treatment of one thousand and twenty-five open fractures of long bones. J Bone Joint Surg Am, 1976, 58(4):453–458.

[36] Delee J, Stiehl J. Open tibia fractures with compartment syndrome. Clin Orthop, 1981, 160:175–184.

[37] Cauchoix J, Duparc J, Boulez P. Traitement des fractures ouvertes de jambe. Med Acta Chir, 1957, 83:811.

[38] Gustilo R, Mendoza R, Williams D. Problems in the management of type Ⅲ (severe)open fractures: A new classification of type Ⅲ open fractures. J Trauma, 1984, 24:742.

[39] 王亦璁. 近年骨折治疗观点的反思. 中华创伤杂志，1998，14（1）：1.

[40] 李文锋，候树勋，张伟佳，等. 外固定器在严重多发伤救治中的应用. 中华创伤杂志，1996，12（5）：280–282.

[41] 梁进，蔡锦方. Bast iani 外固定架治疗开放性Ⅲ

型胫腓骨骨折.中国骨伤，1997，10（5）：31.

[42] 李起鸿.多发伤中骨折早期处理.中华创伤杂志，1996，12（5）：276.

[43] 王建，马振羽，朱振田."反取皮"法治疗肢体大面积皮肤脱套伤.中华骨科杂志，1987，7（2）：123-124.

[44] 吴力军，陈德松.清创术后延迟闭合伤口58例疗效分析.实用骨科杂志，1997，3：164-165.

[45] 张伯松，张亚莲.开放性骨折的细菌学调查及抗生素选择.中华外科杂志，1998，36（A00）：30.

[46] 纪素玲，程驰，李耀胜，等.开放性骨折感染创面细菌875株分析.实用骨科杂志，2003，9（2）：133-136.

[47] 吴学东，韩丹，高辉.开放性骨折感染病原菌的分离与耐药性分析.中国实验诊断学，2006，10（12）：1507-1508.

[48] 王达利，王玉明，李开伦，等.术中区域性高浓度抗生素预防感染的研究.中国修复重建外科杂志，1994，2：96.

[49] 栗向东，胡蕴玉.庆大霉素重组合异种骨复合体防治开放性骨折骨缺损感染的实验研究.中华骨科杂志，1999，19（12）：730.

[50] Valenziano CP, Chattar CD, O Neill A, et al. Efficacy of primary wound cultures in long bone open extremity fractures: are they of any value?. Arch Orthop Trauma Surg, 2002, 122(5):259.

[51] Patzakis MJ, Wikins J, Moore TM. Considerations in reducing the infection rate in open tibial fractures. Clin Orthop, 1983, 178:36.

[52] 克伦肖.坎贝尔骨科手术大全.过邦辅，译.上海：上海远东出版社，1991：780-781.

[53] 张伯松，王军强，王满宜.开放性骨折的治疗.中华骨科杂志，2002，22（1）：53.

[54] Arovmer BD. Skeletal trauma.2nd ed. USA: WB Sanders Company, 1998:79-97.

[55] Riechelmann F, Kaiser P, Arora R. Primäres Weichteilmanagement bei offenen Frakturen [Primary soft tissue management in open fracture]. Oper Orthop Traumatol, 2018, 30(5):294-308.

[56] Costa ML, Achten J, Bruce J, et al. Effect of Negative Pressure Wound Therapy vs Standard Wound Management on 12-Month Disability Among Adults With Severe Open Fracture of the Lower Limb: The WOLLF Randomized Clinical Trial. JAMA, 2018, 319(22):2280-2288.

[57] Patzakis MJ, Levin LS, Zalavras CG, et al. Principles of Open Fracture Management. Instr Course Lect, 2018, 67:3-18.

[58] Zalavras CG. Prevention of Infection in Open Fractures. Infect Dis Clin North Am, 2017, 31(2): 339-352.

[59] Spierings KE, Min M, Nooijen LE, et al. Managing the open calcaneal fracture: A systematic review. Foot Ankle Surg, 2019, 25(6):707-713. .

[60] Hubbard EW, Riccio AI. Pediatric Orthopedic Trauma: An Evidence-Based Approach. Orthop Clin North Am, 2018, 49(2):195-210.

[61] Warrender WJ, Lucasti CJ, Chapman TR, et al. Antibiotic Management and Operative Debridement in Open Fractures of the Hand and Upper Extremity: A Systematic Review. Hand Clin, 2018, 34(1):9-16.

[62] Schade AT, Yesaya M, Bates J, et al. The Malawi Orthopaedic Association/AO Alliance guidelines and standards for open fracture management in Malawi: a national consensus statement. Malawi Med J, 2020, 32(3):112-118.

[63] Rupp M, Popp D, Alt V. Prevention of infection in open fractures: Where are the pendulums now? Injury, 2020, 51(Suppl 2):S57-S63.

[64] Prada C, Marcano-Fernández FA, Schemitsch EH, et al. FLOW Investigators. Timing and Management of Surgical Site Infections in Patients With Open Fracture Wounds: A Fluid Lavage of Open Wounds Cohort Secondary Analysis. J Orthop Trauma, 2021, 35(3):128-135.

[65] Singh A, Bierrum W, Wormald J, et al. Non-operative versus operative management of open fractures in the paediatric population: A systematic review and meta-analysis of the adverse outcomes. Injury, 2020, 51(7):1477-1488.

第9章 压力性损伤

第一节 压力性损伤概述

一、压力性损伤的定义和概念更新

压力性损伤（pressure ulcer，PU）又称压力性溃疡，旧称为"褥疮"（bedsore 或 decubitus ulcer）。"褥疮"一词来源于拉丁文 *decumbere*，意为"躺下"，自 1590 年开始使用。中医学称之为"席疮"，因久着席褥而得名，把压力性损伤的发生与长期卧床联系在一起。在实践中人们发现，只要施加足够的压力，并有足够长的时间，这种溃疡不仅发生于卧位，身体任何部位均可发生，并非仅仅发生在"躺卧引起的溃疡"，但是在口语表达上人们仍习惯地称之为褥疮。早期教科书上和文献多采用压疮一词。

2016 年，美国压力性损伤咨询委员会通过一项共识文件，对压力性损伤的名称、定义和分级进行了修订。主要内容包括将传统定义的"pressure ulcer"（压疮）术语更名为"pressure injury"（压力性损伤）。理由是"压疮"这个词表示皮肤的开放性伤。而皮肤在 1 期压力性损伤是完整的，并且深部组织损伤时也可以是完整的。而"压力性损伤"这一术语比"压疮"的混淆性小。

压力性损伤被定义为：由压力和剪切力合并压力造成的皮肤和（或）其下组织局部的损伤，通常在骨性突起上面。很多作用因素或者混杂因素也跟压力性损伤相关；这些

相关因素的意义还有待进一步阐明。这种损伤可以表现为皮肤完整或者开放的溃疡，可能引起疼痛。这种损伤是由于强烈的和（或）长期的压力或者压力合并剪切力造成的。软组织对压力和剪切力的耐受受到微气候、营养、灌注、合并症以及软组织状况等的影响。分级用阿拉伯数字描述取代原来的罗马数字。

新版共识新增两个压伤机制分类：医疗器械相关压伤和黏膜压伤。医疗器械相关性压力损伤，是指源于使用了作为诊断或治疗目的医疗设备引发的压力损伤。黏膜压力性损伤，是医疗设备使用在黏膜局部造成的损伤。但由于黏膜组织的解剖结构特殊性，没有进行分期。

二、压力性损伤的发生率和患病率

压力性损伤包括医院获得性压力性损伤（hospital-acquired pressure injury，HAPI）和社区获得性压力性损伤（community-acquired pressure injury, CAPI）。压力性损伤发生率（incidence）是指统计周期内压力性损伤新发病例数与住院患者总数的百分比。压力性损伤患病率（prevalence）是指在某一特定时间点住院患者中已经发生压力性损伤的总人数（包括 HAPI 和 CAPI）与该时点住院患者总数的百分比。压力性溃疡最常发生在老年人、无行为能力的住院患者和疗养院的患

者。近年研究表明，压力性损伤的发病率和患病率一直居高不下，压力性损伤的全球患病率达 4.5%～32.86%。国外一直以来较重视对压力性损伤发生率和患病率的调研，最新且较有规模的调研资料有：美国自 1989 年起每两年进行一次压力性损伤的全国性普查，通过普查得出了明确的压力性损伤患病率为 9.2%～15.5%，并发现脊髓损伤患者群体发生压力性损伤的风险最高（25%～66%）。加拿大流行病学调查显示，急救医院、非急救医院、综合性医院及社区压力性损伤患病率分别为 25.1%、29.9%、22.1% 和 15.1%，所有医疗机构的总患病率为 26.0%。根据患者疾病的不同，发生率也有所不同，其中脊髓损伤患者发生率为 25.0%～85.5%，住院老年人的发生率为 10%～25%。英国一项多中心临床观察研究发现，社区的压力性损伤患病率可高达 7.7%，即使去除压力性损伤患病率较高的养老院患者后，其患病率也高达 3.8%。意大利关于接受姑息性家庭护理的患者，压力性损伤发生率和患病率分别为 13.0% 和 13.1%。Ayumi 等调查全日本 720 家护理医院和疗养院，压力性损伤的平均发生率为 1.9（±3.1）%，平均患病率为 9.6（±7.9）%。

我国也已迈入老龄化社会，截至 2014 年底，中国 60 岁以上老龄人口已达到 2.12 亿，占人口总数的 15.5%，预计到 2050 年我国 60 岁以上老龄人口总数将超过 4 亿，占比将超过 30%，随之而来的，压力性损伤的发病率和患病率也将有所增加。我国一项针对 12 家教学医院或总医院的多中心临床观察发现，住院患者的压力性损伤患病率为 1.58%，发生率为 0.63%。有一项 Meta 研究分析结果显示，

我国住院患者压力性损伤患病率为 1.67%，医院获得性压力性损伤患病率为 0.68%；大于 80 岁年龄段患者的压力性损伤患病率最高（5.33%）；1 期和 2 期压力性损伤患病率较高（0.59% 和 0.50%）；ICU 患者压力性损伤患病率最高（18.76%）；压力性损伤中，骶尾部压力性损伤患病率最高（0.70%）。在基层医院、社区门诊、养老院等地方，压力性损伤的发病率和患病率可能会更高。有研究发现髋部骨折患者压力性损伤发病率存在季节性差异：11 月份髋部骨折患者压力性损伤发生率最低（5.0%），6 月份最高（22.7%）。与秋季相比，夏季发生高峰发生率（20.8%）。

虽然目前关于压力性损伤发病率和患病率统计的方法有所差异，但是毋庸置疑的是，压力性损伤患者已经形成了一个相对庞大的群体，不仅给患者带来痛苦、并发症、甚至死亡，而且明显延长了住院时间，消耗着大量医疗资源，给患者和社会带来了沉重的经济负担，英国每年压力性损伤的治疗花费为 14 亿～21 亿英镑（占全国医疗花费的 4%），美国每年有 250 万人罹患压力性损伤，6 万人死亡，治疗费用约 110 亿美元。1～3 期压力性损伤的治疗费用在 5900～14 840 美元；4 期压力性损伤的费用高达 18 730～21 410 美元。另一家医院报告，平均每年直接用于压力性损伤治疗的花费在 40 万～70 万美元。压力性损伤的医疗管理使得美国医疗保健系统每年花费了 91 亿～116 亿美元。荷兰有报道治疗 3 期和 4 期压力性损伤的医院护理的直接医疗费用，根据手术部位的不同，在 20 957～40 882 欧元。

第二节　压力性损伤的发病机制及危险因素评估

一、发病机制

压力性损伤的病理机制相对复杂，是病理、生理、组织、形态学等多学科共同关注的焦点，因不同研究存在学科侧重和研究方向等差异，使压力性损伤形成机制呈现多学说争鸣的局面。根据近年国内外文献查证结果，微循环障碍学说、缺血再灌注损伤学说、细胞形变学说得到了较为广泛的认可，总结如下。

（一）微循环障碍学说

微循环障碍学说认为缺血是压力性损伤的始动因素，皮肤的血流功能是评估皮肤微循环的重要指标，决定了皮肤应激能力和血流恢复情况，故可作为压力性损伤的高危预警信号。病理生理研究发现，毛细血管受压后血管完全或部分闭塞，血流灌注状态改变，使组织的氧和营养供应不足；水和大分子物质的输入、输出平衡遭破坏，血浆胶体渗透压和组织液的流体静水压改变，最终导致细胞损伤。同时，局部缺血阻碍了组织间液和淋巴液的流动，废物在受伤区域堆积，导致液体流向组织间隙产生水肿，最终出现压力性损伤。

（二）缺血再灌注性损伤学说

该学说认为，压力性损伤的实质是组织受压变形后，毛细血管血流被阻断导致局部缺血，当外加压力大于外周血管内压力，或皮肤受牵拉阻断血流均可产生缺血；同时皮肤磨损和微小损害可促使外周血管血栓形成，也可导致缺血。研究发现，动物缺血 2h 后产生的反应性充血常伴有动静脉出血、间隙水肿和血管内改变，形态学变化如同炎症早期的可逆性改变。缺血 4h 后血液浓缩，血黏度增加，血栓形成而出现水肿。解除压迫后血管再通十分缓慢，此时产生组织创伤不可逆。

（三）细胞变形学说

多数压力性损伤病因研究局限于真皮层，强调血管和血流因素。但表皮层无血管分布又能适应无氧环境，无法用血管学说解释压力性损伤的发生。近年来，细胞持续变形对组织损害的作用机制渐成为焦点。有研究发现，压力性损伤的深部组织中存在细胞凋亡现象，认为细胞凋亡可能是引发并影响压力性损伤病理过程的重要机制之一。Bouten 等首先提出细胞变形、细胞损伤与压力性损伤产生有关。Breuls 等对骨骼肌压力性损伤模型的研究也进一步验证了该理论。

二、危险因素评估

压力性损伤是多因素相互作用的结果，包括经长期研究已确立的经典因素及新的研究中提出的可疑危险因素。早在 16 世纪，曾有御医采用"水银浮动床"缓解长期卧床产生的局部压迫以预防压力性损伤，提示当时已经对压力性损伤产生原因有所认识。19 世纪 70 年代，病理学家主张"压迫产生的局部坏死"为压力性损伤实质，此后也有神经生物学家提出，组织受压后的缺血坏死与神经损伤引起神经营养因子释放有关。随着国外生理、病理学界对压力性损伤问题的关注及相关研究的深入，其他危险因素如皮肤潮湿、感觉丧失、肌张力下降等也相继成为研究热点。最新研究的压力性损伤发生危险因素更加详细地说明了哪些患者或患者在哪些情况下易患压力性损伤。总体上将这些因素分为外源性因素、内源性因素及诱发因素。

（一）外源性因素

1. 压力 代表物体垂直作用在单位面积上的力，是引起压力性损伤最重要的原因，是"缺血性损伤学说"和"代谢障碍学说"中的直接始动因素。局部组织长时间承受高压力而致局部组织微循环障碍，影响血液流动，引起软组织局部缺血、缺氧、代谢障碍，若进一步发展将导致组织细胞变性、坏死，从而发生压力性损伤。

相关研究认为，这种压力作用是经皮肤由浅入深扩散，呈圆锥形分布，通过皮肤累及所有间质，传向内部骨骼，最大压力可能出现在骨突处的周围，周围软组织随着力的传导，压力逐渐发展。因此，提出了深部损伤的概念。当外在压力大于毛细血管压时，毛细血管和淋巴管内血流减慢，导致氧和营养供应不足，代谢废物排泄不畅。人体周边小动脉压是 4.27kPa（32mmHg），四肢的微血管静脉压是 1.6kPa（12mmHg）。有研究认为皮肤受到持续压力 9.33kPa（70mmHg）2h，就会出现不可逆的改变。压力与受压时间对皮肤、软组织的损害显示：低压长时间的压迫与高压短时间的压迫对组织所造成的危害同样严重，即在压力性损伤形成过程中可承受的压力与压力持续时间成反比，压力越大，软组织能耐受压力的时间越短，这个结果提示了在压力性损伤的防治中时间因素的重要性。

另外，萎缩的组织（如瘫痪、长期卧床所致的失用性萎缩）、瘢痕组织及感染组织增加了对压力的敏感性，更容易发生压力性损伤，这可能是脊髓损伤导致的截瘫患者其压力性损伤发生率高于非脊髓损伤截瘫患者的一个重要原因。

2. 摩擦力 身体重心向反方向移动时对皮肤的牵拉作用即摩擦力。搬动患者时的拖拉动作、床单皱褶或有渣屑等是临床常见的摩擦来源。摩擦力主要作用于皮肤表面，易损害皮肤的角质层，也会增加压力性损伤的发生，同时摩擦力与皮肤的潮湿程度有关。在汗液的作用下，爽身粉的细微粉末可结合成粗大颗粒，使皮肤的表面摩擦系数增大，同时堵塞毛孔，阻碍皮肤呼吸，加重摩擦力对皮肤的损伤。摩擦力可破坏皮肤角化层，使表皮的浅层细胞与基底层细胞分离，发生充血、水肿、出血、炎性细胞聚集及真皮坏死。同时由于皮肤屏障作用受损，病原微生物易于入侵，组织更易受压力所伤。此外摩擦力可使局部温度升高，促成了代谢障碍的出现及压力性损伤的最终形成。

3. 剪切力 剪切力作用于相邻物体表面，引起相向平行滑动，体位固定时身体因重力作用而发生倾斜，深筋膜和骨骼趋向下滑，而椅子或床单的摩擦力使皮肤和浅筋膜保持原位，从而产生了剪切力。剪切力对组织的损害作用在"缺血性损伤学说"中最为明显。剪切力可引起组织的相对移动，切断较大区域的血液供应，使组织氧张力下降；同时组织间的带孔血管被拉伸、扭曲和撕拉，可引发深部坏死。剪切力持续 30min 以上即可造成深部组织的不可逆损害。

4. 潮湿 潮湿是引起压力性损伤的另一个重要因素，过度潮湿会造成皮肤异常脆弱的状态。浸渍状态下皮肤松软，弹性和光泽度下降，易受压力、剪切力和摩擦力所伤。临床常见的浸渍因素有大小便失禁、大汗或多汗、伤口大量渗液等。据统计，失禁患者发生压力性损伤的机会是一般患者的 5.5 倍。正常皮肤的 pH（pH 5.4～5.9）具有杀菌作用并限制致病生物的生长。在尿失禁的情况下，由于诸如心血管疾病的原因，尿素在皮肤上分解形成氢氧化铵，这提高了皮肤 pH 并有利于细菌增殖。大便失禁也会引起皮肤刺激和分解。过度潮湿或干燥均可促成压力性损伤的发生，但潮湿皮肤的压力性损伤发生率比干燥皮肤高 5 倍。此外，致病性真菌也易在潮湿温暖的环境下增殖扩散。

5. 温度　体温每升高 1℃，组织代谢需氧量增加 10%。组织持续受压产生的缺血、缺氧、营养物质供应不足，合并体温升高引起的高代谢需求，可大大增加压力性损伤的易感性。外科手术患者，尤其是开胸患者多在术后出现迟发性压力性损伤，原因在于患者术后体温恢复过程中，局部受压组织出现"再灌注损伤"，局部缺血合并高代谢状态加速了组织坏死的进程。另外，不合理使用热水袋、冰袋等也将影响局部代谢，血管收缩，血供减少从而起有害作用。

（二）内源性因素

1. 活动度和移动度　活动受限指患者自主改变体位的能力受损。活动或移动受限使患者局部受压时间延长，压力性损伤发生机会增加。一般正常人夜间睡眠时，都会出现至少 20 次自发性的翻身；若这种自发性翻身出现少于 5 次，则出现压力性损伤的概率极大。因此，在 2019 年由 NPIAP、EPUAP 和 PPPIA 联合发布的 2019 版《压力性损伤 / 压力性损伤的预防和治疗：临床实践指南》中

将重症患者，脊髓损伤患者，姑息治疗患者，肥胖患者，新生儿和儿童，社区、老年护理和康复机构的患者，手术患者，转运途中的患者等活动受限患者归为发生压力性损伤的高危人群。

2. 营养　营养不良可造成皮下脂肪减少、肌肉萎缩、组织器官应激代谢的调节能力减弱。脂肪组织菲薄处受压，更易发生血液循环障碍，增加了压力性损伤发生的危险。目前，评价压力性损伤危险因素的营养状况指标主要包括：体格检查指标及实验室检查指标。

体格检查指标包括体重、BMI、肱三头肌皮褶厚度、上臂肌围等，主要反应营养障碍状态。

实验室检查指标主要包括血清白蛋白及血红蛋白。Holmes 等研究营养和压力性损伤关系发现，低蛋白血症组中，75.0% 患者发生了压力性损伤，而正常组的发生率仅为 16.6%。Fife 等报道血清白蛋白水平≤35g/L 组，压力性损伤发生率为 21.4%，>35g/L 组为 7.7%，提示血清白蛋白可作为压力性损伤的预测指标。王春生等在对截瘫患者进行的压力性损伤研究时发现，血清白蛋白水平和压力性损伤的发生、发展互为恶性循环，即血清白蛋白水平低下患者的压力性损伤发生率高于正常水平患者，因此建议将红细胞比容<0.36 和血红蛋白<120g/L 作为检验临界值，进行压力性损伤易患人群的筛选和预测。

3. 感觉　感觉受损可造成机体对伤害性刺激无反应。肌肉和血管失去神经支配后，舒缩功能丧失，局部组织循环障碍，纤维蛋白溶解下降，诱发血栓形成乃至组织坏死，最终出现压力性损伤。感觉受损合并移动度下降是截瘫患者发生压力性损伤的主要原因。

4. 年龄与性别 伴随年龄的增长，压力性损伤发生的危险系数也显著增加，老年人是发生压力性损伤最常见的高危人群。老年患者心脏血管功能减退，毛细血管弹性减弱，末梢循环功能减退，局部受压后更易发生皮肤及皮下组织缺血缺氧。NPUAP 研究证实，压力性损伤发病率与年龄呈正相关。据统计，40 岁以上患者的压力性损伤发生率为 40 岁以下患者的 6～7 倍。Perneger 等在入院记录无压力性损伤的患者中，在教学医院进行 3 次横断面调查，发现压力性损伤发生的风险随着年龄的增加而增加，70—79 岁的患者为 11.2%，90 岁以上的患者为 34%。他们的研究结果与目前的研究一致，即压力性损伤患者的平均总体年龄为 71.2 岁（男性 68 岁，女性 74 岁），而年龄较大的年龄组则增加。在性别方面，Fisher 等在因素研究中发现，男性患者发生压力性损伤的相对危险度高于女性患者；而 Pearson 等的研究结果是男女患者的压力性损伤发生率无差异。

5. 组织灌注 组织血液灌注减少会影响组织氧合，导致组织耐受能力减弱，血流量不足时，机体补偿性将血液从皮肤等次重要器官分液至重要器官，因此皮肤组织处于低灌注状态，缺血缺氧加速了皮肤组织发生压力性损伤。有研究提出，血压、血红蛋白指标可反映机体软组织灌注和组织耐氧能力。

6. 吸烟 吸烟会增加压力性损伤发生的风险，烟草中的尼古丁会导致末梢血管痉挛、降低血红蛋白运输氧气的能力，进而影响皮肤血液循环情况，导致压力性损伤发生风险增加并影响压力性损伤伤口的愈合。但也有文献报道认为不同吸烟情况不会影响压力性损伤发生风险。

（三）诱发因素

1. 自身疾病 诸多文献报道，患者若患有心脑血管疾病、糖尿病、深静脉血栓、呼吸系统疾病、下肢骨折、脊髓损伤、感染性疾病、脑血管意外等疾病，均可增加患者发生压力性损伤的风险。在 2019 版的《压力性损伤 / 压力性损伤的预防和治疗：临床实践指南》将糖尿病作为一条正式推荐意见，证据强度和推荐强度均为最高等级，提示在临床工作中，对糖尿病患者要尤其重视压力性损伤的发生。

2. 治疗相关性因素

(1) 应用某类药物：应用类固醇类激素、细胞毒性药物、镇静药物、血管活性药物等可分别通过影响皮肤组织的代谢及角化层功能、个体活动能力、肢体感知能力、皮肤组织血液灌注情况等增加压力性损伤发生的风险。

(2) 使用医疗器械：医疗器械相关性压力性损伤近年来逐渐受到重视，被认为是导致压力性损伤的重要原因之一。多项研究提出，患者在使用气管插管及其固定支架、氧气面罩、鼻饲管、骨关节矫形用具等医疗器械时易发生压力性损伤。在使用以上医疗器械时，患者肢体活动受限、皮肤易出现潮湿情况，与医疗器械接触部位及周围部位皮肤更易受到压力、摩擦力作用，因此，压力性损伤发生风险增加。

(3) 手术治疗：手术患者因术中局部皮肤持续受压，麻醉药物导致感知能力受限、血流速度减慢，在一定程度上增加了压力性损伤发生的风险。国外数据调查显示，术中压力性损伤发生率高达 14.3%～23.9%，约占医院所有获得性压力性损伤的 45%。术中压力性损伤不仅会增加护理难度，影响术后康复速度及生活质量，而且易引起感染等多种并发症，甚至危及患者生命。

上述诸多因素中，压力、摩擦力和剪切力为压力性损伤形成的主要因素，但仅由其中之一所致的压力性损伤较少见，通常为2种或3种力共同作用的结果，即"三力合说"（图9-1）。其他因素则通过使组织对压力的耐受性下降而成为压力性损伤的促发因素及相关因素。

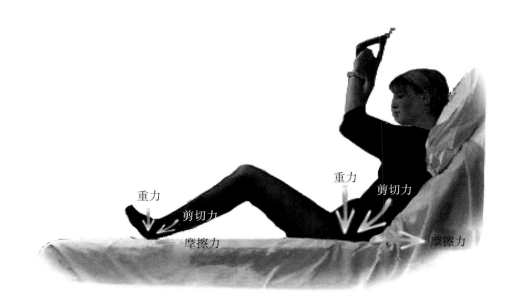

▲ 图 9-1 压力性损伤发生的"三力合说"

第三节 压力性损伤的分期及临床表现

一、压力性损伤的分期

对压力性损伤进行分类的主要目的是把握适应证，指导临床治疗。目前，压力性损伤的临床分期已基本统一，根据NPUAP2016年对压力性损伤的分期，最主要的是将1～4期的分期符号从罗马数字（Ⅰ、Ⅱ、Ⅲ、Ⅳ）改为阿拉伯数字（1、2、3、4），此外还包括不可分期的压力性损伤和深部组织压力性损伤，以及最新明确定义了医疗器械相关性压力性损伤和黏膜压力性损伤，强调了它们在临床中的角色地位，具体如下。

（一）1期压力性损伤

1期压力性损伤是指皮肤完整，局部出现指压不变白的红斑，在深色皮肤表现可能不同。指压变白的红斑或者感觉、温度或硬度改变可能早于皮肤可视性变化。其中，皮肤颜色变化不包括紫色或栗色改变，它们可能提示深部组织压力性损伤（图9-2）。

（二）2期压力性损伤

2期压力性损伤是指部分皮层缺损伴

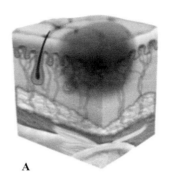 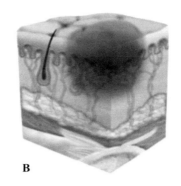 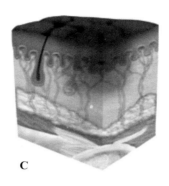

A   B   C

▲ 图 9-2　1 期压力性损伤，皮肤出现指压不变白的红斑

A．创面局部水肿；B．浅色皮肤上 1 期压力性损伤的红斑比较明显；C．对深色皮肤而言，1 期压力性损伤的红斑相对不太明显，需要仔细甄别

真皮层外露。创基是有活性的，粉色或红色，湿润，也可表现为完整或破损的浆液性水疱。脂肪及深部组织没有外露，也没有肉芽组织、腐肉或焦痂。此期损伤通常是由于局部不良的微环境、骨盆和足跟部位皮肤受到剪切力所致。此期压力性损伤不能用于描述失禁性皮炎、皮肤皱褶处皮炎等潮湿环境相关性皮肤损伤、医用胶黏剂相关性皮肤损伤、皮肤裂伤、烧伤、擦伤等创伤性创面（图 9-3）。

（三）3 期压力性损伤

3 期压力性损伤是指皮肤全层缺损，脂肪组织外露，通常可见肉芽组织或创缘内卷，

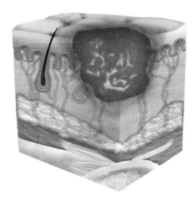

▲ 图 9-3　2 期压力性损伤，部分皮层缺损伴真皮层外露

局部也可有腐肉和（或）焦痂。组织损伤的深度因解剖部位而异，脂肪组织丰富的部位可能创面会更深。可能会出现潜行腔隙和窦道，没有筋膜、肌肉、肌腱、韧带、软骨和（或）骨的外露。如果腐肉或焦痂掩盖了组织缺损程度，就是不可分期的压力性损伤。在此期的定义中，强调了创面边缘内卷这一临床表现，这是临床比较常见的，也对临床治疗有很大的指导意义。3 期压力性损伤创面由于皮肤全层的破坏，其上皮化有赖于创周边上皮细胞向创面的迁移，如果出现创缘内卷，势必会影响到创面的上皮化和最终愈合。依据创面处理的 TIME 原则，其中重要的一个环节就是处理创面边缘，以形成一个有利于上皮细胞迁移和上皮化的界面（图 9-4）。

（四）4 期压力性损伤

4 期压力性损伤是指全层皮肤和组织缺损形成的溃疡，伴有可见或可触及的筋膜、肌肉、肌腱、韧带、软骨或骨外露，局部也可有腐肉和（或）焦痂。通常伴有创缘内卷、潜行腔隙和（或）窦道。溃疡深度因解剖部位而异。如果腐肉或焦痂掩盖了组织缺损程度，就是不可分期的压力性损伤（图 9-5）。

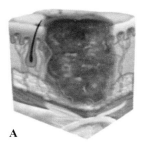 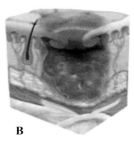

▲ 图 9-4　3 期压力性损伤，全层皮肤损伤

A. 皮肤全层缺损，深达脂肪层；B. 常伴有创缘内卷

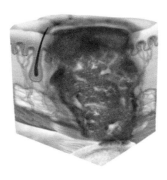

▲ 图 9-5　4 期压力性损伤，创面深达筋膜、肌肉、肌腱或骨组织

（五）不可分期的压力性损伤

不可分期的压力性损伤是指虽然有全层皮肤和组织缺损，但是由于局部有腐肉和（或）焦痂覆盖，缺损程度难以确定，如果去除了腐肉和（或）焦痂，就能明确是 3 期或是 4 期压力性损伤。足跟或缺血肢体的稳定焦痂（干燥、黏附紧密、完整、无红斑或波动感）不应该软化或去除（图 9-6）。

（六）深部组织压力性损伤

深部组织压力性损伤是指皮肤完整或不完整，局部呈现持续指压不变白的深红色、栗色、紫色，或表皮分离后可见黑色创基或充血的水疱。疼痛和温度改变往往早于皮肤颜色变化。深色皮肤的颜色改变可能会有所不同。此种损伤是由于骨骼 - 肌肉交界面受到强烈和（或）持续的压力和剪切力所致，

其可迅速进展并暴露组织损伤的实际程度，也可能溶解吸收而不出现组织缺损。如果可见坏死组织、皮下组织、肉芽组织、筋膜、肌肉或其他深层组织，那么就是皮肤全层的压力性损伤（不可分期、3 期或 4 期）。此种损伤不能用于描述血管性、创伤性、神经性或皮肤病相关性的创面（图 9-7）。

（七）医疗器械相关性压力性损伤

医疗器械相关性压力性损伤是病因学描述，它是由于使用了诊断或治疗的相关器械所致，其外观表现和医疗器械的样式或形状相符合。此种损伤应该使用上述分期系统进行分类。从临床工作中发现，医疗器械相关性压力性损伤并不少见。研究表明，在医院

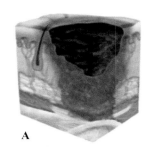 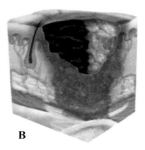

▲ 图 9-6　不可分期的压力性损伤，即损伤程度不明的全层皮肤和组织缺损

A. 创面被黑色焦痂覆盖，无法判定缺损程度；B. 创面被腐肉和（或）焦痂覆盖，缺损程度无法确定

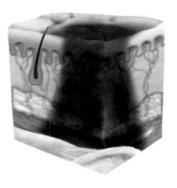

▲ 图 9-7　深部组织压力性损伤，即创面表现为持续指压不变白的深红色、栗色或紫色

获得性压力性损伤中，医疗器械相关性压力性损伤的比例可以高达 27.9%，ICU 等特定单元中的发病率会更高。有鉴于此，将医疗器械相关性压力性损伤明确定义并加以强调，具有非常重要的临床意义。

（八）黏膜压力性损伤

黏膜压力性损伤是指由于使用医疗器械所致的局部黏膜部位的损伤。由于损伤部位的解剖特点，这些溃疡不能进行分期。黏膜压力性损伤可以认为是特定部位的医疗器械相关性压力性损伤，这些部位包括鼻黏膜、口腔黏膜、阴道黏膜等，虽然这种损伤不能进行相应的分期，但是其总的防治原则和其他压力性损伤有一致之处，也值得人们在临床中关注。

目前，NPUAP 关于压力性损伤的定义和分期系统已得到认可和推广应用，2019 年 11 月，由美国国家压力性损伤咨询小组（national pressure injury advisory panel，NPIAP）和欧洲压力性损伤咨询小组（European pressure ulcer advisory panel，EPUAP）和泛太平洋压力性损伤联合会（pan pacific pressure injury alliance，PPPIA）联合颁布的第 3 版《国际性压力性损伤防治指南》沿用此分类系统，以方便进一步开展流行病学研究、临床诊断和防治等工作。

二、压力性损伤的易发人群、好发部位及其特点

（一）易发人群

压力性损伤的易发人群主要为局部组织长期受压的患者，包括以下几类。

1. 重症患者 因 ICU 患者病情危重，营养不良，身体免疫力低，加上运动减少及长期卧床，导致局部皮肤长期受压，进而引发压伤性损伤。

2. 脊髓损伤患者 脊髓损伤后，损伤平面以下失去神经支配，感觉、运动功能减退或丧失，患者对受压产生的痛觉减退或者消失，无自主减压保护机制，肌力下降造成外周血管阻力降低，局部血管淤血，组织营养下降，加上尿便失禁，局部潮湿，容易导致压力性损伤的发生。

3. 姑息治疗患者 姑息治疗患者一般都经过手术及放化疗，身体功能遭到破坏，免疫力下降，部分患者还需长期卧床，这些因素均会增加压力性损伤发生的风险。

4. 肥胖患者 由于肥胖患者组织中的脂肪非常多，血供阻力相大，着力点的受力大，致使组织出现缺血缺氧的情况，容易出现压力性损伤。

5. 新生儿和儿童 新生儿和儿童由于皮肤生长发育尚未成熟，感知及表达不适能力有限等原因，导致压力性损伤发生率高。

6. 社区、老年护理和康复机构的患者 老年患者由于其皮肤感觉反应迟钝、皮下脂肪萎缩变薄、皮肤弹性差、血管退化萎缩等因素，可以增加皮肤的易损性。

7. 手术患者 患者在手术过程中，受麻醉作用影响，长时间无法改变体位，导致局部受压部位缺血、缺氧，进而引起组织破坏和坏死。

8. 转运途中的患者 在前往或往返于医疗机构（如救护车或在急诊室等待入院）的患者处于长时间不动的状态，可能有较高的压力性损伤风险。

（二）压力性损伤的易发部位

1. 仰卧位时 易发于枕外隆凸部、肩胛

部、肘部、骶尾部、足跟。

2. 侧卧位时　易发于耳郭、肩峰部、肋骨、股骨粗隆、髋部、膝部（内髁和外髁）、踝部（内踝和外踝）。

3. 俯卧位时　易发于额部、下颌部、肩峰部、肋缘突出部、髂前上棘、膝前部、足趾、女性的乳房、男性的生殖器。

4. 坐位时　易发于肩胛部、骶尾部、坐骨结节、踝部（图 9-8）。

（三）压力性损伤的易发部位特点

1. 枕部压力性损伤　常见于颈髓损伤卧石膏床者、昏迷患者及心脑手术后的患者，发生率较低。由于枕部仅有头皮覆盖，一旦形成压力性损伤易波及枕骨，严重可引起枕骨骨髓炎并会引起脑感染。

2. 背部压力性损伤　多见于长期卧床的瘦弱患者，尤其是有脊柱后突畸形者，主要是肩胛部和脊柱部位易发生压力性损伤，一般发生率不高，防治也较容易。

3. 骶尾部压力性损伤　此处是压力性损伤的好发部位，具有易发难治的特点。由于骶尾骨后面仅由皮肤覆盖，缺乏肌肉组织，一旦发生压力性损伤，常深达骶骨，造成骶骨外露。骶尾部邻近肛门，创面易受患者尿便失禁的污染。小的骶尾部压力性损伤有时经换药可以治愈，但愈合的局部易形成瘢痕组织，以后稍不注意，在持续受压或受到摩擦后又会破溃。如此反复发生，压力性损伤可越来越大。有的是骶尾部发生压力性损伤后仍继续受压，结果使创面越来越大，越来越深。骶部大面积压力性损伤，靠换药很难治愈，需手术治疗。

4. 坐骨结节压力性损伤　坐骨结节有滑液囊，人在坐位时可减少组织摩擦，有利于

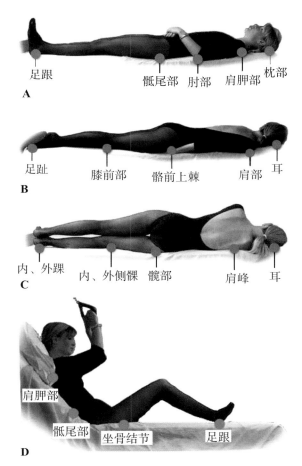

▲ 图 9-8　压力性损伤的易发部位
A. 仰卧位；B. 俯卧位；C. 侧卧位；D. 坐位

臀大肌在坐骨结节上滑动。但当患者长期取坐位时，尤其是低位截瘫患者长时期坐轮椅而又未采取防压措施时，就容易发生坐骨结节压力性损伤。压力性损伤一旦发生，常波及坐骨结节滑液囊，引起滑液囊感染，往往会形成较深的脓腔。由于口小底大，引流不畅，使感染反复发作，形成管壁很厚的窦道，使压力性损伤经久不愈、严重者可波及坐骨结节，导致坐骨结节骨髓炎，一般治疗很难奏效。许多坐骨结节部压力性损伤发作，往往是深部组织先坏死，感染后形成脓腔再向外溃破的，即为"闭合性压力性损伤"。坐骨结节部压力性损伤一般具有创面口小腔深、

271

有窦道、有深部感染、易并发坐骨结节骨髓炎等特点。发生坐骨结节压力性损伤后，要立即卧床，禁止坐位。小的创面经清创后换药治疗，治疗时要探查清楚窦道和内腔深度及范围，要进行影像学检查判断坐骨是否破坏。若窦道深、内腔大或坐骨遭受破坏，则需用外科手术方法，切除窦道、坏死组织、瘢痕组织及反复感染增厚的滑液囊壁及病骨，然后用邻近的健康肌皮瓣、肌瓣或皮下组织瓣填塞死腔，闭合创面。手术时还应将坐骨结节凸突处略为削平，使今后对皮肤压力面扩大，坐骨结节下面软组织承受的压力平均，而压力相对减小，有利于避免今后压力性损伤的复发。

5. 股骨大粗隆压力性损伤　股骨大粗隆亦是压力性损伤的好发部位。患者侧卧时，大粗隆部所受的压力最大，因而易发生压力性损伤。大粗隆处有一滑液囊，作用是关节活动时，避免大粗隆与周围组织的摩擦。一旦大粗隆部发生压力性损伤，很容易侵犯整个滑液囊，其潜在的压力性损伤创面远大于皮肤创面，因而大粗隆部压力性损伤很难治愈。即使进行手术缝合或皮瓣转移法修补，因为术后翻身时下肢转动，使大粗隆与转移皮瓣间形成剪切力，皮瓣在大粗隆上可来回移动，也不利于组织愈合。因此，此类患者必须特别加强术后的护理。另外，大粗隆部压力性损伤久治不愈，反复感染还会并发关节感染，这又给治疗增加了难度。

6. 膝、踝部压力性损伤　膝、踝部压力性损伤发生率均较低，一般多见于石膏或夹板固定不当所致，主要好发部位是髌骨前及腓骨小头处。踝部组织较薄，内外踝骨突部易受压迫而发生压力性损伤。踝部溃疡发生后容易造成踝部骨外露，这就需要手术修复。

足部压力性损伤多见于有感觉障碍的不全瘫患者。患者虽可以行走，但足部没有感觉，失去自我保护功能，足跟等负重处就易发生压迫性溃疡。如果继续行走压迫，溃疡扩大加深，反复感染又会并发跟骨骨髓炎，使溃疡难以愈合，这就需要手术修复。同时存在足部畸形者，足底部负重不均、某处承重特别强时，更易发生压力性损伤。如先天性脊膜膨出不全瘫痪患者，马蹄内翻足，足部丧失感觉功能，足底外侧部就极易磨破溃疡。

7. 肘部压力性损伤　可见于昏迷患者、上肢完全瘫痪的高位瘫痪患者及上肢石膏固定不当压迫致疮者，发生率较低。肘部压力性损伤主要发生于肘后尺骨鹰嘴部。肘部软组织少，发生压力性损伤后治疗不当易发生骨外露。

三、压力性损伤的并发症与临床表现

（一）低蛋白血症

1. 原因　主要是蛋白质摄入不足和丢失过多所致，而蛋白质丢失过多是引起压力性损伤患者低蛋白血症的重要原因。由于压力性损伤患者有较大的压力性损伤创面，血浆蛋白可直接从创面渗出而丢失。巨大压力性损伤和多发性压力性损伤每日可丢失20g～30g的蛋白质。蛋白质摄入不足是压力性损伤患者易并发低蛋白血症的另一个原因。压力性损伤患者由于长期卧床，慢性消耗，加上精神压抑，食欲下降，存在不同程度的营养不良，造成蛋白质补充不足，且摄入蛋白质的质量较低，使存在的负氮平衡得不到纠正，从而加重加快了低蛋白血症的出现。另外，因创面感染、发热等，可使机体蛋白质消耗明显增加，一般可增加20%～50%。

2. 临床表现　低蛋白血症的一般表现为：易出现疲劳、肢体沉重、浑身乏力、不耐寒、头晕等症状。同时伴有体重减轻，但晚期因水肿，体重减轻不明显；早期可有小便增多；可有体温偏低、面色苍白或皮肤干燥、角化过度、色素加深。凹陷性水肿，主要是颌面水肿、眼睑水肿、足和腿水肿。另外还有消化不良、食欲减退、腹泻、腹胀等消化系统表现。有心率减低、心音偏低，易发生体位性低血压，周围循环不良，手足发冷等循环系统表现。有易兴奋不安、注意力不集中、记忆减退等神经系统表现。还有球蛋白缺乏，使中性粒细胞杀菌能力下降，T 细胞、B 细胞参与免疫反应能力降低，补体活力下降，故患者抵抗力差，易感冒，易发生感染。

（二）骨关节感染

1. 原因　压力性损伤常发生在骨突出部位的组织。该组织长期受压，造成缺血、坏死，当组织坏死感染范围扩大波及骨组织时，可并发骨髓炎和化脓性关节炎。如坐骨结节部压力性损伤可并发坐骨结节骨髓炎，骶部压力性损伤可并发骶骨骨髓炎，大粗隆部压力性损伤可并发大粗隆骨髓炎或髋关节化脓性关节炎。

2. 临床表现　压力性损伤并发骨感染（骨髓炎）有以下特点：骨髓炎直接由局部创面感染纵向扩散而引起；炎症常呈潜在性，加上早期从压力性损伤创面得以引流，一般无典型急性骨髓炎症状，多为慢性骨髓炎；诊断一般靠 X 线诊断，X 线片所现特点是：骨盆或相应局部骨质疏松，压力性损伤基底部骨质外侧缘有不均匀的骨破坏，边缘毛糙或不规则的骨质密度增高，有时有斑点状死骨，骨膜反应无或轻微；致病菌多为大肠杆菌、

铜绿假单胞菌、金黄色葡萄球菌、变形杆菌及厌氧菌，常呈混合感染。并发化脓性髋关节炎时，有急性关节感染症状，穿刺可从关节腔抽出脓液。压力性损伤长期不愈的患者要请医师摄片，检查是否有骨感染。

（三）菌血症、脓毒血症

1. 原因　压力性损伤患者并发菌血症或脓毒血症主要有以下几个因素：①人体抵抗力下降，压力性损伤患者由于低蛋白血症、长期营养不良及原发性慢性疾病存在，导致机体免疫功能明显下降；②创面处理不当，较深的压力性损伤创面，引流一旦不畅，坏死组织存留，细菌大量繁殖可引起急性炎症、深部脓肿、蜂窝织炎等，大量的细菌繁殖进入血循环而导致全身感染；③伴有骨感染，压力性损伤向深部发展，可波及邻近骨组织，一旦骨组织有炎症，细菌较易进入血循环而波及全身；④细菌的耐药性，长期不愈的压力性损伤患者，往往在治疗上用过较多的抗生素，而创面细菌大多具有耐药性，对抗生素不敏感，使临床控制感染较难，细菌毒力相对较强，容易引起全身感染。

2. 临床表现　菌血症甚至脓毒血症可影响人体各器官及组织，从而引起各种各样的临床表现，严重者可导致感染性休克。其一般表现有：高热，可超过 40℃；头痛、头晕，关节酸痛，食欲缺乏，恶心呕吐，腹胀腹泻，大汗；神志淡漠，烦躁，谵妄或昏迷；脉搏细速，呼吸急促或困难，肝脾增大，黄疸，蛋白尿；白细胞计数增加，中性粒细胞＞80%，严重时可出现中毒性颗粒；创面分泌物及血培养阳性；局部创面脓性分泌物增加，可表现为蜂窝织炎、深部脓肿或骨髓炎、化脓性关节炎。

第四节　压力性损伤的治疗

一、压力性损伤患者全身情况评估

全身性评估主要是对患者的年龄、性别、患者及家属对压力性损伤的关注程度、经济状况、原发病、并发症严重程度等因素进行初步评估，并为患者制订个体化的治疗方案。难愈性压力性损伤特别是4期巨大压力性损伤用保守疗法难以治愈，目前仍是当今国内外临床医学界的一大难题。鉴于压力性损伤的复杂性，采取单一的治疗方法不能获得有效的治疗结果，必须采用不同的治疗手段来解决不同的问题。根据NPUAP推荐的压力性损伤分期，不同级别的压力性损伤，甚至不同原发病、不同人群发生压力性损伤后，其治疗原则、适应证均不甚相同。压力性损伤患者治疗之前应先接受一个初步和持续的全身情况及局部伤口评估，评估流程示意图如下（图9-9）。

二、原发病及并发症治疗

压力性损伤常见的原发病较多，如瘫痪、年老体弱、危重患者等。低蛋白血症是最常见的并发症，2018年资料统计显示，压力性损伤患者入院时，合并低蛋白血症者占90.6%，其次是感染占89.3%。肺部疾病占26%，高血压病占25.8%，糖尿病占24%。原发病及并发症的存在进一步降低了全身及局

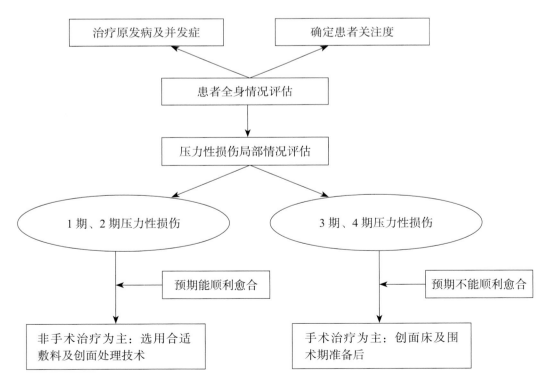

▲ 图 9-9　压力性损伤患者治疗评估流程

部抗病能力，给治疗增添了不利因素，严重者甚至可危及患者的生命，因此，积极预防和治疗压力性损伤的原发病及并发症是根治压力性损伤的重要环节。

（一）增加营养，纠正低蛋白血症及贫血

压力性损伤的修复靠营养，若并发低蛋白血症，则压力性损伤难以愈合，反之，持续压力性损伤不愈，会加重低蛋白血症。低蛋白血症造成机体免疫力下降，会增加感染的发生率。因此，要重点关注低蛋白血症的预防和治疗。给予高蛋白质、高热量、高维生素饮食，补充铁、肝制剂等纠正贫血。大剂量的维生素 C 对加速压力性损伤的愈合有良好作用。重度低蛋白血症，可静脉输入血浆、浓缩白蛋白及氨基酸、脂肪乳剂等。静脉输入血浆和浓缩白蛋白仅有 30% 的量可以存留在血液内，不是一种经济有效的方法，但作用快速，能暂时纠正低蛋白血症，争取尽快手术。此外，术前术后有效纠正低蛋白血症，有利于患者创面愈合和术后恢复。

（二）控制糖尿病

压力性损伤合并糖尿病患者，血糖持续升高，局部皮肤组织糖含量的增加引起局部糖代谢的紊乱，导致组织局部糖基化终末产物的蓄积，进而导致皮肤局部病理生理改变。糖代谢紊乱是造成糖尿病并发症和创面难愈的主要原因之一。临床上首先需对其血糖水平予以合理控制，且睡前、三餐前后对尿糖、血糖等进行测定，以指导用药治疗，并将血糖监测的重要性详细告知患者，使其形成正确认识，以促使患者积极配合血糖监测。一般血糖控制在餐后血糖<11.1mmol/L，空腹血糖<7.0mmol/L 为最佳。

（三）感染的控制及抗生素的应用

压力性损伤因组织坏死、引流不畅、外部细菌的侵入，可引起急性感染，严重者甚至发生败血症，而导致患者死亡。这类难愈性压力性损伤多为混合性感染，同一时间在创面不同点采集标本培养的结果都会不同，感染细菌多为耐药菌株及革兰阴性菌，在不明确菌株及耐药的情况下，推荐使用降阶梯治疗方案，不能过度依赖药敏，而且创面细菌的变化较快，可行多次创面培养及药物敏感试验明确感染菌的变化情况，但不要频繁调整抗生素。

三、压力性损伤的非手术治疗

1 期、2 期压力性损伤是非手术治疗的主要适应证，患者可由伤口师换药处理。处理原则：解除局部受压、改善局部血供、保护创面、去除危险因素、预防感染、阻止压力性损伤进展。

首次发生的 3 期压力性损伤，创面面积小，一般不超过 5cm，可权衡患者全身情况，家属意愿，选择保守治疗。如图 9-10，患者压力性损伤 3 期，位于骶尾部肛周，创面周围组织松动，换药 3 个月愈合。

非手术治疗的另一种情况，是压力性损伤患者年老体衰不能耐受手术，手术可能导致严重后果。保守和姑息治疗，局部清创换药以患者能耐受为原则，保持清洁无恶臭，最大限度减少感染发生。

（一）创面处理

1 期压力性损伤皮肤完整，无伤口，损伤可逆，治疗重点是及时去除病因，预防皮肤破溃。可以使用透明薄膜敷料、水胶体敷料、泡沫敷料、赛肤润等，避免局部按摩。

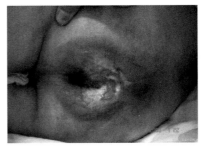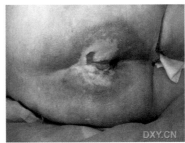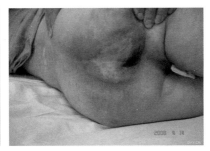

▲ 图 9-10　3 期压力性损伤换药治疗愈合

2 期压力性损伤的良好修复有赖于合理的伤口处理，目的是尽可能在短时间内闭合伤口，完成再上皮化。处理原则是：保护皮肤，预防感染。随着压力性损伤"湿式愈合"新理念的提出和在临床上的应用，各种湿性敷料广泛应用于压力性损伤的治疗，取得了良好效果。

水疱的处理。①小水疱（直径＜2cm），清洁后可采用透明薄膜、水胶体或泡沫敷料覆盖；②大水疱（直径＞2cm），局部消毒后用无菌注射器从水疱的最底端抽出疱内液体，表面覆盖透明薄膜或薄水胶体敷料，若水疱内再次出现较多液体，可在薄膜敷料外消毒后直接穿刺抽液；如真皮层破损，根据渗液量选择水胶体、泡沫或藻酸盐敷料；③破溃创面的处理：消毒创周皮肤，清洁创面，然后根据创面有无感染，选用无菌敷料覆盖或含银敷料换药，或溃疡贴等外敷。有条件可选用便携式负压引流装置。

有学者认为，正常的伤口渗液包含了抗微生物物质，有保护和清洁伤口的作用，并能营造有利于愈合的湿润环境，因此提出了清洗伤口的指标：①伤口感染；②渗液过多；③有异物或组织碎片、焦痂或腐肉存在；④需要降低感染或减少失活组织；⑤清创缝合时，清洗伤口的溶液必须对伤口愈合过程无损害。现已证明所有的抗菌剂或消毒剂都有细胞毒性，需要慎用或禁用，许多抗菌剂被发现在血液、脓液和组织中被蛋白质结合而灭活，因此建议伤口最好用灭菌水或生理盐水清洗。研究还证明，水流冲洗比擦洗效果更好，冲洗包括使用注射器抽取生理盐水冲洗或淋浴。当伤口污染严重或清创时，低压或脉冲式冲洗最有效。所使用溶液的温度应该与体温相同，冷溶液会降低伤口温度，至少需要 3～4h 才能恢复到操作前温度。研究证明，保持伤口 37℃恒温可使伤口中肌成纤维细胞的活性提高，对伤口愈合有显著影响。

（二）新型密闭式敷料主要种类

1. 水凝胶敷料　如康惠尔清创胶（丹麦）、水解胶（美国）、清得佳凝胶（英国）等。

2. 水胶体敷料　如康惠尔溃疡贴和透明贴、康惠尔水胶体油纱、多爱肤（DuoDERM）标准敷料和超薄敷料（片状敷料）、多爱肤伤口护理膏（糊状敷料）、Tegaderm 伤口贴、水胶体人工皮、安普贴等。

3. 藻酸盐敷料　如拜尔坦藻酸盐敷料（填充条或片状）、藻酸钙盐敷贴、藻酸锌钙敷料等。

4. 含银敷料　如爱康肤银、拜尔坦银离子藻酸盐、拜尔坦银离子泡沫、超吸收性藻酸盐银离子敷料、爱银康、凡士林油纱银、优拓银等。

5. 泡沫敷料　如拜尔坦泡沫敷料、Tegaderm泡沫敷料、痊愈妥泡沫敷料、美皮康泡沫敷料等。

新型湿性敷料种类繁多，各有优点，但关键还应根据难愈性压力性损伤伤口的不同阶段和不同情况，选择与之适应而有效的湿性敷料。

（三）其他辅助治疗方法

1. 富血小板血浆　富血小板血浆（plateletrich plasma，PRP）含有高浓度的血小板、生长因子及其他血浆因子，其对细胞增殖成熟等具有促进和调控作用。PRP 修复软组织是近年来较新的研究，其证实血小板激活后释放出的多种生长因子能刺激细胞增殖分化，促进软组织的修复，抑制炎症反应。PRP 可用于修复外科清创治疗后的 4 期压力性损伤，能促进肉芽组织的生长，具有显著疗效。

2. 巨噬细胞悬液或细胞生长因子等　Zuloff-Shani 等研究了治疗顽固性溃疡的一种新方法，从健康献血者的血液中提取巨噬细胞，由于巨噬细胞在低渗环境下被激活，具有增强修复创面的多种功能。巨噬细胞悬液可直接滴注伤口或局部注射而发挥作用。自2000 年起，巨噬细胞悬液疗法已在以色列 12家医院治疗 2000 多例患者，效果良好，未发现不良反应，国内无相关报道。细胞生长因子能够对诸如血管内皮细胞、成纤维细胞、表皮细胞等进行有效刺激，使其加速分裂增殖，从而加快创面愈合。

3. 膨胀石墨　膨胀石墨是由天然鳞片石墨经特殊处理而形成的特种碳素卫生材料，具有良好的吸附和引流特性，祛腐生肌作用明显。申焕霞等将膨胀石墨用于压力性损伤

创面换药，且取得了良好效果。

4. 局部持续氧疗　局部持续氧疗原理为利用纯氧抑制创面厌氧菌生长，提高创面组织供氧，改善局部组织有氧代谢，并利用氧气流干燥创面，促进结痂，有利于创面的愈合。采用高压氧治疗压力性损伤可使坏死的脂肪、蛋白质液化。其机制为改善微循环，促进创面上皮细胞及成纤维细胞的再生，增加白细胞吞噬能力，稳定细胞膜的通透性，促进肉芽组织生成，加速创面愈合。

5. 光疗法　光疗法可有效促进压力性损伤的愈合，缓解疼痛，提高压力性损伤的康复效果可使创面保持干燥，如红外线照射法、烤灯、紫外线、微波、阳光、氦 - 氖激光、WP 宽谱治疗仪等。

6. 中药治疗方法　中药治疗压力性损伤的方法主要是清热解毒、活血化瘀、去腐生肌。如金榆敛疮膏、红花水、双料喉风散、云南白药、三七、鲜叶麝香浸泡液、葛根粉、紫草油、双柏散、美宝、双黄连、蜂王浆、芙蓉膏、如意金黄散、锡类散等。

7. 综合治疗　包括中西医结合治疗、物理加药物联合治疗、物理加物理联合治疗方法等。如生肌粉联合氧疗、激光联合紫外线、三七粉联合红霉素治疗、珍龙膏联合大艾灸治疗、生长因子联合育红油、疮疡灵联合水胶体、新癀片联合美皮康、五黄油联合贝复剂等、纳米银抗菌凝胶联合生长因子等综合治疗，在临床上取得了较好的效果。

四、压力性损伤的手术治疗

社区获得性压力性损伤患者长期卧床，饱受精神和肉体的折磨，经受溃疡 - 换药 -愈合 - 复发的过程，甚至慢性伤口长期不能治愈，给患者和家人的生活和工作带来严重

困扰，例如照顾患者、医疗费用、心理焦虑、生活工作的压力等。1938年Davis首次采用手术方法治疗压力性损伤，一期闭合创面，缩短了疗程，提高了治愈率。手术的优势在于：快速修复创面、阻止进一步恶化和复杂化、减少感染和并发症、缩短住院时间。对于3期压力性损伤创面＞5cm、4期压力性损伤、复发性压力性损伤、合并骨髓炎等应积极手术干预。手术需遵循"先简后繁""个体化"的原则。

（一）围术期准备

主要包括全身原发病及并发症的治疗及创面床准备。全身原发病及并发症治疗见有关章节，在此不再赘述。

依据组织检测和培养指导抗生素治疗。如合并骨髓炎需抗生素治疗6～12周。使用抗生素治疗是从手术清创到伤口闭合的过渡措施。

必要时拍摄X线片及造影检查，了解溃疡窦道大小、潜在腔隙方位。患者需全身情况良好，血红蛋白、血浆蛋白总量、白蛋白与球蛋白比值在正常或接近正常范围，能耐受外科麻醉及手术。鉴于压力性损伤患者多有复杂基础病的特点，必要时应请麻醉医师会诊，协同制订周密的手术方案。

对于合并有高血压病、糖尿病及低蛋白血症的患者，术前给予降血压、降血糖和纠正低蛋白血症的药物，达到或接近正常范围时方能手术，这样有利于切口愈合及降低手术的危险性。截瘫患者大小便失禁，术前应留置导尿和清洁灌肠，以防术中污染切口。

（二）创面床准备

清创术是压力性损伤创面床准备的重要方式，将慢性创面转化为急性创面，对坏死组织进行一系列清创达到组织健康，血管化。通过高压冲洗或机械性切除，破坏慢性创面生物膜，否则感染可能再次发生。清创扮演着慢性创面转化为愈合创面细胞微环境的作用。

良好的创面床准备是手术能够成功施行的必要条件，并改善患者的全身状况，缩短住院时间。3期和4期深度压力性损伤创面基底常有大量坏死组织，伴有感染甚至骨髓炎，需抗感染治疗。对于某些压力性损伤严重且又不能耐受手术的患者，局部换药还是很有效的，创面每天清创一次，甚至一日多次，尽量清除坏死组织。如果渗出多可以使用高渗盐水湿敷、如果坏死组织多建议用溶痂药物，如磺胺嘧啶锌软膏；如果创面新鲜可以用贝复济，同样可以使用一些生肌药物，肉芽良好才能行手术皮瓣修复创面，即由"复杂创面"变为"普通创面"后通过手术修复压力性损伤（图9-11）。

负压创面引流技术（VSD）的应用能大大缩短创面床的准备时间，对创口清创，切除坏死组织、乳头状僵硬的瘢痕组织，彻底止血，在伤口内置入负压引流敷料并缝合。

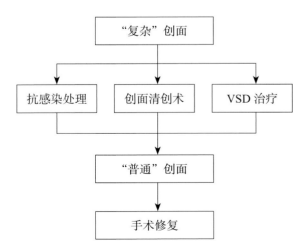

▲ 图9-11 压力性损伤"创面床准备"流程
VSD.负压创面引流技术

用半透生物膜封闭伤口和 VSD 敷料，使之变成闭合伤口。连接 VSD 敷料的硅胶管，另一端通过一个三通管与负压吸引装置连接，保持密封有效负压状态（最佳负压吸引状态：负压值 125mmHg），待创口内生长出新鲜肉芽组织，2 期再行游离植皮或皮瓣移植。对于皮下潜行范围较大的创面，在皮瓣手术后，放置硅胶引流管连接负压装置，既起到引流作用，又能使皮瓣在负压作用下与基底黏附，建立血液循环、消灭死腔。

（三）修复方法

1. 直接缝合　适用于某些较小而又偏浅的伤口，尤其是 2 期向 3 期发展的早期，基底部组织鲜红。因为皮肤相对较松弛，有时候积极清创后可直接缝合。一些"口小底大"或形成窦道的 4 期压力性损伤，清创时应彻底打开探查，尽可能清除坏死组织及感染肉芽，消灭死腔后方可缝合（图 9-12）。

2. 植皮　适用于全身状况较差，不能耐受长时间手术，姑息消灭创面者（图 9-13）。

3. 皮瓣移植　皮瓣的选择视具体情况而定，可选择的术式较多，皮瓣的选择应根据创面的部位、大小而定，以就近、便于转移和便于供区缝合为原则。以最常见的臀骶部压力性损伤为例，按皮瓣的分类，可选择修复臀骶部压力性损伤的皮瓣有筋膜瓣、肌皮瓣及近年来研究较多的穿支蒂皮瓣，其各自优缺点如下。

(1) 筋膜皮瓣：解剖层次在深筋膜层，易于解剖分离，手术操作容易；易于选择。缺点是蒂部远离压力性损伤，皮瓣远位转移困难。筋膜皮瓣适用于创面浅的 3 期压力性损伤（图 9-14）。

(2) 肌皮瓣：肌皮瓣是修复臀骶部压力性损伤的首选方法，尤其是口小底大的 4 期压力性损伤（图 9-15），可选择臀大肌上部（臀

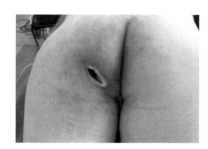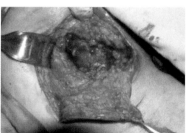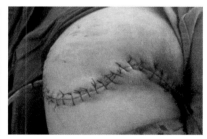

▲ 图 9-12　坐骨结节 4 期压力性损伤的清创缝合

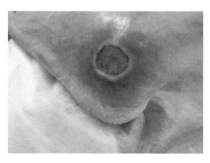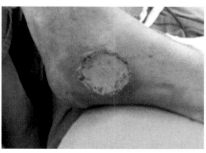

▲ 图 9-13　83 岁患者左外踝压力性损伤 3 年植皮术后

上动脉供血）肌皮瓣，如果骶部病灶较大可选择全臀大肌皮瓣（臀上、下动脉供血），既可以保持皮瓣的成活，又可加厚臀部压力性损伤好发部位的衬垫。肌皮瓣具有耐磨，耐压，抗感染等优点，避免再次复发；缺点是手术操作复杂，出血量大，而且因切断了臀大肌而影响伸髋及外旋功能，导致起身困难或步态失调，因此对双下肢有功能或功能有恢复可能者不宜采用，尤其对牺牲两侧臀大肌的截瘫患者，压力性损伤复发时再次修复将极为困难。

（3）穿支蒂皮瓣：近年来采用的穿支蒂皮瓣修复压力性损伤成为研究的热点。Kroll 等报道应用腰骶部穿支血管筋膜皮瓣修复臀骶部软组织缺损成功。AO 等研究证实穿支血管穿出肌膜后位于深筋膜层走行，在臀下区呈横向而在臀上区呈垂直走行，穿支间通过多个纵向皮下血管网支互相吻合，扩大了皮瓣供血范围。Koshima 等研究发现支配臀骶皮肤的皮穿支总数达 20～25 支，穿支血管长度3～8cm，血管外径 0.8～1.5mm，其中臀上动

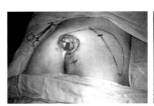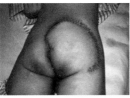

▲ 图 9-14　骶尾部 3 期压力性损伤局部应用旋转筋膜皮瓣修复

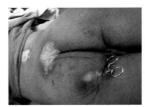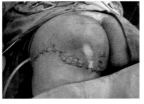

▲ 图 9-15　4 期坐骨结节压力性损伤应用臀大肌肌皮瓣修复

脉及腰动脉的穿支支配臀部外上区，臀下动脉穿支支配臀外下区，骶旁上、下区分别由骶外侧动脉及阴部内动脉发出穿支支配。临床应用表明由单一穿支供血的皮瓣血供丰富，可利用一个或多个皮穿支为血管蒂，转位安全可靠。修复臀骶部压力性损伤时，根据创面部位、大小、形状，可设计成双叶、三叶、菱形或长方形旋转皮瓣，皮瓣保留穿支蒂部少量组织，整个皮瓣旋转余地较大。供区大多可直接缝合，不需植皮（图 9-16）。此外，臀部穿支皮瓣不牺牲臀大肌，术中出血少，手术时间短。一旦溃疡复发，可切取肌瓣作为再修复措施。缺点是血管穿支存在一定的变异，术中应首先寻找穿支后再切取皮瓣。另外，穿支皮瓣不适用于 4 期伤口较深、腔隙大、骨外露的压力性损伤。

其他部位的压力性损伤如坐骨结节部、股骨大粗隆、膝、踝、足、肘、背部等处压力性损伤临床上亦常见，不同部位其手术修复皮瓣选择见表 9-1。对具体每种皮瓣的应用解剖、手术方法设计、适应证等，相关著作有详细介绍，在此不再重复。

对于坐骨结节压力性损伤，如臀大肌皮瓣修复失败，可考虑股二头肌长头肌皮瓣，或股薄肌皮瓣。坐骨结节周围死腔可以很好地封闭，供瓣区张力不大，可以很轻松缝合。

（四）多部位压力性损伤修复

多部位压力性损伤一般于患者瘫痪后长期卧床、家庭护理不当时发生，常同时出现在骶尾部、坐骨结节、髂前上棘及足后跟等处。相对于单处压力性损伤患者，多部位压力性损伤患者在治疗上难度更大：①多个创面存在感染或渗液，身体消耗大，患者常合并低蛋白血症、贫血、脓毒血症等，给修复

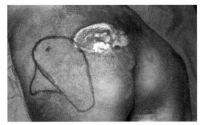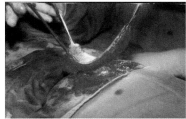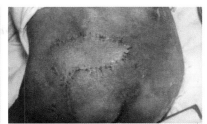

▲ 图 9-16　穿支蒂皮瓣修复骶尾部 3 期压力性损伤

表 9-1　不同部位压力性损伤常选用的皮瓣

压力性损伤部位	可供选择修复的皮瓣
臀骶部	臀大肌肌皮瓣、腰臀皮瓣、腰背皮瓣、腰骶皮瓣、股后筋膜皮瓣、逆行背阔肌肌皮瓣、肋间血管神经蒂岛状皮瓣
坐骨结节部	臀大肌下部肌皮瓣、股薄肌肌皮瓣、股二头肌长头肌皮瓣、半腱肌半膜肌肌皮瓣、阔筋膜张肌肌皮瓣、股后筋膜皮瓣
股骨大粗隆	阔筋膜张肌肌皮瓣、股后筋膜皮瓣、腹直肌肌皮瓣、股外侧肌肌皮瓣、缝匠肌肌皮瓣、下腹部皮瓣、腹内斜肌肌瓣、腹股沟皮瓣
膝部	小腿后侧筋膜皮瓣、膝内侧皮瓣、腓肠肌肌皮瓣、缝匠肌肌皮瓣、股内侧肌肌皮瓣、小腿内侧皮瓣、小腿前外侧皮瓣
踝部	内踝上皮瓣、外侧上皮瓣、小腿前外侧皮瓣、足背皮瓣、趾短伸肌肌皮瓣、小腿内侧皮瓣
足部	足外侧皮瓣、足底内侧皮瓣、足底外侧皮瓣、蹈展肌肌皮瓣、趾短屈肌肌皮瓣、小腿内侧皮瓣、小腿外侧皮瓣、足背皮瓣、趾短伸肌肌皮瓣
肘部	臂内侧皮瓣、臂外侧皮瓣、前臂桡侧皮瓣、前臂尺侧皮瓣、肱桡肌肌皮瓣、尺侧腕伸肌肌瓣、指深屈肌肌瓣及肋间皮瓣
枕部	斜方肌皮瓣、背阔肌皮瓣、胸锁乳突肌皮瓣
背部	腰背筋膜皮瓣、背阔肌肌皮瓣、斜方肌肌皮瓣、肩胛皮瓣

创面带来了困难；②创面大小、深度、创面基底情况等个体差异大，保守换药时间长，愈合困难，修复难度大；③创面部位多，即使一次手术修复所有创面，术后常因翻身、创面受压等导致缝线滑脱、伤口裂开、感染等，导致治疗失败。因此对于此类患者，不可强求一次性修复所有创面，否则有麻醉时间延长、手术风险增加、创面受压面大、影响愈合等问题。

压力性损伤修复后皮瓣成活、手术过程顺利并不等于治疗成功，术后如何避免手术部位受压则是术后皮瓣或皮片能否成活、创面能否顺利愈合的重要环节。术后翻身或局部皮肤护理不当，可导致伤口裂开、感染。悬浮床是利用气体滚动悬浮原理设计制作的病床，在多部位压力性损伤患者术后应用，其优点有：不需要频繁翻身，减少护理工作量；保持创面干爽、干燥，不利于病原菌生长；使术区压力分布均匀，增加修复部位皮瓣成功率，还能避免多个部位创面持续受压、创面加深的风险等。

（五）术后护理

1. 术后伤口开裂和复发的预防 如何避免术后伤口开裂或复发，有学者报道的经验值得借鉴，即通过多学科合作的方式，在围术期采取一系列流程管理，实现低复发率（6%）。手术尽可能用大皮瓣修复小创面，确保皮瓣组织量足够无张力缝合，填充死腔。护理团队评估伤口，对患者进行相关压力性损伤预防教育，进行护理培训，长期监测。康复师对床垫、轮椅、辅助器具的个体化支持，医生优化患者合并症，给予营养支持，能大大降低术后压力性损伤的复发。

术后常规使用气流床，卧床 8 周，有助于减少对缝合口的剪切作用，减少血肿的发生。术后卧床 4～6 周，术后 24h 应全面检查伤口以评估血肿。引流应持续至少 4 天。

截瘫患者术后痉挛常导致压力性损伤修复术后伤口裂开、血肿、皮瓣坏死、感染。严重的痉挛可导致关节挛缩、滑脱。术前控制痉挛是治疗压力性损伤的重要环节。预防痉挛的措施主要包括：肉毒素注射、口服巴氯芬和鞘管内巴氯芬泵给药。从药理学和外科效果看，巴氯芬是首选药物。巴氯芬通过阻断脊髓背角兴奋性神经递质来抑制痉挛。鞘管内巴氯芬泵使药物传递到脊髓受体最大化，并将与口服巴氯芬有关的不良反应降至最低。巴氯芬口服开始剂量为 5mg/d，分 4 次给药，最多 100mg/d。鞘管内巴氯芬泵给药剂量为 250～300μg/d。

2. 继续加强营养支持、控制感染和创面处理 术后应置管引流，在彻底引流干净后方可拔管，定时更换引流管，但引流管不宜过粗以免窦道形成。

3. 术后严密观察转移皮瓣血供 避免皮瓣血管蒂部受压，一旦皮瓣血供障碍，应查明原因，及时处理。通常因皮瓣蒂部血管扭曲、受压，静脉回流受阻，皮瓣颜色由红润变成暗紫，如解除压迫后，皮瓣颜色不能恢复红润，应及时手术探查。

4. 正确评估拆线时间 压力性损伤患者，尤其是截瘫导致的压力性损伤患者，愈合能力差，拆线应比一般手术患者延长 1～2 周，不可太早以免缝合伤口裂开。

第五节　预防和护理

一、压力性损伤预防的全球概况

目前，临床现状是很多国家和地区的护士压力性损伤预防知识缺乏，所采取的护理措施不一致，甚至使用了无效或错误的方法，影响了预防效果。为了提高护士的压力性损伤预防知识和规范护士预防护理的行为，以改善压力性损伤预防的效果，各国都根据国情制订了相应的预防指南并加于实施。美国健康保健政策与研究署（AHCPR）和美国压力性损伤专家组（APIAP）于 1992 年开始编写《成人压力性损伤预测和预防指南》供全美医院遵照执行，之后每 2 年更新一次。欧洲压力性损伤专家组（EPUAP）1998 年和 1999 年制定了《欧洲压力性损伤预防指南》，规范欧洲各国预防压力性损伤的护理行为。

2001 年，新加坡卫生部组织专家编写《成人压力性损伤预测和预防临床实践指南》。2009 年，EPUAP 的 5 位专家与美国压力性损伤咨询小组（NPIAP）的 8 位专家共同组成了一个指南修订小组，联合编写出版了第 1 版国际压力性损伤指南，在 NPIAP、EPUAP 和范太平洋压力性损伤联合会（PPPIA）的共同合作下，第 2 版、第 3 版国际《压力性损伤 / 压力性损伤预防和治疗：临床实践指南》分别于 2014 年 10 月、2019 年 11 月发布。我国南京军区南京总医院的蒋琪霞等为更好预防压力性损伤，组成伤口护理小组，以循证医学方法，按照指南质量评审的国际标准，分别于 2009 年及 2015 年编写了适合我国国情的《成人压力性损伤预测和预防实践指南》《压力性损伤护理学》，推动了我国的压力性损伤预防护理与国际接轨。

二、压力性损伤的预防

压力性损伤的预防原则主要包括：风险评估、减压装置的选择、体位摆放、体位变换、皮肤护理、失禁管理、营养支持、健康教育八个方面。

（一）风险评估

压力性损伤风险评估的科学而准确的量化标准是整体护理实践中的重点，直接影响对病情的正确判断和护理措施的制订。研究表明预防压力性损伤的第一步是使用合适的风险评估工具（risk assessment scales, RAS）对患者进行精准评估。其目的在于筛检出压力性损伤的高危人群，及时采取措施，减少或消除压力性损伤发生的危险因素。目前，国内外已有 57 个 RAS 可供选择使用，其中 Braden、Norton 和 Waterlow 3 个量表使用的时间较长、范围较广。有研究比较了 Braden 量表、Norton 量表、Waterlow 量表在老年患者中的应用效果，结果显示 3 个量表的预测合并敏感度（sensitivity，SN）分别为 72%、76%、53%，合并特异度（specificity，SP）分别为 63%、55%、84%，曲线下面积（area under the curve，AUC）分别为 0.79、0.84、0.81。

1. Braden 压力性损伤风险评估量表　Braden 量表（表 9-2）由美国的 Braden 和 Bergstrom 两位博士在总结了大量文献的基础上于 1987 年提出，是目前世界上应用最广泛的预测压力性损伤的量表。美国健康保健政策与研究署（AHCPR）、欧洲压力性损伤专家组（EPUAP）在压力性损伤预防临床实践指南中均推荐使用此表作为评估压力性损伤危险的有效工具。该量表以压力性损伤发生机制为依据，有简便、易行、经济、无侵袭性的特点，预测效果好。国外很多医疗机构已将其常规应用。

Braden 量表从感觉、潮湿、活动、移动、营养及摩擦和剪切力等 6 个方面对患者进行评估，如果患者不是卧床不起或受限于椅子上，这位患者就不会患压力性损伤或患压力性损伤的危险性很低，就不必要进行评估。这 6 个方面除了"摩擦力和剪切力"为 1～3 分外，各项得分均为 1～4 分，总分值范围 6～23 分，总分越低，发生压力性损伤的危险性越高。15～16 分提示轻度危险，13～14 分提示中度危险，12 分或以下提示高度危险。我国香港理工大学学者于 1998 年对 Braden 量表进行了修订，删除"营养状况"条目，增加"体型 / 身高""皮肤类型"条目，除"摩擦力和剪切力"条目，各条目得分均为 1～4 分，总分为 7～27 分。研究表明 80% 的压力

表 9-2　Braden 压力性损伤风险评估量表

项　目	评　分			
感知 机体对压力所引起不适感的反应能力	**1. 完全受限** 对疼痛刺激没有反应（没有呻吟、退缩或紧握）或者绝大部分机体对疼痛的感觉受限	**2. 大部分受限** 只对疼痛刺激有反应，能通过呻吟、烦躁的方式表达机体不适。或者机体一半以上的部位对疼痛或不适有感觉障碍	**3. 轻度受限** 对其讲话有反应，但不是所有时间都能用语言表达不适感。或者机体 1～2 个肢体对疼痛或不适有感觉障碍	**4. 没有改变** 对其讲话有反应，机体没有对疼痛或不适的感觉缺失
潮湿 皮肤处于潮湿状态的程度	**1. 持久潮湿** 由于出汗、小便等，皮肤一直处于潮湿状态，每当移动患者或给患者翻身时就可发现患者皮肤是湿的	**2. 经常潮湿** 皮肤经常但不总是处于潮湿状态，床单每天至少换一次	**3. 偶尔潮湿** 每天大概需要额外换一次床单	**4. 很少潮湿** 皮肤通常是干的，只需按常规换床单即可
活动能力 躯体活动的能力	**1. 卧床不起** 限制在床上	**2. 局限于轮椅活动** 行动能力严重受限或没有行走能力	**3. 可偶尔步行** 白天在有帮助或无帮助的情况下偶尔可以走一段路。每天大部分时间在床上或椅子上度过	**4. 经常步行** 每天至少 2 次室外行走，白天醒着的时候至少每 2 小时行走一次
移动能力 改变 / 控制躯体位置的能力	**1. 完全受限** 没有帮助的情况下不能完成轻微的躯体或四肢的位置变动	**2. 严重受限** 偶尔能轻微地移动躯体或四肢，但不能独立完成经常的或显著的躯体位置变动	**3. 轻度受限** 能经常独立地改变躯体或四肢的位置，但变动幅度不大	**4. 不受限** 独立完成经常性的大幅度体位改变
营养 平常的食物摄入模式	**1. 重度营养摄入不足** 从来不能吃完一餐饭，很少能摄入所给食物量的 1/3。每天能摄入 2 份或以下的蛋白质量（肉或者乳制品）。很少摄入液体，没有摄入流质饮食。或者禁食和（或）清流质摄入（喝水）或静脉输液 >5 天	**2. 营养摄入不足** 很少吃完一餐饭，通常只能摄入所给食物量的 1/2。每天蛋白质摄入量是 3 份肉或乳制品，偶尔能摄入规定食物量。或者可摄入略低于理想量的流食或者管饲	**3. 营养摄入适当** 可摄入供给量的一半以上。每天 4 份蛋白量（肉或者乳制品），偶尔拒绝肉类，如果供给食物通常会吃掉。鼻饲或肠外营养能达到绝大部分的营养所需	**4. 营养摄入良好** 每餐能摄入绝大部分食物，从来不拒绝食物，通常吃 4 份或更多的肉和乳制品，两餐间偶尔进食。不需其他补充食物
摩擦力和剪切力	**1. 有此问题** 移动时需要中至大量的帮助，不可能做到完全抬空而不碰到床单。在床上或椅子上时经常滑落。需要在大力帮助下重新摆体位。痉挛、挛缩或躁动不安通常导致摩擦	**2. 有潜在问题** 躯体移动乏力，或者需要一些帮助，在移动过程中，皮肤在一定程度上会碰到床单、椅子、约束带或其他设施。在床上或椅子上可保持相对好的位置，偶尔会滑落下来	**3. 无明显问题** 能独立在床上或椅子上移动，并且有足够的肌肉力量在移动时完全抬空躯体。在床上和椅子上总是保持良好位置	

性损伤发生在入院后 2 周内，96% 的压力性损伤发生在入院后 3 周内。因此推荐急性患者应在入院时进行评估，此后每 48 小时评估 1 次或当患者病情发生变化时随时评估；慢性患者应在入院时进行评估，此后第 1 个 4 周内每周评估 1 次，然后每月至每季度评估 1 次，当患者发生病情变化时，随时评估。

Braden 量表在国内外应用最为广泛，且已被译成日语、汉语、荷兰语等多种语言。有研究表明，Braden 对 PI 的 SN 为 72%，SP 为 81%，SROC 曲线下面积为 0.84，提示 Braden 量表预测 PI 的有效性为中度。此外，也有研究显示 Braden 量表用于重症、外科手术及姑息性治疗等患者的预测效度不高，不能作为临床各科室通用的 RAS。因此，在临床工作中，普通内外科患者可以采用 Braden 量表预测 PI 的发生风险，但特殊科室需根据科室特点，选择信效度更优的 RAS。

2. Norton 压力性损伤风险评估量表
Norton 量表（表 9-3）自 20 世纪 60 年代使用至今，是最早用于评估压力性损伤发生可能性的量表，特别适用于老年人，是目前西方国家应用比较普遍的预测、筛选压力性损伤高危人群的评估量表。量表多次进行修订，应用最多的 Norton 量表包括健康状况、意识状态、活动、体位改变和大小便失禁 5 个项目。总分值范围 5~20 分，总分≤14 分者有发生压力性损伤的危险。美国卫生保健政策和研究机构（AHCPR）推荐 Norton 评分表，从年龄、皮肤状况、身体状况、精神状况、行走能力、活动能力、失禁情况、基础病变及依从性 9 个方面实施压力性损伤发生风险评分，总分为 9~36 分，9~13 分为高风险，14~18 分为较高风险，19~23 分为中等风险，24~25 分为有风险。

3. Waterlow 压力性损伤风险评估量表
Waterlow 量表（表 9-4）由英国的 Waterlow 等于 1985 年基于 PI 流行病学调查结果研制。该量表包含体型、控便能力、皮肤类型、年龄、性别、移动度、饮食食欲、组织营养、神经缺陷、手术、特殊用药等 11 个测评指标。总分为 45 分，10 分是诊断临界值，0~9 分无危险，10~14 分轻度危险，15~19 分高度危险，≥20 分极高危险性，得分越高，发生压力性损伤的风险越大。Waterlow 量表在欧洲应用较多，主要用于外科患者。

（二）减压装置的选择

减压装置又叫支撑面，是指用于压力再分布的装置，对压力性损伤发生的高危人群选择合适的支撑面可以减轻局部和全身皮肤受压压力，延长更换体位时间，使用减压装置，不能代替体位变换。

1. 全身减压装置 常见的全身减压装置有床垫、气垫床、波浪床、悬浮床。床垫包括医院普通床垫和特殊床垫，如泡沫、海绵床垫。气垫床包括医疗用喷气气垫床、交替充气减压气垫床等（图 9-17）。

2. 局部减压垫 多由高分子聚氨酯弹性体、空气、纤维、泡沫、凝胶和水等材料制成，适用于由于病情或治疗需要采取特殊制动体位或卧床的患者。记忆海绵材料是十多年前欧洲发明的，具有慢回弹力学性能的聚醚型聚氨酯泡沫海绵。国内有称为慢回弹海绵、太空零压力、宇航棉、TEMPUR 泰普尔材质、低反弹材料、粘弹海绵等。目前市面上许多防压力性损伤垫多使用该种材料制成。其优点是低反弹，减少震动，提供均匀表面压力分布，通过应力松弛适应外来压迫的表面形状，让最高点的压强降到最低，从而能

表 9–3　Norton 压力性损伤风险评估量表

参数	4 分	3 分	2 分	1 分
年龄（岁）	<10	10—29	30—59	≥60
皮肤情况	一般	鳞屑、干燥	潮湿	有伤口、过敏性皮损
身体情况	好	一般	不好	极差
精神情况	清楚	淡漠	谵妄	昏迷
行走能力	可走动	帮助下可行走	坐轮椅	卧床
活动能力	行动自如	轻微受限	非常受限	不能自主活动
失禁情况	无	偶尔失禁	经常尿失禁	二便失禁
基础病变	无	抵抗力低、发热、糖尿病	多发性硬化、肥胖	动脉闭塞
依从性	好	一般	较差	差

表 9–4　Waterlow 压力性损伤风险评估量表

项　目	评　分			分　值
性别和年龄	男			1
	女			2
	14—49 岁			1
	50—64 岁			2
	65—74 岁			3
	75—80 岁			4
	81 岁以上			5
营养筛查（MST）总分>2 分应给予营养评估 / 干预	是否存在体重减轻? 是→B; 否→C; 不确定→C（记 2 分）	B 体重减轻程度	0.5～5kg	1
			5～10kg	2
			10～15kg	3
			>15kg	4
			不确定	2
		C 是否进食很差或缺乏食欲	否	0
			是	1
体重指数 BMI	中等（20～24.9）			0
	超过中等（25～29.9）			1
	肥胖（>30）			2
	低于中等（<20）			3

（续表）

项 目	评 分	分 值
皮肤类型	健康	0
	薄	1
	干燥	1
	水肿	1
	潮湿	1
	颜色差	2
	裂开 / 红斑	3
组织营养不良	恶病质	8
	多器官衰竭	8
	单器官衰竭	5
	周围血管病	5
	贫血（Hb＜8g/L）	2
	吸烟	1
失禁情况	完全控制	0
	偶尔失禁	1
	尿 / 大便失禁	2
	大小便失禁	3
运动能力	完全	0
	烦躁不安	1
	冷漠的	2
	限制的	3
	迟钝	4
	固定	5
神经功能障碍	糖尿病 / 多发性硬化症 / 心脑血管疾病	4～6
	感觉受限	4～6
	半身不遂 / 截瘫	4～6
药物	大剂量类固醇 / 细胞毒性药 / 抗生素	4
手术	外科 / 腰以下 / 脊柱手术	5
	手术时间＞2h	5
	手术时间＞6h	8

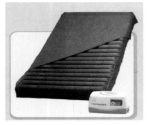
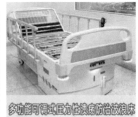
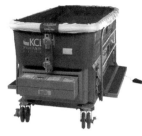
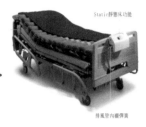

▲ 图 9-17　全身减压装置

避免有微循环压迫的部位，是长期卧床有效避免压力性损伤的垫护材料。

(1) 工形股垫：适合长期卧床或制动侧卧时，垫于两膝关节之间，避免双膝相碰的酸痛、麻木难受症状（图 9-18）。

(2) 嵌垫：适合垫于膝关节、踝关节等部位下，床上或其他环境使身体斜靠的情况，例如靠在床背上看电视时、患者康复用于侧身、垫于腿下使下肢放松等。可以根据情况用 30° 或 60° 两个不同的角，也可多个拼起来组合使用（图 9-19）。

(3) W 形垫：专为搁起下肢设置，例如下肢骨折、皮肤破损、瘫痪痉挛期等需要下肢垫起的情况。由于不垫双腿，容易因伸直膝关节而引起下肢肌肉紧张，臀和足跟的压强增大等不良情况，对于长时间卧床患者来说危害很大。W 形垫可以让膝自然屈曲，并承担部分下肢重量，可预防臀和足跟的压力性损伤（图 9-20）。

(4) 长条形垫：适用于肢体压力性损伤和体位（图 9-21）。

(5) 水垫：适用于没有条件使用全身减压装置的局部替代装置，在炎热夏天也能够有效防止臀部温度过高引起的湿疹和痱子（图 9-22）。

(6) 不推荐使用圆形垫：避免使用气垫圈或圈状的装置用于局部减压。研究表明，圆形垫能增加局部压力和组织充血水肿（图 9-23）。

3. 体位摆放　卧位时，床头抬高＜30°，以减少剪切力的发生，对使用石膏、夹板、

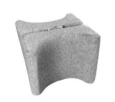
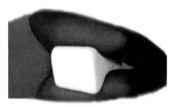

▲ 图 9-18　工形股垫及其应用

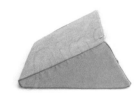
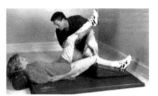
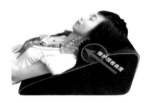

▲ 图 9-19　嵌垫及其应用

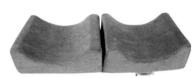
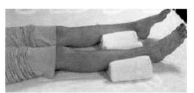

▲ 图 9-20　W 形垫及其应用

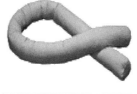
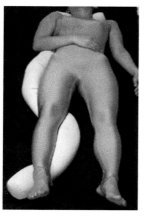
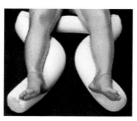

▲ 图 9-21　长条形垫及其应用

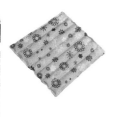

术后用　　轮椅、办公椅用

老人用　　长期卧床用

▲ 图 9-22　水垫及其应用

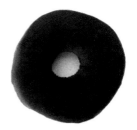

▲ 图 9-23　圆形垫

牵引的患者，衬垫应平整、松软。因病情或其他需要摇高床头＞30°时，先摇高床尾一定高度，再摇高床头，以避免在骶尾部形成较大的剪切力。没有条件摇高床尾时，可在臀部下方垫支撑物如软枕。此时还可在骶尾部使用泡沫敷料。侧卧位时，使患者屈髋屈膝，两腿前后分开，身下的臂向前略伸，身上的臂前伸与腋呈 30° 角，可增大接触面。另外

屈髋屈膝呈 90° 角，上腿在下腿前方，这种姿势可使大转子回缩，避免局部突出，又可使下身稳定于髂前上棘与股骨大转子及下腿膝外侧形成三角平面内，防止体重压迫到髂前上棘一点。这个三角平面可增大受压面积使身体稳定，不易倾倒。为了保持这种稳定的姿势，可在后背及上腿膝下垫小枕。预防足跟部压力性损伤的关键是要悬空，可将软枕放于小腿下（注意不可放于跟腱）保持膝关节弯曲 5°～10°，以避免下肢静脉血栓的发生，也可使用泡沫敷料。

半坐卧位时，床头抬高不超过 30°，持续时间不超过 30min，根据患者的病情，确定合适的抬高角度；或在腿部放置支撑垫，防止下滑过程产生的摩擦力和剪切力。坐轮椅患者臀部正坐，身体往后靠于椅背，双脚在同一平面，同时置于踏板或平面，若躯干控制能力较差，可将患侧肩膀腋下用枕头支撑，推送患者进出较窄空间时，要避免将患者双手放于轮椅以外，防止撞伤。

4. 体位变换（翻身）　变换体位的主要作用是降低压力和剪切力的持续时间，强调避免同一部位长时间受压。鼓励和协助卧床患者经常更换卧位，这样可以使骨骼突出部位交替地受压。

(1) 建立翻身卡：凡高危患者（如昏迷、活动受限等患者）均需要建立翻身卡，每次翻身后均需做好记录，翻身卡记录时间 / 日期、卧位、皮肤情况、备注、执行者。

(2) 翻身间隔时间：具体的变换频率应根据患者的压力性损伤发生危险、皮肤耐受性、舒适情况、功能状态、病情及使用的减压装置效果综合考虑后决定。卧床患者未使用减压装置要保证至少 2h 翻身一次，使用减压装置的卧床患者体位变换频率尚无定论，有研

究指出可以延长至每 4 小时翻身一次。坐在轮椅上的患者，有使用减压坐垫时，可 2～3h 抬起身体，若没有使用减压坐垫，每 1 小时抬起身体。

(3) 翻身方法正确：翻身时要避免拖、拉、推等动作，以防擦伤皮肤。

(4) 半卧位姿势防下滑：注意半卧位姿势的稳定，减少剪切力。

5. 皮肤护理

(1) 皮肤评估：每天至少 1 次检查皮肤（最好每次变换体位时），观察有无指压不褪色的红斑，局部皮温是否过高，有无水肿、硬结、疼痛等。深色皮肤患者，皮肤颜色变化不明显，而局部皮温增加、水肿、硬结是早期压力性损伤的重要指标。重点评估不同体位高危受压部位以及医疗器械下的皮肤（至少每天 2 次），如果有腹水或水肿的患者，评估频率需 >2 次 / 天。

(2) 皮肤护理：避免使用碱性清洗剂清洗皮肤，保持皮肤清洁干爽。及时擦干潮湿的皮肤，保持皱褶处皮肤干爽。避免使用纹理粗糙的物品清洗，干燥皮肤每天使用保湿产品，避免对受压部位皮肤进行按摩，避免拖、拉、拽患者，使皮肤产生摩擦力。

6. 失禁管理 失禁患者发生压力性损伤的机会是无失禁患者的 5.5 倍，皮肤过度潮湿或干燥都可促成压力性损伤的发生。并且，潮湿皮肤压力性损伤的发生比干燥皮肤要高 5 倍。

(1) 解决失禁原因：可在医疗干预下，治疗引起患者失禁的原发病。

(2) 如失禁问题无法控制：每次失禁后要立即清洗皮肤，可使用清水，使用隔离剂或皮肤保护剂保护局部皮肤。

(3) 采取措施收集大小便：留置尿管，或使用保鲜袋收集尿液；大便失禁者，肛周贴

造口袋，以隔绝对皮肤的刺激。

(4) 已经发生失禁性皮炎的皮肤：若皮肤出现糜烂，清洗后涂抹造口粉，再喷液体敷料；若糜烂较为严重，隔 30 秒后再涂抹一次造口粉，然后再喷液体敷料加强，根据糜烂严重程度确定加强次数，或者使用氧化锌、银锌霜等。

(5) 若出现点状红斑或白斑：可能出现真菌感染，由医生开具抗真菌药物涂抹。

7. 营养支持 营养不良既是导致压力性损伤的内因之一，又可影响压力性损伤的愈合。应联合营养师、临床医生共同制订营养支持方案，对营养失衡的患者提供营养补充。注意膳食调理。饮食应清淡一些，多吃西红柿、青菜、莴苣等富含维生素的蔬菜，以及富含优质蛋白质的瘦肉、鱼类、豆制品等。蛋白质是身体修补组织所必需的物质，维生素也可促进伤口愈合，因此在病情许可下给予高蛋白、高维生素膳食，以增强机体抵抗力和组织修补能力。此外，适当补充矿物质，如口服硫酸锌，可促进慢性溃疡的愈合。

8. 健康教育 对患者及家属进行相关知识宣教，介绍压力性损伤发生、发展及治疗护理的一般知识，得到患者及家属的理解和配合，并教会家属一些有关压力性损伤的预防护理措施，如勤换体位、勤换洗、勤检查、勤整理、勤剪指甲，防止抓伤皮肤等，使患者及家属能积极参与自我护理，树立战胜疾病的信心和勇气，自觉配合医护治疗，尽早从疾病和伤痛的负性情绪中解脱出来，以促进机体免疫机制的恢复。

三、压力性损伤的护理

（一）心理护理

建立良好的护患关系，提高患者对压力

性损伤护理知识的了解。由于患者长期卧床，不能自主活动，大小便失控，并缺乏对压力性损伤的认识，所以对预防压力性损伤护理产生反感心理。给患者做细致的护理，同时讲解如何减少剪切力和发生压力性损伤的各种危险因素，对预防和减少压力性损伤的发生很关键。普及压力性损伤预防知识，耐心教导患者采取多种方法来改善行为，有计划地做好随访工作，可以减少压力性损伤的复发。

（二）1 期和 2 期压力性损伤护理

为了促进压力性损伤愈合，除采取上述的预防措施外，1 期压力性损伤的护理原则为尽早解除压力、防止损伤进一步发生。首先，做好减压措施，按时翻身，正确的体位摆放，有条件的患者选择合适的减压装置（如气垫床、翻身垫、泡沫敷料等），另外做好患者及家属的宣教也很重要，防患于未然，患者及家属必须意识到已发生压力性损伤的严重性，配合医护做好防护，防止损伤发展到 2 期或深部组织损伤。2 期压力性损伤护理原则为做好水疱或创面的处理（详见 1 期、2 期压力性损伤创面治疗章节），若水疱未破溃，可选用减压、保护效果较好的泡沫敷料或水胶体敷料；若水疱已破溃无感染，敷料可选用吸收渗液能力较好的泡沫敷料、亲水纤维敷料、藻酸盐等，促进创面愈合、防止创面进一步加深或感染；若创面有感染迹象，可选择有抑菌、杀菌作用的银离子类敷料，或多黏菌素、银锌霜这类外用膏剂，然后再加以外敷料保护。当然做好患者及家属的宣教同样重要。

（三）3 期和 4 期压力性损伤护理

基本的预防措施仍然是 3 期、4 期压力

性损伤处理的前提。3 期压力性损伤的护理原则为清洁创面，去除坏死组织和促进肉芽组织生长。基本措施是清创、外敷、无菌敷料包扎。清创要彻底，可由有资质的外科医师或伤口治疗师用外科手术刀或剪子去除压力性损伤边缘和底部的腐肉及坏死组织，直至出现渗血的新鲜创面，以利于健康组织的修复和生成。待创面肉芽组织生长良好，再行外科手术治疗（详见 3 期、4 期压力性损伤创面手术治疗章节），无法进行手术的 3 期、4 期压力性损伤创面，可选择其他辅助治疗方法。

四、压力性损伤护理的误区

根据长期的临床经验总结，结合美国卫生保健政策研究机构（AHCRP）的指导意见，总结出压力性损伤治疗护理的四大误区。

（一）压力性损伤的不当护理方法

在压力性损伤区域用乙醇擦拭、油膏涂抹、冰敷、热烤。另外，目前不少医院仍采用按摩受压部位的方法来预防压力性损伤，这是不可取的。

软组织受压变红是正常的保护性反应，称反应性充血，由氧供应不足而引起。通常受压引起的充血使局部尚能保持 1/2～3/4 的血液供应。连续仰卧 1h 的患者背部受压变红，变换体位后一般可在 30～40min 内褪色，不会使软组织受损形成压力性损伤，所以不需要按摩。如果持续发红则表明软组织已受损伤，此时按摩将导致更严重的创伤。尸检结果表明，凡经过按摩的局部组织显示浸渍和变性，未经过按摩的无此种现象。还有，不少医院目前仍在使用气圈，这也是不可取的，因为充气的气圈将皮肤的静脉回流压迫

阻断，不利于中心部皮肤的血液循环。

（二）对压力性损伤认识的误区

长期以来，国内将压力性损伤预防治疗作为护理部门的重要工作，重点管理，实行压力性损伤报告制度，但不能把所有压力性损伤都归咎于护理不当。对难免压力性损伤实施3级质量监控措施，不以惩罚为主要目的，重在于促使每个护士高度重视及正确对待压力性损伤问题，对高危患者高度重视，积极采取干预措施，加强工作责任心，降低压力性损伤发生率。

（三）清洗压力性损伤创面的误区

清洗是压力性损伤处理的第一步，也是重要的一步。清洗的目的是去除伤口床中的异物、组织碎片、腐肉和减少微生物数量，使伤口洁净。主要存在以下误区：一是清洗液选择不当，将消毒液当清洗液使用增加了成本而且对组织造成刺激或伤害，如含氯制剂、酒精或含碘制剂等。二是清洗方法不恰当造成伤口及周围皮肤二次污染，或频繁过度清洗造成二次损伤，如反复擦洗导致出血、疼痛。

（四）压力性损伤处理的误区

压力性损伤早期，患者均分散在各临床专业科室，压力性损伤治疗多由护理完成。虽然临床推广采用的各种新型的敷料，大大提高了压力性损伤早期的治愈率，减少临床压力性损伤的发生率，但不能过分依赖这些所谓的新型敷料的作用。发生压力性损伤的诱因极其复杂，依据压力性损伤的分期，达到压力性损伤2期，换药治疗3周不能愈合者，或3期早期的患者，应视全身情况尽早考虑手术修复，以免压力性损伤进行性发展，

给治疗带来困难。因此，加强科室之间的协作会诊，权衡压力性损伤与全身疾病的关系，从而整体把握压力性损伤可能的发展趋势，做到早发现，早处理至关重要。专科医生和护理人员协同治疗压力性损伤，是阻止压力性损伤向难治性、慢性发展的必要措施。

（潘南芳　潘云川）

参考文献

[1] Edsberg LE, Black JM, Goldberg M, et al. Revised National Pressure Ulcer Advisory Panel Pressure Injury Staging System: Revised Pressure Injury Staging System. J Wound Ostomy Continence Nurs, 2016, 43(6):585–597.

[2] 金新源，谢尔凡．压力性损伤的评估、预防和治疗研究进展．中华损伤与修复杂志（电子版），2014，9（2）：189–194.

[3] Lyder CH, Wang Y, Metersky M, et al. Hospital-acquired pressure ulcers:results from the national medicare patient safety monitoring system study. J Am Geriatr Soc, 2012, 60(9):1603–1608.

[4] Tayyib N, Coyer F, Lewis PA. A two-arm cluster randomized control trial to determine the effectiveness of a pressure ulcer prevention bundle for critically ill patients]. J Nurs Scholarsh, 2015, 47(3):237–247.

[5] Boyko Tatiana V, Longaker Michael T, Yang George P. Review of the Current Management of Pressure Ulcers. Adv Wound Care, 2018, 7(2): 57–67.

[6] Stevenson R, Collinson M, Henderson V, et al.The prevalence of pressure ulcers in community settings: an observational study. Int J Nurs Stud, 2013, 50(11): 1550–1557.

[7] Artico M, Dante A, D'Angelo D, et al. Prevalence, incidence and associated factors of pressure ulcers in home palliative care patients: A retrospective chart review. Palliat Med, 2018, 32(1): 299–307.

[8] Ayumi Igarashi, Noriko Yamamoto-Mitani, Yukino Gushiken, et al. Prevalence and incidence of pressure ulcers in Japanese long-term-care hospitals. Archives

of Gerontology and Geriatrics, 2013, 56(1):220–226.

[9] 郭梦，班悦，孙千惠，等．中国人口老龄化与疾病的经济负担．医学与哲学，2015，36（7）：32–34.

[10] Jiang Q，Li X，Qu X，et al. The incidence, risk factors and characteristics of pressure ulcers in hospitalized patients in China. Int J Clin Exp Pathol, 2014, 7(5): 2587–2594.

[11] 郭艳侠，梁珣，朱文，等．我国住院患者压力性损伤现患率及医院获得性压力性损伤现患率的 Meta 分析．中国护理管理，2018，18（07）：907–914.

[12] Chen HL, Zhu B, Wei R, et al. A Retrospective Analysis to Evaluate Seasonal Pressure Injury Incidence Differences Among Hip Fracture Patients in a Tertiary Hospital in East China. Ostomy Wound Manage, 2018, 64(2):40–44.

[13] Vélez-Díaz-Pallarés M, Lozano-Montoya I, Abraha I, et al. Nonpharmacologic Interventions to Heal Pressure Ulcers in Older Patients: An Overview of Systematic R eviews (The SENATOR- ONTOP Series). J Am Med Dir Assoc, 2015, 16(6): 448–469.

[14] Sullivan N, Schoelles KM. Preventing in-facility pressure ulcers as a patient safety strategy:a systematic review. Ann Intern Med, 2013, 158 (5):410–416.

[15] Redelings MD, Lee NE, Sorvillo F, et al. Pressure Ulcers: More Lethal Than We Thought?. Adv Skin Wound Care, 2005, 18(7):367–372.

[16] Bauer K, Rock K, Nazzal M, et al. Pressure Ulcers in the United StatesInpatient Population From 2008 to 2012: Results of a Retrospective Nationwide Study. Ostomy Wound Manage, 2016, 62(11): 30–38.

[17] FiliusA, DamenTH, Schuijer-Maaskant KP, et al. Cost analysis of surgically treated pressure sores stage Ⅲ and Ⅳ . J Plast Reconstr Aesthet Surg.2013; 66(1):1580–1586.

[18] Jan Y K, Jones MA, Rabadi MH, et al. Effect of wheelchair tiltin-space and recline angles on skin perfusion over the ischial tuberosity in people with spinal cord injury. Arch Phys Med Rehabil, 2010, 91(11):1578–1764.

[19] Blackburn J, Ousey K, Taylor L, et al. The relationship between common risk factors and the pathology of pressure ulcer development: a systematic review. J Wound Care, 2020, 29(3): S4–S12.

[20] Choi MS, Nakamura T, Cho SJ, et al. Transnitrosylation from DJ-1 to PTEN attenuates neuronal cell death in parkinson's disease models. J Neurosci, 2014, 34(45):15123–15131.

[21] Alderden J, Rondinelli J, Pepper G, et al. Risk factors for pressure injuriesamong critical care patients:a systematic review. Int J Nurs Stud, 2017, 71:97–114.

[22] 蒋琪霞．压力性损伤护理学．北京：人民卫生出版社，2015.

[23] 陈丽娟，孙林利，刘丽红，等．2019 版《压力性损伤 / 压力性损伤的预防和治疗：临床实践指南》解读．护理学杂志，2020，35（13）：41–43，51.

[24] Jaul E. Assessment and management of pressure ulcers in the elderly: current strategies. Drugs & Aging, 2010, 27(4):311–325.

[25] Pearson A, Francis K, Hodqkison B, et al. Prevalence and treatment of pressure ulcers in northern New South Wales. Aust J Rural Health, 2000, 8(2):103–110.

[26] 刘莹．我国综合医院住院卧床患者压力性损伤发生现况及影响因素相关研究．北京：北京协和医学院，2017.

[27] Bauer K, Rock K, Nazzla M, et al.Pressure ulcer in the UnitedStates' inpatient population from 2008–2012: results of a retrospective nationwide study.Ostomy Wound Manage, 2016, 62(11): 30–38.

[28] Yoshimura M, Ilzaka S, Kohno M, et al. Risk factors associated with intraoperatively acquired pressure ulcers in the park benchposition: a retrospective study.Int Wound J, 2016, 13(6):1206–1213.

[29] 张诗怡，赵体玉，余云红，等．多学科团队合作预防脊柱后入路手术患者术中压力性损伤．

护理学杂志，2019，34（10）：59–61.

[30] 褚万立，郝岱峰.美国国家压力性损伤咨询委员会 2016 年压力性损伤的定义和分期解读.中华损伤与修复杂志（电子版），2018，13（01）：64–68.

[31] Leaper DJ, Schultz G, Carville K, et al. Extending the TIME concept: what have we learned in the past 10 years?. Int Wound J, 2012, 9 (Suppl 2): 1–19.

[32] Barakat-Johnson M, Barnett C, Wand T, et al. Medical devicerelated pressure injuries: An exploratory descriptive study in an acute tertiary hospital in Australia. J Tissue Viability, 2017, 26 (4): 246–253.

[33] Delmore BA, Ayello EA.CE: Pressure Injuries Caused by Medical Devices and Other Objects: A Clinical Update. Am J Nurs, 2017, 117(12): 36–45.

[34] 吴日钊，霍景山，刘海燕，等.富血小板血浆治疗Ⅳ期压力性损伤的临床疗效.中国实用护理杂志，2020，10（20）：178–181, 213.

[35] 王平，杨丽娜，章志庆.局部氧疗联合重组人表皮生长因子凝胶治疗Ⅲ期压力性损伤的临床研究.健康之友，2021，14：82.

[36] Walter G, Kemmerer M, Kappler C, et al. Treatment algorithms for chronicosteomyelitis. Dtsch Arztebl Int, 2012, 109:257–264.

[37] Tadiparthi S, Hartley A, Alzweri L. Improving outcomes following reconstruction of pressure sores in spinal injury patients: A multidisciplinary approach. J Plast Reconstr Aesthet Surg, 2016, 69(7):994–1002.

[38] Spellberg B, Lipsky BA. Systemic antibiotic therapy for chronic osteomyelitis in adults. Clin Infect Dis, 2011, 54(3):393–407.

[39] Nicksic PJ, Sasor SE, Tholpady SS, et al. Management of the Pressure Injury Patient with Osteomyelitis: An Algorithm. J Am Coll Surg, 2017, 225(6):817–822.

[40] Anrys C, Van Tiggelen H, Verhaeghe S, et al. Independent risk factors for pressure ulcer development in a high-risk nursing home population receiving evidence-based pressure ulcer prevention: Results from a study in 26 nursing homes in Belgium. Int Wound J, 2019, 16(2): 325–333.

[41] Shi C, Dumville J C, Cullum N. Evaluating the development and validation of empirically-derived prognostic models for pressure ulcer risk assessment: A systematic review. Int J Nurs Stud, 2019, 89:88–103.

[42] Park Sh, Lee YS, Kwon YM. Predictive validity of pressure ulcer risk assessment tools for elderly: A meta-analysis. West J Nurs Res, 2016, 38(4):459–483.

[43] Park SH, Choi YK, Kang CB. Predictive validity of the Braden Scale for pressure ulcer risk in hospitalized patients. J Tissue Viability, 2015, 24(3):102–113.

[44] He W, Liu P, Chen HL. The Braden Scale cannot be used alone for assessing pressure ulcer risk in surgical patients: a meta-analysis. Ostomy Wound Manage, 2012, 58(2):34–40.

[45] Hyun S, Vermillion B, Newton C, et al. Predictive validity of the Braden Scale for patients in intensive care units. Am J Crit Care, 2013, 22(6):514–520.

[46] Griswold LH, Griffin RL, Swain T, et al. Validity of the Braden Scale in grading pressure ulcers in trauma and burn patients. J Surg Res, 2017, 219:151–157.

[47] 黄灿，马玉霞，蒋梦瑶，等.压力性损伤风险评估工具的研究进展.上海护理，2021，21(01)：50–53.

[48] 梅天舒，陶永芳.Norton 压力性损伤评估量表对神经系统疾病患者压力性损伤预测能力的效果.中国现代护理杂志，2013，19（06）：626–629.

[49] Balzer K, Pohl C, Dassen T, et al. The Norton, Waterlow, Braden, and Care Dependency Scales: comparing their validity when identifying patients' pressure sore risk. J Wound Ostomy Continence Nurs, 2007, 34(4):389–398.

第 10 章　下肢缺血性溃疡

第一节　下肢动脉硬化闭塞性溃疡

一、概述

下肢动脉硬化闭塞（atherosclerosis obliterrans, ASO）性溃疡指因下肢动脉硬化粥样斑块导致动脉狭窄、堵塞，致使远端组织供血不足、营养障碍而造成的自发性或外源性皮肤破溃或坏死，常迁延不愈，伴有不同程度疼痛，合并感染时容易急剧恶化，若得不到及时治疗，可能导致截趾或截肢。除 ASO 外，血栓闭塞性脉管炎（thromboangiitis obliterans, TAO）、急性动脉栓塞等亦可以造成下肢缺血性溃疡。

ASO 是全身性动脉粥样硬化在下肢肢体局部的表现，是下肢动脉内膜及其中层呈退行性、增生性改变，动脉壁增厚、僵硬和失去弹性，或继发性血栓形成，致动脉管腔狭窄，甚至完全闭塞，从而引起肢体缺血临床表现的慢性进展性疾病。下肢动脉硬化闭塞症是常见的周围血管疾病之一，多见于中老年人，病变常发生于大、中动脉（如腹主动脉、髂动脉、股动脉、腘动脉等），也可累及颈动脉，上肢动脉很少发生。因其常合并高血压、冠心病、脑血管疾病、内脏动脉闭塞性疾病、动脉瘤、糖尿病等，严重时可发生肢体坏疽，截肢率和病死率都较高，严重威胁着患者的健康和生命。因此本病越来越受到广泛重视。

二、病因和发病机制

目前对本病的发病原因还不明确，可能是综合因素导致发病。

（一）脂质浸润学说

脂质浸润学说最早是由 Anitichknow 于 1933 年提出，其在病理学检查中，发现了内皮细胞可吞噬脂类物质。近期的大量实验也表明，脂质增多和代谢紊乱与动脉硬化的形成密切相关，特别是与低密度脂蛋白和高密度脂蛋白的关系密切。当血液中抗动脉硬化形成的高密度脂蛋白减少时，低密度脂蛋白和极低密度脂蛋白就会在动脉内膜脂蛋白酶作用下，将其分解并渗入到动脉壁内，而滞留和沉积在动脉壁内的脂质如不能被吞噬清除，就会形成动脉粥样硬化组织。

应用可导致脂代谢紊乱的高胆固醇和动物脂肪饮食制作的家兔等动物动脉粥样硬化斑模型发现，结果与人类相似，因此提出了脂代谢和脂质浸润与本病有关的看法。经血管紧张素和其他血管收缩剂实验表明：可能是通过血管收缩剂增加细胞收缩和细胞松解，使细胞裂隙加大，有利脂类进入血管壁。在人类，高脂血症使多少人发生了动脉粥样硬化还不清楚，但糖尿病患者经常发生动脉粥样硬化，而且发病较早。同时，高脂血症者未必都会患动脉粥样硬化症，这在近年的研究已得到证实，可能与高密度脂蛋白含量高，比例未见失调，或与载脂蛋白比例失调等有关。

（二）血栓生成说

有人认为动脉粥样硬化斑系血凝块之误，并无脂质潴留在血管壁。此学说虽难以证实，但可以看到血栓形成，纤维蛋白堆积和纤维蛋白的溶解，在本病的发病中是起一定作用的。

（三）动脉内膜损伤学说

Ross 发现，内皮细胞损伤和功能异常是动脉粥样硬化形成的始动环节。内皮细胞血管内膜的屏障结构具有多方面的生理功能，如调节血管张力，调节炎症细胞的聚集，抑制血小板等。多种易致动脉硬化发生的危险因素如高半胱氨酸、高脂血症、糖尿病等疾病均能使内皮细胞的增殖与凋亡稳态受到损害，血管紧张度、抗凝血等功能亦出现障碍，氧化修饰低密度脂蛋白、单核 - 巨噬细胞入内皮下诱导血液凝集和炎症效应，促使泡沫细胞形成进而发展成为动脉硬化闭塞症。

此外，动脉壁血供改变。正常的动脉血管营养来源于：①血管滋养管分支穿过外膜，但不进入内膜；②血管腔内营养物质直接供应内膜。当动脉一旦出现病变，则毛细血管形成并穿进内膜，与血管滋养管分支吻合，伸到血管腔内，若压力改变或支撑组织坏死，这些血管即破裂，引起内膜下小出血，引起脂肪变性而导致动脉粥样硬化斑块。

（四）慢性炎症学说

大量研究证实，炎症在动脉粥样硬化的发生、发展及其导致的并发症中起着重要作用。组成动脉粥样硬化斑块的各类细胞中，单核 - 巨噬细胞占大部分比例，其能产生大量的细胞因子和炎性介质，这些细胞因子和炎性介质反过来又来刺激和加重单核 - 巨噬细胞的黏附、分泌等过程，两者之间相互作用，形成恶性循环，最终造成大量泡沫细胞堆积，从而形成动脉粥样硬化斑块。

近年来，感染性炎症因素在动脉粥样硬化发病中的作用，引起了诸多学者的重视。感染性炎症可以引起血管壁细胞功能改变，血管通透性改变，形成的免疫复合物沉积在血管壁，激活补体进一步损伤血管内膜，都可促使血栓形成。另外，感染影响脂质代谢，也可促使动脉硬化的发生。

（五）动脉壁异常负载

动脉壁异常负载时会导致高血压病，此类患者的动脉粥样硬化发生率比正常人高 2～3 倍，且血压的高低与动脉硬化及组织学改变的程度成正比，高压血流对动脉壁产生张力性机械性损伤，促使局部血栓形成，脂肪变性，沉积物促进动脉粥样硬化形成。

（六）遗传因素

同一家族或同胞兄弟的发病率较其他人高，应引起重视。

（七）其他

肥胖、糖尿病、维生素缺乏、微量元素平衡失调等因素，都与动脉粥样硬化有一定的关系。

总之，动脉硬化闭塞症的病因十分复杂，目前尚无定论，还有待于基础和临床研究的进一步开展、发现和证实。相信随着新危险因素的不断发现及对其致病机制研究的不断深入，将有助于临床医生更好地确认患者的可能病因，并针对不同的病因，进行个体化的预防和治疗。

三、危险因素

（一）年龄

年龄是 ASO 的重要危险因素，尤其是 50 岁以上的人群。发病率随年龄增长而上升，70 岁以上的人群发病率为 15%～20%。

（二）高血压

高血压病程每增加 1 年，ASO 的风险就升高 1.02 倍，收缩压每增加 10mmHg，ASO 的患病率增加 1.19 倍，尤其是当收缩压＞180mmHg 时，ABI 异常率明显增加。

（三）糖尿病

糖尿病患者发生 ASO 的风险是非糖尿病患者的 2～3 倍，糖尿病患者糖化血红蛋白每增加 1%，相应 ASO 风险增加 26%。糖尿病患者发生严重下肢缺血的风险高于非糖尿病患者，截肢率较之高 7～15 倍。

（四）血脂异常

总胆固醇水平，尤其是低密度脂蛋白胆固醇在动脉粥样硬化形成中具有关键作用。总胆固醇每增加 0.56mmol/L，发生 ASO 的风险便会增加 10%。

（五）吸烟

吸烟是导致 ASO 发生和发展的重要危险因素之一。烟草的使用量和持续时间与 ASO 的发生、发展有直接关系，吸烟者较非吸烟者 ASO 风险增加 1.69 倍。

四、临床表现

下肢动脉硬化闭塞症多发于中老年人，男性多于女性。早期下肢动脉硬化闭塞症大部分没有可以被识别的肢体症状，有时可以表现为下肢轻度麻木不适，在做特殊检查时可以测到动脉功能异常。随着动脉病变的加重，可出现间歇性跛行、静息痛和肢体溃疡、坏疽等。体征主要有肢体皮肤菲薄、肌肉萎缩、毛发脱落、皮温降低、动脉搏动减弱或消失。

间歇性跛行（intermittent claudication）是下肢动脉硬化闭塞症主要的临床表现之一，它是指患者步行后产生的，局限于下肢特定肌群的疲乏、不适或疼痛，致使患者停止步行。休息后上述症状可以缓解。

缺血性静息痛（ischemic rest pain）是下肢动脉硬化闭塞症的主要临床表现。在动脉闭塞导致肢体严重缺血时，肢体在静息状态下仍有持续性疼痛。

目前国际上通用的分期方法是 Fontaine 分期法和 Rutherford 分期法，前者分为四期，后者分为六期，它们是根据病程和临床表现来进行分期的（表 10-1 和表 10-2），均大致分为无症状期、间歇性跛行期、静息痛期和组织溃疡缺损期。

表 10-1　Fontaine 分期

分　　期	临床表现
Ⅰ期	轻微症状期，患者仅有肢体麻木、无力、发凉，无疼痛
Ⅱ期	间歇性跛行期，根据跛行距离可分为Ⅱa、Ⅱb 两期
Ⅱa 期	跛行距离＞200m
Ⅱb 期	跛行距离＜200m
Ⅲ期	静息痛期，患者静息状态下仍有肢体疼痛，尤其以夜间为甚，故也有人称之为夜间痛
Ⅳ期	组织缺损期，患肢出现溃疡或坏死

表 10-2 Rutherford 分期

分　期	临床表现
0 期	无临床症状，踏车试验或反应性充血试验正常，无动脉阻塞的血流动力学表现
1 期	轻度间歇性跛行
2 期	中度间歇性跛行
3 期	重度间歇性跛行
4 期	缺血性静息痛，夜间尤甚
5 期	皮肤溃疡及小面积局灶性组织坏死
6 期	大块组织坏死及缺损

表 10-3 缺血性溃疡和神经性溃疡的区别

缺血性溃疡	神经性溃疡
疼痛	无痛
动脉搏动消失	动脉搏动正常
边缘不规则	边缘规则，常呈鸟眼状
多位于足趾部，边缘毛发稀疏	多位于足跖面
感觉多变	感觉、反射和震动觉减弱或消失
静脉塌陷	静脉扩张
足部皮温降低	足部干燥温暖
无骨骼畸形	骨骼畸形
外观苍白、发绀	外观发红、充血

缺血性溃疡多见于足趾或足外侧，任一足趾都可能受累，通常较为疼痛。少数病例的溃疡可发生在足背。如果缺血性足部受到损伤，如不合脚的鞋子导致的摩擦或热水袋导致的烫伤，可使溃疡发生在不典型的部位。由于代谢性疾病（如糖尿病）、肾衰竭、创伤或手术等因素导致外周神经受损，患肢保护性感觉丧失，局部压力负荷过大，在反复受到机械压力的部位可发生溃疡。神经性溃疡通常位于身体承重部位，有鸟眼状外观和较厚的胼胝，溃疡周围皮肤感觉丧失，无痛感，触诊足部温暖，肢体远端动脉搏动存在。具体区别见表 10-3。

五、辅助检查

根据典型的发病年龄、症状和病史，体检发现动脉搏动减弱或消失，听诊或闻及动脉收缩期杂音，应考虑本病，并参考以下试验和检查。

（一）患肢抬高及下垂试验

患肢抬高及下垂试验（Buerger 试验），即患者取平卧位，下肢抬高 45° 持续 3min，阳性者足部苍白、麻木或者疼痛。待患者坐起，下肢下垂后则足部潮红或者出现局部紫斑，提示供血不足。

（二）踝肱指数

踝肱指数（ankle/brachial index，ABI）即测定踝部动脉收缩压与肱动脉收缩压的比值。ABI 是最基本的无损伤血管检查方法，可以初步评估动脉阻塞和管腔狭窄程度。ABI 计算方法是踝部动脉（胫后动脉或足背动脉）收缩压与上臂收缩压（取左右手臂数值高的一侧）的比值。ABI≤0.90 诊断下肢 ASO 的敏感性为 90%，特异性为 95%。严重肢体缺血时 ABI 常 <0.40。ABI 测定可以用于筛选患者、术后随访，不能提供动脉狭窄闭塞部位和程度的具体图像，不能用于直接指导手术方案。动脉壁钙化会影响 ABI 的准确性，严重钙化的动脉壁会使 ABI 升高。

（三）血管彩色多普勒超声检查

血管彩色多普勒超声检查（duplex ultrasound）可以诊断下肢动脉粥样硬化，发现动脉狭窄的部位和程度，提供血流动力学的资料，判断斑块的硬化性质，无须使用对比剂等。随着设备性能的提高，图像的清晰度提高，诊断的准确性也不断提高。但多普勒超声检查不能提供全程的动脉图像，检查准确性和特异性与检查者的经验密切相关，限制了彩超在术前确定治疗方案中的价值。但在术后随访效果显著。

（四）计算机断层动脉造影

计算机断层动脉造影（computed tomography angiography，CTA）是术前最常用的无创伤性诊断方式，随着机器速度提高和软件的更新，在一定程度上可以替代动脉造影。不适于进行 MRA 的患者可采用 CTA。由于动脉壁的钙化会影响动脉树的有效显影，因此，CTA 图像对远端小动脉的显影有时不理想，可以通过阅读断面原始图像提高诊断准确性。

（五）磁共振动脉造影

磁共振动脉造影（magnetic resonance angiography，MRA）可显示下肢动脉硬化闭塞症的解剖部位和狭窄程度，但 MRA 图像有时会夸大动脉狭窄程度，体内有铁、磁性金属置入物时不适合行 MRA。其缺点是扫描时间长，老年或幼儿患者耐受性差，对比剂的肾功能损害等。

（六）数字减影血管造影（DSA）

数字减影血管造影（DSA）典型影像学特点为：受累动脉严重钙化，血管伸长、扭曲，管腔弥漫性不规则"虫蚀状"狭窄或节段性闭塞。

六、诊断

中老年人、合并危险因素、典型的临床表现及阳性的辅助检查结果可以明确诊断，但对于 ABI 在正常范围的一部分足溃疡患者需要特别加以鉴别。国际糖尿病足工作组《糖尿病足防治国际指南 2019》指出：对于大多数糖尿病合并足溃疡的患者，临床检查并不能可靠地排除 PAD，还要评估足背动脉多普勒波形和踝收缩压及踝肱动脉压指数（ABI）或趾收缩压、趾肱动脉压指数（TBI）。在临床上经常遇到足背动脉或足底动脉供血区的溃疡但造影只有腓动脉直达的线性血流，ABI 正常通常是腓动脉较粗大的前后交通支通往足部供血，但还是因为供血不足而导致溃疡难以愈合。

目前多个指南均推荐 WIfI 分级，即从溃疡面（wound）本身（大小、深度和累及的组织）、缺血（ischemia）程度和足部感染（foot-infection）程度三个方面来描述溃疡的严重程度（表 10-4 至表 10-6），根据 WIfI 分级的结果可以来预测下肢溃疡的截肢风险（表 10-7 和表 10-8）。

七、鉴别诊断

动脉硬化性闭塞症是全身性动脉粥样硬化在肢体局部的表现，是全身性动脉内膜及其中层呈退行性、增生性改变，使血管壁变硬、缩小、失去弹性，从而继发血栓形成，致使远端血流量进行性减少或中断。下肢动脉硬化闭塞症在鉴别的时候一定要注意。

表 10-4　WIfI 分级系统——下肢创面（Wound-W）分级

分级	溃疡	坏疽
0 级	无溃疡；缺血性静息痛，无创面	无坏疽
1 级	下肢远端或足部有较小的表面溃疡，无骨外露，较小的组织缺损，可通过简单手术来挽救治疗	无坏疽
2 级	较深的溃疡，伴骨、关节、韧带外露，通常不累及足跟；或足跟表浅溃疡不累及跟骨；可行截趾挽救	仅限于足趾的坏疽
3 级	累及前足或足中部，深部溃疡，有广泛的组织缺损，只有通过复杂的手术才能挽救	累及前足或足中部的广泛性坏疽，累及或不累及跟骨

表 10-5　WIfI 分级系统 – 缺血（Ischemia-I）分级

分级	ABI	踝收缩压	TP，TcPO$_2$
0 级	≥0.80	>100mmHg	≥60mmHg
1 级	0.6～0.79	70～100mmHg	40～59mmHg
2 级	0.40～0.59	50～70mmHg	30～39mmHg
3 级	≤0.39	<50mmHg	<30mmHg

ABI. 踝肱指数；TP. 趾动脉压；TcPO$_2$. 经皮氧分压测定

表 10-6　WIfI 分级系统——足部感染（foot-Infection-fI）分级

分级	足部感染的临床表现
0 级	无感染迹象或体征
1 级	仅累及皮肤及皮下组织的感染
2 级	>2cm，溃疡周围红肿；或累及深层组织的感染
3 级	具有全身炎症反应综合征的局部组织感染

表 10-7　WIfI 系统——1 年内截肢率的预测

	缺血 –0				缺血 –1				缺血 –2				缺血 –3			
W0	VL	VL	L	M	VL	L	M	H	L	L	M	H	L	M	M	H
W1	VL	VL	L	M	VL	L	M	H	L	M	M	H	M	M	H	H
W2	L	L	M	H	M	M	H	H	M	M	H	H	H	H	H	H
W3	M	M	H	H	H	H	H	H	H	H	H	H	H	H	H	H
	fI-0	fI-1	fI-2	fI-3	fI-0	fI-1	fI-2	fI-3	fI-0	fI-1	fI-2	fI-3	fI-0	fI-1	fI-2	fI-3

W. 创面；fI. 足部感染；VL. 预期截肢的可能性很低；L. 预期截肢的可能性较低；M. 预期截肢的可能性为中等程度；H. 预期截肢的可能性高

表 10-8　**WIfI 系统——预测血供重建获益（假设感染可以事先被控制）**

	缺血 -0				缺血 -1				缺血 -2				缺血 -3			
W0	VL	VL	VL	VL	VL	L	L	M	L	L	M	M	M	H	H	H
W1	VL	VL	VL	VL	L	M	M	M	H	H	H	H	H	H	H	H
W2	VL	VL	VL	VL	M	M	H	H	H	H	H	H	H	H	H	H
W3	VL	VL	VL	VL	M	M	M	H	H	H	H	H	H	H	H	H
	fI-0	fI-1	fI-2	fI-3	fI-0	fI-1	fI-2	fI-3	fI-0	fI-1	fI-2	fI-3	fI-0	fI-1	fI-2	fI-3

W. 创面；fI. 足部感染；VL. 预期截肢的可能性很低；L. 预期截肢的可能性较低；M. 预期截肢的可能性为中等程度；H. 预期截肢的可能性高

（一）血栓闭塞性脉管炎

本病多见于男性青壮年，大多患者有吸烟史以及在潮湿寒冷环境下长时间生活或工作史。它是一种慢性、周期性加剧的全身中小型动、静脉的阻塞性疾病。主要累及下肢的中小动脉，如足背动脉、胫后动脉、腘动脉或股动脉等，有少数患者可累及上肢动脉。约有小部分的患者在发病的早期或发病过程中，小腿及足部反复发生游走性血栓性浅静脉炎。脉管炎患者一般均无高血压史、糖尿病史、冠心病史等。

（二）多发性大动脉炎

多见于年轻女性，有人称为亚洲女性病或无脉征。病变主要侵犯主动脉及其分支的起始部，如颈动脉、锁骨下动脉、肾动脉等。病变引起动脉狭窄或阻塞，出现脑部、上肢或下肢缺血症状。阻塞的部位不同，临床表现也不同。一般临床表现为记忆力减退、头痛、眩晕、眼睛发黑、昏厥、患肢发凉、麻木、酸胀、乏力、间歇性跛行，但很少出现下肢静息痛及坏疽，动脉搏动可减弱或消失，血压降低或测不出。肾动脉狭窄即出现肾性高血压；双侧锁骨下动脉狭窄，可有上肢低血压，下肢高血压；胸腹主动脉狭窄，可产生上肢高血压，下肢低血压。在动脉狭窄附近有收缩期杂音。病变活动期有发热和血沉增快等现象。

（三）结节性动脉周围炎

可有行走时下肢疼痛的症状。皮肤常有散在的紫斑、缺血或坏死，常有发热、乏力、体重减轻、红细胞沉降率增快等，并常伴有内脏器官病变，很少引起较大的动脉闭塞或动脉搏动消失，确诊本病需做活组织检查。

（四）特发性动脉血栓形成

本病少见。往往并发于其他疾病（如结缔组织病和红细胞增多症），也可发生于手术或动脉损伤后。发病较急，并可引起肢体坏疽。

（五）急性下肢动脉栓塞

起病急骤，应与动脉硬化闭塞症导致的急性下肢动脉血栓形成相鉴别。患肢忽然出现疼痛、苍白、厥冷、麻木、运动障碍和动脉搏动减弱或消失。本病多见于心脏病患者，栓子多数在心脏内形成，脱落后随血流流至下肢动脉内，在与栓子口径相适应的动脉内嵌顿阻塞，使阻塞部位远端的血流停止流动而致病。根据以前无间歇性跛行和静息痛，发病急骤，较易与下肢动脉硬化闭塞症相鉴别。

（六）腰椎间盘突出症

腰椎间盘突出症常常出现间歇性跛行。但它常伴有典型的从腰部向臀部、大腿后方、小腿外侧直到足部的放射痛和麻木感，足部皮温一般正常，足背动脉一般可以触及。彩超和 ABI 往往正常。

（七）老年性骨质疏松

多因老年骨钙大量脱失而得不到及时补充造成的。表现为肢体疼痛，但疼痛肢体的皮肤颜色、温度是正常的，也能够触及末梢动脉搏动。

八、治疗

下肢动脉硬化闭塞症的治疗包括饮食调节、运动锻炼，结合药物治疗、手术治疗和腔内治疗，以及探索中的生物治疗等综合治疗方法。

（一）一般治疗

1. 饮食治疗 动脉硬化的预后因病变部位、程度、发展速度以及血管狭窄程度和并发症而不同，如在病变早期，可通过控制易患因子，减轻甚至逆转动脉硬化。

(1) 清淡、低脂饮食：清淡、低脂饮食有利于控制血脂，低糖饮食有利于控制糖尿病。

(2) 大蒜：每顿饭吃 3 瓣以上大蒜，坚持吃 3 个月以上。南方人若畏生蒜辣，可将生蒜蘸醋吃。

(3) 松叶：采集嫩松叶生吃，每日吃 10～20g，或将松叶阴干，每次用 10g 泡开水代茶饮。坚持 6 个月以上。新近研究发现，松叶含类黄酮，是一种强抗氧化剂，能抑制血

小板凝聚，减少脂质过氧化反应，减少平滑肌细胞的增生，能防止动脉粥样硬化和血栓形成。

(4) 鲜青椒：鲜青椒富含丰富的维生素 C 和辣椒素，有助于防止动脉硬化和血栓形成。

(5) 富含叶酸的食物：富含叶酸的食物有叶类蔬菜、大豆和橙汁。新近研究发现动脉硬化与患者血浆内高半胱氨酸有密切关系。动物实验也证实，用添加了高半胱氨酸的食品喂养动物，数月后均发现动脉粥样硬化症。补充富含叶酸的食物能使血浆中的高半胱氨酸转化为对人体有利的蛋氨酸，从而起到防止动脉硬化发生发展的作用。

(6) 香蕉：香蕉含有丰富的钾元素，具有抗动脉硬化的作用。

2. 运动锻炼 适当有规律地进行步行锻炼，有利于侧支循环的形成，可以使 80% 以上下肢动脉硬化闭塞症患者的症状得到缓解。

具体的运动锻炼方法是，患者坚持步行直到症状出现后停止，待症状消失后再步行锻炼，如此反复运动每天坚持 1h。具体的要求是高抬腿，轻落步，抬高腿高于地面 20～40cm，落步时以足趾带动足体，再用足体带动小腿，最后是大腿和臀部，这样反复练习 1 个月左右，间歇性跛行症状可以明显改善。

3. 绝对戒烟 男性患下肢动脉硬化闭塞症者要高于女性，这可能与香烟有关。香烟对血管疾病的危害是不容忽视的。据统计，动脉硬化闭塞症患者大多有长期吸烟的习惯，香烟中的尼古丁和一氧化碳可使血管硬化，失去弹性；烟碱会使血管收缩，血液黏稠度增加，易形成血栓而造成血管阻塞。因此，无论在下肢动脉硬化闭塞症的治疗、预防还是康复过程中，均应戒烟。有些患者在病情

严重时往往能克制烟瘾，但病情稍有好转，就又忍不住重新吸烟，这也是这些患者病情反复发作、甚至恶化的主要原因之一。

（二）药物治疗

药物治疗适合于不是十分严重的间歇性跛行的患者。采用药物治疗，控制与该病有关的因素使病情稳定，争取充分的时间形成侧支循环，使症状得到改善。

中晚期缺血已行手术治疗的患者，在手术后，依然需要药物治疗，这时药物治疗起到巩固术后疗效、延缓疾病复发的辅助作用。

具体使用的药物为：降脂药、降压药、血管扩张药、抗血小板药物、抗凝药物。如有动脉血栓形成，可使用溶栓药物。目前所应用的药物的主要作用在于控制疾病的继续发展，改善患肢的侧支循环，缓解疼痛和促使溃疡愈合。

1. 降血脂药物　血脂过高的患者经饮食控制后血脂仍不降者，可用降血脂药物治疗。

2. 降血压药物　动脉硬化闭塞症的患者有 40%～50% 伴有高血压，故应同时治疗高血压病。

3. 血管扩张药物　应用血管扩张药物后可解除血管痉挛和促进侧支循环，从而改善患肢血液供应。常用的药物有西洛他唑、前列腺素、沙格雷酯、阿加曲班等。

4. 抗血小板药物　下肢动脉硬化闭塞症患者常易血栓形成，其原因与血小板聚集有关，使用抗血小板药物可达到抑制血栓形成的作用。常用的抗血小板药物有肠溶阿司匹林、双嘧达莫、氯比格雷等。

5. 中草药制剂（中药治疗）　中草药制剂如复方丹参、活血通脉胶囊、脉络宁等有活血化瘀作用，对动脉硬化闭塞症有一定疗效，

能够降低血液黏稠度，增加红细胞表面负电荷和抗血小板聚集，对改善微循环、促进侧支循环有一定作用。

（三）血管腔内治疗

随着近年来设备、技术、材料的不断发展，血管腔内治疗（图 10-1）逐渐成为治疗下肢动脉硬化闭塞症的主要手段。血管腔内治疗包括经皮腔内血管成形术（percutaneous transluminal angioplasty，PTA）和经皮腔内血管成形 + 支架置入术等，适用于单个或多个短段髂、股动脉狭窄的患者，因其创伤小、恢复快、疗效肯定的特点，临床应用日益广泛。具体方法介绍如下。

1. 腔内血管成形加支架置入术

(1) 主髂动脉病变：单纯主髂动脉病变，应用腔内血管成形技术可以达到满意的效果。特别是腔内治疗可以避免开腹手术，具有创伤小、恢复快的特点，应该作为首选的治疗方法。而在选择单纯球囊扩张还是加以支架置入方面一般认为，支架置入可作为球囊扩张失败或者不满意时的一种补救措施。大多数主髂动脉硬化病变的动脉硬化程度高，钙化严重，球囊扩张后的弹性回缩和再狭窄的发生率很高，在球囊扩张后给予支架置入后的通畅率较高。

(2) 股腘动脉病变：股腘动脉狭窄性病变经皮腔内血管成形术的技术成功率高于90%，而且股腘动脉长段闭塞性病变经皮腔内血管成形术的技术成功率高达 80%～93%。但是，股腘动脉狭窄闭塞性病变单纯经皮腔内血管成形术后 5 年的累积一期通畅率仅为38%～58%。

在股腘动脉病变一期球囊扩张还是支架置入，仍是一个有争议的话题。由于支架可

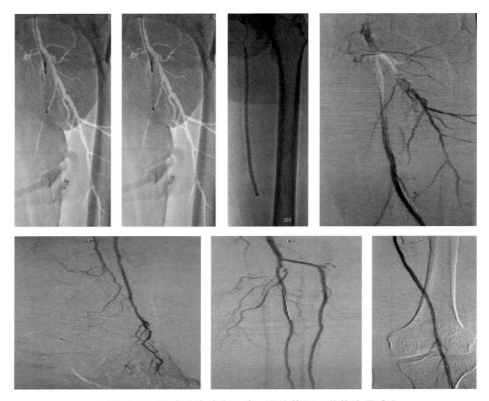

▲ 图 10-1　股浅动脉腔内重建：斑块旋切 + 药物涂层球囊

能会面临远期断裂的风险，故不推荐常规一期支架置入。

近年来，随着内膜下血管成形术的应用与发展，为股腘动脉闭塞的患者提供了一条新的治疗途径。内膜下血管成形术的原理是通过一系列血管内操作，人为地在闭塞动脉造成内膜下的夹层。在夹层内形成新的人工血流通道，使阻断的血流经此通道延续至下段血管。内膜下血管成形术的出现可以为股腘动脉病变患者提供新的治疗选择，具有推广应用前景。

(3) 膝下小动脉病变：近年来，膝下小动脉病变的腔内血管治疗获得了很大进展。有人报告 5 年初次开通率是 88%（95%CI 为 86%～91%）。内膜下血管成形术在治疗膝下动脉闭塞中也取得了良好的疗效。一般来说，技术成功率可达到 78%，12 个月的肢体存活率为 89%。

总之，下肢动脉硬化闭塞症发病率高，危害严重。常规非手术治疗大多效果不理想。而手术治疗创伤大，并发症较高，患者在心理上和生理上均很难承受。血管腔内技术以其创伤性小、安全性高、操作简便、较快的术后恢复等独到的优势，将越来越受到医患双方的青睐。

2. 低温血管成形术　低温血管成形术的理论依据是在对病变血管进行血管成形治疗的同时，对病变进行低温冷冻，诱导细胞凋亡和抑制新生内膜增生，从而预防血管再狭窄的发生。就目前现有的资料来看，低温血管成形术治疗下肢动脉闭塞性疾病初步结果令人鼓舞，为下肢动脉硬化闭塞症患者提供了一种微创治疗手段，但其远期疗效尚需要进行大样本随机对照研究给予评价。

3. 激光辅助血管成形术　激光消融原理是利用光化学作用裂解组织的分子链接。其穿透层薄，仅 50μm，因而每一脉冲仅能消融 10μm。作用点集中，对周围组织无损伤且温度不升高。激光可消融动脉硬化斑块，扩大管腔。与 PTA 联合应用有助于开通长段闭塞性病变。

激光辅助血管成形术通过消融闭塞动脉内的血栓和粥样硬化等阻塞组织，为后续治疗开通通路，而且减少了远端栓塞和动脉夹层等并发症。但是，该技术仍具有较高的动脉穿孔的发生率，而且导管的柔韧性、可控性仍需提高，其长期疗效有待大样本研究的进一步观察。

4. 血管内超声消融术　采用血管内超声消融术治疗周围血管疾病于 20 世纪 90 年代初期在国外首先开展，20 世纪 90 年代末期在国内开始应用于临床，并展示了较好的疗效和安全性。超声消融技术因其特定的波长，可以在完全闭塞的动脉中重建血流，对血管内膜不会产生严重病理性损害，消融的动脉斑块及血栓碎片对远端血管无影响，术后并发症少。对下肢动脉严重的多节段、多平面的阻塞病变，既无良好的流入道，又无良好的流出道，血管内超声消融可使完全闭塞的血管复通，符合安全而又简单的原则，而且为后续球囊血管成形术及内支架术奠定了基础。

超声消融技术治疗下肢动脉硬化闭塞症的理论依据：①提高腔内治疗的成功率；②减少支架的应用，降低费用并提高通畅率；③损伤小而效果确切。

超声消融作为一种新的微创腔内介入治疗技术目前尚存在一些不足之处：①操作时不够灵便；②对严重钙化斑块和机化的血栓疗效一般；③单独应用远期疗效有限。

总之，超声消融技术的应用，为血管阻塞性病变的治疗提供了一条新的治疗途径。为一些治疗困难、不能耐受手术的高危患者，及因病程拖延难以用药物和其他腔内手段进行治疗的患者提供了治疗机会。血管内超声消融与外科手术及其他血管腔内技术的结合，降低了手术难度与复杂性，减小了创伤，为下肢难治性动脉硬化闭塞症提供了另一个可选择的方法。目前因应用时间尚短，远期疗效有待进一步观察。

下肢动脉硬化闭塞症发病率高，危害严重，常规非手术治疗疗效不理想。而手术治疗创伤大，并发症较高，患者在心理上和生理上均很难承受。在 21 世纪这个医学模式向生物、心理、社会医学模式的转型期内，微创血管腔内技术将在下肢动脉硬化闭塞症的治疗中展示更加广阔的前景。微创血管腔内技术作为医学发展的未来方向，以其创伤性小、安全性高、操作简便、较快的术后恢复等独到的优势，受到医患双方的格外青睐。随着各种高科技手段的不断完善和丰富，下肢动脉硬化闭塞性疾病微创治疗手段也在不断增加，为了使患者得到最合理治疗，需要临床医生对于每一种微创技术都应有深入的理解和掌握，而且，对于每一种微创技术，都应给予公正、客观地评价。

（四）手术治疗

手术治疗适用于严重影响生活质量的间歇性跛行、静息痛及下肢溃疡和坏疽，即ⅡB 期、Ⅲ期和Ⅳ期的患者。常用的手术方式如下。

1. 动脉旁路手术　适用于长段的动脉硬化闭塞患者，使用人工血管或自体静脉，于闭塞动脉段近、远端做旁路转流，仍是治疗下肢动脉硬化闭塞症的主要方法，分为解剖内旁路和解剖外旁路两种。解剖内旁路是按照人体血管行径架设旁路血管，为首选，常用的有主-髂动脉旁路术、髂-股动脉旁路术、股-腘动脉旁路术、股-胫后动脉旁路术等；解剖外旁路适用于全身情况差、无法耐受常规旁路手术，或者发生人工血管感染无法行解剖内旁路的患者，常用的有腋-股动脉旁路术、股-股动脉旁路术等。

2. 动脉内膜切除术 适用于短段动脉病变的患者，即直视下切除病变动脉段的硬化斑块和增厚的内膜，远端内膜断端固定后缝合动脉血管，局部管腔狭窄严重时可加用自体静脉片或人工血管片补片成形术。

动脉旁路手术和动脉内膜切除术成功的关键在于患肢存在良好的动脉流出道。

3. 自体骨髓干细胞移植术 适用于无流出道而有静息痛或者溃疡、坏疽的患者，显效缓慢但安全、创伤小，可重复实施手术。

常用的自体骨髓干细胞移植术有三种方法：下肢局部肌内注射、经皮穿刺下肢动脉腔内注射、下肢局部肌内注射和动脉腔内注射同时进行。下肢局部肌内注射是将经过分离、提纯的自体骨髓干细胞，采用多点方法注射在患肢缺血部位的肌肉内；经皮穿刺下肢动脉腔内注射是将分离后的骨髓干细胞注射在下肢动脉腔内，注射时要用球囊导管阻断下肢动脉闭塞处的近端血流，时间3～5min；下肢局部肌内注射并动脉腔内注射的方法是同时采用前2种方法进行移植。

4. 静脉动脉化手术 仅适用于无流出道而有严重静息痛的患者，对于患肢已有坏疽的患者慎用。

静脉动脉化手术原理是将动脉血流引入静脉，利用静脉途径逆向灌注远端组织，使静脉起到动脉的作用。临床资料表明，动静脉转流后，患肢血流量增加，组织营养明显改善，能重建缺血组织的营养。

下肢静脉动脉化有3种手术方法。①浅静脉型，应用大隐静脉与股浅动脉或股深动脉吻合，以大隐静脉作为动脉血流的灌注通道。该型手术操作部位较表浅，手术比较简便，能一期完成，但术后大隐静脉高压明显，肢体水肿消失较慢，当鞋袜过紧时，浅静脉受压，对肢体供血有一定影响。②高位深静脉型，以股静脉作为血流的灌注通道，手术操作较简便，但需分二期进行。且术后水肿明显，常需3～6个月才能消失。③低位深静脉型，为应用胫腓干静脉作为动脉血流的灌注通道，术后水肿较轻，能迅速恢复肢体远端组织的血液灌注，但操作较复杂。各类型均有一定优缺点，全面综合考虑，一般认为，以低位深静脉型较好。

5. 截肢术 适用于已有大面积坏疽的患者，截肢平面的选择不易掌握，常常导致反复多次手术，造成患者的痛苦。

（五）杂交手术技术

将各种腔内技术联合传统手术，有机结合，优势互补，对下肢动脉硬化闭塞症病变的某些节段采用球囊血管成形术加支架成形术，有些不适合腔内治疗的节段采用旁路搭桥术，缩短了人造血管旁路的长度，而且所有操作在同一手术室一次手术完成，不仅可以同时解决流入道和流出道病变，而且可以及时处理动脉夹层、动脉穿孔、动脉撕裂和动脉栓塞等各种血管腔内介入治疗的并发症。在做血管腔内治疗失败时，可随时中转施行传统手术治疗，从而提高了治疗效果，缩短患者住院时间，也提高了手术成功率，为下肢动脉硬化闭塞症提供了一条新的治疗途径，这也就是目前常提及的所谓的杂交手术技术。

（六）生物治疗

如各种形式的 VEGF 基因治疗等，尚在探索之中。

（七）溃疡的治疗

动脉性溃疡以缺血为主，因此，尽快重建血流、恢复血供是首要的治疗手段，但在合并重度感染的缺血性创面中，为保全生命，应首先清创、扩创控制感染，尤其是缺血合并重症糖尿病足患者中，患者常表现为 SIRS 反应、脓毒血症，如果不及时纠正，极易发展为感染性休克，危及生命。当感染控制后应及时行血管重建手术，否则清创后创面扩大，病情进一步加重。对于无严重感染的动脉缺血性溃疡，应遵从预防溃疡感染加重和尽快行血管重建的原则，待血供改善后进一步治疗足溃疡（图 10-2 至图 10-4）。

九、护理

（一）饮食护理

临床治疗中要注意患者的饮食，要保持患者良好的食欲和足够的营养，随着生活水平的提高，要注意饮食结构，增加人体必需的营养素如蛋白质、脂肪、糖类、维生素、无机盐和水等，多食含纤维素丰富、含胆固醇量低以及低热量、低脂肪的饮食，多喝水或淡茶水，可以减少肠内胆固醇的吸收，防止高脂血症与动脉硬化。在饮食中，忌油腻、辛辣刺激食物，以免导致病情加重。要养成良好的饮食习惯，避免过饥或过饱，忌饮浓茶。

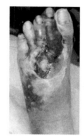
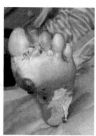
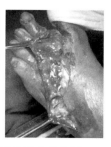

▲ 图 10-2 缺血合并严重感染的混合性坏疽

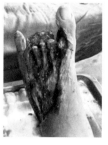
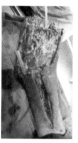
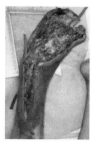

▲ 图 10-3 清创扩创控制感染

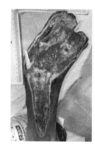
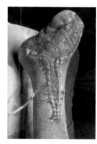
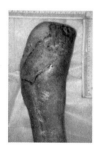

▲ 图 10-4 进一步行清创、负压引流、自体皮移植等治疗使创面愈合

（二）心理护理

患者住院期间均表现出不同程度的焦虑和对本病知识的缺乏。精神心理因素直接影响人的生命活动。由于肢体缺血性疾病的病程长，痛苦大，患者往往失去治疗的信心。护理人员对患者要关心照顾，多与患者沟通，讲解所患疾病与其并发症的病因、发病与发展规律，准确评价自己的身体状况。

而精神、心理因素与疾病密切相关，要正确认识疾病，心胸豁达，具备泰然处之和镇定自若的态度，消除恐惧心理。护理人员要多与患者谈心，了解其心理痛苦，分析心理障碍类型及根源，通过诱导、解释、鼓励、安慰、疏导等方法帮助患者解除顾虑，消除心理压抑，树立战胜疾病的信心。保证病区环境安静及床单整洁舒适。通过热情周到的服务，使患者解除思想负担，积极配合治疗，促使患者早日康复。

（三）患肢护理

1. 观察患肢皮肤温度、颜色、是否肿胀、有无发黑、溃烂坏死，疼痛程度等。

2. 溃疡及坏疽的处理。缺血性溃疡采用清洁换药，换药后将足趾之间塞入薄纱布或棉球，将二趾分开，避免摩擦，减轻疼痛。平时保持局部通风干燥。若坏疽已产生，换药时应用刺激性小的药液，动作轻柔，避免刺激，避免加重疼痛。

3. 患肢适当保暖，可以增加血液循环，缓解疼痛，改善症状，但应避免过冷过热刺激。过热可增加组织耗氧量；过冷可使动脉痉挛，加重缺血，使疼痛加重。避免足部碰撞，压伤，修剪趾甲时不要损伤甲床、甲沟。一旦发生外伤或有足部真菌感染时应及时治疗，防止病情发展。严重供血不足的患肢禁用热水袋、热垫或热水洗浴，以免增加组织代谢，加重组织缺氧症状。

（金　毕　冯自波　刘建勇　夏　印）

参考文献

[1] Pastenak Rc, Criqui MH, Benjamin EJ, et al. Evaluation and treatment of patients with lower extremity peripheral artery disease:consensus definitions from peripheral academic research consortium(PARC). J Am Coll Cardiol, 2015, 65(9):931–941.

[2] Mowat BF, Skinner ER, Wilson HM, et al. Alterations in plasmalioids, lipoproteins and high density lipoprotein subfractions in perpheral arterial disease. Atherosxlwerosis, 1997, 131(2):161–166.

[3] 李小鹰，王洁，王全义，等 . 周围动脉硬化闭塞症在老年血脂异常人群中的现患率调查 . 中华老年心脑血管病杂志，2005，7（1）：3–6.

[4] Ross R. The pathogenesis of atherosclerosis a perspective for the 1990s. Nature, 1993, 362:801–809.

[5] Flavahan NA. A therosclerosis or lipoprotein-induced endothelial dysfunction. Circulation, 1992, 85:1927–938.

[6] 蒋米尔，陆民，黄新天，等 . 分期动静脉动脉化治疗肢体动脉广泛性闭塞的评价 . 中国现代普通外科进展，2001，4（3）：170–175.

[7] Florenes T, Bay D, Sandbaek G, et al. Subintimal angioplasty in the treatment of patients with intermittent claudication: long term results. Eur J Vasc Endovasc Surg, 2004, 28(6):645–650.

[8] Cheng SW, Ting AC, Wong J. Endovascular stenting of superficial femoral artery stenosis and occlusions: results and risk factor analysis. Cardiovasc Surg, 2001, 9(2):133–140.

[9] Mahler F. Treatment of peripheral arterial occlusive disease. Praxis, 2001, 90(4):108–112.

[10] Enzler M, Ruoss M, Heinzelmann M, et al. Quality control in peripheral vascular surgery. Swiss Surg, 1995, 1:48–56.

[11] Mahler F, Do D, Triller J. Interventional angiography. Schweiz Med Wochenschr, 1991, 121(51–52): 1931–1935.

[12] Lammer J, Pilger E, Karnel F, et al. Femoropopliteal laser recanalization-a multicenter study. Radiologe, 1990, 30(2):45–49.

[13] Goyen M, Krger K, Massalha K, et al. Therapeutic ultrasound for the recanalization of peripheral vascular occlusions. Rontgenpraxis, 1999, 52(2):74–77.

[14] Keo H, Diehm N, Baumgartner R, et al. Single center experience with provisional abciximab therapy in complex lower limb interventions. Vasa, 2008, 37(3):257–264.

[15] Bus SA, Lavery LA, Monteiro-Soares M, et al.

Guidelines on the prevention of foot ulcers in persons with diabetes (IWGDF 2019 update). Diabetes/Metabolism Research and Reviews, 2020, 36(S1).

[16] Mills Sr JL, Conte MS, Armstrong DG, et al. The Society for Vascular SurgeryLower Extremity Threatened Limb Classification System: riskstratification based on wound, ischemia, and foot infection(WIfI). J Vasc Surg, 2014, 59:220–234.

[17] 中华医学会外科学分会血管外科学组 . 下肢动脉硬化闭塞症诊治指南 . 中华普通外科学文献（电子版），2016，10（1）：1–18.

[18] Laird JA, Schneider PA, Jaff MR, et al. Long-Term Clinical Effectiveness of a Drug-Coated Balloon for the Treatment of Femoropopliteal Lesions: Five-Year Outcomes from the IN. PACT SFA Randomized Trial. Circulation Cardiovascular Interventions, 2019, 12(6).

[19] Yanhua Zhen MM, Chang Z, Wang C, et al. Directional Atherectomy with Antirestenotic Therapy for Femoropopliteal Artery Disease: A Systematic Review and Meta-Analysis. Journal of Vascular and Interventional Radiology, 2019, 30(10):1586–1592.

[20] Liistro F, Angioli P, Ventoruzzo G, et al. Randomized Controlled Trial of Acotec Drug-Eluting Balloon Versus Plain Balloon for Below-the-Knee Angioplasty. JACC. Cardiovascular Interventions, 2020, 13(19):2277–2286.

[21] Hock C, Betz T, Töpel I, et al. A comparison of tibial and peroneal venous and HePTFE bypasses in diabetics with critical limb ischemia. Surgeon, 2017, 15(2):69–75.

[22] Hinchliffe RJ, Brownrigg JR, Andros G, et al. Effectiveness of revascularization of the ulcerated foot in patients with diabetesand peripheral artery disease: a systematic review. Diabetes Metab Res Rev, 2016, 32 (Suppl 1):136–144.

[23] Conte MS, Bradbury AW, Kolh P, et al. Global Vascular Guidelines on the Management of Chronic Limb-Threatening Ischemia. Eur J Vasc and Endovasc Surg, 2019, 58(1):S1–S109.

第二节　血栓闭塞性脉管炎

一、概述

血栓闭塞性脉管炎（thrombosis angiiitis obliterance，TAO）简称脉管炎，是常见的肢体动脉慢性闭塞性疾病之一，好发于男性青壮年，女性很罕见。病变主要累及四肢中小动脉，伴行静脉也常受到累及，是一种以肢体中小动脉血管壁节段性、非化脓性炎症和动脉腔内血栓形成为主要病理特征的慢性闭塞性疾病，病程周期性发作，肢端因缺血出现坏疽、溃疡等严重后果。

血栓闭塞性脉管炎在我国 2000 多年前的《内经》痈疽篇中已有记载，属"脱疽"等范围，汉代华佗《神医秘传》记载"此症发于手指或足趾远端，先痒后痛，甲现黑色，久则溃败，节节脱落……"提出内服金银花、玄参、当归、甘草 4 味解毒养阴活血药物，一直流传至今，称为"四妙勇安汤"。自晋代皇甫谧的《针灸甲乙经》和南北朝时期我国最早的外科专著龚庆宣的《刘涓子鬼遗方》开始改名为"脱疽"，唐代孙思邈的《千金翼方》主张手术治疗"毒在肉则割，毒在骨则切"。可见中医学对该病已有较为完整的认识及治疗体系。

在国外医学中，1897年Winiwarter在尸体解剖时发现1例本病患者，1908年Leo Burger报道11例下肢截肢肢体的动静脉标本病理检查结果，广泛的血管周围炎性病变，累及远端动静脉及神经，发炎的血管中有血栓形成和机化，呈索状，动脉和病变动脉之间改变呈节段的血栓闭塞。急性期管壁中可见巨细胞聚集，内弹力层完整、亚急性期、慢性期有非特异性血栓机化，受累血管偶有再通。从此，正式提出"血栓闭塞性脉管炎"命名，本病又被称之为Burger病。

二、病因

血栓闭塞性脉管炎的发病原因尚未明确，中医学认为至阴之下，气血难达为其共同点。综合国内外文献报道，本病是多种因素综合造成的。

（一）吸烟

血栓闭塞性脉管炎的患者，绝大多数有长期大量吸烟嗜好，通过大量的临床病例分析，吸烟与本病有密切关系，烟草中含有的尼古丁能使小血管收缩，并产生血管内膜损害，根据资料统计，脉管炎患者中80%~95%有吸烟史，戒烟后症状好转，复吸又再度复发，有学者用烟草浸出液做过动物实验，证实产生缺血性疾病，经皮内试验，脉管炎患者阳性率明显高于正常人。但这不是唯一因素，也有不吸烟的患者发病。

（二）性激素

本病患者中，绝大多数为男性，根据国内外对本病的报道，男女比例为（30~60）：1，而且发病年龄大多为青壮年（20—40岁），男性正值性功能旺盛时期，有学者认为可能是男性激素更容易促使血管内膜病变发生。

（三）机械性损伤

有一部分病例发病前有外伤史，特别是轧压伤或挤压伤，有学者认为外伤刺激神经感受器，使中枢神经功能失调，丧失对周围血管神经功能的调节作用，引起中小动脉痉挛，易导致内膜增厚引发血栓形成，但是轻微的损伤并不引发脉管炎。

（四）免疫学因素

对脉管炎患者免疫学的研究已成为目前热点，患者血管中各种免疫球蛋白（IgA、IgG、IgM）、C3复合物、血清中抗核抗体（ANA）、无抗线粒体抗体（AMA）的发现，使许多学者认为这些自身抗体的存在提示本病可能是自身免疫性疾病。脉管炎患者免疫复合物和淋巴细胞表面IgG阳性率高，淋巴细胞数增高，T细胞数减少，证实了本病为自身免疫性疾病。

（五）精神与情志、饮食因素

各种精神刺激，情志不畅，长时间的压抑郁闷，使心肝脾胃功能失调，中医认为思虑伤脾、怒则伤肝，脾的运化功能失调，加上长期饮食不当，使脾胃功能受损，气血两虚，气滞血瘀，经络受阻，阳气不能达于四肢而致病。

（六）遗传学因素

血栓闭塞性脉管炎的遗传学研究已受到关注，国外文献报道中均有兄弟、父子、叔侄不同时间患本病的报道，在我国也有兄弟、父子、姐弟、堂兄弟、表兄弟不同时间患本病的报道。血栓闭塞性脉管炎患者相容性抗原（HLA）阳性率明显增高，这种抗原与遗传因子有关。

其他可能参与血栓闭塞性脉管炎的发病

因素还包括寒冻因素、血液高凝倾向等。

三、发病机制

血栓闭塞性脉管炎的发病机制复杂，综合国内外文献报道，血栓闭塞性脉管炎是一种自身免疫性疾病，通过对患者血清免疫球蛋白的测定发现 IgM 明显升高，同时 T 细胞降低，B 细胞升高，血栓闭塞性脉管炎是一种自身免疫疾病，即体液免疫功能亢进而细胞免疫功能降低。

另外，烟草中的糖蛋白作为一种抗原物质进行体内血循环，产生相应抗体并形成抗原抗体复合物，沉积于血管壁上使管壁内皮细胞受损，血小板聚集增强，血管内膜产生炎性反应，发生血管痉挛，狭窄，血栓形成并导致血栓闭塞性脉管炎的发生。根据 Shionoya 等报道，血栓闭塞性脉管炎有吸烟者，检测尿液中烟碱的代谢产物可替宁含量增高，烟碱与本病的进展有密切的关系。

有学者认为本病的发病与血液的高凝状态有关，还有学者认为血栓闭塞性脉管炎是一种感染性疾病，但通过病理检查及培养，未能有细菌支持的证据。

四、病理解剖

本病发生于中小动脉和静脉，以动脉为主，通过对受累患者的中小动脉的病理分析，血管壁全层呈炎性反应，伴有腔内血栓形成。本病的病理特点是主要侵犯下肢，亦可侵犯上肢及内脏血管，但极为罕见。最多累及的动脉为足背胫腓动脉，腘动脉少见，髂股动脉很少累及。病变部位的病理检查显示，全层血管呈非化脓性血管炎并有广泛的淋巴细胞浸润及内皮细胞和成纤维细胞增生，中性粒细胞浸润较少，偶见巨细胞，管腔内伴有血栓形成，机化后可伴有细小的血管化。病变呈节段性，为本病的又一特点，病变的节段之间有内膜正常的管壁，病变和正常部分之间有明显分界，到了后期管腔闭塞，管腔广泛纤维化，周围组织纤维化变硬呈条索状，神经肌肉及骨骼可出现退行性变化。

五、临床表现

本病起病隐匿，呈周期性发作。根据动脉阻塞的部位、程度，肢体的局部缺血情况，周围侧支循环建立是否完全，有无继发性感染等，临床上呈现不同表现。

1. 疼痛　疼痛为本病最主要的症状，主要由于肢体动脉痉挛缺血，周围组织中神经感受器刺激引起，症状不一，轻者可通过下垂肢体休息得以缓解，若伴有继发感染，疼痛加重。病变早期呈间歇性跛行，即当行走一段路程后，患者小腿肌肉明显乏力酸胀，继续行走症状明显加重并出现抽痛，休息后疼痛缓解，再行走后上述症状重复出现，亦称之为"运动痛"。当缺血症状加重后，肢体在休息状态下仍然疼痛，是肢体动脉严重缺血的表现，夜间明显，称之为"静息痛"，患者肢体抬高时疼痛加重，屈膝及下垂肢体，症状会稍有缓解。

2. 皮色改变　肢体缺血可出现皮肤苍白、潮红、青紫，皮肤变薄，极易形成溃疡。

3. 畏冷及感觉异常　神经末梢因为缺血出现畏冷，冬季明显，感觉迟钝，肢体远端出现麻木、针刺样感及烧灼感。

4. 肢体营养障碍　由于长期的慢性缺血，组织营养障碍，表现为肢体皮肤干燥、脱屑、汗毛脱落、趾甲增厚变形、小腿肌肉萎缩。

5. 游走性浅静脉炎　约有 50% 的患者出现小腿及足部的游走性浅静脉炎，表浅的静脉出现红色的条索样改变，伴有疼痛，但可自愈。

6. 坏疽及溃疡 随着足背动脉及胫后动脉的消失，远端足趾坏疽变黑，部分患者出现溃疡，创面扩大，合并感染，疼痛加重。根据坏疽范围可分为三级：Ⅰ级，坏疽局限于趾部；Ⅱ级，坏疽扩展至趾跖关节及跖部；Ⅲ级，坏疽累及足跟及踝关节或踝关节以上。

根据临床表现的轻重分为三期。

第一期：局部缺血期，病变早期肢体麻木、发冷、酸胀，足背及胫后动脉搏动减弱或消失，并出现间歇性跛行，跛行距离500～1000m，可出现反复游走性浅静脉炎，这些症状对早期诊断具有十分重要的临床意义。

第二期：营养障碍期，随着缺血症状的加重，患肢发凉，麻木，疼痛，间歇性跛行加重，有静息痛，夜间剧烈，彻夜难眠，小腿及足部出汗减少，皮肤苍白潮红干燥皲裂，汗毛脱落，趾甲增厚，小腿肌肉萎缩，可出现缺血性神经炎，足背动脉搏动消失。

第三期：组织坏死期，为病情晚期，患肢由于严重的血液循环障碍，侧支循环不能代偿，足部发生坏疽溃疡，多发小趾趾端，先在第1、2趾的末端出现，向整个趾及周边趾波及，并与周围组织形成明显界限，坏疽趾端可自行脱落，但很少累及踝关节及小腿，开始为干性坏疽，继发感染形成湿性溃疡，溃烂后患者肢体疼痛明显加重，肢体肿胀并可出现高热、寒战、烦躁、贫血及低钾血症等全身毒血症状，严重者可危及患者生命，坏疽趾端脱落后易形成骨髓炎，创面经久不愈。

六、检查

（一）一般检查

包括跛行距离测定，患肢皮温测定，Buerger 试验。Buerger 试验：嘱患者平卧，患肢抬高 45° 3min 后，观察足部色泽改变，足背及足掌皮肤苍白，并有麻木疼痛感，此时患者坐起，患肢自然下垂，患肢皮肤变为潮红和青紫色，提示患者有供血不足循环障碍。

（二）无损伤检查

包括皮温测定和热像图，肢体血流图，肢体节段性测压或脚踏车试验，多普勒超声。

1. 皮温测定 在室温下，患肢皮温低于正常 2～3℃，表示供血不足。用热像仪测定血栓闭塞性脉管炎患者的肢体各部位组织温度，阻塞平面以下组织温度降低，热像图上显示不同程度的浅阴影。

2. 肢体血流图 肢体血流图是应用阻抗血流仪、变应血流仪、脉搏容量血流仪、光电血流仪，描述患肢各部血流情况，在供血不足的部位表现血流动脉波形幅度降低，峰值血流速度减慢。

3. 节段性测压/脚踏车试验 患者平卧，用气囊环绕肢体不同平面，用 8MHz 多普勒超声探头分别测定双侧肱动脉及双踝部、膝下、膝上、大腿上段动脉压力，当踝/肱指数≥1，表示供血正常，当踝/肱指数<0.9，表示供血不足，踝/肱指数<0.6，提示缺血严重。有部分患者在病变早期或静息状态下测压仍在正常范围内，进行脚踏车试验可测定肢体的缺血程度。

4. 多普勒超声 患者平卧，用 8MHz 多普勒超声在动脉体表位置，观察血流波形，正常时表现为快速上升支及下降支；当动脉狭窄时表现上升支变钝，下降迟缓；当波形平坦成直线，提示动脉管腔闭塞。

5. 彩超　彩超作为一种无痛性检查方法，对于血栓闭塞性脉管炎的诊断有较高的价值，通过检测肢体动脉血流信号，判断近端动脉保持通畅，远端小动脉广泛闭塞。在临床上应用广泛。

6. 磁共振血管造影　是近年来新发展起来的一种无创血管成像技术，在磁共振扫描的基础上，利用血管内流空现象将图像整合，从整体上显示病变节段狭窄程度。缺点：末梢血管成像差。

（三）DSA 动脉造影

作为一种有创的检查方法，是判断血栓闭塞性脉管炎的"金标准"，在临床上虽不作为常规检查，但对于部分疑难病例，或需做血管重建的病例，作为一种辅助检查十分有价值。典型表现为肢体动脉节段性闭塞，受累血管之间的血管壁可完全正常，或近端血管通畅，中远端血管完全闭塞，侧支血管多呈卷曲毛发状。

（四）其他检测

包括血黏度、血细胞比容、血小板聚集性检查、凝血功能测定、免疫球蛋白测定及血生化检测。

七、诊断

通过详细询问病史、细致的体格检查及相关辅助检查，做出最后判断并不困难。

1. 病史采集　病史采集包括以下内容：①好发于男性青壮年（年龄在 20—40 岁）；②发病诱因：长期吸烟或寒冷环境工作史，部分病例有家族史或免疫功能缺陷；③多发于下肢，但也可能上肢受累，表现为肢体畏

冷、发凉、皮肤苍白、潮红；④伴有游走性浅静脉炎；⑤严重病例可有趾尖坏疽、溃疡，继发感染者有全身畏寒发热等表现。

2. 体格检查　除一般全身体格检查外，四肢的检查特别重要，注意观察皮肤颜色呈苍白色，皮温降低，患肢冰冷，皮肤干燥脱屑，汗毛脱落，趾甲增厚，后期伴有小腿肌肉萎缩，局部皮肤感觉迟钝，浅静脉炎，皮下硬结，索状改变并伴有触痛，足背动脉搏动减弱或消失。

3. 辅助检查　根据病史、体格检查，并做相关辅助检查，如血液凝血功能测定、免疫学检查、动脉彩超，必要时行 MRA、DSA 检查，判断病情轻重及发展，以进一步做出正确诊断，指导临床治疗。

中国中西医结合学会周围血管疾病专业委员会 1995 年制订的诊断标准如下。①几乎全部为男性，发病年龄为 20—40 岁；②有慢性动脉缺血表现：发凉，怕冷，麻木，间歇性跛行，淤血，营养障碍改变，常累及下肢，上肢病变者少；③ 40%～60% 有游走性浅静脉炎病史和体征；④各种检查证明，肢体动脉狭窄闭塞位置多在腘动脉及肢体远端动脉（常累及肢体中小动脉）；⑤几乎全部有吸烟史和寒冻史；⑥疾病活动期，患者血液中的 IgG、IgA、IgM、抗动脉抗体免疫复合物阳性率增高，T 细胞功能降低；⑦动脉造影：病变多在股腘动脉及其远端动脉，动脉呈节段性闭塞狭窄，闭塞段之间动脉和近心端动脉多属正常，动脉闭塞的近远端多有树根形侧支循环动脉。

八、鉴别诊断

1. 动脉硬化闭塞症　临床特点包括：①发病年龄大，一般 50 岁以上；②好发部位

以大中动脉为主，如腹主动脉下段分叉处、髂股动脉、锁骨下动脉；③伴有高血压、高血脂和糖尿病；④动脉管腔内呈现钙化阴影，虫蚀样改变，管腔不规则狭窄，节段性阻塞；⑤伴有其他脏器变化，如脑动脉、冠状动脉及肾动脉狭窄，一般无游走性浅静脉炎。

2. 多发性大动脉炎 临床特点包括：①多发于青年女性；②侵犯多处大动脉、主动脉弓分支动脉、颈动脉、内脏动脉，引起大动脉狭窄阻塞，产生脏器供血不足的临床表现，如累及颈动脉可产生头痛、眩晕，累及肾动脉可以出现肾性高血压，累及腹主动脉可在腹部闻及杂音，急性期血沉增快及风湿指标异常。

3. 急性动脉栓塞 起病急，患者既往有严重的心脏病史，如风湿性心脏病、房颤，常见于下肢股动脉及上肢肱动脉栓塞，肢体突发性剧痛、麻木、厥冷及活动障碍，经彩超和动脉造影可明确诊断。

4. 雷诺病 多见于青年女性，表现为手指阵发性苍白，发紫潮红，遇寒冷后症状加重，恢复后皮色正常，极少部分病例有指端坏疽。

5. 糖尿病足坏疽 以老年人及肥胖者多见，患者有糖尿病伴有动脉硬化，起病缓慢，多发单侧下肢，肢体麻木疼痛，间歇性跛行，皮色改变，趾端坏疽可蔓延至足及小腿，可有多发湿性坏疽，血糖增高，尿糖阳性。

6. 结节性动脉周围炎 本病累及中小动脉，可表现为血栓闭塞性脉管炎症状，其特点为病变范围广泛，沿动脉走行方向出现皮下结节，可累及内脏病变，确诊需做活检。

7. 其他非血管性疾病 如痛风、冻伤、平足症、手足发绀症、红斑性狼疮、末梢神经炎等，也应注意鉴别。

九、治疗

血栓闭塞性脉管炎以中西医结合药物治疗为主要手段，治疗原则为改善患肢血液循环，控制病情进展及坏疽感染的发生。

（一）一般治疗

戒烟对血栓闭塞性脉管炎患者是治疗基础，吸烟能引起小动脉痉挛，通过积极的戒烟和对症治疗，早期的患者症状可明显缓解，复吸症状又可复发，同时应尽可能避免各种形式的被动吸烟。其次，防寒保暖及预防外伤也十分重要，应尽量避免长期在潮湿寒冷的环境中工作。在疼痛剧烈时，适当给予镇痛镇静治疗，以减轻症状。此外，加强体育锻炼可促进侧支循环的建立，缓解症状，对早期患者提倡慢走及 Burger 运动。

（二）高压氧治疗

患者进入高压氧舱后，可明显提高氧分压，改善组织缺氧，减轻肢体疼痛，一般每天 1 此，每次 2～3h，10 次为 1 个疗程。一般可进行 2～3 个疗程。具体方法是患者进入氧舱，在 20min 内将舱内压提高 2.5～3 个绝对大气压，吸氧浓度 80%，30min，吸舱内空气 30min，反复 2 次，在 20～30min 将舱内压降至正常。

（三）药物治疗

药物治疗适用于早期、中期患者。

1. 血管扩张药 包括：①α 受体阻断药、β 受体兴奋药（如妥拉唑啉）：推荐剂量妥拉唑啉 25～50mg，口服，3/d；丁酚胺 25～50mg，口服，3/d；②钙离子阻滞药：尼卡地平，一般推荐剂量 5～10mg，口服，3/d；③作用于血管平滑肌，扩张小血管药物：如烟酸 50～100mg，口服，3/d；盐酸罂粟碱

30～60mg，口服，3/d。

2. 抗凝药　从理论上说，抗凝药对血栓闭塞性脉管炎患者无效，但在临床上有报道，抗凝药适用于血栓闭塞性脉管炎患者，为侧支循环的建立创造了时间，对预防继发血栓形成有效，主要药物有肝素、华法林，但临床很少应用。

3. 抗血小板黏聚药物　包括肠溶阿司匹林 50mg，口服，2/d；西洛他唑片 50mg，口服，2/d。

4. 溶栓药物　如尿激酶、纤溶酶。

5. 改善循环药物　①前列腺素 E_1（PGE_1）：凯时 20μg 加入 0.9% 生理盐水 40ml，静脉推注，1/d，14 天为 1 个疗程，每 3 个月重复 1 个疗程；保达新 40μg 加入 0.9% 生理盐水 100ml，静脉滴注，2h 滴完，2/d，14天为 1 个疗程，对于肾功能不全者（肌酐值 1.5mg/dl）用 20μg 加入 0.9% 生理盐水 100ml，静脉滴注。②中成药：丹参川芎嗪注射液（血通）20ml 加入 5% 葡萄糖注射液（或 0.9% 生理盐水）250ml 静滴，1/d，14 天为 1 个疗程，一般 2～3 个疗程。疏血通注射液（地龙水蛭提取物）10ml 加入 5% 葡萄糖注射液（或 0.9% 生理盐水）250ml，静脉滴注，1/d，14 天为 1 个疗程，一般用 2～3 个疗程。

丹参有活血化瘀作用，川芎有抗血小板聚集作用，还可以缓解平滑肌痉挛，疏血通有明显的抗血栓作用。

6. 抗生素　对溃疡合并感染的患者，根据细菌培养加药敏试验结果，选用适当抗生素。

（四）中医中药辨证治疗

中药辨证方法很多，最常用的有下列五型。

1. 阴塞型　此型寒邪过盛，经络阻塞表现为患肢发凉，麻木，畏冷，皮肤苍白，潮红，舌苔薄白，舌质淡，脉细沉。治则以温经通络，用阳和汤加减。组方：熟地黄、桂枝、白芥子、黄芪、当归各 12g，生甘草、制草乌、炮姜各 9g，麻黄 3g。

2. 血瘀型　属第二期，气滞血瘀症状，患肢呈持续性胀痛，皮肤黯红、青紫，舌质红，苔薄白，脉细沉涩，治则以活血化瘀，用当归活血汤加减。组方：当归 30g，红花、赤芍、桃仁各 15g，肉桂 12g，附子 9g，兼服血塞通滴丸或丹七片。

3. 湿热下注型　患肢酸胀乏力，行走后加重，出现游走性浅静脉炎，肢体可出现坏疽溃疡，易并发感染，舌红，苔滑，脉弦数，治则清热利湿，用四妙勇安汤加减。组方：金银花、玄参、当归各 30g，赤芍、黄柏各 12g，生甘草 9g。

4. 热毒型　患肢坏疽感染剧痛，全身有畏寒发热等毒血症状，舌红绛，苔黄，脉滑数，治则清热解毒活血化瘀，用四妙活血汤，五味消毒饮加减。组方：益母草、蒲公英、地丁各 30g，丹参 15g，柴胡、金银花各 12g，生甘草 9g，加用牛黄上清丸可提高疗效。

5. 气血两虚型　身体虚弱，久病气血耗伤，患者皮肤干燥脱屑，小腿肌肉萎缩，肢端坏疽，溃疡感染，经久不愈。舌苔薄白，脉沉无力，治则补气养血，服顾步汤加减。组方：当归、黄芪、石斛、党参各 15g，牛膝、陈皮、白术、远志各 12g，甘草 6g，可兼服十全大补膏。

（五）动脉插管灌注

适用于血栓闭塞性脉管炎急性活动期，尿激酶 10 万 U 加入 0.9% 生理盐水 40～60ml，经动脉插管注入闭塞部位，但有活动出血性疾病患者、70 岁以上老年人及妊娠者禁忌使用，大剂量使用尿激酶有出血的风险。

（六）熏洗疗法

利用中药活血熏洗汤，浸泡、熏蒸患肢以达到活血化瘀，解毒杀菌，去腐生肌的作用。组方：桑枝 30g，伸筋草、艾叶、五加皮、丹参、川芎各 15g，羌活、独活、白芷、防风、海桐皮各 12g，花椒 9g。煎水泡洗。

（七）血管内皮生长因子（VEGF）基因疗法

1993 年 Reissner 将覆有 phVEGF165 的气囊导管插入实验兔的股动脉，通过血管成形术将气囊与动脉紧密接触，完成基因转移，RT-PCR 证实有局部组织 VEGF 的表达，此后 Isner 将这一成果用于临床下肢动脉缺血溃疡的患者，结果肢体血流增加，部分患者溃疡愈合，但 VEGF 基因治疗尚属试验阶段，目前还未在临床推广。

（八）外科手术治疗

1. 腰交感神经切除术　腰交感神经切除术是治疗血栓闭塞性脉管炎较为有效的方法，对第一期和第二期的患者先做腰交感神经阻滞试验，如阻滞后其支配范围的皮肤表面温度升高 1～2℃，表明患者动脉以痉挛为主，可切除第 2、3、4 腰交感神经节，以解除痉挛，促进侧支循环的建立。具体方法：患者侧卧，偏向健侧，经第 12 肋下缘斜切口，经腹膜外至腰大肌与脊柱之间的夹沟，切开腰大肌内缘筋膜，钝性分离，见腰交感神经节呈黄色小结节，逐一切除第 2、3、4 神经节，结扎分支，切除神经节送病检，术后使用抗生素及活血药物。

2. 动脉内膜剥脱术　对于主干动脉局限

段狭窄闭塞者，经 MRA 或 DSA 确诊，切开动脉剥脱内膜，因剥脱段易再发血栓，手术后有再闭塞可能，远期效果不佳，也不常采用。

3. 大网膜移植术　利用大网膜丰富的血管来改善肢体血液循环。1971 年 Casten 提出按大网膜血供分布，将大网膜合理剪裁后，由腹腔引向患者深筋膜下固定，使其建立侧支循环，以予肢体缺血组织提供营养。具体方法：经上腹正中切口，沿横结肠将大网膜组织切断，在右网膜动脉根部切断，修剪大网膜以求最大伸展长度，用肝素生理盐水冲洗网膜动脉，在患者腹股沟做纵向切口，游离股动脉及大隐静脉，在膝下及小腿部做纵向切口，将大网膜固定于深筋膜下，将右网膜动脉与股动脉单侧吻合，网膜右静脉与大隐静脉端侧吻合，以保证大网膜血液循环，术后使用抗生素、血管扩张药、抗血小板聚集药。

4. 动脉旁路术　适用于主动脉局限性闭塞，远端流出道通畅，可采用大隐静脉和人工血管做旁路材料，近期效果良好。具体方法：在阻塞部位做纵向切口，暴露阻塞部位的远近端，将大隐静脉各属支切断结扎，取出适合长度倒置，分别在近远端做端侧吻合或用相应口径的人工血管在近远端做端侧吻合，术后使用抗生素、肝素及扩血管药物、抗血小板聚集药物。

5. 分期动静脉转流术　1961 年，Hiertonn 首先倡导分期动静脉转流术治疗小儿麻痹症后遗症下肢缩短畸形取得满意疗效。1979 年，Johansen 等利用分期动静脉转流重建下肢循环实验研究取得成功。20 世纪 80 年代，上海交大附属第九人民医院开始有计划地进行分期动静脉转流的实验研究及临床改进应用，取得较好疗效，总结出了一系列临床经验。

(1) 分期动静脉转流术适应证为下肢动脉广泛闭塞，临床表现严重，无远侧流出道可做旁路转流术者。

(2) 深组高位手术破瓣时间最长，成功概率较小，还可能发生回流障碍。

(3) 浅组手术虽然见效快，不引起回流障碍，但转流移植段较长，易发生闭塞。

(4) 远期疗效以深组低位佳，是重建下肢血循环的优选方法。

分期动静脉转流目前有三种术式：①浅组，大隐静脉与股浅动脉或腘动脉吻合；②深组高位，髂外动脉或股总股浅动脉与股浅静脉搭桥，一期手术在吻合口近端将股浅静脉口径缩窄 2/3，二期手术在 2～4 个月结扎吻合口近端股浅静脉；③深组低位，腘动脉与胫腓干静脉搭桥，远端静脉破瓣。术后处理：使用广谱抗生素，术后第 1 天起，肝素抗凝 50mg 皮下注射，12h1 次，连续 1 周，注意凝血时间变化，使用血管扩张药及小剂量溶栓药物，尿激酶 5 万～10 万 U，连续 3～4 天，口服阿司匹林 3～6 个月，术后彩超探查胫后静脉血流及吻合口情况，长期随访。

6. 截趾与截肢 趾部远端局限性坏疽，趾骨外露，炎症局限，创面经久不愈，应考虑截趾。当感染扩散至踝关节以上，并出现肢体剧烈疼痛，肢体坏死，全身寒战，高热，考虑截肢。

（九）血管腔内治疗

随着血管腔内技术的迅猛发展，国内外有不少中心通过 PTA（经皮血管成形术）治疗血栓闭塞性脉管炎，近期和中远期均获得显著疗效，一项国外单中心回顾性研究报道

45 例经 PTA 治疗的血栓闭塞性脉管炎肢体，技术成功率 82.2%，35 例肢体临床症状缓解，3 例行大截肢，12 例行小截肢，2 年免截肢生存率 93.3%，14 例因症状复发进行了二次干预。另一项国内单中心报道 25 例患者 30 条肢体接受 PTA 手术，除 1 例大截肢外，其余在随访 2 年内均保肢成功。但这些研究多为回顾性研究，证据等级较低，笔者所在中心经验认为，腔内技术在急性期改善患肢缺血、缓解症状方面疗效确切，但中远期再狭窄率较高，尚需 RCT 研究来证实其有效性和安全性。

（十）干细胞治疗

将自体骨髓血或外周血干细胞抽取、分离，把富含 CD34$^+$ 干细胞悬浮液通过下肢肌肉注射或股动脉导管内灌注的方式注入体内，干细胞在缺血肌肉内逐渐分化为血管内皮细胞，并塑形为毛细血管，最终建立侧支循环，改善组织缺血。近期 *Circulation* 报道自体骨髓干细胞移植治疗血栓闭塞性脉管炎 10 年的随访结果，免截肢生存率显著高于历史对照组和内部对照组，而死亡率和历史对照组无显著差异。国内也有 5 年随访结果报道，患者疼痛、冷感明显缓解，间歇性跛行距离增加。但该方法目前在我国尚未能普及。

（冯自波 尹 红 李炳辉）

参考文献

[1] 冯友贤 . 血管外科学 . 上海：上海科学技术出版社，1983.

[2] 尚德俊，王嘉桔，张柏根 . 中西医结合周围血管疾病学 . 北京：人民卫生出版社，2004.

[3] 蒋米尔，张培华 . 临床血管外科学 . 北京：科学出版社，2014.

[4] 王玉琦，叶建荣 . 血管外科治疗学 . 上海：上海科学技术出版社，2003.

[5] 尚德俊.血栓闭塞性脉管炎中西医结合辨证论治整体疗法.吉林医学，1993，14：296.

[6] 冯友贤.游离大网膜移植治疗血栓闭塞性脉管炎.中华外科杂志，1984，22：91.

[7] 郑萍.血栓闭塞性脉管炎免疫功能状态观察.上海免疫学杂志，1987，1：26.

[8] 孙建民，张培华，尚汉祚.分期静脉动脉化治疗下肢严重缺血症.中华实验外科杂志，1986，12：362-363.

[9] 薛莲，张培华.血栓闭塞性脉管炎研究现状.中华普通外科杂志，1997，12：265-266.

[10] Mills JL, Porter JM. Burger's disease:areview and update. Semin Vasc Surg, 1993, 6:14.

[11] Isner JM. Clinical trials involving Vasscalar geue transfer VEGF overexpression：angiogenesis and restenosis. J Vascsurg, 1996, 24:174.

[12] 郭连瑞，谷涌泉，张健，等.自体骨髓干细胞移植治疗糖尿病足 13 例报告.中华糖尿病杂志，2004，12（5）：313-316.

[13] 白超，郭晨明，罗军.自体骨髓干细胞移植治疗血栓闭塞性脉管炎：5 年随访.中国组织工程研究，2015，19（23）：3692-3697.

第 11 章　下肢慢性静脉性溃疡

一、概述

下肢慢性溃疡是发生于下 1/3 胫骨嵴两旁、踝部皮肤和肌肉之间的慢性溃疡，中医学称臁疮、裙边疮、裤口毒。其特点是经久难以收口，每易因损伤而复发，俗称"老烂脚"。

下肢慢性静脉性溃疡是下肢慢性静脉功能不全（chronic venous insufficiency，CVI）严重和难治的表现。人群患病率高达 1.1%～1.8%。引起静脉溃疡的因素是多方面的，但目前认为最重要的发病机制是静脉血流异常引起的静脉高压。静脉溃疡的病理生理基础是下肢静脉高压，无论是静脉回流受阻还是静脉倒流均可导致静脉高压。因此，纠正下肢静脉血流动力学异常成为治疗静脉溃疡的关键问题。

下肢慢性静脉疾病（chronic venous disease，CVD）是由长期症状和（或）体征所表现的静脉系统形态和功能异常。主要分为 2 种类型：一种是静脉阻塞型，另一种是静脉瓣膜反流型。前者主要是静脉血栓形成，或者静脉外受压、静脉肿瘤导致的静脉阻塞；后者则是静脉瓣膜关闭不全导致静脉血液部分反流。

下肢慢性静脉疾病产生的原因包括：①静脉张力减少；②毛细血管渗透性异常；③淋巴回流异常；④静脉瓣膜和静脉壁的炎症反应。尤其是最近提出了 CVD 就是一种进展性炎症反应疾病的学说，更使 CVD 的病因有了很好的解释。静脉血流紊乱和慢性炎症反应的共同作用是该疾病产生临床表现的基础。白细胞和内皮细胞的炎症反应在疾病产生和发展过程中起着重要作用，而现有的药物治疗可以对抗炎症反应。目前人们逐步明白了 CVD 就是炎症反应的恶性循环。我们知道，静脉高压可以导致炎症的发生，炎症又可以引起静脉瓣膜和静脉壁的改变，从而导致静脉反流；而静脉反流又会作用于静脉高压；同时这两者又共同导致了毛细血管高压，进一步引起组织间隙的水肿，毛细血管高压和水肿共同加重炎症，从而导致皮肤颜色的改变，进而出现溃疡。

从这里我们明白：无论哪种类型的 CVD 均能导致下肢慢性溃疡，甚至出现感染。如果处理不当，也有截肢的危险。现将这两种类型的疾病介绍如下。

二、下肢静脉血栓形成导致下肢溃疡

（一）病因

首先，了解一下下肢静脉系统的解剖关系。下肢静脉分为深、浅静脉系统，在深、浅静脉之间存在着交通支静脉，后者主要是连接深、浅静脉系统。交通支静脉的血流方向是由浅静脉流向深静脉，而交通支静脉内存在多组瓣膜，主要功能是保证血液回流向一个方向。而深浅静脉中也有多组瓣膜，其作用也是保证血液回流向心脏方向。

静脉血栓是如何形成的？在 1846 年 Virchow 在国际上首先提出了下肢静脉血栓形成（deep vein thrombosis of the lower extremity，DVT）的三个基本因素：①静脉内膜损伤；

②血液淤滞；③血液高凝状态。上述危险因素越多，发生静脉血栓的概率就越大。因此，静脉血栓经常出现在手术后或者其他原因需要卧床的患者；长途旅行需要长时期坐着的人们也会出现静脉血栓形成，最典型的一种病称为经济舱综合征。这些都是由于血液回流速度减慢加上血液黏稠度增高，从而易致下肢静脉血栓形成。而导致出现下肢静脉溃疡的真正原因是下肢静脉血栓形成后综合征，也就是慢性静脉血栓导致的并发症。由于下肢静脉血液回流主要是通过深静脉系统，浅静脉系统即使血栓形成，只要深静脉是通畅的，对静脉血液回流影响不大。所以本节主要讨论的是下肢深静脉血栓。

下肢深静脉血栓形成后综合征主要是指由于急性下肢静脉血栓形成期间的血栓没有完全溶解，下肢深静脉内血栓仍然存在。即使有些患者的血栓机化，可能部分再通，但是血液回流仍然受限，静脉高压仍然存在。而且这类患者大多数的静脉是不通畅的。下肢静脉血液回流受阻，动脉血液不断地向下肢远端供应，而静脉血液却不能回流，造成下肢静脉高压，同时下肢远端组织代谢产物无法回到心脏，就不能进入肝肾等脏器代谢排出，淤积在下肢远端，造成此处皮肤营养障碍，加上炎症作用的因素，共同导致皮肤的溃疡。由于形成这种溃疡的原因在于静脉血栓，因此仅仅处理局部创面，其效果肯定不太理想。

（二）临床表现与诊断

1. 临床表现 主要包括麻刺感、酸痛、灼热、疼痛、肌肉痉挛、肿胀、沉重感、皮肤瘙痒、不安定腿、腿部疲乏感和疲劳等。体征方面除了下肢溃疡外，下肢肿胀是一个常见表现。出现溃疡的时候，最常伴发下肢远端皮肤色素沉着，经常发生在小腿内侧，内踝上方，其次为外踝上方，足背也比较常见。溃疡的位置多与皮肤色素沉着位置一致。此外，有时尚有静脉膨胀，包括毛细血管扩张、网状静脉、静脉曲张等。

2. 诊断 从临床表现中可以基本诊断；下肢静脉彩色多普勒超声检查，可以发现下肢静脉内有无血栓；下肢静脉造影可以显示静脉充盈缺损。

3. 鉴别诊断

(1) 下肢静脉瓣膜关闭不全。两者都可以出现下肢肿胀、皮肤瘙痒和溃疡。不过通过超声比较容易鉴别。超声可以发现有无静脉血栓，或静脉瓣膜是否反流等。必要时可以通过下肢静脉造影明确诊断。

(2) 慢性下肢动脉硬化闭塞症。两者都可以出现下肢溃疡，不过溃疡的性质不同。静脉溃疡经常伴有皮肤色素沉着，足部皮肤温度没有降低，反而有增高的可能。动脉缺血性溃疡常伴有下肢远端皮肤发凉，足背动脉或胫后动脉搏动消失等。

（三）治疗

对于慢性下肢深静脉血栓导致的下肢静脉溃疡的处理原则：祛除病因。具体地讲是疏通静脉，使静脉回流加速，降低静脉压力。具体措施包括：①开通静脉，减少静脉回流压力；②给予下肢远端压力治疗；③药物治疗，主要改善静脉功能，消除静脉炎症等治疗；④创面局部的处理。具体如下。

1. 开通静脉 一般来讲，静脉血栓3天后就开始机化，完全机化至少要2周。而这里出现的血栓是慢性，大多数患者的血栓已经机化，可能有部分再通，但完全通畅是不可能的。因此，如何开通静脉血管，是我们面临的挑战。由于患者大多数属于髂静脉病变，因此有两种方式可以选择：①髂静脉腔内成形，有一种病变称为 Cockett 综合征，主要是左髂静脉受到右髂动脉的压迫造成，这时可采用球囊扩张，然后置入支架，使髂静脉保持通畅；②股静脉 – 股静脉人工血管或者大隐静脉耻骨上转流，如果髂静脉无法通过导丝和导管，就无法进行静脉腔内成形。此时可采用大隐静脉或者人工血管行耻骨上转流，将患侧静脉血液引入健侧静脉，使患侧下肢静脉血液能够顺利回流到心脏。上述两种方法都减轻了患侧下肢静脉压力，从根本上可以治愈静脉溃疡。

2. 促进静脉回流　有两种方法可以促进下肢静脉血液回流：①下肢静脉循环压力泵，这种装置的工作原理是通过对下肢的加压，并且是按照先远端后近端的加压顺序，与静脉血液的回流方向一致，可以促进静脉的回流。或者采用另外一种设备，通过刺激下肢肌肉，使肌肉收缩，压迫静脉，从而促进静脉血液回流；②循序渐进的压力抗栓袜或者抗栓绷带，主要工作原理是作为有弹性的压力袜子或者绷带，压迫下肢静脉，促进静脉血液回流。尤其是弹力袜，其治疗的效果更好。由于这种袜子是特殊设计的，其足部的压力最高，小腿的压力其次，而大腿部位的压力最低，符合静脉血液回流的方向。这样的设计非常符合正常的生理情况。所以，一个小小的袜子能够治疗非常棘手的溃疡。

3. 药物治疗　使用改善静脉功能的药物和消除炎症的药物。有报道指出，药物治疗对下肢静脉溃疡的愈合有促进作用。目前临床上使用比较普遍的是地奥司明、七叶皂苷、威利坦、香豆素和芸香苷。

Philip Coleridge Smith 于 2005 年在 *Angiology* 杂志上发表了关于地奥司明在静脉溃疡患者中的 Meta 分析文章，总结了地奥司明在静脉溃疡患者中的随机、对照试验，共分析了 723 例患者。研究结果证实，与单纯常规溃疡治疗方法相比较，地奥司明联合常规治疗方法能够显著缩短溃疡愈合时间。在治疗 2 个月和 6 个月时分别进行观察，联合地奥司明治疗组的溃疡完全愈合的患者数量也显著多于单纯应用常规治疗法。John J Bergan 等于 2006 年详细论述了炎症反应机制在形成静脉溃疡中的作用。由于静脉高压，导致静脉系统的炎症反应，破坏静脉壁和静脉瓣膜的同时，静脉系统高压也同时作用于毛细血管，引起毛细血管高压，导致毛细血管的炎症反应。这就增加了毛细血管的渗透性，导致水肿，进一步发展会破坏毛细血管壁，导致皮肤的营养性病变甚至溃疡。由于地奥司明具有抑制静脉血管和毛细血管系统炎症反应的作用，从而增加溃疡愈合的概率。因此，2008 年 ACCP 指南（发表在 *Chest* 杂志上）强烈推荐地奥司明（MPFF）和弹力袜联合应用于静脉溃疡治疗。具体用法是每次口服 0.5g，2/d。

七叶皂苷作为多靶点恢复静脉动力药，可以降低毛细血管通透性，增加前列腺素 F2a 的合成和释放；稳定细胞膜，抑制溶酶体的活性；收缩静脉，增强静脉张力，改善静脉功能；提高静脉流速，减轻静脉淤积；促进组织液回流，促进淋巴回流，减少组织渗出，促进静脉回流。由于静脉张力增高，减少了静脉血的淤滞，同时改善了血管内皮和骨骼肌细胞缺氧状态，对于小腿肌肉泵功能的恢复起了积极作用，表现为延长静脉再充盈时间，促进了静脉回流；同时毛细血管和小静脉的通透性降低、渗出减少、组织间隙水肿减轻，红细胞渗出沉积也减少，改善了皮肤的营养供应，从而总体上减轻了下肢静脉血栓后遗症患肢的肿胀和色素沉着，缓解了肢体酸胀、胀痛等症状，促进了溃疡愈合。约86%的静脉溃疡有局部的静脉血流动力学异常。七叶皂苷一方面纠正其静脉回流，另一方面控制其远端静脉倒流才能使静脉溃疡达到较好的治疗效果。具体用法是每次0.15g，3/d。

威利坦是德国威玛舒培博士药厂开发生产的药品，每片含有马栗种子干燥提取物263.2mg，主要活性成分为七叶素（Aescin）50mg。其作用机制为：①改善静脉功能，增加静脉张力；②促进淋巴回流，提高静脉流速；③抑制血管通透性的增加、抑制肿胀和炎症，从而改善微循环，促进组织液的回流，减轻静脉淤滞状态，进而加速肢体溃疡的愈合。

上海华东医院曾观察19例血管外科门诊患者，男性12例，女性7例；年龄48—89岁，平均67岁。其中创伤性溃疡3例，糖尿病性溃疡5例，下肢静脉曲张性溃疡11例；共22个慢性难愈性创面（治疗4周未愈合的创面），病程最短者1个月，最长者2年余。给予威利坦（德国威玛舒培博士药厂生产）每日2次（早、晚），饭后口服，每次2片。贝复济喷涂于湿盐水纱布后覆盖于创面上，使用前均进行常规消毒，每日1次。糖尿病患者需同时控制血糖。研究发现，19例22个创面中，联合应用威利坦和贝复济治疗2周愈合11个创面；第3周愈合5个创面；第4周愈合5个创面，超过4周愈合1个创面，4周内总愈合率达95.5%。不同病因创面的早期愈合（2周内）比例不一，糖尿病性溃疡、

下肢静脉曲张性溃疡和创伤性溃疡2周内治愈数分别为3/7、5/12、3/3，统计学分析差异有显著性（$P<0.05$）。

总而言之，从大量临床实践中发现，一些药物如果使用得当，也会产生令人满意的效果，尤其是上述几种常用药物，与弹力袜的配合应用具有良好的协同作用。

4. 创面的局部处理 创面的局部处理不是决定因素，不过，如果在祛除病因的同时积极进行局部处理，也会加速创面的愈合。创面的处理其实并不复杂，只要经常在创面周围消毒，及时清除创面上的分泌物，使创面保持干净即可。促进肉芽生长，促进皮肤愈合的敷料对创面的愈合也有帮助。医生可以根据每种敷料的具体特点来进行选择。

三、下肢静脉瓣膜功能不全导致静脉性溃疡

（一）病因

下肢静脉瓣膜功能不全主要是下肢静脉瓣膜关闭不全。正常情况下，在下肢静脉内存在多处静脉瓣膜，这些单向瓣膜的功能是保证血流正常向心脏方向流去，不能反流到下肢远端。如果因为其他种种原因导致瓣膜破坏，瓣膜关闭不全，即会出现下肢静脉血液反流，下肢远端局部血液增多，压力增大，导致组织间隙水肿；同时有部分代谢毒素不能及时回流到心脏和肝肾进行代谢和排泄，从而引起局部皮肤营养障碍，发生静脉性溃疡。下肢静脉瓣膜功能不全可发生在深静脉，也可发生在浅静脉。无论深浅静脉都可以出现类似慢性下肢静脉血栓的病理变化。而由于交通支瓣膜功能不全导致的静脉溃疡的处理将另行介绍，这里不再赘述。

（二）临床表现与诊断

临床症状主要有麻刺感、酸痛、灼热、疼痛、肌肉痉挛、肿胀、沉重感、皮肤瘙痒、不安定腿、腿部疲乏感和疲劳等。患者常常主诉下肢胀痛，活动后加重，休息后减轻，晚上最重，清晨最轻。体征中除了下肢远端的溃疡外，也可以出现下肢远端皮肤瘙痒，皮肤色素沉着，下肢肿胀，尤其是小腿肿胀严重。单纯浅静脉瓣膜功能不全者除了可以表现上述的症状与体征外，主要表现为浅静脉曲张。深静脉瓣膜关闭不全者一般早期不出现浅静脉曲张，后期浅静脉可发生代偿性的曲张。

诊断一般不困难，如果患者具有上述的临床表现，基本可以判断。但是要明确诊断则必须有影像学资料。下肢静脉彩色多普勒超声是一项无创检查，一般静脉内发现有低回声的内容物时可以判断为血栓，一般无法压扁静脉；而静脉内没有低回声，血液回流不受限制，静脉可以被压扁，而且吸气或增加腹部压力时可发现静脉血液反流者即为静脉瓣膜关闭不全。此项检查简单、方便、费用低，其缺点是受检查者的操作水平影响较大。如果超声检查不能确定，可以采用下肢静脉造影的方法。如果从影像中发现静脉充盈缺损，就可以确诊。下肢静脉造影是一种微创的方法，具有高度的灵敏性，缺点是需要使用对比剂，肾功能不全者慎用。

（三）治疗

1. 恢复瓣膜的功能 主要有 3 种方法。①直视下修复瓣膜，一般手术切开静脉壁，直视下缝合松弛的瓣膜，使瓣膜恢复到正常功能。由于属于创伤性的方法，其疗效与术者的经验有直接关系。②从静脉壁外缝合瓣膜，相对于直视下瓣膜缝合，创伤小，但是疗效有时不确切。③静脉壁外的瓣膜环包术：主要是在关闭不全的瓣膜平面的静脉壁外，用静脉或者人工材料包裹，使静脉管径明显缩小，瓣膜关闭良好。缺点是术中没有客观标准表示包裹的松紧，所以疗效不能十分肯定。

2. 促进静脉回流 主要采用循序渐进的压力抗栓袜或者抗栓绷带治疗。方法及原理同上。这里需要指出的是：最近 10 年，由于弹力袜的出现，上述的手术治疗明显减少。主要原因是循序渐进的压力抗栓袜的疗效明显优于手术和药物治疗，而且无创伤，费用相对低廉。

3. 药物治疗 使用改善静脉功能的药物和消除炎症的药物。目前，临床上应用比较普遍的药物包括：七叶皂苷、地奥司明、威利坦、香豆素和芸香苷。具体作用原理和用法详见上节。

4. 创面的局部处理 基本上同上述，两者差别不大。

四、下肢慢性静脉性溃疡的预防

对于下肢慢性静脉性溃疡的预防，由于治疗的困难，因此应当给予高度的重视。主要采用以下几点措施。

1. 祛除病因 只有将引起下肢静脉溃疡的病因祛除后，才能彻底预防溃疡的发生。对于下肢浅静脉曲张，应当及时手术，溃疡就可以得到预防。对于下肢深静脉瓣膜功能不全者，应当及时行瓣膜修复，也可以达到预防溃疡发生的目的。对于下肢深静脉血栓形成后综合征的患者，及时解决静脉回流障碍，溃疡也可以得到预防。

2. 穿弹力袜或者弹力绷带 主要原理是

给予一定压力，从而确保静脉及时回流。目前的弹力袜主要采用循序渐进的压力的工艺，从足部开始向上，压力逐渐减少，保持一定的压力梯度，从而达到促进静脉回流、预防溃疡的目的。

3. 循环驱动泵治疗 对于一些患者，尤其是下肢深静脉血栓形成后遗症患者，由于祛除病因比较困难，可采取循环驱动泵治疗，每天使用 3～5 次，20min/ 次左右，可以减轻下肢水肿，延缓甚至避免溃疡的发生。

4. 药物治疗 一些药物可以改善静脉的张力，从而达到预防静脉慢性溃疡发生的目的。这些药物基本同上述的治疗溃疡药物相同，这里不再重复。

综上所述，我们可以清楚地知道，慢性静脉疾病最终会导致静脉溃疡，而治疗方法除了外科手术外，仍然有一些无创的处理措施，包括药物和循序渐进弹力袜（抗栓袜），尤其是循序渐进弹力袜（抗栓袜）的问世，使下肢慢性静脉疾病的手术大大减少，并发症也明显降低。因此，因下肢静脉溃疡导致的截肢几乎成为了历史。

（谷涌泉　崔世军　张建东）

五、下肢浅静脉曲张

静脉疾病比动脉疾病更为常见，好发于下肢。根据中华医学会外科学分会血管外科学组颁布的慢性下肢静脉疾病诊断与治疗中国专家共识，下肢静脉疾病的患病率为 8.89%，即近 1 亿患者，每年新发病率为 0.5%～3.0%，其中静脉性溃疡占 1.5%。该疾病的患病率随年龄的增长而升高，并且女性多于男性，可能与女性妊娠导致的腹压增高相关。主要分为两类：下肢静脉逆流性疾病，如下肢慢性静脉功能不全，包括单纯性下肢静脉曲张和原发性下肢深静脉瓣膜功能不全；下肢静脉回流障碍性疾病，如下肢深静脉血栓形成等。下肢静脉曲张溃疡是一种慢性进行性血管源性病变，其主要病理变化为患肢静脉血液淤滞，含氧量降低，管壁通透性增高，局部组织因缺氧发生营养不良与抵抗力下降，易并发湿疹样皮炎，一旦抓破或损伤便形成溃疡，难以愈合。下肢静脉曲张溃疡与中医学臁疮相类似，多从清热解毒，利湿通络论治，《医宗金鉴·外科心法》指出："外臁者，属足三阳经，湿热结聚……内臁属三阴，有湿热臁血分虚热而成。"该病系由病延日久，湿热搏结，暗耗津液，终成阴虚血热，瘀毒蕴结，经聚经络之证。故治疗以活血化瘀、清热解毒、利湿消肿。

（一）下肢静脉的解剖

1. 浅静脉系统 下肢的浅静脉包括大隐静脉和小隐静脉。①大隐静脉：起自足背静脉弓内侧，经内踝前方沿小腿内侧上行，经胫骨与股骨内侧踝的后部至大腿内侧，向上于耻骨结节外下方 3～4cm 处，穿卵圆孔入股静脉；大隐静脉在卵圆孔附近有 5 条属支，即腹壁浅静脉、旋髂浅静脉、股外侧浅静脉、股内侧浅静脉、阴部外静脉；②小隐静脉：起自足背静脉弓的外侧，经外踝后方上行至小腿后，于腘窝下角处穿深静脉，经腓肠肌两头间上行入腘静脉。

2. 深静脉系统 小腿的胫后静脉和腓静脉合并成胫腓干后在腘肌下缘与胫前静脉汇合成腘静脉，穿收肌腱裂孔向上移行为股浅静脉，在大腿上部与股深静脉合并成股总静脉，经腹股沟韧带深面移行为髂外静脉。

3. 穿通静脉和交通静脉 下肢深浅静脉存在十余支穿通静脉，主要位于大腿下 1/3

至足背。在小腿后方还存在数支与肌间静脉窦相连的间接穿通静脉。在深静脉之间、大隐静脉和小隐静脉之间有许多交通静脉。大隐静脉和小隐静脉间的交通静脉主要位于膝关节附近。

4. 静脉壁和静脉瓣膜　静脉壁由内膜、中膜和外膜组成。内膜由内皮细胞与内膜下层组成；中膜含有平滑肌细胞和结缔组织网，与静脉壁的强度和收缩功能相关；外膜主要为结缔组织，内含供应血管壁的血管、淋巴管与交感神经的终端。与动脉相比，静脉壁薄，肌细胞和弹性纤维较少，但富含胶原纤维，对维持静脉壁的强度起到重要作用。静脉壁结构异常主要是胶原纤维减少、断裂、扭曲，使静脉壁失去应有的强度而扩张。

在深浅静脉和穿通静脉内都存在静脉瓣膜。静脉瓣膜由菲薄的纤维组织构成，但具有良好的韧性和弹性。绝大多数瓣膜为双瓣型，多呈前后排列。每个瓣叶各占静脉管腔周长的1/2，呈椭圆形，其弧形外缘附着于管壁，横形边缘呈游离状，瓣叶与管腔之间的潜在袋形空隙称为瓣窝，袋口朝向近心侧。当血液回流时，瓣叶贴附于管壁而朝向近心侧。当血液倒流时，瓣叶膨出，从而使两个相对的游离瓣缘在管腔正中合拢，阻止血液反流。另有一些瓣膜呈单瓣叶型，瓣叶占管腔周长的1/2，瓣叶膨出时能完全封闭管腔，均位于分支静脉汇入静脉主干的入口处。

瓣膜在下肢浅静脉的分布较深静脉少，越向近侧越少，但近端的瓣膜位置较恒定，抗逆向压力能力高。只有在近端长期的血柱高压作用以及瓣膜本身结构不良的条件下，才会使瓣叶逐步松弛，游离缘伸长、脱垂，最终致关闭不全。

（二）下肢静脉曲张发病机制

静脉性溃疡的发病率与下肢静脉血液逆流增加的程度及腓肠肌"泵"射血分数减少的程度呈特定联系，在静脉无阻塞的前提下，轻度逆流者溃疡发病率为零，中度逆流者溃疡发病率达40%，重度逆流时溃疡发病率高达58%。正常腓肠肌"泵"射血分数为60%～90%，而原发性大隐静脉曲张患者降至30%～60%。溃疡发病率的高低取决于静脉血逆流的程度，原发性大隐静脉曲张患者发生溃疡时，由于静脉血逆流增加和腓肠肌"泵"射血分数减少，两者共同作用所致。在下肢静脉瓣膜发育不良或功能受到破坏时，即导致下肢静脉血液逆流，小腿静脉淤血，最终导致深静脉高压。深静脉高压不仅可引起小腿交通静脉瓣膜破坏，浅静脉曲张淤血，且可导致小腿毛细血管数目、形态及通透性发生改变，使纤维蛋白渗出沉积于组织间隙，妨碍毛细血管与组织间的正常物质交换，细胞新陈代谢障碍，最终因缺氧而发生溃疡。下肢静脉性溃疡为静脉血逆流、小腿静脉淤血所致，因此减少静脉血逆流，降低下肢静脉高压是治疗溃疡的关键。去除功能不全的下肢曲张静脉及交通静脉，尤其结扎溃疡周围的交通静脉及浅静脉，能有效地减少静脉的逆流，降低静脉高压。是治愈溃疡并预防其复发的根本措施。

（三）单纯性下肢静脉曲张

下肢静脉曲张指下肢浅静脉瓣膜关闭不全，使静脉内血液倒流，远端静脉淤滞，继而病变静脉壁扩张、变性，出现不规则膨出和扭曲。

1. 病因和病理生理　先天性浅静脉壁薄弱和静脉瓣膜结构不良是发病的主要原因。

重体力劳动、长时间站立和各种原因引起的腹腔压力增高等，均可使瓣膜承受过度的静脉压力，在瓣膜结构不良的情况下，可导致瓣膜关闭不全，产生血液反流。由于浅静脉管壁肌层薄且周围缺少结缔组织，血液反流可引起静脉增长增粗，出现静脉曲张。由于下肢静脉压的增高，在足靴区可出现大量毛细血管增生和通透性增加，产生色素沉着、轻度水肿和脂质硬化。由于大量纤维蛋白原的堆积，阻碍了毛细血管与周围组织间的交换，可导致皮肤和皮下组织的营养性改变。静脉曲张性小腿溃疡多由于静脉曲张引起局部血液障碍，局部血流量减少，致淤积血液中氧分压降低，还原血红蛋白增多，致局部组织营养障碍，呈暗红色或紫红色。同时局部缺氧，组织细胞进行无氧代谢，生物氧化过程中断，组织和细胞坏死、液化形成溃疡。

2. 临床表现 患者出现进行性加重的下肢浅表静脉扩张、隆起和纡曲，小腿内侧最为明显，小隐静脉曲张病变主要位于小腿外侧。发病早期，患者多有下肢酸胀不适，同时伴肢体沉重乏力、轻度水肿，久站或午后感觉加重，而在平卧或肢体抬高后明显减轻，有时可伴有小腿肌痉挛现象。部分患者则无明显不适。病程较长者，在小腿尤其是踝部可出现皮肤营养性改变，包括皮肤萎缩、脱屑、色素沉着、皮肤和皮下组织硬结、湿疹和难愈性溃疡，有时可并发血栓性静脉炎和急性淋巴管炎。

3. 诊断 下肢浅静脉曲张具有明显的形态特征，诊断并不困难。但常需做以下试验和检查，进一步了解浅静脉瓣膜功能、下肢深静脉回流和穿通静脉瓣膜功能。包括：①浅静脉瓣膜功能试验（Trendelenburg 试验）；②深静脉通畅试验（Perthes 试验）；③穿通

静脉瓣膜功能试验（Pratt 试验）；④其他检查，如容积描记、彩色多普勒超声和静脉造影等，可以更准确地判断病变性质、部位、范围和程度。

4. 鉴别诊断 单纯性下肢浅静脉曲张需与下列疾病进行鉴别。

(1) 原发性下肢深静脉瓣膜功能不全。原发性下肢深静脉瓣膜功能不全可继发浅静脉曲张，但静脉曲张程度一般较轻，而下肢水肿、色素沉着、酸胀甚至疼痛等症状相对较重，下肢溃疡的出现早而且严重。单纯性大隐静脉曲张的患者，约 60% 同时伴有原发性下肢深静脉瓣膜功能不全，但深静脉反流的程度较轻，可通过容积描记、彩色多普勒超声和静脉造影加以鉴别。

(2) 下肢深静脉血栓形成后遗综合征。起病前多有患肢突发性肿胀等深静脉回流障碍表现，早期浅静脉曲张是代偿性症状。病程后期可因血栓机化再通，造成静脉瓣膜破坏，产生与原发性下肢深静脉瓣膜功能不全相似的临床表现。Perthes 试验、容积描记、彩色多普勒超声和静脉造影有助于明确诊断。

(3) 动静脉瘘。患肢局部可触及震颤及连续性血管杂音，皮温增高，远端肢体可有发凉等缺血表现。浅静脉压力高，抬高患肢不易排空。

(4) Klippel Trenaunay 综合征。本病为先天性血管畸形引起。静脉曲张较广泛，常累及大腿外侧和内侧，患肢较健侧增粗增长，且皮肤有大片"葡萄酒色"血管痣。据此三联征，鉴别较易。

5. 治疗

(1) 非手术治疗。适用于：①妊娠期合并静脉曲张；②症状轻微，不愿手术者；③症状明显，但手术耐受力极差者。非手术治疗

方法有以下几种。

① 加压治疗：包括弹力绷带、医用弹力袜以及间歇充气加压等，这些方法通过与治疗目标区域相接触而将压力传递给组织，使压力从踝至大腿逐渐减低，促进静脉回流，减轻血液瘀滞，降低静脉高压从而达到治疗的目的。

② 药物治疗：我国常用的静脉活性药物包括黄酮类、七叶皂苷类，香豆素类，主要用于解除患者的下肢沉重、酸胀不适、疼痛和水肿等临床表现。其他药物治疗包括以下几种。纤维蛋白分解药物：改善局部血液循环，逆转皮肤损害，尤其对脂性硬皮病的炎症反应和组织硬化的效果较好。前列腺素 E_1：降低皮肤病变的炎症反应，抑制血小板聚集，改善肢体微循环。对瘀滞性皮炎、脂性硬皮病和静脉性溃疡均有治疗作用。己酮可可碱：具有扩张血管、减少白细胞与血管内皮细胞黏附、拮抗氧自由基等作用，符合脂性硬皮病和静脉溃疡的治疗要求。活血化瘀中药：活血化瘀和软坚散结中药对皮肤损害有较好的治疗效果。非甾体抗炎药物：对于脂性硬皮病的复发和活动期，有良好的抗炎消肿和止痛作用。

(2) 手术治疗。手术治疗包括以下方法。

① 泡沫硬化剂：泡沫硬化剂是通过化学刺激作用导致蛋白质变性，引起血管内皮的损伤，形成血栓，继而发生内皮剥脱和胶原纤维收缩，血管最终转化为纤维条索而永久地闭塞，从而达到治疗病变血管的目的。目前临床上常用的是聚多卡醇，主要由羟基聚乙氧基十二烷和蒸馏水组成，国产的聚桂醇与之相似。

② 大隐静脉或者小隐静脉高位结扎和曲张静脉剥脱术。确定交通静脉功能不全者，可选择筋膜外、筋膜下或借助内镜做交通静脉结扎术，以减少复发。

③ 静脉曲张热消融术。临床应用较多的有静脉腔内激光消融术、射频消融术和微波消融术，因其微创的特点，多在局麻下可完成手术，且并发症较少。

目前在临床上多采取多种方法联合治疗，譬如大隐静脉高位结扎 + 热消融主干 + 曲张分支静脉硬化剂注射治疗等，对不同患者实施个体化治疗方案，以达到最佳疗效。

（罗保平　李炳辉　冯自波）

六、大隐静脉射频消融治疗下肢静脉性溃疡

下肢静脉性溃疡是最常见的下肢溃疡。下肢静脉性溃疡的患病率高达人口的 2%，重要的是，在 65 岁以上的个体中增加到 5%。下肢静脉性溃疡影响全世界的许多人，可能给医疗保健系统带来重大的社会经济负担，并对受影响的个人产生重大的心理和身体影响。

（一）病因

下肢静脉性溃疡常与血栓后综合征、晚期慢性静脉疾病、静脉曲张和静脉高压有关。遗传和环境因素可能引发慢性静脉疾病，包括静脉扩张、瓣膜功能不全、静脉反流和静脉高压。70%～80% 的下肢静脉性溃疡患者因静脉曲张而导致原发性静脉功能不全（反流），20%～30% 因血栓后综合征导致继发性静脉功能不全。本章节主要讲述的是由于单纯浅静脉功能不全所引起的静脉性溃疡的治疗方式之一。

（二）临床表现

下肢静脉曲张表现为扩大的浅静脉，逐

渐变得纤曲和扩张。根据病程进展，可逐渐出现水肿、皮炎、毛细血管扩张和网状静脉、含铁血黄素色素沉着、脂肪性皮肤硬化症和萎缩性白斑。这些临床表现会引起患者的酸胀感、腿部疼痛、皮肤瘙痒等不适。下肢静脉性溃疡为下肢静脉曲张的晚期并发症，通常局限于小腿的足靴区域。

（三）射频消融治疗方式

射频消融属于静脉内热消融的一种，经常用于大隐静脉反流的治疗，因为其恢复快和疼痛轻且疗效较好等特点，现已替代传统开放手术。下面以笔者所在中心为例，介绍大隐静脉射频消融联合硬化剂治疗下肢静脉性溃疡的应用。

患者入院后除完善常规检查外，本中心建议行下肢静脉造影，一是为了明确静脉性溃疡的病因，二是可以与超声结果结合对静脉走行进行判断。当诊断溃疡是由于大隐静脉反流造成且深静脉通畅时，我们会选择进行射频消融治疗。

射频消融的整个手术过程需依赖于术者对超声的掌握，通常术前需先在超声定位下标记出大隐静脉走行，并找出病理性穿通支（已愈合或活动性溃疡下方，向外的穿通性静脉，血液反流时间达 500ms，血管直径达 3.5mm）。这有助于对患者病情的评估以及具体手术方案的选择，若此时发现大隐静脉主干存在瘤样扩张，我们会准备 V-18 操控导丝，以防射频导管不能顺利通过；若发现小腿段多处存在迂曲静脉，我们会准备注射硬化剂后进行剥脱。此过程需要肿胀麻醉，肿胀麻醉是一种用于提供高容量但低剂量麻醉剂的技术。肿胀麻醉液通常由 0.9% 生理盐水 465ml、利多卡因 500mg、1∶100 000 肾上腺素 0.5mg 和碳酸氢钠 500mg 组成。在超声引导下沿大隐静脉走行，注射肿胀麻醉液至浅筋膜层，将大隐静脉包裹于浅筋膜层内。这可以减轻疼痛，提供良好的止血效果，通过形成散热区域来防止皮肤的灼伤和神经损伤，并通过压缩靠近发热器的静脉来增强热传递。

对于有静脉性溃疡的患者，往往单纯行大隐静脉主干的射频消融并不能明显加快创面愈合速度，所以通常我们会在超声辅助下找到病理性穿通支，进行硬化剂的注射。对于瘤样扩张明显区域，除注射硬化剂外，还进行点状抽剥。

（四）并发症

大隐静脉射频消融术最常见的并发症是瘀伤，在多达 75% 的接受消融治疗的患者中观察到这种情况，若术中肿胀麻醉能尽量好地包裹大隐静脉以及术后偏心性的压迫，可降低这一并发症的发生率。其他潜在但罕见的并发症包括浅静脉血栓形成、深静脉血栓形成、皮肤烧伤、色素沉着和神经损伤。

（五）结语

有日本学者对比了射频消融术在老年患者（75 岁以上）与青年患者（75 岁以下）之间的安全性及有效性，结果表明两组患者在治疗下肢静脉曲张上的安全性及有效性均无差别。这使得微创的射频消融技术在治疗老年下肢静脉曲张患者中应用更广。

尽管射频消融术在治疗大隐静脉曲张中有诸多优势，但对于大隐静脉主干解剖变异、迂曲不直、多处瘤样扩张等导致射频导管不能通过的病例，还需要借助于传统的开放手术。

（杜　烨　冯自波　李炳辉）

参考文献

[1] Cockett FB, Thomas ML. The iliac compression syndrome. Br J Surg, 1965, 52(10):816–821.

[2] Baron HC, Shams J, Wayne M. Iliac vein compression syndrome：A new method of treatment. Am surg, 2000, 66(7):653–655.

[3] Richard K, Eric M. Endovascular treatment of upper extremity septic thrombophlebitis without thrombolysis. Am J Roentgenol, 2004, 182(2):471–472.

[4] 顾福杭，罗玉贤，胡雅萍，等 . 手术与导管溶栓综合治疗急性下肢深静脉血栓形成 120 例临床分析 . 山西医药杂志，2007，36（22）：843–844.

[5] Suresh V, Thomas M. Pharmacomechanical thrombolysis and early stent placement for iliofemoral deep vein thrombosis. J Vasc Interv Radiol, 2004, 15(6):565–574.

[6] 李晓强，钱爱民，汪忠镐 . 下肢深静脉血栓形成的微创治疗 . 中国微创外科杂志，2006，6（11）：820–823.

[7] 李晓强，桑宏飞 . 下肢深静脉血栓形成的外科治疗 . 中国普外基础与临床杂志，2006，13（6）：638–639.

[8] 李晓强，余朝文，聂中林，等 . 左髂静脉受压综合征的外科治疗 . 中华医学杂志，2002，82（02）：133–136,

[9] 余朝文，李晓强，高涌，等 . Cockett 综合征并发急性下肢深静脉血栓形成的外科治疗 . 解剖与临床，2005，10（11）：40–41,

[10] Steven FM. Vena Cava Filters: Continuing the search for an ideal device. J Vasc Interv Radiol, 2005, 16(11):1423–1425.

[11] Juhan CM, Alimi YS, Barthelemy PJ, et al. Late results of iliofemoral venous thrombectomy. J Vasc Surg, 1997, 25(3):417–422.

[12] 董国祥 . 急性下肢深静脉血栓形成的手术治疗 . 中国实用外科杂志，2003，23（4）：210–211.

[13] John J Bergan，Geert W Schmid, Schonbein Philip D, et al. Mechanisms of Disease:Chronic Venous Disease. N Engl J Med, 2006, 355(5):488–498.

[14] Engelhorn CA, Engelhorn AV, Cassou MF, et al. Pattern of saphenous reflux in women with primary varicose veins. J Vasc Surg, 2005, 41(4):645–651.

[15] Kalra M, Gloviszki P. Surgical treatment of venous ulcers: role of subfascial endoscopic perforator vein ligation. SCAN, 2003, 83(3):1–23.

[16] 乔彤，冉峰，刘长建 . 七叶皂苷片治疗慢性下肢体深静脉血栓后遗症的临床研究 . 中国新药与临床杂志，2006，25，增刊 .

[17] 刘昌伟，刘暴 . 门诊应用七叶皂苷治疗下肢深静脉瓣膜功能不全的治疗体会 . 中国新药与临床杂志，2006，25，增刊 .

[18] 庄舜玖 . 威利坦在下肢溃疡治疗中的作用 . 中华实用医药杂志，2004，2（4）：130–132.

[19] 陈奇 . 中药药理研究方法学 . 北京：人民卫生出版社，1993：32.

[20] 谭新华，陆德铭 . 中医外科学 . 北京：人民卫生出版社，1999：473.

[21] 高学敏，钟赣生 . 实用中药学 . 北京：中国中医药出版社，2006：156–157.

[22] 李士民 . 湿润烧伤膏与生物敷料治疗顽固性溃疡创面 84 例体会 . 中国烧伤创疡杂志，2002，14（3）：174–175.

[23] 徐荣详 . 中国烧伤创疡学 . 中国烧伤创疡杂志，1997，9（3）：53–170.

[24] 徐荣详 . 烧伤创疡医学宗论（一）. 中国烧伤创疡杂志，1989（1）：22.

[25] 常光其，陈翠菊，陈忠，等 . 慢性下肢静脉疾病诊断与治疗中国专家共识 . 中国血管外科杂志（电子版），2014，000（003）:143–151.

[26] O'Donnell TF Jr, Passman MA, Marston WA, et al. Society for Vascular Surgery; American Venous Forum. Management of venous leg ulcers: clinical practice guidelines of the Society for Vascular Surgery ® and the American Venous Forum. J Vasc Surg, 2014, 60(2 Suppl):3S-59S.

[27] Eberhardt RT, Raffetto JD. Chronic venous insufficiency. Circulation, 2014, 111(18):2398–2409.

[28] Meissner MH, Moneta G, Burnand K, et al. The hemodynamics and diagnosis of venous disease. J Vasc Surg, 2007, 46(Suppl S):4S-24S.

[29] Morton LM, Phillips TJ. Wound healing and

treating wounds: Differential diagnosis and evaluation of chronic wounds. J Am Acad Dermatol, 2016, 74(4):589–606.

[30] Santler B, Goerge T. Chronic venous insufficiency—A review of pathophysiology, diagnosis, and treatment. J Dtsch Dermatol Ges, 2017, 15(5): 538–556.

[31] Comerota A, Lurie F. Pathogenesis of venous ulcer. Semin Vasc Surg, 2015, 28(1):6–14.

[32] Darwood RJ, Theivacumar N, Dellagrammaticas D, et al. Randomized clinical trial comparing endovenous laser ablation with surgery for the treatment of primary great saphenous varicose veins. Br J Surg, 2008, 95(3):294–301.

[33] Paravastu SC, Horne M, Dodd PD. Endovenous ablation therapy (laser or radiofrequency) or foam sclerotherapy versus conventional surgical repair for short saphenous varicose veins. Cochrane Database Syst Rev, 2016, 11(12):CD010878.

[34] Tamura K, Maruyama T, Sakurai S. Effectiveness of Endovenous Radiofrequency Ablation for Elderly Patients with Varicose Veins of Lower Extremities. Ann Vasc Dis, 2019, 12(2):200–204.

第 12 章　慢性创面的中医中药治疗

第一节　中医理论认识

一、肿疡与溃疡

在中医外科中,"疮疡"两字常用来概括一切外科疾病,同时又依据疮疡的发病过程分为肿疡和溃疡。一切体表外科疾病尚未溃破的肿块称为肿疡,而体表外科疾病溃破后创面称为溃疡。肿疡与溃疡并不仅仅单纯指外在病变形态上的不同,也是外科疾病发病过程的不同阶段。肿疡常指发病的前期,而溃疡则常是疾病的后期与结果。因此我们所述的糖尿病足及下肢慢性创面均应属于中医学外科"溃疡"范畴。

造成溃疡的疾病有多种,既有发生于体表的感染性疾病,也有皮肤科疾病、周围血管疾病及各种外伤所导致的溃疡。同时溃疡也可以发生于全身皮、肉、脉、筋、骨的不同部位。

中医与西医由于其不同的理论体系及认知方式,对于这些慢性创面的病名记载是不尽相同的。但根据它们的临床表现,我们对慢性创面的疾病也可以有一个大致的对照。

体表感染溃破后的创面,中医常以疮疡而名,此处疮疡属狭义称谓,是指感染因素引起体表的化脓性疾病,与前文广义概念即所有外科疾病的统称不同。中医疮疡有多种,对于体表软组织的感染,在中医常属于痈、疽、发、疔、疖、流注等病;骨和关节的感染常相当于中医无头疽,包括发生于骨

骼的附骨疽和发生于不同关节的环跳疽、疵疽、肘疽、肩中疽等,而骨和关节的结核感染,则属于中医学"流痰"范畴。

周围血管疾病的慢性创面中,下肢静脉性溃疡,属于中医学"臁疮"范畴;下肢动脉缺血性溃疡与坏疽,中医称为"脱疽";而糖尿病足肢端坏疽与溃疡中医则称之为"消渴病脱疽"。

压迫性溃疡则常属于中医学"压疮"或"席疮"。恶性肿瘤性溃疡中医学称为"岩性溃疡"。

此外还有烧伤及冻伤后溃疡,以及各种手术或感染后形成的窦道或瘘管等。本章所述溃疡或慢性创面主要指发生于下肢的常见组织缺损与坏死。

二、中医对慢性创面病因病机的认识

中医认为,导致疮疡疾病发生的原因可分为外感因素及内伤因素,大致有外感六淫邪毒、感受特殊邪毒、外来伤害、情志内伤、饮食不节、房室损伤及痰饮淤血等几个方面。如《素问·生气通天论》说:"膏粱之变,足生大疔"。明代申斗垣《外科启玄·明疮疡标本论》说:"天地六淫之气,乃风寒暑湿燥火,人感受之则营气不从,逆于肉理,变生痈疽疔疖""人有七情,喜怒忧思惊恐悲,有一伤之,脏腑不和,营气不从,逆于肉理,则为

痛肿"。以上病因，无论外来因素，还是机体内在因素，在一定条件下作用于人体，就会引起正邪斗争，破坏机体的阴阳平衡，引起一系列的病理变化及临床征象，反映于体表，即产生各种各样的外科疮疡。

《内经》认为："营气不从，逆于肉理，乃生痈肿"。外科疾病发病的总病机是气血凝滞、经络阻塞、脏腑功能失调。各种内外致病因素都可以引起气血、脏腑、经络功能的紊乱，病邪侵袭人体，壅滞于肌肤，首先引起局部的经络阻塞，随后气血瘀滞，进而瘀滞化热，而热胜肉腐成脓而溃，形成溃疡，最后脓出腐尽，生肌敛口，创面愈合。

疮疡虽然表现为局部病变，但不仅仅是个局部问题，而是与脏腑功能、气血盛衰密切相关。其中气血的盛衰与运行状态对疮疡的形成和发展有着巨大的影响。气血充盛则不易发生疮疡，或即使发生以后，也能依靠正气的冲托和箍束毒邪作用，使创面容易局限，而且易起破溃；形成溃疡后，容易生肌长肉，因而预后较好，病程也短；反之气血虚弱则预后不良，气虚者难于起发破溃，血少者难于生肌收口，病程较长。

溃疡的形成常出现在疾病的后期，按中医疮疡学说的观点，此时常表现为邪去正衰，机体功能状态以虚为主，气血不足。但是在临床实际中，对于慢性创面，随着病程的延长、局部和全身正邪斗争的进行、脓液（局部的渗出和分泌物）的排出，其局部的病理变化和状态常常更加复杂，既有正气的消耗与损伤，也可能兼有病邪或病理产物的残留，从而表现为虚实夹杂，既有气血的不足，又有火、热、寒、湿等余邪以及局部腐烂坏死组织的滞留，还有气血凝滞、运行失常的存在，治疗非常棘手。而对于各种合并慢性疾病、全身机体状态较差、脏腑功能不足的患者，则以上病理情况更加难以纠正，慢性创面的愈合愈加困难。

三、溃疡的辨证

中医对于慢性溃疡和创面的诊治不仅仅是单纯的一方一药的简单经验，而是从整体观念出发，上升到了理论高度，遵循着辨证论治的原则，有效的治疗是建立在正确的辨证基础上的。常以阴阳辨证为总纲，结合局部辨证特点，以求把握其内在本质，并做出正确的诊断，同时施以适当的内治与外治方法。

（一）阴阳辨证原则

阴阳是八纲辨证的总纲，中医外科更是将阴阳辨证作为外科疾病的辨证原则，对慢性疮疡也不例外。辨别阴阳，可以把握疾病属性。《疡医大全·论阴阳法》说："凡诊视痈疽，施治，必先审阴阳，乃医道之纲领，阴阳无谬，治焉有差。医道虽繁，而可以一言蔽之者，曰阴阳而已"。现将辨别阴证、阳证的要点分述于下。

1. 发病缓急 急性发作属阳；慢性发作属阴。

2. 病位深浅 病发于皮肉的属阳；发于筋骨的属阴。

3. 皮肤颜色 红活焮赤的属阳；紫暗或皮色不变的属阴。

4. 皮肤温度 灼热的属阳；不热或微热的属阴。

5. 肿形高度 肿胀形势高起的属阳；平坦下陷的属阴。

6. 肿胀范围 肿胀局限，根脚收束的属阳；肿胀范围不局限，根脚散漫的属阴。

7. 肿块硬度 肿块软硬适度，溃后渐消的属阳；坚硬如石，或柔软如棉的属阴。

8. 疼痛感觉　疼痛比较剧烈的属阳；不痛、隐痛、酸痛或抽痛的属阴。

9. 脓液稀稠　溃后脓液稠厚的属阳；稀薄或纯血水的属阴。

10. 病程长短　阳证的病程较短；阴证的病程较长。

11. 全身症状　阳证初起常伴有形寒发热、口渴、纳呆、大便秘结、小便短赤，溃后症状逐渐消失；阴证初起一般无明显症状，酿脓期常有骨蒸潮热、颧红，或面色㿠白、神疲、自汗、盗汗等症状，溃脓后更甚。

12. 预后顺逆　阳证易消，易溃，易敛，预后多顺（良好）；阴证难消，难溃，难敛，预后多逆（不良）。

（二）局部辨证特点

局部辨证是溃疡辨证的重点，脓、肿、痛、痒、麻木是外科疮疡主要症候群，在下肢慢性创面中也最常见到，区分辨别这些症状，有助于了解引起相关症状的原因，分辨疾病的不同性质，以利于诊断和治疗。当然，对各种症状与表现应综合分析，抓住主要因素，不应将它们割裂开来。

1. 辨脓　中医认为脓是疮疡疾病由肿疡期发展至中期，毒邪不能消散，局部的气血壅滞状态不能祛除，郁而化热，热胜肉腐而成。因此，脓又可以说是由气血所化生。在未破溃时，需辨别局部是否成脓，以决定是否切开排脓或进行其他处理。对于溃疡，辨脓的形质色泽与气味则非常重要。故《疡科纲要·论脓之色泽形质》说："惟脓与水，皆其血肉所酝酿，可以验体质之盛衰，决病情之夷险"。

(1) 脓的形质：宜稠厚不宜稀薄。稠厚者，多元气充盛，淡薄者，多元气虚弱。如先出黄的稠厚脓液，继出黄稠滋水，为疮口将敛；若薄脓转厚脓，为体虚渐复，为收敛佳象，预后较好；若厚脓转为薄脓，为体质渐衰，一时难敛，预后不佳。若脓成日久不泄，一旦溃破，脓质虽如水直流，但其色不晦，其气不臭，未为败象；如脓稀似粉浆污水，或夹有败絮状物质，而色晦腥臭者，为气血衰竭，属于败象，预后较差。因此，辨脓的形质还需与辨色泽、气味结合起来。

(2) 脓的色泽：宜明净不宜污浊，如黄白质稠、色泽鲜明者，为气血充足，最是佳象；黄浊质稠，为气火有余；黄白质稀、色泽净洁者，气血虽虚，不是败象；脓色绿黑稀薄者，为蓄毒日久，有损筋伤骨可能；脓中夹有淤血色紫成块者，为血络受伤。

(3) 脓的气味：脓液略带腥味的，其质地多较稠，属顺证；脓液腥秽恶臭，其质必薄，多是逆证，往往是穿膜着骨之症或感染特殊之邪毒，腐肉伤筋所致。

2. 辨肿　人体正常状态下，气血循环往复、周流不息。当各种致病因素作用于人体，经络阻隔，营气不能循行于经络之中，而逆入于肌肤，产生局部的痈肿。通过辨肿的原因和不同特点，可以了解造成肿的原因和疮疡的性质。

(1) 辨肿的原因。火：肿而色红，皮薄光泽，焮热疼痛。寒：肿而木硬，皮色不泽，不红不热，常伴有酸痛。风：漫肿暄浮，或游走不定，不红微热，轻微疼痛。湿：肿而皮肉重坠胀急，深则按之如烂棉不起，浅则光亮如水疱，破流黄水。痰：肿势或软如棉馒，或硬如结核，不红不热。气：肿势皮紧内软，不红不热，常随喜怒消长。郁结：肿势坚硬如石，或边缘有棱角，形如岩突，不红不热。虚：肿势平坦，根盘散漫。实：肿势高起，根盘收束。

(2) 辨肿痛同发。《医学入门》说："邪客于经络之中则血泣，血泣则不通，不通则卫气归之，不得复反，故肿，不通则痛"。说明了疮疡疾病肿、痛均是由于致病因素导致的营卫之气阻塞不通所致，因此肿、痛常同时或相继发生，把疼痛与肿胀结合起来辨证，更加有助于分析病邪性质、病位深浅、疾病预后。

先肿而后痛者，其病浅在肌肤。先痛而后肿者，其病深在筋骨。痛发数处、同时肿胀并起或先后相继者，是时邪或病后余毒流注所致。肿势蔓延而痛在一处者，是毒已渐聚，其形虽巨，可以无虑。肿势散漫而无处不痛者，是邪毒四散，其势方张，变端甚速。

3. 辨痛 痛是中医疮疡最普遍的自觉症状，辨别疼痛的表现，可以了解病邪原因和疾病性质。热：皮色焮红，灼热疼痛，遇冷则痛缓。寒：皮色不红、不热、酸痛，得暖则痛缓。风：痛无定处，忽此忽彼，走注甚速。化脓：形势急胀，痛无止时，如有鸡啄，按之中软应指。淤血痛：初起隐痛、微胀、微热，皮色黯褐，继则皮色青紫而胀痛。虚：喜按，按则痛减。实：拒按，按则痛剧。

4. 辨痒 无论是肿疡还是溃疡，都可以出现痒的症状。中医认为其发生的机制在于邪气客于肌肤，使真气发散，腠理开泄，淫气妄行而产生痒感，故有"诸痒属虚、属风"之论。

从痒的病因上，有风、湿、热、血虚的不同，在皮肤病范围，还常有虫淫作痒的病因。

肿疡及溃疡的阶段出现痒的症状，常有不同的意义：肿疡阶段较少出现发痒，初期肿势平坦，根脚散漫，尚未化脓，若有作痒，常是毒势炽盛，病变有发展的趋势。如肿疡经治疗之后，肿势局限缩小，肿痛减轻，但余块未消之时有痒的感觉，常是毒势已衰，气血通畅，病变有消散的趋势。溃疡阶段，经过治疗，脓流已畅，四周余肿未消之时，或腐肉已脱，新肌未生之际，皮肉间微微作痒，这是毒邪渐化，气血渐充，助养新肉，将要收口的佳象。如溃疡已成，突然感觉患部焮热奇痒不安，常由于脓区不洁，分泌物刺激皮肤或因应用汞剂、砒剂、贴敷膏药等引起皮肤过敏所致。

5. 辨麻木 麻木症状在下肢慢性溃疡创面中相对少见，中医认为麻木是由于气血失调或邪气壅盛导致经脉阻塞，气血不达而成。如糖尿病足坏疽，常感觉迟钝，虽溃烂已极仍不知痛痒；或长期不愈之创面，如压疮、臁疮等，由于病变日久，创面常呈"缸口"样改变，皮肤增厚、粗糙，肉芽光白板亮，创面呈瘢痕化，不知痛痒，常为气血阻遏、虚瘀互结。

（三）善恶顺逆预后

辨善恶顺逆，即指判断外科疾病的预后好坏。所谓"善"就是好的现象，"恶"就是坏的现象；"顺"就是正常的现象，"逆"就是反常的现象。善、恶、顺、逆，系指病理过程的相对状态，其中的"善"和"顺"并不是指生理功能的正常情况。外科疾病在其发展过程中，按着顺序出现应有的症状者，称为顺证；反之，凡不以顺序而出现不良的症状者，称为逆证。在病程中出现善的症状者，表示预后较好；出现恶的症状者，表示预后较差。善恶大多指全身症状的表现，顺逆多指局部情况。历代医家总结出的"五善七恶""顺逆吉凶"辨证方法，给外科疾病判断预后提供了可遵循的指标，对于急、慢性创面的病情判断与预后分析更有着重要的指导意义。

1. 五善　①心善：精神爽快，言语清亮，舌润不渴，寝寐安宁。②肝善：身体轻便，不怒不惊，指甲红润，二便通利。③脾善：唇色滋润，饮食知味，脓黄而稠，大便和调。④肺善：声音响亮，不喘不咳，呼吸均匀，皮肤润泽。⑤肾善：并无潮热，口和齿润，小便清长，夜卧安静。

2. 七恶　①心恶：神志昏糊，心烦舌燥，疮色紫黑，言语呢喃。②肝恶：身体强直，目难正视，疮流血水，惊悸时作。③脾恶：形容消瘦，疮陷脓臭，不思饮食，纳药呕吐。④肺恶：皮肤枯槁，痰多音暗，呼吸喘急，鼻翼煽动。⑤肾恶：时渴引饮，面容惨黑，咽喉干燥，阴囊内缩。⑥脏腑败坏：身体浮肿，呕吐呃逆，肠鸣泄泻，口糜满布。⑦气血衰竭（阳脱）：疮陷色暗，时流污水，汗出肢冷，嗜卧语低。

3. 顺证　①初起：由小渐大，疮顶高突，焮红疼痛，根脚不散。②已成：顶高根收，皮薄光亮，易脓易腐。③溃后：脓液稠厚黄白，色鲜不臭，腐肉易脱，肿消痛减。④收口：疮面红活鲜润，新肉易生，疮口易敛，感觉正常。

4. 逆证　①初起：形如黍米，疮顶平塌，根脚散漫，不痛不热。②已成：疮顶软陷，肿硬紫暗，不脓不腐。③溃后：皮烂肉坚无脓，时流血水，肿痛不减。④收口：脓水清稀，腐肉虽脱，新肉不生，色败臭秽，疮口经久难敛，疮面不知痛痒。

恶证与逆证，是人体感受病邪后，由于正气虚衰，气血不充，在邪正相争过程中，正不胜邪，而以病邪占优势地位，故发生疮疡后，其在初起时，由于正气不足，不能令毒外出，故顶塌根散；已成之时，由于气虚不能成其形，血虚不能华其色，正虚不能载毒外出，故疮顶软陷，肿硬紫暗，不脓不腐；溃后，因气血不足，无以酝酿成脓，托毒外出，故肉坚无脓，肿痛不减；收口之际，因气血大衰，脾土败坏，无以助长新肉，故见种种逆证。如毒邪扩散，内侵脏腑，则恶证频现，预后不佳。临床上应注意，即使见到预后良好的善证、顺证，也不能疏忽，应时刻预防转成预后不良的恶证、逆证；若见到恶证、逆证，也不可惊惶，应及时进行救治，如治疗得当，也能转为善证、顺证。

一般阳证疮疡的溃疡，疮面脓液稠厚黄白，色鲜不臭，腐肉易脱，色泽红活鲜润，新肉易生，疮口易敛，知觉正常；而阴证溃疡，疮面脓液清稀，或时流血水，腐肉不易脱落，或虽脱而新肉不生，色泽晦黯，疮口经久难敛，疮面不知痛痒。如疮面污浊不清，腐肉不易脱落，四周紫黯，疮面上方青筋暴露，或动脉搏动消失，局部肤温降低，疮面疼痛剧烈，多为气血凝滞所致。如疮面腐肉已尽，而脓水灰薄，或偶带绿色，新肉不生，状如镜面，光白板亮，不知疼痛，常见于虚陷证，预后极差。岩（癌）性溃疡，疮面多呈岩穴状，有的在溃疡底部见有珍珠样结节，疮周色泽黯红，内有紫黑色坏死组织，渗流血水，溃疡始终不能愈合。附骨疽、流痰之溃疡疮口呈凹陷形，四周皮肤乌黑，伴有瘘管形成，前者有死骨从疮口中排出，后者脓液中夹有败絮样物质，收口均十分缓慢。压疮之溃疡，疮面坏死不易脱落，或疮口凹深，肉色不鲜，日久不易愈合。

在辨证过程中，不要拘泥于一点，要进行全面分析。由于每一个病的症状表现复杂，而且病情又在不断发展和变化，所以一个病所表现的症状，往往是许多症状综合在一起，因而就不会表现出单纯的阳证或阴证，而是阴中有阳，阳中有阴；且疾病的属阴属阳不是固定不变的，而是随着病情的变化而转化，有因误治而阳证转为阴证的，有初起阳证日久正虚而变为阴证的，亦有因治之得法而阴证变为阳证的。如有头疽初起本属阳证，因病处脓血大泄而正虚不复，从而由阳转阴；反之，因治之得法，经使用补托之法，病邪由里向外，使正气渐复，阴证又转为阳证。因此，在辨阴证阳证的过程中，不能被一时的表面现象所迷惑，要掌握疾病的全部过程，以动态的眼光去辨别病情。只有这样，才能做出正确的辨证，实施有效的治法。阴阳辨证也是外科疮疡辨证的总纲，抓住这个纲领，就抓住了病变的根本性质，在治疗上就不会或少发生原则性错误。

但在实际中，外科疾病的临床表现是很复杂的，其阴阳属性并不是固定不变的。因此，在辨别溃疡阴阳属性时也需注意局部和全身相结合，正确判断阴阳属性的消长与转化，辨别阴阳属性的真假。因此，对于慢性创面，观察其形色特点，辨别其阴阳寒热虚实瘀毒等病变性质，遵循整体观念与辨证论治的原则，选择正确的治疗方法，促进创面的生长与愈合是至关重要的，也是中医药治疗慢性创面的特色所在。

第二节　中医内治法

所谓内治法，即是从整体观念出发，在中医辨证论治的基础上，应用内服药物进行治疗的方法。对于外科疾病，虽然发生于局部体表，但其整个过程贯穿着邪正斗争、阴阳失调这一病理变化，并且与气血、脏腑、经络有着密切的联系。因此辨证上要坚持整体观念，辨局部症状与辨全身情况相结合；于治疗上也应坚持"治外必本诸内"的原则，重视内治的作用，这样才能做到从根本上纠正人体病理状态，取得较满意的疗效。

中医认为，外科疾病有其自身的病理变化规律，依据其发生发展的过程，常分为初起、脓成、溃后三个不同阶段。初起为病邪壅结，经络阻塞，气血凝滞；病至中期，郁而化热，热盛肉腐而成脓；溃后则脓毒外泄，正气耗损。因此，根据这三个不同病理阶段，针对性地制订出不同的内治法则，初起予以消散毒邪，解除经络阻塞及气血凝滞的状态；成脓期需托毒、排毒，使脓毒外泄，避免毒邪入里或扩散；溃后则补益虚损，扶助正气，促使新生。因而形成消、托、补三大治疗原则，临床根据各种疾病的病因、病机及全身状况等分别应用不同的治疗方法与药物。

一、消法

适用于外疡的初期，是一切肿疡初起的治法总则。所谓消法，即是用不同性质的治法或方药，使初起的肿疡得到消散的治法。消法的正确使用不仅能使毒邪结聚消散无形，即使不能内消，也能够使毒邪移深居浅，转重为轻，起到灭毒、减毒的作用。消法的具体临床应用包括解表、通里、清热、温通、祛痰、理湿、行气、和营等八种治疗法则。需要注意的是，消法虽然是外疡病初起的治疗总则，但临床使用消法不必单纯拘泥于病的初起，而应根据病情灵活应用。有些疾病不仅是初期，即使是中、后期也可应用。如行气、和营法等则是在外科中应用极为广泛的原则，只要有气血郁滞现象存在，就有行气活血的必要。

二、托法

适用于外疡的中期，即成脓期。是用补益气血和透脓的药物，扶助正气，托毒外出，以免毒邪扩散和内陷的治疗法则。托法是根据外科疮疡疾病发病的基本规律，在辨证论治理论指导下而形成的具有鲜明特点的外科治疗法则。托法具体运用时，根据患者体质状态、局部创面特征及邪正斗争状况，又分为补托和透托两类。无论哪种，其目的都是促其早腐早溃，从而脓出毒解，以利新肉早生。

三、补法

一般适用于疮疡的后期，即生肌收口期。是用扶正补虚的药物，使机体气血充足，以消除各种虚弱现象，恢复人体正气，以抗邪气，助养新肉生长，使疮口早日愈合的治疗方法。通常把补法说成是适用于疮疡的生肌收口期，这是鉴于生肌长肉敛口与气血的关系最为密切，只要有虚证现象存在，特别是疮疡的生肌收口期，都可以用补法。然而正如前文所述，外科疾病的发生，多因气血凝滞、经络阻塞、邪毒壅结而致，虽已至溃后期，特别是长期不愈合的慢性创面，也常形成虚、瘀、腐、毒互结的状态，因此对于溃后的创面，也应注意补虚与化瘀、祛腐、解毒的关系，应用补法时注意未尽之余毒，并可以同时按照消法、托法原则予以适当的解

毒或托毒方法，以防死灰复燃，而不可一味进补而养痈贻害。

四、具体应用

（一）解表法

用解表发汗的药物，使邪从汗解的一种治法。正如《黄帝内经》所说"汗之则疮已"之意。具体应用时，分辛凉解表与辛温解表。

1. 辛凉解表法　用于外感风热证，疮疡焮红肿痛，或咽喉疼痛，或皮肤间出现急性泛发性皮损，皮疹色红，伴有恶寒轻，发热重，汗少，口渴，小便黄，苔薄黄，脉浮数者。代表方，如牛蒡解肌汤、银翘散；常用药物如薄荷、桑叶、蝉衣、牛蒡子、连翘等。

2. 辛温解表法　用于外感风寒证，疮疡肿痛酸楚，或皮肤间出现急性泛发性皮损，皮疹色白，或皮肤麻木，伴有恶寒重，发热轻，无汗，头痛，身痛，口不渴，苔白，脉浮紧者。代表方，如荆防败毒散、万灵丹；常用药物如荆芥、防风、麻黄、桂枝、生姜等。

注意，疮疡溃后，日久不敛，体质虚弱者，即使有表证存在，也不宜发汗太过，否则汗出过多，体质更虚，易引起痉厥、亡阳之变。所以《伤寒论·辨太阳病脉证并治》说："疮家，身虽疼痛，不可发汗，汗出则痉"。

（二）通里法

用泻下药物，使蓄积在脏腑内部的毒邪得以疏通排出，从而达到除积导滞、逐瘀散结、泻热定痛、邪去毒消的一种治法。通里法又分为攻下（寒下）和润下两法。

1. 攻下法　用于表证已罢，热毒入腑，内结不散的实热阳证。局部焮红高肿，疼痛

剧烈，伴口干饮冷，壮热烦躁，呕恶便秘，苔黄腻或黄燥，脉沉数有力者。代表方如大承气汤、内疏黄连汤、凉膈散；常用药物如大黄、枳实、槟榔、芒硝等。

2. 润下法 用于阴虚肠燥便秘，如疮疡、肛肠病、皮肤病等阴虚火旺；胃肠津液不足，口干食少，大便秘结，脘腹痞胀，苔黄腻或薄黄，舌干红，脉细数者。代表方如润肠汤；常用药物如瓜蒌仁、火麻仁、郁李仁、蜂蜜等。

注意，运用通里攻下法时，必须严格掌握适应证，年老体衰、妇女妊娠或月经期更应慎用。使用时应中病即止，不宜过剂，否则会损耗正气，尤其在化脓阶段，过下之后，正气一虚，则脓腐难透，疮势不能起发，反使病情恶化。若用之不当，能损伤肠胃，耗伤正气，易使毒邪内陷。

（三）清热法

用寒凉的药物，使内蕴之热毒得以清解的一种治法。在具体运用时，必须分清热之盛衰、火之虚实。实火，宜清热解毒；热在气分者，当清热泻火；邪入营血者，当清热凉血；阴虚火旺者，当养阴清热。

1. 清热解毒法 用于红肿热痛的阳证，如疮疡中的疔疮、疖、痈、有头疽等。代表方为五味消毒饮；常用药物为清热解毒药，如蒲公英、紫花地丁、金银花、野菊花、四季青等。

2. 清热泻火法 适用于红肿灼热肿痛的阳证，伴发热，口渴，喜冷引饮，大便燥结，小便短赤，苔薄黄或黄腻，脉数或滑数等。代表方为黄连解毒汤；常用药物如黄连、黄芩、山栀、石膏、知母等。但在临床上，清热解毒法与清热泻火法有时不能截然分开，

常合并应用。

3. 清热凉血法 用于焮红灼热的外科疾病，伴有高热，口渴不喜饮，舌红，苔黄腻，脉弦数或弦滑数等。代表方为犀角地黄汤、清营汤；常用药物如水牛角、鲜生地黄、牡丹皮、赤芍、紫草、大青叶等。以上三法在热毒炽盛时可同时运用。

4. 养阴清热法 用于阴虚火旺的慢性炎症，见低热，盗汗、五心烦热，口干，舌红少苔，脉细数。代表方如知柏八味丸；常用药物如大生地黄、玄参、麦冬、龟甲、知母等。

5. 清骨蒸潮热法 用于瘰疬、流痰等虚热不退的病症。清骨蒸潮热方如清骨散；常用药物如地骨皮、青蒿、鳖甲、银柴胡等。

注意，应用清热药切勿太过，必须兼顾胃气，如过用苦寒，势必损伤胃气，而致嗳气、反酸、便溏、纳呆等症状。尤其在疮疡溃后更宜注意，过投寒凉易影响疮口愈合。

（四）温通法

用温经通络、散寒化痰等药物，驱散阴寒凝滞之邪以治疗寒证的一种治法。临床运用时，分温经通阳、散寒化痰和温经散寒、祛风化湿两法。

1. 温经通阳、散寒化痰法 适用于体虚寒痰阻于筋骨，出现患处隐隐酸痛，漫肿不显，不红不热，口不作渴，形体恶寒，小便清利，苔白，脉迟等内寒现象者，如流痰、脱疽、附骨疽慢性期等。代表方如阳和汤；常用药物如附子、肉桂、干姜、桂枝、麻黄、白芥子等。

2. 温经散寒、祛风化湿法 适用于体虚，风寒湿邪袭于筋骨，出现患处酸痛麻木，漫肿，不红不热，恶寒重，发热轻，苔白腻，

脉迟紧等外寒现象者。代表方如独活寄生汤；常用药物如细辛、桂枝、生姜、羌活、独活、桑寄生、秦艽等。

以上两法中的阳和汤以温阳补虚为主，多用于体虚者；而独活寄生汤是祛邪补虚并重，对于体实者，只要去其补虚之品，仍可应用。

注意，阴虚有热者不可施用本法，因温燥之药能助火劫阴，若应用不当，能造成其他变证。

（五）祛痰法

用咸寒化痰软坚的药物，使因痰凝聚的肿块得以消散的一种治法。一般来说，痰是多种致病因素所引起的一种病理产物，因此，祛痰法在临床运用时，应针对不同病因，配合其他治法使用，才能达到化痰、消肿、软坚的目的。

1. 疏风化痰法　适用于风热夹痰的病症，如颈痈结块肿痛。代表方如牛蒡解肌汤合二陈汤；常用药物如牛蒡子、薄荷、夏枯草、陈皮、半夏、杏仁等。

2. 清热化痰法　适用于痰火凝结证，如锁喉痈、瘰痛等所见皮肤坚硬，红肿成片，灼热疼痛，伴气喘痰壅，高热烦渴，便干尿赤，舌质红苔黄腻，脉滑数。代表方如柴胡清肝汤、二母散；常用药物如柴胡、黄芩、当归、白芍、川芎、生地黄、栀子、连翘、花粉、知母、贝母等。

3. 解郁化痰法　适用于气郁夹痰的病症，如瘰疬、乳癖、肉瘿等。代表方如逍遥散合二陈汤；常用药物如柴胡、川楝子、郁金、海藻、昆布、贝母、香附、白芥子等。

4. 养营化痰法　适用于体虚夹痰的病症，如瘰疬、乳岩日久体虚者。代表方如香贝养营汤；常用药物如当归、白芍、丹参、熟地黄、茯苓、党参、贝母、首乌、桔梗、瓜蒌等。

注意，因痰所致的外科病，每与气滞、火热相合，故慎用温化之品，以免助火生热之弊。

（六）理湿法

用燥湿或淡渗的药物以祛除湿邪的一种治法。外科疾病中，湿邪多与其他邪气相兼发病，同时湿也有内湿、外湿之分，因此，理湿法很少单独使用，多结合清热、祛风、散寒及健脾运脾等法，以达到治疗目的。

1. 燥湿运脾法　适用于疮疡兼有胸闷呕恶，腹胀腹满，神疲乏力，食欲缺乏，苔厚腻者。代表方如平胃散；常用药物如苍术、厚朴、半夏、陈皮、藿香、佩兰、茯苓等。

2. 清热利湿法　适用于湿热并见之证，如臁疮下肢皮肤溃烂，焮红作痒，滋水淋漓者，用二妙丸、萆薢渗湿汤；如附骨疽患处灼热肿痛，热重于湿，可选用五神汤；若湿热引起的病变在肝经部位，则宜清泻肝火、湿热，可用龙胆泻肝汤。常用药物如黄芩、黄连、黄柏、栀子、萆薢、苍术、龙胆草、泽泻、滑石、茯苓、薏苡仁、车前子等。

3. 祛风除湿法　适用于风湿袭于肌表之病。常用祛风湿药，如白鲜皮、地肤子、豨莶草、威灵仙等。

注意，湿为黏腻之邪，易聚难化，常与热、风、寒、暑等邪相合而发病，又可化燥、化寒，故治疗时必须同时应用清热、祛风、散寒、清暑等法。理湿药过用每能伤阴，故阴虚、津液亏损者宜慎用或不用。

（七）行气法

用理气的药物使气机流畅、气血调和，

从而达到消肿散坚止痛目的的一种治法。

气血凝滞是外科病理变化中的一个重要环节，局部的肿胀、结块与疼痛即是由气血凝滞所致，故外科疾病以气血凝滞者最为多见。气为血帅，血随气行，气行则血行，所以行气法多与活血药配合使用。因肝有疏泄条达气机的功能，所以气机郁滞，亦可通过疏肝来使气机通畅，气血流行正常。

1. 行气活血法 适用于疮疡初起，酸痛板滞或结块肿痛，红热不甚者；或痈疽后期，寒热已除，毒热已退，肿硬不散者。常用方剂如木香流气饮；常用药物如木香、槟榔、川芎、当归、青皮、陈皮等。

2. 疏肝行气法 适用于肝气郁结、肝失条达所致的疡症，肿势皮紧内软，随喜怒而消长等。代表方如逍遥散、清肝解郁汤；常用药物如木香、枳壳、青皮、川楝子、延胡索、乌药、柴胡等。

注意，行气药多香燥辛温，易耗气伤阴，故气虚、阴虚或火盛的患者慎用。此外，行气法在临床上常与祛痰、和营等法配合使用。

（八）和营法

用调和营血的药物，使经络疏通，血脉调和流畅，从而达到疮疡肿消痛止的一种治法。疮疡的形成虽与多种致病因素有关，但其病理多因"营气不从，逆于肉里"而成，故和营法在外科内治法中应用广泛。

和营法适用于经络阻隔，淤血凝滞，肿疡或溃后肿硬疼痛不减，结块色红较淡或不红或青紫者，皆可应用，而以急性化脓性炎症性疾病迁移至慢性炎症阶段最为适宜。代表方如桃红四物汤或血府逐瘀汤；常用药物如桃仁、红花、当归、赤芍、丹参、川芎、泽兰等。

注意，和营法在临床上常需与其他治法合并应用，若有寒邪者，宜与祛寒药同用；血虚者，宜与养血药同用；痰、气、瘀互结为患，宜与理气化痰药同用。和营祛瘀的药品，一般性多温热，所以火毒炽盛的疾病慎用，以防助火；对气血亏损者，破血药也不宜过用，以免伤血。

（九）内托法

用透托和补托的药物，使疮疡毒邪移深就浅，早日液化成脓，并使扩散的证候趋于局限，邪盛者不致脓毒旁窜深溃，正虚者不致毒邪内陷，从而达到脓出毒泄、肿消痛止的一种治法。临床应用时，分为透托法和补托法两类。

1. 透托法 适用于肿疡已成，毒盛正气不虚，尚未溃破或溃而脓出不畅，多用于实证。代表方如透脓散；常用药物如黄芪、党参、白术、当归、白芍、穿山甲、皂角刺等。

2. 补托法 适用于肿疡毒势方盛，正气已虚，不能托毒外出，以致疮形平塌，根盘散漫，难溃难腐；或溃后脓水稀少，坚肿不消，并出现精神不振，面色无华，脉数无力等症者。代表方如托里消毒散。

注意，透脓法不宜用之过早，肿疡初起未成脓时勿用。补托法在正实毒盛的情况下不可施用，否则不但无益反而能滋长毒邪，使病势加剧，而犯"实实"之戒。透脓散方中的黄芪，当湿热火毒炽盛之时，应去而不用。若正虚而兼精神萎靡、舌淡胖、脉沉细等阳气虚衰征象者，还宜加附子、肉桂以温补托毒。此外，因脓由气血凝滞、热胜肉腐而成，故内托法常需与和营、清热等法同用。

（十）补益法

用补虚扶正的药物，使体内气血充足，

消除各种虚弱现象，恢复人体正气，助养新肉生长，促进疮口早日愈合的一种治法。补益法通常分为益气、养血、滋阴、温阳等四法。

凡具有气虚、血虚、阳虚、阴虚症状者，均可用补法，适用于疮疡中后期气血不足及阴阳虚损者。若肿疡疮形平塌散漫，顶不高突，成脓迟缓，溃疡日久不敛，脓水清稀，神疲乏力者，可用补益气血法；若呼吸气短，语声低微，疲乏无力，自汗，食欲缺乏，舌淡苔少，脉虚无力者，宜以补气为主；若面色苍白或萎黄，唇色淡白，头晕眼花，心悸失眠，手足发麻，脉细无力者，宜以补血为主；疮疡症见口干咽燥，耳鸣目眩，手足心热，午后潮热，形体消瘦，舌红少苔，脉细数者，以滋阴法治之；疮疡肿形散漫，不易酝脓腐溃，溃后肉色晦黯，新肉难生，舌淡，苔薄，脉微细，以温阳法治之。益气方，如四君子汤；养血方，如四物汤；滋阴方，如六味地黄丸；温阳方，如附桂八味丸。常用药物，益气药，如党参、黄芪、白术、茯苓；养血药，如当归、熟地黄、白芍、鸡血藤；滋阴药，如生地黄、玄参、麦冬、女贞子、墨旱莲、玉竹；温阳药，如附子、肉桂、仙茅、淫羊藿、巴戟肉、鹿角片等。

注意，疾病有气虚或血虚、阴虚或阳虚，也有气血两虚、阴阳互伤者，应用补法时宜以见不足者补之为原则。如失血过多者，每能伤气，气虚更无以摄血，故必须气血双补；又如孤阴则不生，独阳则不长，阴阳互根，故温阳法中每佐一二味滋阴之品，滋阴法中常用一二味温阳药。此外，一般阳证溃后多不用补法，如需应用，也多以清热养阴醒胃方法，当确显虚象之时方加补益之品。补益法若用于毒邪炽盛，正气未衰之时，不仅无

益，反有助邪之弊。若火毒未清而见虚象者，当以清理为主，佐以补益之品，切忌大补。若元气虽虚，胃纳不振者，应先以健脾醒胃为主，尔后再进补。

（十一）养胃法

用扶持胃气的药物，使纳谷旺盛，从而促进气血生化的一种治法。凡外疡溃后脓血大泄，必须靠水谷之营养，以助气血恢复，加速疮口愈合；若胃纳不振，则生化乏源，气血不充，溃后难敛。养胃法在具体运用时，分有理脾和胃、和胃化浊及清养胃阴等法。

1. 理脾和胃法　用于脾胃虚弱，运化失职，如溃疡兼纳呆食少，大便溏薄，舌淡，苔薄，脉濡等症。代表方如异功散；常用理脾和胃药，如党参、白术、茯苓、陈皮、砂仁等。

2. 和胃化浊法　适用于湿浊中阻，胃失和降，如疔疮或有头疽溃后，症见胸闷泛恶，食欲缺乏，苔白或黄，厚腻，脉濡滑者。代表方如二陈汤；常用药物如陈皮、茯苓、半夏、厚朴、竹茹、谷芽、麦芽等。

3. 清养胃阴法　适用于胃阴不足，如疔疮走黄、有头疽内陷，症见口干少液而不喜饮，胃纳不香，或伴口糜、舌光红、脉细数者。代表方如益胃汤；常用药物如沙参、麦冬、玉竹、生地黄、天花粉等。

注意，理脾和胃、和胃化浊两法的运用，适应证中均有胃纳不佳之症，但前者适用于脾虚而运化失常，后者适用于湿浊中阻而运化失常，区分的要点在于腻苔之厚薄、舌质淡与不淡，以及有无便溏、胸闷、呕恶之症。而清养胃阴法，重点在于抓住舌光质红之症。如果三法用之不当，则更增胃浊或更伤其阴。

以上各种内治疗法，虽每种方法均各有其适应证，但病情的变化错综复杂，在具体运用时需数法合并使用。因此，治疗时应根据全身和局部情况、病程阶段，按病情的变化和发展，抓住主要矛盾，辨证选方用药，才能取得满意的治疗效果。

第三节　中医外治法

外治法是指运用药物和手术或配合一定的器械等，直接作用于患者体表某部或病变部位，以达到治疗效果的一种方法。外治法使药物直接作用于皮肤和黏膜，通过局部吸收，从而达到治疗目的。这是外科独具而必不可少的重要治法，正如《医学源流论》所说："外科之法，最重外治"。

外治也是遵循辨证论治原则，根据疾病的不同发展过程，选用不同的治疗方法；对不同的证候，采用不同的处方。清代吴师机《理瀹骈文》对外治法作了高度的总结，并说："外治之理，即内治之理，外治之药，即内治之药，所异者法耳，医理药性无二，而法则神奇变幻"。说明外治法是与内治法相对而言的法则，只是给药的途径不同，其治疗机制与内治法一样，都要从整体观上来运用。

中医外治法很多，可分为三类，即外用药物、手术疗法及其他疗法。

一、外用药物

药物疗法，就是用药物制成不同的剂型施用于患处，使药物直达病所，从而达到治疗目的的一种治疗方法。

（一）膏药

膏药又称硬膏，古代称贴。膏药是按配方用若干药物浸于植物油中煎熬，去渣存油，加入黄丹再煎，利用黄丹在高热下经过物理变化，凝结而成的制剂，俗称药肉；也有不用煎熬，经捣烂而成的膏药制剂，再用竹签将药肉摊在纸或布上，即用或备用。目前通过剂型改革，有些已制成胶布型膏药。膏药总的作用是因其富有黏性，敷贴患处能固定患部，使患部减少活动，同时保护溃疡疮面，避免外来刺激或毒邪感染。膏药在使用前需加温软化，趁热敷贴患部，使患部得到较长时间的热疗，可改善局部血液循环，增加抗病能力。依据所选药物的功用不同，对肿疡可起到消肿定痛的作用，对溃疡可起到提脓祛腐、生肌收口的作用。

1. 适应证　一切外科病初起、已成、溃后各个阶段，均可应用。

2. 用法　由于膏药方剂的组成不同，运用的药物有温、凉之异，所以在应用时就有各种不同的适应证。如太乙膏性偏清凉，功能消肿、清火、解毒、生肌，适用于阳证，为肿疡、溃疡通用之方。千捶膏性偏寒凉，功能消肿、解毒、提脓、去腐、止痛，初起贴之能消，已成贴之能溃，溃后贴之能去腐，适用于痈、有头疽、疔、疖等一切阳证。阳和解凝膏性偏温热，功能温经和阳、祛风散寒、调气活血、化痰通络，适用于阴证疮疡未溃者。咬头膏具有腐蚀性，功能蚀破疮头，适用于肿疡脓成，不能自破，以及患者不愿接受手术切开排脓者。

一般薄型的膏药，多适用于溃疡，宜于勤换；厚型的膏药，多适用于肿疡，宜于少换，一般 3～5 天调换 1 次。

注意，凡疮疡使用膏药，有时可能造成皮肤过敏，形成膏药风（接触性皮炎）；或溃疡脓水过多，由于膏药不能吸收脓水，淹及疮口，浸淫皮肤，而引起湿疮，可以改用油膏或其他药物。

（二）油膏

油膏是将药物与油类煎熬或捣匀成膏的制剂，现称软膏，古代称薄。目前，油膏的基质有猪脂、羊脂、鲸蜡、獾子油、虫白蜡、松脂、麻油、黄蜡以及凡士林等。在应用上，其优点有柔软、滑润、无板硬黏着不舒的感觉，尤其对病灶在凹陷折缝之处者，或大面积的溃疡，使用油膏更为适宜，故近代医者常习惯用油膏来代替膏药。

1. 适应证　适用于肿疡、溃疡、皮肤病糜烂结痂、渗液不多者及肛门病者等。

2. 用法　由于油膏方剂的组成不同，疾病的性质和发病阶段各异，其具体运用时应有针对性进行选择。如金黄油膏、玉露油膏适用于阳证肿疡；冲和膏适用于半阴半阳证；回阳玉龙油膏适用于阴证。生肌玉红膏功能活血去腐、解毒止痛、润肤生肌收口，适用于一切溃疡，腐肉未脱，新肉未生之时，或日久不能收口者。红油膏功能防腐生肌，适用于一切溃疡。生肌白玉膏功能润肤、生肌、收敛，适用于溃疡腐肉已净，疮口不敛者，以及乳头皲裂、肛裂等病。生肌橡皮膏具有生肌、长皮、敛口的功能，适用于溃疡腐肉已尽，疮口不敛者，以及下肢溃疡、压疮等。疯油膏功能润燥杀虫止痒，适用于牛皮癣、慢性湿疮、皲裂等。青黛散油膏功能收湿止痒、清热解毒，适用于蛇串疮、急慢性湿疮等皮肤焮红痒痛、渗液不多之症。

注意，凡皮肤湿烂，疮口腐化已尽，摊贴油膏，应薄而勤换，以免脓水浸淫皮肤，不易干燥。目前调制油膏大多应用凡士林，凡士林系矿物油，也可刺激皮肤引起皮炎，如见此等现象应改用植物油或动物油；若对药物过敏者，则改用其他药。油膏用于溃疡腐肉已脱、新肉生长之时，摊贴宜薄，若过于厚涂则使肉芽生长过剩而影响疮口愈合。

（三）箍围药

箍围药古称敷贴，是将药粉与液体调制成糊剂，敷贴在病变部位，具有箍集围聚、收束疮毒的作用，从而促使肿疡初起轻者可以消散；即使毒已结聚，也能促使疮形缩小，趋于局限，达到早日成脓和破溃；破溃后，余肿未消者，也可用它来消肿，截其余毒。

1. 适应证　凡外疡不论初起、成脓及溃后，肿势散漫不聚，而无集中之硬块者，均可使用本法。

2. 用法　金黄散、玉露散药性寒凉，功能清热消肿、散瘀化痰，适用于红、肿、热、痛的一切阳证。金黄散对肿而有结块者，尤其对急性炎症控制后形成慢性迁移性炎症时更为适宜。玉露散对焮红、灼热、漫肿无块，如丹毒等病效果更佳。回阳玉龙膏药性温热，功能温经活血、散寒化痰，适用于不红不热的一切阴证。冲和膏药性平和，功能行气疏风、活血定痛、散瘀消肿，适用于疮形肿而不高，痛而不甚，微红微热，介于阴阳之间的半阴半阳证。

临床根据疾病的性质与阶段不同，正确选择不同的液体调敷。以醋调者，取其散瘀解毒；以酒调者，取其助行药力；以葱、姜、韭、蒜捣汁调者，取其辛香散邪；以菊花汁、丝瓜叶汁、银花露调者，取其清凉解毒；以鸡子清调者，取其缓和刺激；以油类调者，取其润泽肌肤。一般可用冷茶汁加白糖少许调制。总之，阳证多用菊花汁、银花露或冷茶汁调制；半阴半阳证多用葱、姜、韭捣汁或用蜂蜜调制；阴证多用醋、酒调敷。目前临床上对阳证及半阴半阳证常以凡士林调制成油膏使用。

敷贴法用于外疡初起时，宜敷满整个病变部位。若毒已结聚，或溃后余肿未消，宜敷于患处四周，不要完全涂布。敷贴应超过肿势范围。

注意，凡外疡初起，肿块局限者，一般宜用消散药。阳证不能用热性药敷贴，以免助长火毒；阴证不能用寒性药敷贴，以免寒湿痰瘀凝滞不化。箍围药敷后干燥之时，宜时时用液体湿润，以免药物剥落及干板不舒。

（四）生药

生药是指采集的新鲜植物药，多为野生。其药源丰富，使用方便，价格低廉，疗效较好，民间使用草药治疗外科疾病积累了丰富的经验。

1. 适应证 一切外科疾病之阳证，具有红肿热痛者、创伤浅表出血、皮肤病的止痒、毒蛇咬伤等均可应用。

2. 用法 蒲公英、紫花地丁、马齿苋、芙蓉花叶、七叶一枝花、野菊花叶、丝瓜叶等有清热解毒消肿之功，适用于阳证肿疡；可将鲜草药洗净，加食盐少许，捣烂敷患处，每日调换1～2次。旱莲草、白茅花、丝瓜叶等有止血之功，适用于浅表创伤的出血；可将草药洗净，捣烂后敷出血处，并加压包扎，白茅花不用捣烂即可直接敷用。徐长卿、蛇床子、地肤子、泽漆、羊蹄根等有止痒作用，适用于急、慢性皮肤病；凡无渗液者可煎汤熏洗，有渗液者捣汁或煎汤冷却后作湿敷；泽漆捣烂后加食盐少许，用纱布包后涂擦皮损处可治疗白疕；羊蹄根用醋浸后取汁外搽治牛皮癣。半边莲可捣汁内服，药渣外敷伤口周围，治毒蛇咬伤等。

注意，用鲜草药外敷时必须先洗净，再用1∶5000高锰酸钾溶液浸泡后捣烂外敷；敷后应注意干湿度，干后可用冷开水或草药汁时时湿润，以免患部干绷不舒。

（五）掺药

将各种不同的药物研成粉末，根据制方规律，并按其不同的作用，配伍成方，用时掺布于膏药或油膏上，或直接掺布于病变部位，谓之掺药，古称散剂，现称粉剂。掺药的种类很多，用来治疗外科疾病，范围很广，不论溃疡和肿疡，消散、提脓、收口等均可应用。由于疾病的性质和阶段不同，应用时应根据具体情况选择不同的药物或给药方法，以达到消肿散毒、提脓去腐、腐蚀平胬、生肌收口、定痛止血、收涩止痒、清热解毒等目的，具体方药在此不做赘述。

掺药配制时，应研极细，研至无声为度。其植物类药品，宜另研过筛；矿物类药品，宜水飞；麝香、樟脑、冰片、朱砂粉、牛黄等香料贵重药品，宜另研后下，再与其他药物和匀，制成散剂方可应用，否则用于肿疡药性不易渗透，用于溃疡容易引起疼痛；有香料的药粉最好以瓷瓶贮藏，塞紧瓶盖，以免香气走散。近年来经过剂型的改革，也有将药粉与水溶液相混合制成洗剂，将药物浸泡于乙醇溶液中制成酊剂，便于患者应用。

（六）丹药

丹药是中国传统医学中的一种以矿物质为主的合成药物，起源于道教的炼丹术。千百年来多以口耳相传，无过多专著流传于世。今日外科之丹剂也是得益于古代的炼丹术。中医外科常谓"红升白降，外科家当"，可见丹药在中医外科外用药中的重要性。以前的中医外科大家都是亲自炼制丹药且大多对处方和炼制方法秘而不传，或故意给丹药蒙上一层神秘色彩。现在的医生又因红升、白降一类丹药均由水银（汞）和其他矿物药炼制而成，具一定腐蚀性和强烈毒性，畏而弃用，以致现今能炼制和使用丹药的医药人员可谓少之又少，外科丹药也濒于失传。

外科丹药是指将药物（主要是矿物药）炼制成的外用药物，如红升丹、白降丹就是两种最具代表性的外科丹药。丹药虽有大毒但只要深谙其药性，使用得当，掌握剂量和使用方法是可以兴其利而避其弊的。目前临床上常用的丹药主要有升丹、降丹、轻粉，以及丹药为主药配置的五五丹、八二丹、九一丹、八宝丹、生肌玉红膏等。

1. 升丹　升丹是中医外科中常用的一种药品，以其配制原料种类多少的不同，而有小升丹和大升丹之分。小升丹又称三仙丹，其配制的处方中只有水银、火硝和明矾三种原料。大升丹的配制处方除上述三种药品外，尚有皂矾、朱砂（硫化汞）、雄黄（三硫化二砷，含砷 70%）及铅等，现临床多用小升丹。升药又可依其炼制所得成品的颜色而分为"红升"和"黄升"两种。两者的物理性质、化学成分、药理作用和临床用法等大同小异。

升丹属于掺药中的提脓去腐药，具有提脓去腐的作用，能使疮疡内蓄之脓毒早日排出，腐肉迅速脱落。一切外疡在溃破之初，须先用提脓去腐药。若脓水不能外出，则攻蚀越深，腐肉不去则新肉难生，不仅增加患者的痛苦，而且影响疮口的愈合，甚至造成病情变化而危及生命。

(1) 适应证：凡溃疡初期，脓栓未溶，腐肉未脱，或脓水不净，新肉未生的阶段，均宜使用。

(2) 用法：临床使用时，若疮口大者，可掺于疮口上；疮口小者，可黏附在药线上插入；亦可掺于膏药、油膏上盖贴。若纯粹是升丹，因药性太猛，须加赋形药使用。赋形药常用熟石膏，既稀释药物的浓度，避免对组织的过分刺激，同时其具有生肌敛疮的作用，可以收到生杀并举的作用，属于中医"反佐法"的药物配伍原则。临床根据祛腐或生肌的不同程度，常将其配成一定比例，常用的如九一丹、八二丹、七三丹、五五丹、九黄丹等。在腐肉已脱，脓水已少的情况下，更宜减少升丹含量。

现代科学证明，升丹化学成分主要为汞化合物，如氧化汞、硝酸汞等，红升丹中还含有氧化铅，其中汞化合物有毒，有杀菌消毒作用。药理研究证实，汞离子能和病菌呼吸酶中的硫氢基结合，使之固定而失去原有活动力，终致病原菌不能呼吸趋于死亡；硝酸汞是可溶性盐类，加水分解而成酸性溶液，对人体组织有缓和的腐蚀作用，可使与药物接触的病变组织蛋白质凝固坏死，逐渐与健康组织分离而脱落，具有"去腐"作用。

关于升丹的毒性，2012 年完成的国家"十一五"科技支撑计划项目"九一丹外用的安全性和规范性研究"，经过多中心临床研究和动物急性毒性试验、慢性毒性试验和长期毒性蓄积试验，表明九一丹是一种低毒的外用制剂，其安全性分级为 2 级，在一定时间、一定剂量范围内外用比较安全。九一丹外用后机体对氧化汞的吸收与用药部位、疮面的脓腐附着情况、疮面血供情况、疮面面积密切相关。有肾功能障碍者应禁用。

注意，升丹属有毒刺激药品，凡对升丹过敏者应禁用；对大面积疮面，应慎用，以防过多吸收而发生汞中毒。凡见不明原因的高热、乏力、口有金属味等汞中毒症状时，应立即停用。若病变在眼部、唇部附近者，宜慎用，以免强烈的腐蚀有损容貌。此外，升丹放置陈久使用，可使药性缓和而减轻疼痛。升丹为汞制剂，宜用黑瓶贮藏，以免氧化变质。

2. 降丹 白降丹是降丹的一种，为氯化汞和氯化亚汞的混合结晶。《医宗金鉴·外科心法要诀》所载白降丹处方为朱砂、雄黄、水银、硼砂、火硝、食盐、白矾、皂矾。大凡降丹都是采用沉降法使汞蒸汽沉降冷却而成。《医宗金鉴》："治痈疽发背，一切疗毒。水调敷疮头上，初起者立刻起疱消散，成脓者即溃，腐者即脱，消肿"。

白降丹属于腐蚀药与平胬药，是其代表性药物。腐蚀药又称追蚀药，具有腐蚀组织的作用，掺布患处，能使疮疡不正常的组织得以腐蚀枯落。平胬药具有平复胬肉的作用，能使疮口增生的胬肉回缩，如《药奁启秘》所载平胬丹，以降丹为主药，配伍月石、冰片、乌梅肉而成。

(1) 适应证：凡肿疡在脓未溃时，或痔疮、瘰疬、赘疣、息肉等病；或溃疡破溃以后，疮口太小，引流不畅；或疮口僵硬，或胬肉突出，或腐肉不脱等妨碍收口时，均可使用。

(2) 用法：由于腐蚀平胬成方的药物组成不同，药性作用有强弱，因此在临床上需根据其适应证而分别使用。白降丹适用于溃疡疮口太小，脓腐难去，用桑皮纸或丝绵纸做成裹药，插入疮口，使疮口开大，脓腐易出；如肿疡脓成不能穿溃，同时素体虚弱，而不愿接受手术治疗者，也可用白降丹少许，水调和，点放疮顶，代刀破头；其他如赘疣，点之可以腐蚀枯落；另有以米糊作条，用于瘰疬，则能起攻溃拔核的作用。枯痔散一般用于痔疮，将此药涂敷于痔核表面，能使其焦枯脱落。三品一条枪插入患处，能腐蚀漏管，也可以蚀去内痔，攻溃瘰疬。平胬丹适用于疮面胬肉突出，掺药其上，能使胬肉平复。

白降丹腐蚀性和杀菌力强，文献记载其在体外对铜绿假单胞菌有很强的抗菌作用，对金黄色葡萄球菌、大肠杆菌的杀灭能力超出石炭酸 100 倍以上。《有毒中草药大辞典》载："用白降丹液纱条治疗溃瘘型颈淋巴结核，治愈率达 97.7%"。

注意，腐蚀药一般含有汞、砒成分，因汞、砒的腐蚀力较其他药物大，在应用时必须谨慎。尤其在头面、指、趾等肉薄近骨之处，不宜使用过烈的腐蚀药物。即使需要应用，必须加赋形药减低其药力，以免伤及周围正常组织，待腐蚀目的达到，即应改用其他提脓去腐或生肌收口药。对汞、砒过敏者，则应禁用。

3. 轻粉 轻粉，别名汞粉、峭粉、水银粉、腻粉、银粉、扫盆，为粗制氯化亚汞结晶。《纲目》："升炼轻粉法：用水银一两，白矾二两，食盐一两，同研不见星，铺于铁器内，以小乌盆覆之，筛灶灰盐水和，封固盆口，以炭打二炷香，取开则粉升于盆上矣。

其白如雪，轻盈可爱。一两汞，可升粉八钱"。具有杀虫、攻毒、利水、通便、生肌敛口之功。常作为生肌收口类药物主药，可调配为八宝丹、生肌玉红膏等，临床具有解毒、收涩、收敛、促进新肉生长的作用，掺布疮面能使疮口加速愈合。疮疡溃后，当脓水将尽，或腐脱新生时，若仅靠机体的修复能力来长肉收口则较为缓慢，生肌收口是处理溃疡的一种基本方法。

(1) 适应证：凡溃疡腐肉已脱、脓水将尽时，可以使用。

(2) 用法：常用的生肌收口药，如生肌散、八宝丹等，不论阴证、阳证，均可掺布于疮面上应用。

注意，脓毒未清、腐肉未净时，若早用生肌收口药，则不仅无益，反增溃烂，延缓治愈，甚至引起迫毒内攻之变。若已成漏管之证，即使用之，勉强收口，仍可复溃，此时需配以手术治疗，方能达到治愈目的。若溃疡肉色灰淡而少红活，新肉生长缓慢，则宜配合内服药补养和食物营养，内外兼施，以助新生。若臁疮日久难敛，则宜配以绑腿缠缚，改善局部的血液循环。

二、手术疗法

手术疗法，就是运用各种器械和手法操作进行治疗的一种方法，它在外科治疗中占有十分重要的位置。常用的方法有切开法、烙法、砭镰法、挂线法、结扎法等，可针对疾病的不同情况选择应用。手术操作时必须严格消毒，正确使用麻醉，保证无菌操作，并注意防止出血和刀晕等手术并发症的发生。

对于下肢慢性溃疡创面，临床经常应用的外治主要有药物疗法及其他疗法，手术疗法中的烙法、砭镰法、结扎法等常不应用于溃疡创面，而切开法、挂线法亦常为现代的手术切开、清创所代替，或常用于肛肠疾病而少用于下肢慢性溃疡，故不再介绍。

三、其他疗法

（一）煨脓长肉

"煨脓长肉"换药法是中医外科外治过程中的独特经验。所谓"煨脓长肉"换药法，是指在疮面愈合的后期阶段，运用外敷中草药膏（散），通过皮肤和创面对药物的吸收，促进局部的气血通畅，增强其防御能力，使创口脓液渗出增多，载邪外出，从而达到促进创面生长的目的。此法一是提脓祛腐拔毒，增加局部脓液的渗出；二是渗出的脓液有助于创面肉芽、皮肤的生长，祛腐生肌。

煨脓长肉法最早见于申斗垣《外科启玄·明疮疡宜贴膏药论》："在凡疮毒已平，脓水来少，开烂已定，或少有疼痒，肌肉未生，……故将太乙膏等贴之则煨脓长肉，……至此强壮诸疮，岂能致于败坏乎"？唐代孙思邈在《备急千金要方》中提出"夫痈坏后，有恶肉者，宜猪蹄汤洗去秽，次敷蚀肉膏散，恶肉尽后，敷生肌散，及摩四边令好肉速生"。至明清时期，王维德在《外科全生集》指出："毒之化必由脓，脓之化必由气血"。中医认为，脓为皮肉之间热盛肉腐蒸酿而成，由气血所化生，是肿疡在不能消散的阶段出现的主症，是正气载邪外出的表现。

通过对脓液细菌培养结合临床，发现在疮面愈合的后期，外用中药后局部脓液增多，是疮面在药物作用下，局部组织代谢旺盛，气血充足的表现，是"煨脓"的结果，并非创面感染恶化所造成，尽管一些疮面的细菌学培养有细菌生长，但其疮面仍能良好生长。

过去对外科抗炎药物的研究多着重于抑菌作用，现在从免疫学的角度研究，发现中草药的作用不同于抗生素，它们可能通过调整机体，增强机体抗病能力而起作用。

经外用中药"煨"出之脓，并不是坏死组织溶解产生的脓液，而是血浆内各种成分自血管内向外渗出的物质，其中包括大量的中性粒细胞、淋巴细胞、巨噬细胞和多种生长因子、炎症介质，这种渗出不但能稀释毒素，促进白细胞的吞噬作用，而且可以刺激创面肉芽与上皮生长。

脓之来必由气血，外用中药后局部创面脓汁增多是感染创面的正常代谢产物，是机体气血旺盛，正胜达邪，托毒外出，促进创口愈合的好现象。但应注意，此"脓"应稠不应稀，色泽应明净不应污浊，气味应淡腥不应臭秽。基于以上认识，"煨脓长肉"换药法被大量应用于开放性的感染创面的外治过程中。通过中医辨证换药，使腐肉液化成脓，腐去肌生，同时经换药后所增加渗出的脓液，又可以促进疮面肉芽、表皮的生长，切不可为追求疮面净洁，刻意揩拭，破坏了新生肉芽、上皮组织，反而使疮面延迟愈合。

1. 适应证 "煨脓长肉"换药法适用于各种新旧开放性感染性的创口，如大面积软组织损伤、烧伤、开放性骨折、骨髓炎等各种中医外科溃疡疮口的愈合后期。

2. 排脓引流 外敷中药使创面脓液增加，积聚的脓液在一定条件下可以促使创口愈合，但脓液同时也是细菌生长的良好基质。因此，必须解决好"煨脓长肉"和排脓引流的关系。疮疡在溃腐成脓的早期宜重在排脓引流、祛除脓腐，中后期脓腐减少，新肉渐生，则宜重在煨脓长肉。

3. 辨证应用 在应用"煨脓长肉"换药

的过程中，应注意对疮面分期、脓液、肉芽、疮周情况的辨证。一般而言，疮面早期，脓水淋漓，腐肉固着不脱，肉芽不鲜，感染不能控制者，不宜应用，待腐肉渐脱，脓液减少，感染控制后方可考虑应用。就脓液而言，脓色明净不污浊；脓气味淡腥不腥秽恶臭；脓质稠厚不清稀者可用，若脓液清稀如粉浆污水则不宜用。同时，疮面肉芽宜平整不宜胬肉高突或凹陷，宜坚实不宜松软，肉色宜鲜红活润不宜灰暗瘀滞；疮周宜红活不宜红肿、热或瘙痒脱屑、滋水淋漓。前者多为"气血顺畅""煨脓长肉"后之效佳；后者应待疮面有转机后，方可"煨脓长肉"。

4. 祛腐生肌、肌平皮长 "煨脓"的目的首先在于调动局部体表的免疫能力，使坏死组织溶解液化，以脓的形式排出，如坏死组织过多，需考虑应用降丹类提脓拔毒或进行必要的手术去除腐肉，腐肉脱落后，肉芽组织将很快从创底生长并逐渐填满缺损，这一阶段应考虑应用生肌敛口之品。肌平皮长是疮疡愈合过程中肉芽组织与上皮生长之间的辩证关系，各种原因造成的肉芽不生长或肉芽过长都会阻碍表皮正常爬行，只有肉芽适时地填充组织缺损，并正常生长，才能促使表皮正常爬行，进而消灭创面。

注意，"煨脓长肉"换药法不仅能促进肉芽的生长，对表皮的生长也有促进作用，治疗过程中应注意肉芽的生长情况，防止肉芽生长过高，反而影响创面愈合进程，必要时应选用平胬丹或适当修剪创面过长之肉芽。

（二）药线引流

引流法，是在脓肿切开或自行溃破后，运用药线、导管或扩创等使脓液畅流，腐脱新生，防止毒邪扩散，促使溃疡早日愈合的一种治法。包括药线引流、导管引流和扩创术等。其中导管引流和扩创术已被现代外科之胶管引流及手术切开代替，故不赘述。

药线俗称纸捻或药捻，大多采用桑皮纸，也可应用丝绵纸。按临床实际需要，将纸裁成宽窄长短适度，搓成大小长短不同线形药线备用。药线的类别有外黏药物及内裹药物两类，目前临床上大多应用外黏药物的药线。它是借着药物及物理作用，插入溃疡疮孔中，使脓水外流，同时利用药线之线形，能使坏死组织附着于药线而使之外出。采用药线引流和探查，具有方便、痛苦少、患者能自行更换等优点。也可将捻制成的药线，经过高压蒸气消毒后应用，使之无菌。

1. 适应证 适用于溃疡疮口过小，脓水不易排出者；或已成瘘管、窦道者。

2. 用法 有如下两种。

(1) 外黏药物法：分有两种，一种是将搓成的纸线，临用时放在油中或水中润湿，蘸药插入疮口；另一种是预先用白及汁与药和匀，黏附在纸线上，候干存贮，随时取用，目前大多采用前法。外黏药物，多用含有升丹成分的方剂或黑虎丹等，因它有提脓去腐的作用，故适用于溃疡疮口过深过小，脓水不易排出者。

(2) 内裹药物法：是将药物预先放在纸内，裹好搓成线状备用。内裹药物，多用白降丹、枯痔散等，因其具有腐蚀化管的作用，故适用于溃疡已成瘘管或窦道者。

注意，药线插入疮口中，应留出一小部分在疮口之外，并应将留出的药线末端向疮口侧方向下方折放，再以膏药或油膏盖贴固定。如脓水已尽，流出淡黄色黏稠液体时，即使脓腔尚深，也不可再插药线，否则影响收口的时间。

（三）垫棉法

垫棉法是用棉花或纱布折叠成块以衬垫疮部的一种辅助疗法。它是借着加压的力量，使溃疡的脓液不致下坠而潴留，或使过大的溃疡空腔皮肤与新肉得以黏合而达到愈合的目的。

1. 适应证 适用于溃疡脓出不畅有袋脓者；或疮孔窦道形成脓水不易排尽者；或溃疡脓腐已尽，新肉已生，但皮肉一时不能黏合者。

2. 用法 有袋脓者，使用时将棉花或纱布垫衬在疮口下方空隙处，并用宽绷带绷住固定。对窦道深而脓水不易排尽者，用棉垫压迫整个窦道空腔，并用绷带扎紧。溃疡空腔的皮肤与新肉一时不能黏合者，使用时可将棉垫按空腔的范围稍为放大，满垫在疮口之上，再用阔带绷紧。至于腋部、腘窝部的疮疡，最易形成袋脓或形成空腔，影响疮口愈合或虽愈合而易复溃，故应早日使用垫棉法。具体应用时，需根据不同部位，在垫棉后采用不同的绷带予以加压固定，如项部用四头带，腹壁多用多头带，会阴部用丁字带，腋部、腘窝部用三角巾包扎，小范围的用阔橡皮膏加压固定。

注意，在急性炎症红肿热痛尚未消退时不可应用，否则有促使炎症扩散之弊。如应用本法，未能获得预期效果时，则宜采取扩创引流手术。

（四）针灸法

包括针法与灸法，两者各有其适应证。在外科方面，古代多采用灸法，但近年来针法较灸法应用广泛，很多疾病均可配合针刺治疗而提高临床疗效。灸法是用药物在患处燃烧，借着药力、火力的温暖作用，可以和阳祛寒、活血散瘀、疏通经络、拔引郁毒。如此则肿疡未成者易于消散，既成者易于溃脓，既溃者易于生肌收口。

1. 适应证 针刺适用于瘰疬、脱疽、臁疮等。灸法适用于肿疡初起坚肿，特别是阴寒毒邪凝滞筋骨，而正气虚弱，难以起发，不能托毒外达者；或溃疡久不愈合，脓水稀薄，肌肉僵化，新肉生长迟缓者。

2. 用法 针刺的用法，一般采取病变远隔部位取穴，手法大多应用泻法，不同疾病取穴各异。灸的方法虽多，但主要有两类，一种是明灸，单纯用艾绒作艾炷着皮肤施灸，此法因有灼痛，并容易引起皮肤发生水疱，所以比较少用；一种是隔灸，捣药成饼，或切药成片（如豆豉、附子等作饼，或姜、蒜等切片），上置艾炷，于疮上灸之。此外，还有用艾绒配伍其他药物，做成药条，隔纸燃灸，称为雷火神针灸。豆豉饼灸，隔姜、蒜灸等，适用于疮疡初起毒邪壅滞之证，取其辛香之气，行气散邪。附子饼灸适用于气血俱虚、风邪寒湿凝滞筋骨之证，取其温经散寒、调气行血。雷火神针灸适用于风寒湿邪侵袭经络痹痛之证，取其香窜经络，祛风除湿。至于灸炷的大小，壮数的多少，须视疮形的大小及疮口的深浅而定，总之务必使药力达到病所，至痛者灸至不痛、不痛者灸至觉痛为止。

注意，凡针刺一般不宜直接刺于病变部位。疗疮等实热阳证，不宜灸之，以免以火济火；头面为诸阳之会，颈项接近咽喉，灸之恐逼毒入里；手指等皮肉较薄之处，灸之更增疼痛。此外，在针灸的同时，根据病情应与内治、外治等法共同施治。

（五）熏法

熏法是把药物燃烧后，取其烟气上熏，借着药力与热力的作用，使腠理疏通、气血流畅而达到治疗作用的一种治法。包括神灯照法、桑柴火烘法、烟熏法等。

1. 适应证 肿疡、溃疡均可应用。

2. 用法 神灯照法可活血消肿、解毒止痛，适用于痈疽轻证，可使未成脓者自消，已成脓者自溃，不腐者即腐；桑柴火烘法可助阳通络、消肿散坚、化腐生肌、止痛，适用于疮疡坚而不溃、溃而不腐、新肉不生、疼痛不止之症；烟熏法可杀虫止痒，适用于干燥而无渗液的各种顽固性皮肤病。

注意，随时听取患者对治疗部位热感程度的反应，不得引起皮肤灼伤。室内烟雾弥漫时要适当流通空气。

（六）溻渍法

溻是将饱含药液的纱布或棉絮湿敷患处，渍是将患处浸泡在药液中。溻渍法是通过湿敷、淋洗、浸泡对患处的物理作用，以及不同药物对患部的药效作用而达到治疗目的的一种方法。近年来，溻渍法除了治疗疾病外，在用途上有了新的发展，如药浴美容、浸足保健防病等。

1. 适应证 阳证疮疡初起、溃后；半阴半阳证及阴证疮疡。

2. 用法 常用方法有溻法和浸渍法。

(1) 溻法：用6~8层纱布浸透药液，轻拧至不滴水，湿敷患处。①冷溻：待药液凉后湿敷患处，30min更换一次，适用于阳证疮疡初起，溃后脓水较多者；②热溻：药液煎成后趁热湿敷患处，稍凉即换，适用于脓液较少的阳证溃疡、半阴半阳证和阴证疮疡；③罨敷：在冷或热溻的同时，外用油纸或塑料薄膜包扎，可减缓药液挥发，延长药效。

(2) 浸渍法：包括淋洗、冲洗、浸泡等。①淋洗：多用于溃疡脓水较多，发生在躯干部者；②冲洗：适用于腔隙间感染，如窦道、瘘管等；③浸泡：适用于疮疡生于手、足部及会阴部患者，亦可用于皮肤病全身性沐浴，以及药浴美容、浸足保健防病等。用2%～10% 黄柏溶液或二黄煎冷渍有清热解毒的作用，适用于疮疡热毒炽盛，皮肤焮红或糜烂，或溃疡脓水较多、疮口难敛者；葱归渍肿汤热渍有疏导腠理、通调血脉的作用，适用于痈疽初肿之时；苦参汤可祛风除

湿、杀虫止痒，用于洗涤尖锐湿疣、白疕等；五倍子汤有消肿止痛、收敛止血的作用，煎汤坐浴适用于内、外痔肿痛及脱肛等；热水浸浴全身或浸足可发汗排毒、疏通经络、行气活血、保健防病。若配合按摩穴位，效果更佳。

注意，用渍法时药液应新鲜，渍敷范围应稍大于疮面。热渍、罨敷的温度宜在45～60 ℃。淋洗、冲洗时已经用过的药液不可再用。局部浸泡一般每日 1～2 次，每次 15～30min；全身药浴可每日 1 次，每次 30～60min。

第四节　常见慢性创面中医治疗

一、缺血性肢体坏疽与溃疡的中医中药处理

缺血性肢体坏疽与溃疡属于中医学"脱疽"范畴。脱疽是指发于四肢末端，严重时趾（指）节坏疽脱落的一种慢性周围血管疾病。临床上常见于血栓闭塞性脉管炎、肢体闭塞性动脉硬化以及糖尿病肢体坏疽等慢性动脉闭塞性疾病。

（一）病因病机

本病常因脏腑功能失调，肝脾肾亏虚，加之外邪侵袭而致。脾气不健，化生不足，气血亏虚，不能荣养脏腑、充养四肢；肾阳不足，阳气不达，不能温煦四肢；或情志内伤，郁怒伤肝，而肝血不足，房劳过度，耗伤精血而肾精亏虚，精血不足失于濡润，血脉涩滞。或年高体衰，心气不充，运血无力，气血失和；或平素肥胖，嗜食肥甘，痰湿内

生，气机不畅，气滞血瘀；复受寒湿之邪，郁遏阳气，则气血凝滞，经络阻塞，不通则痛；四肢气血不充，失于濡养则皮肉枯槁、消瘦；寒邪久蕴，郁而化热或复感湿热外邪则出现红肿，热胜肉腐成脓形成溃疡、坏疽。若热毒炽盛，久病疼痛，伤及阴液，常有伤阴之症；后期脓水淋漓，久不收口，耗伤气血，则可出现气血两虚征象。

本病的发生以肝脾肾亏虚为本，寒湿痰外伤为标，而气血凝滞、经脉阻塞为其主要病机。

（二）内治法

1. 脉络寒凝证　患肢发凉、麻木、酸胀或疼痛，间歇性跛行。患肢局部皮肤温度下降，皮肤色泽正常或苍黄，大中动脉搏动正常或减弱，舌质淡紫，舌质白润，脉弦紧。

(1) 治则：温阳散寒，活血通脉。

(2) 方药：选用阳和汤、当归四逆汤或黄

芪桂枝五物汤加减。

(3) 常用药物：黄芪、桂枝、麻黄、制附片、肉桂、鹿角胶、当归、丹参、鸡血藤、白芥子、炮姜炭、仙茅、淫羊藿、细辛等。腰膝酸软、遗精早泄加仙茅、杜仲。

2. 脉络血瘀证 患肢酸胀、麻木较重，持续性疼痛，夜间加剧，间歇性跛行严重。皮肤可发绀，或见紫褐色斑，趾（指）甲增厚、变形，生长缓慢，汗毛稀少，或肌肉萎缩，大、中动脉搏动减弱或触不清。舌质青紫有瘀点或瘀斑，苔白润，脉沉紧或沉涩。

(1) 治则：活血化瘀，通络止痛。

(2) 方药：当归活血汤、当归四逆汤、血府逐瘀汤等加减。

(3) 常用药物：当归、丹参、鸡血藤、桂枝、赤芍、桃仁、红花、黄芪、生地黄、枳壳、陈皮、木香、柴胡、延胡索、郁金、山甲、川牛膝等。

3. 脉络瘀热证 患肢酸胀，麻木，烧灼疼痛，遇冷痛缓，夜间痛剧。皮肤呈紫红色、干燥、脱屑、光薄或皲裂，趾（指）甲增厚、变形、生长缓慢，汗毛稀少或脱落，肌肉萎缩，大、中动脉搏动减弱或触不清。舌质红或绛，苔黄，脉沉涩或细涩。

(1) 治则：清热养阴，化瘀通络。

(2) 方药：四妙勇安汤加减。

(3) 常用药物：当归、金银花、玄参、黄芩、黄连、牡丹皮、生地黄、赤芍、白芍、丹参、鸡血藤、石斛、延胡索、桃仁、红花等。

4. 脉络热毒证 患部皮肤紫黑、溃破，脓水恶臭，腐肉不鲜，疼痛难忍，夜间痛甚，腐溃可很快蔓延小腿或小腿以上，范围渐见增大，并深至筋骨，以及患部严重营养障碍。严重者可伴发热，口渴喜冷饮，大便秘结，小便

短赤。大、中动脉搏动减弱或消失。舌质红绛有裂纹，苔黄燥或黄腻，脉弦细或滑数。

(1) 治则：清热解毒，凉血止痛。

(2) 方药：四妙勇安汤、三黄汤或黄连解毒汤加减。

(3) 常用药物：当归、玄参、金银花、赤芍、白芍、栀子、黄芩、黄连、黄柏、苦参、生地黄、白茅根、牛膝、薏苡仁、地丁、大黄等。

5. 气血两虚证 趾（指）及足部切口不愈合，肉芽呈灰白色如镜面，脓液少而清稀，皮肤干燥、脱屑、光薄、皲裂，趾（指）甲增厚、变形、生长缓慢，汗毛脱落，肌肉萎缩，身体消瘦而虚弱，面色苍白，头晕心悸，气短乏力。舌质淡，苔薄白，脉沉细无力。

(1) 治则：益气温阳，养血通脉。

(2) 方药：四君子汤、八珍汤、十全大补汤等加减。

(3) 常用药物：黄芪、党参、白术、云茯苓、当归、白芍、熟地黄、川芎、肉桂、五味子、枸杞子、陈皮、甘草、大枣等。

（三）外治法

对已发生肢体溃疡或坏死者，严格进行局部外科清洁换药及中医外治处理。在治疗肢体动脉缺血疾病中，坏疽与缺血性溃疡外科处理原则至关重要且不容忽视。重视手术外治与药物外治的有机结合，选择合适手术时机或方式，根据创面情况应用不同外治药物是提高创面愈合率，防止坏死或溃疡进一步加重或发展的重要手段。

1. 处理原则：控制感染，由湿转干，分离坏死，促使愈合。

2. 外治方法结合"一期切除缝合""鲸吞""蚕食"等手术方法，对疮面发展变化的

不同时期分别应用干燥、祛腐、生肌、促愈等药物。

(1) 干性坏疽或溃疡：坏死组织完全变干，且与健康组织分界清楚。创面局部可用 75% 的乙醇消毒后用乙醇纱布或无菌纱布包扎，保持创面干燥；也可应用黄马酊涂擦患处，一天数次。当坏死组织与健康组织分界清楚时，可用硝酸银溶液进行溶脱：配制 0.5% 的硝酸银溶液，创面局部清洁消毒后，用硝酸银溶液纱布包裹在患指（趾）部，外用塑料套将硝酸银纱布封裹，再用无菌纱布包严避光。48h 后患处坏死组织变软，与健康组织自行解脱，将坏死组织清除，裸露的残骨咬短，创面逐渐愈合。此方法简单、可靠、无痛苦。

缺血坏死的肢体，若坏死组织局限干燥，且侧支循环已显著丰富后，也可行指（趾）端切除一期缝合术。但必须侧支循环已经建立，局部炎症已控制，坏死组织与健康组织分界已清楚，才能行此手术。手术时切口应位于坏死组织与健康组织分界处上沿 1～2cm 处健康部位上，设计左右或前后皮瓣，切开皮肤、皮下组织，咬短骨骼。缝合时行减张缝合术，术后伤口处要放置引流条。这种手术适用于指（趾）远端坏死治疗，其优点是能促进伤口愈合，缩短疗程，减轻疼痛。缺点是牺牲了一段健康的指（趾）。同时，医生要有耐心地等待手术指征出现，由于这种手术是在缺血的肢体上操作，伤口易裂开，甚则加重感染，反而延误伤口愈合的时间。

由于机体有自行修补的能力，干性坏死的组织也可听其自然，自行解脱。这种任其自然解脱的方法适用于坏死仅局限于指（趾）部，又无手术清创条件的患者，或者全身情况较差的老年体弱患者。为促其坏死组织尽快干瘪、解脱，可采用 75% 的乙醇对坏死指（趾）每日浸泡 10min。

(2) 湿性坏疽或溃疡：坏疽合并感染有脓性分泌物者称之为湿性坏疽。对湿性坏疽感染情况严重者可采用抗生素协同中药全身抗感染。给予 10% 复方黄柏溶液外敷，促使干燥，严重者配合适时清创；或坏疽已形成且局限，侧支循环建立较为完好，坏死组织尚未清创，创面脓性分泌物较多者，可采用清热解毒的中药进行熏洗或淋洗。如金银花、大黄、黄柏各 30g，蒲公英 60g，加水 3000ml，煮沸后冷却至适当温度，熏洗患处。也可采用蜀羊泉、马齿苋各 60g，加水 3000ml，煮沸 20min，冷却至适当温度熏洗或淋洗患处。或用紫花地丁 30g，连翘 30g，蚤休 30g，赤芍 15g，甘草 9g，加水 2000ml，煮沸后冷却至适当温度，熏洗或淋洗患处。

肢体严重缺血，侧支循环尚未建立，坏疽处于发展阶段，病情尚未稳定者；或熏洗后伤口疼痛加剧，肉芽组织生长不鲜者应禁用熏洗。另外，应用熏洗疗法时应特别注意水温最好在 35～40℃，尤其是下肢缺血者，最好不超过 37℃，以防造成烫伤或加重组织坏死。

当创面感染控制后，对已形成的坏死组织可采用"鲸吞"与"蚕食"的方法将其清除。

所谓"鲸吞"，即在椎管麻醉或局麻下将坏死组织由健康组织分界外进行清创。在清创时要掌握以下原则：炎症急性期不清除或少清除，慢性炎变期适当清除，在肉芽组织出现后可大量清除，在好坏界线分清后彻底清除。清除时要依下列顺序进行处理：肢体远端的坏死组织先清除，近端的坏死组织后清除；疏松的坏死组织先清除，黏着牢固的坏死组织后清除；无血无痛的坏死组织先清除，有血有痛的坏死组织后清除；露出的骨残端先清除，埋藏在肉芽下的骨残端后清除。

在清除坏死组织时必须了解下肢皮肤血液供应情况以及坏死程度。清除坏死组织时，腐骨清除至关重要，清除腐骨时要注意以下几个问题：①局部炎症已完全控制，健康组织的红肿消退，疼痛显著减轻，浅表静脉炎、淋巴管炎已完全控制；②组织水肿已完全消退，无论是炎性的水肿或非炎性的水肿，都完全消失；③创面干净，脓性分泌物减少，肉芽组织鲜红，创面易出血，骨残端有血液供应，创面上坏死的肌腱、韧带都已基本清除，但在清除死骨时还要注意骨血液循环的情况。

在清除腐骨前，要拍摄 X 线片，根据 X 线片骨残端的情况，确定清除腐骨范围：死骨部分如果距离近端关节很远，可将死骨部位除去，直到见到血液流出为止；如果死骨部分距离近端关节很近，可将死骨与近端关节一同清除；当关节离断时，必须将近端关节的关节面软骨除去，以便新鲜的肉芽覆盖。在骨残端的外围与近端的软组织分离的情况下，可将骨残端的骨缘一点点除去，直至骨断端平滑为止，这样做可避免骨块遗留，形成异物，影响创面愈合。清除多少要视创面具体情况而定，一般以骨残端有血液流出为准，但也要根据创口附近的组织而定。如果残端附近是健康组织，咬骨则以皮肤能缝合为准；如果残骨附近是瘢痕组织，咬骨则不可过少，否则创面难以愈合。

所谓"蚕食"，就是对手术后尚未完全清除的坏死组织，在每次换药时，视其具体情况逐次将能清除的尽量清除。"蚕食"坏死组织时也可应用一定比例的红升丹或白降丹，也可以选择应用抗绿生肌散、八二丹等，能

起到祛腐生新的作用。腐去新生者，予以仲景药霜、生肌玉红膏、生肌橡皮膏、抗绿生肌散外用以"煨脓长肉"。

不论"鲸吞"或"蚕食"，在操作时对于裸露的肌腱不可拉至伤口外切断，以免肌腱回缩，引起深层感染，对裸露在外的神经，应及时在浸润麻醉下用刀将其切断，令其自由回缩，这样可以减轻患者痛苦。更换敷料时应将伤口外的脓血痂、脱落的皮肤以及创面内的脓液清洗干净。若有脓腔，应放置引流条，由于放置引流条时会刺激伤口引起疼痛，对此切不可姑息迁就，应耐心说服患者，争得配合，术者应细心轻柔，减轻患者痛苦。

坏疽形成的溃疡面较一般伤口难以愈合，归纳起来有以下几个原因。①创面大，瘢痕组织形成较多，上皮组织不易爬行；②创面换药不当，用药不科学；③创面内遗留有坏死组织、死骨或异物；④肉芽组织过度增生、水肿，致使肉芽组织高出创面，影响上皮爬行；⑤坏疽指（趾）脱落，或手术切除后可能发生残骨性骨髓炎，有这种现象时伤口不易愈合，或者形成假性结痂愈合，反复溃破，X 线片提示指（趾）残端骨髓炎；⑥沿腱鞘上行感染，这种现象临床较多见，感染时沿腱鞘皮肤发红、发热、疼痛，可以发生腱鞘坏死或脓肿。

遇到以上情况时可以按下列原则处理：①注意观察创面，发现问题及时处理；②配合应用活血化瘀、改善循环的药物进行治疗；③清除异物，清洁创面，控制感染；④创面内分泌物较多时可每日换药 1～2 次，分泌物少时可视其情况间日或数日换药 1 次，减少换药刺激，以利伤口愈合；⑤结合局部细菌培养结果，可联合抗生素进行治疗。

对于下肢动脉缺血性溃疡，其根本原因

为下肢动脉不同程度、不同节段的闭塞或狭窄引起的组织缺血缺氧。因此，尽可能地恢复肢体血供是治疗的关键，应根据全身情况及下肢动脉血管的状况，以全身治疗为基础，结合各种外科血管重建手术，恢复血流，采取整体与局部治疗相结合的方法，临床上才能取得较好的效果。

（四）名家经验

1. 全国名中医、河南中医药大学第一附属医院崔公让教授，在继承前人的基础上结合自己的临床经验，认为脱疽之发生，多因饮食不节、久病耗损或年迈体虚，致使脏腑功能减退，先出现肾阳虚、脾阳虚，继之肺气虚而终致心阳虚，阳气无力通行四肢，荣卫之气与寒湿之邪相搏，壅遏不去，稽留脉中，气滞血瘀，淤血堵塞脉络，瘀阻不通而发病。强调脱疽之为病，其本为阳气不足、寒气客侵，其标为脉络瘀阻、肉腐骨脱，血瘀是根本的病理改变。提出"病在脉者调之络，病在络者调之血"的脱疽内治法则，祛瘀散寒以治其标，温阳益气以治其本，并形成"治瘀贯穿周围血管疾病始末"的学术思想。在中医辨证论治方面，提倡内治与外治相结合，局部辨证与整体辨证相结合，充分体现了辨证审因，分期论治的理念。

内治方面，注重中医四诊，详询病史，同时注重局部创面辨证。崔公让教授常将脱疽辨证分为热毒炽盛型、血脉瘀阻型、寒湿阻络型、气血两虚型，内服中药常以经验方通脉活血汤（当归、丹参、鸡血藤、炮山甲、黄精、玉竹、薏苡仁、陈皮、甘草）加减。

在脱疽手术治疗方面，崔公让教授继承了前人对坏疽肢体"在肉则割，在指则切"的外科手术处理理念，即祛其腐败毒秽，以

助新生；结合自身临床实践，认为清除坏死化毒之残肢，必须把握好时机，保证不伤正气，有利于残端的新生与修复。为避免不适时、不适当的外科处理而加重肢体感染或影响血液循环，导致病情恶化，提出了"控制感染、改善循环、清除坏死、促使愈合"的中医外科处理原则，主张急性期积极控制全身感染，避免炎症扩散造成创面进一步扩大；在感染控制的基础上，活血化瘀以改善肢体循环障碍，使气血通行，方可进一步局部清创；对于坏死的组织，主张分时机逐步清除，通过改善影响创面的坏死、感染、循环等因素促使愈合。

在局部评估方面，常按照中医疮疡分期辨证，认为急性期创面红肿疼痛糜烂，渗出明显者，多因湿热毒盛，为阳证；慢性期皮色发暗，渗出不多，疮面板滞，硬结明显者为阴中之阳证；慢性期疮面苍白色淡，渗出稀薄，硬结不甚明显者为阴中之阴证。依据创面基底颜色，黑期（组织坏死期）局部辨证为阴证，外治方法主张"鲸吞、蚕食"逐步清创法、硝酸银脱痂法和"提脓祛腐"法。要求在清除坏死组织时，动作要精细，避免不必要的误伤扩大创面。在促湿转干无创脱痂方面，常选用黄麻合剂、75% 乙醇、自制 0.5% 硝酸银溶脱、3% 硼酸软膏软化、2% 锌氧油外敷，使覆盖坏死组织的黑色痂皮变软崩解，与健康组织自然分离易清除，达到祛邪不伤正的目的。黄期（炎性渗出期）局部辨证多为阳证，外治法主张渍渍疗法、熏洗疗法、箍围疗法、蚕食疗法及提脓祛腐法。外用药方面，熏洗法、渍渍疗法常用自拟经验方解毒活血方（金银花、蒲公英、重楼、苦参、苏木、红花）加减。"提脓祛腐"法多采用中医外用掺药，根据病情选择使用"五五

丹""八二丹""抗绿生肌散"（经验方，白降丹、枯矾、炉甘石成分）等丹药制剂以提脓祛腐，外用油膏"仲景药霜"（经验方，含乳化基质、透明质酸酶、蜂胶浸膏等成分）或"橡皮生肌膏"盖贴，促使局部腐烂组织溶解，疮面脓液分泌增多。红期（肉芽组织期）局部辨证多为半阴半阳证，常用经验方掺药抗绿生肌散，外用仲景药霜、生肌白玉膏（经验方，轻粉、石膏粉、凡士林成分）以煨脓长肉；对于肉芽色红，生长缓慢者，常外用生肌白玉膏、仲景药霜、橡皮生肌膏、蛋黄油、蚯蚓糖浆、康复新液以活血生肌。

2. 国医大师、山东中医药大学附属医院尚德俊教授，强调对于肢体闭塞性动脉硬化（脱疽）既要明确现代医学的诊断和分期，又要辨别其发病过程中不同阶段的病理变化特点，使现代医学诊断与传统医学的辨证相结合，充分发挥中医辨证论治的优势。这样，即充实了诊断的完整性和治疗的全面性，又更明确疾病的发病原因、部位和性质，了解疾病发生的全部过程。认为肢体闭塞性动脉硬化病变早期或是病变较轻，肢体动脉搏动尚好，无证可辨，但是通过检查可以发现动脉粥样斑块，动脉壁增厚，有血流动力学的异常等，这是病变早期典型的"痰瘀证"，宜应用活血通络、化痰软坚法治疗。病情进展，血管狭窄闭塞，出现临床症状，表现为间歇性跛行、肢体疼痛、皮肤发绀或坏死，这是典型的"血瘀证"表现，宜应用活血化瘀法为主治疗。

尚老将本病分成五型：①阴寒型：治宜温经散寒、活血通脉，方选阳和汤加减；②血瘀型：治宜活血化瘀、通络止痛，方选活血通脉饮加减；③湿热下注型：治宜清热利湿、活血化瘀，方选四妙勇安汤加味；

④热毒炽盛型：治宜清热解毒、养阴活血，方选四妙活血汤；⑤脾肾阳虚型：治宜补肾健脾、活血化瘀，方选补肾活血汤。尚老认为，淤血阻络、血脉闭阻是肢体闭塞性动脉硬化的主要病机，因此，活血化瘀法是治疗肢体闭塞性动脉硬化的主要法则，应贯穿于治疗的始终。尚老在临床上灵活应用活血化瘀疗法，总结出益气活血法、温通活血法、清热活血法、活血利湿法、滋阴活血法、行气活血法、通下活血法、养血活血法、活血破瘀法、补肾活血法等十法。

3. 上海市中西医结合医院奚九一教授，总结肢体闭塞性动脉硬化的病理演变规律为因虚致邪、因邪致瘀、因瘀致损，即"虚是本、邪是标、瘀是变、损是果"。根据"因邪致瘀，祛邪为先"的诊疗原则，主张治疗以祛除邪毒，扶正补虚，以清通为基本治法，清通法主要是采用清热燥湿、清热解毒、清热软坚、清泻祛毒、清浊化毒、清瘀荡毒等。当然，在肢体闭塞性动脉硬化病理过程中，不仅单纯表现为湿热痰瘀之毒邪为患，也会出现寒象、虚象。但在早期和急性期，主要以湿热之毒而致痰瘀为主，且邪毒贯穿于疾病之始终。所以清通之法亦应贯穿治疗始终，不过据分期有所侧重而已。经验方软坚清脉饮主要由豨莶草、海藻、蒲黄、大黄等组成。

4. 国医大师、邓州市中医院唐祖宣教授，认为肢体闭塞性动脉硬化多由年老体弱，正气虚衰，津血亏耗，气血运行不畅所致，郁久为热，发为脱疽，治疗以益气化瘀，养阴清热为主。自拟经验基本方，麦门冬、玄参、丹参、当归各15g，人参、红花、甘草各10g，黄芪、石斛、金银花各30g，五味子12g。初期，基本方去石斛、玄参、金银花，加炮附片12g，蜈蚣3条、水蛭15g，细辛 6g 等，以温经散寒，化瘀通络。干性坏疽者以基本方治疗，若湿性坏疽，用上方去丹参、红花，加蒲公英 30g，大黄 10g，知母、黄柏各 15g，以滋阴清热，化湿通络。若湿热内蕴，苔黄多津不渴者加苍术 15g，薏苡仁 30g，坏疽严重者，配合实验室检查，选用敏感的抗生素以控制感染。恢复期，于方中减玄参、金银花，酌增黄芪、人参剂量，加炮附片 15g，桂枝 12g，有瘀者加桃仁 10g，水蛭 15g。15 天为 1 个疗程。

创面处理：采用由湿转干，分界线清楚，坏死组织分离，促进伤口愈合的步骤，对大创面采用蚕食疗法，对于湿性坏疽，可选用三黄酊湿敷疮面，若脓多者，对脓腔内注射碘酒及用高渗溶液和脱水剂，促进由湿转干。坏死组织局限，分界线清楚后，可用 0.5% 硝酸银溶液湿敷，分离坏死组织和手术分离切除术，创面新鲜并有新的肉芽组织生长，可用玉红膏、九一丹等药物，促进创面愈合。

二、臁疮的中医中药处理

本病因生于小腿中下 1/3 的内外侧部位，相当于内臁或外臁部的一种慢性溃疡，故称臁疮，又名"裙边疮""裤口毒""老烂脚"。常继发于下肢静脉曲张、下肢深静脉血栓形成后综合征等。特点是经久难以收口，或虽经收口，每因损伤而复发。本病多由于久站、过度负重或血脉瘀阻、臁部气血运行不畅、久而化热或小腿皮肤破损染毒、湿热下注而成。

（一）病因病机

本病由湿热下注、阻遏经络、营卫不畅、气血凝滞而成。由于久行久立，久负重物，臁部气血运行不畅，甚则青筋扭曲暴露，复

遇异物刺激，或虫咬染毒，或患湿疹经久不愈致糜烂等诱发本病。

（二）内治法

1. 湿热下注证　疮面色黯，或上附脓苔，脓水浸淫，秽臭难闻，四周漫肿灼热，伴有湿疹，痛痒时作，甚有恶寒发热，舌苔黄腻，脉数。

(1) 治法：清热祛湿，和营解毒。

(2) 主方：三妙汤、萆薢渗湿汤加减。

(3) 常用药物：苍术、黄柏、苦参、薏苡仁、泽泻、萆薢、川牛膝、滑石、牡丹皮、生甘草等。

(4) 加减：热重者加金银花、连翘；湿重者加猪苓、茯苓、车前子；瘀滞者加桃仁、红花。

2. 脾虚湿盛证　病程日久，疮面色黯，黄水浸淫，患肢水肿，纳食腹胀，便溏，面色萎黄，舌淡，苔白腻，脉沉无力。

(1) 治法：健脾祛湿，消肿生肌。

(2) 主方：香砂六君子汤或参苓白术散合三妙散加减。

(3) 常用药物：黄芪、茯苓、党参、白术、薏苡仁、苍术、萆薢、牛膝、陈皮、丹参、泽兰等。

3. 气虚血瘀证　溃烂经年，腐肉已脱，起白色厚边，疮面肉色苍白，四周肤色黯黑，板滞木硬，舌质淡紫，苔白腻，脉细涩。

(1) 治法：益气活血，祛瘀生新。

(2) 主方：补中益气汤合桃红四物汤加减。

(3) 常用药物：黄芪、党参、当归、赤芍、川芎、丹参、茜草、桃仁、红花、白术、茯苓、薏苡仁、炮山甲等。

（三）外治法

中医外治采用临床辨证分期，在临床内

治基础上，给予缝扎、缠缚、敷药三法共用，综合处理。1~2天局部清洁换药1次。在下肢皮肤溃疡创面周围行经皮缝扎术后，可根据全身及局部溃疡创面的辨证分期将所敷药物分为祛腐与生肌两类，根据病情不同时期酌情外用，每次换药后皆需配合缠缚疗法。

1. 缝扎疗法 在椎管内麻醉或疮面周围局部麻醉后，局部清洁消毒，在疮面边缘1cm处采用长约1cm胶皮管和7号丝线直接经皮间断环周加垫缝扎，以减轻溃疡周围静脉淤血，促进愈合。

2. 缠缚疗法 将药物贴敷于患处后，外加阔绷带绑缚患肢（或穿戴医用弹力裤袜）以减轻局部淤血、促进静脉回流通畅，加速疮口的愈合。

3. 敷药疗法 在疮面脓腐未脱时，使用九一丹，并外盖红油膏；疮面脓腐脱尽后，外用生肌散及白玉膏。同时应注意视腐肉之多少，腐脱之难易，适度掌握九一丹的剂量多少，不宜过量使用，以免中毒。

若溃疡面积较大，在采用上述综合治疗方案，下肢皮肤溃疡疮面肉芽组织鲜活，条件成熟后可行点状植皮术，以尽快扑灭疮面，缩短疗程。如有静脉纤曲扩张等情况，也可配合下肢曲张静脉剥脱术、硬化术及交通支结扎术等各种外科手术方法。

对于反复溃烂，久不愈合者，可配合灸法。应用艾条直接近灸溃疡面，以热为度，每次30min，每天1~2次；或灸承山、三阴交、足三里等穴位，每次15~30min，每日1~2次，以温经通络，活血行气。

本病的基本病机是脉络瘀滞，湿邪下注；疮面难愈的根本原因为久病正虚，气血瘀滞，营卫不畅，肌肤失养，复感邪毒，病性为本

虚标实。因此，在治疗上应瘀者祛之，虚者补之，攻补兼施。通过中医药辨证分期施治和综合疗法的联合应用，可有效地促进静脉回流，降低静脉内压，达到化瘀通络，祛腐生新，促进疮面愈合的目的。

（四）名家经验

1. 全国名中医、河南中医药大学第一附属医院崔公让教授，认为臁疮的病因多因虚生湿，因虚致瘀；湿瘀交阻，气虚难复而成顽疾。其病机以虚为本，关键在于"湿"和"瘀"。在中医辨证论治方面，提倡内治与外治相结合，局部辨证与整体辨证相结合，充分体现了辨证审因，分期论治的理念。内治方面，注重中医四诊，详询病史，同时注重局部创面辨证。治疗上应结合舌、脉、症，审因辨证，分证论治。崔老常将臁疮辨证分为湿热瘀结型（急性期）、脾虚湿盛型（慢性期）、气虚血瘀型（慢性迁延期）。在急性感染期宜清热利湿解毒，治疗以"清"为主；慢性期与慢性迁延期以"瘀""虚"为主，治疗以"通""补"为本。内服中药常以经验方赤芍甘草汤（当归20g、赤芍60g、陈皮20g、两头尖12g、生薏苡仁30g、甘草10~30g）加减。

在局部评估方面，常按照中医疮疡分期辨证。急性期创面红肿疼痛糜烂，渗出明显者，多因湿热毒盛，为阳证；慢性期皮色发暗，渗出不多，疮面板滞，硬结明显者为阴中之阳证；慢性期疮面苍白色淡，渗出稀薄，硬结不甚明显者为阴中之阴证。依据创面基底颜色，黑期（组织坏死期）局部辨证为阴证，外治法主张"蚕食疗法"逐步清创和"提脓祛腐"法。多采用中医外用药掺药，使用"五五丹""八二丹""抗绿生肌散"（经验方，

含白降丹、枯矾、炉甘石等成分）等丹药制剂以提脓祛腐，外用油膏"仲景药霜"（经验方，含乳化基质、透明质酸酶、蜂胶浸膏等成分）或"橡皮生肌膏"盖贴，促使局部疮面脓液分泌增多，干性坏死组织或焦痂尽快软化、溶解、脱落。黄期（炎性渗出期）局部辨证多为阳证，外治法主张湿渍疗法、熏洗疗法、箍围疗法、蚕食疗法及提脓祛腐法。常用自拟经验方疮疡外洗方（地肤子 60g、黄柏 60g、艾叶 60g、白矾 60g、石榴皮 60g）加减。红期（肉芽组织期）局部辨证多为半阴半阳证，对于肉芽组织暗淡不鲜者，常用掺药抗绿生肌散、仲景药霜以煨脓长肉；对于肉芽色红，生长缓慢者，常外用生肌白玉膏（经验方，含轻粉、凡士林、冰片等成分）、仲景药霜、橡皮生肌膏、蛋黄油、蚯蚓糖浆、康复新液以活血生肌。

2. 广东省中医院蔡炳勤教授，认为该病基本病机为"虚、湿、瘀"，虚是根本，无力推动血行，血脉瘀滞，复感湿热之邪，发为"臁疮"，湿、瘀是标。临床上无论是静脉回流障碍性疾病，或是静脉倒流性疾病，均是静脉瓣膜破坏，导致血液瘀滞，静脉功能障碍，即中医认为的气虚失摄，气虚不运的表现。该病临床表现多样，可据兼症灵活选方，增减用药。蔡炳勤教授认为许多"臁疮"患者就诊时多数溃疡长久不愈，创面晦暗，肉芽灰白暗淡等表现，辨证考虑为气虚血瘀夹湿，治宜益气活血为法，佐以祛湿生肌，拟玉屏风散合芍药甘草汤加减。病情严重伴有畏寒怕冷，四肢不温等表现时，可加用温阳散寒药物。局部溃疡配合生肌膏外用，临床疗效显著。

3. 上海中医药大学唐汉钧教授，认为外治精当与否，常可决定病势之进退与转归，

临证必须加强内外治协同。感染急性期局部外用提脓祛腐药、药线引流、中药湿敷等控制疮面感染。提脓祛腐药要根据脓液性质、色泽、气味，结合脓液细菌培养结果选用。脓色黄白稠厚，多为金黄色葡萄球菌、溶血性链球菌等革兰阳性细菌感染，可外用九一丹、八二丹；脓色绿黑、稀薄如水，或有气泡，或腥秽恶臭，多为铜绿假单胞菌、大肠杆菌等革兰阴性细菌，或厌氧菌、霉菌生长，抗生素常不敏感，可外用七三丹、五五丹，或一枝黄花、蓬草、马齿苋、黄连、重楼等煎汤，待温浸洗湿敷患处，候脓腐尽，予复黄生肌愈疮油剂、生肌散、白玉膏等祛瘀补虚生肌，促进疮面愈合。无论早、中、后期均须加用缠敷疗法，促使瘀滞在曲张浅表静脉中的血液自深静脉回流，从而改善患处血供和血氧供应，加速创口愈合。

4. 天津中医药大学第一附属医院张庚扬教授，强调外治法是臁疮治疗的重要手段。在治疗过程当中分别采取了缠缚疗法、湿渍疗法的热渍法、生肌疗法。尤其针对患者辨证的不同阶段进行辨证外治。在外治之初即应用珠母粉及生肌象皮膏等补益之品，其中珠母粉中包含珍珠母、牡蛎、血竭等品，具有生肌敛口之效；生肌象皮膏法自张山雷《疡科纲要》，方中包含生血余、象皮、当归、生地、龟甲等滋养之品，对于日久失养、经久不愈的虚证创面具有生肌长肉之功效。热渍疗法中依据张庚扬教授臁疮病机三部曲，依据疾病辨证的不同阶段选择相应的外用药物：血脉瘀滞阶段，选用当归、丹参、桃仁、红花、川牛膝、赤芍、川芎等煎煮取液；湿热下注阶段，选用马齿苋、黄柏、大青叶等煎煮取液；气虚阶段，选用当归、白芷、血竭等煎煮取液。

三、压疮的中医中药处理

久病卧床，压迫成疮，称为压疮，亦称席疮。《外科启玄》中有"席疮乃久病着床之人挨擦磨破而成"的记载。其临床特点：多见于半身不遂、瘫痪、久病重病长期卧床不起的患者；好发于易受压和摩擦的部位，如骶尾部、髋部、背部、足跟部、枕部，局部皮肉腐烂流脓，经久不愈。本病西医学亦称压疮。

（一）病因病机

多由于久病、久卧伤气，气虚而血行不畅，而出现久病气血亏虚或气血郁滞；加之身体或局部的压迫，而致受压处气血失于流畅，肌肤失养，皮肉坏死；或郁久化热，肉腐成脓而成。

（二）内治法

1. 气血瘀滞证 局部皮肤出现褐色红斑或紫黯红肿、有表皮破溃、疼痛或麻木不仁。舌暗，伴有瘀斑或瘀点，苔薄白或薄黄，脉弦或细。

(1) 治法：理气化瘀，活血通络。

(2) 主方：血府逐瘀汤加减。

(3) 常用药物：当归、赤芍、川芎、生地黄、桃仁、红花、枳壳、丹参、延胡索、鸡血藤等。

(4) 加减：气虚加黄芪、党参；血虚可加白芍、熟地黄；气滞明显加木香、陈皮。

2. 蕴毒腐溃证 压疮溃烂，腐肉及脓水较多，或有恶臭，重者溃烂可深及筋骨，四周漫肿，伴有发热或低热，口中干苦，精神萎靡，不思饮食。舌红苔少，脉细数。

(1) 治法：益气养阴，利湿托毒。

(2) 主方：透脓散合生脉散、萆薢渗湿汤。

(3) 常用药物：人参、麦冬、五味子、穿山甲、白芷、皂角刺、车前子、萆薢、茯苓、滑石。

(4) 加减：气虚者可酌加黄芪、升麻；疮周较硬，皮色暗红者，可加当归、赤芍、青皮。

3. 毒蕴热结证 压疮并发感染，皮肤焮红、肿胀、灼热，疮面腐烂，高热，口苦，便秘，溲赤。舌红苔黄腻，脉数。

(1) 治法：清热利湿解毒。

(2) 主方：五神汤加减。

(3) 常用药物：茯苓、金银花、车前子、紫花地丁、牛膝、蒲公英、黄芩、赤芍、当归、大黄等。

(4) 加减：气虚者加黄芪；口干、口渴者加天花粉、生地黄；纳差腹胀者加陈皮、枳实、焦三仙。

4. 气血不足证 疮面腐肉难脱，或腐肉虽脱，新肌色淡，愈合缓慢，伴面色萎白，神疲乏力，纳差食少，舌淡苔白或无苔，脉沉细无力。

(1) 治法：补气养血，托毒生肌。

(2) 常用药物：人参、黄芪、当归、川芎、白芍、熟地黄、茯苓、白术、皂角刺、穿山甲、白芷等。

(3) 加减：余热未清者酌加金银花、蒲公英；阴虚内热者加麦冬、沙参、地骨皮。

（三）外治法

外治是治疗压疮的重要手段，应予重视。

1. 预防为主。对年老、体弱、长期卧床患者，应定时翻身，更换体位。受压部位应予棉垫或压疮垫保护，注意保持局部皮肤清洁、干燥；二便失禁者，要注意及时清洗，更换衣褥；局部可定时按摩。

2. 初起时局部按摩，外擦红灵酒或红花酊或外撒滑石粉，或用红外线、频谱仪照射，每日 2 次。

3. 溃腐期表浅溃腐者，可用红油膏掺九一丹外敷，每日 1 次；溃烂后清除坏死组织，腐烂处用九一丹或红油膏纱条外敷；脓水较多时，可用蒲公英、地丁、马齿苋各 30g 水煎溶液湿敷或淋洗。待渗液减少后再予以红油膏掺九一丹外敷；痂皮较厚，有积脓者，先行清创或扩创，再予七三丹外用，提脓祛腐；疮口脓腐脱净，改用生肌散、生肌玉红膏，必要时加用垫棉法。

（四）名家经验

1. 辽宁中医药大学附属医院许斌教授予自制疮疡平软膏，药用：当归、甘草、川芎、乳香、没药、青黛、鳖甲、炉甘石、血竭、鸡内金。对Ⅱ期压疮患者常规消毒压疮周围皮肤，创面以生理盐水冲洗干净后将疮疡平软膏均匀敷于创面，厚度约 0.2cm 左右，外以无菌油纱布和无菌干敷料覆盖；Ⅲ～Ⅳ期压疮患者先彻底清创，分次剪除坏死组织，继以 3% 过氧化氢和生理盐水涡流式冲洗干净后用电吹风将创面吹干，取药膏均匀敷于创面，其厚度约 0.5cm 左右（药膏太薄则水分易流失而影响药效的持久），以无菌油纱布和无菌干敷料覆盖、固定；对洞穴状伤口，以 3% 过氧化氢和生理盐水冲洗干净后，将无菌油纱条敷上药膏，填塞于伤口内，尽量使创面完全接触药膏，以无菌敷料覆盖、固定。可以扶助正气，使气血旺盛，内养脏腑；同时，外荣皮毛，使创面坏死组织脱落，肉芽生长良好最终达到创面愈合。

2. 浙江省中医院鲁贤昌教授，认为压疮属于阴证，可分四期：瘀滞期、浸润期、溃烂期、坏死期。除了药物治疗，护理也相当重要。中药内治的原则是活血通络，养血生肌，化瘀解毒，托腐排脓，活血解毒，补益气血。在临床实践中，要根据八纲辨证、邪正虚实各期特点辨证施治。鲁贤昌教授认为本病久病必瘀，久病必虚，治拟清热解毒，托毒排脓，首先中药内服，外用熏洗，内外兼治，配合治疗。处方：金银花 30g，生石膏 30g，黄芩 12g，六一散 15g，牡丹皮 12g，车前子、草（各）15g，紫花地丁 15g，党参 15g，生黄芪 15g，茯苓 15g，薏苡仁 30g，红枣 30g，7 剂。外洗方：野菊花 15g，蛇床子 15g，白芷 15g，鱼腥草 30g，苦参 15g，百部 15g，白鲜皮 15g，7 剂，睡前熏洗，然后用 0.1% 雷佛奴儿液纱布覆盖创面。

四、慢性骨髓炎的中医中药处理

慢性骨髓炎，又称慢性化脓性骨髓炎，多由急性感染消退后遗留的慢性病灶或窦道而引发的，也有一开始即呈慢性病变过程者。本病易损筋伤骨，产生死骨、窦道及慢性脓肿，反复化脓，缠绵难愈，治疗较为困难。本病属于中医学"附骨疽"范畴。

（一）病因病机

本病多由于疔疮、疖、痈的治疗与护理不当，加之肝肾不足，骨骼失养，湿热毒邪内盛，窜入血道，留结于筋骨而发病；或外来伤害，如开放性骨折或手术，局部骨骼损伤，复因感染邪毒，邪瘀互结，蕴于筋骨，郁而化热，腐肉蚀骨而成。本病病位深在，邪留筋骨，毒热窜伏较深，往往反复发作，病势缠绵，病程较长。因此，往往毒热耗伤气血，或反复流脓，气血虚弱，出现虚、瘀、毒、热互结的复杂情况。

（二）内治法

1. 毒热炽盛证 多见于化脓性骨髓炎急性期或慢性骨髓炎因外伤、劳累或脓出不畅引起急性发作。可见局部红肿热痛，脓液黄稠而臭，伴寒战高热，烦渴，纳差，腹胀，溲赤便干，舌红苔黄腻，脉滑数。

(1) 治法：清热化湿解毒，行瘀通络。

(2) 方药：黄连解毒汤、五神汤或仙方活命饮加减。

(3) 常用药物：黄连、黄柏、栀子、天花粉、忍冬藤、地丁、白茅根、车前草、当归、赤芍、白芍、牛膝等。

(4) 加减：高热烦渴加石膏、知母；疼痛明显加乳香、没药；若内脓已成，体温开始下降，疼痛减轻，可适当去苦寒之黄连、黄柏、栀子，加黄芪、穿山甲、皂角刺，以透脓托毒。

2. 气虚血瘀证 局部红肿硬痛，困胀不适，肢体活动受限，可伴发热、畏寒、乏力、倦怠，面色晦暗，舌黯红或有瘀斑，苔黄腻或白腻，脉涩或弦数。常见于硬化性骨髓炎。

(1) 治法：益气化瘀，和营托毒。

(2) 方药：托里消毒散合桃红四物汤，或血府逐瘀汤。

(3) 常用药物：黄芪、当归、川芎、赤芍、桃仁、红花、桔梗、皂角刺、山甲、牛膝、丹参等。

3. 阳虚内寒证 病程多久，局部漫肿坚硬不消，按之疼痛，得温痛减，难溃、难敛，溃后脓水稀薄，新肉不生或窦道、瘘管形成，经久不愈，伴面色苍白，畏寒肢冷，舌淡苔白，脉淡苔白，脉沉无力。

(1) 治法：温经通脉，回阳开结。

(2) 方药：阳和汤加减。

(3) 常用药物：麻黄、肉桂、鹿角霜、细辛、黄芪、茯苓、干姜、仙茅、淫羊藿、白芥子、制附子等。

4. 气血两虚证 病程缠绵日久，破溃成瘘，脓水淋漓不尽常夹有死骨，久不收口，或时发时愈，疮面平塌，腐肉难脱，新肉难生或肉芽淡白虚浮，伴面色萎黄，少气懒言，食欲缺乏，舌淡胖嫩，苔白，脉虚细弱或沉迟无力。

(1) 治法：补气养血。

(2) 方药：八珍汤或补中益气汤合托里消毒散。

(3) 常用药物：黄芪、党参、白术、茯苓、当归、白芍、熟地黄、川芎、陈皮、皂角刺、阿胶、大枣、甘草等。

5. 肝肾亏损证 局部创面晦暗，脓水淋漓清稀，腐肉不去，新肉难长，窦道或瘘管形成，经久不愈，伴腰膝酸软，五心潮热，失眠遗精，阳痿早泄，神疲乏力，形寒肢冷，舌淡苔白脉沉迟或舌红少苔，脉细数。

(1) 治法：补益肝肾，填精补髓。

(2) 方药：阳虚者予右归丸加减，阴虚者予左归丸加减。

(3) 常用药物：阳虚者常用附子、肉桂、熟地黄、山药、山茱萸、仙茅、淫羊藿、鹿角胶、菟丝子、杜仲等；阴虚者常用熟地黄、山药、山茱萸、龟甲、枸杞子、黄精、石斛、肉苁蓉、怀牛膝、知母等。

（三）外治法

1. 早期未成脓时，可予以金黄膏或玉露膏外敷，清热解毒，散瘀消肿。

2. 脓成，宜手术治疗，早期切开排脓。

3. 溃后，骨腔或骨膜下脓液溃入周围软组织内，引起软组织感染，继而穿透皮肤而外溃形成窦道，脓液由稠厚渐转为稀薄，疮口可予以 10% 黄柏溶液外洗或灌洗，创口内可根据脓腐情况选择使用九一丹、八二丹或七三丹，甚至五五丹药捻，外敷玉露膏或生肌玉红膏；如疮口僵硬，流脓不畅，腐肉不脱，或选用红升丹、白降丹药捻或三品一条枪药锭插入窦道，以追蚀疮口，利脓液外泄，新肌得生；若溃后身热不退，局部肿痛，脓泄不畅，常需扩大创口，以利引流脓毒。腐肉已尽，创面可给予生肌散、八宝丹或生肌白玉膏、生肌玉红膏外用。

对于窦道或瘘口，换药时可搔刮腔壁或创口深处，如有松动的死骨可使用止血钳或镊子取出，以利愈合。如创口窦道长期不愈，或有较大死骨者，经以上治疗无效，可施行病灶清除术，摘除死骨，清除死腔和瘢痕肉芽组织，改善局部循环状况，才能有利于愈合。但病灶清除术需待局部包壳形成后方可进行。

另外，对于慢性骨髓炎正气已虚，余毒未尽，疮口无明显急性感染，根脚散漫，色黯坚硬，脓液稀薄者，可配合灸法使用。将姜片或蒜片敷贴在创口上，上置艾柱，点燃远端，以皮肤灼热而无烧伤为度，每天 1 次，15 天为 1 个疗程。或应用艾条点燃后直接灸创口，热度以皮肤能够接受且不伤及皮肤为度，每次 30min，每天 1 次。

附骨疽慢性期多为正虚邪留，瘀毒互结，患者全身状况较差，抗病能力与免疫能力下降，局部长期流脓，创口、窦道经久不愈，细菌残留，感染反复发作。因此，虽然局部症状表现突出，但决不能忽视全身情况，应注意局部全身情况相结合，权衡扶正与祛邪的关系，内治、外治相结合，避免伤及正气，反不利于愈合。

同时，对于化脓性骨髓炎，无论急、慢性期，应将中西医治疗手段充分、有机结合起来。大量临床研究表明，中西医结合治疗本病疗效好，致残少，恢复快。中医内治及外治方法具有抑菌和调整、调动、增强机体内在免疫功能的作用，而且经中医药治疗后有益于改变慢性骨髓炎易复发的状况。

（四）名家经验

1. 山东中医药大学附属医院曹贻训教授治疗慢性化脓性骨髓炎，强调辨病与辨证相结合，急性期与慢性期相区别，中药内服与外洗相配合，中医治疗与西医治疗相协助。根据慢性化脓性骨髓炎虚中夹实的病机特点，曹贻训遣方用药既注重清热解毒，又兼顾扶养正气，通过补益气血以达托里排毒之效。

(1) 急性期：局部症状表现突出，急则治其标，根据局部热毒壅盛的主要矛盾，创立了解毒汤。

拟方：金银花 15g，蒲公英 15g，紫花地丁 15g，野菊花 10g，马齿苋 15g，黄柏 9g，土茯苓 15g，丹参 15g，赤芍 15g，当归 15g，川芎 9g，地龙 10g，穿山龙 6g，皂角刺 12g，生地黄 12g，延胡索 9g，生黄芪 20g，没药 6g，陈皮 9g，生甘草 6g，浙贝母 9g，川牛膝 9g。水煎服，日 1 剂，早晚分服。

(2) 慢性期：病情迁延日久，气血两虚，余毒未尽，缓则治其本，固护一身正气，排除余毒，立方为扶正排毒汤。

拟方：生黄芪 30g，当归 15g，白芍 15g，人参 9g，炒白术 15g，茯苓 15g，陈皮 10g，木香 6g，川芎 9g，杜仲 9g，桑寄生 12g，牛膝 12g，金银花 15g，蒲公英 15g，紫花地丁 15g，野菊花 6g，牡丹皮 9g，赤芍 15g，没药 6g，甘草 6g。水煎服，日 1 剂，早晚分服。

内服中药的同时，配合应用中药外洗。自拟 2 号洗药，处方：金银花 15g，蒲公英 15g，紫花地丁 15g，野菊花 10g，黄柏 10g，黄芩 10g，连翘 15g，苦参 15g，土茯苓 15g，牡丹皮 10g，生大黄 10g，生黄芪 20g，赤芍 15g，马齿苋 15g，玄参 15g，陈皮 10g。使用方法：将中药以纱布包好放在干净的不锈钢盆或瓷盆中，加水约 3L 左右。浸泡 2h 以上，加热煮沸后，小火再煮 15min 后取下，稍凉后将药包取出，等药液温度降至 30℃时，用消毒纱布浸泡后擦洗伤口。每次 0.5h，再清洁换药，每日 1 次。多数患者使用 15～30 天后局部伤口红润，肉芽组织变新鲜，皮色由灰暗转变为红润，脓液分泌的量减少，久之则愈。

2. 湖南省中医药研究院附属医院仇湘中教授，认为该病正气虚弱，气血不足是其发病的主要原因，气虚血瘀是患病内因，湿热余毒则是患病的外因。证属本虚标实。虚实兼夹，湿性缠绵。故常法难以奏功，因此在治疗上将"托、补"作为重中之重，并且将托、补与清热解毒、攻邪相结合，常用托里消毒散合四妙散加减化裁。

3. 甘肃省中医院谢兴文教授，认为外治法在慢性骨髓炎的临床治疗中比较重要，特别是针对瘘管、死骨、死腔形成者，是关键性的治疗措施，也是中医治疗的一大特色。外治法通常以膏剂、灌洗、中药材的浸泡以及散剂等形式对患者伤口进行活血、行气、清热、解毒等治疗，具有很好的抑菌效果，并且还可降低复发率。在常规的西医治疗基础上配合中药内服和外敷治疗骨髓炎效果较好。根据脓液、疮口、窦道综合辨证，骨髓炎早期，应祛腐生肌，促进腐肉脱落、新肉生长，加速疮口愈合；骨髓炎中期热毒已腐

肉成脓，机体无力托毒外出，导致脓毒滞留，宜托毒生肌，用补益气血和透脓的药物，扶助正气、托毒外出；后期宜煨脓生肌，运用外敷中草药膏，托脓拔毒外出，使创口脓液渗出增多，载邪外出，从而达到促进创面生长的目的；而当疮疡溃后脓水将尽，或腐脱新生时，应采用养阴生肌治法。

根据多年临床经验，将慢性骨髓炎的证型分为热毒炽盛型、痰瘀互结、气阴两虚 3 型。其中热毒炽盛型，患者主要症状为脓液量多、色黄质稠；痰瘀互结型主要是无脓液渗出，或渗出量少；气阴两虚型患者脓液量稀薄，创面颜色为粉红色。在临床中自拟基础方为：金银花 20g，野菊花 15g，皂角刺 9g，蒲公英 12g，白花蛇舌草 25g，紫花地丁 12g，连翘 10g，金银花 10g，玄参 15g，土鳖虫 15g，赤芍 9g，甘草 3g，壁虎 1.5g，炙全蝎 3g。热毒炽盛者加野菊花 15g、天花粉 15g、黄连 10g 以加强清热解毒功效；痰瘀互结者加白芥子 15g、胆南星 10g、法半夏 10g 以加强化痰祛瘀作用；气阴两虚者加黄芪 30g、生地黄 15g、麦冬 15g 以益气滋阴。

4. 上海中医药大学附属上海市中医医院陈诗吟教授，总结祖传陈氏外科多年临床经验，认为清热解毒，保津养阴，益气健脾为治疗骨髓炎的三大内治法则，并以保津养阴，贯彻始终。陈氏外科在用清热解毒、活血化瘀药的同时，亦重视治疗阴津的亏耗。

陈氏外科通过大量的临床实践，总结出如下几点：①痈疽本为火毒生，易于灼伤津液；②疮口经久不愈，脓水淋漓不净，亦耗伤体液；③临证时，多数慢性骨髓炎患者有盗汗，形体消瘦，舌红、苔薄，脉沉弱等阴液不足之象；④忌用辛温之剂，以避免减少人体阴液；亦不可过用苦寒之品，以伤人体

正气。马红等研究运用陈氏经验养阴生津方（麦冬、芦根各 24g，玄参、生地黄各 12g）对金黄色葡萄球菌和流感病毒的药理作用，结果显示，养阴生津方具有抗金黄色葡萄球菌及抗流感病毒的作用。

陈氏外科善于运用外用药治疗附骨疽，其继承前人经验，改良三品一条枪为目前所用的三品条，使药物直接作用于患处。此药提脓去腐力强，能化腐生新，更能使死骨自行脱离后排除，清除死腔中的细菌，且不良反应小，配合使用祖传秘方陈氏黑药膏、陈氏玉红膏等，每获捷效。运用三品条及外敷药治疗附骨疽，一般不需要扩创，能较大程度减少患者手术痛苦，且复发率低。

（马海涛　张　榜）

参考文献

[1] 陈红风 . 中医外科学 . 北京：中国中医药出版社，2016.

[2] 林毅，蔡炳勤 . 外科专病中医临床诊治 . 北京：人民卫生出版社，2005：155-282.

[3] 崔公让 . 动脉硬化闭塞症 . 北京：人民军医出版社，2000：217-219.

[4] 喻文球 . 中医外科学 . 长沙：湖南科学技术出版社，2005：30-36，50-56.

[5] 徐杰男，阙华发 . 中医外科"提脓祛腐""煨脓长肉"理论与应用 . 上海中医药杂志，2011，045（012）：24-26.

[6] 张榜，马海涛，崔炎，等 . 基于"创面床准备"理论谈崔公让治疗脱疽经验 . 世界中西医结合杂志，2020，15（10）：47-50.

[7] 徐传熙 . 尚德俊教授治疗闭塞性动脉硬化症的临证经验应用研究 . 山东中医药大学，2012.

[8] 赵凯，张磊，奚九一 . 奚九一治疗动脉硬化性闭塞症经验 . 中医杂志，2007，48（11）：975-976.

[9] 唐文生，许保华，唐丽，等 . 唐祖宣治疗周围血管病经验撷菁 . 世界中西医结合杂志，2007，2（011）：626-628.

[10] 王建春 . 蔡炳勤教授学术思想和治疗周围血管疾病经验整理与临床研究 . 广州中医药大学，2011.

[11] 李斌，韩会学 . 唐汉钧教授治疗臁疮的经验 . 辽宁中医杂志，1997，024（008）：342-343.

[12] 矫浩然，李云平，王刚，等 . 张庚扬教授治疗臁疮经验 . 中国中西医结合外科杂志，2013（6）：657-659.

[13] 冯德新 . 许斌教授治疗褥疮经验 . 辽宁中医药大学学报，2009，11（04）：107-108.

[14] 张惠秋，王丹颖 . 鲁贤昌治疗褥疮经验 . 浙江中医学院学报，2004，28（4）：51.

[15] 王啸，谭国庆，马陈，等 . 曹贻训治疗慢性化脓性骨髓炎经验 . 山东中医杂志，2021，40（1）:4.

[16] 邓咪朗，郭艳芳，仇湘中，等 . 仇湘中治疗附骨疽验案 1 则 . 湖南中医杂志，2017，033（012）：97-99.

[17] 蒋国鹏，黄晋，李应福，等 . 慢性骨髓炎辨治体会 . 中医杂志，2016，57（016）：1426-1427.

[18] 王臬 . 陈氏外科治疗附骨疽经验拾粹 . 新中医，2014，046（008）：237-238.

下　篇
慢性创面诊治新技术新进展

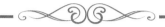

第 13 章　疼痛管理

疼痛是医学科学中一个涉及面很广并且表现复杂的现象。它既可以是一个症状，也可以是一种疾病，不分性别和年龄。世界上每个人都经历过不同程度的疼痛，同时疼痛也是一个很大的社会和经济问题，是社会各界值得重视的问题之一。

近年来，随着医学模式的转变和科学技术的进步，越来越多的学者关注疼痛给人类造成的痛苦和损伤，疼痛的诊疗工作日趋专业化。我国疼痛管理的发展相对落后，这当中除了有技术、方法的差距外，很大程度是理念和认识的差距。疼痛管理的许多环节缺乏统一标准和正规程序，从而阻碍了疼痛诊疗工作的开展。临床上广大疼痛患者未得到规范的处理，严重影响了他们的生活质量。因此，深入开展疼痛临床管理研究是发展我国疼痛管理学科的关键性步骤。在研究和实践过程中，我们围绕疼痛临床管理中的多项问题开展了系列研究，旨在进一步完善疼痛管理方案，提高临床医护服务质量。

第一节　术后疼痛治疗

术后患者可能经历不同程度的疼痛，临床上，术后疼痛是令人恐慌且最常见的疼痛之一。对于某些患者来说，术后疼痛可能是他们一生中经历的最严重的疼痛。手术中的麻醉保证术中患者无痛苦固然重要，但研究表明，手术后早期的疼痛才是围术期患者的主要痛苦所在。因此，临床麻醉和术后镇痛是一个不可分割的整体，术后镇痛是提高围术期患者生活质量的重要环节，应予以重视。值得关注的是，目前许多患者的术后疼痛并未得到令人满意的控制，导致这种状况的原因可能包括：尽管使用阿片类药物是术后镇痛的主要方法，医生、护士及患者对于使用阿片类药物心存恐惧。研究证实：术后疼痛会对患者产生十分不利的影响，而完善的术后镇痛能使患者早期活动，减少下肢血栓形成及肺栓塞的发生，也可促进胃肠功能的早期恢复，从而减少了手术的并发症和死亡率。因此，有必要重视术后镇痛并努力提高临床镇痛治疗的水平。

一、积极开展术后疼痛治疗的理论基础

（一）急性疼痛的解剖和病理生理

急性创伤后的疼痛源于外周伤害性感受器被激活，形成中枢敏化和外周敏化，这些伤害性感受器是一些细小的感觉神经末梢的分支，传递痛觉的感觉神经包括有髓的 A 纤维和无髓的 C 纤维，后者主要参与损伤、寒冷、热或化学方式等刺激信号的传递。当局部组织损伤和炎症激活伤害性感受器，使其敏感化，导致阈值降低和对超阈值的反应性

增强（痛觉过敏），组织损伤引起疼痛性介质产生、聚集，其中的致痛物质包括前列腺素、激肽、5-羟色胺、氢和钾离子、P物质、NO和其他一些细胞因子，这些化学介质作用于外周伤害性感受器，在末梢痛觉过敏时起重要作用。外周痛觉过敏可分为原发性和继发性，原发性痛觉过敏产生在损伤组织局部，而继发性痛觉产生于损伤组织周围未受损伤的皮肤。与躯体伤害性感受器一样，内脏伤害性感受器是初级感受传入纤维的神经末梢，初级的内脏传入纤维和交感神经的传出纤维并行。这些内脏伤害性感受器有多种类型，分别对平滑肌痉挛、缺血、内脏牵拉和炎症产生反应。通过这些伤害性感受器的作用，急性术后和创伤后可产生不同程度的躯体疼痛和内脏疼痛。与内脏痛比较，躯体疼痛有明显的局限性，表现为锐痛。而内脏痛的定位不明确，呈弥散性。由于内脏神经和躯体神经的传入纤维在脊髓水平汇合，因此，内脏痛可引起相应皮肤的牵涉痛。

（二）中枢敏化与超前镇痛

反复发作的疼痛较难治疗。头痛反复发作的患者都知道，早期镇痛比头痛发作严重后再去处理要容易得多。术后疼痛也是同样道理。在脊髓水平的研究发现，持续伤害性刺激可能导致神经元的基因改变。这可以解释诸如损伤相关性慢性疼痛综合征和假肢疼痛等长期疼痛的问题。动物疼痛模型研究表明，疼痛刺激会引起脊髓和脑内的疼痛传递增强，最终导致对疼痛的感知提高。这种"上调"和"中枢敏化"现象在脊髓中也同样存在，将导致术后疼痛加剧，甚至形成慢性疼痛综合征。使用阿片类药物或神经阻滞可以调节这种变化。

"超前镇痛"的概念和价值已得到证实。尽管目前对超前镇痛疗效的研究有不同结果的报道，究其原因，关键在于对超前镇痛方法学的认识和掌握存在偏差。曾经推测，在外科手术切皮前维持有效的镇痛，可以大大减轻术后疼痛。但事实证实，仅针对切皮痛的超前镇痛是无效的。因为，切皮痛只是手术疼痛的一部分，所谓"超前镇痛"是指在脊髓发生疼痛传递之前，而不是单纯在切皮之前。只有在术中、术后包括切皮前均维持良好镇痛的患者，术后疼痛才可能得到显著改善。有研究报道，与术中镇痛不良的患者相比，在围术期维持良好镇痛的患者术后疼痛得到明显改善，且这种优势持续直至术后9.5周。Bach等在截肢术前72h为患者维持良好的硬膜外镇痛后得出结论：这种方法可以有效减轻术后假肢疼痛，并认为这是一种超前镇痛的方法。但后来证实，其实这只是对手术前已经存在的疼痛记忆的控制，而在硬膜外镇痛之前患肢的疼痛已经存在，并且在大脑皮质形成中枢映像（central mapping），因此不能成为严格意义上的超前镇痛，也不足以完全避免截肢术后的患肢疼痛。

（三）术后镇痛的传统观念与现代积极治疗

术后镇痛的传统方法是按需间断肌内注射哌替啶或吗啡等镇痛药物。而现代"积极"的镇痛方法是指尽可能完善地控制术后疼痛，包括术前准备、患者参与镇痛方法的选择、常规疼痛评估、使用新型的镇痛装置和技术，如患者自控镇痛（PCA）、硬膜外镇痛以及持续外周神经阻滞镇痛等。疼痛治疗除了技术的问题之外，改变传统观念，提高对镇痛意义的认识显得十分重要。

1. 从伦理及人道主义的角度看待术后镇痛 既往认为"术后疼痛不可避免"。对术后镇痛的高度重视是近 10 年来麻醉学和外科学领域中一个重要的观念更新。从伦理及人道主义角度考虑，应该倡导进行有效的术后镇痛。随着学科水平的提高，目前认为传统的术后镇痛方法难以满足完善镇痛的要求，而术后镇痛的积极而先进的方法已经成为可能。临床医生应该了解每一种镇痛治疗方法的利弊，并运用其临床经验和专业知识进行取舍，以满足不同患者术后镇痛的个体化需求。从伦理及人道主义的角度而言，减轻患者痛苦是疼痛治疗最主要、无可置疑的目的。

2. 有效镇痛面临的障碍 有效镇痛面临的障碍主要来自于医护人员及患者本身的一些偏见。其中最主要的一点就是人们对使用阿片类药物的恐惧。长期使用阿片类药物可能出现药物"成瘾"已成为医生和患者的主要顾虑。但是，术后疼痛是急性的、短期的疼痛，而短期使用阿片类药物并不会导致成瘾，医生和患者对此应有充分的理解。另外一些偏见则包括"使用大量镇痛药会导致术后恢复延迟"，以及传统观念所造成的一些患者甘愿忍受疼痛而不愿接受医疗镇痛方法等现象。

3. 患者舒适度及满意度 在无痛和较为舒适的状态下度过术后阶段会令患者及其家属满意，但这并不仅仅意味着只提供充足的镇痛药物，重要的是如何使药物镇痛恰好满足不同个体患者的需求，且不良反应最小。而且，应提前做好患者的心理准备工作，尽可能使患者参与疼痛治疗方法的选择。一旦患者及其家属理解了医护人员为减轻其术后疼痛所做的努力，他们的满意度则会大大提高。

4. 降低疼痛发生率，缩短恢复时间 目前，人们对积极术后镇痛的作用意见不一，一些研究证实术后积极镇痛（如硬膜外镇痛或静脉 PCA）能有效缩短术后恢复时间及住院时间，而有的研究认为即使术后积极镇痛也对患者恢复无明显改善。但是很多证据都表明，在某些患者及某些手术后采取积极的术后镇痛会带来显著的益处。例如，在接受开胸手术和开腹手术的术后患者，使用硬膜外镇痛可以明显改善患者的肺功能，特别是那些有肺部疾病的患者。肠道手术后的患者如果使用硬膜外镇痛能明显缩短肠道排气时间，缩短住院时间。

5. 术后镇痛更注重患者的功能恢复 术后镇痛不仅旨在减轻患者手术后的痛苦，而且在于提高患者自身防止围术期并发症的能力。已经证实，硬膜外镇痛能够提高大手术（如胸腹腔手术、全髋置换术等）患者围术期的安全性和出院率。术后镇痛治疗可以减少术后患者体内的儿茶酚胺和其他应激性激素的释放。此外，还可通过降低患者的心率、防止术后高血压，从而减少心肌做功和氧耗量。在心功能正常的患者，采用术后硬膜外镇痛对其左心室射血分数影响不大，而在慢性稳定型心绞痛的患者，术后镇痛使得其左室射血分数和左室壁顺应性明显改善。在术前有赖于硝酸甘油等药物治疗的不稳定型心绞痛患者，采用胸部硬膜外治疗并不影响冠状血管灌注压、心排血量及外周阻力。同时患者的肺活量和功能性残余量才可能恢复到接近术前的水平。术后镇痛可以减少心肌缺血的发生率，特别是在原有缺血性心脏病的患者。镇痛治疗可以减少患者自主呼吸的做功，减少了术后患者对机械通气和胸部理疗的需求，从而减少了术后患者呼吸系统的并发症。在经血管手术的患者，术后镇痛可避免体内高凝状态的出现，减少了术后深静脉血栓引起的肢体缺血现象的发生。

对关节手术后的患者采取区域麻醉和镇痛（通过硬膜外导管、收肌管置管）可以允许患者在术后早期即开始功能锻炼，加速术后恢复。但如果在接受上述手术的患者中不恰当使用或大量使用阿片类药物和 NSAID，则可能导致呼吸抑制、排气延迟、过度镇静、消化性溃疡和出血等不良结果。因此，术后镇痛的关键是针对不同的情况选择正确的方法，并注意该种方法的正确使用。

由此可见，术后疼痛引起的病理生理改变是机体对手术刺激的一系列动态反应过程，其结果对患者术后恢复产生了众多的不良影响，也是术后并发症和死亡率增多的重要因素之一，许多术后呼吸和循环系统的并发症都可能与术后伤口疼痛和应激反应有关。术后镇痛减轻或防止了机体一系列应激反应，无疑有利于患者术后恢复过程。因此，为了提高麻醉质量和围术期患者的安全性和生活质量，十分有必要在临床常规开展术后镇痛。

二、术后镇痛的原则和方法

术后镇痛是设法减轻或消除因手术创伤引起的患者急性疼痛，它与麻醉的区别在于，此时患者的本体感觉、意识仍然存在。

1. 急性疼痛的临床治疗原则　任何治疗原则均应考虑急性疼痛的原因和病史，因人而异地选择镇痛方案。对急性疼痛的治疗均应遵循下列四项原则：①确定伤害性刺激的来源和强度；②明确伤害性刺激和其他痛苦（如焦虑，生活质量等）之间的内在关系，并进行相应的处理；③建立有效的镇痛水平，

保证和维持镇痛效果；④根据患者的个体需要，定时评估和调整镇痛方案，临床上，应综合考虑患者的不同类型和疼痛的程度以及环境因素，采用相应的镇痛方法。

2. 急性疼痛治疗方法的选择　术后镇痛的方式包括经不同途径给予某些镇痛药物（如全身用药，口服、静脉、肌内、皮下注射给药，硬膜外给药等），采用机械（物理疗法）、电刺激及心理治疗等技术。

三、急性疼痛临床常用的治疗药物

（一）非甾体抗炎药

非甾体抗炎药（NSAID）可用于轻度至中度疼痛的治疗，还可以辅助阿片类药物的镇痛。NSAID 与其他镇痛药相比具有特殊的作用机制，它主要作用于外周，而不是中枢神经系统，所以可以作为其他镇痛药的辅助用药。NSAID 的镇痛作用仅次于它的抗炎作用，后者导致前列腺素抑制，引起 NSAID 的主要不良反应，即胃炎、血小板功能异常及肾损伤。因此，NSAID 禁用于有消化性溃疡、胃炎、NSAID 耐受、肾功能不全（肌酐＞1.5μmol/L）或有出血倾向病史的患者。鉴于这些原因，在肾脏手术、肝脏手术、移植术、肌肉皮瓣植入术或接骨术后的早期不建议使用 NSAID，因为它会引起出血增加及愈合延迟。

NSAID 中仅有酮洛酸可以静脉给药，无须口服。它的药效很强（与吗啡相同），已成为术后患者吗啡镇痛的替代品。但它也有一些缺点，如价格昂贵（是吗啡的 20 倍）；由药效强带来的不良反应也比较明显，使用时不能超过 5 天。新研制出的选择性前列腺素拮抗药如环氧化酶 –2（COX-2）抑制药的不

良反应较少（明显减少了胃肠道症状），但只能口服给药。

（二）全身应用阿片类药物

全身应用阿片类药物是治疗中度至重度疼痛的主要方法，也是衡量其他镇痛方法疗效的标准。全身应用阿片类药物的目的是维持血药浓度稳定于治疗范围内。治疗范围的血药浓度指从药物发挥有效镇痛作用至出现药物毒性作用之间的浓度。全身应用阿片类药物的原则是先给予足够的药物，以达到有效镇痛的血药浓度，然后间断规律小剂量给药维持稳定的血药浓度。

阿片类药物通过对中枢神经系统阿片受体的激动机制，从而产生镇痛作用。有效剂量的阿片类药物的给药途径包括口服、直肠用药、经皮或舌下黏膜用药、皮下注射、肌内注射、静脉注射或连续输注。传统上，术后患者镇痛主要采取肌内注射的给药方法。因为静脉给药易发生呼吸抑制，不安全；皮下给药疗效不稳定；直肠给药不易被患者接受；口服给药无法用于术后早期患者；暂缺舌下含服制剂，所以无法舌下给药。但肌内注射比较痛苦，因此，现在多在监测疼痛程度、呼吸幅度及意识状态的情况下，采用小剂量单次静脉注射给药，既安全，又易于被患者接受。

静脉给药也可以通过患者自控镇痛的方式来实现。对于接受机械通气的患者，由于不必担心呼吸抑制，可以采取持续静脉输注或持续皮下给药的方法。术后患者能耐受口服给药后，应立即转为口服。短期使用长效阿片类药物对于术后镇痛也是有效的。

最常使用的阿片类药物是吗啡，吗啡禁用于胆绞痛的患者，因为会加剧胆囊痉挛，但对此观点仍有争议。当患者对吗啡过敏、使用吗啡后出现严重不良反应或使用吗啡无效时，可以选择其他阿片类药物。多年来，哌替啶一直是治疗急性疼痛的常用药物。但目前已不建议将哌替啶作为一线药物使用，因为它的代谢产物——去甲哌替啶仍具活性，仍会激动中枢神经系统，易出现毒性反应，特别是在肾功能不全的患者更应加以注意。氢吗啡酮也是常用的镇痛药物，如果患者对吗啡耐受，或使用吗啡后出现眩晕、恶心、轻微头痛，可以选用氢吗啡酮。

呼吸抑制是阿片类药物最严重的不良反应，因此，接受阿片类药物治疗的患者需要严密监测意识状态、呼吸频率、呼吸幅度及模式、皮肤及黏膜颜色。术后早期及存在危险因素的患者（如原有呼吸系统疾病）应进行脉搏氧饱和度监测。

一旦出现严重呼吸抑制时，可静注纳洛酮治疗。如果纳洛酮注入速度太快，则可能导致患者极度烦躁，严重时可导致一过性肺水肿。建议将 0.4mg 纳洛酮与生理盐水稀释成 10ml，每分钟 2～3ml。纳洛酮逆转呼吸抑制之后，仍需严密监测患者，因为纳洛酮的作用时间仅约 20min，而阿片类药物的作用可能还会持续存在。此外，因为纳洛酮起效十分迅速，因此患者使用后如无明显效果，说明呼吸抑制可能是由其他原因引起的。

与阿片类药物相关的其他不良反应包括恶心、瘙痒及便秘等，可以分别使用止吐药、抗组胺药及缓泻药对症治疗。减小阿片类药物剂量、改变阿片类药物种类或停止使用阿片类药物都可以减少不良反应。此外，还应考虑其他引起不良反应的原因，如麻醉药、抗生素及手术本身可以引起恶心。

四、患者自控镇痛

（一）患者自控镇痛的特点

传统的术后镇痛方法是当患者出现疼痛时，由护士按处方肌内注射适量的镇痛药物，但这种方法难以使患者的疼痛得到及时有效的控制，其缺点在于：①不灵活，因为患者对镇痛药物的需要量可能相差 10 倍以上；②依赖性，患者需要镇痛时必须依赖医护人员的处方和给药；③不及时，患者疼痛时必须等待护士按处方准备药物，肌内注射药物后，药物尚需要一定的时间达到有效的血药浓度，再扩散到中枢的作用位点，才能产生镇痛作用。

患者自控镇痛（PCA）技术可以有效地克服上述缺点，因而已成为术后镇痛的主要方法。在镇痛治疗中，产生临床镇痛作用的最小的镇痛药物浓度被称为最低有效浓度（MEAC），依据这一概念，一旦阿片类药物浓度大于 MEAC，就可以产生有效的镇痛作用，小于 MEAC 时则相反，患者会感觉疼痛。当采用 PCA 时，每当阿片类药物的血药浓度小于 MEAC 时，患者即可自行给药进行镇痛。PCA 给药系统可有效地减少不同患者个体之间药代动力学和药效动力学的波动，防止药物过量，即医生设定 PCA 药物种类、给药浓度、给药间隔时间，患者根据自身疼痛感受通过 PCA 控制机制自行给药缓解疼痛。患者使用 PCA 后可以按照自己的需要，少量、频繁给药。与传统的大量、低频给药相比，PCA 减少了血药浓度的波动及不良反应。此外，PCA 还可以避免意识不清的患者用药过量，比较安全。患者均比较喜欢自己控制治疗的感觉。研究表明，不同患者对药物的需求差异很大，而 PCA 对用药剂量的限制范围很宽，如不同患者使用 PCA 时，每小时内吗啡用量可以从 0～10mg 不等。

使用 PCA 镇痛成功的关键首先取决于选择适宜的患者。不适合使用 PCA 镇痛者包括年龄过大或过小、精神异常、无法控制按钮以及不愿意接受 PCA 的患者。此外，还应在术前告知患者 PCA 的使用方法及注意事项。患者应该清楚自己在镇痛治疗中所起的积极作用（包括如实汇报疼痛情况及自主给药），应消除对使用阿片类药物的恐慌及错误概念。

术后早期的患者还未完全从麻醉状态中恢复过来，所以无法自己控制给药，此时需要严密的监护及护士控制给药。如果患者在术后早期由于无法自己给药镇痛而导致镇痛不全，则在术后较晚阶段再进行镇痛的难度加大。因此，应在术后 24h 内对患者进行个体化镇痛，并评估镇痛情况。需要强调的是，PCA 成功且安全地应用有赖于医护人员和患者及其家属对 PCA 技术的认可和正确而充分地使用。

（二）PCA 技术参数

PCA 的技术参数包括负荷剂量（loading dose）、单次给药剂量（bolus）、锁定时间（lockout time）、最大给药剂量（maximal dose），以及连续背景输注给药（basal infusion or background infusion）等。

1. 负荷剂量 给予负荷剂量旨在迅速达到镇痛所需要的血药浓度，即最低有效镇痛浓度（MEAC），使患者迅速达到无痛状态。

2. 单次给药剂量 患者每次按压 PCA 泵所给的镇痛药剂量，单次给药剂量过大或过小均有可能导致并发症或镇痛效果欠佳。如果患者在积极按压 PCA 泵给药后仍存在镇痛不完全，则应将剂量增加 25%～50%，相反，如果患者出现过度镇静，则应将剂量减少 25%～50%。

3. 锁定时间 锁定时间是指该时间内 PCA 装置对患者再次给药的指令不作反应。锁定时间可以防止患者在前一次给药完全起效之前再次给药，这是 PCA 安全用药的重要环节。

4. 最大给药剂量 最大给药剂量或限制量是 PCA 装置在单位时间内给药剂量限定参数，是 PCA 装置的另一保护性措施。有 1h 或 4h 限制量。其目的在于对超过平均使用量的情况引起注意并加以限制。

5. 连续背景输注给药 大部分电脑 PCA 泵除了 PCA 镇痛给药功能外，还有其他功能可供选择，包括在 PCA 给药的同时，连续背景输注给药。理论上，连续背景输注给药将减少患者的 PCA 给药次数，减少镇痛药物的血药浓度，因此，可改善镇痛效果。

（三）常用 PCA 的分类及其主要特征

PCA 依其给药途径和参数设定的不同，可分为静脉 PCA（PCIA）、硬膜外 PCA（PCEA）、皮下 PCA（PCSA）和区域神经 PCA（PCNA）等。不同种类的 PCA 的特征在于其单次给药量、锁定时间和选用的药物有所不同。

（四）PCA 临床应用范围

目前，PCA 临床应用范围和适应证较为广泛，在术后急性疼痛的治疗中正发挥着重要的作用。此外，也可用于分娩期间、分娩后以及剖宫产术后的镇痛治疗等。

五、硬膜外镇痛

（一）术后硬膜外镇痛的优点和使用对象

经硬膜外给药镇痛不良反应少、作用确

切。研究发现，在高危手术患者，术后采用硬膜外阿片类药物镇痛，患者术后并发症发生率降低、感染率降低、拔管时间缩短以及住院的花费减少。

（二）硬膜外镇痛的药物和方法

1. 硬膜外镇痛的药物选择 硬膜外镇痛既可以选用利多卡因、布比卡因或罗哌卡因等局麻药物，也可选用吗啡类镇痛药物。局麻药与阿片类药物联合使用时具有协同作用，因此，这个配方的镇痛效果很好。然而，在有些情况下需要取消其中一种药物（如局麻药可以引起低血压，而阿片类药物会引起瘙痒），之后再调整余下药物的剂量。单纯使用局麻药进行硬膜外镇痛时需要配合使用全身镇痛药（阿片类药物或 NSAID）。在一定的范围内，硬膜外注入的阿片类镇痛药的剂量与镇痛强度之间存在着剂量 - 反应关系，当然，这种剂量 - 镇痛强度之间的关系具有一定的安全范围，不应一味加大剂量以免引起严重的并发症。硬膜外腔给予局麻药可阻断交感神经节前纤维，以致支配胃肠道的迷走神经相对兴奋，因此，硬膜外镇痛在提供有效镇痛的同时，可改善胃肠道功能。

根据导管位置的不同，可将持续硬膜外输注的速度调整在 4～8ml/h，最快不超过 20ml/h。可用于硬膜外镇痛的阿片类药物的第二选择是芬太尼，它常用于对阿片类药物特别敏感的患者（如年龄过大或过小的患者）。芬太尼的脂溶性很强，主要通过与原位的脊髓阿片类受体结合发挥药效，而不是随脑脊液扩散，所以镇痛效果主要位于硬膜外穿刺部位周围。而氢吗啡酮，特别是吗啡（脂溶性最低的阿片类药物）易于随脑脊液扩散，所以镇痛部位较广，但如果药物扩散到较高水平的中枢神经系统，将会导致延迟的呼吸抑制。芬太尼的起效时间为 4～5min，药峰时间在 20min 以内，易于调整剂量。吗啡的起效时间为 30min，药峰时间为 60～90min。

2. 硬膜外镇痛的开始和维持 一般术前或麻醉前给患者置入硬膜外导管，并给予试验剂量以确定硬膜外导管的位置，术中亦可开始连续注药。最常用的药物是吗啡（0.1mg/kg）或布比卡因（1mg/kg）的溶液，或芬太尼（10μg/ml）加上布比卡因（1mg/ml），术中开始微量泵连续硬膜外给药（4～6ml/h）。连续硬膜外注入药物之前应给予一定的负荷剂量，以缩短镇痛起效时间。

3. 椎管内注射单次剂量吗啡的利弊 通常情况下，持续输注比单次剂量安全，但一些医院并不常规使用硬膜外吗啡持续输注。在硬膜外或鞘内注射单次剂量吗啡可以提供较长时间的镇痛（长达 24h），但是可能会出现延迟的呼吸抑制。正如前文所述，吗啡的脂溶性很低，易于停留在脑脊液中并随之扩散至较高水平的神经中枢，包括呼吸中枢。

吗啡易于停留在脑脊液中是它发挥高度选择性脊髓镇痛的原因（可以与脊髓阿片受体很好结合）。所以，当术中使用鞘内或硬膜外单次注射方法麻醉时，单次剂量吗啡可以提供良好镇痛。阿片类药物 PCA 可以用于辅助镇痛，但为安全起见，只需在镇痛不全时给予补救用药，而不需要持续输注。

4. 患者自控硬膜外镇痛（PCEA） 确定 PCEA 的单次剂量及锁定时间时，需要考虑的因素包括：药物的脂溶性、药物的起效时间及药物镇痛的持续时间。有报道使用 0.1% 布比卡因和 20μg/ml 氢吗啡酮合剂单次剂量为 2ml，锁定时间为 20min，背景输注为 4～6ml/h。

（三）硬膜外镇痛不完善时的处理

1. 临床规范化操作和不良反应的处理 硬膜外使用局麻药后判断麻醉平面是确保硬膜外导管位置正确的最好方法。如果患者需要在联合阻滞或全麻状态下进行手术，则应在术前检查导管的位置。可以注入 5～7ml 的镇痛药（如小剂量局麻药），如果导管位置正确，则会出现明显的镇痛效果，且因使用剂量较少，所以不会引起明显的低血压。

一旦确定导管位置正确，就可以采取各种方法增强镇痛效果。可以单次导管内注药，可以提高滴注速率，还可以全身应用镇痛药。NSAID 常用于辅助硬膜外镇痛，特别是在硬膜外的镇痛平面不能覆盖手术疼痛区域时，如切口位置较高或疼痛位于硬膜外镇痛无法达到的部位（如胸管和膈肌激惹引起的肩部疼痛）。也可以全身使用阿片类药物（包括 PCA），但在这种情况下，应该取消硬膜外用药中的阿片类药物，以避免药物过量。

为患者施行硬膜外镇痛后应每天随访患者，了解导管置入情况及用药情况。确保达到满意的镇痛效果，同时仔细评估瘙痒、镇静及感觉运动功能阻滞情况。每次都应检查导管有无移位、敷料是否完整、穿刺部位有无炎症以及背部有无肿胀。麻醉医生应该根据患者需要及实际情况随时改变用药方案。治疗结束后应将导管拔出，并检查拔出的导管是否完整。

护理硬膜外镇痛患者的护士均应接受相关的教育，包括常用的药物剂量及浓度、各项观察指标、导管置入正常时的状态、输注泵的使用方法、可由护士处理的常见药物不良反应及必须由医生处理的不良反应。

术后硬膜外镇痛的常见不良反应主要与所使用的药物有关，常见不良反应有：①阿片类药物，瘙痒、镇静、眩晕和尿潴留；②局麻药，低血压、轻微感觉改变、尿潴留。其中，大部分不良反应可以通过减慢输注速度、改变药物种类或药物剂量而缓解。瘙痒是硬膜外使用阿片类药物时常见的不良反应，可以使用抗组胺药物缓解。混合阿片受体激动或拮抗药环丁甲羟氢吗啡（Nubaine）（5～10mg静注，4～6次/时）或小剂量纳洛酮静脉输注也可以缓解瘙痒。硬膜外镇痛时较少出现恶心，与使用的阿片类药物剂量较小有关。硬膜外镇痛还可以促进肠道排气。

尿潴留是硬膜外镇痛，特别是腰椎硬膜外镇痛的常见问题。因此，接受硬膜外镇痛的患者常需留置尿管。单侧下肢麻木偶伴无力或运动阻滞是使用局麻药后的不良反应，常常由于硬膜外导管尖端移位至神经根处导致，所以将导管稍微向外拔出或减慢输注速率可以有所缓解。总之，医生和患者均应对可能出现的不良反应保持警惕。

2. 硬膜外镇痛并发症的防治 尽管硬膜外镇痛的并发症非常罕见，但一旦发生，后果将十分严重，因此必须注意避免。硬膜穿刺后头痛（PDPH）是相对常见的并发症，可能与意外穿破硬膜，小量脑脊液漏出有关。PDPH的发作时间有一个延迟，大约24h，所以通常在术后第1天才表现出来。PDPH在坐位，特别是行走时加重，在平卧时减轻，所以常在患者术后第一次下床活动时发现。PDPH主要表现为枕部和颈部紧缩、牵拉和搏动样疼痛。传统的治疗方法包括卧床休息、静脉输注或口服大量液体及服用止痛药物（NSAID、对乙酰氨基酚、咖啡因或茶碱）。

如果上述方法仍不能解决头痛问题，或者患者对上述方法禁忌，则可以采用"血块"疗法。抽取患者的无菌血液20ml注入硬膜外腔。机制尚不清楚，但可能与血块直接压迫硬膜穿破部位或在硬膜穿破位点发生纤维化，阻止脑脊液外流有关。

更严重的并发症为椎管内的占位性改变，如血肿和脓肿，前者更常见。如果出现了占位性改变的征象，需要停止硬膜外输注，或者拔出硬膜外导管（特别是发现存在皮肤感染时）。如果发现有凝块流出，则应待凝块溶解后再拔出导管。一旦证实已经发生椎管内占位，应立刻行外科手术减压，以防出现永久性的神经损伤。否则出现脊髓受压，最终将导致截瘫。

脊髓受压的主要征象包括下肢感觉和运动异常（通常为双侧）及背痛。轻微的感觉异常较常见，可能并不一定由脊髓受压引起；但若在停止硬膜外输注后仍长期存在运动异常或背痛，则需要引起重视。占位发生在骶管时，主要的表现为二便功能异常，而疼痛较少见。辅助检查可以借助MRI，一经证实应行神经外科治疗。其他严重的并发症包括前脊髓动脉综合征、横断性脊髓炎、脑膜炎，虽有报道，但十分罕见。

（四）抗凝治疗患者与硬膜外镇痛

有些患者在接受硬膜外镇痛的同时正在进行抗凝治疗，这些患者拔出硬膜外导管后硬膜外腔出血的发生率为0.01%～0.1%，尽管较低，但仍需十分谨慎。

如果患者接受大量肝素治疗，又必须拔出硬膜外导管，则应在停止肝素治疗2～3h拔出导管，并在导管拔出后2h内不再接受肝素治疗。小剂量肝素（预防治疗）不是导管拔出的禁忌证。

使用小分子肝素（LMWH）治疗的患者应该在停药至少12h后拔出硬膜外导管，并且在拔出后 8～12h 不再使用 LMWH。目前还没有可以有效检测 LMWH 活性的方法；血小板（PT）、INT 和 PTT 水平不能反映 LMWH 的活性。使用新鲜冷冻血浆恢复凝血因子活性的方法较少使用，而且还会带来一些危险因素（容量超负荷、心力衰竭、输血反应、免疫改变及输血感染）。对患有凝血病的患者应该在拔出硬膜外导管后的 24h 内严密监测，避免发生硬膜外血肿。

（五）蛛网膜下腔镇痛

单次蛛网膜下腔注射阿片类镇痛药可提供长时间的镇痛作用，其起效时间与所给药物的脂溶性成正相关，作用时间长短取决于药物的亲水成分。单次注射的缺点在于，药物剂量难以筛选，需反复给药，增加了感染的危险，同时需较长时间的监测。离子化低的亲水药物如吗啡，注入蛛网膜下腔后，将在脑脊液（CSF）中产生较高的药物浓度，并将缓慢地进入脊髓的受体部位。由于药物沿 CSF 向头侧扩散，将导致药物向脑组织的重新分布。吗啡的低脂溶性以及与脊髓受体的结合缓慢等特性，使得临床上吗啡镇痛起效时间较长，吗啡从脊髓作用部位清除缓慢，又导致了其临床镇痛作用时间较长的特性。而离子化的脂溶性药物如芬太尼等，在注入蛛网膜下腔后仍有少量非离子化的脂溶性成分存留在 CSF 中，药物与脊髓上的受体结合和清除的速率都比较快。因此，芬太尼的临床起效时间快，但镇痛作用时间较吗啡要短。由于脂溶性镇痛药物在 CSF 中离子化残留药物成分较少，不易沿 CSF 向头侧扩散。因此，芬太尼镇痛作用呈现节段性，这有别于吗啡镇痛的特性。蛛网膜下腔阿片类药物引起的主要并发症包括呼吸抑制（5%～7%）、皮肤瘙痒（60%）、恶心呕吐（20%～30%）以及尿潴留（50%）等，临床上处理的方法以对症治疗为主。

采用蛛网膜下腔阿片类药物镇痛，在术后患者可能引起延迟的呼吸抑制。阿片类药物在 CSF 中的药代动力学特性（即 CSF 中的浓度以及药物沿 CSF 向头侧扩散的倾向）与呼吸抑制的发生率有关。如将小剂量的阿片类药物缓慢注入蛛网膜下腔，药物将在 4～6h 沿 CSF 循环抵达脑部呼吸中枢。蛛网膜下腔注药后发生呼吸抑制的时间变异很大，在吗啡镇痛的患者，一般在注药后 6～10h 呼吸抑制表现明显，注药后 23h 呼吸功能多能恢复正常。在接受蛛网膜下腔注药镇痛的患者，如在 24h 内另经肌内注射常规剂量的阿片类镇痛药，则呼吸抑制的危险性增大。

蛛网膜下腔镇痛期间发生呼吸抑制的影响因素有：高龄（年龄可能影响 CSF 容量和压力，高龄患者呼吸中枢易于受镇痛药物的抑制）；采用的是否为水溶性镇痛药（如吗啡）；剂量大小；患者胸腹腔压力的改变（包括术后机械通气）；患者对镇痛药物敏感；同时经其他途径采用了镇痛药或其他 CNS 抑制性药物；患者既往有呼吸系统的疾病；患者的体位（坐位和采用高比重的吗啡溶液可以减少蛛网膜下腔镇痛后的呼吸抑制发生率）等。采用纳洛酮可以逆转术后蛛网膜下腔镇痛期间可能出现的呼吸抑制，且往往需要反复给药。蛛网膜下腔镇痛期间，尚可引起尿潴留、皮肤瘙痒以及恶心呕吐等，其原因和硬膜外镇痛时的这类并发症相同。由于蛛网膜下腔镇痛时上述并发症发生率较高，故而临床上更多地采用连续硬膜外镇痛术。

六、外周神经阻滞用于四肢手术麻醉和术后镇痛

外周神经阻滞（peripheral nerve block，PNB）技术可为术后患者提供安全有效的镇痛，这包括采用长效局麻药进行手术切口局部浸润、外周神经或神经丛阻滞等。外周神经阻滞技术通常用于四肢手术的麻醉和术后镇痛，外周神经置管和连续给药技术将外周神经阻滞演变为术后镇痛的有效方法，术后经臂丛、收肌管、腰丛和坐骨神经连续输注局麻药或患者自行给药镇痛等方法已成功地用于术后患者的镇痛。

（一）外周神经阻滞的重要价值

手术创伤和术后疼痛不仅取决于中枢敏化的程度，也取决于组织损伤的外周伤害性刺激的传入过程。因此，围术期疼痛的防治不仅应针对中枢敏化（如采用阿片类镇痛药物），还需重视对外周伤害性刺激传入途径的阻断。外周神经阻滞可有效阻止疼痛刺激的传入，防止中枢敏化和神经可塑性的发生。一项新的区域麻醉汇总分析表明，区域麻醉与全身麻醉相比，手术后并发症的发生率减少30%。如今，循证医学已成为解决临床问题的新体系，它是根据临床遇到的问题，进行系统的归类和评价，并将同期的研究成果作为决策的依据。大量研究证据表明：区域麻醉在临床麻醉和术后镇痛方面的价值理应得到充分的重视。完善的PNB可为四肢手术提供满意的麻醉。近年来，经外周神经鞘置管和连续给药技术的应用将PNB演变为术后镇痛的有效方法之一，PNB在临床麻醉和术后镇痛方面的价值已经引起人们的普遍关注。

（二）神经电刺激器在外周神经阻滞中的应用

周围神经刺激器（peripheral nerve stimulator，PNS）是用于周围神经阻滞定位的新方法，其优点在于：①阻滞成功的指标客观、明确；②适用于无法准确说明异感的患者；③适当镇静，减少了神经阻滞定位时患者的不适感；④可明显提高周围神经阻滞，尤其是下肢神经阻滞（如腰丛、坐骨神经、股神经等）的成功率；⑤减少神经损伤。

1. 神经刺激器定位的原理和特点　传统的寻找异感法采用穿刺针接触神经可出现异感，但可引起患者不适，并且易发生术后神经损伤。尽管传统的寻找异感法和神经刺激器都可用于下肢神经阻滞的定位，但后者更准确。采用神经刺激器定位技术，其原理是电刺激下肢的感觉运动混合神经，引发下肢相应肌群的运动反应，据此定位阻滞相应的外周神经。

2. 神经刺激器定位技术的要点

(1) 监测：首先建立监测（如血压、心电图及氧饱和度等），开放静脉通路。

(2) 适当镇静：由于神经刺激器定位具有客观指标，无须患者告知可能的异感，应在定位之前使患者镇静，通常可给予咪达唑仑1～5mg，芬太尼50～200μg静脉注射；同时给患者吸氧。

(3) 定位：电刺激混合神经可引发运动反应，将神经刺激器的正极经心电图—电极片与患者相接，负极连接于阻滞针的导线上，将电刺激器的初始电流设定为1.0mA，频率1～2Hz。按解剖定位进行穿刺并调整穿刺针的位置，使针头接近欲阻滞的神经直至该神经所支配的肌肉群发生有节律的颤搐。随

后减少刺激器的电流并微调针头的位置，直至用最小的电流（0.3mA 左右）可产生最大幅度的颤搐。说明针尖已经接近神经，定位准确，回抽注射器无回血即注入局麻药或置管。

3. 外周神经阻滞镇痛的临床适应证　包括：①神经刺激器定位于腰丛及坐骨神经联合阻滞，行下肢手术及术后镇痛的患者；②神经刺激器定位于臂丛神经阻滞行上肢手术及术后镇痛的患者；③胸椎旁神经阻滞行胸壁或肩背部手术的患者。其中，腰丛和（或）坐骨神经阻滞是近年来常用于下肢手术的镇痛方法之一。

（三）臂丛神经阻滞

适用于上臂骨折手术或术后镇痛。肌间沟法适用肩胛骨或上肢近端的镇痛，腋路法适用于肘关节以下部位的手术或镇痛。近年来，国外普遍采用锁骨下入路法，主要是便于术后患者置管固定连续镇痛，而国内较少采用。

肌间沟法　患者仰卧位，头放平，向对侧转向 45°。肌间沟的定位方法是：由操作者用手在环状软骨水平和胸锁乳突肌的胸骨头后缘稍向外侧滑动加以确定。患者抬头深吸气可有助于肌间沟位置的判断。利多卡因局部注一皮丘麻醉后，采用 2.5cm 长的 22 号穿刺针垂直皮肤进针，神经刺激器设定在 0.5～0.7mA，有助于刺激臂丛神经，引发运动反应，通常可引起患者肩部以下的肌肉颤动或异感。如反应出现在上背部，需调整穿刺针重新定位。一旦位置确定后，反复回吸无血，注入 10～20ml 局麻药。并发症包括气胸，药物注入鞘内、硬膜外或动脉内。应注意同侧膈神经被阻滞的可能性。

（四）下肢外周神经阻滞

包括腰丛阻滞、股神经阻滞、坐骨神经阻滞以及踝部神经阻滞等。1976 年 Chayen 等首先描述了腰丛阻滞，又称腰肌间隙阻滞。腰丛的三支神经（股神经、股外侧皮神经和闭孔神经）在腰椎旁间隙汇合，是下肢神经支配的重要组成部分。坐骨神经（来自第 4 和第 5 腰神经）阻滞，可以为下肢手术提供较为完善的镇痛。根据手术的需要也可采用股神经或踝神经阻滞等。

七、外周神经阻滞留置导管连续给药镇痛

（一）连续外周神经阻滞和患者自控区域镇痛在术后镇痛中的应用

连续外周神经阻滞和患者自控区域镇痛（patient controlled nerve analgesia，PCNA）技术在提供满意镇痛的同时，可避免阿片类药物的使用，从而避免恶心等不良反应。外周神经阻滞的全身不良反应少，患者可早期下床活动，有利于患者尽快恢复出院。此外，外周神经阻滞（如臂丛、坐骨神经、股神经等）采用长效局麻药（如罗哌卡因或布比卡因），可提供 12h 以上的镇痛。外周神经阻滞可采用单次给药，但对于长时间手术后镇痛仍需反复注药，而外周神经置管技术可满足临床长时间镇痛给药的需求。通过留置导管持续输注局麻药可以达到长期神经阻滞的目的。通常，外周神经阻滞易于操作、安全、价廉，但用于术后患者的镇痛尚有待普及。

（二）PCNA 技术与术后镇痛的临床研究

除了静脉（PCIA）和硬膜外患者自控镇痛（PCEA）外，目前经外周神经鞘置管连续

给药镇痛也日渐流行。将置入的硬膜外导管连接于标准的 PCA 泵进行给药（PCRA），也可连接一持续给药泵镇痛。日间手术的患者术后可回家接受外周神经阻滞镇痛。外周神经阻滞镇痛可用于臂丛神经（手部手术）、肌间沟阻滞（肩部手术）、坐骨神经阻滞（全髋置换手术）等。其中，肌间沟置管连续给药和 PCA 分次给予 0.125% 布比卡因，可取得同样的镇痛效果。然而，48h 以上镇痛的布比卡因用量比较，连续输注的用药量明显大于 PCRA 分次给药组。在全髋置换手术的患者采用布比卡因、舒芬太尼和可乐定合剂分别进行股神经连续输注镇痛或 PCRA 分次给药时，得到相同的结果，即两组患者的镇痛效果和满意程度相同。但是，连续给药组的布比卡因用量明显大于 PCRA 组。也有报道提出连续外周神经阻滞的患者接受连续输注较间断给予局麻药的镇痛效果更好。在肩部手术后患者，经肌间沟置管 PCRA 与静脉 PCA 吗啡镇痛的比较研究表明：术后 12h、18h、24h 和 30h 的镇痛效果均以 PCRA 为更佳。患者满意更高，而恶心（25%）和皮肤瘙痒（25%）等并发症仅见于静脉 PCA 镇痛组的患者。可见，就术后镇痛途径而言，在四肢手术的患者，外周给药镇痛比静脉给药更可取。外周镇痛平均用药量比较：间断给药法大于连续输注法。从镇痛评分来看：间断给药法与连续输注法相似。

（三）PNB 所需的局麻药及其安全剂量

理想局麻药的条件是镇痛有效，不良反应少，有利于患者术后早期活动和恢复，对患者的风险低。临床上局麻药的选择应考虑手术时间和局麻药的潜在毒性，这是因为下肢神经阻滞（如腰丛和坐骨神经阻滞）的局麻药用量较大（20～30ml）。利多卡因并非术后镇痛的理想药，这是因为利多卡因的效价相对较低，易于快速耐药，往往需要较大的剂量，感觉与运动神经分离阻滞的特性不够明显。因此，在许多临床情形下，应首选长效局麻药（如布比卡因、左旋布比卡因和罗哌卡因）。为减少意外过量可能导致的全身毒性，左旋布比卡因或罗哌卡因优于布比卡因。

罗哌卡因有如下特性：①分离阻滞的程度（感觉大于运动）更大；②心脏毒性更低；③具有内在的缩血管活性。因此，不必加入肾上腺素。由于 PNB 用药量较大，尤其是两种以上的外周神经联合阻滞时，采用毒性较小的罗哌卡因更为安全。

1. 单次给药 PNB 对于 1.5～3h 的手术，可采用 1%～2% 利多卡因，但考虑到术后镇痛的需要，应首选长效局麻药，如布比卡因、左旋布比卡因。在急性疼痛治疗的同时，低浓度罗哌卡因 2.0mg/ml（0.2%）仅轻度非递增性阻滞运动神经，有利于患者早期活动，促进恢复。

2. 导管法连续给药 区域阻滞术后镇痛的常用药包括：① 0.2% 罗哌卡因 5～15ml/h 或 0.3～0.4mg/(kg·h)；② 0.125%～0.25% 布比卡因 5～15ml 或 0.25mg/(kg·h)；③可乐定是纯 α_2 受体激动药，研究表明该药无神经毒性，小剂量可乐定（1μg/ml）可使局麻药的镇痛时间延长 50%～100%，无明显不良反应，临床应用日渐普及。

联合用药的优点在于：①延长作用时间；②降低毒性；③患者可控性增强；④抑制快速耐药。

为了充分发挥局麻药在术后镇痛中的价值，人们正研制新的局麻药，其作用时间从数小时延长至 3～4 天甚至更久。同时，新的药物研究和应用正在更新人们对术后镇痛机制和理念的认识，促进镇痛水平的进一步提高。研究证实天门冬胺酸（NMDA）受体拮抗药，如氯胺酮也可有效地缓解术后疼痛，并可减少局麻药的用量及其不良反应。

八、其他镇痛方法

1. 经皮电神经刺激　经皮电神经刺激（TENS）可以用于某些术后患者的镇痛。将电极贴在疼痛部位（可以是切口的任一边），施以低压电刺激达到镇痛目的。TENS 原理的基础是 Melzack 和 Wall 的疼痛门控理论。随机对照研究已经证实，使用 TENS 的患者镇痛效果明显优于未用 TENS 的对照组。

2. 心理和行为治疗　心理和行为治疗可为患者提供一种疼痛已被控制的感觉。所有患者都应做好面临手术及术后疼痛的准备。简单的方法有：放松下颌，听听音乐，回忆美好事物，这些都有利于减轻焦虑并减少镇痛用药。

手术后患者可能存在与手术创伤本身无关的伤害，如头痛，手术后胃管、手术引流管和静脉输液管等产生的不适。此外，患者可能常常存在心理上的"异常"，如焦虑、害怕或失眠等。因此，重视全面改善患者的生活质量（包括心理康复），将有效地减轻术后患者的痛苦。研究表明：心理支持疗法（包括与患者及其家属对手术麻醉方案的商讨，术前提供相关的信息等）可有效地减轻患者的焦虑，减少患者术后对阿片类镇痛药的需求，缩短住院时间。医院的工作常规通常方便医护人员，而往往忽视了患者的心理需求，甚至导致患者产生"无助"的感觉。因此，改善医院环境，创造一种温馨的就医氛围，适当让患者参与一些力所能及的医护活动，对其心理和生理方面的康复都将十分有益。

九、术后镇痛的研究趋势

近年来，新的给药途径包括经皮贴剂给药（如芬太尼、可乐定和东莨菪碱等），可产生和维持稳定的血药浓度。此外，经口腔黏膜吸收用药的镇痛药和苯二氮䓬类口含制剂也已用于镇痛治疗。近年来，发展的趋势是将不同给药途径的药物联合应用，临床上取得了较为满意的镇痛效果。

（一）经皮肤给药

经皮芬太尼贴剂（transdermal therapeuticsystem, TTS）主要适用于慢性疼痛，尤其是癌性疼痛的治疗。对于经皮芬太尼贴剂是否适用于术后患者的镇痛，仍存在着不同的看法。其中，最主要的是担心经皮芬太尼贴剂时效过长，对于术后患者存在引起呼吸抑制的隐患。但是，有研究报道认为经皮芬太尼贴剂可有效缓解术后疼痛，避免药物注射的痛苦，为无法口服用药或不愿口服用药的患者提供了一个有效的镇痛方法。

芬太尼对阿片类 μ 受体的亲和力高于吗啡，效力强，是 TTS 的极好选择。TTS 芬太尼贴剂内含有枸橼酸芬太尼，药物释放速率与贴剂面积有关（即每平方厘米表面积释放 $2.5\mu g/h$）。

TTS 芬太尼药理学特点：芬太尼是一种强效阿片类药物，每小时以微克计的剂量即可提供良好的镇痛，由肝脏代谢，分布容积 4L/mg，血浆清除率为 10～20L/（min·kg），芬太尼不能在皮肤内代谢。TTS 芬太尼贴剂放置于皮肤的最初 4h，血清芬太尼浓度极低，难以测出，8～10h 血药浓度逐渐升至一平台浓度（即稳态浓度）。达到稳态浓度的平均所需时间为12.7h。如TTS在24h后撤去，血清药物浓度缓慢降低，终末半衰期为15～20h。

TTS芬太尼很少引起呼吸抑制。恶心呕吐仍是此法的主要不良反应（25%～73%），TTS芬太尼不良反应还包括尿潴留、皮肤瘙痒。在术后疼痛患者采用TTS芬太尼应注意加强监测，及时防治相关的不良反应。

（二）经口腔黏膜给药

据报道，口服吗啡的生物利用度只有15%，而药物经口腔黏膜给药（oral transmucosal drug administration，OTDA）后可直接进入血液循环，生物利用度高。亲脂性的阿片类药（如芬太尼、美沙酮和丁丙诺啡等）的口腔黏膜吸收明显强于亲水性药如吗啡等，这为研制经黏膜吸收的芬太尼制剂提供了理论依据。

经口腔黏膜给予芬太尼疗法的优点：口味宜人，效力强，脂溶性强，可溶于唾液，对生产过程所必需的高温具有稳定性。

经口腔黏膜吸收枸橼酸芬太尼（oral transmucosal fentanyl citrate，OTFC）是一种简便有效的给药系统。一个OTFC单位其实是有统一规格和形状的带柄的糖块。患者含服时，芬太尼便释放至口腔黏膜被吸收，同时另一部分富含芬太尼的唾液被吞咽，分布至胃肠通过肝脏代谢。

（三）经鼻腔黏膜给药

经鼻腔黏膜给药（intranasal drug delivery，IDD）具有与经口腔黏膜给药相似的优点，如避免了肝脏的药物代谢，起效迅速等。目前用于镇痛的经鼻给予的药物主要有舒芬太尼、芬太尼、丁丙诺啡以及咪达唑仑等。舒芬太尼是一种脂溶性强效镇痛药，易于经鼻腔黏膜吸收。Helmers等比较了舒芬太尼

15μg经鼻腔给药或静脉注射后的血浆药物浓度。在给药后10min血浆舒芬太尼最大浓度为（0.08±0.03）mg/ml，在给药后30min，两种给药途径的血浆浓度相似。经鼻腔给药的生物利用度高达78%。

尽管舒芬太尼经鼻腔给药后10min内在儿童可快速产生镇痛作用，但应注意可能的不良反应。舒芬太尼2μg/kg以上经鼻腔给药，可能引起低氧血症和胸壁肌肉僵直。由于舒芬太尼经鼻腔黏膜吸收有效迅速，适用于急性疼痛的治疗。同样，芬太尼经鼻腔黏膜吸收迅速，可用于急性疼痛的治疗。有报道急性疼痛的患者应用芬太尼喷雾剂喷鼻可在10min内奏效，效果与静注相同剂量的芬太尼相似，也提示芬太尼经鼻黏膜给药的生物利用度高。目前需进一步研究这一种给药方法对鼻黏膜及上呼吸道的影响，以确定是否适用于晚期疼痛长期用药。

有研究比较了经鼻黏膜和静脉注射丁丙诺啡（0.3mg）后的药代动力学参数的变化，发现与舌下给药不同，丁丙诺啡经鼻黏膜吸收迅速，给药后10～60min（平均30.6min）血浆峰值浓度为0.6～4.78ng/ml（平均1.77ng/ml），经鼻给药的消除半衰期与静脉给药相同，并且比舌下给药要短得多，生物利用度为48%，与舌下给药相似。

（四）经眼球结膜给药

有报道在动物实验中，将50g（1ml）舒芬太尼滴于眼球结膜表面，并测定血浆药物浓度和生物利用度，结果显示，在给药后的5min、7.5min和10min时的血浆舒芬太尼浓度分别为810pg/ml、610pg/ml和563pg/ml，高于舒芬太尼的镇痛有效浓度（0.01～0.56ng/ml）。说明舒芬太尼经眼结膜吸收迅速，可

快速达到镇痛的有效浓度。实验中对狗的眼球结膜的病理学检查未发现明显的损害。镇痛药物经眼球结膜给药（ocular transmucosal administration，OTA）的方法尚有待于进一步的临床研究。

（五）其他

为了充分发挥局麻药在术后镇痛中的价值，人们正试图将局麻药的作用时间从数小时延长至 3～4 天。此外，研究发现在伤害性感受器和外周阿片类受体上存在着钠离子通道，这为今后研究拮抗伤害性感受的新药物提供了线索，从作用机制可以预测，这类药物在具备有效镇痛的同时，也将在一定程度上减少甚至避免药物相关的运动和中枢神经系统的不良反应。

总之，术后镇痛相关性研究已成为近年来麻醉学科发展的一个亮点，随着新的药物和给药途径的变革，术后镇痛的理念和临床治疗水平将不断提高。同时，国内外术后急性疼痛治疗的临床专门机构（acute pain service，APS）的建立和镇痛治疗的规范化，为术后镇痛疗效和不良反应防治提供了保证。

第二节 慢性疼痛

一、概述

一种急性疾病过程或一次损伤的疼痛持续超过正常所需的治愈时间，或间隔几个月至几年复发，持续达 1 个月者称为慢性疼痛。因此，急性疾病或损伤在治愈后 1 个月仍存在疼痛，就考虑是慢性疼痛。急性疼痛仅仅是一个症状，而慢性疼痛本身则是一种疾病，其在病因学、病理解剖学、病理生理学、症状学、生物学、心理学等方面与急性疼痛之间有着显著差异，两者的诊断和治疗也存在着明显的区别。所以认识这些差异和区别，不仅有助于取得良好的治疗效果，而且可以减少医源性并发症的发生。

慢性疼痛不仅对患者本人造成危害，而且影响到患者的生活、家庭乃至社会。慢性疼痛患者常合并精神方面的障碍，如抑郁和（或）焦虑，这使慢性疼痛的诊断和治疗更加复杂而困难。

二、诊治原则

慢性疼痛总的诊治原则包括：明确诊断，综合治疗，安全有效。

（一）明确诊断

明确诊断包括病因诊断、病理解剖学诊断、病理生理学诊断和症状诊断。

1. 病因诊断 病因诊断是最理想的临床诊断，致病因素大体可分为内因和外因两方面。

2. 病理解剖学诊断 病理解剖学诊断包括病变部位、范围、器官和组织，以及细胞水平的病变性质。病理形态诊断并不意味着在临床上每个患者皆需进行病理形态学检查，而多数是通过询问病史、体格检查、实验室检查以及特殊检查等间接方法得出的。

3. 病理生理学诊断 病理生理学诊断是以各系统器官功能的改变以及机体与周围环

境相互关系的改变为基础的，功能的改变可以追溯到体内超微量物质的水平，检测手段的完善使许多功能改变获得了进一步的认识。

4. 症状诊断　症状诊断是根据尚未查明原因的症状或体征提出的诊断，如上肢烧灼性痛等。此类诊断只是提供诊断方向，待原因查明时再做修正。因此症状诊断是初步诊断或印象。

（二）综合治疗

综合治疗目的是努力使慢性疼痛患者的身心经过治疗得以康复。针对疼痛，临床常用的治疗方法有神经阻滞疗法、小针刀疗法、手法矫治、药物疗法、理疗、针灸、枝川疗法等。针对不同疾病或同一疾病发展的不同阶段，采用不同的治疗方法组合，发挥多种方法的各自优势，以取得最佳疗效和最小不良反应。

（三）安全有效

疼痛治疗必须由训练有素的专科医师完成，治疗前准备充分，严格执行操作规范，紧密观察患者，注意及防治治疗中可能出现的并发症，治疗宜遵循由简到繁，由易到难的原则。

三、诊断

（一）明确诊断的内容

诊断是治疗的前提，治疗效果取决于诊断的正确与否。明确诊断的内容如下。

1. 明确疼痛的原因、病变的性质　明确引起疼痛的原发病是属于肿瘤、损伤、炎症、畸形中的哪一种；肿瘤是良性还是恶性；炎症是感染性的还是无菌性的；损伤是急性外伤还是慢性劳损。

2. 明确病变的组织或器官　病变的组织或器官是在肌肉、筋膜、韧带、滑囊、关节、骨骼、神经、血管、内脏的哪一处或几处。

3. 明确病变的部位和深浅　部位是指病变在皮肤表面的投影，深浅是指病变的层次。具体到病变部位应做到"一片之中找一点，一点之中找深浅"，只有对病变进行准确的平面定位和立体定位，才能使治疗真正在病变处或病变组织发挥作用，取得好的效果。

4. 明确病程的急缓　病程急缓程度不同，治疗方法各异。急性软组织病变，使用神经阻滞疗法、局部外用涂擦剂、贴敷剂效果好，但不适于小针刀疗法；慢性软组织病变，尤其是粘连、瘢痕和钙化，神经阻滞配合小针刀疗法效果好。

5. 明确患者的体质、生命器官的功能以及是否合并其他影响治疗的疾病　患者的自身条件是决定治疗方案的又一重要因素，治疗时应因人而异。如年老、体弱、合并生命器官功能障碍的患者，对神经阻滞和针刀治疗的耐受性差，应严格掌握适应证，减少麻醉药的用量。治疗时患者应取卧位，治疗后适当延长观察时间，严密观察各种生命体征。

6. 明确患者的精神状态、性格特点　疼痛患者常合并的精神障碍是焦虑和抑郁。慢性疼痛患者的抑郁症发生率为30%～60%。急性疼痛常合并焦虑，慢性疼痛则在焦虑的基础上继发抑郁，甚至抑郁成为主要的精神障碍。

7. 明确疾病的病理改变　如颈椎病椎体的倾斜偏歪方向和移位程度，寰枢椎半脱位齿状突的偏歪方向，腰椎间盘突出后的位置、有无钙化等。

8. 明确是否为疼痛科治疗的适应证　若不是疼痛科治疗的适应证，应建议患者到相应的科室就诊。

9. 估计治疗效果和预后　好的效果和预

后要告诉患者本人，树立其信心；治疗后可能出现的不良反应也应让患者知道，以免出现疼痛加重等不良反应时患者紧张；对疗效或病情的发展要对患者做出合乎情理的解释，不要让患者失去信心。

（二）明确诊断的方法

1. 耐心、全面而有重点地询问病史　采集病史要全面、客观，要有重点地采集与疼痛的发生、发展等有密切联系的部分。临床上约半数以上的疼痛病例仅根据完整系统的病史资料即可得到明确的诊断。需特别注意的病史主要有以下几项。

(1) 性别：不少疼痛病症与性别有关。如偏头痛、类风湿关节炎、骨质疏松症等，主要见于女性；强直性脊柱炎、劳损，多见于男性。同是腰骶部疼痛，女性可由盆腔淤血综合征引起，男性可由前列腺炎引起。女性患者出现的腰、骶、下肢及腹部、会阴区的疼痛应了解其是否合并妇科疾病，以及疼痛与月经周期的关系。

(2) 年龄：同一部位的疼痛，不同年龄可由不同原因引起。如腰背痛，在老年多见于脊柱退变性疾病、转移癌；在中年多见于劳损、椎间盘突出、肌筋膜综合征；在青少年多见于外伤、畸形、强直性脊柱炎等。

(3) 职业：疼痛与职业关系密切，如颈型颈椎病好发于教师、会计、电脑工作者等需长期低头伏案工作的知识分子；汽车司机易患腰椎间盘突出症；工作或生活环境湿度大的人易患风湿病等。应仔细询问职业、工种、劳动时的体位、姿势、用力方式，工作环境的温度、湿度等。

(4) 起病的原因或诱因：许多疼痛性疾病有明显的诱发因素，如肩周炎、肌筋膜综合

征，在潮湿、受凉和外伤时易发病；神经血管性疼痛在精神紧张时易发病。许多疼痛的出现和加重也有明显的诱发条件及因素，如咳嗽、大便、憋气时出现肢体放射性疼痛则病变多来自椎管；韧带损伤及炎症所致的疼痛在某一特定的体位时常明显加重，有时则有明显的压痛点或诱发点。应注意发病开始的时间，最初疼痛的情况，如有无外伤、外伤时的体位及受伤的部位等。

(5) 疼痛的部位：多数疼痛性疾病，疼痛的部位即为病变所在，还有些部位的疼痛反映的是支配该区的神经病变或该神经走行径路上的病变。因此，不仅要分清疼痛部位是在头面、颈项、胸、腹、腰、背、臀，还是在四肢等大体位置外，还要弄清其具体位置。同为头痛，一般头部偏侧性、阵发性剧痛应考虑偏头痛，枕后部的疼痛应考虑枕大神经炎及颈源性头痛。同样，在大腿部，坐骨神经痛的范围在后侧，股外侧皮神经痛的范围在外侧，而闭孔神经病变引起的疼痛在内侧。除此之外，还应考虑到疼痛区域同一脊髓节段支配的内脏病变所引起的牵涉痛。

(6) 疼痛的特点：包括疼痛的性质、疼痛的程度、起病急缓、疼痛的演变及影响因素和疼痛伴随症状等，如注意季节、时间、姿势、活动、呼吸、咳嗽、月经周期等因素与疼痛程度、性质变化的关系。又如关节痛伴肿胀、晨僵者多为类风湿关节炎；疼痛伴发热者应考虑感染性疾病、风湿热等；头痛是否伴头晕、恶心、呕吐、视物模糊、眼前闪金星、耳鸣、鼻塞等；颈痛是否伴有手麻、腿软、心慌等。

(7) 既往诊断、治疗的过程及结果。

(8) 既往史：有恶性肿瘤史的患者出现的慢性疼痛，应考虑到肿瘤转移的可能；糖尿

病患者出现的下肢针刺样痛及袜套样改变多因糖尿病末梢神经炎所致；有结核性胸膜炎病史的患者出现的胸背部疼痛，应考虑到胸膜粘连，引起牵涉痛的可能；而有长期、大量应用激素史的患者，出现髋部疼痛时，应首先考虑股骨头缺血性坏死。

(9) 家族史：某些疼痛性疾病（如强直性脊柱炎等）有一定的家族倾向性。

2. 认真、仔细而专业性地进行体格检查 在全面系统体查的 5 种基本检查方法——视、触、叩、听、嗅的基础上，结合疼痛临床的特点，重点突出视、触、叩及测量，强调运动功能与神经功能检查，做出正确诊断。

3. 慎重、合理而准确地选择辅助检查 辅助检查在慢性疼痛性疾病的诊断中占有重要地位，应全面、深入地了解各种常用辅助检查的特点和意义，有选择地运用。

(1) 实验室检查：检验项目应从实际需要出发，有目的、系统地选择。如对怀疑痛风的患者应查血尿酸（UA）；怀疑风湿病的患者应查抗溶血性链球菌"O"（ASO）、类风湿因子（RF）、C 反应蛋白（CRP）、血沉（ESR）、抗核抗体（ANA）等；怀疑细菌感染时应查血常规等。

(2) 影像学检查：针对疼痛，临床中常用的影像学检查方法有 X 线片、造影、CT、MRI、ECT 检查等，应全面了解各种设备的特点和长处，在工作中有目的、有选择地应用。

(3) 其他检查：如肌电图、超声波、诱发电位等。

四、治疗

（一）常用治疗方法

1. 全身药物治疗 全身用药治疗简易方便，可经口腔、直肠、肌内或静脉给药，但由于是全身用药，其不良反应也较多。

全身用药应根据疼痛的性质及程度选择正确的药物、给药方法和间隔，"按时给药"优于"按需给药"，注意正确预防和处理药物的不良反应；如出现药物耐受或疗效不佳，可调整药物或追加剂量。

2. 神经阻滞疗法 常用的药物有局部麻醉药、糖皮质激素、维生素和神经破坏药。局麻药具有诊断和治疗作用，注射神经破坏药之前，先给少量局麻药可判断穿刺针的位置是否正确。治疗性神经阻滞则以选用时效长的布比卡因和罗哌卡因为好。糖皮质激素对于炎症反应有明显的抑制作用，可改善病变组织的渗出和水肿，从而使疼痛症状减轻。

局麻药中是否加入糖皮质激素的问题，一般认为在有慢性炎症的情况下适量应用有好处，否则无必要。此类药物中，得宝松、泼尼龙、康宁克通 -A 都是较好的选择，局部注射，每周 1 次。周围神经炎局部注射常加用维生素 B_6 或维生素 B_{12}。

神经破坏药多用 80%～100% 乙醇和 5%～10% 酚甘油溶液，可使神经产生退行性变，感觉消失，有时运动神经也受累，隔一定时间神经再生，疼痛恢复。常用的阻滞方法为痛点阻滞、周围神经阻滞和交感神经阻滞。

3. 针刀疗法 针刀疗法具有针刺效应，又具手术效应。如松解粘连组织，切断挛缩肌纤维或筋膜，切碎瘢痕或钙化组织或痛性硬结，切削磨平刺激神经引起疼痛的骨刺。针刀还具有针刺和手术的综合效应，如果在一个患者身上同时存在敏感穴位和病变组织，就需要利用小针刀的针刺效应刺激穴位，并利用其手术效应对病变组织施行手术治疗，使其两种效应综合发挥，收到更好的治疗效果。

(1) 适应证：软组织炎症、滑膜炎、各种腱鞘炎、韧带炎引起的痛、麻和功能障碍，脊柱的某些病变，四肢关节的退行性或损伤性病变，神经卡压综合征，缺血性骨坏死，某些有体表反应点的内脏疾病，骨干骨折的畸形愈合，其他如肌性斜颈、痔疮、血管球瘤等。

(2) 禁忌证：发热，全身感染，施术部位和周围有感染灶，严重内脏疾病发作期，施术部位有难以避开的重要血管、神经或内脏，出血倾向、凝血功能不全，定性、定位诊断不明确者，体质虚弱、高血压、糖尿病、冠心病患者慎用。

4. 物理疗法　常用的物理疗法有：①电疗法；②光疗法，如激光疗法；③声疗法，如超声疗法、超声药物透入疗法等；④磁疗法；⑤其他，如汽疗、冷冻治疗、射频治疗等。

5. 枝川疗法　枝川疗法是通过对患者的望诊、问诊及指压诊法检查患者体表的肌硬结，然后用生理盐水稀释的低浓度皮质类固醇类药物注射到患者的体表肌硬结及相应的穴位上，解除或减轻患者各种症状。枝川注射疗法是在正确诊断的基础上应用的，其适应证很多，包括呼吸、循环、消化、代谢、内分泌、血液，以及运动、神经等系统的各科诸多疾病。但此疗法是一种对症治疗，诊断不明确的痛症应列为禁忌。

6. 其他疗法　如手法治疗、器具疗法、心理疗法、气功及功能锻炼、针灸镇痛等均是慢性疼痛患者综合治疗的重要措施，可根据情况选用。

（二）治疗后的处理

慢性疼痛患者由于病程长，疼痛性质、程度、治疗经过有很大差异，患者多有不同程度的心理变化。疼痛治疗要关心患者，重视对患者的心理护理，对慢性疼痛患者要鼓励他们树立战胜疾病的信心，同时要加强体查，及早发现和处理可能发生的并发症和不良反应。疼痛治疗后常见的不良反应及并发症如下。

1. 应用药物引起的不良反应　有局麻药的中毒和过敏，NSAID 引起的胃肠道反应，严重可致胃出血，皮质类固醇激素长期应用所致肾上腺皮质功能改变等。

2. 治疗操作可能引起的不良反应和并发症　有晕针，感染，星状神经节阻滞时引起张力性气胸，神经阻滞或治疗操作引起神经损伤，血管损伤，全脊髓麻醉等。

（李恭驰　胡　霁）

参考文献

[1] 严相默. 临床疼痛学. 延吉：延边人民出版社，1996.

[2] 罗爱伦. 患者自控镇痛. 北京：中国协和医科大学出版社，2000.

[3] 刘俊杰，赵俊. 现代麻醉学. 2 版. 北京：人民卫生出版社，1997.

[4] 罗爱伦. 患者自控镇痛 – 镇痛治疗新概念. 北京：北京医科大学中国协和医科大学联合出版社，1999.

[5] 黄宇光，罗爱伦. 21 世纪医师丛书麻醉科分册. 北京：中国协和医科大学出版社，2000.

[6] 赵俊，李树人，宋文阁. 疼痛诊断治疗学. 郑州：河南医科大学出版社，1999.

[7] 张立生，刘小立. 现代疼痛学. 石家庄：河北科学技术出版社，1999.

[8] 杨藻宸. 药理学和药物治疗学. 北京：人民卫生出版社，2000.

第 14 章　创面的清洗和准备

创面是正常皮肤（组织）在外界致伤因素如锐器、热、电流、化学物质、低温、动物抓咬、外科手术以及其他引起机体局部血液供应异常的因素作用下所导致的损伤，常伴有皮肤完整性的破坏以及一定量正常组织的丢失。同时，皮肤的正常功能受损，表现为皮肤破损、渗液、流血等。创面也称为伤口或者创伤。

一、创面分类

（一）按形成原因分类

按形成原因，创面可以分为切割伤创面、热力伤创面、腐蚀伤创面、挤压撕脱伤创面、抓咬伤创面以及由于患者自身性因素所致的创面等。

（二）按受伤时间分类

按受伤时间，创面可以分为急性创面、亚急性创面和慢性创面。

1. 急性创面　急性创面一般指伤后 2 周内的创面。所有创面在损伤早期都属于急性创面，急性创面如果损伤轻微且处理得当，将会很快愈合。如果损伤严重或者处理不当，急性创面将转变成亚急性创面或者慢性创面。常见的急性创面有手术切口、皮肤擦伤、烧伤、供皮区等。

2. 慢性创面　慢性创面一般指伤后 1 个月仍不愈合的创面，大多由急性创面演变而来。当然也有些创面一开始就表现出慢性创面的特征，如糖尿病足溃疡。慢性创面又可以根据创面的外观形态分为黑、黄、红、粉

四期。黑、黄、红、粉分期体现了慢性创面动态愈合的过程。常见的慢性创面有压疮、下肢血管性（动脉性或静脉性）溃疡、糖尿病足溃疡以及其他难愈合创面。

3. 亚急性创面　亚急性创面介于上述两者之间，一般指伤后 2～4 周的创面。也有些教材没有把亚急性创面纳入创面的分类，只将创面分成急性创面和慢性创面。

（三）按损伤深度分类

按创面损伤深度，可以分为表皮性损伤、真皮性损伤和全层性损伤。

1. Ⅰ类创面——表皮性损伤　表皮性损伤仅累及皮肤的表皮层，表现为表皮剥脱、创面渗液渗血，渗血一般可自止。该类创面的愈合系通过基底细胞的分裂、增生和分化后向上移行而实现创面愈合，通常于伤后 2～7 天即可完全恢复其原有的结构和功能。

2. Ⅱ类创面——真皮性损伤　真皮性损伤较深，达真皮浅层甚至真皮深层。表现为基底苍白、渗液较少或者较多量的出血（可有不能自止的出血）。该类创面系通过真皮乳头层的细胞分裂增生或者由创面周缘的细胞分裂增生实现创面的愈合。该类创面的修复多伴有中性粒细胞浸润和成纤维细胞的增生，后期遗留不同程度的瘢痕。如果该类创面较大，多演变成慢性创面。

3. Ⅲ类创面——全层性损伤　全层性损伤深达筋膜、肌腱或肌层，常伴随着血管、神经甚至骨骼的断裂。该类创面需要靠周围

皮肤的细胞成分来修复，如果创面较大，极可能演变成慢性创面，除非早期外科手术干预。

二、创面愈合过程

创面愈合是指各种致伤因子造成组织损伤或缺失后，局部组织通过再生、修复和后期的功能重建，完全或部分恢复损伤部位的结构和功能的一系列病理生理过程。再生指由损伤周围的同种细胞完全替代损伤细胞，达到损伤部位结构和功能的完全恢复。修复则是指损伤后周围组织细胞不能通过完全再生修复损伤组织，只能通过成纤维细胞的增生和上皮细胞的覆盖来达到修复的目的，这也称为纤维性修复，以后会不可避免地形成瘢痕。

（一）皮肤愈合的基本过程

轻度的创伤仅损伤皮肤表皮层，可通过上皮细胞的再生达到痊愈。稍重的创伤多伴有皮肤和皮下组织的断裂；严重的创伤可有肌肉、肌腱、神经和骨的断裂，该类皮肤创伤的愈合较为复杂。下面以手术切口为例，叙述皮肤愈合的基本过程。

1. 损伤早期改变　皮肤损伤后，有不同程度的组织坏死和血管断裂出血，表现为流血、渗液及白细胞浸润，临床表现为红、肿、热、痛。损伤后短时间内，机体便调动自身愈合机制，开始修复皮肤损伤。最开始表现为炎症细胞浸润，早期以中性粒细胞为主，3天后则以巨噬细胞为主。另外，皮肤损伤后，伤口中的血液和渗出液很快凝固形成血凝块，形成痂皮保护伤口。

2. 伤口收缩　皮肤损伤2～3天后，伤口边缘新生的肌成纤维细胞收缩，伤口开始缩小，14天左右停止。伤口收缩的意义在于缩小创面。

3. 肉芽组织增生和瘢痕形成　皮肤损伤第3天开始，肉芽组织从伤口底部及边缘长出填平伤口。肉芽组织中含有大量的毛细血管，这些血管每天生长0.1～0.6mm，其方向大都垂直于皮面，并呈襻状弯曲。有人认为肉芽组织中没有神经纤维，故无感觉及痛觉。第5～6天起成纤维细胞开始生成胶原纤维，其后1周分泌逐渐活跃，以后逐渐缓慢下来。皮肤中胶原纤维的含量与瘢痕增生程度密切相关。创面中胶原纤维在伤后1个月左右其含量达到顶峰，纤维方向排列紊乱，随后逐渐下降，并且在局部张力的作用下，瘢痕中的胶原纤维排列逐渐规则，最终与皮肤表面平行。

4. 表皮再生　皮肤损伤24h内，伤口边缘的基底细胞便开始增生，并在血凝块基底向伤口中心迁移，于肉芽组织的表面形成单层上皮。当表皮细胞生长成一片时，则停止迁移，并逐渐增生、分化成为鳞状上皮。健康的肉芽组织可提供上皮再生所需的营养及生长因子，因而对表皮再生十分重要。如果因细菌感染或者患者自身营养状态较差，肉芽组织生长不良，长时间不能将伤口填平，则将延缓上皮再生速度。在另一种情况下，如果肉芽组织过度生长，高出于皮肤表面，也会阻止表皮再生速度。若皮肤损伤面积过大，相邻正常皮源的空间距离过大，则很难通过表皮再生使创面愈合，此时往往需要手术植皮。

皮肤附属器（毛囊、汗腺及皮脂腺）如破坏严重，则不能完全再生，只能通过瘢痕增生达到修复目的。肌腱断裂后，初期也是瘢痕修复，但随着功能锻炼而不断改建，胶原纤维可按原来肌腱纤维方向排列，达到完全再生。

（二）皮肤创伤愈合类型

根据损伤程度及有无感染，皮肤创伤愈合可分为以下两种类型。

1. 一期愈合 见于组织缺损小、创缘整齐、无感染、经缝合创面对合严密的伤口。这种伤口血凝块少，炎症反应轻微，表皮细胞在24~48h便可将伤口覆盖。肉芽组织在第3天就可以从伤口边缘长出并很快将伤口填满。5~7天伤口两侧出现胶原纤维连接，切口达到临床愈合标准。之后肉芽组织中的毛细血管和成纤维细胞继续增生，胶原纤维不断积聚，切口呈现鲜红色，略高出皮肤表面。随后水肿逐渐消退，炎性细胞浸润减轻，毛细血管数量减少，第2周末瘢痕开始"变白"。这个"变白"的过程需要持续数月的时间，数月后形成一条白色线状瘢痕。

2. 二期愈合 见于组织缺损较大、创缘不整、无法整齐对合或伴有感染的伤口。各种原因导致的烧伤创面均属于这类伤口。与一期愈合相比，该类伤口的愈合有以下不同：①由于坏死组织多，感染风险大，易引起局部组织变性、坏死，炎症反应明显，只有感染被控制，坏死组织清除以后，再生才能开始；②损伤范围大，创面收缩明显；③愈合时间长，瘢痕增生严重。

（三）影响皮肤愈合的因素

损伤的程度、组织的再生能力、伤口有无坏死组织和异物、有无感染等因素决定了修复方式、愈合时间及瘢痕大小。因此，治疗原则应是缩小创面（如对合伤口）、防止再损伤、控制感染以及促进组织再生。影响再生修复的因素包括全身因素和局部因素两方面。

1. 全身因素

(1) 年龄：青少年的组织再生能力强，愈合快。老年人血管硬化，血液供应减少，组织再生能力差，愈合慢。

(2) 营养：严重的蛋白缺乏，尤其是含硫氨基酸（如甲硫氨酸、胱氨酸）缺乏时，肉芽组织及胶原形成不良，伤口愈合缓慢。维生素中以维生素C对愈合最重要。在微量元素中，锌对创伤愈合有重要作用，手术后创伤愈合迟缓的患者，皮肤中锌的含量大多比愈合良好的患者低。因此，补锌能促进愈合，其作用机制可能与锌是细胞内一些氧化酶的成分有关。

2. 局部因素

(1) 感染：感染对再生修复的妨碍较大。许多化脓菌产生一些毒素和酶，能引起组织坏死，溶解基质或胶原纤维，加重局部组织损伤，妨碍创伤愈合；伤口感染时，渗出物很多，可增加局部伤口的张力，常使正在愈合的伤口或已缝合的伤口裂开，或者导致感染扩散加重损伤；坏死组织及其他异物，也妨碍愈合并诱发感染。因此，伤口如有感染，或有较多的坏死组织及异物，易导致二期愈合。临床上对于创面较大，已被细菌污染但尚未发生明显感染的伤口，施行清创术，并在确保没有感染的情况下缝合创口，这样可使伤口达到一期愈合。

(2) 局部血液循环：局部血液循环一方面保证组织再生所需要的氧和营养，另一方面对坏死物质的吸收及控制局部感染也起重要作用。因此，局部血液供应良好时，再生修复较为理想。相反（如下肢血管有动脉粥样硬化或静脉曲张等病变）局部血液循环不良，则该处伤口愈合迟缓。创面局部的清创，可刺激局部毛细血管新生，增加局部血流，促进组织修复。另外，负压吸引也可以有效吸出创面分泌物，促进毛细血管生长，加速愈合（详见后述）。

(3) 神经支配：目前研究认为，神经因素在创面愈合中也发挥重要作用。神经末梢通过分泌神经肽类物质，调节成纤维细胞、血管内皮细胞、上皮细胞的增殖分化，促进创面愈合。失神经创面会出现自主神经调节紊乱、肌肉萎缩、局部血供改变。以上因素均不利于创面的愈合。

(4) 电离辐射：各种射线、粒子均可在不损伤表皮的情况下损伤深部的细胞、组织、血管等，抑制组织再生，影响皮肤创伤愈合。

（四）创面愈合的基本知识

1. 再生　再生是对于丧失组织和细胞的补偿，是创面愈合的始动和基础。正常情况下，有些组织和细胞会不断地老化和死亡，又不断地由同种细胞分裂增生加以补充，称之为生理性再生。生理性再生的特征是再生后的细胞完全保持了原有的结构与功能，故称之为完全性再生。而损伤所致的组织细胞再生，称之为病理性再生或修复性再生。当创面表浅、组织细胞丢失轻微，则可由同种组织细胞分裂增生来补充，使之具有同样的结构和功能，形成完全性病理性再生，见于表皮基膜完整的创面，如皮肤擦伤以及一度烧伤等。但当组织细胞缺失较多时，则机体修复通常由另一种替代组织——结缔组织来填补，使之失去原有组织的结构和功能，形成不完全性病理性再生。临床上绝大多数是这种类型的再生。

2. 创面愈合的过程　创面愈合的基础是

炎症细胞如巨噬细胞、中性粒细胞以及修复细胞（如成纤维细胞、表皮细胞等）的一系列生物学活动，同时，细胞基质也参与其中。

(1) 凝血期：从创面形成的一瞬间开始，机体立即启动止血过程。首先，创面周围的小血管、毛细血管等反应性收缩使局部血流量减少，暴露的胶原纤维吸引血小板聚集形成血凝块。随后血小板释放血管活性物质（如 5- 羟色胺及前列腺素等），使血管进一步收缩，血流减慢，同时释放的磷脂和二磷酸腺苷（adenosine diphosphate，ADP）将吸引更多的血小板聚集。最后，内源性及外源性凝血过程也将被启动。凝血过程结束后，机体即开始进行创面的愈合。

(2) 炎症期：这一时期是自创面形成开始的前 2～3 天。由于局部血管的收缩，导致局部组织缺血，引起组胺和其他血管活性物质的释放，使创面局部的血管扩张；同时，因坏死组织以及可能的致病微生物的存在，引发机体的防御反应（炎症反应），即免疫细胞（如粒细胞和巨噬细胞）向创面移动和集中。一方面，粒细胞防止或吞噬入侵的细菌；另一方面，巨噬细胞吞噬消化坏死的组织细胞碎片，同时，组织细胞破坏后释放出来的自身蛋白溶酶也可以消化溶解坏死的组织细胞碎片，使创面清洁，以便启动组织的修复过程。

巨噬细胞除吞噬消化组织细胞碎片外，同时也是刺激成纤维细胞增殖分化，合成胶原蛋白的关键因素，这一过程也被称为清创阶段。同时，创面会反应性地出现收缩，以期减少创面面积。临床上因这一时期的创面大多被黑色的坏死组织所覆盖，因此也被称为黑期。而当这一层坏死组织被清除后，创面仍会被一层薄薄的腐烂失活组织所覆盖，使创面外观呈黄色，因此，临床上通常将此时的创面称为黄期。

(3) 修复期：也称为增生期。这一时期又可以分为2个阶段：上皮细胞再生和肉芽组织形成。这一时期为创面形成后的2～24天。

① 上皮细胞再生：创面修复首先是创面周缘健存的基底细胞开始增生，并向中心部位移行。与此同时，基底细胞的增殖刺激创面基底部毛细血管和结缔组织的反应性增生。当创面被新生的上皮细胞覆盖后，创面外观呈粉红色，故而又称此时的创面为粉期。

② 肉芽组织形成：随后，基底细胞的增生刺激肉芽组织的生长。同时，巨噬细胞释放的生长因子，如血小板衍生生长因子（PDGF），转化生长因子β（TGF-β）和转化生长因子α（TGF-α）等，加速肉芽组织的形成。

肉芽组织的形成有着重要的生物学意义，主要表现在：①填补组织的缺损；②保护创面，防止细菌感染，减少出血；③机化血块和坏死组织及其他异物。由于新生健康的肉芽组织外观呈鲜红色，因此，临床上又将此时的创面称之为红期。随着肉芽组织的不断形成，创面组织的缺失被填充，上皮细胞便从创面周缘向中心移行，最终使得创面得以完全被再生的上皮细胞覆盖。

(4) 成熟期：当创面被再生的上皮细胞完全覆盖后，创面的愈合过程并没有完全结束，这就是创面的成熟期。因为新生的肉芽组织和上皮细胞还需要进一步分裂分化、转型，使其力量增强，才最后使创面得以完全愈合。

这一过程主要表现在以下两个方面：①新形成的上皮细胞不断分裂，使表皮层增厚；②肉芽组织内部转型，形成的胶原纤维排列发生改变，使新生的结缔组织力量增加；同时，毛细血管数目减少，使创面局部颜色减退，接近于正常色。这一过程需要的时间很长，常常超过1年。在创面愈合未成熟以前，创面仍然容易被再次损伤，因此，这一时期经常被患者和医务人员忽视。这也是为什么在临床上，慢性创面常常发生在同一部位的原因。

三、湿性愈合理论

大量的动物实验和临床治疗经验表明：湿润的局部环境有利于创面的愈合，其愈合机制是多方面的，主要有以下几点。

（一）利于坏死组织的溶解

清除坏死组织是创面愈合的前提。湿性环境利于组织细胞释放蛋白溶解酶和纤维蛋白酶。蛋白溶解酶能水解坏死组织，溶解其与正常组织间的细胞连接，从而达到清创效果。在某些情况下（如下肢静脉溃疡），小血管周围常形成纤维鞘，阻碍了血液与细胞的营养交换，纤维蛋白溶解酶可以溶解这类纤维鞘，恢复血液与细胞间的营养交换，促进创面愈合。另外，纤维蛋白降解产物（fibrinogen degradation products，FDP）也是免疫细胞的趋化因子，能吸引免疫细胞迁移，加速清创过程。

（二）维持创面局部微环境的低氧状态

湿性微环境往往通过各种闭合性敷料实现，在这种情况下，创面局部微环境常形成低氧张力。而在这种相对低氧环境下，成纤维细胞生长速度最快；同时，低氧环境可以刺激巨噬细胞释放多种生长因子，促使毛细血管新生，加速肉芽组织的形成，从而使创面愈合时间缩短。

（三）有利于细胞增殖分化和移行

细胞增殖分化以及酶活性的发挥都需要依赖水，因此，相对湿润的环境能保持细胞增殖速度和酶活性，这都将有助于创面的愈合。

（四）保留渗出液内的活性物质并促进活性物质的释放

创面渗出液里含有 PDGF、TGF-β 等多种生长因子，这些生长因子能刺激成纤维细胞增生，引导巨噬细胞、中性粒细胞和平滑肌细胞的趋化迁移，对创面愈合过程起着重要的调节作用。

（五）降低感染的机会

湿性环境是在闭合性敷料下建立起来的。由于闭合性敷料对外界环境的微生物具有一定的阻隔作用，因此，创面感染机会（2.6%）相对于传统的创面干燥处理方法（7.1%）大为减少。

（六）避免敷料更换时再次机械性损伤创面

湿润的微环境避免了创面渗出物的过度蒸发，不易形成干痂，在更换敷料时不会产生再次机械性损伤，有利于创面的愈合。同时，湿润的微环境使创面的神经末梢处于一种液体或者半液体环境中，减少创面感觉或者痛觉异常。

四、皮肤创面清创

创面清创的目的是改善创面愈合的局部环境，去除不利于创面愈合的因素，从而减少创面感染的机会，或者降低细菌密度，促进创面愈合。

（一）清创原则

1. 清创前确认患者休克已控制，全身情况平稳。若遇大出血，首先行止血扩容抗休克。

2. 严格无菌操作，清创尽量彻底。

3. 做好解释工作，跟患者有良好沟通，必要时先行镇静止痛处理再清创。

4. 清创力求简单、快速、有效，不能单纯为追求清创彻底增加患者痛苦。

5. 新鲜创面清创力求彻底，争取一期缝合；污染或感染化脓创面注意充分开放引流。

6. 重要的神经、血管、肌腱、器官要尽可能保存，若已断裂破损应争取一期修复，但遇条件不允许，血管必须吻合，神经、肌腱宜待伤口长好后，再择期二期修复。

7. 清创过程中不要一味专注于局部创面，应注意观察患者生命体征，如出现意外须立即暂停清创。

（二）清创术的分类

清创术可以分为锐性清创术、机械性清创术、自溶性清创术和生物性清创术。其中锐性清创术即是通常所说的外科清创术；自溶性清创术又称酶类清创术。另外，从广义上来看，近年来被广泛应用的负压创面治疗技术（negative pressure wound therapy，NPWT）也属于一种清创技术。

清创术方法的选择基于患者创面情况、对疼痛的耐受程度、经济承受能力以及患者的总体期望值综合考虑。例如，当临床上没有必要进行立即引流或者清除失活组织时，为减轻患者痛苦，可选择酶类或自溶性清创术以及生物性清创术；但是，如果患者病情紧急，需要立即进行清创术的情况存在，如进展性的蜂窝织炎、脓肿或败血症者，应立即进行锐性清创或外科清创术引流脓液，而不适合采用自溶性清创术和生物性清创术。

1. 锐性清创术 锐性清创术又称外科清创术。锐性清创术指采用手术刀、剪刀、镊子、刮匙等手术器械清除死亡的细胞、坏死的组织和滋生的细菌、真菌等，尽量不触动或者少触动有活性组织的一种清创术。锐性清创术能立即使慢性创面转变为急性、可愈的创面，必要时可缝合创面，促使创面快速愈合。

在进行锐性清创术之前，为了减轻患者疼痛，通常需要进行局部浸润麻醉。小创面可以在床旁、家庭或诊所进行清创；大创面最好在手术室并且在对生命体征的监护下进行。

锐性清创术适用于所有的急慢性创面，尤其是当患者患有皮下脓肿、蜂窝织炎、骨髓炎时，均需紧急行外科清创术，引流脓液，开放创面，阻断疾病进展，挽救患者生命。

2. 机械清创术 机械清创术是指应用物理刷洗等机械的方法清除创面的坏死组织以及滋生的微生物的方法。由于机械性清创术可以导致正常组织、细胞以及肉芽的损伤，引起明显疼痛，所以该清创术仅仅作为一种非选择性清创方式。只有在明确存在难以去除的耐药菌感染时，才使用该种方法，常应用于合并耐药菌感染的烧伤后期创面处理。

3. 自溶性清创术 自溶性清创术是指用一些酶类制剂（如蛋白酶、纤维蛋白酶、胶原酶）和保湿敷料（如含亲水胶、透明膜和水凝胶）等对创面的一些特异性坏死组织进行选择性降解的一种清创术。自溶性清创术产生痛苦较小，但是清创过程缓慢，通常用于较大的全层皮肤坏死创面和有中等量坏死组织的溃疡创面。清创前可先在创面上刻线或刻槽，促使酶软膏穿透坚硬的焦痂，快速地穿透到失活组织，同时不对正常组织产生

影响。当患者不能耐受锐性清创术时，患者对创面愈合愿望不迫切，可以接受较长时间的治疗，同时没有合并全身感染时，可以考虑自溶清创术。创面有感染是其禁忌证。

自溶清创术较其他方法用时长，但一般不产生疼痛。每次更换敷料时创面中液体的冲洗是清创失活组织所必须的。液化的坏死组织有臭味，有点像脓液，不要错误地认为是感染。每次更换敷料时都应该冲洗掉液化的坏死组织。

4. 生物性清创术 我国自古以来就有将蛆放置在腐烂的创面上，利用其生活习性，通过其不断蠕动使腐肉分解，进而达到清创目的的记载。但是该方法有悖于医学常理，难以被患者接受，随着医学的进步，逐渐被摒弃，但近来该方法又重新受到重视，有些厂家甚至将专门用于清创的蛆投放市场，相关文献也能够检索到。

5. 负压封闭治疗技术 负压封闭治疗技术是利用特殊的负压装置，通过持续的负压作用于创面，起到增加创面血液循环、引流创面分泌物、控制创面细菌感染的作用。负压封闭治疗技术往往与其他清创术联合使用。

（三）清创的步骤

1. 充分判断伤情 任何时候，对伤情的判断都是至关重要的。只有这样，才能纵观全局，有的放矢；才能做出正确的决策，最大限度地挽救患者的生命。

清创前特别是首诊患者需要检查有无活动性出血，如有出血，应立即止血。检查患者基本生命体征是否平稳，反应是否正常。明确伤口的位置、大小、数量、初步估计伤情。询问病史，询问近期有无口服抗凝药物，有无血液疾病。明确致伤原因，排除可能的

内脏并发症。

2. 知情同意　向患者交代病情，告知患者受伤的严重程度、需要进行的治疗措施以及疾病的预后。有创性操作需征得患者同意，签署知情同意书。最好留下影像资料，以备后续研究对比。

3. 清洗去污　不同的创面清洗去污的方法有所不同，下面分别叙述。

(1) 急性创面：分清洗创面周围皮肤和清洗创面两步。

①清洗创面周围皮肤：无菌纱布覆盖创面，用松节油拭去创面周围的油污。术者常规洗手、戴手套，更换覆盖创面的纱布，用软毛刷蘸消毒肥皂水刷洗皮肤，并用冷开水冲净。然后换另一只毛刷再刷洗一遍，用消毒纱布擦干皮肤。2 遍刷洗共约 10min。

②清洗创面：去掉覆盖创面的纱布，依次以过氧化氢溶液、生理盐水、碘伏、生理盐水冲洗创面，用消毒镊子或小纱布球轻轻除去创面内的污物、血凝块和异物。

(2) 慢性创面：慢性创面一般是各种热力伤创面、慢性溃疡创面、糖尿病足创面和手术后不愈合创面等。该类创面的清创较为简单，一般仅需要清除创面的坏死组织和滋生的细菌即可。该类创面的清洗去污原则与急性创面相同，需注意清洗时轻柔操作，不要损伤新愈合皮肤。

4. 清理创面　急性创面消毒铺巾后，术者更换无菌手套，创面周围一般需局部注射利多卡因，按以下方法清理伤口。

对于浅表创面，可将创面周围不整皮肤缘切除 0.2～0.5cm，止血，清除血凝块和异物，切除失活组织和明显挫伤的创缘组织（包括皮肤和皮下组织等），清除创面内异物，并随时用无菌盐水冲洗。

对于深层创面，应彻底切除失活的筋膜和肌肉（肌肉切面不出血，或用镊子夹镊其不收缩者，表示已坏死），但不应将有活力的肌肉切除，以免切除过多影响功能。为了处理较深部创面，有时可适当扩大创面和切开筋膜。过氧化氢溶液冲洗可预防厌氧菌感染。如同时有粉碎性骨折，应尽量保留骨折片；已与骨膜游离的小骨片则应予以清除。浅部贯通伤的出入口较接近者，可将伤道间的组织桥切开，变两个伤口变为一个。如伤道过深，不应从入口处清理深部，而应从侧面切开处理伤道。如有活动性出血，在清创前可先用止血钳钳夹，或临时结扎止血。待清创时重新结扎，除去污染线头。渗血可用温盐水纱布压迫止血，或用凝血酶等局部止血剂止血。对于慢性创面，一般不需进行局部浸润麻醉，清创亦没有必要追求一次性清完。创面分泌物一般要求尽量彻底清创；如创面感染不明显，坏死组织或痂皮应结合患者对疼痛的耐受程度，采用分次、分层有计划地进行清创。

5. 修复创面　急性创面清创后再次用生理盐水清洗伤口，根据污染程度、创面大小和深度等具体情况，决定是开放还是缝合，是一期还是延期缝合。未超过 12h 的清洁创面可一期缝合；大而深的创面，在一期缝合时应放置引流条；污染重的或特殊部位不能彻底清创的创面，应延期缝合，即在清创后先于创面内放置凡士林纱布条引流，待创面肉芽红润，无感染或水肿时，再做缝合。

慢性创面一般不需要缝合修复，仅仅需要更换外用药物或者敷料，达到控制创面感染，加快组织细胞生长速度的作用。特殊时候，如较小面积的慢性创面，可以通过将坏死创面彻底挖除，变为急性创面，进行一期缝合。

6. 包扎 外用药物或者敷料妥善包扎，必要时制动。

7. 全身性治疗 全身性治疗包括肌内注射破伤风抗毒素；根据全身情况输液或输血；如果伤口较大、较深，可以考虑给予口服抗生素或者静脉滴注抗生素。

8. 清创术注意事项 ①在未明确神经损伤之前不要进行局部麻醉，以免掩盖伤情；另外，如果患者为慢性创面，疼痛不明显，也可以不用麻醉。②除了尽量清除血凝块和异物，还要清除失活的组织。但切除伤口组织以前，必须考虑形态和功能的恢复，尽可能保留和修复重要的血管、神经和肌腱。较大的骨折片，即使已与骨膜分离，仍应清洗后放置原位。③伤口内止血应彻底，以免再次形成血肿。④缝合时注意组织层的对合，勿残留死腔。皮肤缺损时可用植皮法，使损伤部位（尤其是神经、血管、骨、关节等）表面有皮肤保护。⑤伤口内是否用抗生素，应根据具体情况决定，但局部应用抗生素不能代替清创处理。

五、创面外用敷料

（一）概述

创面外用敷料是能够临时或永久性覆盖创面并且能够对创面愈合有益的一些天然或者人工合成的材料的统称。理想的敷料需要满足以下要求。

1. 满足生物学需要 ①保持敷料下的湿润环境；②吸收创面渗液；③维持创面温度；④维持伤口适量的血供和氧分；⑤保护新生组织；⑥防止细菌污染。

2. 满足患者需要 ①加速创面愈合，缩短治疗时间；②换药时疼痛可耐受；③有一定的止痛作用；④减少换药次数；⑤无异味，无明显异物感；⑥可洗澡；⑦对外观影响小；⑧价格合理。

3. 满足医务人员需要 ①减少换药工作量；②换药简单，伤口易清洁；③对伤口愈合有利；④不需要胶布固定。

4. 满足管理人员需要 ①容易贮存；②安全性好。

因此，虽然我们现在应用于临床的敷料有成百上千种，并且每年都有新的产品问世，但是同时满足以上要求的敷料还没有出现。现将常用的创面外用敷料总结如下。

（二）传统敷料

传统性敷料一般由棉花、软麻布和亚麻布加工而成。常用的医用纱布属于这一类，其优点是：①保护创面；②有一定的吸收性；③制作简单；④价格低廉。其缺点是：①无法保持创面湿润，创面愈合延迟；②敷料纤维易脱落，造成异物反应，影响愈合；③创面肉芽组织易长入敷料的网眼中，换药时可引起疼痛；④敷料被浸透时，病原体易通过；⑤换药时，易损伤新生的组织。

鉴于此，有些厂家在上述传统敷料的基础上进行了某些改进，克服上述部分缺点或不足。这些敷料中较有代表性的有如下几种。

1. 湿润性不粘纱布 最具代表性的是凡士林油纱，由传统敷料经液状石蜡、羊脂等浸润后经灭菌处理制成。其优点是：很少与组织粘连；保持局部创面湿润，利于表皮生长。缺点：吸附性差，没有杀菌作用。

2. 杀菌敷料 市场上常见的有纳米银敷料和纳米锌敷料。该类敷料利用纳米技术，将医用脱脂纱布浸渍在纳米银或者纳米锌溶液中制成，该类敷料与伤口接触后，能够迅速持久地释放纳米银或者纳米锌离子，快速有效地杀灭侵入伤口的细菌、真菌及其他病原体，使感染得到控制，并可消炎止痛，促进伤口早日愈合。缺点是仍与创面产生粘连，换药时产生疼痛。

（三）合成敷料

1. 聚氨酯泡沫和薄膜

(1) 聚氨酯泡沫类敷料：有良好的弹性和吸水性，当与潮湿的伤口接触时，伤口渗出液可被敷料中的毛细孔吸收入敷料之中，起到把脓血从伤口表面去除的作用。当与比较干燥的伤口接触时，该类敷料又可防止水分过多地从伤口挥发，以保持一个潮湿的环境。目前该类敷料市场上有片状和球状两种型号，片状可用于浅表创面，球状可用于有死腔和空洞的伤口。

(2) 聚氨酯薄膜类敷料：主要是由聚氨酯类材料和脱敏医用粘胶组成。此类敷料的特点是透明，易观察伤口的变化，同时由于它能紧密黏附于创口表面，所以可有效保持创面渗出液，从而提供利于伤口愈合的湿润环境。另外因为暴露的末梢神经纤维被保护在等张渗液中，所以伤口疼痛会明显减轻。但是这类敷料没有吸收性能，不适于渗液多的创面。此类贴膜主要适用于急性皮肤烧伤和损伤，皮肤缺损缝合创面，导管和造瘘口的固定，压疮的预防等。

2. 海藻酸纤维敷料 藻酸盐类敷料的主要成分取自海水中的藻类，它是利用藻类中的多糖藻酸盐制成敷料。海藻酸敷料的主要特点是高吸湿性、成胶性和止血功能。此类敷料可以吸收相当于自身重量 20 倍的液体，能有效控制创面渗出液，从而延长换药时间。海藻酸敷料可在创面形成凝胶类物质，所以

该类敷料具有部分清创作用。同时海藻酸敷料中因含有大量的钙离子，所以有轻微的止血作用。但单纯的海藻酸敷料不能用于感染创面。其适用于渗液较多的全皮层损伤创面或有潜行死腔的伤口，如压疮、各种溃疡创面等。

3. 水凝胶体敷料 水凝胶体是一种溶胀在水或生理液体中的高分子网络，被用做药物的载体以及用在肌体组织的修复上。这类新型敷料的主要作用为自体清创，作用机制是在湿润环境中依靠伤口自身渗出液中的胶原蛋白降解酶来分解坏死物质。此类敷料主要成分为纯水（70%～90%），比较适合有黄色腐肉或黑痂且少有渗液的伤口，同时可起到填充死腔的作用。使用后水凝胶不会同创面粘连，换药时用生理盐水清除。需要选择薄膜或吸收渗液的第二层敷料进行固定。

4. 水胶体类敷料 水胶体类敷料是由水溶性高分子物质的颗粒与橡胶黏性物混合加工而成。最常见的凝胶为羧甲基纤维素。适用于少到中等渗液量的伤口，维持创面的湿性环境。水胶体含内源性的酶，能促进纤维蛋白和坏死组织的溶解，有效发挥清创作用。有黏性，高度密闭创面，可以根据伤口的形状任意裁减，使用方便。根据渗液量，3～7天更换敷料 1 次。缺点：应用于大量渗出液的伤口时，需要经常更换敷料，否则渗出液会外漏。与藻酸盐类敷料一样，敷料本身有异味并呈现出脓液样外观，故使用前需对患者做必要的解释和指导。

5. 复合敷料 不同的伤口以及同一个伤口的不同阶段，对敷料有着不同的要求，任何一种材料都难以满足伤口复杂的需要，所以通过不同材料的组合，形成复合敷料，可

以较好地满足伤口愈合过程中的各种要求。其中，羧甲基纤维素钠纤维（sodium salt of caboxy methyl cellulose，CMC-Na）作为水溶性高分子材料的一员，因其出色的吸湿性和成胶性，备受复合敷料关注。羧甲基纤维素钠纤维是一种水溶性纤维素衍生物，即在纤维素的羟基基团上引入了羧甲基钠，这样所形成的纤维有很强的吸湿性，同时能保持其结构的完整性。其优点是：①当CMC-Na纤维与水接触时，羧甲基钠基团能将大量的水分吸入纤维的内部，致其纤维高度膨胀形成水凝胶体；②创面的渗出液被CMC-Na纤维垂直吸收，不会沿着敷料扩散而湿润伤口周边的皮肤；③敷料吸收液体后形成凝胶状，具有低黏合性，在换药时易被完整地去除。因此这类敷料的高吸湿性和形成胶体的能力，可应用在渗出液比较多的伤口上，包括溃疡、手术伤口、植皮伤口、一度和二度烧伤以及其他创面。其不足是：①对于细菌的隔离作用不强，可选择性允许革兰阴性菌生长；②由于其无黏性，细菌可以从敷料的边缘进入伤口内。因此，CMC-Na纤维复合其他材料增加敷料的自黏性或通过嵌合抗菌成分加强敷料抑菌性能，成为复合敷料的研发新热点。

（四）生物敷料

生物敷料由天然生物材料加工制作而成，种类很多。生物敷料具有与皮肤类似的生物学特性，能较长期覆盖在创面上，但很难与创面建立血供或者即使临时建立了血液循环，在此后的过程中也会慢慢被排斥。这类敷料中最具有代表性的是同种皮、异种皮、各种生物膜等，如冻干软化戊二醛皮、辐照猪皮、碘仿猪皮、脱细胞猪皮等。现将相关报道中的生物敷料分述如下。

1. 羊膜　主要是指异种的羊膜，也有用同种的羊膜。羊膜具有良好的透气性，但是一般液体不能通过，主要用于浅度创面，起暂时性保护膜的作用。羊膜一般保存在等渗盐水中或经过干燥处理成为干燥薄膜，近几年来也有用戊二醛处理。

2. 动物腹膜　动物腹膜经处理制成薄膜，有一定的抗菌作用，且有良好的通透性、可塑性。用于新鲜创面，有止痛、抗感染作用；用于早期切痂后的创面，与微粒皮移植相结合，可保护微粒皮生长。其优点是没有占位问题，不妨碍自体皮生长。也有文献报道用猪肠衣治疗深度烧伤创面。

3. 胶原膜　利用动物胶原制成薄膜，有一定的保护创面的作用，但单纯胶原膜可塑性差，易断裂，需与合成材料结合制成复合材料应用。

4. 甲壳胺薄膜　利用虾壳中提取甲壳胺作为基质，制成人工皮，具有生物膜半透性，有加速创面愈合的作用，已应用于烧伤临床，有较满意的效果。

5. 异种皮　常用的有冻干软化戊二醛皮、辐照猪皮、碘仿猪皮等，其可塑性强，使用方便，可以覆盖切痂后的三度创面。但其黏附在创面上很牢固，占位性强，妨碍植于其下的自体皮扩展，可依据病情，择期主动去除戊二醛皮，更植自体皮。常用此类皮覆盖自体微粒皮或皮浆治疗大面积深度烧伤创面。国内亦有报道用鱼皮治疗烧伤创面，临床效果良好。

6. 同种皮　主要用通过器官捐赠得来的同种皮肤经过特定的处理制成。新鲜的同种异体皮肤在−80℃低温状态下，可以保存长达几年的时间，用时只需解冻复温即可。新鲜冷冻皮肤没有经过脱细胞处理，不能避免特异性病原体的传染，应用有一定的限制性，但是其临床治疗效果是目前所有生物敷料中最好的。同种异体皮肤经过脱细胞处理可制成脱细胞真皮，处理后的异体皮肤抗原性大大降低，特异性病原体传染的风险也随之大幅下降，有报道称可以永久在受体上存活而不被排斥，可与表皮联合移植用于修复皮源缺乏患者的功能部位。

（五）人工皮

制作出人工皮是医务人员长期以来的梦想，目前尚无相关产品广泛应用于临床治疗。文献中已经可以检索到有关人工皮肤的报道，但是都仅仅停留于实验室阶段，并未推广应用于临床。

（六）复合皮

人的皮肤由表皮和真皮构成。表皮具有较强的分裂增生能力，已经成功实现体外培养获得，但是表皮的抗感染能力很差，不能摩擦，容易破损。于是，人们想到了用自体来源的表皮和各种各样的真皮成分制作复合皮肤的设想。国内外相关的研究很多，但是大多也都是限于试验阶段，虽然也有产品问世，但是尚未在临床广泛推广应用。这些复合皮肤有以下几种类型。

1. 同种异体真皮＋自体表皮　将同种异体真皮经特殊处理制成"脱细胞异体真皮"＋自体薄皮片移植，成活率高，创面收缩轻，外观平整，色较深，触软，功能良好。

2. 三维立体胶原凝胶＋成纤维细胞＋角朊细胞　目前尚处在实验室研制阶段。

3. 人工真皮＋自体表皮　人工真皮是利用组织工程技术，用牛胶原纤维和氨基葡聚糖类 6- 硫酸软骨素制成的可降解的真皮支架。它可移植在切痂后烧伤创面上 2～3 周，去掉表层的硅胶膜，换以超薄刃厚皮片覆盖。

4. 尼龙网＋成纤维细胞＋自体表皮　是采用组织工程技术，用尼龙网膜作支架，在其上种植人体成纤维细胞，其表层用一硅橡胶膜覆盖以限制水分蒸发。

5. 多聚半乳糖网＋成纤维细胞＋自体表皮　是在由多聚半乳糖材料制成的网状结构上种植同种异体的成纤维细胞作为真皮类似物，加以自体刃厚皮片移植而成。

6. 尼龙网＋成纤维细胞＋角朊细胞　这个系统是由尼龙网状膜支撑，有代谢和分裂活性的真皮和表皮层复合而成。

7. 人工真皮＋表皮细胞膜片　由同种表皮和同种真皮组成的与皮肤类似，有多种功能的双层、有活力的皮肤结构。表皮层由人角朊细胞组成，真皮层由人成纤维细胞和含 I 型牛胶原的基质组成。

8. 异种真皮＋自体表皮　将异种（猪）真皮经特殊处理，制成网状异种（猪）脱细胞真皮支架＋自体刃厚皮片移植。成活后创面愈合平坦，颜色近似正常皮肤，表面光滑，其价廉，但其一步移植法较二步移植法成功率低。

当然，理想型敷料的标准是相对的。随着社会的发展和进步，人类对敷料的要求会越来越高。近年来，由于生长因子对创面愈合的促进作用得到了证实，一种含生长因子的新型敷料正在研制之中，相信不久的将来，更优质、更理想的敷料将服务于全人类。

六、负压创面治疗

负压创面治疗（negative pressure wound therapy，NPWT）是一种将一定大小的持续负压作用于急慢性创面，促进其愈合的一种治疗方法。NPWT 对压迫性溃疡、糖尿病足溃疡、静脉淤滞性溃疡、愈合不佳的手术后伤口、烧伤等创面均有很好疗效。对穿通性创伤（如腹部，胸骨，脊柱，会阴）、瘘（如肠瘘，骨髓炎瘘等）、伤口周围潜行的窦道、筋膜减张切开伤口（切开皮肤及筋膜用来治疗筋膜室综合征）等也有一定的疗效。

（一）促进创面愈合

NPWT 能促进创面愈合是多重机制共同作用的结果，包括：①负压吸引从创面吸走渗液、创面分泌物，帮助清除创面的局部代谢废物、坏死组织，减轻组织水肿，同时减少细菌数量；②负压吸引作用于细胞膜，使之扩张、扭曲，细胞就认为是损伤，传导损伤的信息给细胞核，通过信号转换，引起细胞分泌前愈合生长因子，包括血管增殖因子，从而刺激组织产生更多的新生血管，增加创面局部血液流量，利用创面局部营养物质交换；③提供一个湿润、负压、低氧的环境，刺激创面局部细胞产生各种细胞生长因子，促进细胞分裂增殖；④持续的负压促进血管中及组织中白细胞和成纤维细胞进入创面，其中白细胞能抵抗感染，产生生长因子；而成纤维细胞能产生胶原，形成肉芽组织，用来填平和修复伤口；⑤拉近组织细胞空间距离，使创面收缩，利于创面愈合。

（二）改善创面病理生理过程

急性创伤（如烧伤）和慢性创面（如糖尿病足溃疡）可能有很多方面的不同，然而，所有类型的创面具有相似的病理生理学特点，而 NPWT 可以逆转这些疾病的病理生理过程。

1. 创面血供不良 几乎所有的创面都有血管的损伤。例如，切割伤可以切断毛细血管网或者较大的动静脉，致使组织的供应血管离断，血供减少或者缺乏；糖尿病足患者也是因为周围血管狭窄或者栓塞导致某些部位的组织细胞血供减少或者缺乏，逐渐形成皮肤溃疡，如果患者同时合并外伤，则更加剧了这一过程；在烧伤患者，热力损伤导致毛细血管内血细胞受热碎裂、凝固、堵塞血管，导致相应血管供应的组织细胞缺血缺氧。这些组织细胞的缺血缺氧，会使相应组织细胞的生理代谢和功能受损，组织细胞生存所必需的营养就很难送达这些细胞，逐渐造成细胞的死亡，形成创面或者加重创面。

因此增加创面的局部血流对创面的愈合非常重要。研究证明，NPWT 在这方面非常有帮助，因为 NPWT 能够将某恒定的负压作用于创面，迫使创面的毛细血管扩张，血流加速，这意味着逆转了创面的缺血缺氧过程。事实上，实际临床应用中发现，应用 NPWT 后，短期内即可增加创面血管内的血液流量，使创面组织细胞能够及时获取足够的养分和细胞因子，促进毛细血管新生，培育健康肉芽组织。NPWT 可以启动创面修复，并形成良性循环，促进创面愈合。

组织间液聚集：组织间液聚集即我们通常说的组织水肿，创伤、烧伤患者常出现这一病理过程，部分慢性皮肤溃疡患者也会出现。这些积聚的组织间液中含有大量的代谢产物，如乳酸、各种炎症介质等，这些成分大多对细胞有害，更何况创面的组织细胞本来就已经经受了一次打击。

正常状态下，组织细胞会利用有氧氧化和无氧酵解两种途径利用葡萄糖，产生能量，供机体使用。然而，由上面的论述我们知道，当创面出现损伤时，创面的血供减少，血液和氧气很难送达或者很难足量送达组织细胞，这些组织细胞只能靠无氧酵解来产生能量。

无氧酵解会产生大量的乳酸，正常情况下乳酸会被血流带走，进入三羧酸循环继续氧化供能。可当创面组织细胞损伤时，大量的乳酸积聚在水肿液中无法被带走，在组织间液中积聚，对组织产生危害。乳酸最主要的危害是能够诱导不同种类的细胞程序性死亡（细胞凋亡）。由于 NPWT 能非常有效地从伤口和伤口周围吸走水肿液，也就是极其有效地清除掉在其中的乳酸和部分炎症介质，进而起到减轻组织细胞继发损害和全身炎症反应综合征的作用。

2. 感染　创面形成后，失去了正常皮肤的防御功能，创面裸露，容易被外界细菌侵入。另外，创面形成后，大多伴随大量的组织细胞坏死和血浆等组织液的外渗，而这些坏死的组织细胞和外渗的组织液是细菌生长的天然培养基，因此，创面长期外露很容易滋生细菌。而 NPWT 则能够通过及时阻断和逆转创面的进一步损伤，吸走水肿液去除细菌生长的有利因素，并且能够形成持续的局部负压，直接抑制细菌的生长。甚至即使创面有大量的细菌生长，NPWT 也可以通过持续的负压直接将细菌从创面吸走。

经过近年来的实践证实，国内外临床医生普遍接受了 NPWT 在创面愈合中的重要地位，在创面清创的基础上，联合应用 NPWT，无疑会加速创面肉芽生成，利于创面愈合。

七、手术治疗

一般情况下，创面是否需要手术治疗是由创面情况决定。

急性锐器伤引起不能自止的出血时，毫无疑问需要缝合止血。大多数的锐器伤在门诊即可完成清创缝合手术，如遇到较严重损伤，最好在手术室完成手术。另外，手术

同时还要检查有无合并伤存在。

浅二度的烧烫伤和极小面积的三度烧烫伤不需要手术，只需常规清创换药，控制感染，促进创面自行愈合即可；但是较大面积的三度烧烫伤和关键部位（如面部、关节部位）的深二度烧烫伤均需手术植皮。

电击伤一般会造成皮肤的全层坏死和血管、肌肉、神经甚至骨的坏死，手术往往难以避免，而且一般需要分期分次手术才能完成部分功能的修复，使患者恢复或部分恢复劳动能力。

皮肤撕脱伤如果创面毁损严重，彻底清创并将撕脱下的皮肤削薄回植会对患者创面愈合极为有益。

较大的皮肤溃疡和压疮很难愈合，但是这类创面往往也没有直接手术的指征。这就需要利用各种清创术使创面新鲜，肉芽生长，然后通过外科手术修复创面。

糖尿病足患者多由于周围血管病变所致，有些患者同时合并外伤。这类患者的处理尤其要小心，盲目地植皮往往导致手术失败。这就需要根据患者的自身情况，制订出完整的治疗计划进行综合治疗。从控制血糖、扩张周围血管、创面清创等全方位出发，才能提高手术成功率，减少患者的致残率。

但是有些情况下，医生也不能单单根据创面的大小和深度决定是否手术，还要综合考虑患者的要求以及经济承受能力等。

例如，如果患者慢性创面不大，可以通过长达几个月的换药愈合，也可以通过简单的扩创缝合短时间内使其愈合。这就要求医生将可能的预后告知患者，让其自己做出选择。通常老年人，特别是有基础疾病的老年人，会选择保守换药；而年轻人，无基础疾病者，会选择通过扩创缝合或者简单的植皮

手术帮助创面愈合，以便使其尽快恢复到正常的工作生产中。

八、感染创面的处理

1. 预防大于治疗　创面感染的预防永远放在第一位，在患者创面形成后尽早介入治疗，规范的清创术能够有效地减少感染的发生，促进创面愈合。

2. 创面分泌物培养　如果创面没有及时接受清创治疗，在入院时可能已经合并细菌感染（创面分泌物），便要进行及时的处理，谨防感染扩散。为此，患者入院时，只要创面存在坏死组织或者异常分泌物，均需常规进行创面分泌物的培养。创面分泌物培养可以为治疗提供病原学依据，也有利于了解本病区甚至本地区的细菌分布情况，还可以为科学研究留下宝贵资料。创面分泌物培养时一定是在创面清创之前进行，注意无菌操作，防止标本污染导致假阳性结果。

3. 感染创面的处理　一旦初步判定患者存在创面感染（异常分泌物），在留取细菌培养标本后，立即进行清创术。清创术的选择需要根据创面情况以及患者自身情况综合考虑，一般选用锐性清创术或者机械清创术，总体目标是尽量彻底清除坏死组织、痂皮以及异常分泌物，又不至于给患者造成明显的痛苦和伤害。具体方法请参照前文相关章节。

如果细菌培养结果提示耐药菌感染，则根据药物敏感试验结果选用合适的外用药物或者杀菌敷料。例如金黄色葡萄球菌可以考虑选用莫匹罗星软膏或者外用溶葡萄球菌酶；铜绿假单胞菌可以考虑选用磺胺嘧啶银软膏或者纳米银敷料；而一般的细菌仅仅需要用聚维酮碘软膏即可。

另外，如果患者合并全身症状，如发热、寒战、白细胞升高等临床表现，需要进一步积极寻找全身感染的证据，同时参考创面细菌培养的结果，经验性应用抗生素。

九、全身营养支持

营养是指糖类、蛋白质、脂肪、维生素、微量元素、水等供给机体所需能量、参与机体构成、维持生物生活状态和基本功能的物质。充足的营养是机体完成其本身的生理功能的前提。因此，合并创面的患者首先保证充足的营养才能逆转损伤，顺利使创面愈合。

人体的能量主要用来满足基础代谢、食物的特殊动力作用和体力活动所需，因此，人体每日的能量需求需要考虑以上三个方面。

1. 基础代谢　基础代谢（basal metabolism, BM）是指维持人体基本生命活动的热量。一般在早晨，清醒，卧床的情况下测得，且须保证环境温度在 18～25℃。Harris 和 Benedict 提出计算基础能量消耗（basic energy expenditure, BEE）的公式如下。

男性：BEE=（66.4730+13.75）× 体重（kg）+ 5.0033× 身高（cm）–6.7550× 年龄（岁）

女性：BEE=（65.0955+9.463）× 体重（kg）+ 1.8496× 身高（cm）– 4.6756× 年龄（岁）

2. 食物特殊动力作用　由于机体摄入食物而引起机体能量代谢的额外增高称为食物特殊动力作用（specific dynamic action, SDA）。不同的物质产生的 SDA 不同，糖类相当于其本身产能的 5%～6%，脂肪为 4%～5%，蛋白质在食物中特殊动力作用最大，约为 30%。一般来说，成人摄入的是三大营养物质的混合物，此时由 SDA 引起的能量消耗占 BEE 的 10% 左右。

3. 体力活动消耗　体力活动消耗的能量占人体消耗总能量的绝大部分，从事的活动不同，所消耗的能量也不同，这给能量的估算带来了一定的难度（表 14-1）。

临床工作中，常采用 BEE × AF × IF × TF 来计算实际的能量消耗，其中 AF 为活动因素，IF 为损伤因素，TF 为体温因素。

另外，老年人基础代谢率低下，活动量减少，所需的能量亦相应减少。我国营养学会推荐，以 20—39 岁平均体重男性 65kg 或女性 55kg 的能量供给量为基础，50—59 岁老年男女相应减少 10%，60—69 岁减少 20%，70 岁以上减少 30%。

表 14-1　机体在不同状态下的营养系数

因　素	状　态	营养系数
AF= 活动因素	• 卧床	1.2
	• 卧床但可活动	1.25
	• 活动	1.3
	• 无并发症的患者	1.0
	• 术后或肿瘤	1.1
	• 骨折	1.2
IF= 损伤因素	• 脓毒症	1.3
	• 腹膜炎	1.4
	• 多发性创伤，康复期	1.5
	• 多发性创伤，脓毒症	1.6
	• 烧伤，30%～50%	1.7
	• 烧伤，50%～70%	1.8
	• 烧伤，70%～90%	2.0
TF= 体温因素	• 38℃	1.1
	• 39℃	1.2
	• 40℃	1.3
	• 41℃	1.4

（孙传伟　陈华德）

参考文献

[1] John Kam Kit Tse, Richard MA Carlton, Michael SM. American Negative Pressure Wound Therapy. Peking:Scientific and Technical Documents Publishing House, 2005:3–65.

[2] 李甘地，来茂德 . 病理学 . 北京：人民卫生出版社，2001：8–105.

[3] 贾赤宇，陈璧 . 创面敷料的研究进展 . 中华整形烧伤外科杂志，1998，14（4）：300–302.

[4] Maggie Slater. Does moist wound healing influence the rate of infection? British Journal of Nursing, 2008, 17(20):S4–15.

[5] Fiachra TM, John B O'Sullivan, Padraic JR, et

al. Hydrocolloid dressing in pediatric burns may decrease operative intervention rates. Journal of Pediatric Surgery, 2010, 45(3):600–605.

[6] Xin Meng, Feng Tian, Jian Yang, et al. Chitosan and alginate polyelectrolyte complex membranes and their properties wound dressing application. J Mater Sci:Mater Med, 2010, 21:1751–1759.

[7] Matthew Cardinal, David EE, David GA, et al. Serial surgical debridement:A retrospective study on clinical outcomes in chronic lower extremity wounds. Wound Repair and Regeneration, 2009, 17(3):306–311,

[8] Lydia MF, Christiane SS, Leila Blanes, et al. Proliferation of fibroblasts cultured on a hemi-cellulose dressing. Journal of Plastic, Reconstructive & Aesthetic Surgery, 2010, 63(5):865–869,

[9] Tatu Kemppainen1, Juha Seppa1，Henri Tuomilehto1, et al. Repeated early debridement does not provide significant symptomatic benefit after ESS. Rhinology, 2008, 46(3):238–242.

第 15 章　糖尿病足溃疡处理的国内外进展

一、概述

糖尿病足溃疡（又称糖尿病足）是糖尿病一种最常见的破坏性并发症，也是发达国家中非创伤性下肢截肢的最常见原因（表15-1）。美国 1400 万糖尿病患者中，约 6% 因糖尿病足溃疡而接受下肢截肢术。Williams 的研究结果表明，英国的情况与美国大致相同。他认为在英国有 4% 的糖尿病患者（3 万人）失去了一个肢体或者一部分肢体，6% 的糖尿病患者（4.5 万人）有活动性足部溃疡。据统计，15% 的糖尿病患者在其有生之年会发生足部溃疡，6%～20% 的糖尿病患者会因足部溃疡而就诊。Carrington 等最近通过对 1 万名糖尿病患者进行研究，发现有 4.8% 的糖尿病患者有足部溃疡，有 1.4% 的患者已经接受过截肢手术。糖尿病足溃疡，尤其是伴有下肢血管疾病者，病死率较高。据国内最新报道的一组在全国 30 个省、市、自治区对 2 万多例糖尿病患者进行的调查得到的数据表明，我国糖尿病住院患者下肢血管并发症的发病率也很高，总计有 5% 的患者出现下肢血管并发症，其中在 1 型糖尿病患者中发病率为 2.6%，在 2 型糖尿病患者中发病率为 5.2%。

因此，糖尿病足溃疡明显影响患者及其家属和护理人员的生活质量。而且，因为糖尿病足溃疡好发于工作年龄的人群，从而使医疗机构和社会背上了沉重的经济负担。据统计，1998 年美国花费在治疗糖尿病患者截肢手术上的费用是 5 亿美元。Apelqvist 等通过研究瑞典的有关数据认为，糖尿病患者单独发生溃疡的人均治疗费用平均为 7850 美元，但如果病情加重必须截肢的话，人均治疗费用则增长至 52 920 美元。

St Vincent 最近宣称，考虑到糖尿病足溃疡的严重危害性，他将致力于将整个欧洲范围内由于糖尿病坏疽引起的截肢手术减少一半。美国健康和人力保障部（department of health and human services，DHHS）也确定了类似的目标。这些声明高度评价了预防在糖尿病足部问题处理中的作用，因为一旦开始发生溃疡，以后再发生溃疡甚至接受截肢手术的风险将明显增高。

表 15-1　糖尿病及其足部并发症的相关情况

- 5% 的糖尿病患者将发生足部相关的疾病
- 足部疾病占糖尿病患者住院原因的 20%
- 处理糖尿病足部疾病需要花费比其他所有的糖尿病并发症更多的住院日
- 糖尿病患者周围血管病患病率是正常人群的 20 倍
- 糖尿病患者发生坏疽的概率是正常人群的 176 倍
- 糖尿病患者接受截肢手术的风险比非糖尿病患者高 15 倍
- 美国 50% 以上的非创伤性下肢截肢手术发生于糖尿病患者
- 28% 的糖尿病截肢患者截肢手术术后刀口不愈合，需要在更高的水平再次截肢
- 接受截肢手术的糖尿病患者中有 40%～55% 的人在未来 5 年内对侧肢体需要进行截肢手术
- 接受截肢手术的糖尿病患者生存率下降（5 年内降至 40%）

二、致病因素

尽管神经因素和缺血是糖尿病足溃疡形成的两个基本条件，但患者本身健康状况和外来刺激在溃疡的发生过程中也是至关重要的。事实上，所有糖尿病足溃疡患者都患有周围血管疾病。在此基础上，外来物理因素（如摩擦、剪切、挤压、温度变化）和化学因素通过单次剧烈刺激或低强度重复性接触损伤皮肤，引起溃疡，或者是内在因素之间的相互作用（如足部高压和胼胝形成间的相互加重）形成溃疡。发生溃疡后会出现感觉减退和视力下降，而感觉减退和视力下降会使糖尿病患者的健康状况进一步恶化。

肢体低灌注压造成供血不足引起的足部缺血性溃疡很少单独发生于糖尿病患者，但可以伴随感觉神经疾病同时发病而形成神经缺血性溃疡。这类溃疡占糖尿病足溃疡的1/3。典型的神经性溃疡发生于足的承重面，而神经缺血性溃疡则发生于足的边缘。胼胝的存在经常与神经功能障碍有关，多数情况下这是溃疡发生的预兆。

三、糖尿病神经病变和神经性溃疡

典型的糖尿病相关神经病变能影响各种类型的神经纤维并呈多发性。神经系统出现的组织学变化包括节段性脱髓鞘作用、基膜增厚和神经周围组织血管内血栓形成。在神经纤维远端，这些改变更明显。躯体神经和自主神经都发生功能障碍，导致典型的"神经病"足，其特征是麻木、干热并伴有明显的脉搏。运动神经也可发生功能障碍并导致常见于糖尿病患者的足弓过高和脚趾呈爪形。这增加了足底的压力，以致胼胝形成的可能性增加。所有这些改变参与了糖尿病足溃疡的发生，并可能与 Charcot 关节病（神经源性关节病）和神经性水肿的发生有关。

溃疡的发生部位和行走时足部最大着力部位之间有着十分密切的联系。本体感觉和足部结构的异常导致平衡中心改变，使得承重主要依赖足跖前端，而足跖前端也正是溃疡的好发部位。由于足部高压区域化学性抑菌物质减少，因此该处细菌增生加快，加上感觉受损，终将导致不可控制的感染。

四、糖尿病血管病变

1 型和 2 型糖尿病患者均可发生糖尿病血管病变，但前者更为常见。病变可以累及大血管和微血管。相对于非糖尿病患者而言，大血管病变在糖尿病患者中发病更早，进展更迅速，累及部位更广，影响更大，在从股动脉表浅分支到足弓远端的血管上都可发生。糖尿病的其他特征还包括内弹性膜周围血管钙化增加和跖动脉闭塞病高发。

大血管病变在糖尿病足发病机制中的作用已经被广泛接受，但微血管病变在其中的作用仍有争议。微循环包括由毛细血管和由动静脉短路连接的小动脉和静脉丛。动静脉短路的血管壁很厚并分布有密集的交感神经，因此，自主神经功能障碍会直接影响循环控制。动静脉短路的主要功能是温度调节，它们主要分布于足趾和足跖部位。毛细血管通过特定蛋白质和细胞行使其功能，进行水、电解质与营养物质交换并运输代谢产生的废物。水交换是独立的，而电解质交换必须依赖于水交换。毛细血管通透性取决于糖蛋白，因此血糖控制不理想患者的毛细血管通透性将增加。糖尿病神经病变患者静止血流增加，这与动静脉分流有关，并容易引起组织水肿。

甲襞毛细血管搏动增强现象在胰岛素依赖性糖尿病患者病程早期就可出现，并与血糖控制情况密切相关。血管充分扩张在应激性刺激引起的组织充血和伤口愈合过程中具有十分重要的作用。糖尿病患者最大可充盈程度下降，这种现象可见于儿童患者，但随着病程延长，这种现象更加常见。糖尿病患者缺血后充血减少对毛细血管（不含对动静脉短路）有影响，这可能与一氧化氮（内皮源性松弛因子）的生成减少有关。非胰岛素依赖性糖尿病患者甲襞毛细血管血压正常，但最大可充盈程度下降，与之有关的唯一的组织学发现是基底膜增厚。

有趣的是，毛细血管病、神经功能障碍和大血管病变都显示出相同的微血管功能障碍，提示糖尿病血管病变的最后通路是血压调节功能障碍和趋向于产生水肿的充血反应。Tooke 和其同事曾将软组织微小出血作为溃疡发生的另一个危险因素。软组织微小出血在磁共振成像系统上表现为"脱落"，这可以解释糖尿病患者下肢远端组织感染时迅速扩散的现象。

其他罕见的溃疡形式（如糖尿病性脂性渐进性坏死）也可见于糖尿病患者。糖尿病性脂性渐进性坏死通常累及胫前及胫后区，也可以侵及足部。糖尿病患者同样可因其他原因而发生溃疡。老年患者患静脉性溃疡和动脉性溃疡的比例逐渐增加。导致溃疡的其他罕见原因有恶性病变和类风湿性血管炎等。

五、危险因子及其筛选

现有的研究已经发现了一些糖尿病患者发生溃疡和坏疽的危险因素。对这些危险因素的认识和理解在糖尿病足溃疡的预防和治疗中具有重要意义。最重要的独立危险因素是过去的溃疡发病史，尤其是接受过截肢手术者，或伴有跖部皮肤病变和足底病变者。随着年龄的增加，周围神经病变逐渐恶化，足部压力升高，足内结构异常，出现步态异常和姿势不稳，足部溃疡变得越来越常见。男性、病程长者、糖尿病症状控制不理想者、肾病患者、视网膜病患者和独居者溃疡的发病风险相对较高。

周围血管疾病可能与溃疡的起始有关，并且是溃疡发生的重要独立危险因素。更为重要的是，它还会延迟溃疡的愈合（图 15-1）。

通常来说，多种危险因素同时出现在一个患者身上，多种机械因素结合在一起，导致了一个共同的结果，即溃疡。对"神经病足"来说，这些因素可以是外来的（如不合脚的鞋），也可以是内在的（如足部高压）。Coxon 和 Gallen 最近强调了反复出现的轻微损伤在糖尿病足溃疡发生发展过程中的重要性。他们通过对小腿截肢的侧别进行研究发现，习惯于用右腿开始和终止运动者右腿承受更多的积累应力，而且发生于这些人右腿上的截肢手术更多。

"危险"人群的筛选和保健知识的普及都是糖尿病治疗过程中的重要而又必需的组成部分。保健知识的普及依赖于一个专业的综合康复小组的积极参与。这个小组应该由许多来自不同学科专业、掌握不同健康护理技能的专业人员组成。这并不是个新主意，早在 1986 年 Edmonds 等就已报道过专业足部诊所的优点。从理论上说，该小组应包括内科医师、整形外科医师、血管外科医师、护士、手足病医师和矫形支具师。Edmonds 等的论文在糖尿病足溃疡的治疗方面的重要性最近又重新引起人们的广泛重视。

多数情况下，医生可以通过对脚、鞋和

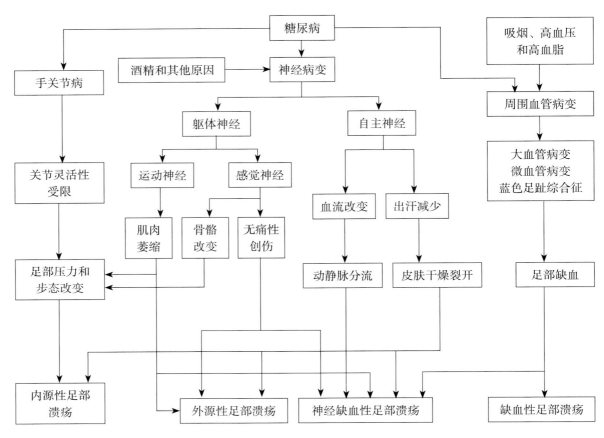

▲ 图 15-1 联系自主神经和躯体神经病变、足内结构改变和周围血管疾病的共同路径

外周循环的检查来确认足部溃疡高危患者。不幸的是，这些简单的方法并没有得到广泛推广。每个糖尿病患者都应当接受足部护理教育，每年接受一次脚和鞋的检查，并将其作为糖尿病病情综合评估的一部分。对于存在公认的危险因素的患者的随访应该更加频繁。足部病情评估应当包括神经功能检查和周围循环评定，这样，与足部溃疡有关的许多危险因素能够被检测到并有可能被纠正。糖尿病患者血糖水平应当控制在一个良好的水平，否则就像年龄和体重增加一样增大神经病变的风险，并可因酒精摄入而恶化。有关血糖控制和并发症发病率的关系的实验评价了良好的血糖控制对糖尿病相关并发症的长期影响。实验提示，良好的血糖控制降低

了患者发生神经病变和溃疡的危险性。跖部高压发生的最常见原因是神经功能障碍引起的关节灵活性降低和压力分布改变。跖部高压也可以通过健康教育和改穿合适的保健鞋或使用支具等机械方法予以纠正。因此，矫形支具师在溃疡的预防和治疗方面是不可缺少的。无论如何，正确设计合脚并且外观和功能都可接受的保健鞋对糖尿病患者来说是十分重要的。

六、评价和调查

糖尿病足溃疡通常用 Wagner 分级法来进行分级。这种方法虽然不是严格按照足部病理变化来分类的，但可以作为临床治疗的基础。Macfarlane 和 Jeffcoate 最近回顾总结了

糖尿病足部损伤有关的问题并提出了一些有助于综合康复小组内部交流的办法。

（一）周围神经病变

周围神经病变和保护性感觉缺失的早期发现对预防溃疡的发生极其重要。神经病足的确诊依赖于临床病史。其临床症状多变，可表现为足部麻木、足部不稳定、烧灼样或针刺样疼痛、感觉过敏等。体格检查将发现足部结构改变，如跖端隆起或"Charcot"足，还应存在一些与肌肉萎缩或皮肤干燥有关的躯体神经或自主神经病变的体征。周围神经病变的客观评价手段已见报道，最新的是由 Feldman 等创立的密歇根神经病变筛选法（MNSI）。

为定量分析神经功能障碍的等级，人们设计了一系列试验。这些试验有的很简单，如 Semmes Weinstein 试验，其方法是：如患者能感觉到 10g 尼龙单丝的弯曲点就可以认为患者有足够的保护性感觉以防止溃疡发生。有的相对复杂，如用于定量患者震动感觉极

限的生物震感阈测量器。对于神经传导的研究证明了解剖学上的神经功能障碍，但不能在风险评估中定量分析这些功能障碍。

（二）血管病变

单靠临床体格检查不足以评估足部动脉循环。作为每年复诊的一部分，糖尿病患者应当每年进行一次基本的周围循环评价，这应当包括踝肱指数（ABI）测量、踝部绝对压力测量和足趾压力测量。如有条件，还应该测量经皮氧分压（$TcPO_2$）或进行激光多普勒磁通量检查，这些检查能测定微循环功能。简单地相信 ABPI 会产生一种错误的安全感，如 30% 糖尿病患者中的动脉中层钙化可以致使小腿血管失去弹性并使 ABPI 失去预测价值。溃疡一旦发生，就应当进行一些检查，因为足部溃疡愈合有可能与外周灌注状况有关（表 15-2）。曾有作者报道伤口周围 $TcPO_2$ 测定值是最可信的糖尿病下肢溃疡早期不愈合的预测指标。

彩色双向血流超声波检查是另一种有价

表 15-2　足部溃疡愈合的可能性（1995 年由 Takolander 和 Rauwerda 修改）

参数	绝对压力 (mmHg)	糖尿病患者（愈合的百分比，%）	非糖尿病患者（愈合的百分比，%）
踝部压力	≤55	—	—
	55～90	45	85
	≥90	90	100
足趾压力	≤30	45	70
	30～50	75	100
	≥55	95	100
$TcPO_2$	<20	不太可能	
	≥40	有可能	

$TcPO_2$. 经皮氧分压

引自 Takolander R, Rauwerda JA. The use of non-invasive vascular assessment in diabetic patients with foot lesions. Diabet Med.1996;13 Suppl 1:S39-42. PMID: 8741828.

值的无创检查。它可以评估外周循环，并能在血管成形术和远端血供重建前定位狭窄或闭塞的血管节段。发生足部溃疡时，无创检查结果异常、溃疡延迟愈合或不愈合，是在血供重建术前行动脉造影术进一步评估外周循环的指征（表 15-3）。Faglia 等的研究强调，明显的血管狭窄也可见于无创检查结果表面上"正常"的糖尿病患者。

（三）骨和结构的改变

X 线足部平片对发现结构异常十分重要，并且可以显示早期足内 Charcot 改变或其他畸形如鹰爪趾、趾外翻或足弓变形，甚至还可以在没有溃疡的情况下显示感染引起的骨质改变。发生溃疡时，X 线片可以显示组织内气体，提示骨髓炎的骨膜反应或累及关节的情况。伴随溃疡发生的骨髓炎是一种比通常想象更常见的足部溃疡并发症。X 线电子计算机断层摄影术（CT）、磁共振成像（MRI）和 ^{99}Tc 标记的骨和白细胞扫描结果可作为进一步证据。

（四）感染

糖尿病足溃疡经常伴有感染，而感染的程度经常被低估。感染通过骨筋膜间隙扩散，使骨筋膜间隙内压力升高，这反过来又会加快感染的传播速度，并加速组织坏死。相关的炎症反应可能导致血栓性血管闭塞和足趾缺血。一旦出现感染，应立即行病变组织拭子细菌培养和药敏试验，并在等待药敏试验结果的同时，进行广谱抗生素治疗。

现有治疗糖尿病感染的抗生素疗法有许多方案。我们目前联合使用克林霉素、环丙沙星和甲硝唑，其优点是口服和静脉注射都有效。细菌培养和药敏试验结果出来以后，再根据结果调整用药。目前，由非 A 型链球菌引起的坏死性感染逐渐增多，并越来越受到重视。不论何种细菌感染，抗生素的治疗剂量和疗程必须足够。骨感染并不一定意味着截肢，但是，如果想根除感染，就必须延长抗生素治疗时间。

血糖升高时嗜中性粒细胞功能下降，并

表 15-3　糖尿病足溃疡患者治疗的指导方针（1995 年由 Takolander 和 Rauwerda 修改）

无创检查	动脉循环	动脉造影术	非手术治疗	血供重建
踝部压力≥90mmHg 0.9≤ABI≤1.15 （双向波形）	正常	不需要	局部治疗能愈合	不需要
踝部压力≥90mmHg ABI≥1.15	血管可能失去弹性	可能需要	2 周后复查	可能需要
踝部压力 55~90mmHg ABI≥0.5	异常 足趾压力≥50mmHg	不需要	局部治疗能愈合	不需要
	足趾压力 30~50mmHg	可能需要	2 周后复查	可能需要
	足趾压力≤30mmHg	需要	不太可能愈合	如有条件需要
踝部压力≤55mmHg ABI≤0.5	异常	需要	不太可能愈合	如有条件需要

ABI. 踝肱指数（引自 Takolander R, Rauwerda JA. The use of non-invasive vascular assessment in diabetic patients with foot lesions. Diabet Med.1996;13 Suppl 1:S39–42. PMID: 8741828.）

且有些糖尿病患者抵御细菌感染的防御功能缺损。有结果显示粒细胞集落刺激因子（G-CSF）能增强白细胞功能并在糖尿病足部感染的治疗中具有临床意义。Gough 等证明G-CSF 治疗能根除感染的溃疡创面的病原体，也能使蜂窝织炎更快地消散。所有糖尿病创伤都应该定期复查。病变恶化或无改善征兆是进一步进行血管检查的指征。

（五）糖尿病与创伤愈合

已经证明胰岛素不足和高血糖与创伤愈合不良有关。胶原形成质量下降和数量减少将直接影响机体对创伤的抵抗力。糖尿病患者粒细胞功能也发生异常改变。在糖尿病存在的情况下，吞噬细胞活性下降，白细胞黏附活性降低，趋化反应减弱。所有这些改变在血糖控制良好时都是部分可逆的。

细胞水平上，高血糖减少细胞膜内磷酸肌醇的更新，从而引起基质蛋白代谢的异常。糖尿病患者存在微循环异常是无可争辩的。微循环异常与基膜增厚和红细胞变形性降低相互作用，限制了微循环对内外环境变化做出反应的能力。这将减少微循环输送到创伤局部的氧和营养物质，从而阻止创伤愈合。高血糖时发生的血红蛋白糖基化作用可减少氧的解离，从而使氧的输送受到进一步影响。糖尿病患者基础代谢率升高。估计糖尿病患者的正常皮肤氧耗量增加 70%。这也是进一步影响溃疡愈合的因素（图 15-2）。

（六）伤口处理

1. 清创术　应用于所有其他创伤的处理原则也适用于糖尿病足溃疡的处理。伤口清创在慢性糖尿病足溃疡患者的处理中非常关键，其基本目的是通过清除无活性的组织、控制感染和提供一个理想的不受压力的"康复"环境来促进溃疡愈合。作为整个治疗的一部分，对溃疡周边的所有皮肤和有胼胝形成的部位都应给予细心检查和治疗。任何深部感染或坏死组织存在的征象都需要进行紧急手术清创，尽可能使用普通麻醉药。术前应告知每位患者，如果要去除所有坏死组织，清创术有可能包括足趾切除甚至脚的部分截肢。清创术中必须特别注意组织侧面和跟腱。感染经常扩散至溃疡边缘以外的部位，而外科医生往往犯切除太少的错误。清创之后伤口必须引流通畅，否则将随即发生感染。设计切口时应当考虑到适合患者在家接受护理。

一旦排除深部感染的可能，表浅清创术应当通过许多公认的技术，如自溶痂术或酶溶痂术来进行。一些酶溶痂清创剂在用作有效的清创剂的同时，也能促进创面愈合，尽管这一观点尚需进一步试验证实。据报道，超声波清创术也有类似的促进创面愈合的优点，但是这一清创方法尚未被广泛应用。

选择一种或一组清创方法时一定要注意，治疗创伤的清创阶段应当迅速进行。这一点对于糖尿病患者而言尤为重要，因为这些患者可能突然发生灾难性的感染扩散，甚至不可避免地要进行截肢手术。不论采用何种清创术，都必须注意保护伤口周围的皮肤，不要使之水肿或被浸渍。这已经作为包扎疗法一个可能的问题被提出。但是，最近 Jones 和 Gill 对此提出疑问，并建议进行一个大规模随机对照试验以结束这场争论。

2. 伤口护理　糖尿病患者的创伤愈合能力和对感染的抵抗力都降低。因此，选择正确的创伤处理技术就在糖尿病创伤护理中显得尤为重要。湿性创伤愈合原则仍在广泛使用，尽管有人置疑能否应用于所有糖尿病患者的创面。适合身体其他部位应用的敷料可

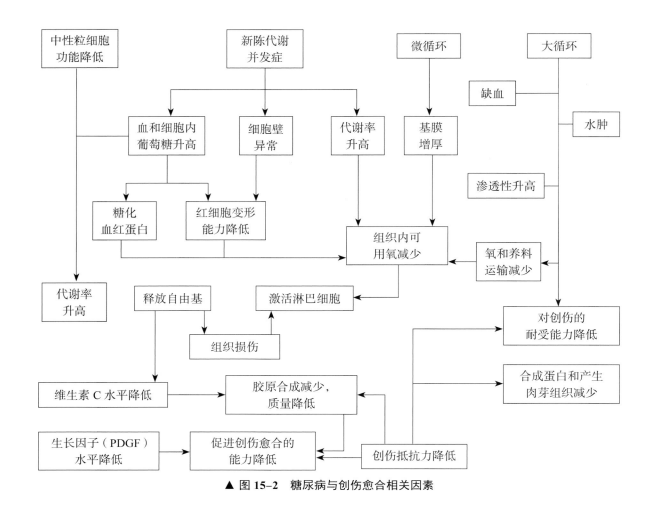

▲ 图 15-2 糖尿病与创伤愈合相关因素

能对糖尿病足部病变并不适合。Foster 建议，应用于糖尿病足部病变的敷料应该无菌、不粘连、引流通畅（尤其对足底损害）并能承受站立和行走产生的张力和压力。像身体其他部位一样，有利于创伤愈合的敷料也应精心挑选。

Fisken 和 Digby 进行的一次调查显示，人们在选择用于糖尿病足溃疡的敷料的态度上高度不一致，这可能是因为缺少这方面的试验和研究。已经发表的许多个案分析和小样本试验的作者声称其各自的产品有自己的优点，但均缺乏科学依据。许多学者曾计算过糖尿病足溃疡治疗的费用，重要的是要记住费用 - 效益比最优的选择是预防截肢。

3. 促进创伤愈合的技术 许多辅助疗法已经成功地用于促进糖尿病和非糖尿病患者的创伤愈合，包括生长因子的应用、肽基质的局部应用以及超声波、患处电刺激、低能量激光、热敷、高压氧和真空装置的应用。进行这些辅助治疗时必须加强监护。接受高压氧治疗的糖尿病患者有患氧中毒的倾向，这可能是由于谷胱甘肽过氧化酶水平的升高。

近年来，自体富血小板血浆（PRP）广泛应用于糖尿病创面的治疗。PRP 是指利用血液中各成分沉降系数不同，用不同的离心方法将自体全血分离成具有高浓度血小板的血液制品。PRP 中含有大量生长因子，可促进细胞增殖分化和血管重塑新生，具有良好的促进组织修复和再生能力。研究显示，PRP具有抗炎、促进细胞修复、减少细胞凋亡、促进细胞外基质产生、修复周围神经、稳定血管内皮、重建微循环、抗菌等作用，可有效促进糖尿病足溃疡的创面愈合。

银离子属于一种天然性的抗菌剂，同时具有电荷以及重金属的特性，因此能够与细菌内的带负电荷的含硫基蛋白相结合，从而使其失去活性，发挥抗菌的效果。所以其对铜绿假单胞菌、金黄色葡萄球菌等常见菌具有较为显著的抗菌效果。有研究表明，在使用银离子敷料后，患者溃疡的愈合时间、愈合面积都显著得到有效改善。

另一个选择是用患者自体皮肤、培养的皮肤或培养的皮肤替代物（如 Apligraf）进行移植来覆盖伤口或溃疡，还有一些其他的皮肤替代物已经用于临床和动物实验。作为治疗静脉性足部溃疡和糖尿病足溃疡的产品，皮肤替代物已经被美国食品药品管理局（FDA）认证。有临床对照试验显示 Apligraf能提高糖尿病神经性溃疡完全愈合的比例（治疗组 56%，对照组 38%）并缩短愈合时间（治疗组 65 天，对照组 90 天）。足底皮下注射硅酮已被用于减轻压力，并可能在溃疡的预防和治疗中有一定作用。虽然可能需要与肢体血供重建术联合应用，但游离组织转移术和其他整形外科技术也可能对关闭皮肤创面有一定价值。即便使用如此积极的治疗方法，广泛足跟溃疡的处理仍很困难。为判断哪些患者能从外科手术中获益，Gentile 等提出了一个评价系统。这个系统能筛选出在治疗早期就需要接受带血管蒂组织转移术的患者。

负压创面治疗（NPWT）于 20 世纪 90年代应用于临床，其通过收集创面液体的储液真空泵对特定创面敷料间歇或持续性施加负压，将创面的坏死组织和渗出液从暴露区域吸引到一个圆筒内，减少渗出物对创面的刺激和细菌定植数量，从而创造一个良好的创面愈合环境。此外，由泵产生的交替负压可以增加血液循环，从而促进创面愈合。NPWT 创造的封闭、潮湿环境还能减少水肿，并促进肉芽组织形成。NPWT 包括负压封闭引流（vacuum sealing drainage，VSD）和负压辅助闭合（vacuum assisted closure，VAC）两种关键技术。VSD 于 1992 年由德国乌尔姆大学创伤外科的 Fleischmann 教授最先提出，并成功用于治疗软组织创面感染。1994 年，裘华德教授等率先将此技术引入国内。1997年，Argenta 等发现控制负压吸引水平能够加速清创和促进创面愈合，进而发明了 VAC。虽然 VSD 和 VAC 都是采用封闭负压吸引的原理，且作用机制相似，但两种技术在材料选择、使用方法、治疗侧重点等方面存在差异。VSD 采用的引流管可塑性高、亲水性好且内含侧孔，用全封闭半透明的聚氨酯薄膜覆盖敷料和创面，从而形成一个封闭的空间。同时，通过负压引流创面上的坏死组织及分泌物，促进创面清洁。VAC 选用的管道支撑力高、亲水性差，将此类管道置于敷料表面上，形成类似吸盘的装置。通过调节负压水平及选择间歇模式增加创面局部血流量、改善组织灌注、刺激肉芽组织和血管的生长，达到促进创面愈合的目的。总而言之，VSD侧重引流，适合体腔较大、渗液较多的创面，而 VAC 侧重创面的治疗。

中医中药在糖尿病足溃疡的治疗中有特色的效果。中医药治疗糖尿病足溃疡包含中医内治和中医外治。中医内治中，中药有效成分如丹酚酸 A、黄芪多糖、黄芩素、葛根素，中成制剂如通塞脉片、脉血康胶囊、丹蛭降糖胶囊、蚓黄散等均报道在糖尿病足溃疡治疗中有一定的治疗作用。中医外治中，熏洗、塌渍、足浴、中药外敷、针灸、按摩等是中医外治的主要手段。

（七）缓解压力

压力不仅是溃疡发生的重要原因，而且对溃疡愈合有不良影响，还与溃疡早期复发密切相关。指导测量足底压力的国际协议已经公布，应该成为评价足底压力的基础。传统上，患有糖尿病神经性溃疡的患者需要长期住院治疗，并引导他们让患处从不承重逐渐过渡到部分承重。支具的使用让该类患者得以早期活动。1977 年，Brand 描述了使用完全接触支具的神经病足患者足部压力分布原则。

Mueller 等和 Boulton 等将合格的敷料、合脚的鞋与完全接触型支具的使用进行比较，发现支具更有价值。然而，支具对许多患者而言并不适合。或是因为患者不能忍受支具的使用，或是因为他们伴有其他症状如感染引起的肢体肿胀，从而阻碍了支具的使用。

当前完全接触型支具主要在美国应用。美国的 Baker、Sinacore、Tessler 和 Caputo 等均报道该方法具有满意的溃疡愈合速度。Helm 等曾经报道神经性足底溃疡的愈合速度是 6～10 周。这些作者意识到这种方法没有被广泛应用，并且强调支具治疗需要熟练的操作手法，而且精心的后续治疗对避免病情恶化、早期发现感染和预防压迫性损伤是必需的。

完全接触型支具的进一步发展是 Leicester 或 Scotchcast 鞋，该支具由很轻的玻璃纤维制成，并留一窗口以便更换敷料和观察创面愈合情况。它也允许踝部和小腿的肌肉自由活动。McGill 及其同事近来进行的一项研究证明了应用这种支具能显著提高治愈率，不过，这只是在 14 名患者身上进行的小样本试验，而且这 14 名患者中的个别人不能忍受使用支具。但是，后来的研究和 Walker 等进行的研究均报道使用 Scotchcast 鞋的愈合时间比使用完全接触型支具的愈合时间要明显延长。两组都认为愈合的延迟可能是因为支具的可移动性和患者没有在愈合的关键时期使用支具。另一种可用的能减轻压力的支具是髌骨跟腱承重矫形器，有关它的鼓舞人心的早期疗效现已见诸报端。

足部矫形外科技术在糖尿病足溃疡的处理过程中扮演重要的角色，尤其是当它与积极的清创术和血供重建术联合应用时。更为重要的是，它可能在溃疡的早期预防和减少复发方面发挥重要作用。它可以与支具或其他减轻压力的技术联合应用。

（八）动脉介入

糖尿病使血管外科的工作量明显增加，在对严重肢体缺血进行的研究结果中尤其如此。这些研究表明是糖尿病使得工作量增加。血管外科医师和放射介入医师使用的常规技术能用于糖尿病患者，并能取得与非糖尿病患者一致的疗效。在保留肢体方面，决定的临界因子是当前足的状态和充足的末梢血管存在并能满意地供应完整的未闭合足弓。

Bolla 最近报道介入性血管成形术能成功地保留肢体并免于施行血管远端搭桥术。溶栓术能开放糖尿病患者腿部和脚部的侧支血管，或许能改善下肢血流，并使有些患者更适合接受血管外科手术治疗。如果必须接受手术，会发现使用静脉进行血管搭桥时，腹股沟下血管搭桥术后血管通畅率最高。如果没有足够的适合的血管，最好的选择是在人造血管移植后外加外周静脉封套，但其远期通畅率明显降低。患有动脉闭塞病的糖尿病患者可能适于施行从股动脉远端表浅分支或胭动脉开始的血管搭桥术，不过搭桥的血管可能需要延长到足部血管。

保留肢体的手术比直接截肢所需的费用要显著地高出许多，并且有时候保肢手术需要与局部趾切除、前足截肢或整形重建手术联合进行。即使是为了保存肢体而进行的截肢也可能使糖尿病患者出现太多的不良后果。

不愈合的伤口，尤其伴有周围血管病时，

对糖尿病患者来说是一个可怕的挑战。成功的外周血管搭桥术或血管成形术放宽了皮瓣移植术和显微外科手术的适应证并提高了成功率，然而，Oishi、Levin 和 Pederson 却报道，对 19 名因明显缺血而应当接受大部分截肢的患者施行皮瓣重建显微外科手术治疗后，对其安全性和短期有效性进行研究，发现其疗效也比较令人满意。

糖尿病患者的创伤处理要求很苛刻，需要多个专业的卫生保健专家同时参与。其综合治疗计划基本要点如图所示（图 15-3）。没有一个多学科综合康复小组，就不可能进行

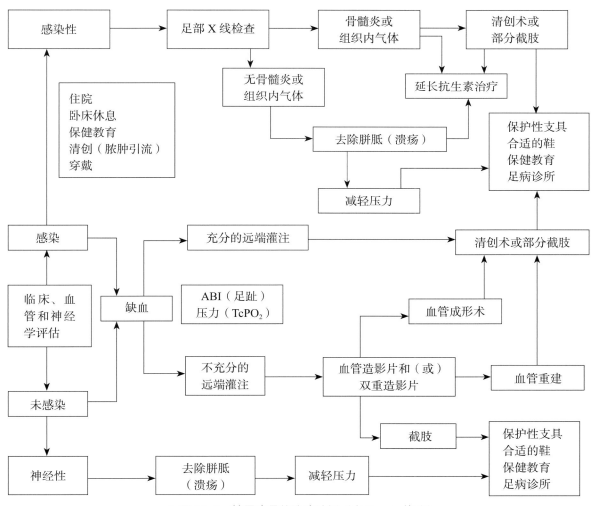

▲ 图 15-3　糖尿病足的治疗计划（由 Barrie 修改）

ABI. 踝肱指数；TcPO₂. 经皮氧分压

合适的护理，并可能无谓地失去下肢。治疗小组的策略必须包括预防和治疗。伤口一旦痊愈，挑战就变成了保持一双完整的足。这要求在治疗过程中联合使用保健教育、足部护理、减轻压力的辅助器、合适的鞋子等手段和良好地控制血糖。控制其他血管危险因子如高血压、吸烟和高脂血症也很重要。对那些接受过血管搭桥术和血管成形术的患者来说，如果想要最大限度地保留肢体，应当鼓励他们定期进行二维超声彩色血流检查。

（九）胫骨横向骨搬移术

Ilizarov 技术通过持续缓慢的牵引可以激发机体的再生功能，促进细胞增殖及代谢，促进肌肉、血管及神经组织的再生。根据这一理论，国内花奇凯教授采用 Ilizarov 骨搬移手术治疗 18 例 Wagner 3～4 期糖尿病足患者，随访时间 3～20 个月，所有患者溃疡均已愈合；与治疗前比较，治疗后患者踝肱指数和 10g 尼龙线测试结果均明显提高，而目测类比评分明显下降，有效地提高了溃疡的愈合率并降低了截肢率。

（李恭驰　陈　舟　韩　冰　付小兵）

参考文献

[1] Brod M. Quality of life issues in patients with diabetes and lower extremity ulcers:patients and care givers. Quality of Life Research, 1998, 7(4):365–372.

[2] Holzer SE, Camerota A, Martens L, et al. Cost and duration of care for lower extremity ulcers in patients with diabetes. Clin Ther, 1998, 20(1):169–181.

[3] Siperstein MD, Unger RH, Madison LL. Studies of muscle capillary basement membranes in normal subjects, diabetics and prediabetic patients. Clin Invest, 1968, 47(9):1973–1999.

[4] Lavery LA, Armstrong DG, Vela SA, et al. Practical criteria for screening patients at high risk for diabetic foot ulceration. Arch Intern Med, 1998, 158:157–162.

[5] Coxon JP, Gallen IW. Laierality of lower limb amputation in diabetic patients:retrospective audit. BMJ, 1999, 318:367.

[6] Turner RC, Holman RR. Lessons from UK prospective diabetes study. Diabetes Res Clin Pract, 1995, 28supp(2):S151–S157.

[7] Boulton AJM, van Schie CHM. The neuropathic foot//Mani R, Falanga V, Shearman et al. Chronic Wound Healing:Clinical Measurement and Basic Science. London:WBSaunders, 1999.

[8] Pecoraro RE, Ahroni JH, Boyko EJ, et al. Chronology and determinants of tissue repair in diabetic lower-extremity ulcers. Diabetes, 1991, 40(10):1305–1313.

[9] Reyzelman AM, Armstrong DG, Vayser DJ, et al. Emergence of non group A streptococcal necrotizing diabetic foot infections. Am Podiatr MedAssoc, 1998, 88(6):305–307.

[10] Abrass CK. Diabetes mellitus:can abnormally controlled wound healing lead to glomerulosclerosis?. Lab Clin Med, 1995, 125(1):14–15.

[11] Jones V. Debridement of diabetic foot lesions. Diabetic Foot, 1998, 1:88–94.

[12] Fowler E, van Rijswijk L. Using wounddebridement to help achieve the goals of care. Ostomy Wound Management, 1995, 41(7):S23–S35.

[13] Rayman A, Stansfield G, Woollard T, et al. Use of larvae in the treatment of the diabetic necrotic foot. Diabetic Foot, 1998, 1:7–13.

[14] Gill D. The use of hydrocolloids in the treatment of diabetic foot. Wound Care, 1999, 8:204–206.

[15] Steed DL, Ricotta JJ, Prendergast JJ, et al. Promotion and acceleration of diabetic ulcer healing by arginine-glycine-aspartic acid (RGD) peptide matrix. RGD Study Group. Diabetes Care, 1995, 18(1):39–46.

[16] Falanga V, Sabolinski ML. A bilayered living skin construct (Apligraf) accelerates complete closure of hard-to-heal venous ulcers. Wound Rep Regen,

1999, 7(4):201–207.

[17] Barnett S. International protocol guidelines for plantar pressure measurement. Diabetic Foot, 1998, 1(1):137–140.

[18] Khaira HS，Coddington T，Drew A, et al. Patellar tendon bearing orthosis-application as adjunctive treatment in healing lower-limb tissue loss. Eur Vase Endovasc Surg, 1998, 16(6):485–488

[19] Luther M. A case for an aggressive reconstruction policy for CLI. Ann Chir Gynaecol, 1998, 87(2):149–152.

[20] 金路，左蕊，刘丽，等 . 自体富血小板血浆促糖尿病足溃疡愈合机制研究进展 . 山东医药，

2021，61（14）：112–115.

[21] 李佳乐，于一江 . 糖尿病足溃疡的中西医治疗进展 . 中医临床研究，2018，10（13）：142–145.

[22] 刘欣，王云飞 . 中医药治疗糖尿病足溃疡的研究进展 . 海南医学院学报，2021，27（16）：1277–1280.

[23] 李欣仪，罗文静，谭哲煜，等 . 负压创面治疗技术在老年糖尿病足溃疡中的研究进展 . 实用老年医学，2021，35（1）：3–6.

[24] 陈春君，苏永雄，林宝举，等 . 糖尿病足的临床治疗进展 . 当代医学，2020，26（31）：193–194.

第 16 章　慢性创面的敷料治疗

慢性创面可以定义为由机械、电、热、化学等因素造成的或因生理变态形成的皮肤缺陷。在慢性创面中，机体正常的愈合过程受到干扰，时间延长，最终导致解剖和功能上的缺陷，由于没有确切的时间分界，而且创面的病因、大小、部位以及患者的生理条件等的不同，愈合时间常有变化，一般认为长达 6～8 周尚未愈合的创面可称为慢性创面。

一、慢性创面的病因及分类

导致创面长期难以愈合的因素主要有以下几种：①细菌负荷及缺氧；②创面细胞的改变；③创面角质细胞迁移；④其他因素。

慢性创面根据病因及临床表现可以大概分为六类（表 16-1），其中压力性溃疡、感染性溃疡和血管源性溃疡是最常见的三种。

表 16-1　慢性创面分类

慢性创面分类	具体表现
• 压力性溃疡	• 压疮
• 感染性溃疡	• 梅毒、结核、真菌
• 血管源性溃疡	• 静脉曲张、动脉硬化、淋巴水肿
• 恶性溃疡	• 癌症、Kaposi 肉瘤
• 神经营养性溃疡	• 神经源性溃疡
• 其他溃疡	• 烧伤、放射、冻伤

二、慢性创面的修复

创伤修复或创伤愈合是指由于外伤或其他伤病的病变造成组织缺损后，局部组织通过再生、修复、重建而进行修补的一系列病理生理过程。创伤修复是机体对各种有害刺激物及致伤致病因素作用所致组织和细胞损伤及缺损的一种固有的防御性适应性反应。创伤愈合主要强调机体自身参与组织修复的能动过程。创伤修复既包括生物体自身愈合过程，同时也包括了人为因素对创伤愈合的影响。

机体对创伤的反应包括以下一系列病理生理过程：①炎症反应阶段；②成纤维细胞的增殖；③毛细血管增殖（血管生成）；④结缔组织合成；⑤重新上皮化。创伤后组织修复从凝血过程开始，由许多细胞的调节因子相互协作共同参与完成。最初，血小板、中性粒细胞和巨噬细胞大量进入创伤区，以清除受损组织和污染的微生物，其中血小板和巨噬细胞还分泌一些与成纤维细胞和内皮细胞有关的生长因子。接着，成纤维细胞和内皮细胞逐渐取代受损基质，同时上皮细胞也从创缘向内生长，直至覆盖伤口。因此，创伤修复的快慢取决于上述细胞进入伤口并在此增生的速度，而细胞的进入和增生又依赖于趋化因子和生长因子的参与。

创伤愈合的基本类型分 3 种：一期愈合、二期愈合和痂下愈合。①一期愈合：是最简单的伤口愈合类型。主要发生于组织缺损少、创缘整齐、无感染、经过缝合或黏合的手术切口。这一过程由于创缘损伤轻，炎症反应弱，所产生的肉芽组织量少，修复后仅留一条线状瘢痕，愈合时间为 1 周左右。②二期愈合（间接愈合）：指伤口边缘分离、创面未能严密愈合的开放伤口所经历的愈合过程。这种创面缺损较大，常伴感染，愈合过程通常由新生表皮将创面覆盖，从而完成修复过程。此期特点：因创面大，常伴感染，故愈合时间延长，通常在 4～5 周以上，瘢痕较大。③痂下愈合：一种特殊情况下的伤口愈合方式，指在伤口表面由渗出液、血液及坏死脱落的物质干燥后形成一层黑褐色硬痂下所进行的二期愈合方式。痂下愈合的速度较无痂创面愈合慢，时间长，硬痂的形成一方面有保护创面的作用，另一方面也阻碍了创面的愈合。

　　创伤愈合是一个连续的过程，在创伤发生后立即开始，而不是在局部炎症反应消退后才开始；再生是创伤愈合的始动和基础；修复是创伤愈合的过程；愈合则是创伤愈合的结局。如果感染未及时发现或早期处理不当，在任何时候，急性伤口都可以发展成为慢性伤口。尽管慢性伤口各有其不同形态，但其转化为慢性病变的病理生理学却十分相似，所有的基底血管损伤，尽管起源不同，最终都会引起皮肤组织营养不良，缺血缺氧加剧，最终导致细胞死亡（坏死）。在慢性伤口中，组织持续损伤使中性粒细胞和巨噬细胞持续进入损伤部位，使伤口分泌炎症刺激因子，特定的蛋白水解酶——金属蛋白酶 MMP 生成增加，而 MMP 抑制因子——组织金属蛋白酶抑制因子 TIMP 合成率下降。由于 MMP 活动增强，细胞外基质被破坏，结缔组织的细胞移动和定位受到干扰。与此同时，组织产生的毒性物质和细菌侵入伤口周围，使组织进一步受损，伤口持续呈慢性变。

　　糖尿病足溃疡是一类特殊的慢性创面，大多数的溃疡可以被分为神经性、缺血性和神经缺血性溃疡。神经性溃疡通常发生于足底，或与骨畸形重叠的区域。缺血性溃疡和神经缺血性溃疡更多见于足趾尖或足的侧面，这类创面在修复前评估血管树的情况是必需的，如果足背动脉搏动消失，或溃疡经过最佳治疗后仍未改善，应进行更多方面的血管评估，同时应进行其他检查，如测定足趾压力或经皮氧分压（TcPO$_2$）。在充分评估了患者的血供及身体情况后进行创面修复才能够达到最好的效果，否则将事倍功半。

　　对于创面的愈合，目前主要有干性愈合和湿性愈合两种理论，传统的干性疗法在治疗慢性创面中面临诸多无法应对的挑战，如坏死组织形成干硬厚痂，痂下积脓积液、腐败恶臭、潜行和窦道引流不畅、外露骨和肌腱坏死等。而湿性愈合理论可以很好地解决以上问题，1962 年动物生理学家 Winter 首先通过猪体组织研究发表了具有突破性的研究报道：发现聚乙烯膜覆盖保护的伤口愈合时间较暴露伤口疗法节省 50%，同时水疱如果不予以刺破，能促进上皮表层细胞移动，有利于伤口的迅速愈合。这一发现为现代愈合理论奠定了理论基础，之后又有很多科学家通过临床试验重复了 Winter 的研究结果，验证了湿性愈合理论能够显著促进创面的愈合。

　　湿性愈合理论主要优点如下：①促进创面新生毛细血管的形成，调节氧张力，刺激细胞增殖，低氧状态的张力，非常有利于上皮细胞和胶原纤维的生成，且更利于创面的愈合；②有利于坏死组织及纤维蛋白的溶解，在伤口愈合过程中，首先要清除坏死组织及其沉淀的纤维蛋白，湿润愈合时，渗出物中含有的组织蛋白溶解酶保留在创面的渗出物中，从而促进组织的溶解与吸收；③保持创面的恒温，避免新生肉芽组织的再次机械性损伤，阻止结痂形成；④发挥了伤口渗出液的重要作用，伤口的渗出液含有丰富的营养，渗液中含有各种免疫细胞及多种生长因子，如促进血小板衍生生长因子、转化生长因子、表皮生长因子、成纤维细胞生长因子等，在创面的愈合过程中，多种生长因子的释放可促进伤口愈合；⑤可加强白细胞的功能，伤口的创面在密闭性、半密闭性的环境中，有效地防止细菌的侵入，既防止了感染创面的细菌传播而造成的医院交叉感染，又有利于白细胞介导的宿主吞噬细胞发挥作用，提高局部的免疫力，增强灭菌的能力；⑥湿性环境促进伤口愈合的同时可防止结痂及瘢痕的形成，为创面提供最好的湿润环境；伤口在清创期有利于组织的水合，加速坏死组织的溶解及吸收；在肉芽组织形成期，可促进各种生长因子的释放，刺激毛细血管的再生成；在上皮化期，表皮细胞在湿性环境中移行的速度加快，且具有迅速修复真皮的作用。

三、慢性创面的敷料治疗

敷料是指处理创面的材料，有利于创面修复，为创面修复提供良好的环境，如清除创面的污物，保护创面的覆盖物等。不同类型的创面及不同的创面阶段对于敷料有不同的要求。如急性炎症期需要防止感染，减少渗出，保护创面，减轻疼痛，而增殖期则选择有利于组织细胞增殖再生的敷料。随着人们对创面治疗需求的提升和科技（尤其是材料学和生物学）的发展，创面敷料产品呈现多样化、专业化的趋势，根据不同创面类型、创面愈合阶段和创面部位开发出不同的产品，如慢性创面敷料产品、针对高渗出创面的治疗产品、解决感染问题的创面保护产品、用于急救的创面护理产品、解决愈后瘢痕问题的创面护理产品等，极大程度地提高了创面

的临床治疗与康复水平。

而敷料的发展大概经历了以下三个阶段。第一阶段，传统的创面治疗，作用为覆盖、保护创面。代表性产品包括干绷带、黏附材料、干敷料等。第二阶段，先进创面治疗，作用为在覆盖、保护创面的同时，提供湿性的愈合环境。代表性产品为水胶体、泡沫、水凝胶、甲壳素等与改进的干绷带、敷料等的复合。第三阶段，主动创面治疗，在提供湿性环境、覆盖、保护创面的同时，加速创面愈合。代表性产品为生物或细胞工程活性物质与湿润介质、水胶体、泡沫、水凝胶等的复合体。

敷料的类型大概有以下几种：天然的材料、自体组织、同种异体、人工材料、合成材料、高分子材料、生物材料等。由于目前敷料的品种及种类众多，现简单介绍几种敷料。

（一）银离子敷料

从化学的角度来看，金属银是一种惰性金属，但是在与皮肤上的水分以及伤口渗出液接触后，银离子可被释放出来，在与伤口上的细菌接触时，它可以与细菌发生化学反应，这个反应使酶蛋白沉淀而失去活性，使病原细菌的呼吸代谢被迫终止，细菌的生长和繁殖因此得到抑制。银离子也可以与DNA和RNA结合，阻止它们的复制。文献的研究证明银离子可以通过与蛋白质中的半胱氨酸结合而使6-磷酸甘露糖异构酶失去活性。由于6-磷酸甘露糖异构酶在细菌的细胞壁合成过程中起重要的作用，它的破坏使细胞内的磷酸盐、谷氨酰胺以及其他一些重要的氧分流失，因而破坏了细菌细胞的繁殖。由于银离子有很强的抗菌性能，这种材料可以用于

含有大量细菌并且具有高渗出液的伤口护理，其与水分接触后，银离子很容易被"活化"。水凝胶敷料中加入含银化合物，与水分接触后释放出银离子。在这种材料中，只要敷料持续地吸收渗出液，它就能同时释放出具有抗菌性能的银离子。

临床上银离子敷料可以分为三类：①含银量高、释放速度快的产品，适合渗出液多，细菌感染严重的伤口；②银离子释放速度慢、可以持续释放的产品，其功能体在载体材料上，如聚氨酯泡沫能控制伤口产生的渗液，水凝胶能辅助伤口的瘢痕等；③含银离子低的产品，常用在低感染的伤口，隔离外来细菌的侵入。银离子在减少细菌感染的同时，可以强化伤口的上皮化过程，通过金属蛋白酶起消炎作用。银离子敷料的主要优点是：为创面提供湿性愈合环境；保护创面，减轻伤口疼痛；释放银离子杀菌，控制感染；促进肉芽组织生长；溶解坏死组织；吸收渗液等。其缺点主要是不能用在良好生长的肉芽伤口上以及会有轻微的伤口着色现象，但可用生理盐水清洗消除。

（二）水凝胶类敷料

水凝胶是以水为分散介质的凝胶。具有交联结构的水溶性高分子中引入一部分疏水基团而形成能遇水膨胀的交联聚合物，是一种高分子网络体系，性质柔软，能保持一定的形状，能吸收大量的水。凡是水溶性或亲水性的高分子，通过一定的化学交联或物理交联，都可以形成水凝胶。这些高分子按其来源可分为天然和合成两大类。天然的亲水性高分子包括多糖类（淀粉、纤维素、海藻酸、透明质酸，壳聚糖等）和多肽类（胶原、聚 L– 赖氨酸、聚 L– 谷氨酸等）。合成的亲

水高分子包括丙烯酸及其衍生物类（聚丙烯酸，聚甲基丙烯酸，聚丙烯酰胺，聚 N– 聚代丙烯酰胺等）。这类敷料也可以分为天然高分子水凝胶类敷料及合成高分子水凝胶类敷料。天然高分子水凝胶具有良好的生物相容性及生物功能性，但其力学性能差；合成高分子水凝胶没有免疫原性，易于制备，价格便宜，但其容易引起炎症及细胞毒性。有人提出，水凝胶应用到存在坏疽组织的血管性疾病伤口及感染伤口时，因可增加伤口的温度，有促进感染扩散的危险，如感染伤口较湿润，应禁忌用水凝胶。因此，是否应用水凝胶要以临床状况为依据。水凝胶也可应用于辅助性敷料，可为正在愈合中的伤口提供较湿润环境，滋润暴露的神经末梢，使疼痛减轻。

（三）藻酸盐类敷料

其成分主要为从天然海藻植物里提炼的、无纤维化生产的敷料，含有藻酸钙盐成分。其优点主要有为创面提供湿性愈合环境；防止伤口感染；止血；保护创面，减轻伤口疼痛；促进肉芽组织生长；溶解坏死组织；填充腔隙、瘘管、窦道等。缺点主要为不能用于干痂伤口以及无黏性需要二级敷料固定。如果溃疡表面有很多渗出物，溃疡周围皮肤浸渍、有轻度感染，藻酸盐类敷料是比较好的选择，敷料更换时间不能超过 3 天，同时不要忽视清创治疗，应积极治疗感染，如果伤口已经干燥，需要及时更换其他敷料。

（四）甲壳素蜂蜡膏敷料

该敷料主要成分有麻油、甲壳素、蜂蜡等。麻油性甘、凉，具有生肌肉、止疼痛、消痈肿、下热毒、补皮裂之功效，能提供组织生长需要的营养成分，改善慢性溃疡创面

负氮平衡，减少渗出及促进渗出物吸收，活血化瘀，消肿止痛等功效，可达到快速促进创面肉芽组织生长的目的，从而使创面尽快愈合。蜂蜡的主要药理活性成分为其中的长链脂肪醇族及长链脂肪酸族，药理活性包括抗溃疡、抗皮肤炎症、降血脂、抗氧化、抗血栓等作用。2005 年版《中国药典》收录蜂蜡具有收涩、敛疮、生肌、止痛等功效；外用于溃疡不敛，臁疮糜烂，创伤、烧、烫伤，常做油膏基质。Carbajal 等研究发现，古巴蜂蜡中的 D002 饲养小鼠通过降低小鼠的 LTB4 水平，从而达到抗皮肤炎症的作用。临床上应用蜂蜡、蜂蜜和橄榄油混合物（体积比为 1∶1∶1）治疗尿布皮炎、银屑病、湿疹；利用上述混合物与皮质类固醇软膏按不同的比例混合（1∶1、1∶2、1∶3）单盲治疗特异性皮炎和非特异性皮炎，都取得了很好的疗效。实验表明，该混合物能明显抑制白色念珠菌和金黄色葡萄球菌的生长。蜂蜡对高温和高度潮湿有较好的抵抗能力，亦可以显著地促进皮肤慢性创面的愈合。甲壳素是一种阳离子型天然高分子聚合物，有良好的成膜、絮凝、生物相容、可生物降解和无毒等特性，且本身具有抗菌、抗癌、抗病毒等药理作用。它的药理作用主要有促进凝血，参与补体系统加速创面止血等。国内外大量动物实验及临床试验表明，麻油蜂蜡膏敷料的各主要成分都具有明显的促进伤口愈合的功效。国内学者林玉叶麻油肤疾散用麻油作为溶媒与肤疾散制成油状糊剂，能有效地防止创面水分蒸发，维护创面一定的湿度，使创面处于近似生理环境条件下。通过无损伤的液化排除坏死组织，有利于创面上皮细胞的生长，减少瘢痕形成。国内学者沈静等证实，以甲壳素为基质制备的药膜，用于消化道吻合口愈合，研究表明，局部应用可以促进炎症反应、毛细血管增生和胶原合成，在溃疡吻合口愈合方面具有促进正常细胞再生的积极作用。有试验报道蜂蜡可以明显提高创面新生毛细血管数和成纤维细胞数，从而加速组织修复过程。临床应用蜂蜡治疗各种炎症性皮肤病，都取得了很好的疗效。付辉等通过蜂蜡膏治疗糖尿病溃疡大鼠模型得出结论，蜂蜡膏能明显提高创面新生毛细血管数量和成纤维细胞数量，从而加速组织修复过程。该敷料经过我科室患者的使用后效果显著，有很大的临床应用价值。

四、慢性创面治疗的前景

随着慢性创面的病理生理研究的进一步深入，人们正在揭开治愈慢性创面的神秘面纱，对于慢性创面的治疗，要多种方法联合应用，不能只应用一种方法，区分创面的类型及分期，选择合理的治疗方法，有效地治疗慢性创面将不再是一个难题，总之，随着新的治疗方法的不断涌现，我们对于未来治愈慢性创面是充满信心的。

（李恭驰 籍胤玺 李炳辉 张弩）

参考文献

[1] Fajardo LF, Berthrong M. Radiation injurg in Surgical pathologyIII:Salivary glands, pancreas and skin.Am J Surg Path, 1981, 5(3):279-296.

[2] Robson MC.Wound infection:a failure of wound healing cased by an imbalance of bacteria.Surg Clin North Am, 1997, 77:650.

[3] Hohn DC, Hunt TK. Oxidative metabolism and antimicrobial activity of rabbit phagocyte cells from wounds and from peripheral blood. Surgical Forum, 1975, 26:85-87.

[4] Fleischmann W, Strecker W, Bombelli M, et al. Vacuum sealing as treatment of soft tissue damage in

open fractures. Unfallchirurg, 1993, 96(9):488–492.

[5] White R. The exudate continuum:moisture for healing.British Jounal of Community Nursing, 2003, 8(11):3.

[6] Saxena V, Hwang CW. Vacuum-assisted closure：microdeformations of wounds and cell proliferation. Plast Recon-str Surg, 2004, 114(5):1086.

[7] Waili NS.Mixture of honey. beeswax and olive oil inhibits growth of staphylococcus aureus and Candida albicahs. Arch Med Res, 2005，36(1):10–

13.

[8] Jimenez JJ, Bemal Del NM, et al.Sample preparation methods for beeswax characterization by gas chromatography with flame ionizationdetection. Chromatogr A, 2006, 129(2):262–272.

[9] 林玉叶 . 麻油肤疾散的制备及临床应用 . 中国医药导报，2009，1（4）：665–667.

[10] 付辉，王新建 . 蜂蜡膏促进糖尿病新西兰兔创面愈合的实验研究 . 大连医科大学学报，2007，8（4）：340–343.

第 17 章　组织工程皮肤在慢性创面修复和再生中的应用

一、概述

皮肤被覆体表，具有多种重要的物理、化学和生物学功能。各种原因所致的严重的急、慢性皮肤缺损，在临床上十分常见。急性创面愈合过程复杂有序，主要包括炎症反应、细胞增殖 / 结缔组织形成、创面收缩和创面重塑几个阶段，且愈合过程的各个阶段相互交叉、相互重叠。影响创面愈合延迟的因素很多，例如糖尿病、神经缺损、血供不足、营养缺乏、年龄和局部创面的情况等。这些情况的存在使得急性创面愈合过程中断或延迟。若皮肤的连续性中断持续 30 天以上或反复发作的创面就成为慢性创面。慢性创面的表现与急性创面表现迥异，慢性创面是处于一种病理性炎症状态，常表现为不完全愈合或紊乱性愈合。传统的治疗方法是采用自体皮肤移植治疗，以达到迅速封闭创面、促进创面愈合的目的。然而，这种"以伤治伤"的治疗手段尽管取得了较好的临床效果，但终究不是最佳的治疗方法，尤其对于大面积皮肤缺损患者（如严重烧伤），供皮区与植皮区之间的供需矛盾更加尖锐。同种异体、异种皮肤移植虽然解决了移植组织来源的问题，然而移植后的免疫排斥反应往往令移植物难以成活，导致该方法的临床推广困难重重。

随着社会经济的飞速发展，人民的生活水平和生活质量得到了很大提高。同时，患者对创面的治疗期望，已不仅仅停留在"能愈合"的水平，而对愈合质量的要求也越来越高。在急 / 慢性创面治疗方面，社会的发展迫切需要一种新的医疗技术来提高创面的愈合质量，并尽量避免传统方法的各种弊端；同时，克隆技术、干细胞移植以及生物材料科学也在飞速发展。正是这种历史背景和社会需求使皮肤组织工程和再生医学的研究成为热点。

创面愈合是一个涉及多种修复细胞、炎症细胞、细胞外基质分子、生物活性分子的复杂而有序的生物学过程。然而，很多创面的愈合过程发生紊乱，难以达到满意的愈合效果并长期处于慢性炎症的状态，形成慢性难愈合创面。90% 以上的慢性创面由静脉性溃疡、压疮和糖尿病溃疡引起。有研究显示，在发达国家，慢性不愈性创面患者占总人口的 1%～2%。全球糖尿病患者约有 1.94 亿，约 15% 的患者会发生下肢溃疡；在美国每年用于糖尿病足的总耗费可达到 600 亿美元；下肢静脉性溃疡的医疗费用为 28 800 美元 / 人 / 年；压疮的医疗费用为 70 000 美元 / 人 / 年。在英国，上述三种慢性创面总的花费将近 10 亿英镑，约占整个英国医疗总预算的 1%。随着老龄化人口的增加，慢性创面的发病率有上升趋势。慢性创面病程长，易复发，治疗手段有限，如压力绑带治疗，尽管有效，价格低廉，但工作强度大，且产生治疗作用缓慢。Sabolinski 等研究认为标准的压力治疗仅仅能治愈 20%～40% 的静脉溃疡患者。因此开发新的治疗手段是大势所趋。组织工程皮肤（tissue-engineered skin，TES）作为一种新型的组织移植物，可以直接用于创面床且与周围的自体组织紧密结合，促进细胞迁移、血管化进程及上皮化，从而加速创面愈合，有望为复杂创面的治疗提供新的治疗策略。

二、慢性创面特点及发生机制

慢性创面的发生机制复杂，是全身性因素和局部因素刺激共同改变了正常的愈合过程，导致了一个复杂而矛盾的愈合环境。全身性因素包括营养不良、动脉/静脉性组织缺氧、糖尿病性高血糖症、年老等。局部因素包括创面局部微环境，其对创面愈合至关重要。慢性创面通常表现为强烈的炎症刺激，包括细菌感染、坏死组织、异物和局部组织低氧等。组织水肿也是一个显著表现，因为组织水肿增加了局部组织内毛细血管之间的距离，从而使单个细胞的氧供距离增加。典型的慢性创面通常细菌含量较高。无论感染何种细菌，当每克组织的细菌载量 $\geq 10^5$ 时，愈合过程将受到破坏。这些微生物因素的存在刺激宿主炎症反应，使白细胞表达各类活性氧（reactive oxygen species，ROS）和蛋白酶，从而建立一个高氧化性的局部环境。氧平衡失调被认为是炎症状态放大和持续的主要因素。中性粒细胞源性 ROS 包括超氧阴离子、羟自由基和过氧化氢等。ROS 除了直接损伤细胞膜和 ECM 蛋白，还选择性影响各种信号传导通路，导致促炎症通路的转录因子激活。细菌成分也可阻碍细胞-基质的相互作用，并加重炎症反应。

慢性创面发生的细胞和分子机制逐渐被研究和认识。其中蛋白水解活动失衡和组织保护机制损伤被认为是慢性创面的显著特点。慢性创面发生时，激活的角质形成细胞（keratinocytes，Kc）、成纤维细胞（fibroblasts，Fb）和内皮细胞的蛋白酶表达增加，同时侵入的中性粒细胞和巨噬细胞也分泌大量蛋白酶，如组织蛋白酶 G、尿激酶-纤溶酶激活剂和中性粒细胞弹性蛋白酶等。各种基质金属蛋白酶类的表达和活性也相应上调。促炎症细胞因子被认为是慢性创面内上调 MMP 表达且下调 MMP 抑制因子的有力诱导因素，从而造成了 MMP 活性过大的局部环境。结果，重要的创面修复调控因子成了创面蛋白酶作用的靶子。α_1 蛋白抑制因子，α_2 巨球蛋白和 ECM 成分在慢性创面内或下调或失活。基质的降解导致慢性创面上皮化延迟。保护性的生长因子如 PDGF 和 VEGF 也被蛋白酶攻击而受抑制。另外，慢性创面发生的其他机制还包括，慢性创面周围 Kc 过度增殖能抑制 Fb 和 Kc 的迁移和凋亡；慢性创面中的 Fb 形貌改变，增殖率降低，对应的生长因子反应性降低；与正常创面比较，CD4/CD8 细胞的比例在慢性创面中明显降低等。最后，相比于急性创面，慢性创面中重要的生长因子如 FGF、EGF 和 TGF-β 的水平降低，可能是由过量蛋白酶引起的降解或被细胞外基质分子包裹所致。总之，慢性创面发生机制主要是各类细胞成分、细胞外基质成分及生物活性分子之间的动态平衡发生紊乱所导致的。任何一种干预因素如果能够影响到上述过程的某一个方面，都有可能对慢性创面的愈合产生积极影响。

三、创面的传统治疗优缺点分析

在公元 1000 年左右，东方国家就有植皮的应用。那时是将全厚皮肤应用于创面而起到美容的作用。在此之后，植皮的技术不断改进，同时，这种技术也不断向西方国家传播。1881 年 Reverdin 就开始了自体皮肤的移植并且获得成功，现在，自体断层皮片移植已经是一个创面植皮修复的金标准。目前，植皮术主要用于烧伤的治疗，其他方面的应用还包括静脉性及压力性溃疡，恶性肿瘤切除后造成的皮肤缺损，另外一些先天性巨痣的切除后也用到了植皮术。植皮技术有很多的优点，供皮可以来自不同的部位，容易快速获得，有低代价的特性及永久覆盖创面，中厚皮片和全厚皮片还可以减少创面的收缩。而断层皮片移植偶尔会出现水疱，主要是植皮区对剪切力敏感所致。同种异体植皮也是一种较为有效的创面覆盖方法，特别对供皮区非常有限的烧伤患者。新鲜的异体皮与冷冻皮相比，其血管化的速度更快。异体来源性尸体皮，不管是新鲜的还是冷冻的，都已经实现了商品化。冷冻的异体皮有较长的存储时间，但是随着存储时间的延长，其屏障功能逐渐下降，表皮层的功能也逐渐丧失。大部分的学者认为异体来源的皮肤最终还是要被排斥。在烧伤后的早期有一个自然的免疫抑制阶段，这种免疫抑制状态降低了机体对尸体皮的排斥作用，随着机体免疫功能的恢复，对尸体皮的免疫排斥作用也就逐渐明显，有些时候，为了延长这些尸体皮的存留时间，有可能需要应用免疫抑制药。但过度的免疫抑制又可能增加患者感染的风险。

尸体皮及羊膜都被用作创面的临时覆盖物，这些膜状物可贴附良好，血管化快，可以为创面提供愈合所需的生长因子。但是羊膜对水的通透性太高，需要不断更换，而且，羊膜需要一定时间来制备。异体皮应用最令人担忧的问题是它可能会传播某些传染性疾病，特别是 HIV 和肝炎等。由于 HIV 感染有一个窗口期，因此，尽管经过严格筛选，还是难以避免传播这种疾病的可能。其他的替代方法也有深入的研究，例如异种来源的皮肤（如猪皮）的形态构造及其成分与人类皮肤都非常接近，但缺点是其存架时间短，可能会造成细菌的感染。与异体皮一样，猪皮的结局也是最终要被排斥，因此，它也只是一种临时覆盖物而不是永久覆盖物。

此外，传统的自体皮移植术还有以下问题尚未得到解决。①当缺损面积达到全身体表面积（TBSA）50%～60% 及以上时，自体供皮区将会非常有限，进行自体皮肤移植就会非常困难。②多数传统的自体皮移植技术都是建立在断层皮片移植基础上的（目前的金标准）。断层皮片虽含全层表皮，但只含部分真皮，故很容易留下瘢痕，只在极少数情况下瘢痕形成轻微或与植皮无关。通常情况下，特别是儿童，增生性瘢痕或瘢痕疙瘩可致功能障碍或畸形。全厚皮片移植不会导致明显瘢痕，但自体全厚植皮仅适用于损伤面积<2%TBSA 的创面。

四、组织工程皮肤的概念及历史回顾

皮肤组织工程学（skin tissue engineering）是一门交叉学科，其目的就是研究和开发具有生物活性的人工皮肤替代物，用以维持、恢复或构建人体皮肤受损组织的功能。组织工程皮肤（TES）的基本原理和方法，是将与体外扩增的自体或异体皮肤细胞同体外构建的生物相容性良好的细胞外基质模拟支架相结合，形成细胞与支架的复合物，并在体外培养一段时间后植入人体皮肤缺损部位。通过植入皮肤细胞的黏附、增殖与分化以及细胞外基质模拟支架的逐渐降解吸收，最终形成结构、功能与正常皮肤组织相一致的新皮肤，从而达到创面修复和皮肤组织功能重建的目的。

目前，构建 TES 的策略主要有两条思路：第一，在多孔生物材料支架的基础上引入细胞、生长因子等，在体外构建出具有生物活性的组织工程组织 / 器官后植入体内完成组织的修复或替代；第二，在体外构建出合适的多孔生物材料支架（包括脱细胞真皮基质），直接植入体内参与构建局部微环境、通过调动机体细胞自身的修复潜能完成组织修复。相较于前者而言，第二条思路专注于通过多孔生物材料支架的构建及改性研究来充分调动机体自身的修复功能，而不涉及与体外培养细胞相关的生物学问题，因而具有相对较高的生物安全性。从该角度出发，对三维多孔生材料支架基本特征的研究就显得至关重要。通常地，理想的组织工程支架应具备良好的生物相容性、合适的三维多孔结构、优良的机械支撑作用等。

相较于传统的治疗方法，皮肤组织工程提供了皮肤缺损治疗的崭新途径，产品化的组织工程产品也确实解决了不少临床问题。值得注意的是，这些皮肤替代物实现了创面的覆盖或真皮的简单重建，而非真正意义上的人工"皮肤"。针对该行业面临的技术、理论难题及高投入低产出的状况，组织工程从 2003 年开始转入"低潮"，许多基本的科学问题开始引起各国科学家的重新思考。2007 年 6 月，美国国家科技委员会生物技术分会联合美国联邦政府多个部门共同推出《推动组织科学与工程：未来多中心战略计划》，对组织工程的研究重点做出战略性调整；几乎同时，转化医学的概念逐渐完善和成熟，以临床应用和产品转化为导向的组织工程研发逐渐被认同。

五、组织工程皮肤的基本要素

组织工程的三大要素包括种子细胞、生物材料支架和体内微环境。应用种子细胞与可降解生物材料复合形成或再生组织和器官的过程，称为组织工程化组织构建。组织工程的科学目标是在细胞和分子水平构建具有生命力的生物体，也即通过组织工程化的组织构建形成组织和器官。因此，组织工程化的组织构建是组织工程研究和应用的关键，也是组织工程学具有重大应用价值的意义所在。根据所构建组织的结构和功能的不同，组织构建研究主要可划分为两个领域，第一个领域是代谢性组织和（或）器官的构建，主要指结构复杂并具有不同代谢功能的器官的组织构建研究，如心、肝、肾、肺等复杂器官的组织构建。第二个领域是结构性组织和（或）器官的构建研究，主要指结构较为简单、不具备或仅具备简单代谢功能的结构性组织的组织工程化构建研究，如骨、软骨、肌腱、神经等。我国组织工程研究已经成功地完成了临床应用的骨、软骨、肌腱和皮肤等结构型组织的组织构建，用于缺损修复研究。

（一）种子细胞

种子细胞（seed cell）是 TES 研究的前提和基础，再生组织或器官的结构与功能的实现最终取决于支架中种子细胞的增殖和细胞外基质（extra cellular matrix，ECM）的分泌。因此，选择合适的种子细胞，并且保持相应功能的种子细胞是组织工程首先需要解决的难题。理想的种子细胞应具备以下几个特点：来源稳定、取材方便、体外培养增殖能力强、细胞表型稳定、耐机体免疫性高、无致瘤性等。

可用于 TES 的种子细胞来源较为广泛，各有其优缺点。依据种子细胞的来源可分为原代细胞与细胞系细胞，皮肤原代种子细胞又可来源于自体、同种异体和异种细胞。自体细胞主要由活检或穿刺所得到的组织进行分离培养，获得所需要的功能细胞，在体外培养条件下可获得有限的扩增，此种来源的细胞的优点是不会发生免疫排斥反应。但自体来源的细胞数量往往有限，且取材部位也会有不同程度的损伤，疾病状态下或老年患者的细胞往往不宜用于移植，这就进一步限制了自体细胞的来源。同种异体细胞主要来自胚胎、新生儿和成体组织。异种细胞主要来自于猪、牛等动物，但目前由于免疫排斥及动物源性传染性疾病的传播风险，异种细胞的利用逐渐减少。依据种子细胞的种类又可分为干细胞（包括成体干细胞和胚胎干细胞）和非干细胞。胚胎干细胞在体外可以作为无限的种子细胞来源，通过体外诱导，能够向身体的任何一种细胞类型分化，获取特定功能细胞移植到机体相应的病变部位替代失去功能的病变细胞，甚至在不远的将来利用分化的多细胞类型进行体外组织和器官再造，来治疗多种目前难以根治的疾病。未来十年将是胚胎干细胞向临床转化关键技术成形时期，该领域研究亟须建立一个多中心、跨学科、优势互补的研究团队，对人胚胎干细胞产业链关键技术平台进行基础和应用的系统研究，从政策层面上对人胚胎干细胞库及相关基础和应用研究给予大力支持。成体干细胞是指存在于分化组织中的未分化干细胞，该类细胞可以自我更新并且分化形成该类组织细胞，也是该类组织细胞的自我更新细胞来源。与胚胎干细胞相比具有以下优点：容易获取，自体来源避免了移植排斥，致瘤风险相对较低，尽管分化潜能较低，但更容易诱导定向分化为特定的组织细胞，另外其伦理学争议较少。诱导多能干细胞（induced pluripotent stem cells，iPS cell）是新近基于基因技术将病毒载体介导转录因子成熟体细胞内，使成熟细胞重编程为多能干细胞，iPS 细胞具有多向分化的潜能，在体外已被成功诱导分化为神经元、神经胶质细胞、心肌细胞等，在 TES 领域也取得了一定突破。目前较为现实且可靠的种子细胞来源，主要是从组织中分离出的干细胞（前体细胞）。这些干细胞在通往特定分化方向上已经迈出了几步，但因为它们还未完全分化为终末细胞（terminal cell），因而具有足够的灵活性，可以发育成多种类型的细胞。目前对种子细胞的研究认为，干细胞是最有希望的种子细胞来源，干细胞移植的关键问题在于了解干细胞存在的部位；掌握干细胞的分离和体外培养扩增的有效方法；探索干细胞定向诱导分化的最佳条件。

（二）组织工程支架

回顾组织工程的发展历史，将生物材料的概念引入到组织工程的研究中是最具革命性的思路。生物材料是组织工程研究的重要部分，也是影响组织构建最为关键的因素之一。组织工程支架（scaffold for tissue engineering）为种子细胞（包括体内自身细胞）提供了适合其黏附、生长及发挥其他功能的生物学空间，这就克服了以往单一细胞移植过程中细胞不易成活、基质合成能力低下等问题，为组织工程化组织的构建提供了良好的细胞载体与组织结构支架。

组织工程材料（tissue engineering materials，TEM）设计的基本原则是根据仿生材料学的思想，从材料的组成、结构以及材料表面性能和机械性能等多个方面出发，最大限度地模拟目标组织或器官的细胞外基质材料。理想的组织工程材料的基本要求包括：①良好的生物相容性，对人体组织、血液和免疫系统无不良反应；②良好的生物安全性，无致癌和致畸性，无刺激性、无致敏性、无毒性；③一定的空间结构和孔隙率，能有效地调节细胞在组织工程材料表面的黏附、增殖、迁移以及分化等行为；④适宜的力学强度；⑤可控的降解速率，具有与组织再生相匹配的降解速率，而且降解产物无毒，能通过代谢途径排出体外；⑥良好的塑形及加工性能；⑦来源广泛，价格适宜，方便灭菌和存储。

常用于组织工程的生物材料（biomaterials），按其来源可分为天然组织工程材料、合成组织工程材料以及组织工程复合材料。天然组织工程材料主要包括动物体的细胞外基质的主要成分以及其他一些生物体的提取物。①常用的天然材料主要有胶原、壳聚糖、透明质酸、海藻酸盐、羟基磷灰石和纤维蛋白等。尽管天然生物材料在皮肤组织工程中的应用研究中已经取得了很大进展，但仍有诸多问题存在。如天然生物材料价格较高，大规模提取困难；不同的处理方法会造成天然材料产品批次差异大，性质较难统一，并且大多天然材料的力学性能难于符合操作要求，且降解速率过快，加工性能差。针对胶原材料降解速率快、力学强度差的问题，近年来有很多研究采取了交联的方式来改善，如物理交联，有干热交联、紫外线交联，或是应用戊二醛、1- 乙基 -（3-

二甲基氨丙基）- 碳化二亚胺〔1-ethyl-3-（3-dimethylaminopropyl）carbodiimide hydrochloride，EDAC〕、我们的交联剂要提到以及双环氧类物质的化学交联。②合成组织工程材料的最大优点在于可根据具体组织或器官的特点进行专门设计，其范围广，种类多，是组织工程材料发展的重要方向。目前应用较广泛的合成组织工程材料主要有聚丙交酯（polylactide，PLA）、聚乙交酯（polyglycolide，PGA）、丙交酯与乙交酯的共聚物〔poly（lactide-co-glycolide），PLGA〕、聚己内酯（polycaprolactone，PCL）以及聚氨酯（polyurethane，PU）等，但由于该类材料亲水性差、表面缺乏细胞识别位点等原因，不利于细胞在其表面的黏附与生长，并且材料的降解产物可能也存在一定的毒性。③组织工程复合材料是利用不同性质的材料构建在组成、结构以及功能方面更接近人体的组织或器官，常见的组织工程复合材料包括天然组织工程材料间的复合、合成材料与天然材料间的复合、组织工程有机材料与无机材料间的复合以及多元复合材料等。

组织工程支架的设计和构建涉及三个尺度的问题，从小到大分别为支架表面黏附蛋白以及基因对细胞的影响（纳米级尺度）；支架的微观孔径、孔隙率以及支架表面的拓扑结构（微米级尺度）；支架的宏观尺寸、外形（厘米以上尺度）。这些问题的解决方案又如何在生产工艺上实现是重要的一环。在细胞与组织工程支架的相互作用过程中种子细胞与支架材料的黏附是基础，细胞必须与材料发生适当的黏附才能进行迁移、增殖和分化，为实现这一目标，就必须要构建一个良好的组织培养环境，根据这一环境的不同，组织构建技术可分为体外构建和体内构建两种形式。又由于构建组织的多样化，以及不同组织所选用的种子细胞与支架的物理、化学和生物性能都不尽相同，因此细胞与支架材料的复合是一个受多方面因素影响的过程。具体影响因素主要包括：①支架的宏观形状及尺寸；②支架材料的表面化学性质，如支架表面的亲疏水性，支架的蛋白质吸附性能以及是否固定多肽或生长因子等；③支架材料的表面物理性能，如支架表面的拓扑结构、支架的吸水率以及表面电荷及分布等；④细胞的种类以及种植密度；⑤培养环境中的应力等外界刺激；⑥细胞 – 支架复合物的体外培养方式。

（三）组织构建与微环境

组织形成与植入的微环境对组织构建的影响也是至关重要的。根据种子细胞接种途径与组织形成的微环境不同，组织工程化组织构建主要有三种方式。第一种方式是体内构建，指的是种子细胞与生物材料复合后，组织尚未完全成熟时即植入体内，组织形成与生物材料降解在体内完成。第二种方式是体外构建，也就是在体外模拟体内微环境，应用生物反应器形成组织与器官。第三种方式是原位组织构建，就是单纯植入生物材料支架于体内组织缺损部位，依靠周围组织细胞迁移并黏附于生物材料支架内并再生组织，这种方式并非经典的组织工程概念，但目前在临床上使用逐渐被肯定。

体内组织工程化组织构建，植入时因组织尚未完全形成，生物支架存在较多的孔隙结构，有利于周围组织液与营养物质的渗入，也有利于血管和细胞的长入，但因细胞外基质成分较少且细胞直接暴露于局部微环境，故其抗感染能力差，因此对植入部位的创面

要求较高。组织工程生物反应器是指模拟体内组织形成或存活时的生物化学、生物力学等生理环境进行细胞培养与组织构建的体外培养装置与系统。生物反应器在组织工程中的应用，极大地丰富了组织构建的方法与内容，使体外构建具有特定形状、结构和功能的组织工程化组织成为可能，生物反应器设计时应按照所构建组织或器官的体积和功能确定各种设计参数，因此，不同的组织与器官构建需要有不同的生物反应器完成。

六、组织工程皮肤的分类及特点

组织工程技术的出现和发展使更高级的 TES 可以更准确地模拟天然组织的结构和功能，促进创面愈合而不引起排斥反应。TES 用于创面可以有效防止和避免体液丢失及局部污染，为创面修复提供真皮基质、细胞因子和生长因子等物质，在促进创面愈合和再生性修复中扮演着重要的角色。皮肤替代物可以根据需要替代的皮肤层次进行设计。

（一）表皮替代物

表皮替代物的发展，大体经历了表皮细胞悬液、表皮细胞膜片及表皮细胞 – 生物材料复合物等三个阶段。大多数表皮替代物的制备可通过实验室内扩增患者自体的 Kc 而制备。临床上，通常的做法是取患者 $2\sim5cm^2$ 健康皮肤并分离表皮层，获取表皮细胞悬液，经体外培养后获得细胞膜片再用于创面覆盖。表皮细胞膜片一旦制备完成，就需要在最短的时间内移植于创面，以免细胞活力丢失。而对于没有很好血管化的真皮创面床而言，表皮替代物往往很脆弱。总之，表皮替代物的制备方法往往很耗时且获得的细胞膜片成活率低、抗感染能力差、修复效果不够理想，

现在已经逐渐被其他更高级的皮肤替代物所取代。

（二）真皮替代物

对真皮缺损的创面，即使使用最好的表皮替代物仍不能确保获得最好的创面愈合效果。因为经表皮替代物修复的皮肤表面十分脆弱，容易起疱、挛缩和形成瘢痕。因此，真皮成分是获取皮肤弹性和机械耐磨性所必需的。真皮替代物在皮肤重建中具有重要的作用，是真皮再生的模板，可有效减少瘢痕过度增生并控制挛缩，提高创面愈合后皮肤的弹性、柔软性及机械耐磨性。真皮替代物的构建涉及支架、细胞和生物活性因子等。理想的支架应具有良好的生物相容性、合适的机械性能、100～200um 的孔径和 90% 以上的孔隙率。微孔的尺寸、形状、分布和孔隙率对细胞的长入、增殖和分化具有明显的影响。然而，纳米孔径与微孔同样重要。纳米孔径太小不能诱导细胞浸润，但是却在调控气体和营养物质经基质扩散支持细胞存活中发挥重要作用。制备出与损伤组织相似机械性能的基质材料是基本要求，因为支架的性质能调控细胞的行为，尤其是细胞黏附、细胞骨架形成和细胞分化等。

真皮替代物基本上可分为两大类，即天然真皮替代物（ADM）与人工合成真皮。真皮组织缺损的程度影响着创面愈合的过程及愈合质量。而天然真皮和人工真皮能弥补真皮组织的缺损，在一定程度上恢复真皮组织的连续性和完整性，为修复细胞的功能趋向、新生血管的形成提供三维支撑结构，发挥"模板"样引导作用。ADM 产品足以提供支架的作用，使患者自身成纤维细胞和内皮细胞重新长入，完成血管化和组织重塑。目前支持脱细胞真皮用于慢性创面治疗的证据逐渐增多。人工合成真皮替代物采用胶原、葡聚糖、透明质酸等材料合成，如美国的 Integra™、Dermagraf™ 以及国内的 Lando™。2019 年，夏照帆院士联合国内相关领域专家就真皮替代物的临床应用达成初步共识。真皮替代物用于创面有一步法和两步法。例如以 Integra™ 为例，通常的做法是，第一次手术将其用于创面覆盖，2～3 周后揭去硅胶膜，再行第二次手术移植表皮并完成手术修复，此谓之二步法。这种方法的优点是，真皮重建一旦成功，用体外扩增表皮膜和自体刃厚皮片覆盖创面以达创面愈合的治愈效率将会大大提升，但缺点是需要两次手术完成创面修复，修复时间长，感染等并发症的风险高。除了二步法，利用 Integra™ 基质复合自体刃厚皮片联合移植一次性手术完成创面修复的做法也屡见成功的报道，但是这种方法尽管操作简单，但是因底层基质血管化不足而发生刃厚皮片坏死的概率加大。国内 Lando™ 人工真皮的结构成分与 Integra™ 相近，夏照帆院士牵头的多中心、单盲、随机对照临床试验证实了该产品的安全性及良好创面修复效果，且该产品市场价格远低于 Integra™，极大减轻了患者的经济负担。真皮替代物的厚度也影响着一步法植皮的效果。Rodney K Chan 等以猪的全层皮肤缺损为动物模型，比较了几种不同厚度真皮替代物一步法植皮的效果，结果显示，薄型真皮替代物的效果优于厚型。真皮替代物在早期可以很好地实现创面覆盖和抑制创面收缩，但远期抑制瘢痕形成的效果尚存争议。另外，真皮支架材料内活性细胞的存在使生长因子以合适的浓度分泌和存在，从而有利于创面愈合。例如含有新生儿包皮成纤维细胞的 Dermagraf™ 可以刺激细胞长入、血管化和上皮化，有利于慢性创面更好的愈合。Tremblay 等研究发现含细胞的真皮替代物比不含细胞的更有利于加速小鼠创面的血管化进程。Trentin 等将 Integra™ 与真皮来源的 MSCs 相结合用于小鼠创面，总体效果优于单独的 Integra™。Kusumoto 等将 Pelnac Gplus® 浸没于 bFGF 后应用于小鼠创面，结果显示可加速创面上皮化及新生血管形成。尽管如此，目前尚无足够的临床证据表明含细胞产品比不含细胞的替代物在创面愈合方面更具有优势。

（三）双层皮肤替代物

双层皮肤替代物模拟正常皮肤的结构，含有自体或异体来源的细胞成分及基质，其制备的复杂性使它们成为目前可获得的最昂贵的皮肤替代物。但是这种替代物由于免疫排斥、生物安全等原因，更像是具有生物活性的高级敷料，往往仅作为临时性的创面覆盖物。其代表产品是 Apligraf™。Apligraf™ 是含有细胞的双侧皮肤替代物，可用于急性创面、慢性皮肤溃疡和烧伤创面。其表皮由新生儿包皮 Kc 构成，真皮层由牛源性胶原基质接种新生儿包皮 Fb 构成。Apligraf 可向创面递呈细胞因子（干扰素 α 和 β，IL-1，IL-6 和 IL-8），生长因子（PDGF）和细胞外基质成分，从而促进创面愈合。Griffiths 等研究了 Apligraf™ 在人体创面上的存活转归情况，发现 6 周时 Apligraf™ 的异体细胞在体内 DNA 检测均为阴性，表明 Apligraf™ 仅能作为临时性的生物敷料。StrataGraft™ 是一种由非人源性胶原胶构成的含 NIKs（近二倍体永生化角质形成细胞株，无致瘤性、无免疫原性和核型稳定的）细胞和人真皮 Fb 的双层皮肤替代物。Gibson 等进行了一项三期临床实验来

评价 StrataGraft™ 对深二度烧伤创面的作用。实验采用自身对照的方法，共纳入 71 名患者进行同体对照，实验创面使用 StrataGraft™，对照创面采用自体皮肤移植的方法。3 个月后，与自体皮肤移植相比，StrataGraft™ 治疗创面需要自体皮肤移植的创面面积缩小 96%，92% 经 StrataGraft™ 治疗创面不需要再次自体皮肤移植。虽然关于 StrataGraft™ 的研究只做了两项随机对照临床实验，共纳入 101 名患者，但在 2021 年 6 月 15 日，美国 FDA 已经批准 StrataGraft™ 作为孤儿药用于治疗深二度烧伤创面。除了含同种异体细胞的皮肤替代物，当然也有许多含自体细胞的皮肤替代物，如 Permaderm™、Tiscover™、denovoSkin™ 等，其中比较具有代表性的产品是 Permaderm™。Permaderm™ 是将自体的角质形成细胞及成纤维细胞与胶原支架共培养，形成含表皮及真皮成分的皮肤替代物。Woodroof 等通过动物体内实验将其与 Biobrane™ 相比较，实验结果显示细胞在 Permaderm™ 内生长得更加规律、迁移的范围更大，且低表达肌成纤维细胞标记物。国内组织工程皮肤（安体肤®）类似于 Apligraf™，目前已经被多家医院证实应用有效。理论上，皮肤重建/再生的两个关键因素主要包括具有自我更新能力的表皮干细胞以完成上皮化，含有合适细胞成分和 ECM 成分的真皮基质以尽可能地抑制瘢痕形成。目前尚无这样的皮肤替代物问世，至于研发含有皮肤附属器的 TES 则可能需要更长的时间。

七、组织工程皮肤在慢性创面中应用

目前，部分 TES 已用于临床慢性创面的治疗，并取得了一定的治疗效果。按照 TES

是否含有细胞等活性成分，分类叙述如下。

（一）不含细胞成分的 TES

不含细胞成分的 TES，首先以脱细胞真皮基质（acellular dermal matrix，ADM）为例。Brigido 等 2003 年的一项前瞻性随机对照研究评价了异体 ADM 修复糖尿病溃疡的效果，本研究将 42 例糖尿病下肢全层皮肤溃疡患者随机分为脱细胞真皮治疗组和常规处理组（每周锐性清创＋更换敷料），连续观察 4 周发现脱细胞真皮治疗组的创面深度明显变浅（89% vs. 25%），创面大小明显缩小（73% vs. 34%）。该团队 2006 年发表了进一步的研究结果，28 例糖尿病全层皮肤溃疡患者随机分为两组并连续观察 16 周，结果发现脱细胞真皮治疗组 14 例患者有 12 例完全愈合，而常规处理组的 14 例中仅 4 例愈合。Martin 等使用异体 ADM 治疗 17 例糖尿病足溃疡（UT-2A）患者，发现 14 例患者在（8.9±2.7）周完全愈合，表明 ADM 适用于深在的、非感染的且不存在缺血问题的糖尿病足创面的治疗。Winters 等的一项多中心、回顾性研究使用 ADM 治疗 75 例患者的 100 个糖尿病溃疡创面，创面分级为 UT-1A 至 3D，结果发现基质长入、100% 肉芽化及完全愈合的平均时间分别为 1.5 周、5.1 周和 13.8 周；ADM 使 91% 的创面成功实现上皮化。Reyzelman 等报道了一项前瞻性多中心随机对照研究的结果，该研究中 47 例患者接受 ADM 治疗，而 39 例患者接受常规治疗。12 周后，ADM 治疗组中 69.6% 的患者创面完全愈合，而常规治疗组仅为 46.2%。另外，不含细胞的 TES 还可用于静脉性或动脉型溃疡的治疗。例如，Mostow 等使用猪脱细胞空肠黏膜下层加用压力性绑带组织修复患者静脉性溃疡，结果发现这种方法比单纯的压力绑带治疗更加有效，可以使 55% 的患者在 12 周时静脉溃疡完全愈合，而对照组仅为 34%。脱细胞空肠黏膜下层治疗动脉溃疡的疗效亦已有相关报道。

Driver 等进行了一项多中心随机对照临床研究来评估 Integra™ 在治疗不愈性糖尿病足溃疡中的安全性和有效性。该研究共纳入 32 家医院，共 307 名糖尿病足溃疡患者。受试者会先进入为期 14 天的筛选阶段。在此期间，患者先接受标准治疗（0.9% 氯化钠凝胶）加上辅助敷料及可装卸的保护装置。在筛选阶段后，溃疡再上皮化率低于 30% 的患者再纳入正式实验治疗阶段。受试者随机分为对照组（0.9% 氯化钠凝胶，153 名患者）及积极治疗组（Integra™ 治疗组，154 名患者）。在为期 16 周的治疗期间，Integra™ 治疗组创面闭合率（51%）显著高于对照组（32%）。Integra™ 治疗组创面愈合平均时间为 43 天，而对照组需要 78 天。Integra™ 治疗组创面平均每周缩小 7.2%，而对照组为 4.8%。Driver 等还为评价 Integra™ 真皮支架在门诊应用时的简易性及有效性，进行了一项为期 12 周的前瞻性研究。此研究共纳入 10 名糖尿病溃疡患者，将创面清创处理后缝合 Interga™。12 周后，平均创面愈合面积超过 95%，7 名患者创面完全愈合。除了 Integra™ 这种含胶原的真皮支架，大量的研究者还在研发非胶原的真皮支架，例如 Hyalomatrix™。这是一种主要成分为透明质酸的真皮支架，可调节创面中的炎症反应。在一项多中心前瞻性的研究中，Hyalomatrix™ 被证实可加速慢性创面的上皮化。

（二）含细胞成分的 TES

含细胞成分的 TES 可同时向创面递呈

细胞、支架及生物活性因子，在慢性创面治疗上的应用也具有很好的证据支持。例如，一项为期 12 周的临床随机对照研究显示，Apligraf™ 可以使 56% 患者的糖尿病溃疡完全愈合，而对照组仅为 38%。该研究同时显示，Apligraf™ 促进创面快速愈合，从而使骨髓炎及截肢的发生率明显下降。另一项多中心随机研究表明，Apligraf™ 联合压力治疗，比单纯的压力治疗更有利于下肢静脉溃疡的愈合，前者可使 63% 的患者在 6 个月的治疗期限内完全愈合，而对照组仅为 49%。其次，一项多中心的随机对照单盲试验考察了 Dermagraf™ 对糖尿病溃疡的疗效，结果发现 Dermagraf™ 治疗组具有更好的促进慢性创面愈合的能力。再者，Marston 等的一项前瞻性随机研究表明 Dermagraf™ 是治疗糖尿病溃疡的一种安全且有效的方法，相对于对照组的 18%，Dermagraf™ 实验组可以使 30% 的创面在 12 周完成愈合；该课题组进一步的研究亦表明 Dermagraf™ 可作为糖尿病溃疡治疗的有效方法。Dermagraf™ 已获准在美国上市，可用于治疗糖尿病足溃疡。但需要注意的是，Dermagraf™ 应该用于足部血供充足的患者，并应结合标准的创面治疗方法。再者，TissueTech™，一种将自体 Kc 和 Fb 接种到透明质酸基支架上获得的 TES，也被用于慢性创面的治疗。Caravaggi 等的一项随机对照研究表明，TissueTech™ 比对照组更有利于糖尿病溃疡的愈合（65.3% vs. 49.6%）。Uccioli 等的研究认为 TissueTech™ 是慢性创面治疗的一种安全有效的方法。Epifix™ 是一种含羊膜来源表皮细胞的人脱水羊膜，其也能加速慢性创面的愈合，并且所需的治疗费用要低于标准治疗或其他皮肤替代物。总之，含细胞成分的 TES 在治疗慢性创面方面展示了一

定的疗效，这可能得益于含细胞的 TES 通过早期释放各种细胞因子和生长因子从而加速创面愈合。但是这种作用可能因 TES 含有的细胞成分导致促炎症巨噬细胞反应而被抵消。因此，含细胞 TES 在慢性创面的应用尚需要更多的临床证据支持。

八、问题与讨论

慢性创面的治疗是目前医疗系统面临的巨大挑战。目前的治疗模式具有一定的局限性，组织工程技术以 TES 的方式提供了一种新的治疗途径。当将 TES 移植到创面床时，TES 通过递呈细胞、释放生物活性因子以及提供生物活性支架材料的方式激活慢性创面局部受到抑制的内在机制，从而促进创面愈合。TES 用于慢性创面，例如糖尿病溃疡和静脉溃疡的循证医学证据正在增加。就目前的研究而言，很多研究仅仅是对 TES 的部分评价，慢性创面的起始条件不同、病因存在差异，并缺乏对照设置。很多研究病例重视对愈合时间的考量却忽视了对再生组织的形态学检测。因此，我们仍然需要更大规模的临床随机对照研究证明 TES 在创面愈合中的益处。

目前，临床上所获得的最高级的 TES 并不具备正常皮肤的很多功能和附属器结构。这些产品不含有附属的腺体、毛发和各种特殊细胞成分以感知冷热、疼痛、压力和振动。同时，在皮肤色素沉着方面也有差异。未来的皮肤替代物应提供一个合适的局部环境，以利于创面更快更理想地愈合而不遗留瘢痕，从而避免功能问题和后续的整形治疗。理想的皮肤替代物应包含所有的三种要素，使细胞、细胞外基质和生物活性分子动态相互作用。但是目前经 FDA 批准的产品中，尚没有

一种替代物具备上述要素。在 TES 领域仍有很多基础性的问题需要深入研究和更全面的解答，但是，以解决实际问题和临床应用为目的的 TES 研发如何设计出更好的产品，并用于针对性人群的医疗救治仍是其进一步发展的必由之路。

（王新刚　金荣华　韩春茂）

参考文献

[1] Singer AJ, Clark RA. Cutaneous wound healing. N Engl J Med, 1999, 341(10):738-746.

[2] Mustoe TA, O'Shaughnessy K, Kloeters O. Chronic wound pathogenesis and current treatment strategies: a unifying hypothesis. Plast Reconstr Surg, 2006, 117(7 Suppl):35S-41S.

[3] Hogan P, Dall T, Nikolov P. Economic costs of diabetes in the US in 2002. Diabetes Care, 2003, 26(3):917-932.

[4] Wild S, Roglic G, Green A, et al. Global prevalence of diabetes: estimates for the year 2000 and projections for 2030. Diabetes Care, 2004, 27(5):1047-1053.

[5] Posnett J, Franks PJ. The burden of chronic wounds in the UK. Nurs Times, 2008, 104(3):44-45.

[6] Abbade LP, Lastoria S. Venous ulcer: epidemiology, physiopathology, diagnosis and treatment. Int J Dermatol, 2005, 44(6):449-456.

[7] Sabolinski ML, Alvarez O, Auletta M, et al. Cultured skin as a 'smart material' for healing wounds: experience in venous ulcers. Biomaterials, 1996, 17(3):311-320.

[8] Greaves NS, Iqbal SA, Baguneid M, et al. The role of skin substitutes in the management of chronic cutaneous wounds. Wound Repair Regen, 2013, 21(2):194-210.

[9] 韩春茂，王新刚. 组织工程皮肤与皮肤再生性修复. 中华烧伤杂志，2013，29（2）：122-125.

[10] Bowler PG. Wound pathophysiology, infection and therapeutic options. Ann Med, 2002, 34(6):419-427.

[11] James TJ, Hughes MA, Cherry GW, et al. Evidence of oxidative stress in chronic venous ulcers. Wound Repair Regen, 2003, 11(3):172-176.

[12] Eming SA, Krieg T, Davidson JM. Inflammation in wound repair: molecular and cellular mechanisms. J Invest Dermatol, 2007, 127(3):514-525.

[13] Shih B, Sultan MJ, Chaudhry IH, et al. Identification of biomarkers in sequential biopsies of patients with chronic wounds receiving simultaneous acute wounds: a genetic, histological, and noninvasive imaging study. Wound Repair Regen, 2012, 20(5):757-769.

[14] Groeber F, Holeiter M, Hampel M, et al. Skin tissue engineering-in vivo and in vitro applications. Adv Drug Deliv Rev, 2011, 63(4-5):352-366.

[15] Hu X, Yu W, Sun H, et al. Epidermal cells delivered for cutaneous wound healing. J Dermatolog Treat, 2012, 23(3):224-237.

[16] Ma L, Gao C, Mao Z, et al. Collagen/chitosan porous scaffolds with improved biostability for skin tissue engineering. Biomaterials, 2003, 24(26):4833-4841.

[17] Wang X, You C, Hu X, et al. The roles of knitted mesh-reinforced collagen-chitosan hybrid scaffold in the one-step repair of full-thickness skin defects in rats. Acta Biomater, 2013, 9(8):7822-7832.

[18] Powell HM, Supp DM, Boyce ST. Influence of electrospun collagen on wound contraction of engineered skin substitutes. Biomaterials, 2008, 29(7):834-843.

[19] Ruszczak Z. Effect of collagen matrices on dermal wound healing. Adv Drug Deliv Rev, 2003, 55(12):1595-1611.

[20] Koenen W, Felcht M, Vockenroth K, et al. One-stage reconstruction of deep facial defects with a single layer dermal regeneration template. J Eur Acad Dermatol Venereol, 2011, 25(7):788-793.

[21] Philandrianos C, Andrac-Meyer L, Mordon S, et al. Comparison of five dermal substitutes in full-thickness skin wound healing in a porcine model. Burns, 2012, 38(6):820-829.

[22] Shirran S, Garnaud P, Daff S, et al. The formation

of a complex between calmodulin and neuronal nitric oxide synthase is determined by ESI-MS. J R Soc Interface, 2005, 2(5):465–476.

[23] Woo K, Ayello EA, Sibbald RG. The edge effect: current therapeutic options to advance the wound edge. Adv Skin Wound Care, 2007, 20(2):99–117; quiz 118–119.

[24] Tremblay PL, Hudon V, Berthod F, et al. Inosculation of tissue-engineered capillaries with the host's vasculature in a reconstructed skin transplanted on mice. Am J Transplant, 2005, 5(5):1002–1010.

[25] Griffiths M, Ojeh N, Livingstone R, et al. Survival of Apligraf in acute human wounds. Tissue Eng, 2004, 10(7–8):1180–1195.

[26] Bottcher-Haberzeth S, Biedermann T, Reichmann E. Tissue engineering of skin. Burns, 2010, 36(4):450–460.

[27] Brigido SA, Boc SF, Lopez RC. Effective management of major lower extremity wounds using an acellular regenerative tissue matrix: a pilot study. Orthopedics, 2004, 27(1 Suppl):s145–149.

[28] Brigido SA. The use of an acellular dermal regenerative tissue matrix in the treatment of lower extremity wounds: a prospective 16–week pilot study. Int Wound J, 2006, 3(3):181–187.

[29] Martin BR, Sangalang M, Wu S, et al. Outcomes of allogenic acellular matrix therapy in treatment of diabetic foot wounds: an initial experience. Int Wound J, 2005, 2(2):161–165.

[30] Winters CL, Brigido SA, Liden BA, et al. A multicenter study involving the use of a human acellular dermal regenerative tissue matrix for the treatment of diabetic lower extremity wounds. Adv Skin Wound Care, 2008, 21(8):375–381.

[31] Reyzelman A, Crews RT, Moore JC, et al. Clinical effectiveness of an acellular dermal regenerative tissue matrix compared to standard wound management in healing diabetic foot ulcers: a prospective, randomised, multicentre study. Int Wound J, 2009, 6(3):196–208.

[32] Mostow EN, Haraway GD, Dalsing M, et al.

Effectiveness of an extracellular matrix graft (OASIS Wound Matrix) in the treatment of chronic leg ulcers: a randomized clinical trial. J Vasc Surg, 2005, 41(5):837–843.

[33] Romanelli M, Dini V, Bertone M, et al. OASIS wound matrix versus Hyaloskin in the treatment of difficult-to-heal wounds of mixed arterial/venous aetiology. Int Wound J, 2007, 4(1):3–7.

[34] Veves A, Falanga V, Armstrong DG, et al. Graftskin, a human skin equivalent, is effective in the management of noninfected neuropathic diabetic foot ulcers: a prospective randomized multicenter clinical trial. Diabetes Care, 2001, 24(2):290–295.

[35] Falanga V, Margolis D, Alvarez O, et al. Rapid healing of venous ulcers and lack of clinical rejection with an allogeneic cultured human skin equivalent. Arch Dermatol, 1998, 134(3):293–300.

[36] Bello YM, Falabella AF, Eaglstein WH. Tissue-engineered skin: Current status in wound healing. Am J Clin Dermatol, 2001, 2(5):305–313.

[37] Marston WA, Hanft J, Norwood P, et al. The efficacy and safety of Dermagraft in improving the healing of chronic diabetic foot ulcers: results of a prospective randomized trial. Diabetes Care, 2003, 26(6):1701–1705.

[38] Marston WA. Dermagraft, a bioengineered human dermal equivalent for the treatment of chronic nonhealing diabetic foot ulcer. Expert Rev Med Devices, 2004, 1(1):21–31.

[39] Caravaggi C, De Giglio R, Pritelli C, et al. HYAFF 11–based autologous dermal and epidermal grafts in the treatment of noninfected diabetic plantar and dorsal foot ulcers: a prospective, multicenter, controlled, randomized clinical trial. Diabetes Care, 2003, 26(10):2853–2859.

[40] Uccioli L. A clinical investigation on the characteristics and outcomes of treating chronic lower extremity wounds using the tissuetech autograft system. Int J Low Extrem Wounds, 2003, 2(3):140–151.

[41] Ehrenreich M, Ruszczak Z. Update on tissue-

engineered biological dressings. Tissue Eng, 2006, 12(9):2407–2424.

[42] Nussbaum SR, Carter MJ, Fife CE, et al. An Economic Evaluation of the Impact, Cost, and Medicare Policy Implications of Chronic Nonhealing Wounds. Value in Health, 2018, 21(1):27–32.

[43] 肖仕初，郑勇军. 组织工程皮肤现状与挑战. 中华烧伤杂志，2020，36（3）：166–170.

[44] 《双层人工真皮临床应用专家共识（2019 版）》编写组. 双层人工真皮临床应用专家共识 (2019 版). 中华烧伤杂志，2019（10）：705–706.

[45] Kemp Bohan PM, Cooper LE, Fletcher JL, et al. Impact of dermal matrix thickness on split - thickness skin graft survival and wound contraction in a single-stage procedure. International Wound Journal, 2022,19(2):370–379.

[46] Zomer HD, Jeremias TDS, Ratner B, et al. Mesenchymal stromal cells from dermal and adipose tissues induce macrophage polarization to a pro-repair phenotype and improve skin wound healing. Cytotherapy, 2020, 22(5):247–260.

[47] Notodihardjo SC, Morimoto N, Munisso MC, et al. A comparison of the wound healing process after the application of three dermal substitutes with or without basic fibroblast growth factor impregnation in diabetic mice. Journal of Plastic, Reconstructive & Aesthetic Surgery, 2020, 73(8):1547–1555.

[48] Gibson ALF, Holmes JH, Shupp JW, et al. A phase 3, open-label, controlled, randomized, multicenter trial evaluating the efficacy and safety of StrataGraft® construct in patients with deep partial-thickness thermal burns. Burns, 2021, 47(5):1024–1037.

[49] Vig K, Chaudhari A, Tripathi S, et al. Advances in Skin Regeneration Using Tissue Engineering. International Journal of Molecular Sciences, 2017, 18(4):789.

[50] Woodroof A, Phipps R, Woeller C, et al. Evolution of a Biosynthetic Temporary Skin Substitute: A Preliminary Study. Eplasty, 2015, 15:e30.

[51] Driver VR, Lavery LA, Reyzelman AM, et al. A clinical trial of Integra Template for diabetic foot ulcer treatment. Wound repair and regeneration, 2015, 23(6):891–900.

[52] Yao M, Attalla K, Ren Y, et al. Ease of use, safety, and efficacy of integra bilayer wound matrix in the treatment of diabetic foot ulcers in an outpatient clinical setting: a prospective pilot study. J Am Podiatr Med Assoc, 2013, 103(4):274–280.

[53] Caravaggi C, Grigoletto F, Scuderi N. Wound Bed Preparation With a Dermal Substitute [Hyalomatrix(R) PA] Facilitates Re-epithelialization and Healing: Results of a Multicenter, Prospective, Observational Study on Complex Chronic Ulcers (The FAST Study). Wounds, 2011, 23(8):228–235.

[54] Hart CE, Loewen-Rodriguez A, Lessem J. Dermagraft: Use in the Treatment of Chronic Wounds. Advances in Wound Care, 2012, 1(3):138–141.

[55] Zelen CM, Serena TE, Gould L, et al. Treatment of chronic diabetic lower extremity ulcers with advanced therapies: a prospective, randomised, controlled, multi-centre comparative study examining clinical efficacy and cost. Int Wound J, 2016, 13(2):272–282.

[56] Serena TE, Carter MJ, Le LT, et al. A multicenter, randomized, controlled clinical trial evaluating the use of dehydrated human amnion/chorion membrane allografts and multilayer compression therapy vs. multilayer compression therapy alone in the treatment of venous leg ulcers. Wound repair and regeneration, 2014, 22(6):688–693.

第18章　自体富血小板凝胶治疗难治性足溃疡

一、概述

（一）糖尿病足溃疡的危害性及目前的治疗手段

糖尿病足（diabetic foot, DF）是指初诊糖尿病或已有糖尿病病史的患者，足部出现感染、溃疡或组织的破坏，通常伴有下肢神经病变和（或）周围动脉病变（peripheral arterial disease, PAD）；而糖尿病足溃疡（diabetic foot ulcer）是指初诊或者已诊断糖尿病患者出现足部溃疡，通常伴有神经病变和（或）周围动脉病变，是一种特殊类型的慢性溃疡。当糖尿病患者存在以下危险因素，包括但并不仅限于：周围神经病变（特别是触觉或保护觉丧失）、足畸形、胼胝、蹬外翻、小创伤以及严重下肢动脉病变时，常易并发足部溃疡；部分患者足溃疡可伴有深部组织感染（如蜂窝织炎、脓肿或骨髓炎）的症状。全球 DF 患病率高达 6.3%，且男性高于女性，2 型糖尿病患者高于 1 型糖尿病患者；在我国，50 岁及其以上糖尿病患者, DF 的年发病率为 8.1%，愈合的 DFU 患者 1 年内再发溃疡的发生率高达 31.6%。DF 的主要不良结局是截肢与死亡，据估计，全球每 20 秒就有 1 例糖尿病患者截肢，约 85% 以上的 DFU 患者将会被截肢，在经历了截肢的患者，3 年后 50% 的患者将丧失另一条腿。DFU 患者年死亡率高达 11%，截肢患者更是高达 22%。同时 DFU 的治疗费用相当昂贵，在美国，DF 的人均花费是 8658 美元，除了基础的糖尿病治疗费用外，DF 的医疗费用每年 90~130 亿美金；在英国，与糖尿病截肢相关的直接医疗费用大约每年每人 8000 英镑，2010—2011 年 DF 的医疗费用约 5.80 亿英镑，占全国医疗卫生支出的 0.6%；在我国，2004 年 DFU 的次均总费用约 14 906 元，但在 2012 年调查显示高于 2004 年，日均住院费用升高（955 比 589 元），而与糖尿病足溃疡相关的间接费用，包括护理费、丧失工作以及增加对社会福利的依赖等更难以量化。因此 DFU 给社会造成极大的负担，为目前的医学带来极大的挑战。

DFU 临床上分为由于下肢动脉病变导致的缺血性足溃疡和糖尿病周围神经病变导致的神经性溃疡或伴有静脉功能不全导致的慢性下肢静脉溃疡，如果是由于动脉病变导致的缺血性足溃疡，则治疗关键是改善血供，因此为了畅通下肢狭窄或闭塞的动脉，常需要进行外科手术；如果是由于糖尿病周围神经病变导致的神经性溃疡或伴有静脉功能不全导致的慢性下肢静脉溃疡，目前常用的治疗措施包括局部加压治疗、创面清创处理、创面的清洁、减压措施治疗、高压氧治疗、皮肤移植、间歇性充气加压、创面局部用药、创面局部的敷料应用、口服锌、溃疡创面的局部负压治疗等，但根据目前的证据，证实有效的治疗手段包括创面的清洁和创面清创处理，足部应用减压措施进行减压治疗，高压氧治疗，皮肤移植，对慢性小腿静脉溃疡还可采用局部加压治疗和间歇性充气加压治疗等手段。

但是，即使通过上述方法治疗，DFU 的愈合率仍然较低且溃疡愈合时间较长，因此，寻找一种更有效的方法治疗 DFU 是广大临床医师亟待解决的重要问题。自 20 世纪 70 年代开始试用自体血浆纤维蛋白凝胶以促进手术伤口愈合以来，各种自体血浆凝胶开始广泛用于骨科、烧伤整形外科、口腔科等创面的治疗；而新近发展的自体富血小板凝胶（autologous platelet-rich gel，APG）治疗技术能够明显促进创伤及溃疡组织修复和再生，促进伤口愈合。

（二）自体富血小板凝胶的定义

自体富血小板凝胶（APG）系取自患者外周静脉血，经离心、分离、浓缩制得富含血小板血浆（platelet-rich plasma，PRP），将其按 10∶1 比例（体积比）与凝血酶 - 钙剂混合凝固而形成的凝胶状物质，其成分包括富血小板血浆（platelet-rich plasma，PRP）、白细胞及（人或小牛）凝血酶、钙剂，因此又称自体富血小板 - 白细胞凝胶（autologous platelet leukocyte gel，APLG）。它不仅具有加速止血、封闭创面的特点，而且含有丰富的生长因子，能加速创面愈合。自 1997 年 Whiteman 等首次将自体富血小板凝胶用于口腔颌面外科治疗以来，目前已在口腔颌面外科、烧伤整形科、骨科等领域广泛应用，且在创伤修复领域已经对自体富血小板凝胶进行了广泛的基础和临床研究。直到 2004 年 Saldalamacchia 等才开始将自体富血小板凝胶用于治疗糖尿病足溃疡，发现其疗效明显好于标准治疗组。

（三）自体富血小板血浆的制备

自体富血小板血浆（platelet-rich plasma，PRP）系取自患者外周静脉血，经离心、分

离、浓缩制得含血小板血浆，其成分包括血小板、白细胞、血浆以及少许红细胞，亦称之为富生长因子血小板、自体浓缩血小板等。APG 制备的核心环节是自体 PRP 的制备，其制备原理是通过密度梯度离心法从全血中分离血小板。目前有两种方法制备自体富血小板血浆，即血浆分离置换法（plasmapheresis method）和离心分离法，而理想的制备方法是 PRP 应该具有更高的血小板数量和血小板回收率。

1. 血浆分离置换法　血浆分离置换法是利用多功能医用血成分自动分离设备（如自体血小板分离机）通过预设的程序在一个封闭系统中离心二次得到 PRP 或浓缩血小板成分，其 PRP 的浓度是可变的。Daniel 等率先使用血小板分离机（SmartPReP autologous platelet concentrate system）制备 PRP 并用于整形外科手术切口取得了较好效果；加拿大学者使用血小板分离机 PCCS（platelet concentrate collection system，PCCS）制备 PRP 可使血小板浓度增加 5.5 倍。宋扬等通过改良法制备 PRP 时使用自制的设备，二次离心在同一个容器内完成，简化了程序，减少了污染的机会，制得 PRP 血小板数量为 1192.88×10^9/L（8.55 倍），血小板回收率为 59.88%，此法自动化程度高，操作简便迅速，不易污染，可控性好，安全高效，制得的 PRP 中血小板纯度和浓度均高，具有良好的应用前景。但是该方法需血量相对较大，一般在 150ml 以上，或需建立静脉循环通道，采集血小板后对其他血液成分进行回输。此外，该设备价格昂贵，也限制了其在临床上的广泛应用，目前主要在血库进行血小板的采集，用于成分输血。

2. 离心分离法　人工操作分离 PRP 差异

较大，血小板浓度也不一样。袁南兵等研究发现先以 2000r（313×g 力）离心 4min，用巴氏管吸取上部的血浆及靠近界面 1mm 的红细胞转移到另一离心管中；进一步再以 4000r（1252×g 力）离心 6min，可见在底部薄层的红细胞上沉积有白膜样物质，即为血小板沉积层，其上部为含有极少量未沉降血小板的血浆层，用巴氏管吸取上部大部分血浆，剩余部分血浆及血细胞成分；然后在静置 30min 后轻轻振摇离心管，使红细胞和血小板重悬于剩余的血浆中，即得到 PRP，此法制备的 PRP，其血小板数量最高为 $1363.80×10^9$/L，比离心前提高 5.91 倍，血小板回收率为 75.2%。袁霆等研究发现有两种方法，即取外周血 20ml，第 1 次以 200×g 力离心 10min，吸取上清液及交界面下 3mm，第 2 次以 200×g 力离心 10min；或第 1 次以 215×g 力离心 10min，第 2 次以 863×g 力离心 10min；所得血小板浓度分别为 $1323.80×10^9$/L 和 $1347.05×10^9$/L。当然，制备 PRP 的离心方法较多，在临床上各研究者可以根据自己的需要选择不同的离心方法。离心分离法制备 PRP 对设备要求低，步骤简单，但以下缺点限制了其在临床上的推广应用：①在开放的系统内制备容易受外界污染；②多个容器中转移，增加了血小板激活和被污染的机会；③血小板回收率相对较低；④易受操作因素的影响，制备的 PRP 相关指标变异系数较大。

APG 的制作全过程必须保证在无菌状态下完成，所有试剂和工具均在消毒有效期内使用，PRP 分离操作间在操作前紫外线消毒。APG 制备的流程和主要步骤见图 18-1 和图 18-2 所示。

二、治疗机制

APG 的作用主要表现在以下几个方面：加速创面愈合，减少创面疼痛，减少出血和分泌物渗出。但 APG 治疗糖尿病皮肤溃疡的机制目前尚不清楚，目前的研究显示可能有以下几种机制。

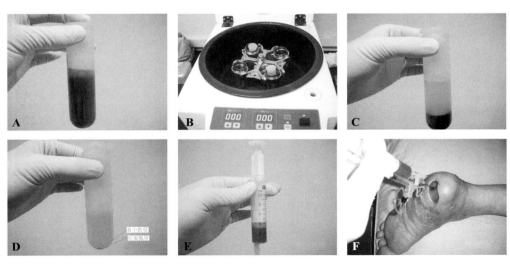

▲ 图 18-1 APG 的制备过程

A. 抽取外周静脉血注入 50ml 离心管；B. 放入离心机中离心；C. 第 1 次离心后红细胞与血浆分离，吸取上层血浆继续离心；D. 第 2 次离心后血小板和少量红细胞位于离心管底部；E. 吸出上层血浆，将下层血浆和血小板及白细胞混匀后吸入 10ml 注射器中即为富血小板血浆；F. 将所得富血小板血浆与凝血酶 - 钙剂以 10∶1 混合即得富血小板凝胶

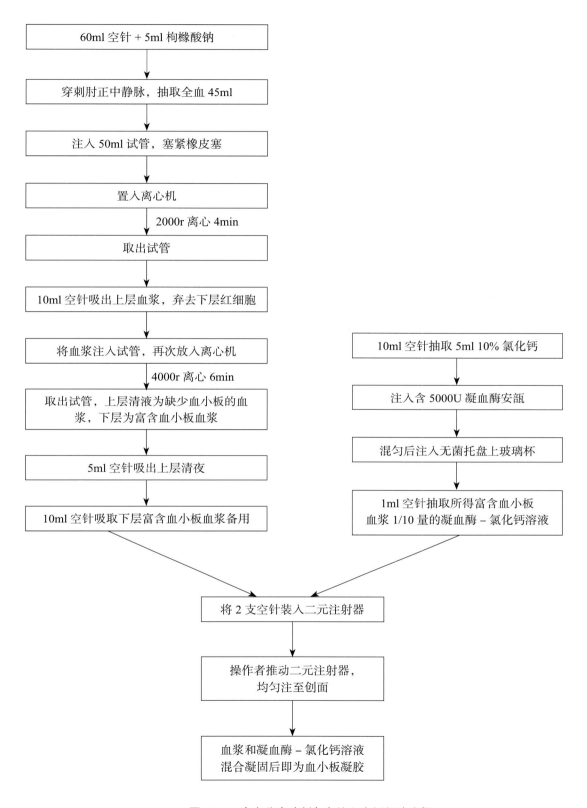

▲ 图 18-2　离心分离法制备自体血小板凝胶流程

（一）通过释放生长因子和细胞因子促进溃疡愈合

大量研究显示自体 PRP 中加入凝血酶和钙剂形成 APG 后，血小板迅速被激活，活化的血小板被认为是一切组织再生和修复的启动因子和最关键的调节因子。迄今为止，在接受 APG 治疗后的创面肉芽组织中已发现多种生长因子和细胞因子的明显升高，主要包括血小板源性生长因子（platelet derived growth factor，PDGF）、血管内皮生长因子（vascular endothelial growth factor，VEGF）、表皮生长因子（epidermal growth factor，EGF）、转移生长因子（transforming growth factor，TGF）、胰岛素样生长因子 –1（insulin like growth factor，IGF-1）、结缔组织生长因子（connective tissue growth factor，CTGF）、血小板活化因子（platelet activated factor，PAF）、β– 凝血酶敏感蛋白（β-thrombospondin）、抗菌肽（antibacterial peptide）、血小板因子 4（platelet factor 4，PF4）及多种蛋白，如纤维蛋白原、纤维连接蛋白、可溶性补体、玻璃体粘连蛋白等。各种生长因子在组织损伤修复过程中发挥不同的作用，如 PDGF 促进细胞增殖，VEGF 促进新生血管的形成，TGF 刺激上皮或瘢痕组织的形成，IGF-1 能恢复神经的功能等，而 CTGF 被认为是组织修复的中心启动因子，能促进软骨细胞、内皮细胞、成纤维细胞趋化、迁移、黏附、增殖和分化；活化血小板 α 颗粒释出后与细胞膜受体结合而作用于中性粒细胞、巨噬细胞、成纤维细胞，诱导炎症细胞的聚集、并进一步释放出生长因子、细胞因子和多种蛋白酶；吸引未分化的细胞分布于 APG 中纤维蛋白支架上，并同未分化细胞的细胞膜结合，调节它们之间的信号传递和启动细胞的分化；促进成纤维细胞、内皮细胞、角质形成细胞等细胞的增殖、移行，促进新生血管的形成，进而促进胶原的沉积和组织的重建。

（二）通过抑菌作用促进创面愈合

近年来，临床上对感染风险较高的外科术后创口或反复发生感染的难治性皮肤溃疡，应用富血小板凝胶治疗后，均观察到有较好的疗效，如 Horstmann WG 等评估了接受全膝关节置换术的患者创口感染情况，发现术后常规治疗组有 5% 的患者出现创口浅部感染，而富血小板凝胶治疗组无 1 例出现感染。在一项回顾性研究中，Khalafi RS 等分析了 1128 例冠状动脉旁路移植术的患者，发现富血小板凝胶治疗组（571 例）术后感染率较对照组（557 例）低（0.18% 比 1.98%），即使在校正两组治疗方案（如术前、术后抗生素使用）偏倚后差异仍有统计学意义；Yuan 等报道了 1 例慢性骨髓炎的患者，其双大腿中外侧均有深达骨髓腔的窦道，经外科清创、取出死骨及坏死组织、骨髓腔冲洗、肌瓣覆盖、全身和局部敏感抗生素应用等常规治疗，伤口仍然反复感染，5 年来症状无明显缓解，后行富血小板凝胶治疗，2 周后双侧窦道均愈合，2 个月后左侧伤口复发，予富血小板凝胶治疗 2 周后愈合，5 个月后再次复发，常规换药 10 天无明显缓解，伤口脓液渗出增多，第 3 次行富血小板凝胶治疗，随访 2 个月未再复发，右侧伤口自第 1 次富血小板凝胶治疗后未复发；而 Li GY 等通过动物实验研究进一步证实 APG 对骨髓炎具有抗菌作用。

既往认为 APG 抗菌作用是由于其含有高浓度的白细胞，PRP 含有白细胞，具有宿主防御反应，但是白细胞的杀菌作用是通过其产生的髓过氧化物酶（MPO）发挥，这与 APG 的抗菌作用不一致。在体外研究中，Yeaman 等首先对血小板的抑菌作用进行研究，发现 APG 通过释放血小板抗菌蛋白（thrombin-induced platelet microbicidal proteins，tPMP）和杀菌趋化因子，直接或者诱导白细胞发挥杀菌活性。凝血酶刺激血小板释放抗菌蛋白被认为是重要的对抗细菌的宿主防御因子，凝血酶介导 tPMP 包含一系列抗菌因子，包括纤维蛋白肽 A、B 等，tPMP 通过直接攻击入侵微生物的细胞膜或者与中性粒细胞相互作用而发挥杀菌作用。

但 APG 并非对所有细菌都具有杀菌作用。目前的体外研究已证实无论在正常人还是糖尿病皮肤溃疡患者，APG 对金黄色葡萄球菌有抑菌作用，抑菌作用可能来自于血小板；APG 对大肠埃希菌及铜绿假单胞菌无抑菌作用；抗生素与 APG 的联合在抑菌作用上可能具有协同作用。

（三）维持基质金属蛋白酶 / 基质金属蛋白酶抑制药间的动态平衡

此外，在合并严重细菌感染的溃疡，常伴随炎症加重、组织失活，从而诱导产生基质金属蛋白酶（matrix metalloproteinases，MMP）水平异常增高、MMP/ 基质金属蛋白酶抑制剂（tissue inhibitor of metalloproteinases，TIMP）失衡，在失活组织被降解的同时，也破坏大量的生长因子和细胞因子。有研究报道，MMP-9 /TIMP-1 比值是影响糖尿病难治性皮肤溃疡愈合的相关因素，一些血小板衍生生物制剂可影响 MMP-TIMP 系统。我们的研究发现 APG 治疗在一定程度上降低糖尿病难治性皮肤溃疡肉芽组织中 MMP 的含量，同时提高 TIMP 的含量，具有调节糖尿病慢性皮肤溃疡组织中蛋白水解酶失衡的作用，从而维持 MMP/TIMP 之间的动态平衡，进而加速创面愈合；而且由于 APG 不仅含有高浓度的活化血小板，同时含有大量的纤维蛋白，故而能同时起到较好的溃疡窦道封闭，创面缺损填补作用，这些机制可能部分解释了在自体富血小板凝胶组窦道封闭率明显大于标准治疗组的原因。

（四）其他可能机制

Misiura M 等研究发现 PRP 通过激活细胞周期进程，激活生长因子和黏附受体的复合体，刺激细胞增殖、迁移和胶原蛋白的生物合成；激活 EGFR 受体，诱导脯氨酸二肽酶（prolidase）依赖的人角质形成细胞迁移和增殖。Xu P 等研究发现 PRP 处理改善了原代培养的 ESC 的存活，激活了 ESC 的迁移和增殖，并伴随着 CD49f 和角蛋白 10、角蛋白 14 向成体细胞分化；在 PRP 治疗的动物创面中，发现局部血管强度增加和再上皮化增强，其与血管内皮生长因子和胰岛素样生长因子 -1 等生长因子的分泌增强有关，提示 PRP 改善皮肤创面愈合，与调节局部炎症、增强血管生成和再上皮化有关。另外，血小板分泌 5- 羟色胺和组胺，可增加毛细血管的通透性，使炎症细胞更易达到创面，刺激巨噬细胞的活性。

总之，体内外研究表明，自体富血小板凝胶通过释放大量生长因子或细胞因子、调节糖尿病慢性溃疡中蛋白水解酶失衡的作用以及通过其抑菌作用等机制，促进创面愈合，但自体富血小板凝胶治疗糖尿病难治性皮肤溃疡的机制可能相当复杂，更多的作用机制还有待更进一步的研究。

三、临床疗效

创伤的愈合过程包括血液凝固、炎症反应、细胞迁移和增殖（包括基质沉积）、瘢痕形成和上皮重构几个阶段，其任何环节受阻都会影响创面愈合。糖尿病患者皮肤溃疡由于内在因素（神经病变、血管病变和其他全身慢性并发症）和外在因素（伤口感染、胼胝形成和局部受压）的影响，破坏伤口的愈合进程，导致损伤部位恶性循环，形成难治性溃疡。

由于 APG 不仅具有加速止血、封闭创面的特点，而且含有丰富的生长因子，能促进创面愈合，故在创伤修复领域得到广泛的应用。APG 作为二代血小板衍生制剂，具有取材方便、制作简单、价格低廉且不产生排异反应等优点。无论是针对急性软组织损伤创面，还是慢性难愈合溃疡，多个前瞻性研究显示，创面局部应用 APG 能显著性提高创面愈合率，缩短愈合时间。

2004 年 Saldalamacchia 等首先将 APG 用于治疗糖尿病足溃疡，发现其疗效明显优于标准治疗组。Driver 等通过前瞻性、随机对照研究，将符合纳入标准的 72 例糖尿病足溃疡患者随机分为治疗组和对照组，每 2 周进行一次溃疡评估，疗程 12 周，结果发现治疗后富血小板凝胶组 68.4% 的患者溃疡愈合，而对照组仅有 42.1% 的患者溃疡愈合；在校正了溃疡面积大小后，富血小板凝胶组81.3% 的患者溃疡愈合，而对照组仅有 42.1%的患者溃疡愈合（$P=0.036$，Fisher 确切概率法），Kaplan-Meier 时间愈合曲线显示两组有显著性差异（log-rank，$P=0.0177$），且未发现有与治疗相关的严重不良事件发生。我们的

研究（临床注册号：ChiCTR-TRC-00000325）显示治疗组在 12 周的观察期内溃疡愈合率达 85.4%，而标准治疗组仅为 67.2%；APG治疗的最初 3 周溃疡愈合速度最快；相对于标准治疗组，APG 治疗后其溃疡愈合时间更短（中位愈合时间：36 天 vs. 45 天），且在治疗过程中未见外源性感染和其他不良事件的发生；此外，APG 在难治性皮肤溃疡窦道的封闭治疗中显示了更加明显的优势（窦道治愈率近 85%），皮肤溃疡的窦道封闭时间生存分析提示 APG 治疗对窦道的封闭率明显优于标准治疗。Meta 分析显示，与标准治疗或者常规治疗相比，APG 显著提高愈合率（RR 1.39，95%CI 1.29，1.50；$P<0.000\ 01$），缩短愈合时间（MD –9.18；95% CI 11.32，7.05；$P<0.000\ 01$），降低了感染发生率（OR 0.34；95%CI 0.15，0.77；$P=0.009$），提示 APG 在治疗难治性糖尿病皮肤溃疡中是有效、安全而且可行的。

此外，Dougherty EJ 等通过成本 – 效益分析发现，与标准治疗、rhPDGF-BB、创面负压治疗、异体双层培养皮肤替代品等多种促进创面愈合的治疗手段相比，APG 治疗DFU 在未来五年可改善生活质量，且费用更低；我们的研究也再次证实 APG 治疗能提高糖尿病慢性难愈合皮肤溃疡的愈合率，减少溃疡愈合时间，且不增加患者的住院费用，是一种安全、有效且经济的治疗手段。

鉴于 APG 治疗 DFU 获益的证据越来越多，因此有学者提议应该将 APG 治疗作为DFU 标准治疗中的辅助治疗方法之一；在中国糖尿病足防治指南（2019 版）中，明确将APG 治疗方法推荐为 DFU 的标准治疗方案之一。

四、治疗注意事项

APG 在治疗糖尿病皮肤溃疡方面展现了良好的效果，但并不是任何情况下使用富血小板凝胶治疗糖尿病皮肤溃疡均能获得成功。使用富血小板凝胶治疗时必须注意如下几点。①富血小板凝胶治疗需建立在糖尿病基础治疗和溃疡局部处理综合治疗的基础之上，如患者高血糖、高血脂、高血压的有效控制；②伤口局部的感染也应尽早控制，及时对溃疡表面的分泌物进行培养，并根据药物敏感试验结果选用抗生素；③对局部伤口进行彻底清创，将已经坏死的组织和胼胝尽量清除，保持溃疡面平整、清洁，对于较深的窦道或趾缝间等常规清除困难的部位可以使用超声刀等工具辅助清创，消除溃疡周围皮肤水肿；④注意患肢减压；⑤正确评估溃疡肢体的血供情况，溃疡部位缺血严重者要改善局部血供，使用血管重建术或介入手术解除远端供血不足以及改变不良生活习惯（如吸烟，饮食等）。在此综合治疗基础上的溃疡再使用富血小板凝胶才能收到良好的效果。另外，在制备富血小板血浆时，无论使用何种分离方法，最后得到的富血小板血浆中血小板含量应达到 1000×10^9/L 以上，这样才能保证足够浓度的生长因子；在使用富血小板凝胶治疗溃疡时，应该外敷油纱，避免生理盐纱吸附；同时应该密切观察血小板凝胶治疗后肉芽的生长情况。

（冉兴无）

参考文献

[1] 张会峰，许樟荣，冉兴无 . 糖尿病足的相关定义和标准 . 中华糖尿病杂志，2020，12（6）：363-368.

[2] 中华医学会糖尿病学分会，中华医学会感染病学分会，中华医学会组织修复与再生分会 . 中国糖尿病足防治指南（2019 版）（I）. 中华糖尿病杂志，2019，11（2）：92-108.

[3] Jiang Y, Wang X, Xia L, et al. A cohort study of diabetic patients and diabetic foot ulceration patients in China. Wound Repair Regen, 2015, 23(2): 222-230.

[4] 袁南兵，冉兴无 . 自体富血小板凝胶在难治性糖尿病皮肤溃疡中的应用 . 中国修复重建外科杂志，2007，21（4）：426-429.

[5] 袁南兵，王椿，王艳，等 . 自体富血小板凝胶在糖尿病难治性皮肤溃疡中的初步应用 . 四川大学学报（医学版），2007，38（5）：900-903.

[6] Whitman DH, Berry RL, Green DM. Platelet gel: an autologous alternative to fibrin glue with applications in oral and maxillofacial surgery. J Oral Maxillofac Surg, 1997, 55(11): 1294-1299.

[7] Saldalamacchia G, Lapice E, Cuomo V, et al. A controlled study of the use of autologous platelet gel for the treatment of diabetic foot ulcers. Nutr Metab Cardiovasc Dis, 2004, 14(7): 395-396.

[8] 袁南兵，王椿，王艳，等 . 自体富血小板凝胶的制备及其生长因子分析 . 中国修复重建外科杂志，2008，22（4）：468-471.

[9] 袁南兵，龙洋，张祥迅，等 . 自体富血小板凝胶治疗糖尿病难治性皮肤溃疡作用机制的初步探讨 . 四川大学学报（医学版），2009，40（2）：292-294.

[10] Horstmann WG, Slappendei R, van Hellemondt GG, et al. Autologous platelet gel in total knee arthroplasty: a prospective randomiazed study. Knee Surg Sports Traumatol Arthrosc, 2011, 19(1):115-121.

[11] Khalafi RS, Bradford DW, Wilson MG. Topical application of autologous blood products during surgical closure following a coronary artery bypass graft. Eur J Cardiothorac Surg, 2008, 34(2): 360-364.

[12] Li GY, Yin JM, Ding H, et al. Efficacy of leukocyte- and platelet-rich plasma gel (L-PRP gel) in treating osteomyelitis in a rabbit model. J Orthop Res, 2013, 31(6):949-956.

[13] Yeaman MR. The role of platelets in antimicrobial host defense. Clin Infect Dis, 1997, 25(5):951–970.

[14] 杨阎峙，冉兴无. 血小板及自体富血小板凝胶抑菌作用的研究进展. 华西医学，2009，24（6）：1608–1611.

[15] Moojen DJ, Everts PA, Schure RM, et al. Antimicrobial activity of platelet-leukocyte gel against Staphylococcus aureus. J Orthop Res, 2008, 26(3):404–410.

[16] Kristian SA, Durr M, Van Strijp JA, et al. MprF-mediated lysinylation of phospholipids in Staphylococcus aureus leads to protection against oxygen-independent neutrophil killing. Infect Immun, 2003, 71(1):546–549.

[17] Baltus T, von Hundelshausen P, Mause SF, et al. Differential and additive effects of platelet-derived chemokines on monocyte arrest on inflamed endothelium under flow conditions. J Leukoc Biol, 2005, 78(2):435–41.

[18] 杨阎峙，刘衡川，刘关键，等. 健康志愿者自体富血小板凝胶体外抑菌作用研究. 中国修复重建外科杂志，2010，24（5）：571–576.

[19] Chen L, Wang C, Liu H, et al. Antibacterial effect of autologous platelet-rich gel derived from subjects with diabetic dermal ulcers in vitro. J Diabetes Res, 2013.

[20] 何利平，王椿，陈大伟，等. APG 治疗糖尿病难治性皮肤溃疡对创面肉芽组织中 MMP-1、MMP-9 及 TIMP-1 水平的影响. 四川大学学报（医学版），2012，43（5）：757–761.

[21] Liu Q, Zhang N, Li Z, et al. Efficacy of autologous platelet-rich plasma gel in the treatment of refractory pressure injuries and its effect on wound healing time and patient quality of life. Clinics (Sao Paulo), 2021, 76:e2355.

[22] Misiura M, Guszczyn T, Oscilowska I, et al. Platelet-Rich Plasma Promotes the Proliferation of Human Keratinocytes via a Progression of the Cell Cycle. A Role of Prolidase. Int J Mol Sci, 2021, 22(2): 936.

[23] Xu P, Wu Y, Zhou L, et al. Platelet-rich plasma accelerates skin wound healing by promoting re-epithelialization. Burns Trauma, 2020, 8:tkaa028.

[24] Driver VR, Hanft J, Fylling CP, et al. A prospective, randomized, controlled trial of autologous platelet-rich plasma gel for the treatment of diabetic foot ulcers. Ostomy Wound Manage, 2006, 52 (6): 68–70, 72, 74.

[25] Li L, Chen D, Wang C, et al. Autologous platelet-rich gel for treatment of diabetic chronic refractory cutaneous ulcers: A prospective, randomized clinical trial. Wound Repair Regen, 2015, 23(4): 495–505.

[26] Li Y, Gao Y, Gao Y, et al. Autologous platelet-rich gel treatment for diabetic chronic cutaneous ulcers: A meta-analysis of randomized controlled trials. J Diabetes, 2019, 11(5):359–369.

[27] Dougherty EJ. An evidence-based model comparing the cost-effectiveness of platelet-rich plasma gel to alternative therapies for patients with nonhealing diabetic foot ulcers. Adv Skin Wound Care, 2008, 21(12):568–575.

[28] 李兰，王椿，王艳，等. 自体富血小板凝胶治疗糖尿病慢性难愈合皮肤溃疡的住院时间和住院费用分析. 四川大学学报（医学版），2012，43（5）：762–765.

[29] Picard F, Hersant B, Bosc R, et al. The growing evidence for the use of platelet-rich plasma on diabetic chronic wounds: A review and a proposal for a new standard care. Wound Repair Regen, 2015, 23(5):638–643.

第19章 负压封闭引流技术在慢性创面修复中的应用

一、概述

引流技术是临床外科治疗中一个重要的技术，合适的引流可以预防感染的发生或扩散，不合适的引流可能增加感染发生或引起其他并发症。负压封闭引流技术（vacuum sealing drainage，VSD）是引流技术的重要组成部分，它是由德国 ULM 大学创伤外科 Fleischmann 博士在 1992 年首次提出的，并于 1993 年首次报道 VSD 技术治疗各种急性软组织缺损和感染创面，在随后的几年里得到了欧美国家医学界的认同和拓展应用。1994 年经裘华德教授引入我国并改良应用于骨科，并在全球首次应用于腹部外科、妇科等手术中。国内经过 7000 余例临床实践证明，这一技术明显改善了引流效果，能显著加快感染腔隙的闭合和感染创面的愈合，大幅度减少抗生素的应用，有效防止院内交叉感染的发生，缩短住院时间，减轻患者痛苦，减少医护人员的工作量，还为上消化道漏和重症胰腺炎的外科治疗开拓了新思路。中科院院士裘法祖教授认为：负压封闭引流是外科引流技术的革新，操作简单，效果甚佳，是一种理想的引流方法。其基本设计思想是高效引流、预防堵管，为保证被引流区有足够的负压而使用封闭敷料封闭该区域，隔绝被引流区与外界的交通，这一设计思维是对传统引流方法的重大改进。实际应用中，先用医用泡沫包裹多侧孔引流管，再用透性粘贴薄膜（半透膜）封闭引流外口或引流伤口区，接通负压源，就组成了高效引流系统。

二、负压封闭引流技术的适应证和禁忌证

（一）适应证

1. 骨科 严重软组织挫裂伤及软组织缺损；开放性骨折可能或已经合并感染者；骨筋膜室综合征；关节腔感染需切开引流者；急、慢性骨髓炎需开窗引流者。

2. 普外科 肝脓肿、脾脓肿及腹膜后感染或脓肿引流；重症急性胰腺炎的治疗；乳腺癌根治术后和直肠癌根治术后创面的预防性引流；腹腔内手术（肝胆胰腺、上消化道外伤或手术）后的预防性引流等。

3. 烧伤科 烧伤、感染创面、植皮创面等。

4. 创面修复科 体表脓肿、化脓性感染、静脉性溃疡和压疮、糖尿病性溃疡；陈旧性血肿或积液；手术后切口感染等。

（二）禁忌证

1. 绝对禁忌证 活动性出血创面及血管暴露创面、恶性肿瘤溃疡、高位动静脉瘘所致溃疡。

2. 相对禁忌证 清创后仍残留较多坏死组织的创面，引流不畅的窦腔型创面、痛风创面、可疑与体腔（胸膜腔、腹腔等）或空腔脏器相通创面、合并凝血障碍性疾病。

三、负压封闭引流技术的作用机制

这一技术的创始人 Fleischmann 博士通过组织学证实,负压封闭引流的创面淋巴细胞浸润消退较快,增生期胶原合成出现较早,修复期可见到收缩性纤维合成增强。近年来,国内外多位学者以人及动物急慢性创面为实验模型,用客观的技术指标,从创面愈合的生物学(如炎症、修复细胞增殖、肉芽形成、细胞外基质沉积)和创面微环境(如渗出液、血供、细胞因子)变化和影响等方面,对这一技术的治疗效应进行了较系统的观察,为阐明其作用机制提供了实验依据。负压封闭引流技术治疗创面的作用机制包括以下内容。

(一)改善创面血液循环

良好的血液循环为创面的早期愈合发挥着重要的作用,创面血液循环障碍阻碍着创面的愈合。因为良好的血液循环一方面为创面组织的修复带去营养物质,为创面修复性细胞的迁移提供载体;另一方面,创面修复过程中会产生一些有毒物质,良好的血液循环可以带走这些有毒物质,为创面组织再生提供良好的微环境。

国外学者 Moryk 通过动物实验模型研究负压封闭引流技术对创面血流量的影响,结果发现随着负压值的不断增加,创面组织血流量呈逐渐上升的趋势,当负压值达到 -125mmHg 时,创面组织血流量达到基线水平的 4 倍左右。Li 等通过负压封闭引流技术作用于糖尿病大鼠皮肤全层皮肤缺损模型发现,负压封闭引流技术在术后第 1 天,第 3 天,第 7 天均提高了创面组织的血流量。Borgquist 等通过研究负压值与创面边缘血流量变化后发现,血液流量随着负压的增加而

逐渐变化,直至达到稳定状态,靠近伤口边缘(0.5cm)的血流减少,而远离伤口边缘(2.5cm)的血流增加。国内学者李学拥认为负压封闭引流技术促进血液循环的机制可能为负压封闭引流材料对于创面组织施加的是双重作用力,即材料支柱区的正向压力和材料空隙区的负向吸引力,正向压力压迫创面组织的微血管促使血流加速流向敷料的空隙区,进而加速血液的循环。然而,当负压值过大时,VSD 反而阻碍了血液循环。Kairinos 等通过研究发现,当负压值大于 400mmHg 时,血液循环明显被抑制到基线水平以下。这可能是由于过大的负压值致使微血管压闭,进而阻碍了血液循环。这也证明了负压值并不是越大越有利于创面组织的血液循环。目前观点认为 -125mmHg 的负压值为最适负压值,具体有待于进一步探索。

(二)减轻创面细菌负荷

创面细菌感染往往阻碍着创面的愈合。负压封闭引流技术可明显降低创面组织的细菌感染率。负压封闭引流技术一方面封闭创面,起到隔离细菌的作用,另一方面能够及时引流创面组织液体,并且营造创面低氧环境,创造出不利于细菌生存的环境,进而抑制创面组织的细菌感染率。国内学者林俊瀚等通过把负压封闭引流技术应用到兔三度烧伤切痂创面,研究发现,负压封闭引流技术作用 7 天后,细菌数量从(603.0 ± 146.0)×10^4CFU/g 下降至(5.4 ± 0.8)×10^4CFU/g。Plikaitis 等通过猪急性皮肤感染创面模型研究后发现,术后第 5 天,负压封闭引流技术明显降低了创面细菌数量并且低于临床感染水平,而对照组细菌量达到高峰并且高于临床感染水平。Lalliss 等通过研究也发现,负压封闭引流技

术可明显减少创面铜绿假单胞菌数量，然而对金黄色葡萄球菌数量未见明显影响。因此，负压封闭引流技术对于创面细菌数、种类变化、细菌毒力以及生物学影响有待进一步研究。

（三）消除创面组织水肿

组织水肿往往阻碍着创面的愈合。主要是因为组织间隙聚集过多的水压迫创面组织其他细胞，导致其受压坏死；另一方面水肿会加大组织细胞的间隙，导致细胞与细胞之间的信号传导连接受到影响，进而阻碍着创面组织的修复进程。吕小星等通过兔耳创面模型研究发现，负压封闭引流技术可以明显减轻创面和创周的水肿。Bassetto 等把负压封闭引流技术应用于人慢性创面后发现，负压封闭引流技术可明显减轻人慢性创面组织的水肿，加速创面愈合。Labanaris 等通过组织学评估负压封闭引流技术作用于人慢性创面后创面组织淋巴管密度的变化，研究发现负压封闭引流技术可以提高人慢性创面组织的淋巴管密度和减轻创面组织水肿，推测负压封闭引流技术可以减轻组织水肿可能与增加创面组织淋巴管密度密切相关。也有学者认为负压封闭引流装置通过在组织间隙和材料界面之间产生压力梯度，促使组织间隙液体流出进而减轻创面组织的水肿。

（四）促进创面范围收缩

皮肤组织在自然状态下存在着一定的张力，此张力的存在使得皮肤组织在正常情况下平整，没有皱褶，然而在皮肤组织受损缺失时，此张力的存在使得创面进一步扩大，扩大的程度取决于创面周围组织的变形能力以及创面周围组织与下层组织的黏着性。创面早期收缩可明显加快创面的愈合进程，缩短愈合时间。Borgquist 等研究负压封闭引流

技术对猪急性创面模型的影响后发现，负压值达到 75mmHg 时，创面组织的收缩能力明显加强，治疗 72h 以后，创面表面积较治疗前明显缩小。Anesater 等通过研究发现，在使用负压封闭引流装置时，使用小泡沫时的伤口收缩大于使用大泡沫时的伤口收缩，使用小的泡沫填充伤口会引起明显的伤口收缩。吴俊等研究负压封闭引流技术对老年人Ⅳ期压疮的治疗效果后发现，在负压封闭引流的同时，不断缩小覆盖创面的聚乙烯醇泡沫材料的覆盖面积，持续牵拉创缘两侧正常皮肤及皮下组织，促进创面的收缩。郝剑等研究负压封闭引流技术对兔耳慢性创面的影响后发现，持续负压吸引和间断负压吸引均能促进创面的收缩，然而持续负压吸引创面面积未见明缩小，间断负压吸引创面随着时间延长创面面积逐渐缩小。总之，创面组织缩小的程度主要取决于创面组织的类型、负压值水平、负压吸引创面材料的体积、材料的空隙大小和周围皮肤组织的变形能力。

（五）其他影响

负压封闭引流技术促进创面愈合的分子生物学方面的机制，比如细胞增殖和凋亡、细胞外基质和创面微环境影响方面，裘华德在《负压封闭引流技术》一书中已详细阐明，在此不再赘述。

四、负压封闭引流技术的操作方法

（一）所需材料

负压封闭引流技术所需要的材料主要包括以下四个部分：①医用泡沫，是直接植入或覆盖创腔或创面的部分；②引流管，多侧孔部分包埋于医用泡沫向体外引出；③半透

性分子阀生物粘贴薄膜（半透膜），单向阻隔外界与引流区的水、气交通；④负压源，当与引流管接通后，将负压传递到医用泡沫，为引流液导出提供动力。

1. 医用泡沫　要求无毒、无刺激性、无抗原性、可塑性好而有足够的强度、耐腐蚀、有良好的可塑性和透水性，其主要材料有聚乙烯醇、聚氨酯、硅橡胶、胶原等。目前在临床使用较多的为聚乙烯醇的泡沫型合成敷料（PVA泡沫）。这种敷料有直径0.2～1mm的微孔，具有良好的吸水性、富有弹性、抗张力强，具有较强的保护创面免受机械损伤、控制热量损失、吸收渗出液和药液的作用，有极好的可塑性和透水性，有良好的生物相容性。PVA类泡沫遇乙醇溶解且长时间保存于干燥环境中会变硬，遇水后又可恢复原有的物理性能。

2. 引流管　多侧孔引流管要求14～18号的硬质硅塑引流管，长50cm，头端14cm范围内有密集的侧孔，以确保高负压吸引时管腔不塌陷、吸引通畅。

3. 半透膜　半透膜要求有良好的皮肤水蒸气透过率、粘贴面有低致敏性的防水粘贴剂，无色透明，有良好的生物相容性和屏障隔离作用。

4. 负压源　常用的负压源是中心负压或电动吸引器。电动吸引器使负压达到80kPa，缺点是患者不能离床活动，吸引器难以承受长时间连续运行，噪声大影响休息；中心负压吸引对住院患者是一种可用的负压源，因为不伴有噪声、不影响患者休息而受欢迎。但需要卧床治疗，对门诊患者不适用。

对引流量较少的创面可以使用特制的高负压引流瓶，有150ml、400ml、600ml等规格，原材料为聚碳，瓶身刚性好，在负压状态下不变形。患者携带方便，便于活动（站立后创面低于引流瓶高度如足部封闭负压吸引除外）。

（二）操作方法

负压封闭引流的操作可以分成五个步骤：适度清创与清洗伤口，修整并妥善放置医用泡沫，贴膜封闭，将被引流区与外界隔绝，调整所需负压并连接负压源，观察与调整。

1. 清创与清洗　当创面或创腔存在感染、组织坏死、异物时，应逐一清除，并将潜在的腔隙打开。慢性创面与创伤性创面清创原则不同，慢性创面伴有组织坏死时往往与血供供应差有关，当组织坏死界面不确切时，尽可能多保留，按李世明"蚕食"法分次清除。因为经过负压吸引治疗后，部分接近坏死边缘组织可得以成活。如果继续坏死可在下次清创时切除。

清洗在手足部慢性创面的作用尤为突出。长时间的慢性创面产生渗出液或渗血会影响创面之外的皮肤清洁；平时敷料包扎，患者不能自行清洗部位会产生皮屑、皮脂堆积。如果不清洗干净，封闭贴膜不易黏合牢固，在引流冲管过程中，残留上皮等因潮湿而形成碎屑，会逐渐堵塞医用泡沫微孔，导致负压引流失效。所以建议对角质层厚、皮屑堆积重的肢端术前准备时用生理盐水浸泡1h左右，消毒后用盐水纱布擦拭几次，可以达到皮肤清洁的效果。

由于医用泡沫遇碘变蓝色，在放置医用泡沫之前，务必将创面及创缘的碘剂擦净。

2. 修整、放置医用泡沫　根据创面或创腔的大小、深度、形状，修剪医用泡沫。对大的引流区或不平整的引流区，可以多块拼接使得医用泡沫与创面黏附及完全覆盖。引流管带侧孔部分要完全包埋于医用泡沫内。

每一根引流管两侧医用泡沫宽度不宜超过 2～3cm，即 4～5cm 宽的医用泡沫中应有一根引流管，以保证医用泡沫表面有足够的负压（图 19-1）。

把连接好引流管的医用泡沫放置于创面上或创腔中，要确保医用泡沫与创面充分接触，不留空隙。在浅表创面，医用泡沫要稍大些，边缘超过创面边缘 5mm 为宜，以保证负压吸引导致医用泡沫缩小后仍能覆盖创面。在创腔内放置医用泡沫时，尽可能包埋于组织内，暴露于组织外的部分边缘与创缘平齐或稍小，缝线固定，这样在负压吸引后，随着医用泡沫体积缩小，缝线逐渐拉紧创缘，使得创面逐步缩小。这对大面积皮肤、皮下缺损的病例尤其重要（图 19-2）。

在创面形状不规则时，如趾缝间、深部腔隙等，单纯靠医用泡沫的可塑性不能贴紧创面时，在主泡沫的基础上，使用多块泡沫"嫁接"填塞，为防止取出时嫁接泡沫残留体内，应严格计数，必要时缝合连接（图 19-3）。

窦腔型伤口，可将医用泡沫埋于组织内、从创口导出引流管不便时可在距创缘 3cm 左右戳孔引出引流管，戳孔处缝合使皮肤、皮下组织贴紧引流管（图 19-4）。

3. 封闭创面　封闭是指使用生物半透膜将创面与外界完全隔绝，良好的封闭是保证引流效果的关键。粘贴半透膜之前必须把创面周围皮肤仔细擦干、晾干，否则影响粘贴质量、降低封闭效果。

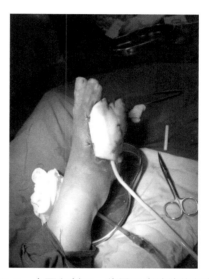

▲ 图 19-2　大面积创面，将医用泡沫边缘与创面边缘间断缝合固定以利创面收缩

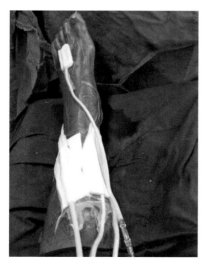

▲ 图 19-1　根据创面或创腔的大小、深度和形状修剪、拼接医用泡沫并通过引流管充分连接

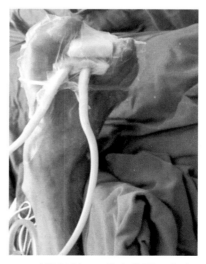

▲ 图 19-3　趾缝间创面，将多块医用泡沫叠加以防负压吸引导致足趾内、外翻应力

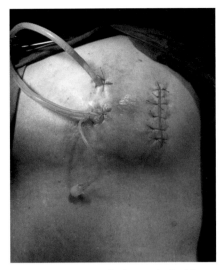

▲ 图 19-4 医用泡沫埋于窦腔型伤口

当实施封闭的部位比较平坦时，密封比较容易做到。而在手足、会阴部等形状复杂的部位，完全密封创面则有一定难度，需要丰富的想象力及足够的技巧，根据具体情况依势而定，灵活操作。基本要求：半透膜不起皱褶平整粘贴；可多块重叠连接，半透膜之间的粘贴在没有皱褶的情况下，重叠 2～3mm 即可；半透膜至少覆盖医用泡沫周围皮肤 2～3cm；黏合面显露后不要触碰手套或手术器械，争取一气呵成；先从引流管端粘贴封闭，后封闭医用泡沫端。

引流管封闭方法大致分四种，即系膜法、对贴法、戳孔法及缝合法。

系膜法是指在封闭医用泡沫最后封闭引流管时，将贴膜中央部分包绕引流管 1 周后其余部分贴于皮肤。其要点是包绕引流管时助手要将引流管抬离皮肤，成形后引流管与皮肤间形成双层半透膜系膜。此方法系武汉大学中南医院乔建国医生首创。成型后适当修剪引流管与皮肤间的半透膜以防引流管牵拉导致漏气（图 19-5）。

引流管离开医用泡沫后在体表悬空时（如

足跟部位向后方或侧方出管），如果强用单侧系膜法会使半透膜无效重叠过多，系膜长且与皮肤粘贴不牢；系膜短会使引流管压紧于皮肤上，引流管的硬度会导致很强的不适感或影响静脉回流。对贴法是指从对侧皮肤开始相向粘贴半透膜，两层半透膜重叠后自然将引流管封闭。封闭成形后系膜位于引流管两侧。成形后适当修剪引流管两侧半透膜以防引流管牵拉导致漏气（图 19-6）。

戳孔法是在医用泡沫大部分埋于组织内、

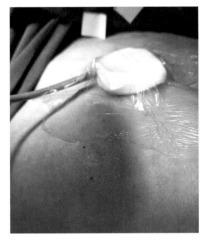

▲ 图 19-5 系膜法封闭医用泡沫

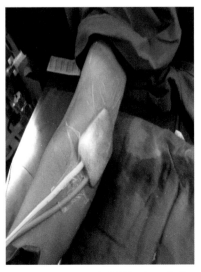

▲ 图 19-6 对贴法封闭医用泡沫

从创口导出引流管不便时使用。在引流管端距创缘 3cm 左右戳孔引出引流管，戳孔处缝合使皮肤、皮下组织贴紧引流管。创面用半透膜粘贴封闭，是负压吸引技术最初使用的封闭方法，其优点是封闭操作相对简单，容易达到可靠的封闭效果。缝合法是指医用泡沫能完全包埋组织中时，严密缝合创缘，引流管从创口导出，可以用纱布或半透膜保护缝合创面。优点同戳孔法；缺点是半透膜下见不到医用泡沫，对负压吸引状况不能直接观察。这两种封闭方法目前也使用医用半透膜封闭引流管，单纯戳孔法或缝合法在封闭负压引流技术中已不再常规使用。

4. 连接负压源　引流管与负压源接通后，置放在体表的医用泡沫明显凹陷，外观呈橘皮状，内置的多侧孔引流管形凸显，半透膜下无液体积聚，且无"咝 – 咝 –"漏气声，说明负压引流有效。

5. 观察及调整　在封闭负压引流持续 5～7 天（从安装到拆除封闭负压吸引装置）时间内，随时观察负压源状况、医用泡沫形状、引流液的性质和数量、有无漏气发生等。

(1) 封闭问题在"地形"复杂的肢端及创面大、引流管多及同时保留外固定架部位常因封闭不严密导致引流失效或减效。其观察指标是医用泡沫膨隆，看不到引流管形，或半透膜下有液体积聚；如果负压源为负压瓶，负压强度指示迅速降低；如果半透膜封闭不严可听到漏气声，另外，管道接头处也有封闭不严隐患。

(2) 引流不畅问题在较大的创面或混有坏死组织的创面容易发生。渗出物中的蛋白成分及组织坏死后形成物理性质黏稠液体，常堵塞医用泡沫的微孔。其特点为医用泡沫在有无负压引流时都不膨隆，注入冲洗水时有

阻力。处理方法是停止负压引流，用糜蛋白酶 8000U（根据医用泡沫大小或用更大剂量）溶于 10ml 生理盐水中，从引流管中注入，浸泡 10min 后，引流管外接 500ml 生理盐水，先慢后快滴注进入医用泡沫，其他引流管接通负压源。此过程可重复使用。如果经过 3 次尝试仍不通畅，建议终止负压封闭引流。因此在术前、术中应该对创面的性质做好估计，对坏死组织或渗出较多易发生引流不畅的创面，至少放 2 根引流管，为确保负压引流通畅，每天用 250～500ml 生理盐水从一根引流管中缓慢滴注，以稀释引流液，另一根接通负压。两根管可交替使用。

(3) 其他问题。半透膜在不观察时要用纱布保护，以防患者不小心用锐器扎破或反复摩擦受损漏气，影响封闭效果；如果创面渗出少，医用泡沫干燥变硬特性易导致半透膜破裂，可在医用泡沫区域贴两层半透膜。引流瓶平时挂在床边或置于地面，离床活动时可从引流瓶端拔掉引流管，盘成一盘，管口纱布包裹。虽然半透膜很少对皮肤有刺激性反应，但每日都需观察，如果发现与半透膜接触的皮肤出现水疱、皮疹时，要随时终止负压封闭引流；偶有发生肢端创面疼痛难以忍受，可停止负压后从引流管注入 2% 丁卡因液 5ml，5min 即可缓解。

（三）小结

医用泡沫应将引流管的端孔及侧孔完全包裹，以防引流管吸入组织块堵塞。每一根引流管两侧的泡沫材料宽度不宜超过 2～3cm，以保证医用泡沫表面有足够的负压。填充时要确保医用泡沫与需要引流的创面充分接触，不留缝隙；注意避免泡沫材料直接接触或跨越大的血管、神经；切忌在医

用泡沫周围填置大网膜。封闭粘贴时，薄膜覆盖的范围至少要包括2～3cm的创缘健康皮肤。手足部的封闭可采用"包饺子"法，即在手足周围将半透膜相互粘贴，使手指或足趾如同饺子馅，半透膜如饺子皮，达到密闭目的。粘贴时要保持半透膜低张力状态，尽量贴到趾间，避免趾间皮肤接触过紧，影响排汗。一次负压封闭引流可维持有效引流5～7天，但坏死组织较多时应缩短更换间期，对静脉溃疡、单纯软组织窦道最长时间可达半个月。引流量的多少不是使用或停止负压封闭引流的唯一指征。不可在恶性肿瘤创面或静脉怒张、活动性出血创面使用。如果创面有严重厌氧菌、产气杆菌感染，要反复清创、冲洗，确认该种感染消除后，再做负压治疗。

五、负压封闭引流技术的护理

（一）连接负压源

患者从手术室返回病房后，将负压引流管连接到负压引流瓶上，根据医嘱调整合适的负压值及负压模式，常规负压值为 -125mmHg（0.017Mpa），常规负压模式为间歇性吸引（吸引5min，休息2min）。但在以下情况时，应适当调整负压方式。

1. 当创面面积较大时，密封面上难免有微小的漏气，负压值应偏高些，以保证每个点都能受到 -125mmHg 以上的均衡负压。

2. 创面渗出物较多时，应选择持续负压吸引。

（二）观察负压引流效果

除常规观察患者生命体征以外，在负压封闭吸引期间，护理人员应重点观察以下几点。

1. 观察负压值是否与医嘱相同。

2. 观察负压封闭引流材料是否塌陷，如不塌陷，及时查找原因并予以解决。

3. 观察有无大量新鲜血液被吸出。

4. 对易受压迫的部位，如背部、骶尾部、足跟部等，要选择合适的体位，防止负压封闭引流材料内的引流管被压迫或者折叠。

5. 定期查看负压源，及时排除漏气、无负压等异常情况。

6. 选择透明的吸引瓶和吸引管，便于观察引流液性质和数量。

（三）引流管及引流瓶的更换

每日负压吸引的引流量及性状应记录在护理单上供医生参考，引流瓶是否更换视有无引流液而决定，引流管一般视其堵塞程度提醒医生更换。

（四）异常情况的观察处理

1. 发现有大量新鲜血液被吸出，应马上通知值班医生，仔细检查创面内是否有活动性出血，并做相应处理。

2. 密封不严密（漏气），最常见的漏气部位为引流管封闭处、三通接头连接处和皮肤皱褶处，发现漏气要及时通知医师，协助封闭漏气部位。

3. 发现泡沫变硬，可以从引流管中缓慢滴注生理盐水，使泡沫变软即可。

4. 发现负压材料内有黄绿色、绿脓色、灰暗色等各种污物，一般不会影响负压封闭引流的治疗效果，不需要做特殊处理。

（五）健康宣教

1. 健康宣教有助于术后异常情况的减少，应采用多种形式向患者及其家属介绍负压封闭引流技术的功能和优点，以及使用过程中的注意事项。

2.应用温馨提示卡。如，"为了您的安全，请爱护负压引流设备！""请不要牵拉、折叠管道！""请勿在压力表周围悬挂物品"等。

六、负压封闭引流技术的临床应用

（一）糖尿病足

糖尿病肢端坏疽是糖尿病的严重慢性并发症之一，常发生在足部，偶见发生在手部，是糖尿病导致周围血管粥样硬化或与末梢神经炎并存基础上，在微小损伤（鸡眼、足癣、皲裂等）的刺激下发生的。病症早期进展迅速，致残率高，导致的截肢占非创伤性截肢的 50% 以上；如果创面迁延不愈、则会对全身状况（如贫血、低蛋白、离子紊乱等）造成严重影响，致死率也随之增高。所以，早期治疗、早期控制尤显重要。VSD 技术在对糖尿病足的修复过程中起到至关紧要的作用。

1. 湿性坏疽

(1) 发病机制：湿性坏疽是指在末梢神经炎软组织失保护、血管失调的基础上，足部的小动脉和微循环在炎症因子或机械损伤的作用下，形成急性微小血栓，导致大面积组织缺血坏死，以血供差的肌腱组织坏死最为明显，皮肤及皮下组织坏死相对少。半月后会逐步发展为骨骼缺血、变性、坏死，形成夏科关节（Charcot 关节）。

(2) 临床表现：早期表现为发热、肿胀（足横经可增大 1 倍以上）、多处溃烂，创面易出血，不伴有明显疼痛；逐步出现多处破溃形成深达骨组织的窦道，有脓性分泌物、坏死肌腱及骨碎片流出，足部形态逐步畸形。每日渗出量可达几十到几百毫升；毒素吸收可导致急性肝功能、肾功能损害。后期消耗症状明显。

(3) 治疗：包括全身支持、抗凝治疗和抗炎治疗。局部每日换药一次或数次，每次换药尽可能清理坏死肌腱，当坏死组织明显减少后，将医用泡沫分成多块覆盖破溃处，用引流管串联起来多点封闭负压吸引。第一次可能在 4～5 天吸引失效，但可以明显改善患足肿胀症状；第二次可以持续吸引 7 天以上，可以见到肿胀进一步消退，表面溃疡缩小，坏死组织减少。当累计封闭负压吸引时间超过 4～6 周，足部的渗出量减少到每日少于 5ml 时，便可停止负压引流，此时浅表创面大都愈合，深部由于组织溃烂形成的腔隙也由肉芽组织填满，窦道也逐一闭合。

值得注意的是，在每次更换医用泡沫时，要及时清理沿窦道外口向窦道内生长、移行的上皮组织，否则易形成以上皮组织为侧壁的假性窦道，上皮的代谢产物在排出不畅时容易导致二次感染。如果治疗过程中组织变形较明显，建议持续用从患足到胫骨结节管型石膏固定，窦道闭合后再固定 1 个月。石膏固定会给深部的肉芽组织包裹骨组织创造稳定的条件；也有利于 Charcot 关节最终骨性融合；下床活动时也能减轻患足负荷。

2. 干性坏疽

(1) 发病机制：干性坏疽是指长时间的糖尿病导致下肢大、中、小动脉粥样硬化，流出道狭窄或闭塞，动脉灌注严重不足，表现类似脉管炎症状。先出现间歇性跛行，后出现静息痛。当合并血栓形成时最终出现足趾、足部或达到小腿节段性干性坏死，坏死界面可逐步扩大。

(2) 临床表现：全身反应轻，可无发热。坏死早期持续疼痛，局部可出现潮红或伴轻微肿胀；完全坏死后，疼痛缓解，节段性坏死呈黑色枯枝样表现，与正常组织交界处出现轻微红肿及少量渗出。

(3) 治疗。①原则：尽早治疗，缓解疼痛，保全患肢。②方法：静脉滴注广谱抗生素；70万U尿激酶微量泵每日1次，泵入，密切观测出、凝血时间；红肿区域外涂莫匹罗星（商品名：百多邦）软膏，每天3～5次。当疼痛症状明显缓和后，做楔形截趾或截肢，残端不缝合，在封闭负压引流的辅助下，用1～3周时间，逐次缝合关闭切口；或直接在坏死界面离断，残端使用负压封闭引流，待肉芽组织增生完成覆盖后，上皮组织自然会完成对肉芽组织的覆盖。

对到达小腿高度的干性坏疽，患者或家属不能接受截肢时，作为姑息之计，在坏死界面将坏死组织切除宽2cm左右的环形带，只保留骨组织，使正常组织与坏死组织之间有一空白隔离带，阻止毒素吸收。我们将这种方法称为"防火墙"技术。为防止近端创面肿胀及感染，在隔离带处放置医用泡沫进行封闭负压引流1周。经过1个月左右，创面上皮组织即可爬行至胫骨及腓骨周围。使用"防火墙"技术时，要向患者及家属说明，骨组织暴露于外界时间过长，会在轻微外力作用下自行骨折。

值得注意的是，不要尝试一次性关闭切口。截趾或截肢术作为医源性损伤会加重局部水肿及炎性反应，进一步阻断本已稀疏的血供，导致坏死界面上升。

3. 混合性坏疽

(1) 临床表现：混合性坏疽介于湿性和干性坏疽之间，兼有两者表现，但程度稍轻。表现在全身反应不明显。患足呈局部肿胀、坏死，渗出物相对黏稠，皮下坏死组织多，液化慢；可见局部骨坏死，常因足趾坏死而连续截趾；痛觉敏感、拒触碰，可出现持续

剧烈疼痛，创面行表面麻醉后可缓解。

(2) 治疗：抗炎治疗、改善循环，同干性坏疽。当疼痛、肿胀明显时，即使坏死组织较多也可使用封闭负压引流技术。1天后即可使局部肿胀消退、血供增加，疼痛也随之缓解。无明显肿胀的病例行封闭负压引流术后，疼痛缓解不明显。

在混合型坏疽创面使用负压封闭引流技术最大的障碍是引流不畅，往往在2～5天就出现医用泡沫堵塞。但通过观察，负压封闭引流术即使只持续2天，对创面肉芽生长、坏死组织清除也有明显效果。在操作时，即使创面面积小也使用双引流管，其中之一接负压源，另外一条接输液器。在负压引流同时，每天用500ml生理盐水加糜蛋白酶8000U先慢后快滴注冲洗，用该方法大都能使负压封闭引流持续5天以上。

（二）压力性创面

1. 病因 局部软组织受到长时间物理性压迫，导致局部循环障碍，组织缺血而坏死。脑部或脊髓疾病导致瘫痪、类风湿导致大关节强直、慢性疾病后期极度衰弱导致活动能力极其低下者是压疮的高发人群；麻醉或灾害导致局部长时间受压也可导致压疮。

2. 好发部位 骶尾部、背部、髂后上棘、髂后下棘、坐骨结节、大粗隆外侧等骨性隆起部位。

3. 临床表现 创腔比创口偏大，背部压疮的最大径可达20cm以上；创腔深，在创面的最深处往往可触及骨组织；全身反应重，早期有感染倾向，后期出现贫血、低蛋白血症等慢性消耗症状。

4. 治疗 加强基础护理是压疮治疗成功的前提，每隔1～2小时翻身1次，辅以创面

周围按摩，工作量大，特别是夜间难以坚持。用电动按摩床垫或使用糜子垫，减少局部持续受压时间，可代替翻身或降低局部压强以延长翻身周期。

压疮如果长时间不愈合，可见到创面极不平整，深部为贴近骨质的坏死腱性组织，隆起的是瘢痕化的肉芽组织，边缘或伴轻度水肿。恢复血液循环、促进肉芽生长是修复创面的关键。逐一清除坏死组织，甚至包括部分骨面，直至有新鲜血液渗出；切除部分瘢痕化的肉芽组织，直至有新鲜血液渗出。负压封闭引流技术和清创换药隔周交替进行，前者有利于肉芽生长，后者有利于上皮生长。3～4 个周期后，当肉芽生长平整时，可行皮瓣移位修复压疮。

（三）静脉性创面

1. 病因　下肢静脉血栓、曲张或静脉瓣功能不全、门脉高压、下肢高位（髂、股血管）动静脉瘘，均可导致下肢静脉回流不畅或静脉高压，是静脉性溃疡的发病原因。

2. 病理及临床表现　下肢静脉血栓、曲张或静脉瓣功能不全、门脉高压引起下肢静脉高压，导致局部静脉血淤积，微循环压力升高，微循环通透性增高，无效组织间液增多，细胞内液与细胞外液物质交换受阻，并且静脉血中缺少养料和氧气，又加重这一过程。由于小腿软组织，尤其是皮肤皮下长时间缺乏营养和氧气，细胞逐步变性呈纤维化改变，不但颜色由浅变深、由深变黑，皮下组织硬度也在增加，犹如一层厚纸板；组织间液增多呈水肿样外观。当皮下组织细胞因缺氧、低营养而坏死时，表现为小腿溃疡创面形成，溃疡创面数量可达几处到二十几处之多。创面形成后，有清亮的组织间液漏出；

合并感染时有浑浊样或稀脓性液体渗出且伴有发热症状，大多数为低热，偶见 40℃ 以上的高热。组织间液随着漏出或渗出逐步减少，外观可见肿胀减轻，局部的营养状态可得到一定改善，可见溃疡周围肤色变浅。

当组织间液恢复到接近正常状态时，细胞内液与细胞外液物质交换开始恢复，创面的修复过程开始启动，稍加干预即可愈合，愈合时间平均 1 个月左右。

由于病因并未解除，会周而复始地重复溃疡形成、渗出、愈合过程，可反复迁延几年至几十年。对生活质量构成严重影响。

高位动静脉瘘引起的下肢溃疡创面，在消除原发病前不能自行愈合或治愈，且呈持续加重趋势。较大的动静脉瘘由于引起血流动力学的改变，心脏负荷增加，长期发病易导致心力衰竭。

3. 治疗

(1) 原则：纠正原发病，快速修复溃疡，迅速控制感染，预防溃疡复发。

(2) 方法：下肢静脉血栓、曲张或静脉瓣功能不全、门脉高压引起的下肢溃疡，可先行封闭负压引流术。1 周左右创面渗出明显减少，再换药 1 周，大部创面能够愈合。当溃疡面较多时，用引流管串联多块医用泡沫，新修剪的引流管侧孔孔径参考原侧孔大小，孔径太大会将医用泡沫吸入管内而发生堵塞。静脉性溃疡渗液混有大量过剩的组织间液，蛋白成分稀少，引流过程中不易堵管，可不用冲洗。较大创面在肉芽组织形成后，结合封闭负压引流行点状植皮更易成活。创面治愈后，仍有复发可能，建议穿梯度弹力袜预防复发。病程较长者，每天辅以气波治疗仪促进静脉回流是预防复发的有效手段。

对高位动静脉瘘引起的下肢溃疡创面，

先治疗原发病，再治疗溃疡。原发病的治疗选择介入方法，效果显著。值得提醒的是：作为少见病例，高位动静脉瘘的近心端往往存在高位静脉血栓，容易被忽视。高位动静脉瘘引起的下肢溃疡创面，在进行封闭负压引流术时，时机的选择也值得关注。在消除原发病前不可行封闭负压引流术，因为浅表静脉压力增高广泛扩张，有的浅静脉可触及搏动或听诊闻及血管杂音，与动脉相比静脉管壁菲薄，随时可能破裂出血，负压状态下更容易出血。消除原发病后，血流动力恢复正常，静脉压力迅速降低，下肢水肿迅速减退。此时用封闭负压引流无安全隐患，可以快速消灭溃疡；对较大溃疡创面，采取植皮加封闭负压引流可确保植皮的成活率。

（四）窦道型创面

1. 病因 窦道型慢性创面常发生于大腿、腹部、后背等处，可因外伤、手术、针灸、低毒性感染等原因导致，往往经多次清创缝合仍不奏效。

2. 治疗 内径超过 2cm 的窦道，用刮匙清理内壁至渗血后，将医用泡沫修成与窦道相吻合的柱形，塞入窦道内，用单根引流管行负压封闭引流。较细的窦道不宜将医用泡沫置放在窦道内引流。当窦道内径<2cm 时，将医用泡沫覆盖于窦道外口。为防止窦道口闭合，可桥接与皮下组织厚度相同的医用泡沫于窦道外口中。持续行负压封闭引流 2～3 周，在负压的驱动下窦道内壁逐步靠拢、闭合。较细的窦道往往在 15 天内可以愈合。此方法未见报道，我们称为"负压传递"法。

在行"负压传递"法引流时，因渗出物少，医用泡沫干结变硬，可能会对接触皮肤造成不适感，一般不必特殊处理。当窦道与空腔脏器相通时，不宜采用负压封闭引流术或"负压传递"法引流。

（五）植皮创面

在血供差或合并感染的肉芽创面植皮是传统治疗的禁区。通过对几十例植皮结合负压封闭引流修复慢性创面的病例进行临床观察，发现可以轻易达到传统治疗达不到的效果。即使在多重耐药细菌感染的创面植皮，也能大部成活。为了确保皮肤与肉芽组织间不残留液体，不考虑大张植皮。建议使用细网状植皮、小片邮票植皮或点状植皮。

（六）骨外露创面

1. 病因 创伤后软组织缺损、切口液化感染是骨外露的常见原因。

2. 治疗 将骨面及软组织创面用医用泡沫完全覆盖，行负压封闭引流，有的学者建议使用较大负压（60kPa）有利于促进骨面肉芽生长。创面较大时，医用泡沫与创缘缝合，以便负压引流时医用泡沫向心牵拉皮缘，使创面逐步缩小。直径<5cm 的创面，1 周即可完成肉芽组织对骨面的覆盖。当骨外露较多、负压封闭引流 1 周后部分骨面无肉芽生长时，用电钻在骨面间隔 1cm 钻数个深达髓腔的小孔，继续负压封闭引流，可明显促进肉芽生长。骨钻孔后因骨孔渗血原因，应间隔 6～8h 再行负压封闭引流。肉芽覆盖完成时，小的创面可行直接缝合；稍大创面行分次减张缝合或皮瓣覆盖。考虑日后皮肤容易损伤，一般不采用骨外肉芽创面植皮。

（七）下肢缺血性肌坏死

1. 病因 因各种原因发生动脉血流急性中断而未正确诊治时，相应区域的肌肉组织在 6～8h 发生不可逆坏死变性。动脉血流中断的原因有房颤瓣膜栓子脱落、急性血栓形成、骨筋膜室综合征、锐器伤、医源性创伤等。发生坏死的肌肉组织往往局限于一个骨筋膜室内，累及肌肉全长，常见胫前肌群缺血坏死。

2. 表现　局部持续疼痛，轻度肿胀；完全坏死后，疼痛减轻，坏死灶可突破深浅筋膜、皮下、皮肤，形成开放性创面。坏死肌肉组织呈暗灰鱼肉样外观，呈豆腐样物理性质。足背动脉触不及，踝关节被动跖屈位，背伸无力或受限。

3. 治疗　肌坏死发生后，局部麻醉，经过坏死创面纵向切开，远近端都显露肌、腱移行部。用刮勺将坏死组织逐一清除，当坏死界面不清时尽可能多保留组织；切除创面内的肌腱残端；骨外露时在骨面每隔 1cm 钻孔。将带双引流管的医用泡沫置于创面中，缝合新切开的皮肤，露出的医用泡沫与创缘缝合。行负压封闭引流 7 天后，开放创面，用湿润烫伤膏每日 1 次清创换药 2～3 天后，行第二次负压封闭引流术。经 3～4 次治疗后，肉芽组织与创缘平齐时，游离创缘皮下，用减张缝合法（2～3 天缝合 1 次、拆去上次缝线、逐步拉拢）关闭创面。

治疗的关键是术后管理问题。因为创面大渗出或坏死组织多，容易导致医用泡沫或引流管堵塞。不论创面宽窄，一律用双管引流，其中之一在冲洗时作为冲洗管使用。术后每日用糜蛋白酶 12 000U 溶解到 500ml 生理盐水中，从两引流管中交替滴注冲洗，并在冲洗时用指腹小幅、快速按压半透膜下医用泡沫污物较多部位。

（八）慢性骨髓炎

慢性骨髓炎的治疗要解决三个问题：①清除病灶；②消灭无效腔；③闭合伤口。笔者在治疗慢性骨髓炎过程中体会颇深，主要是在病变范围较大或病程较长者早期使用负压封闭引流术效果不佳。与以往的清除病灶后行闭式灌洗引流法相比，医用泡沫可能不能填充所有的创腔间隙，炎性物质不能充分引流。通过观察，发现负压封闭引流过程中医用泡沫堵塞频发。所以，建议在消灭无效腔过程慎用，仅在闭合伤口过程使用负压封闭引流术。

（陶贵录　楚同彬）

参考文献

[1] Fleischmann W, Strecker W, Bombelli M, et al. Vacuum Sealing as Treatment of Soft Tissue Damage in Open Fractures. Unfallchirurg, 1993, 96: 488–492.

[2] 裘华德，宋九宏. 负压封闭引流技术. 北京：人民卫生出版社，2008：3.

[3] Argenta LC, Morykwas MJ. Vacuum-assisted closure: a new method for wound chotrol and treatment: clinical experience. Ann Plast Surg, 1997, 38(6):563–577.

[4] Li X, Liu JS, Liu YS, et al. Negative pressure wound therapy accelerates rats diabetic wound by promoting agenesis. Int J Clin Exp Med, 2015, 8(3): 3506–3513.

[5] Borgquist O, Ingemansson R, Malmsjo M. Wound edge micro vascular blood flow during negative-pressure wound therapy:examing the effects of pressures from –10 to –175 mmHg. Plast Reconstr Surg, 2010, 125(2):502–509.

[6] 李学拥，李望舟，李跃军，等. 封闭负压引流技术敷料下的正压及其产生机制. 西北国防医学杂志，2007，28（1）：16–18.

[7] Kairinos N, Voogd AM, Botha PH, et al. Negative-pressure wound therapy II: negative-pressure wound therapy and increased perfusion. Just an illusion?. Plast Reconstr Surg, 2009, 123(2): 601–612.

[8] Pinocy J, Albes JM, Wicke C, et al. Treatment of periprosthetic soft tissue infection of the groin following vascular surgical procedures by means of a polyvinyl alcohol-vacuum sponge system. Wound Repair Regen, 2003, 11(2): 104–109.

[9] 林俊瀚，陈炯，薛迪建，等. 负压伤口疗法中不同内层敷料对Ⅲ度烧伤兔切痂创面的影响. 中华烧伤杂志，2017，33（7）：431–436.

[10] Plikaitis CM, Molnar JA. Subatmospheric pressure wound therapy and the vacuum-assisted closure device: basic science and current clinical successes. Expert Rev Med Deviced, 2006, 3(2): 175–184.

[11] Lalliss SJ, Stinner DJ, Waterman SM, et al. Negative pressure wound therapy reduces pseudomonas wound contamination more than Staphylococcus aureus. J Orthop Trauma, 2010, 24(9): 598–602.

[12] 吕小星，陈绍宗，李学拥，等. 封闭负压引流技术对创周组织水肿及血管通透性的影响. 中国临床康复，2003，7（8）：1244–1245.

[13] Bassetto F, Lancerotto L, Salmaso R, et al. Histological evolution of chronic wounds under negative pressure thetapy. J Plast Reconstr Aesthet Surg, 2012, 65(1): 91–99.

[14] Labanaris AP, Polykandriotis E, Horch RE. The effect of vacuum-assisted closure on lymph vessels in chronic wounds. J Plast Reconstr Aesthet Surg, 2009, 62(8):1068–1075.

[15] Lancerotto L, Bayer LR, Orgill DP. Mechanisms of action of microdeformational wound therapy. Semin Cell Dev Biol, 2012, 23(9): 987–992.

[16] Scherer SS, Pietramaggiori G, MATHEWS JC, et al. The mechanism of action of the vacuum-assisted closure device. Plast Reconstr Surg, 2008, 122(3):786–797.

[17] Borgquist O, Ingemansson R, Malmsjo M. The influence of low and high pressure levels during negative-pressure wound therapy on wound contraction and fluid evacuation. Plast Reconstr Surg, 2011, 127(2):551–559.

[18] Anesater E, Borgquist O, Hedsreom E, et al. The influence of different sizes and types of wound fillers on wound contraction and tissue pressure during negative pressure wound therapy. Int Wound J, 2011, 8(4):336–342.

[19] 吴俊，孙海宁，陈宁，等. 负压治疗Ⅳ期压疮同时牵拉收缩伤口60例：2015全国糖尿病足综合治疗、北京手足修复与重建学术研讨会. 北京，2015.

[20] 郝剑，刘宾，汪阳，等. 封闭式负压吸引治疗中不同负压模式对疗效影响实验研究. 陕西医学杂志，2014（11）：1456–1459.

[21] Orgill DP, Manders EK, Sumpio BE, et al. The mechanism of action of vacuum assisted closure;more to leam. Surgery, 2009, 146(1): 40–51.

[22] Anesater E, Borgquist O, Hedstrom E, et al. The influence of different sizes and types of wound fillers on wound contraction and tissue pressure during negative pressure wound therapy. Int Wound J, 2011, 8(4):336–342.

第 20 章　自体组织移植修复慢性创面

自体组织移植主要用于修复体表软组织的浅层缺损。自体组织移植于 19 世纪兴起，最开始的时候是表皮移植，逐渐发展为中厚皮片与全厚皮片移植。1869 年，法国 Reverdin 首先报道了自体表皮皮肤移植，这种方法植皮后，会出现皮片极易挛缩、瘢痕增生明显、影响关节活动等情况，进而影响了在临床上的广泛应用。1886 年德国的 Thiersch 提出了点状植皮法，其方法较为简单。1929 年 Brow 开展了皮片技术应用，并且将皮片根据厚度分为全厚皮片、中厚皮片及刃厚皮片，不同厚度皮片根据各自的特性应用于不同创面上，这些认识至今仍是临床工作的基本原则。慢性创面常因反复感染，并伴有基础疾病如因营养不良、血管病变、糖尿病等而不能自愈。自体组织移植可及早封闭创面，缩短疗程、减轻患者痛苦，防止创面水电解质及营养物质丢失，有效防止感染，降低创面修复中纤维组织增生与挛缩，最大限度地防止畸形发生。临床最常用于创面修复的自体组织主要是皮片和皮瓣。以下重点介绍皮片移植及皮瓣移植在慢性创面修复中的应用。

一、自体皮片移植

（一）分类

1. 按皮片厚度　皮片依据其厚度不同可分为刃厚、中厚、全厚皮片及带真皮下血管网的皮片，不同皮片有其各自特点，有着不同的应用范围。

（1）刃厚皮片：指含有表皮层及少量真皮乳头层的皮片，又称表层皮片，厚度 0.2～0.25mm。刃厚皮片特点表现为皮片薄、易成活，无论在新鲜无菌创面或有感染的创面、老化的肉芽创面上均能存活，且供皮区不留瘢痕，不易感染。皮片容易切取，供皮区一般 7～10 天可以自行愈合，愈合之后无瘢痕增生，但可以有轻度色素性改变。在同一取皮区可再次取皮（头皮可多达十余次反复取皮）。然而皮片因缺乏真皮层弹力纤维，耐磨性差，创区愈合后皮片挛缩程度大，皮片色素沉着重，因此不适用于面部、关节、手背等功能部位，多适用于大面积烧伤患者邮票皮片移植或微粒自体皮片移植。

（2）中厚皮片：包含有表皮层及部分真皮层，厚度 0.3～0.6mm，因含有较多真皮，愈合后耐磨性较刃厚皮片好，色素沉着比刃厚皮片轻，抗感染能力介于刃厚皮片和全厚皮片之间。其移植后外观与功能亦较刃厚皮片佳，瘢痕挛缩小，因此，对常见的创面修复，尤其是功能部位、面部创面及后期整形修复，中厚皮片是首选皮片。但这种皮片移植抗感染能力较刃厚皮片弱，移植到颜面部易产生色素沉着，供皮区取皮应注意不宜太厚，否则可能会产生瘢痕增生。

（3）全厚皮片：包含有皮肤全层的皮片，其厚度因不同的供皮区部位而定，通常在 0.6mm 以上，皮片质地柔软，色泽和弹性好，耐磨性强，色素沉着少，外观佳，挛缩程度轻，是目前皮片移植效果最好的一种。但对于感染的创面、瘢痕形成多或局部血供较差的部位，皮片存活率低，在供皮区选择上常受到取皮面积的限制，一些面积较大的全厚皮片供皮区不能直接愈合，需另取中厚或刃厚皮片移植封闭。临床上常用于小面积功能部位的植皮（如手、面部、小块植皮或睑外翻矫正手术等）。

(4) 真皮下血管网的皮片：这种皮片除含有皮肤全层组织外，还保留真皮下完整的血管网，同时还带有薄层的皮下脂肪组织，皮片厚度超过全厚皮片。这种皮片借助真皮下血管网建立血液循环，成活后皮片弹性好，不挛缩，色泽柔软度近似正常皮肤，但移植条件要求严格，适用于在无菌及血供良好的创面上移植，常用于面、颈、手、足底等部位的移植。

2. 按皮片移植方式 根据皮片移植方式，可分为邮票皮片移植、微粒皮片移植、网状皮片移植和大张皮片移植。

(1) 邮票皮片移植：此种皮片移植多采用薄断层的皮片，并将其皮片剪成邮票状大小形态移植。移植区创面引流好、皮下不易积血，皮片易存活，皮片间相互独立、相互影响小，单独皮片出现坏死不易影响其他皮片存活，对感染或肉芽创面亦可移植，且具有节省皮片、可融合生长等优点。但由于皮片较薄，又需剪成小块移植，故手术操作费时、费力，创面愈合后多伴有不同程度的瘢痕挛缩及外形较差的缺陷。

(2) 微粒皮片移植：将刃厚自体皮片剪成碎末微粒状，按受皮面积与供皮面积10∶1的比例，把自体皮微粒均匀分散在大张异体皮的真皮面（每平方厘米分布为20粒左右）。利用微粒自体皮间距近、易融合的特点，只需少量的自体皮即可修复较大面积的创面。主要应用于大面积烧伤、自体皮源短缺者，慢性创面一般不应用，移植后创面基本一次

愈合，并不裸露创面。较大面积烧伤异体皮打洞嵌入自体皮，具有手术操作简便、省时、省力、省物等特点。

(3) 网状皮片移植：需要专门的网状切皮机，加工成网状皮片。根据患者创面情况，将中厚自体皮片压制成网眼状，其比例按与原先皮片的扩展面积之比计算，可分为1∶1、1∶3、1∶6、1∶9等多种，并配以相应扩展面积的网眼板。常用于烧伤切削痂创面以及大面积深度烧伤切削痂关节功能部位的覆盖。因网眼状植皮创面易于引流，故可移植在感染或肉芽组织上，但术后创面渗出多，如网眼扩展比例太大，则愈合时间较长，网眼处创面较多瘢痕组织生长，愈合后表面常伴有网状纹理或凸起，影响美观，故不适用于颜面及暴露部位区域的植皮。网状植皮术也常用于慢性创面，相较于邮票植皮，两者引流效果均较好，网状植皮操作省时、省力，愈合后外观、功能亦较好，但相对易出现皮片大片坏死。

(4) 大张皮片移植：将整张皮片适当开洞作引流，移植于创区，常常应用于关节等功能部位、较小面积的创面移植。愈合后外观及功能较邮票移植、网状植皮好，然而引流、抗感染能力较差，易出现移植手术失败。因此，大张植皮对创面清洁、术中固定、包扎等要求较为严格。

（二）手术操作

1. 术前准备 慢性创面往往与基础疾病、全身营养不良，局部血液循环、淋巴回流障碍，感染等密切相关，因此，术前准备非常关键，应从以下几方面做好术前准备。

(1) 全身状况调理：手术前必须控制基础疾病，患者全身状况稳定是保证皮片及皮瓣

等移植手术成功的重要因素。对于伴有贫血或血浆蛋白过低的患者，应及时予以补充，一般保持血红蛋白 110g/L，血浆总蛋白 50g/L 以上。糖尿病患者合并慢性溃疡创面，根据血糖波动情况，应用胰岛素等控制血糖，并监测血糖以调整胰岛素等药物的用量。一般使空腹血糖控制在 5.2～8.3mmol/L，尿酮体均转阴。对于长期卧床的老年患者，应注意防治肺部、泌尿系统感染，改善心肺功能，增强患者对手术的耐受。患肢适当抬高，或予以理疗等手段，促进局部血液、淋巴循环，改善患肢肿胀情况。

(2) 创面准备：慢性创面伴有感染者，多可根据细菌培养及药敏试验结果，局部或全身性应用针对性强的抗生素，控制感染，并在围术期予以抗生素。对局部创面分泌物较多或肉芽水肿较重的创面，应加强换药，术前予以创面外用抗生素（如碘仿、磺胺咪隆等）湿敷。创面换药时尽量清除坏死组织，加强引流，促进肉芽组织生长。近年来，实验及临床研究证明负压引流技术在许多创面能起到很好的引流、清创作用，并且负压有利于促进细胞分裂、增殖，可促进肉芽组织生长，促进创面愈合。另外慢性创面还可以应用浸浴、水浴治疗处理创面，其对于创面可起到明显引流效果，同时可抑菌、杀菌，改善创面菌群失调，防止继发感染；还可明显改善局部创面血液微循环，促进部分代偿，使血管病变所致的局部缺血缺氧状态得以改善，有利于创面恢复；浸浴疗法尚对创面有一定的按摩作用，可促进新的皮岛生长，同时可提高患者的痛阈而达到止痛效果，便于换药。

(3) 取得患者及家属的信任和支持：术前应向患者及家属做好细致的解释工作，取得患者及家属理解、信任，以便于术中及术后患者的配合。植皮术后，皮片可能因移位发生血供建立障碍，或植皮区因肿胀而发生血供障碍，从而引起皮片存活困难或坏死，导致手术失败，因此，术前应告知患者及家属予以配合。另外，慢性创面患者的免疫力多下降，患者及家属保持积极的心态，可增强患者免疫力，有利于创面愈合。

2. 手术操作

(1) 清创：慢性创面往往是肉芽创面，或是带有坏死组织的创面，且可能伴有感染，需将这些不健康组织尽可能清除，再进行彻底止血，一般创面在有良好血供的情况下，在正常肌肉、脂肪、筋膜、肌腱等组织上植皮均可获得满意效果。在没有骨膜的骨骼或软骨上植皮，皮片难以生长，因此，遇到骨或软骨暴露的创面，应利用创面附近软组织或皮瓣将其覆盖。创面感染仍是植皮失败的主要原因，而慢性创面多伴有不同程度的感染或细菌定植存在，因此，这就要求手术者严格遵守无菌操作技术，切除或刮除坏死组织要彻底，术中创面反复以 3% 过氧化氢溶液及生理盐水冲洗，并使用有效的抗生素湿敷后方可植皮，植皮后亦需抗生素湿敷包扎。此外，植皮区创面必须止血完善，明显的出血点予以结扎，对于渗血点可用干纱布压迫止血。清创创面准备是否彻底，是植皮手术成功的重要保证。

(2) 皮片获取：术前根据患者全身皮肤生长情况及创面大小，选择合适的取皮区域，并拟定皮片移植种类，是邮票、大张还是网状等，从而拟定取皮大小。另外，慢性创面患者往往伴有糖尿病或其他疾病，且老年患者较多，应考虑到取皮区愈合的问题，尽可能选择皮肤附件较多、易愈合部位，并尽量减小取皮区面积。某些患者可考虑从皮肤松弛的腹部或上臂、大腿梭形取皮，而后切除皮下脂肪，缝合切口。一般取皮方式包括徒手取皮法、滚轴刀取皮法及电动或气动取皮法。

① 徒手取皮法：是一种最简单易行的取皮方法，采用大圆刀片或滚轴刀片取皮。供皮区皮肤绷紧，以免切取皮片时滑动，手术者使刀刃与皮肤倾斜15°，刀片在皮肤上下来回移动，并始终保持压力均匀。所切取的皮片薄厚由刀刃的压力大小以及与皮肤所形成的角度决定，压力大、角度大，取皮则厚；压力小、角度小，取皮则薄。此法适用于供皮区部位凸凹不平、范围较小或创面边缘面积小的供皮区，但切取的皮片面积较小，厚薄不均，边缘易形成锯齿状。

② 滚轴刀取皮法：是植皮手术中最常用而简便的取皮方法，能用于身体的各个部位取皮，操作简便，易掌握，并能在身体平整部位取下较完整的大块皮片。安装刀片后，使用前需调整刀刃与滚轴间距离，根据皮片厚度调整所需要的距离。此外，还可根据手术者持刀的角度与压力调整取皮的厚度。操作压力要保持均匀，前进速度要慢。该取皮法还存在有时皮片薄厚不均，边缘出现锯齿的缺陷。

③ 电动或气动取皮法：电动或气动取皮法省时、省力，且取皮厚薄均匀、边缘整齐，易切取较大面积且完整的皮片。电动或气动取皮机包括有手柄的切皮器，并有厚度调节装置，以马达为动力，电源或气体（压缩氮气）驱动刀片左右迅速摆动，切取皮片操作简便、迅速，宽度可选择，最宽达7.5cm，长度视植皮区创面大小所需而定。

取皮后取皮区尚需妥善处理，以免引起新的慢性创面。一方面，取皮部位、大小及取皮厚薄事先权衡好；另一方面，取皮后取皮区包扎等处理需保证。皮片获取后根据皮片移植方法，利用轧皮机或用刀片加工成邮票皮片、大张皮片或网状皮片。

(3) 皮片移植：参照植皮创面大小、形态，将获取的皮片手工或利用专业机器加工成可移植皮片，置于清创后的待植创面，皮片之间尽量不留空隙。其边缘与创缘用细丝线间断缝合或用钉皮机间断固定，并剪除与创缘重叠的多余皮片。皮片缘与创缘对合时要保持植入皮片适宜张力。皮片移植缝合固定完毕后，再以注射器吸取生理盐水或带有抗生素的生理盐水冲洗皮片下创面，以进一步清除植皮区残留的异物或小凝血块，确保移植皮片的成活。皮片的移植操作关键在于皮片的拼接及皮片的固定。

(4) 植皮区的包扎：适当的压迫和良好的固定是皮片移植后存活的必备条件，否则植入皮片常因皮下积液、积血，或皮片固定不良引起皮片皱褶或移位，新生的毛细血管不能很好生长，从而皮片生长受到影响。小面积植皮区域一般以留线打包包扎固定，面部、会阴部、腋窝、腹部等难以加压包扎固定的部位亦多应打包固定，对于肢体或躯干部位的创面则以敷料加压包扎为主，越过关节的植皮还应以石膏托外固定制动，以免植入皮片移动。小儿、精神患者等依从性差的患者，包扎固定尤为重要，某些患者尚需使用床边约束带等。

（三）术后管理

术后多应继续应用抗生素，适当抬高植皮区体位，并避免摩擦、大幅度活动，保持植皮区与供皮区敷料干燥清洁。慢性创面坏死组织较多，肉芽亦不新鲜，可能还伴有感染，往往渗出较多，因此，首次打开更换敷料的时间需较新鲜创面提前，一般在 2～3 天为宜，若见外敷料渗出多，术后第 1 天就应及时更换敷料。植皮创面首次更换敷料，要耐心细致地操作，逐层将外敷料打开，直至内层植皮区，如植入皮片干燥、色泽好，无皮下积血、积液，可依原样敷料包扎。对有皮下积液、血肿，甚至积脓感染的创面应及时引流，剪除坏死组织，再以抗生素湿敷包扎，加强局部换药。对单纯皮下血肿创面，在术后 4 天以内，应予以清除皮下血肿、加压包扎，方可达到皮片移植较好的效果。一般植皮区创面 14 天左右可拆线，具体视皮片生长情况而定。供皮区创面在无菌凡士林纱布保护下通常术后 2 周可自行愈合，早期尚需观察渗出情况，及时更换敷料，对于切缝供皮伤口可依新鲜创面处理。

慢性创面术后管理较新鲜创面要更加仔细，除了植皮区处理外，患者营养状况、基础疾病控制情况，以及患者的心理、配合程度亦非常关键。创面按期愈合，需要患者、家属及医护人员的共同努力。

（四）植皮失败的原因及处理措施

1. 感染 感染是植皮失败最常见的原因，常因创面发生侵袭性感染或急性蜂窝织炎，全身用药或局部处理不当时发生。临床上常见的能分泌溶解、液化皮片蛋白酶的溶血性乙型链球菌，血浆凝固酶阳性的耐药型金黄色葡萄球菌，均是造成皮片感染脱落的常见菌种。因此，应强调术前、术中及术后抗生素的应用，如乙型链球菌对青霉素敏感或金黄色葡萄球菌对三代头孢菌素敏感。亦可根据术前创面细菌培养的种类及药敏结果，有针对性地应用抗生素，并加强创面的清创处理。

2. 出血 植皮区的出血易造成皮下血肿，会影响到皮片与创基的血液循环，并可发生皮片的坏死。发生出血的原因多为术中止血不佳，或由于患者凝血机制不良，因此，术中对创面的止血一定要认真、细致、彻底，对于范围较大的清创区域，术前、术中应予以止血药物预防应用，可达到较好的止血效果。对较大的血管，应予细丝线结扎止血，渗血广泛的创面，在应用肾上腺盐水纱布压迫的同时，还应电灼止血。术后还可采用留线打包或加压包扎，抬高患肢等综合治疗措施来预防。

3. 皮片移位或压力不当 术后，在皮片生长期，皮片如有移动，新生血管可能会断裂破坏，皮片会因不能及时得到血供而坏死。一些特殊部位植皮（颈、胸腹、关节等）因其随呼吸或活动易造成局部皮片的移动，因此，这些部位的植皮一定要固定牢靠，植皮区中央或边缘一定要细致地缝合固定，并要注意留线打包或加压包扎，必要时辅以石膏托外固定。此外，包扎所致的局部压力不当亦是皮片不易存活的重要原因，包扎过紧可以引起局部皮片的压迫性坏死，包扎过松则易发生皮下积液或积血、皮片移动。因此，术后包扎创面的敷料要足够厚，压力要适宜。

4. 皮片质量 自体皮片一般现取、现加工、现使用，慢性创面多伴有感染、不健康组织生长、血供较差，应尽量使用刃厚或中厚皮片，并加工成邮票或网状皮片，以利于引流。创面较大时，可使用电动或气动取皮，以使所获取皮片厚薄控制均匀、机械损伤少。

5. 全身状况不良 植皮手术前患者的全身情况好坏对自体皮片移植效果或成败非常

重要，贫血、低蛋白血症、脓毒血症、中毒性休克、全身血液循环不良以及弥散性血管内凝血（DIC），均影响皮片存活，易引起植皮失败。因此，术前应掌握患者全身情况，尽可能纠正贫血、低蛋白血症，并维持患者较好的血液循环。慢性创面患者，往往是伴有基础疾病的老年患者，全身状况较差，因此，术前应全面评估，多学科协作控制基础疾病，及时调整全身状况。

6. 创面状况不佳 术前创面自然脱痂不干净；手术中坏死组织清除不彻底，仍残留不健康组织；肉芽组织老化水肿；肌腱、骨骼、关节暴露；深部肌肉组织等坏死，均可发生皮片移植失败。所以术前的创面准备要充分，术中应彻底清除坏死组织，清除不健康的水肿苍老的肉芽组织，反复用过氧化氢溶液、生理盐水或抗生素生理盐水冲洗创面。对于有肌腱、骨骼、关节外露的部位，在充分去除坏死组织前提下，利用邻近软组织或皮瓣予以覆盖。

二、自体皮瓣移植

（一）概述

1. 皮瓣的定义及应用 皮瓣是由具有血液供应的皮肤及其附着的皮下组织所形成。在皮瓣形成与转移过程中，必须有一部分与本体（供皮瓣区）相连，此相连的部分称为蒂部，被转移的部分称为瓣，故称皮瓣。皮瓣的血供与营养在早期完全依靠蒂部，它既可以是含血供的皮肤皮下组织，也可以是单一的血管蒂，包括吻合的血管蒂，故又称带蒂皮瓣。皮瓣转移到受区，待与受区创面建立新的血供后，才完成皮瓣移植的全过程。此外，有的皮瓣尚需断蒂修整。

由于皮瓣有自身血液供应，又包含皮下脂肪组织等，在烧（创）伤外科、整形外科应用广泛。可修复有肌腱、骨、关节、大血管、神经干等组织裸露的新鲜创面或陈旧创伤；可用于鼻、唇、眼睑、耳、阴茎、手指等器官再造。慢性创面，尤其下肢慢性创面可导致肌腱、骨骼等外露，此时需应用皮瓣移植等方法。有些慢性创面清创时，将水肿肉芽及坏死组织清除后，可致局部重要血管、神经、肌腱或骨外露，此时就需要应用转移皮瓣，或联合应用皮瓣转移和皮片转移。

2. 皮瓣的分类

(1) 局部皮瓣：形成与基底相连接的蒂部，适用于转移到局部组织缺损的创面。

(2) 远位皮瓣：用于修复远离皮瓣供区部位的创面，用于转移或通过皮下隧道修复远隔部位组织缺损创面，常见的如用胸腹部皮瓣修复手、上肢等部位缺损的创面。

(3) 岛状皮瓣：形成岛状游离皮瓣，基底带有动、静脉血供，需要供皮瓣区域有知名的伴行动脉、静脉，手术操作条件要求较高。

(4) 肌皮瓣及筋膜瓣：含有部分肌肉的皮瓣，因血供丰富，皮瓣长度可以增大，并不影响其血供，适用于大面积严重缺损区域的组织创面；筋膜瓣不含皮肤，仅含有供给筋膜及维持其血供的血管，通过皮下隧道转移到移植创面部位，供皮区可直接缝合，筋膜瓣区可用移植皮片封闭。

(5) 皮管：是含有皮下脂肪的皮瓣，因两蒂部保留，双侧平行切口形成管形，故血供较好，但需要施行成形或延迟多次手术。皮瓣缺损区大多需要植皮封闭，故适用于远隔部位的后期缺损创面修复。

(6) 游离皮瓣：随着显微外科的深入开展，自20世纪70年代后期，我国开展了此种皮瓣的移植，并取得了较好的移植效果。

因皮瓣完全与基底游离并与受区知名动、静脉血管吻合，需要特殊的手术器械，同时术者需经过严格训练，因此，需较好地掌握移植手术适应证。

3. 皮瓣设计

(1) 缺损的判断：术前必须首先清楚创区缺损的情况，包括部位、形状、大小、有无严重挛缩、周围的皮肤条件、创基条件等。并针对上述情况选择适当的供皮瓣区，如颈前及关节部位若有挛缩，瘢痕松解后的缺损区将有可能增长数倍，必须充分估计，此时可用腱侧或健康人相同部位的大小作预测，以减少设计上的误差。

(2) 供皮区与皮瓣类型的选择：供皮区与皮瓣类型选择的原则大致有以下几点。①选择皮肤质地、颜色近似的部位为供皮瓣区；②以局部、邻近皮瓣、安全简便的方案为首选；③应尽可能避免不必要的"延迟"及间接转移；④皮瓣设计的面积大小，应比切除瘢痕松解后的实际创面大 20% 左右；⑤应尽量多选用血供丰富的轴型皮瓣或岛状皮瓣移植。

(3) 逆行设计：逆行设计或"试样"是皮瓣设计必不可少的步骤，其大致程序如下。①先在供皮瓣区绘出缺损区所需皮瓣大小、形状及蒂的长度；②用纸或布按上述图形剪成模拟的皮瓣；③再将蒂部固定于供皮瓣区，将纸型或布型掀起，试行转移一次，视能否较松弛地将缺损区覆盖。这种在病床上根据患者实际情况可以耐受体位、模拟比试的设计方法叫作逆行设计，也叫皮瓣逆转设计法。它可防止设计脱离实际情况，在术前讨论时不可忽视和省略，因为只有通过这种逆行设计才能检验所设计皮瓣的大小、位置、形状能否与缺损区精确吻合，患者对这种体位能否耐受。所以，任何皮瓣手术设计随后均应通过此种方法检验。

4. 皮瓣的形成　皮瓣形成时应注意皮瓣的血液循环，因为皮瓣形成后早期的营养主要依靠蒂部血液供应，以维持其活力；任意皮瓣的长宽比例一般不宜超过 2∶1，在面颈部由于血供较好，长宽比例可略增至（2.5～3）∶1；超过一定比例，皮瓣远端即可出现血供障碍、甚至坏死；设计皮瓣时还应使蒂部略宽，并循主要血管的走行方向，以保证血液循环。近年来对皮瓣的血管构筑研究深入，有的作者将皮肤动脉的构筑绘制成模式图，可供形成皮瓣掌握层次时参考。皮瓣的动脉供应固然重要，但静脉回流亦不可忽视，如果静脉回流不佳时，则皮瓣肿胀或起水疱并变成暗紫色，最后由于严重的组织肿胀压迫动脉，使血流完全阻断，致皮瓣坏死。

滋养皮瓣的主要血管在皮瓣深层组织中，故将大型皮瓣转移时须将皮瓣自筋膜深层分离，以保护在皮下脂肪组织深层的血管网，如果感到皮瓣太厚，影响修复后的局部功能或外貌时，可在皮瓣转移成活 3～6 个月后，再分次将脂肪切除。但在局部较小的皮瓣形成及转移时，由于真皮内或真皮下均有较丰富的血管网，故仅保留薄薄一层脂肪亦足够保持血液供应。

在操作过程中，应严格掌握剥离的平面，观察皮瓣颜色的变化，如皮瓣血液循环不良，则转移后皮瓣常变凉，呈苍白或黯紫色，或稍加压力即变苍白，且不易恢复。遇此情况或对皮瓣血液循环有怀疑时，应将皮瓣缝回原处，不应勉强转移，以免失败。

（二）皮瓣的转移、断蒂、晚期修整

1. 皮瓣转移　将皮瓣自供区移植至修复部位的过程，称之为皮瓣的转移，在时间上分即时转移和延迟转移两大类，在方法上亦可分为直接转移和间接转移。

（1）即时转移：皮瓣的成形和转移在同一次手术中完成，称为即时转移。外伤后新鲜创伤只能用即时转移皮瓣。即时转移仅限于扁平皮瓣，可以取自缺损区的周缘、邻近部位或邻近的皮瓣转移。自轴型皮瓣普及及推广以来，不少远位皮瓣或对侧交叉皮瓣也均可即时转移。如髂腰部皮瓣覆盖手部外伤后创面，又如隐动脉皮瓣覆盖膝部关节外露的创面或覆盖对侧足跟部的外伤缺损等。

（2）延迟转移：皮瓣需经一次以上的延迟手术才能完全形成，转移手术需做另一次手术，称为延迟转移。

① 延迟的条件：一般随意型皮瓣长宽比例＞2∶1时需考虑先做延迟手术，长的皮管一般先做成管状，甚至还要留"桥"，实际上是起一次延迟手术的作用；轴型皮瓣长宽比例虽可突破传统皮瓣长宽比例的限度，但要超越该知名血管分布范围以外的部分亦需行延迟手术。

② 延迟手术的方法：将拟转移的皮瓣两边或一端按手术设计的画线，切开皮肤、皮下脂肪，达到深筋膜浅面，切断切口中的血管，并自深筋膜层剥离止血后再进行原位缝合，这一手术程序即为延迟手术。一个大型皮瓣的转移有时需2~3次延迟手术，使血管的方向性改变以符合供血要求，使血管扩张增长的程度能达到安全转移，不致发生皮瓣血供障碍。

③ 延迟后皮瓣内部变化：主要是血管方面的变化，包括血管排列方向性和血管管径的变化，当切开剥离后使皮瓣两边或一端血管分支被切断，或一部分从基底来的穿支血管被切断，迫使皮瓣血供仅能从一端或两端的蒂部获得，同时皮瓣内的动脉失去血管舒缩神经的控制，失去张力，管径扩张，血管内压力相应降低，因此易于通过吻合支血管，并接受来自蒂部有正常神经支配控制、压力较高的血流灌注，由于血流量的增加，蒂部与吻合支的血管逐渐增粗，而逐渐形成以蒂为基础与皮瓣纵轴相一致的血液循环体系，故也称之为"人为的轴型皮瓣"，如此移植长宽差异较大的皮瓣即成为可能，而无血供供应不足的顾虑。上述皮瓣内部血管的变化主要发生在真皮下血管网，一次延迟手术后一般10~14天即逐渐成熟。皮管的形成可算是一种特殊形式的延迟过程，其内部血管的变化与扁平皮瓣相同，一般于3周左右即完成。

（3）直接转移与间接转移：无论是即时转移或是延迟转移的皮瓣，由供皮区直接转移到受区，不经过中间站的辗转移植均称为直接转移。此种方法不仅可以减少手术次数，缩短治疗时间，并可以省去皮瓣在辗转移植过程中的组织损耗，供区接近修复部位者，如局部皮瓣、邻位皮瓣、邻指皮瓣都是直接转移的方法，远位皮瓣中交腿皮瓣、交臂皮瓣，也是直接转移。轴型皮瓣（包括肌皮瓣）直接转移受区也属直接转移，吻合血管的游离皮瓣或游离肌皮瓣也是直接转移。

间接转移，即皮瓣或皮管形成后，须经辗转才能至受区者，或以腕及前臂为中间媒介（亦称中间站）始能到达修复部位者，称为间接转移。间接转移只能用于缺损畸形的晚期修复或器官再造。扁平皮瓣的间接转移主要是通过前臂及腕部携带的方法，偶用蠕

行法。皮管的间接转移可采用腕部携带法、跳行法、蠕行法。

2. 皮瓣断蒂 除局部皮瓣、部分轴型皮瓣带蒂转移及岛状皮瓣外，不少带蒂转移的皮瓣，如直接皮瓣、直接携带皮瓣、邻位转移皮瓣、各种交叉皮瓣、间接转移皮瓣及皮管，均需在转移后一定时间内将蒂切断，并切除剩余组织或缝回原供区等，最后完成全部皮瓣移植手术，此过程称之为皮瓣断蒂术或断蒂修整术。

(1) 断蒂时间：皮瓣转移后，如无感染、继发性出血或血供障碍等并发症时，一般可在 3 周左右切断蒂部，但亦需视皮瓣与受区之间接触面积的大小和受区血液循环情况综合考虑决定。接触面积大、皮瓣与受区嵌合好、血供丰富的部位可以较早断蒂。临床上一般断蒂时间仍遵循 3 周左右的原则，血供丰富、面积小的皮瓣可以在 2 周左右断蒂。

(2) 断蒂准备：为使皮瓣在断蒂后不致因血供供应骤然减少而产生不良影响，宜在断蒂前做一段皮瓣血供训练，以策安全。这种血供训练的目的就是为了促使皮瓣与受区间血液循环更好地建立。不论采取何种训练方法，本质就是阻断蒂部血供供应，迫使其他方向来的血管（即与受区重新建立的血管联系）迅速扩张、再增粗。这样断蒂后不致出现血供障碍。

(3) 断蒂方法：断蒂切口的选择一般按预先设计实施，但宁可偏向供皮区侧，以免皮瓣面积不足，断蒂时应先切断一半，稍等片刻，观察皮瓣有无血供不良表现，若皮瓣血供良好即可完全切断。如有可疑，则暂中止，数日后再将剩余部分切断。在缝合时尽量不要做过多的剥离和修整，因为新建立的血液循环还比较脆弱，特别是皮瓣与受区接触的部分更不要去剥离。

3. 皮瓣晚期修整 皮瓣愈合后往往尚存在皮瓣臃肿和不平整的问题，部分皮瓣修复后其感觉最终亦不能完全恢复。另外，有部分病例皮瓣修复仅仅是为深部组织的进一步修复作准备。因而，对皮瓣的后期处理也比较复杂。首先，在皮瓣未最后修整或感觉尚未恢复以前，对皮瓣区仍要妥善加以保护，勿受外伤，一旦损伤则较难愈合。在进行深部组织修复前，暂不考虑皮瓣本身的去脂修复等，一般均待深部组织修复后再施行。深部组织修复若需切开及掀起皮瓣，宜在皮瓣术后 2～3 个月再施行。但只做切口不做广泛剥离者，可酌情提前。大型皮瓣的去脂术往往需要分次进行，每次只能切除一部分。具体方法是：在拟进行去脂术的一侧用亚甲蓝在瘢痕两侧画线标记，并在皮瓣上绘出拟去脂的范围，局麻后，先在靠近皮瓣的一侧画线处做切口，然后依水平方向做锐性剥离，所留皮下脂肪的厚度依具体情况而定，一般在皮下保留一薄层均匀的脂肪组织即可，剥离到预先拟定的范围为止。再在切口外侧的画线处另做一切口，必须将瘢痕组织完全包括在内，用钩针勾起瘢痕组织，然后在瘢痕下依原来剥离的方向行锐性剥离，范围与前者相同，使拟切除的脂肪成为完整的一层。用组织剪或刀将此层组织剪下，彻底止血后将皮瓣边缘做适当修整，皮下组织与皮肤以丝线做分层间断缝合即可，必要时可放置一橡皮条引流，并适当加压包扎。

（三）手术方法

1. 术前准备 当慢性创面清创后，肌腱、骨骼暴露或存在腔穴状组织缺损时，常需要实施皮瓣修复。慢性创面患者皮瓣移植手术术前准备，包括患者全身状况调理、创面局部处理、患者及家属的沟通等方面，除此以外，皮瓣手术还需做更为详尽的术前评估、设计，尤其是患者局部血管走行及血供情况的检查评估。

各种皮瓣修复方法的简繁需与患者全身情况及局部创面特点、创周条件结合考虑，判断患者对手术的耐受能力，再生能力的强弱。耐受手术能力较差的患者，应首先选择操作相对简单的皮片移植和局部任意皮瓣转移，或皮瓣移植联合皮片移植；耐受能力较好的患者，根据需要可以选择创伤相对较大、需时较长的轴形皮瓣、肌（皮）瓣手术。慢性创面患者往往存在血管病变，吻合血管的游离皮瓣风险较大，需认真权衡考虑。

因解剖特点，下肢尤其小腿是慢性创面的好发部位，可应用于小腿的轴型皮瓣主要有以下几种。

(1) 隐动脉皮瓣：隐动脉起自膝降动脉，于膝关节平面穿出、行走于膝内侧深筋膜深面，下达小腿内侧的中部。以隐动脉为轴心血管可形成包括小腿内侧中、上部皮肤，面积达8cm×28cm的皮瓣。适用于修复小腿上、中部的创面。

(2) 腓侧轴型皮瓣：在小腿腓侧有来自腓动脉的小分支，穿过深筋膜而入皮下，互相吻合成纵行血管丛，有伴行静脉。小分支可多达5条，于踝上5～20cm范围穿出深筋膜。以此血管丛为轴心血管形成的皮瓣，可供修复小腿下、中1/3部缺损。

(3) 足背皮瓣：足背皮瓣可由足背动脉供血，血管口径大，血供丰富，可根据受区部位，解剖出胫前动、静脉为蒂。适用于小腿中、下部，踝部及足跟部的缺损修复。

(4) 腓外侧皮瓣：这是以跟外侧动脉为轴心动脉的皮瓣，跟外侧动脉为腓动脉的终末支，也有起源于胫后动脉者。在外踝平面，跟外侧动脉走行于距跟腱外侧缘5～8mm处，于外踝外下方30mm水平折向前行，抵达于第五跖骨基底平面。有腓肠神经与动脉伴行，因此可形成具有感觉神经的轴型皮瓣、供修复足跟部、跟腱部缺损之用。不足之处是供皮面积小，可旋转移植的范围也不大。

(5) 跖内侧血管神经束皮瓣：皮瓣位于足底内侧，以跖内侧动、静脉和跖内侧神经为蒂。皮瓣蒂部在内踝于足跟之间，可掀起皮瓣的最大面积为13cm×5cm，向后可旋转90°～100°，可供修复足跟部缺损。

2. 手术操作 为保证手术成功，术中清创要彻底，要求同皮片移植手术，此外，皮瓣移植术中还要求注意以下几点：①无菌与无创操作技术，皮瓣转移过程中，血供骤然减少，对外来伤害的耐受大为下降，故应注意无菌技术，操作要轻柔，避免增加不必要的损伤，以免影响皮瓣活力；②注意手术的顺序，一般宜先完全掀起皮瓣，并经判断无血供障碍后再进行受区的手术操作，如皮瓣在术中出现血供不足，还可缝回原处，等于做了一次延迟手术，可以延期转移；③严密缝合，不留间隙或开放的创面，皮瓣转移后与缺损区的创面应严密对合，中间不留死腔，细致止血与精密的对合，但皮肤可间断缝合而不必连续缝合，若有外露创面，可游离植皮覆盖，而不应将皮瓣过紧缝合；④深部组织修复问题，必须视具体情况慎重决定，若应用轴型皮瓣及肌皮瓣，其血供较丰富，则可考虑一次修复，若把握不大，仍以皮瓣成活后2～3个月再进一步修复为宜；⑤去除脂肪的时机，如修复部位不需要很大厚度，可以在皮瓣转移时去除大部分脂肪组织，但一定要注意保护真皮下血管网，若去脂术有可能造成皮瓣血供障碍时，则可留待皮瓣存活后 2～3 个月再行去脂术；⑥轻微压力敷料包扎，皮瓣转移后，其表面宜用敷料稍压，但蒂部忌施加压力，可从远端向蒂部逐减梯度压力，以促进静脉回流；⑦良好的制动，皮瓣转移后，需要良好的制动，以保持皮瓣正确位置，防止皮瓣蒂部扭曲或强力牵拉导致皮瓣血供障碍或不慎撕脱等，使达到顺利愈合，除一般包扎外，尚需考虑更切实有效的措施，可以用石膏做可靠固定。

3. 术后管理　皮瓣手术的术后管理尤为重要，因皮瓣存活与否主要与血供是否通畅有关。除了常规预防感染、抬高患肢外，术后需严密观察皮瓣色泽、肿胀情况。一般可予以烤灯烘烤，促进血液循环，但应保持适当距离，避免皮瓣灼伤及周围皮片烤干。亦可予以丹参等活血化瘀药物，促进血供。若出现皮瓣肿胀严重等情况，应及时处理，否则皮瓣可因长时间肿胀加重引起动脉血供障碍而坏死。具体见皮瓣并发症防治。

（四）并发症及防治

1. 血供障碍　皮瓣是否发生血供障碍，从本质上看，就是皮瓣血液供应是否充分，静脉、淋巴回流是否通畅。如果皮瓣血供丰富，回流充分，皮瓣就会存活。反之，如血供不足，回流障碍，皮瓣就会出现血供障碍。由于皮瓣的组织较厚，时刻不能离开血供营养，而皮瓣在设计、形成、转移、断蒂、修整等手术程序中又环环相扣，比较复杂，技术操作要求高，术后护理也至关重要，因此，术后并发症较游离植皮多，且后果比较严重。随意型皮瓣，在皮瓣设计上必须严格遵守皮瓣长宽比例不超过 2∶1 的限度，否则很容易

出现血供障碍。轴型皮瓣可以做得较长，甚至只留下血管蒂，或把血管切断，应用显微外科微血管吻合技术将皮瓣转移到远方，也能很好地存活，而不出现皮瓣血供障碍。

（1）血供障碍的临床表现：动脉供血不足表现为苍白、局部温度下降。此种情况比较少见，常为暂时性反应性血管痉挛所致；若在术中发现，用温盐水纱布湿敷一段时间后即可恢复；若发生在术后，经补充血容量、保温、止痛等措施后不久即可恢复。若手术中不慎误伤主要供血动脉，而附近血管又代偿不足时，可造成组织的干性坏死；若因血管变异，或未能将主要血管包含在皮瓣内，也可形成动脉供血不足，预后亦不好。

静脉回流不畅表现为皮瓣发绀，轻者皮色为淡紫红色或青紫斑点，重者可出现水疱，更重者色紫黑，多发生在皮瓣远端或皮管制备后的中央段。一般在术后 2～3 天出现，逐渐加重且范围扩大，5 天后逐渐不再发展。轻者表皮可脱落，而对治疗不造成大的影响；重者需补充植皮，严重者皮瓣可坏死而致手术失败。

（2）血供障碍的原因：包括内在原因和外在原因。

① 内在原因：包括随意型皮瓣设计的长宽比值过大，又未经预先延迟，致使皮瓣远端供血不足；轴型皮瓣超越知名血管供养范围或因血管变异造成供血不足；供皮瓣区选择不当，组织不健全或本身就有血管疾病，或供皮瓣区有较多的瘢痕。在皮瓣设计时，不可忽视静脉回流是否充分以及皮瓣形成转移后静脉是否处于有利回流的体位。

② 外在原因：手术操作粗暴损伤了供养血管，或剥离时层次不在同一平面，缝合时蒂部扭曲，或有横向张力，皮瓣转移角度过大造成蒂部扭曲，或在固定皮瓣时有牵拉的

张力，或有过深的折叠，影响血供，静脉回流受阻。术中止血不彻底，使皮瓣下或皮管内出现血肿。术后皮瓣的位置，一般皮瓣的远端要高于蒂部，这样有利于皮瓣静脉回流；皮瓣交叉转移保持固定位置极为重要，若固定不良，使皮瓣蒂部造成牵拉的张力或扭转、折叠；还要注意皮瓣近心端有无环形的过紧的绷带缠绕，使静脉回流受阻。术后皮瓣下常规放置橡皮引流条，注意渗血是否能及时引流出来；近年来还用负压吸引装置，更能使渗出液及时引出。注意皮瓣肿胀情况，手术后皮瓣均有一个水肿的过程，手术操作轻柔，创伤反应轻，术后肿胀则轻。手术粗暴，操作中创伤重，术后肿胀等反应亦重。一般4天左右开始消肿，主要是皮瓣与受区血供的建立需要一个过程，3～4天小静脉逐渐沟通，皮瓣静脉回流即可迅速改善而消肿。肿胀影响血供造成张力时，宜拆除几根缝线或增放引流条。由于无菌操作技术不严格，局部感染，亦可造成或加重皮瓣血供障碍。

(3) 血供障碍的预防：手术前，应对手术时机、皮瓣或皮管的正确选择与设计有全面周密的考虑，应充分考虑长宽比例及安全度；轴型皮瓣、肌皮瓣也要很好地熟悉解剖，掌握该皮瓣的安全供血范围，并应充分考虑每一位患者可能的变异。事先应用多普勒超声血液探测仪探测血管的分布、走行，预先绘测出皮瓣的大小范围，皮瓣的设计一定要比缺损区大20%～25%，这样转移后才不会有张力。若考虑有不安全因素，事先行延迟术是一种确定有效的措施。

手术操作过程中，要严格遵循无菌技术及无创伤操作原则，必须避免损伤主要供养血管或神经，仔细止血。

术后应有良好的肢体固定、适宜的敷料包扎、良好的护理及检测，以便及时发现问题和处理问题。因皮瓣血供障碍有较严格的时间限制，若超过时限，即便消除了血供障碍的原因，也将于事无补。皮瓣血供障碍必须及时找到确切原因并设法解除，绝不可拖延等待，耽误时机，否则将导致不良后果。

(4) 血供障碍的治疗：在术中发现损伤供养血管或其他原因而出现的皮瓣血供障碍（苍白或皮瓣发绀等），最好的治疗方法是停止手术，将皮瓣缝回原处，相当于做一次延迟手术；若缝回原处皮瓣仍呈严重苍白（无血流现象时），需考虑将皮瓣取下，切成中厚或全厚皮片移植覆盖创面。

若皮瓣转移后出现血供障碍，则需仔细分析可能的原因并加以解决，动脉痉挛可用镇静止痛、保温、补充血容量，应用扩容、疏通微循环及扩张血管药，有条件时可行高压氧治疗。

由于内在原因引起的静脉回流障碍、血流淤滞及皮瓣发绀，目前尚缺乏比较有效的措施。可用压迫敷料包扎，抬高肢体或皮瓣远端，采取体位引流，用手指轻轻由皮瓣远端向蒂端按摩等方法；既往还有人设计出一种自动充氧排氧装置，如对皮瓣进行人工呼吸的动作以改善血供。也有人应用水蛭，利用其吸血及放出抗凝物质的特性，既能减轻淤血又能防止凝血；局部降温的方法可降低新陈代谢，有时有一定作用。最后一种方法是拆除皮瓣缝线，应用肝素－利多卡因生理盐水溶液浸润创缘，或剪开已结扎的创周边缘小静脉，使积血能不断流出，不断用肝素－利多卡因生理盐水湿敷防止干涸，3～5天待毛细血管建立，静脉回流将逐渐改善，皮瓣有可能存活。应用显微外科小静脉吻合或移植，也是一种挽救的措施。

2. 皮瓣下血肿　皮瓣下血肿不仅仅是"内压作用"，还有血肿的毒性作用，可使皮瓣内血管痉挛。皮瓣下血肿形成的原因之一是凝血机制异常，有的患者凝血时间在正常范围，甚至凝血酶原时间也正常，但术中出血常常不止。另一个原因是术中止血不彻底，术中多看不见明显的出血点，如局麻药内加入肾上腺素等药物（一般应慎用），或应用电凝止血，或温盐水纱布压迫止血等，均可能看不见明显的出血点，而术后由于肢体位置固定、患者血压回升等原因，均可使血管内压、特别是静脉内压增加，暂时收缩的血管断口破裂出血。预防的方法是，术前尽量查清有无出血倾向，术中彻底止血，选用可靠的止血方法，较大的血管以结扎止血为可靠。虽然术中止血比较彻底，仍应常规放置引流条，皮瓣边缘不要缝合太紧。必要时术中、术后可预防性应用维生素 K_1 及止血药物。发现皮瓣下有血肿时，应立即拆除缝线，清理血肿，必要时可用生理盐水冲洗；如有活跃的出血点，应设法予以结扎，然后放置半管橡皮引流条。

3. 皮瓣撕脱　在皮瓣转移过程中，应妥善固定与制动，以防止肢体活动时造成皮瓣撕脱。临床上不乏见到因制动不佳，或因患者睡梦中不自主地惊叫、肢体猛烈活动而造成皮瓣撕脱的情况。发生皮瓣撕脱后，一般需清创后重新缝合固定，手术至断蒂时间需重新计算。

4. 皮瓣感染　一般来说，皮瓣转移过程中很少发生严重感染。轻度感染多发生在皮瓣断蒂手术后，尤其是蒂部下方有创面时。断蒂手术后局部血供较差及有张力时更易受到感染，且不易愈合。发生感染时，除增强全身抵抗力、合理应用抗生素外，还应注意厌氧菌的感染；对糖尿病、免疫功能缺损或低下患者的特殊治疗不能忽视。对局部，清创应认真仔细，用大量盐水冲洗，必要时应用 0.1% 苯扎溴铵或 0.5% 的氯己定清洗，对失活组织予以彻底清除；皮瓣转移到创面后，皮瓣下注入有效的抗生素溶液，并放置引流条。术后及时观察，若发现有感染迹象，要及早拆除缝线，将伤口打开，充分引流，以防感染扩散；伤口可应用湿敷或静注的方法处理。

三、其他组织移植

除了皮片及皮瓣移植外，自体组织移植修复慢性创面尚包括筋膜、骨、软骨、大网膜等移植，需根据受区的特殊情况，酌情使用。因慢性创面组织移植较新鲜创面难以存活，一般较少使用其他组织移植。

近年来，基因及干细胞用于创面修复的研究较多。胚胎或成人干细胞具有分化为不同组织细胞的能力，将干细胞移植于创面理论上可促进创面愈合。目前，这类研究较多，但临床应用仍有很长的路要走。

（方　勇　傅秀军　张晨晨）

参考文献

[1] 冯自豪 . 组织移植与创面修复 // 吴肇汉，秦新裕，丁强书 . 实用外科学 . 北京：人民卫生出版社，2017：311-315.

[2] 钟德才 . 皮片移植 // 汪良能，高学书 . 整形外科学 . 北京：人民卫生出版社，1996：108-123.

[3] 鲁开化 . 皮瓣移植术 // 汪良能，高学书 . 整形外科学 . 北京：人民卫生出版社，1996：138-206.

[4] Sorg H, Tilkorn DJ, Hager S, et al. Skin Wound Healing: An Update on the Current Knowledge and Concepts. European surgical research. 2017, 58(1-2):81-94.

[5] Oosterwijk AM. Prevalence of scar contractures after burn: A systematic review. Burns, 2017, 43(1):41-49.

第21章　自体干细胞移植治疗下肢缺血性溃疡

一、概述

下肢缺血是一种常见疾病，具有发病率高、致残率高和治愈率低的特点。下肢缺血性溃疡是下肢缺血的一种表现形式。在我国，造成下肢缺血的主要病因是单纯动脉粥样硬化闭塞症、血栓闭塞性脉管炎、糖尿病下肢缺血等。临床表现主要为早期的间歇性跛行、中期的静息痛和晚期的组织缺损，后者包括溃疡和坏疽。一般来讲，通过下肢动脉旁路移植或下肢动脉介入治疗可以达到增加行走距离、缓解疼痛或者促进溃疡愈合等目的。然而，对于部分患者，由于下肢远端动脉流出道不良，动脉旁路移植和介入治疗无法完成，或者效果不良，就面临着截肢的危险，甚至危及生命。尤其是糖尿病足和血栓闭塞性脉管炎患者，病变多累及下肢远端小动脉，在过去，这部分患者经常因为溃疡或者溃疡感染就难以避免截肢。而自体干细胞移植作为血管再生的新技术，正好为他们提供了一种新的保肢方法。因为只有缺血肢体的血液供应得到改善，溃疡才能愈合，才能避免截肢。

自体骨髓和外周血干细胞移植治疗下肢缺血性疾病是近几年发展起来的一项新技术，尽管还有很多尚未解决的问题，但这一技术业已展现了美好的前景。首都医科大学宣武医院血管外科在国内最早开展了这一技术，目前已经治疗了400余例，取得了一定的疗效。

干细胞有其共同属性：①干细胞是能自我维持的细胞群体，它的数目是维持恒定的；②在总的细胞构成上干细胞只占很小一部分；③干细胞是相对未分化的细胞。

目前用于科学研究和临床应用的干细胞主要是成体干细胞，包括骨髓干细胞、外周血干细胞和脐血干细胞三种。本文主要介绍前两种干细胞移植技术在下肢缺血中的应用。

二、适应证

1. 有下肢慢性溃疡，且 ABI<0.8；动脉造影显示下肢远端没有动脉流出道，无法进行下肢动脉搭桥者。

2. 药物非手术治疗效果不佳，且无法进行动脉搭桥或者介入治疗者。

3. 虽然动脉造影显示下肢远端有较好的动脉流出道，可以进行下肢动脉搭桥，但是由于患者年老体弱，无法耐受外科搭桥手术的溃疡患者。

三、禁忌证

1. 血糖控制不好的糖尿病患者。

2. 过去5年内明确有恶性疾病的患者及血中肿瘤标志物水平明显升高者。

3. 严重心、肝、肾、肺功能衰竭或一般状况很差，不能耐受干细胞移植手术者。

4. 糖尿病视网膜出血性病变。

5. 主髂动脉闭塞导致的足部溃疡者。

四、移植方法

目前我们采用了 3 种方法进行干细胞移植：①下肢缺血局部肌内注射移植；②下肢动脉腔内注射移植；③前 2 种方法同时移植。术者可根据患者的实际情况选用不同的移植方法。前者一般采用腰麻或硬膜外麻醉，后者一般采用局部麻醉。这三种方法各有优缺点，主要根据患者的具体情况选用合适的方法。

（一）自体外周血干细胞移植术

进行自体外周血干细胞移植，首先需对入选患者注射粒细胞集落刺激因子（GCSF）进行骨髓动员 5～7 天，以使骨髓干细胞充分动员到外周血中，然后应用 CS3000 血细胞分离机采集自体外周血干细胞，再进行干细胞移植。不过，这里需要强调一点，就是骨髓动员不能以 5～7 天作为标准，而是要以外周血中白细胞作为标志。因为这与我们早期的研究有关。我们在早期研究发现：外周血中的白细胞与 CD34$^+$ 细胞呈正相关，对于没有条件每天检测 CD34$^+$ 细胞的医院，可以通过检测白细胞达到目的。然而，以多少为合适，是一个值得进一步探讨的问题。我们的经验是，如果前一天外周血中白细胞达到 3 万以上，第 2 天即可采集。不必等到第 5 天，有时第 3 天、第 4 天即可达到这个标准。否则，我们可能会失去机会，因为干细胞有归巢的功能。

（二）改良的骨髓干细胞移植

在单纯骨髓干细胞移植中，骨髓血的抽取量一般在 400～500ml，得到的骨髓单个核细胞总数在 1×10^9～3×10^9 个。由于患者大多年龄比较大，体弱并多伴有其他疾病，如冠状动脉硬化性心脏病和（或）脑动脉硬化症等，如果一次抽取过多的骨髓血，势必造成其他并发症。我们在过去的研究中发现：在同等条件下，疗效与细胞总数正相关，抽取量越大，效果应当越好。如何在减少每次骨髓血抽取的总量的同时，又能增加或至少不降低疗效？这对于我们来讲是一个挑战。经过努力，已经找到了一种新的方法，就是骨髓动员刺激以后的骨髓干细胞移植，也称之为"改良的骨髓干细胞移植"。主要步骤是在抽取骨髓前使用粒细胞集落刺激因子（GSF）刺激骨髓 2～3 天，每天 300μg；然后抽取骨髓血 110～200ml，在干细胞实验室分离纯化后再进行移植。从我们的资料中发现：无论是主观评价指标，或是客观评价指标，均比我们以前研究结果的疗效明显提高；而且不良反应也较外周血干细胞为少。因此我们认为：经过骨髓动员刺激后的骨髓单个核细胞移植治疗下肢缺血，具有抽取骨髓血少、细胞量多、近期效果好且安全性高的优点，是除自体骨髓单个核细胞移植和外周血干细胞移植以外的又一种治疗下肢缺血的新方法，而且随访结果也显示这是一种值得推广的方法。

五、术前术后指标观察

1. 静息状态下踝肱指数（ABI）　这是一种简单、方便和有效的客观评价指标，但是不少患者在短期内不会增加得很明显。

2. 溃疡的面积和深度（mm）　作为最为客观的评价指标之一，能够证明干细胞移植后是否有效；不过，即使血供得到了改善，溃疡面的愈合仍需要一定的时间，尤其是较大溃疡者，一般近期疗效中仅适用于小溃疡者。

3. 经皮氧分压测定 TcPO₂（mmHg） 是一种比较客观的指标，国外经常用此项检查作为截肢与否和预测截肢平面的指标，一般临床上以 20mmHg 作为临界值，不过受周围环境影响较大。因此，检查前患者一定静息平卧 30min 以上，检查室内温度要保持恒温。

4. 激光多普勒 主要通过检查下肢肢体远端的微血管的血流量，以证明干细胞移植的有效性。

5. 动脉造影（DSA） 观察侧支血管形成情况并评分。

6. 新生侧支血管 根据新生侧支血管形成情况，评估分为 4 级：0（无新生侧支血管）；+1（少许新生侧支血管）；+2（中量新生侧支血管）和 +3（丰富新生侧支血管）。

六、疗效及评价

笔者等自 2003 年 3 月在我国首先开展了自体骨髓干细胞移植治疗下肢缺血的临床研究以来，至目前为止，共完成了 800 多例患者的自体骨髓干细胞移植，而且全国与我们推广相关的病例也在 10 000 例以上，均取得了较好的效果，大多数患者达到了避免截肢或降低截肢平面的目的。在所有截肢患者中，大多是由于疼痛或术前患肢有坏疽才被迫截肢，而且截肢患者的平面均较常规预测的截肢平面为低。在我们近期将发表的一篇总结治疗 32 例下肢严重缺血的论文显示，两组患者总的疼痛缓解改善率分别为 76.5%（13/17）和 93.3%（14/15）。对缓解或改善患者的冷、凉感觉，两组患者总的有效率均为 100%（16/16，14/14）。两组患者总的保肢率分别为 83.3%（15/18，不包括 1 例足部截肢患者在术前足部已经坏死）和 94.1%（16/17）。术后两组患者的踝肱比值（ABI）增加的例数分别为 44.4%（8/18）和 41.2%（7/17）。有 14 例患者 15 条患肢接受了下肢动脉造影，发现均有不同程度的新生侧支血管形成。踝部经皮氧分压测定显示，有 20 条患肢于术后增加到高于目前临床上截肢的最低临界值 2.67Kb。

我们对于自体骨髓干细胞移植治疗下肢缺血的细胞浓度与疗效进行了临床研究，在研究了接受患肢缺血局部肌内注射 22 例患者的 44 条患肢后发现：每条患肢的单个核细胞总数低于 10^5 时，没有治疗效果；当每条患肢的单个核细胞总数高于 10^8 时，大多数患者可以起到治疗作用。

笔者也对下肢动脉腔内注射移植与动脉腔内注射和下肢缺血局部肌内注射同时移植的疗效进行了对比研究，在研究了 35 例患者的临床效果后发现：动脉腔内注射移植的疗效与动脉闭塞的位置密切相关，动脉闭塞平面越高疗效越差，动脉闭塞平面越低效果越好。

同时我们也对病变的不同时期与疗效的关系进行了临床研究，在研究了 94 例患者的 102 条患肢的临床疗效后发现，处于病变早期的治疗效果明显优于病变晚期，尤其是当下肢足部组织有坏疽时，临床疗效往往最差，在笔者的截肢患者中有很多病例就是已经有足部坏疽的患者。

自体干细胞移植的远期疗效如何？这是我们每位研究者所关心的问题。从笔者的资料中研究发现，这取决于患者的具体情况。我们明白：即使我们为患者进行了自体干细胞移植，即使我们在控制血糖、血压和血脂方面做得足够完美，但是患者的动脉硬化仍在发展，只不过发展的速度不同而已。如果病变发展的速度快于血管新生的速度，其远期疗效就不会理想；反之，疗效就相对满意。笔者还发现：对于多次接受自体干细胞移植的患者的疗效，其远期效果可达到 100%；有些患者的巨大溃疡也可以明显缩小。这就告诉我们一个事实：成体的自体干细胞不会像胚胎干细胞那样持续生长，反而生长到一定程度后可能会停止。因此，需要及时补充。

此外，干细胞移植的安全性问题不容回避。对干细胞移植安全性的担忧主要是免疫排斥和肿瘤生长的问题。采用自体干细胞移植将不存在免疫排斥的问题；但由于干细胞是未分化细胞，移植的干细胞是否会在移植部位分化为其他组织（如骨组织）或出现肿瘤样生长？我们也应当对此进行深入的研究。

在笔者的一些无效病例截肢或者因其他原因截肢的标本的病理切片中，没有发现血管瘤的发生，也没有畸胎瘤的形成。在存活的患者中也没有肿瘤的发生。应当说，自体干细胞移植是一种安全可靠的方法。

总之，从目前的动物实验及临床研究报道来看，自体骨髓干细胞移植治疗下肢缺血很可能是一种相对简单、安全、有效的方法，尤其是对于下肢远端动脉流出道差，无法进行搭桥，或者由于年老体弱和伴发其他疾病不能耐受手术搭桥的下肢缺血患者。

（谷涌泉　周　密　隗立兵）

参考文献

[1] Asahara T, Murohara T, Sullivan A, et al. Isolation of putative progenitor endothelial cells for angiogenesis. Science, 1997, 275:964-967.

[2] Isner J, Asahara T. Angiogenesis and vasculaogenesis as therapeutic strategies for posrnatal neovascularization. J Clin Invest, 1999, 103:1231-1236.

[3] Tepper OM, Galiano RD, Capla JM, et al. Human endothelial progenitor cells from type Ⅱ diabetics exhibit impaired proliferation, adhesion, and incorporation into vascular structures. Circulation, 2002, 106:2781-2786.

[4] Tateishi-Yuyama E, Matsubara H, Murohara T, et al. Therapeutic angiogenesis for patients with limb ischaemia by autologous transplantation of bone marrow cells:a pilot study and a randomized controlled trial. The Lancet, 2002, 360(9331):427-435.

[5] 黄平平，李尚珠，韩明哲，等 . 自体外周血干细胞移植治疗下肢动脉硬化性闭塞症 . 中华血液学杂志，2003，24（6）：308-311.

[6] 杨晓凤，吴雁翔，王红梅，等 . 自体外周血干细胞移植治疗 62 例缺血性下肢血管病的临床研究 . 中华内科杂志，2005，44（2）：95-98.

[7] Hill JM, Zalos G, Halcox JP, et al. Circulating endothelial progenitor cells, vascular function, and cardiovascular risk. N Engl J Med, 2003, 348(7):593-600.

[8] Vasa M, Fichtlscherer S, Aicher A, et al. Number and migratory activity of circulating endothelial progenitor cells inversely correlate with risk factors for coronary artery disease. Circ Res, 2001, 89(1): E1-7.

[9] Wang PP, Li JZ, Han MZ, et al. Autologous transplantaion of peripheral blood stem cells as an effective therapeutic approach for severe arteriosclerosis obliterans of lower extremities. Thromb Haemost, 2004, 91(3):606-609.

[10] Shintani S, Murohara T, Ikeda H, et al. Augmentation of postnatal neovascularization with autologous bone marrow transplantation. Circulation, 2001, 103(6):897-903.

[11] 周斌，顾东生，刘鹏霞，等 . 糖尿病患者动员后外周血单个核细胞促血管新生能力 . 中国医学科学院学报，2007，29（2）：262-267.

[12] 马凤霞，任倩，韩忠朝 . 植物雪凝素样氧化型低密度脂蛋白受体介导氧化型低密度脂蛋白对内皮祖细胞存活和功能的影响 . 中国医学科学院学报，2007，29（3）：336-341.

[13] 周斌，李抒，顾东生，等 . 动员后外周血中 CD34⁺ 细胞去除前后对改善肢体缺血疗效的研究 . 中华血液学杂志，2007，28（3）：194-198.

[14] 韩忠朝 . 多能干细胞研究新进展 . 医学研究杂志，2008，37（10）：4-5.

[15] 佟铸，张建 . 脐血干细胞移植治疗肢体缺血性疾病的研究进展 . 现代生物医学进展，2008，8（4）：784-785.

[16] 马凤霞，任倩，韩忠朝 . Akt/eNOS 信号途径调节内皮祖细胞存活和功能的实验研究 . 中华心血管病杂志，2007，35（2）：173-177.

相 关 图 书 推 荐

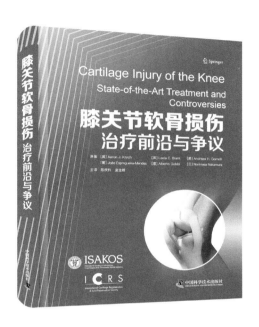

原著　[美] Aaron J. Krych

[英] Leela C. Biant

[美] Andreas H. Gomoll

[葡] João Espregueira-Mendes

[意] Alberto Gobbi

[日] Norimasa Nakamura

主译　陈疾忤　庞金辉

定价　198.00 元

　　本书引进自 Springer 出版社，由全球软骨损伤领域内专家共同编写，是一部全面介绍膝关节软骨损伤领域前沿知识的专业著作。全书共 28 章，从基础知识、影像学、诊断、治疗及康复等方面全方位阐述膝关节软骨损伤，涉及了许多常见的相关损伤，如半月板损伤和膝关节不稳等，涵盖了膝关节软骨损伤目前常见的保守治疗和手术处理，并展开了相应的讨论分析。近年来，膝关节软骨损伤领域发展十分迅速，书中向读者介绍了该领域的新进展和前沿治疗手段，旨在为膝关节外科医生提供全面、新鲜的专业知识。

相 关 图 书 推 荐

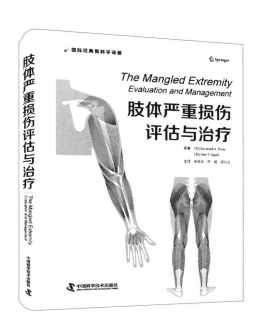

原著　[美] Raymond A. Pensy
　　　[英] John V. Ingari

主译　喻爱喜　简　超　漆白文

定价　198.00 元

　　本书引进自 Springer 出版社，由美国骨科专家 Raymond A. Pensy 教授和
John V. Ingari 教授联合编写，国内武汉大学中南医院十余位专家共同翻译，
是一部系统介绍肢体严重损伤评判标准与治疗方式的实用指南。本书内容全
面丰富，着重介绍了肢体严重损伤患者的各种诊断难点，并分析了患者所需
的药物和手术治疗方案，是著者在大量实践与创新基础上的理论总结。书中
所述兼具深度和广度，不仅适合中高年资的临床医生阅读参考，还可作为骨
科专业技术人员的案头工具书。

出版社官方微店